Introdução à Nutrição Humana

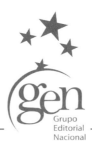

O GEN | Grupo Editorial Nacional – maior plataforma editorial brasileira no segmento científico, técnico e profissional – publica conteúdos nas áreas de ciências da saúde, exatas, humanas, jurídicas e sociais aplicadas, além de prover serviços direcionados à educação continuada e à preparação para concursos.

As editoras que integram o GEN, das mais respeitadas no mercado editorial, construíram catálogos inigualáveis, com obras decisivas para a formação acadêmica e o aperfeiçoamento de várias gerações de profissionais e estudantes, tendo se tornado sinônimo de qualidade e seriedade.

A missão do GEN e dos núcleos de conteúdo que o compõem é prover a melhor informação científica e distribuí-la de maneira flexível e conveniente, a preços justos, gerando benefícios e servindo a autores, docentes, livreiros, funcionários, colaboradores e acionistas.

Nosso comportamento ético incondicional e nossa responsabilidade social e ambiental são reforçados pela natureza educacional de nossa atividade e dão sustentabilidade ao crescimento contínuo e à rentabilidade do grupo.

Introdução à Nutrição Humana

Editado, em nome da The Nutrition Society, por:

Susan A. Lanham-New
Head of the Department Nutritional Sciences,
University of Surrey, Guildford, UK.

Thomas R. Hill
Professor of Nutrition, Newcastle University, Newcastle-Upon-Tyne, UK.

Alison M. Gallagher
Head of the Doctoral College, Ulster University, Coleraine, NI.

Hester H. Vorster
Emeritus Research Professor, North-West University, Potchefstroom, ZA.

Tradução
Flávia Verechia

Terceira edição

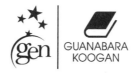

- Os autores deste livro e a editora empenharam seus melhores esforços para assegurar que as informações e os procedimentos apresentados no texto estejam em acordo com os padrões aceitos à época da publicação. Entretanto, tendo em conta a evolução das ciências, as atualizações legislativas, as mudanças regulamentares governamentais e o constante fluxo de novas informações sobre os temas que constam do livro, recomendamos enfaticamente que os leitores consultem sempre outras fontes fidedignas, de modo a se certificarem de que as informações contidas no texto estão corretas e de que não houve alterações nas recomendações ou na legislação regulamentadora.

- Data do fechamento do livro: 29/04/2022.

- Os autores e a editora se empenharam para citar adequadamente e dar o devido crédito a todos os detentores de direitos autorais de qualquer material utilizado neste livro, dispondo-se a possíveis acertos posteriores caso, inadvertida e involuntariamente, a identificação de algum deles tenha sido omitida.

- **Atendimento ao cliente: (11) 5080-0751 | faleconosco@grupogen.com.br**

- Traduzido de:
INTRODUCTION TO HUMAN NUTRITION, THIRD EDITION
This edition first published 2020
Copyright © 2020 The Nutrition Society
Edition History
1e, 2002; 2e, 2009 The Nutrition Society
All rights reserved. Authorised translation from the English language edition published by John Wiley & Sons Limited. Responsibility for the accuracy of the translation rests solely with Editora Guanabara Koogan Ltda. and is not the responsibility of John Wiley & Sons Limited. No part of this book may be reproduced in any form without the written permission of the original copyright holder, John Wiley & Sons Limited.
ISBN: 9781119476979

- Direitos exclusivos para a língua portuguesa
Copyright © 2022 by
EDITORA GUANABARA KOOGAN LTDA.
Uma editora integrante do GEN | Grupo Editorial Nacional
Travessa do Ouvidor, 11
Rio de Janeiro – RJ – CEP 20040-040
www.grupogen.com.br

- Reservados todos os direitos. É proibida a duplicação ou reprodução deste volume, no todo ou em parte, em quaisquer formas ou por quaisquer meios (eletrônico, mecânico, gravação, fotocópia, distribuição pela Internet ou outros), sem permissão, por escrito, da EDITORA GUANABARA KOOGAN LTDA.

- Capa: Bruno Sales

- Imagem da capa: © SurfUpVector (istockphoto.com)

- Editoração eletrônica: R.O. Moura

- Ficha catalográfica

CIP-BRASIL. CATALOGAÇÃO NA PUBLICAÇÃO
SINDICATO NACIONAL DOS EDITORES DE LIVROS, RJ

I48
3. ed.

Introdução à nutrição humana / Susan A. Lanham-New ... [et al.] ; tradução Flávia
Verechia - 3. ed. - Rio de Janeiro : Guanabara Koogan, 2022.

520 p. ; 24 cm.

Tradução de: Introduction to human nutrition
Inclui bibliografia e índice
ISBN 978-85-277-3805-7

1. Nutrição. I. Lanham-New. Susan A. II. Verechia, Flávia.

22-76848	CDD: 613.2
	CDU: 613.2

Meri Gleice Rodrigues de Souza - Bibliotecária - CRB-7/6439

Editores

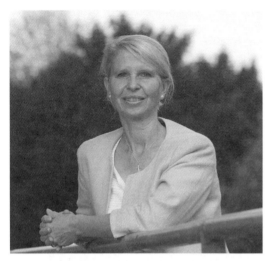

Susan A. Lanham-New, RNutr, FAfN, FSB
Professor of Human Nutrition & Nutritional Sciences Department Head, University of Surrey

Susan Lanham-New é professora de Nutrição Humana e chefe do Nutritional Sciences Department da University of Surrey desde 2010. Na universidade, liderou uma aplicação de sucesso em Ciências Nutricionais no Queen's Anniversary Prize 2017/2018 (QAP) para Educação Superior e Adicional. É membro do Scientific Advisory Committee on Nutrition (SACN) e editora-chefe das séries de livros didáticos da Nutrition Society desde 2009, além de coeditora da primeira obra acadêmica sobre aspectos nutricionais da saúde óssea. Sua pesquisa se concentra na área de nutrição e saúde óssea, pela qual ganhou uma série de prêmios, incluindo: a Medalha da Nutrition Society em 2001, por abordar o papel do esqueleto na homeostase acidobásica; o de Jovem Investigador no Congresso Mundial de Osteoporose (Amsterdam, 1996); o da Conferência Conjunta de Osteoporose IBMS/ECTS (Madrid, 2001); e o da National Osteoporosis Society (Bath, 2000). Susan também foi a ganhadora do prestigiado prêmio da British Nutrition Foundation 2018/2019, por seu trabalho em nutrição e saúde óssea, sobretudo sobre a vitamina D. Publicou mais de 150 artigos originais revisados por pares, capítulos de livros e resenhas, além de ter levantado mais de £ 6,5 milhões em bolsas de pesquisa e ter supervisionado 23 alunos de Doutorado. Ela é membro do Nutrition Forum for the Royal Osteoporosis Society e do Grupo de Aconselhamento Científico, e líder da British Nutrition Foundation. Recentemente, recebeu o título de *Fellowship* da Royal Society of Biology e da Association for Nutrition, e é a nova secretária honorária da Nutrition Society, tendo atuado como oficial honorária de comunicações de 2000 a 2006.

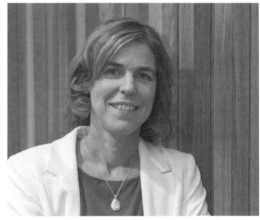

Alison M. Gallagher, RNutr FAfN
Professor of Public Health Nutrition, Ulster University

Alison Gallagher é professora de Saúde Pública e chefe da Faculdade com Programa de Doutorado desde 2017. Contribui para a pesquisa conduzida no Nutrition Innovation Centre for Food and Health (NICHE), da Ulster University. Publicou mais de 100 artigos originais revisados por pares, capítulos de livros e resenhas, além de ter arrecadado mais de £ 2 milhões em bolsas de pesquisa e ter supervisionado 14 pesquisadores de Doutorado. Sua pesquisa está focada em obesidade, especialmente no desenvolvimento de fatores de risco, adoçantes de baixa caloria/não nutritivos e seus potenciais impactos na saúde, além de atividade física e implementação de intervenções no estilo de vida em estágios-chave do ciclo vital. É nutricionista registrada (Saúde Pública) e membro da Association of Nutrition, tesoureira da Association of Nutrition (seção irlandesa) 2007-2015, secretária honorária de programas da Association of Nutrition 2010-2017 e copresidente do Scientific Committee for the Federation of Nutritional Sciences da 13ª Conferência Europeia de Nutrição, realizada em Dublin, em outubro de 2019. Alison é membro do Scientific Research Committee do NICHS e do Scientific Advisory Panel do ISA. É uma defensora apaixonada da European Nutrition Leadership Platform (ENLP). Participou do seminário ENLP em 1997 e, desde então, está envolvida no programa de liderança internacional, atualmente como presidente do Conselho ENLP (www.enlp.eu.com).

Encyclopedia of Dairy Sciences. Thomas Hill atuou no conselho editorial do British Journal of Nutrition and Nutrition Research Reviews de 2012 a 2018 e foi Secretário da Nutrition Society (seção irlandesa) de 2006 a 2011. Serviu no Public Health Nutrition sub-committee of the Food Safety Authority of Ireland de 2012 a 2016 e atualmente é membro da Royal Osteoporosis Society Nutrition e do Lifestyle Forum. Suas funções de ensino incluem chefia em programas de Graduação em Nutrição na Newcastle University, além de compromissos como examinador externo para vários alunos de Graduação e programas de Pós-Graduação em Nutrição no Reino Unido, na Irlanda e na Austrália.

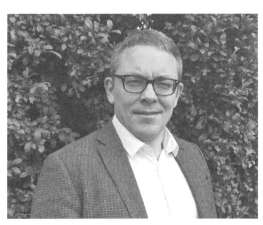

Thomas R. Hill, RNutr
Professor of Nutrition, Newcastle University

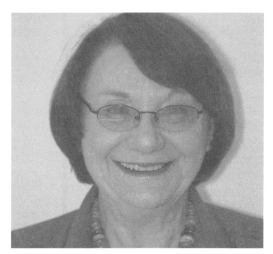

Hester H. Vorster
Emeritus Research Professor, North-West University

Thomas Hill é professor de Nutrição no Human Nutrition Research Centre, na Faculty of Medical Sciences, Newcastle University. Em 2004, completou seu PhD na University College, em Cork (Irlanda), onde estudou o efeito sazonal da condição da vitamina D no metabolismo ósseo em mulheres idosas. Concentra seus estudos no papel dos fatores dietéticos no envelhecimento musculoesquelético, e sua pesquisa amplamente citada sobre a vitamina D aborda as recomendações do nutriente na América do Norte, na Europa e no Reino Unido. Publicou exaustivamente em periódicos de ciências médicas e nutrição, é coautor de vários capítulos de livros sobre vitaminas e obras didáticas de prestígio, incluindo a 6ª Edição do Oxford Textbook of Medicine e a

HH (Esté) Vorster é uma pesquisadora emérita, professora da Faculty of Health Sciences of the North-West University (NWU), Potchefstroom, África do Sul, nomeada, após sua aposentadoria, como diretora do Centre of Excellence for Nutrition, na mesma universidade. Em 1989, obteve o Doutorado em Fisiologia da NWU, com uma tese sobre os efeitos da fibra alimentar sobre os lipídios e fatores de risco hemeostáticos de doenças não transmissíveis.

Vorster iniciou a pesquisa na área de nutrição em Potchefstroom na década de 1980. Conceituou a nutrição como domínio multidisciplinar, a partir de moléculas para a sociedade e pesquisa estruturada e infraestrutura para lidar com problemas de desnutrição na África em nível básico (molecular e genético), clínico e epidemiológico. Vorster supervisionou 33 alunos de Doutorado e diversos outros de Mestrado, além de ter publicado mais de 300 resultados de pesquisas na forma de artigos em revistas científicas, livros, capítulos de livros, editoriais e relatórios. Atuou como presidente da Nutrition Society of South Africa (NSSA) e recebeu o prêmio NSSA de "Excepcionais Contribuições para a Pesquisa de Nutrição" em 1996. É membro do "Die Suid-Afrikaanse Akademie vir Wetenskap en Kuns" e recebeu seu prestigiado "Havenga Medalje vir Geneeskunde" em 2007 pelas produções científicas em ciências médicas, além do prêmio de melhor artigo em Ciências Naturais em 2014. Recebeu ainda o prêmio Nevin Scrimshaw por "visão e liderança em treinamento de nutrição e serviço para nutrição internacional", em 2012, da African Nutrition Society. Foi agraciada também com o título de *Fellowship* da International Union of Nutritional Sciences (IUNS) em 2013 e é detentora de inúmeros prêmios de pesquisa de sua universidade.

Vorster serviu no Council of the Academy of Science of South Africa como secretária geral e no conselho do South Africa-Netherlands Programme for Alternatives in Development. Foi diretora da Women's Outreach Foundation e curadora e consultora científica do programa "5-a-day for Better Health Trust". Frequentemente atua como consultora e conselheira científica para o National Department of Health, bem como para agências internacionais como World Health Organization (WHO), Food and Agriculture Organization of the United Nations (FAO) e United Nations International Children's Emergency Fund (UNICEF).

Vorster organizou e presidiu a IUNS em Durban em 2005. É regularmente convidada como plenária, palestrante ou palestrante internacional para congressos regionais e nacionais de Nutrição, simpósios e *workshops*, a fim de falar sobre suas experiências ao pesquisar sobre transição nutricional e suas consequências e determinantes na África. Está no conselho editorial de várias revistas internacionais de nutrição e saúde.

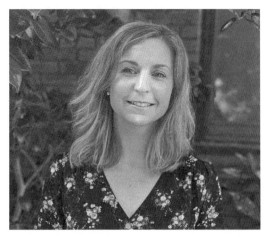

Cassandra H. Ellis MSc RNutr (Public Health)
Deputy Editor, The Nutrition Society

Cassandra é a gerente de comunicações científicas da Nutrition Society e atua como editora adjunta da série de livros didáticos.

Nessa função, trabalha em estreita colaboração com o editor-chefe, Wiley Blackwell, para proteger e aprimorar a reputação dos livros didáticos com excelência, altos padrões, relevância e aplicabilidade para a ciência nutricional. Cassandra tem responsabilidade interna pelo planejamento de sucesso e pela execução da série de livros didáticos, garantindo que sejam publicados dentro do prazo e do orçamento. Apoia os editores na entrega bem-sucedida de revisões e novos títulos dentro da série, liderando na definição do escopo, no planejamento e na colaboração de parceiros externos.

Colaboradores

Dr Cristina Arroyo
Food Safety Authority of Ireland, Dublin, Ireland.

Professor David A. Bender
University College London, London, UK.

Dr Declan J. Bolton
Teagasc Food Research Centre, Dublin, Ireland.

Professor Dr Dr Anja Bosy-Westphal
Christian-Albrechts-University, Kiel, Germany.

Dr Catherine M. Burgess
Teagasc Food Research Centre, Dublin, Ireland.

Dr Angela Carlin
Ulster University, Jordanstown, Northern Ireland.

Professor Kevin D. Cashman
University College Cork, Cork, Ireland.

Professor Stephen C. Cunnane
Université de Sherbrooke, Quebec, Canada.

Dr Martin Danaher
Teagasc Food Research Centre, Dublin, Ireland.

Professor Paul Deurenberg
Nutrition Consultant, Philippines.

Miss Cassandra H. Ellis
The Nutrition Society, London, UK.

Professor Alison M. Gallagher
Ulster University, Coleraine, Northern Ireland.

Dr James Gallagher
University College Dublin, Dublin, Ireland.

Professor Bruce A. Griffin
University of Surrey, Guildford, UK.

Professor Thomas R. Hill
Newcastle University, Newcastle upon Tyne, UK.

Professor Susan A. Lanham-New
University of Surrey, Guildford, UK.

Professor Georg Lietz
Newcastle University, Newcastle upon Tyne, UK.

Professor Una E. MacIntyre
University of Pretoria, Pretoria, South Africa.

Professor J. Alfredo Martínez
Universidad de Navarra, Pamplona, Spain.
IMDEAfood CEI UAM + CSIC, Madrid, Spain.

Professor Miguel A. Martínez-González
Univerisdad de Navarra, Pamplona, Spain.

Professor John C. Mathers
Newcastle University, Newcastle upon Tyne, UK.

Dr Aideen McKevitt
University College Dublin, Dublin, Ireland.

Dr Marcela Moraes Mendes
University of Surrey, Guildford, UK.

Professor D. Joe Millward
University of Surrey, Guildford, UK.

Professor Dr med. Manfred James Müller
Christian-Albrechts-University, Kiel, Germany.

Professor Marie H. Murphy
Ulster University, Jordanstown, Northern Ireland.

Dr Lisa O'Connor
Food Safety Authority of Ireland, Dublin, Ireland.

Dr Patrick J. O'Mahony
Food Safety Authority of Ireland, Dublin, Ireland.

Dr Beluah Pretorius
University of Pretoria, Pretoria, South Africa.

Professor Hettie C. Schönfeldt
University of Pretoria, Pretoria, South Africa.

Professor JJ. Strain
Ulster University, Coleraine, Northern Ireland.

Dr Christina Tlustos
Food Safety Authority of Ireland, Dublin, Ireland.

Dr Estefania Toledo
Universidad de Navarra, Pamplona, Spain.

Professor Hester H. Vorster
North-West University, Potchefstroom, South Africa.

Dr Gareth A. Wallis
University of Birmingham, Birmingham, UK.

Professor Friedeburg AM. Wenhold
North-West University, Potchefstroom, South Africa.

Professor Gary Williamson
Monash University, Melbourne, Australia.

Dr Alison J. Yeates
Ulster University, Coleraine, Northern Ireland.

Dr Kate M. Younger
Technological University Dublin, Dublin, Ireland.

Prefácio

Estou completamente contente em apresentar a terceira edição de *Introdução à Nutrição Humana* na qualidade de editora-chefe da série de livros didáticos da Nutrition Society. A produção desta edição representa um marco significativo, visto que faz exatamente 20 anos desde a produção de sua primeira edição e uma década desde a segunda.

Os editores desta nova edição, professora Alison Gallagher (University of Ulster), professor Thomas Hill (University of Newcastle) e professora Hester Vorster (North-West University), foram absolutamente fantásticos, garantindo que cada capítulo fosse meticulosamente atualizado e preciso e assegurando que as atualizações da área fossem inseridas, o que inclui capítulos sobre atividade física e fitoquímicos. O livro compreende um total de 17 capítulos, cada um com pontos-chave exclusivos que resumem o conteúdo a ser abordado. Estamos gratos por tantos especialistas na área terem escrito capítulos a fim de fazer desta terceira edição uma revisão minuciosa e completa sobre Ciências da Nutrição — uma leitura obrigatória!

A obra é destinada a pessoas com interesse em ciência nutricional, sejam nutricionistas, cientistas de alimentos, médicos, equipes de enfermagem ou outros profissionais de saúde de áreas afins. Esperamos que os alunos de graduação e pós-graduação considerem o livro de grande ajuda em seus respectivos estudos e que realmente coloquem a ciência da nutrição como *disciplina* em seus contextos.

A Nutrition Society é muito grata aos editores da Wiley-Blackwell, por sua ajuda contínua na produção do livro e, em particular, a: James Watson (editor sênior comissionado), Jennifer Seward (editora sênior de projeto) e Baskar Anandraj (editor de produção). Além disso, gostaria de agradecer formalmente, demonstrando meu grande apreço pessoal, a: professor G.Q. Max Lu AO (FRSC, FIChemE, vice-chanceler e presidente da University of Surrey); professor Michael Kearney (MA, PhD, CPhys, FInstP, CEng, FIET, FIMA, reitor e vice-presidente executivo da University of Surrey); professora Helen Griffiths (BSc, PhD, FRSB, reitora executiva da Faculdade de Saúde e Ciências Médicas da Universidade de Surrey), por seu grande incentivo no campo das ciências da nutrição em geral, especialmente à luz do sucesso de Surrey no Prêmio Queen's Anniversary 2017/2018, pelo trabalho em *Food and Nutrition for Health* e por seu apoio à produção das séries de livros didáticos. Os mais sinceros agradecimentos ao presidente da Nutrition Society, professor Philip Calder (University of Southampton) e à presidente eleita, professora Julie Lovegrove (University of Reading), por seu grande apoio e crença na série de livros didáticos. Agradecimento especial ao ex-oficial honorário de publicações, professor Paul Trayhurn (acaba de ser anunciado como o primeiro ganhador do Prêmio Sir Frederick Gowland Hopkins, da Nutrition Society), por seus conselhos tremendos e sábios durante os 6 anos em que trabalhamos juntos nos livros didáticos, e à atual oficial honorária de publicações, professora Jayne Woodside (Queen's University, Belfast), por ser uma grande divulgadora. Estou ansiosa para trabalhar com ela no futuro, na produção de novas edições dos livros didáticos. Finalmente, um enorme agradecimento a: Mark Hollingsworth (MBA, FInstLM), diretor executivo e secretário da Nutrition Society, por seu apoio irrestrito à série de livros didáticos, e a Cassandra Ellis (MSc RNutr, Saúde Pública), editora adjunta da série de livros didáticos, por sua contribuição contínua essencial para o desenvolvimento da série.

Por fim, como sempre escrevo e jamais posso esquecer (sempre, sempre!), a série de livros didáticos é uma dívida de gratidão com a visão de futuro que o professor Michael Gibney (University College

Dublin) tinha na época do desenvolvimento das séries de livros didáticos. Permanece um grande privilégio para mim continuar a seguir seus passos, como segunda editora-chefe.

Eu realmente espero que você, leitor, encontre neste livro um grande recurso de informação e inspiração. Por favor, aproveite! Com muita gratidão, agradeço a todos aqueles que fizeram isso acontecer!

Com meus mais calorosos votos,

Susan A. Lanham-New
RNutr, FAfN, FRSB

Editor-in-Chief, Nutrition Society Textbook Series
Professor of Human Nutrition and Head,
Department of Nutritional Sciences
School of Biosciences and Medicine,
Faculty of Health and Medical Sciences
University of Surrey

Sumário

1   Introdução à Nutrição Humana:
Perspectiva Global de Alimentação e Nutrição, 1
Susan A. Lanham-New, Marcela Moraes Mendes e Hester H. Vorster

2   Como Avaliar a Ingestão Dietética, 14
Una E. MacIntyre e Friedeburg A.M. Wenhold

3   Composição Alimentar, 62
Hettie C. Schönfeldt e Beluah Pretorius

4   Padrões de Referência Dietética, 83
Kate M. Younger

5   Composição Corporal, 95
Anja Bosy-Westphal, Paul Deurenber e Manfred James Müller

6   Metabolismo Energético, 125
Gareth A. Wallis

7   Nutrição e Metabolismo de Proteínas e Aminoácidos, 144
D. Joe Millward

8   Digestão e Metabolismo de Carboidratos, 177
John C. Mathers

9   Nutrição e Metabolismo de Lipídios, 194
Bruce A. Griffin e Stephen C. Cunnane

10   Vitaminas, 237
David A. Bender

11   Minerais e Oligoelementos, 301
JJ. Strain, Alison J. Yeates e Kevin D. Cashman

12   Fitoquímicos, 366
Gary Williamson

13   Atividade Física: Conceitos, Métodos
de Avaliação e Considerações de Saúde Pública, 380
Angela Carlin, Marie H. Murphy e Alison M. Gallagher

14   Metodologia de Pesquisa em Nutrição, 396
J. Alfredo Martínez, Estefania Toledo e Miguel A. Martínez-González

xiv Introdução à Nutrição Humana

15 Segurança Alimentar: Questão de Saúde Pública de Importância Crescente, 420
Catherine M. Burgess, Cristina Arroyo, Declan J. Bolton, Martin Danaher, Lisa O'Connor, Patrick J. O'Mahony e Christina Tlustos

16 Alimentos e Nutrição: Questões Regulatórias e Políticas, 460
Aideen McKevitt, James Gallagher e Cassandra H. Ellis

17 Doenças Relacionadas com Alimentos e Nutrição: Desafio Global, 483
Thomas R. Hill e Georg Lietz

Índice Alfabético, 497

Introdução à Nutrição Humana

1

Introdução à Nutrição Humana: Perspectiva Global de Alimentação e Nutrição

Susan A. Lanham-New, Marcela Moraes Mendes e Hester H. Vorster

---

Pontos-chave

- A nutrição humana é um domínio científico complexo e multifacetado que indica como as substâncias presentes nos alimentos fornecem nutrição essencial para a manutenção da vida
- Para compreender, estudar, pesquisar e praticar nutrição, uma abordagem holística integrada é necessária, desde o nível molecular até o social
- Nutrição ótima e balanceada é o principal determinante de saúde. Pode ser utilizada para promover saúde e bem-estar, além de prevenir e tratar doenças
- O estudo de estrutura, características químicas e físicas e efeitos fisiológicos e bioquímicos dos mais de 50 nutrientes encontrados em alimentos sustenta a compreensão da nutrição

- As centenas de milhões de pessoas em situação de insegurança alimentar e nutricional globalmente, a coexistência de desnutrição e sobrepeso/obesidade e os comportamentos nutricionais inadequados são desafios que o nutricionista de hoje enfrenta
- A prática da nutrição conta com uma base firme de conhecimento e pesquisa bem desenvolvida. Existem, no entanto, muitas áreas em que mais informações são necessárias para resolver problemas nutricionais individuais, comunitários, regionais e globais
- O desenvolvimento de normas, padrões e valores éticos em pesquisa e prática nutricional é necessário.

1.1 Orientação para a nutrição humana

O principal objetivo desta série de quatro livros didáticos sobre nutrição é orientar o estudante de nutrição através da emocionante jornada de descoberta da nutrição como ciência. Como aprendizes de ciência e prática da nutrição, os alunos aprenderão a coletar, sistematizar e classificar o conhecimento por leitura, experimentação, observação e raciocínio. A estrada para essa jornada foi mapeada há milênios. O conhecimento de que a nutrição – o que escolhemos comer e beber – influencia a saúde, o bem-estar e a qualidade de vida é tão antigo quanto a história humana. Por milhões de anos, a busca por alimentos ajudou a

moldar o desenvolvimento humano, a organização da sociedade e a própria história; influenciou guerras, crescimento populacional, expansão urbana, teoria econômica e política, religião, ciência, medicina e desenvolvimento tecnológico.

Foi apenas na segunda metade do século XVIII que a nutrição começou a vivenciar seu primeiro renascimento, quando cientistas observaram que a ingestão de certos alimentos, posteriormente denominados nutrientes, e outras substâncias, na época ainda não classificadas com o mesmo termo, podiam influenciar funções do corpo, proteger contra doenças, restaurar a saúde e determinar a resposta humana a mudanças no meio ambiente. Durante esse período, a nutrição foi estudada a partir de um modelo médico, ou um paradigma, que definiu as estruturas químicas e as características dos nutrientes encontrados nos alimentos, suas funções fisiológicas, reações bioquímicas, incluindo a necessidade humana de prevenir, primeiramente, doenças relacionadas com deficiências e, em seguida, doenças crônicas não transmissíveis.

Desde o final dos anos 1980, a nutrição vivenciou um segundo renascimento, com a percepção crescente de que o conhecimento adquirido não teria equipado a humanidade para resolver os problemas globais de insegurança alimentar e subnutrição. A ênfase mudou do paradigma médico ou patológico para outro mais psicossocial e comportamental, no qual a nutrição é definida como um direito humano básico, não só essencial para o desenvolvimento humano, mas também um resultado desse desenvolvimento.

Neste primeiro texto introdutório, o foco está nos princípios e fundamentos da nutrição humana, com o objetivo principal de auxiliar o aluno de nutrição a desenvolver uma abordagem holística e uma compreensão integrada desse domínio científico complexo e multifacetado.

1.2 Abordagem integrada

A nutrição humana descreve os processos pelos quais organelas celulares, células, tecidos, órgãos, sistemas e o corpo como um todo obtêm e usam as substâncias necessárias retiradas dos alimentos (nutrientes) para manter a integridade estrutural e funcional. Para uma compreensão de como humanos obtêm e utilizam alimentos e nutrientes, do nível molecular ao social, incluindo fatores determinantes e influenciadores desses processos, o estudo e a prática da nutrição humana envolvem um espectro de outras disciplinas científicas básicas e aplicadas. Dentre essas disciplinas, estão envolvidas biologia molecular, genética, bioquímica, química, física, ciência dos alimentos, microbiologia, fisiologia, patologia, imunologia, psicologia, sociologia, ciência política, antropologia, agricultura, farmacologia, comunicação e economia. Departamentos de nutrição são, portanto, frequentemente encontrados em Faculdades de Medicina (Saúde) ou Ciências Sociais, Farmácia ou Agricultura, em instituições de ensino superior. A natureza multidisciplinar da ciência da nutrição, apoiada tanto no campo natural (biológico) quanto nos campos científico

e social, exige que alunos de nutrição tenham uma compreensão básica de muitos ramos da ciência e sejam capazes de integrar conceitos diferentes dessas diversas disciplinas. A implicação é que os alunos devem escolher suas disciplinas complementares (eletivas) com cuidado e ler amplamente sobre essas diferentes áreas.

1.3 Estrutura conceitual para o estudo da nutrição

Na jornada de descoberta da ciência da nutrição, muitas vezes será necessário situar novos conhecimentos ou novas aplicações de conhecimentos antigos na perspectiva da imagem holística. Para isso, um quadro conceitual sobre a natureza multidisciplinar da ciência e prática da nutrição é relevante. Sua estrutura conceitual, ilustrando complexas interações entre fatores internos ou constitucionais e entre fatores ambientais externos determinantes de um estado nutricional e de saúde, é apresentada na Figura 1.1.

Geneticamente, hoje é aceito que nutrientes podem ditar a expressão fenotípica de um genótipo individual, influenciando os processos de transcrição, tradução ou reações pós-traducionais. Em outras palavras, nutrientes podem influenciar diretamente a expressão genética (DNA), determinando o tipo de RNA formado (transcrição) e as proteínas sintetizadas (tradução). Por exemplo, a glicose, um macronutriente carboidrato, aumenta a transcrição para a síntese de glucoquinase, o micronutriente ferro aumenta a tradução para a síntese de ferritina, enquanto a vitamina K aumenta a carboxilação pós-traducional de resíduos de ácido glutâmico para a síntese de protrombina. Nutrientes, portanto, influenciam a síntese de proteínas estruturais e funcionais, afetando a expressão gênica dentro das células.

Os nutrientes também atuam como substratos e cofatores em todas as reações metabólicas nas células necessárias para o crescimento e manutenção de estruturas e funções. As células absorvem nutrientes (por meio de mecanismos complexos através das membranas celulares) de seu ambiente imediato, também conhecido como o ambiente interno do corpo. A composição desse ambiente é cuidadosamente regulada para garantir a função ideal e a sobrevivência das células, um processo conhecido como homeostase, a qual originou uma abordagem sistêmica no estudo da nutrição.

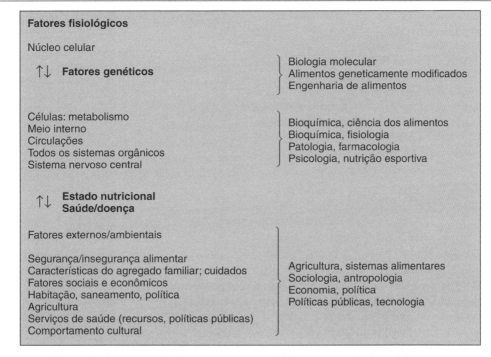

Figura 1.1 Estrutura conceitual para uma compreensão holística e integrada da nutrição humana.

Nutrientes e oxigênio são fornecidos ao ambiente interno pelo sangue circulante, que também remove produtos metabólicos finais e substâncias nocivas desse ambiente para excreção através da pele, rins e intestino grosso.

A função combinada de diferentes órgãos e sistemas do corpo garante que os nutrientes e o oxigênio sejam extraídos ou absorvidos do ambiente externo e transferidos ao sangue para transporte e entrega ao ambiente interno e às células. O sistema digestório, por exemplo, é responsável pela ingestão de alimentos e bebidas, pela sua quebra (digestão e fermentação) para extração e absorção dos nutrientes para a circulação, enquanto o sistema respiratório extrai oxigênio do ar. Essas funções são coordenadas e reguladas pelos sistemas endócrino e nervoso central em resposta à composição química e física do sangue e do ambiente interno, além das necessidades celulares.

O estado de saúde ou de doença dos diferentes órgãos e sistemas determina as necessidades nutricionais do corpo como um todo.

O sistema nervoso central também é o local, ou "sede", das funções mentais superiores, relacionado com os comportamentos culturais e religiosos e comportamentos espirituais, conscientes ou cognitivos, que determinam, em resposta aos ambientes interno e externo, o que e quanto será ingerido. A natureza e a quantidade da ingestão ainda dependem de disponibilidade, com influência de uma série de fatores a determinar segurança alimentar e nutricional. Todos esses fatores, em um indivíduo, família, comunidade, país ou sociedade internacional, moldam o ambiente externo.

Durante o primeiro renascimento da nutrição, a ênfase foi colocada no estudo dos nutrientes e suas funções. Uma ciência médica e natural, ou um modelo biológico, sustentou o estudo das relações entre nutrição e saúde ou doença. Durante o segundo renascimento, esses aspectos não foram negligenciados, mas expandidos para incluir o estudo de todos os outros fatores ambientais externos que determinam como muitos alimentos e nutrientes são disponibilizados em nível global e quais são eles. Esses estudos são sustentados pelas ciências sociais, comportamentais, econômicas, agrícolas e políticas. O estudo da nutrição humana, portanto, busca compreender as complexidades dos fatores sociais e biológicos sobre: como os indivíduos e as populações mantêm função e saúde ideais; como a qualidade, a quantidade e o equilíbrio do suprimento alimentar são influenciados; o que acontece com os alimentos depois de ingeridos; e a maneira como a dieta afeta a saúde e o bem-estar. Essa abordagem integrada levou à melhor compreensão das causas e consequências da desnutrição, incluindo o duplo fardo da nutrição excessiva e da nutrição insuficiente, além da relação entre nutrição e saúde.

1.4 Relação entre nutrição e saúde

A Figura 1.2 mostra que os indivíduos podem ser amplamente categorizados entre um estado nutricional adequado (eutrofia), desnutrido ou com sobrepeso/obesidade. As principais causas e consequências desses estados nutricionais estão indicadas. É importante perceber que muitos outros fatores ambientais e de estilo de vida, além da nutrição, influenciam a saúde e o bem-estar, mas a nutrição é um fator importante, modificável e poderoso na promoção da saúde, na prevenção e tratamento de doenças e na melhoria da qualidade de vida.

1.5 Introdução aos nutrientes

Pessoas comem alimentos, não nutrientes; no entanto, são a combinação e as quantidades de nutrientes em alimentos consumidos que determinam a saúde. Para ler, é necessário conhecer as letras do alfabeto; para calcular, é necessário aprender a contar, somar, subtrair, multiplicar e dividir. Para entender a nutrição, é preciso saber sobre nutrientes. O estudo dos nutrientes (o ABC e os cálculos numéricos nutricionais) constituirá parte essencial do aluno na jornada nutricional e deve incluir:

- Características do nutriente e suas estruturas física e química
- Fontes alimentares do nutriente, incluindo a composição dos alimentos, o modo como são cultivados, colhidos, armazenados, processados e preparados, e os seus efeitos sobre composição e valor nutricional
- Digestão, absorção, transporte circulatório e absorção celular do nutriente, bem como regulação de todos esses processos
- Metabolismo do nutriente, suas funções, armazenamento e excreção

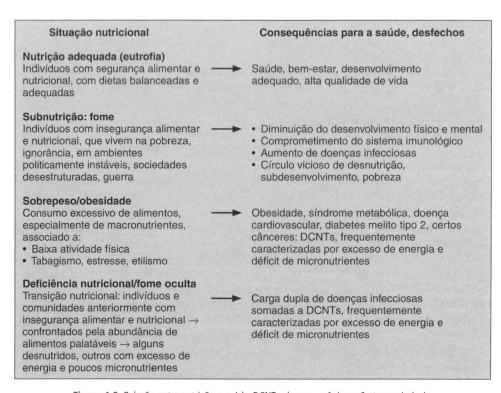

Figura 1.2 Relação entre nutrição e saúde. DCNTs, doenças crônicas não transmissíveis.

Capítulo 1 ■ Introdução à Nutrição Humana: Perspectiva Global de Alimentação e Nutrição **5**

- Necessidades fisiológicas (demandas ou requisitos) para o nutriente na saúde, na doença e durante circunstâncias especiais (gestação, lactação, eventos esportivos), bem como variabilidade individual (fatores genéticos)
- Interações com outros nutrientes, não nutrientes (fitoquímicos), antinutrientes e drogas
- Consequências do consumo insuficiente e excessivo de nutrientes
- Usos terapêuticos do nutriente
- Fatores que influenciam a segurança alimentar e nutricional
- Comportamento alimentar e padrões culturais.

Existem mais de 50 nutrientes conhecidos (incluindo aminoácidos e ácidos graxos) e muitos outros produtos químicos nos alimentos, que influenciam a função e a saúde humana (Boxe 1.1). Nutrientes não existem isoladamente, exceto água e outros em algumas preparações farmacêuticas. Nos alimentos, no intestino durante a digestão, fermentação e absorção, no sangue durante o transporte e nas células durante o metabolismo, os nutrientes interagem entre si. Portanto, um nutriente específico não deve ser estudado isoladamente, e sim integrado a outros nutrientes, e analisado no contexto de função corporal total. O estudo da nutrição também inclui a determinação das necessidades nutricionais para fazer recomendações de ingestão, além do monitoramento do estado nutricional por meio da avaliação de ingestão, antropometria, composição corporal, marcadores bioquímicos que refletem o estado nutricional e sinais clínicos de desnutrição.

Esse conhecimento dos nutrientes e suas funções permitirá que o nutricionista aconselhe indivíduos sobre o que e quanto ingerir. No entanto, não é suficiente para entender e abordar o problema global de desnutrição que a humanidade enfrenta hoje. Tal percepção resultou no cultivo de disciplinas das ciências sociais para apoiar o conhecimento das ciências biológicas de modo a lidar com a desnutrição global.

1.6 Desnutrição global

É uma grande tragédia que milhões de pessoas atualmente convivam com a fome e temam morrer de inanição. Isso ocorre apesar de a segurança alimentar ou o "acesso para todos, a todos os momentos, a um fornecimento sustentável de alimentos nutricionalmente adequados e seguros para o desenvolvimento físico e mental correto e para uma vida produtiva e saudável" ser um direito humano básico embutido na constituição da maioria dos países em desenvolvimento. Existe também apesar de alimentos suficientes serem produzidos em nível global (Boxe 1.2). A insegurança alimentar é um obstáculo aos direitos humanos, à qualidade da vida e à dignidade humana.

Boxe 1.1 Classes de nutrientes para a nutrição humana

Classe/categoria	Subclasse/categoria	Exemplos de nutrientes
Carboidratos (macronutrientes)	Monossacarídeos Dissacarídeos	Glicose, frutose, galactose sacarose, maltose, lactose
Proteínas (macronutrientes)	Polissacarídeos	Amido e fibra dietética
	Proteínas de origem vegetal e animal	Aminoácidos (n = 20): alifático, aromático, contendo enxofre, ácido, básico
Gorduras e óleos (lipídios) (macronutrientes)	Ácidos graxos saturados	Ácido palmítico e esteárico, ácidos graxos oleico (cis) e elaídico (trans)
	Ácidos graxos monoinsaturados	
	Ácidos graxos poli-insaturados (n-3, n-6, n-9)	Linoleico, α-linolênico, araquidônico, eicosapentaenoico, ácido docosahexaenoico
Minerais (micronutrientes)	Vestígios de minerais e eletrólitos	Cálcio, sódio, fosfato, potássio, ferro, zinco, selênio, cobre, manganês, molibdênio, fluoreto, cromo
Vitaminas (micronutrientes)	Lipossolúvel	Retinol (A), calciferol (D), tocoferol (E), vitamina K
	Hidrossolúvel	Ácido ascórbico (C), tiamina (B1), riboflavina (B2), niacina (B3), piridoxina (B6), folato, cobalamina (B12)
Água	Água	Água

6 Introdução à Nutrição Humana

> **Boxe 1.2**
>
> Insegurança alimentar: ocorre quando as pessoas não têm acesso seguro a quantidades suficientes de alimentos seguros e nutritivos para o crescimento e o desenvolvimento adequados e vida ativa e saudável (FAO, 2011). Segurança alimentar: quando todas as pessoas, em todos os momentos, têm acesso físico, social e econômico suficientes a alimentos seguros e nutritivos que atendam às suas necessidades nutricionais e preferências alimentares para uma vida ativa e saudável (FAO, 1996).

O Capítulo 15, *Segurança Alimentar: Questão de Saúde Pública de Importância Crescente*, fornece um panorama completo das doenças relacionadas à nutrição em países desenvolvidos e em desenvolvimento.

Estimativas da Organização Mundial da Saúde mostram que, durante a última década, cerca de 1,9 bilhão de adultos têm sobrepeso ou são obesos, enquanto 850 milhões estão desnutridos. Mais de 52 milhões de crianças menores de 5 anos são desnutridas, 17 milhões são gravemente desnutridas e 155 milhões apresentam retardos de crescimento, enquanto 41 milhões têm sobrepeso ou são obesas. Estima-se que 2 bilhões de pessoas em todo o mundo estejam sujeitas à deficiência de iodo, enquanto a anemia ferropriva afeta cerca de 800 milhões de crianças e mulheres, e a deficiência de vitamina A é endêmica em 60 países, presente em 190 milhões de crianças em idade pré-escolar e 19,1 milhões de gestantes. Isso levou a várias iniciativas e compromissos liderados por diversas organizações das Nações Unidas, com o objetivo de reduzir a desnutrição global, a insegurança alimentar, a fome, a inanição e as deficiências de micronutrientes. Certo progresso foi feito na redução desses números, mas os problemas estão longe de uma solução. Algumas das iniciativas são:

1990
O Fundo das Nações Unidas para a Infância (UNICEF) apoiou a Cúpula Mundial pelas Crianças, com um chamado para reduzir a desnutrição grave e moderada pela metade da taxa de 1990 entre crianças menores de 5 anos de idade até o ano 2000, incluindo metas para a eliminação da deficiência de micronutrientes.

1992
A Organização Mundial da Saúde/Organização da ONU para Alimentação e Agricultura (OMS/FAO) e a Conferência Internacional sobre Nutrição reforçaram metas anteriores e as estenderam para a eliminação da morte por fome.

1996
Cúpula Mundial pela Alimentação, apoiada pela FAO, durante a qual 186 chefes de estado e de governo prometeram esforços políticos e compromisso com um plano de ação para reduzir o número de pessoas desnutridas pela metade do número de 1996 até 2015.

1997
O estabelecimento do Sistema de Mapeamento de Insegurança Alimentar e Vulnerabilidade Informacional (FIVIMS, *Food Insecurity and Vulnerability Information and Mapping System*) e seu Grupo de Trabalho Interagências (IAWG, *Interagency Working Groupe*) consistiu de 26 organizações e agências internacionais com um compromisso comum para reduzir a insegurança e vulnerabilidade alimentar, além de suas causas multidimensionais enraizadas na pobreza; informações sobre essas iniciativas podem ser acessadas em: http://www.fao.org/.

2000
Metas de Desenvolvimento do Milênio: as Nações Unidas articularam oito objetivos que abarcaram desde a redução pela metade da pobreza extrema e da fome em 2015, incluindo a interrupção da propagação do vírus da imunodeficiência humana (HIV)/síndrome da imunodeficiência adquirida (AIDS) e o fornecimento de educação primária universal, todas com a data-alvo de 2015; o projeto dessas metas foi aceito por todos os 191 Estados-membros das Nações Unidas na época e por 22 instituições líderes em desenvolvimento. Informações sobre essas iniciativas podem ser acessadas em: http://www.un.org/millenniumgoals/.

2015
Objetivos de Desenvolvimento Sustentável: desenvolvidos pelas Nações Unidas para suceder os Objetivos de Desenvolvimento do Milênio (ODM), abordam desafios globais, incluindo os relacionados à pobreza, desigualdade, clima, degradação ambiental, prosperidade, paz e justiça, com 17 metas globais a serem alcançadas até 2030. Informações sobre essas iniciativas podem ser acessadas em: https://sustainabledevelopment.un.org/.

O relatório mais recente da FAO publicado em 2018 indicou que, pelo terceiro ano consecutivo, houve um aumento da fome no mundo. O número absoluto de pessoas desnutridas (aquelas que enfrentam privação crônica de alimentos) aumentou para quase 821 milhões em 2017, comparados aos 804 milhões de 2016. Esses são níveis equivalentes aos números de 1997 a 1999, mais de duas décadas atrás, quando havia 815 milhões de pessoas desnutridas. Em 2017, um total de 155 milhões de crianças apresentaram atraso do crescimento (redução da taxa de crescimento devido a subnutrição), e 52 milhões de crianças menores de 5 anos foram afetadas por emaciação (baixo peso em relação à altura), consequentemente colocando-as sob maior risco de mortalidade. Em contrapartida, as taxas de obesidade adulta continuam a aumentar todos os anos, de 11,7% em 2012 para 13,2% em 2016. Em 2017, mais de um a cada oito adultos (672 milhões) no mundo foi classificado como obeso.

Claramente, trata-se de um grande desafio para profissionais e cientistas da nutrição e alimentos. Uma abordagem holística e uma compreensão dos fatores complexos e interativos que contribuem com a desnutrição em diferentes níveis seria necessária; estes incluem causas imediatas, intermediárias, subjacentes e básicas, assinaladas na Figura 1.3.

Para lidar com as causas da insegurança alimentar e desnutrição, as comunidades e os indivíduos acometidos devem ser capacitados para se tornarem seus próprios agentes de segurança alimentar e para desenvolver meios de subsistência. Fatores que complicam a tarefa de combater a insegurança alimentar e a fome incluem desastres naturais tais como secas, inundações, ciclones e temperaturas extremas, guerras em curso e conflitos regionais, bem como o impacto devastador do HIV e da AIDS, especialmente na África Subsaariana.

Em muitos países em desenvolvimento, indígenas mudaram suas dietas e padrões de atividade física para aqueles mantidos em países industrializados. Os programas de alimentação suplementar nesses países têm sido frequentemente associados a tendências crescentes de obesidade, resistência à insulina e surgimento de doenças crônicas de estilo de vida em alguns segmentos dessas populações, enquanto outros segmentos permanecem desnutridos.

A coexistência de desnutrição e obesidade, levando a uma carga dupla de doenças infecciosas e crônicas não transmissíveis, somada às causas multifatoriais da desnutrição, demanda abordagens inovadoras para combater a desnutrição e a obesidade em programas integrados de nutrição e promoção da saúde, com foco na nutrição adequada para todos.

1.7 Relação entre ciência e prática da nutrição

A jornada pelo domínio científico da nutrição irá, em um estágio especializado, se dividir em caminhos diferentes. Esses caminhos levarão a diferentes âmbitos ou ramos da ciência da nutrição que são cobertos na série de livros-texto da Sociedade de Nutrição. Esses diferentes ramos da ciência da nutrição podem levar ao treinamento

Nível individual ou causas imediatas	Nível familiar ou causas intermediárias
• Ingestão de alimentos e nutrientes • Estado de saúde e atividade física • Estruturas sociais • Cuidados • Tabus • Crescimento • Escolhas pessoais	• Tamanho e composição da família • Equidade de gênero • Regras de distribuição de alimentos dentro do meio doméstico • Renda • Disponibilidade de alimentos • Acesso a alimentos
Nível nacional ou causas subjacentes	**Nível internacional ou causas básicas**
• Saúde, educação, saneamento • Agricultura e segurança alimentar • Guerra • Instabilidade política • Urbanização • Crescimento populacional • Distribuição e conflitos • Desastres naturais • Redução de recursos	• Estruturas sociais, econômicas e políticas • Acordos comerciais • Tamanho da população • Distribuição do crescimento populacional • Degradação ambiental

Figura 1.3 Causas imediatas, intermediárias, subjacentes e básicas que contribuem para a desnutrição.

8 Introdução à Nutrição Humana

de especialistas em nutrição para a prática em áreas específicas.

O principal objetivo dos nutricionistas é aplicar os princípios da nutrição para promover a saúde e o bem-estar, prevenir doenças, restaurar a saúde (tratar doenças) em indivíduos, famílias, comunidades e na população. Ajudar indivíduos ou grupos de pessoas a ingerir uma alimentação balanceada, na qual o fornecimento alimentar atende às necessidades nutricionais, envolve a aplicação de princípios nutricionais de um campo muito amplo, que abarca quase todas as facetas da vida humana. Portanto, não é surpreendente que esses diferentes ramos ou especialidades da nutrição tenham evoluído e continuem se desenvolvendo. Os ramos incluem nutrição clínica, nutrição institucional, saúde pública e nutrição pública. É de se esperar que haja certa sobreposição nas áreas de atuação dessas especialidades.

- O nutricionista clínico orienta os indivíduos a partir de um paradigma biomédico e de doença comportamental, para promover a saúde, prevenir ou tratar doenças. O nutricionista clínico trabalha principalmente dentro do serviço de saúde (em configurações baseadas em instituições como hospitais, clínicas, consultórios particulares)
- O nutricionista social, com habilidades adicionais das ciências psicossociais comportamentais, deve estar ciente da dinâmica dentro de comunidades específicas que sejam responsáveis por problemas nutricionais. Isso incluiria segurança alimentar familiar, histórico socioeconômico, níveis de educação formal, práticas de cuidado infantil, saneamento, água, fontes de energia, serviços de saúde e outros indicadores de qualidade de vida. O nutricionista social elabora, implementa e monitora programas comunitários participativos apropriados para lidar com esses problemas
- O nutricionista de saúde pública cobre as áreas de prática de saúde e cuidados, mas também se preocupa com a segurança alimentar (agrícola) e as questões ambientais em nível público. O nutricionista de saúde pública é, por exemplo, responsável pela vigilância nutricional e pelo desenvolvimento, implementação e monitoramento de diretrizes alimentares que abordem problemas relevantes de saúde pública. Conhecimentos prévios em economia, agricultura,

ciência política e criação de políticas é essencial para a formulação e a aplicação de políticas nutricionais em um país
- O nutricionista esportivo trabalha com nutrição esportiva e de exercícios; precisa compreender a ciência e a fisiologia específicas envolvidas na aplicação da sua prática com esportes, atletas e outros entusiastas do exercício.

Muitos países em desenvolvimento não têm capacidade ou recursos financeiros para treinar e empregar profissionais em diversas especialidades. No entanto, um treinamento especializado futuro e o emprego de diferentes profissionais podem resultar em maior capacidade de abordar problemas nutricionais de maneira mais eficaz.[1]

1.8 Marcos da nutrição: desenvolvimento da área como ciência

Crenças antigas

Ao longo da existência humana, pessoas atribuíram poderes especiais a certos alimentos e desenvolveram crenças e tabus a respeito destes. Muitas vezes essas crenças baseavam-se em circunstâncias e princípios climáticos, econômicos, políticos ou religiosos, mas também em observações sobre a relação entre o consumo de certos alimentos e a saúde.

Alguns exemplos registrados são: antigos filósofos chineses e indianos, que aconselhavam o uso de alimentos e de especiarias que aqueciam ou resfriavam para certas condições e para "elevar a alma"; as leis mosaicas, documentadas no Antigo Testamento, que distinguiam entre alimentos limpos e impuros; o jejum e práticas halal do Islã; e os monges beneditinos de Salerno, que pregavam o uso de alimentos quentes e úmidos em vez de frios e secos para vários fins. Hipócrates, o pai da medicina moderna, que viveu de 460 a cerca de

---

[1]Segundo o Conselho Federal de Nutricionistas, Resolução CFN nº 600/2018, são consideradas áreas de atuação do nutricionista: (1) nutrição em alimentação coletiva – gestão de Unidades de Alimentação e Nutrição; (2) nutrição clínica – assistência nutricional e dietoterápica hospitalar, ambulatorial, em nível de consultórios e em domicílio; (3) área de nutrição em esportes e exercício físico – assistência nutricional e dietoterápica para atletas e desportistas.

377 a.C., e posteriormente Moisés Maimônides, que viveu no século XII, incentivavam pessoas a praticar a abstinência e um estilo de vida prudente. Eles e outros aconselhavam que, para ter uma vida longa e saudável, era necessário evitar muita gordura na dieta, comer mais frutas, dormir muito e ser fisicamente ativo – um conselho ainda incorporado na ciência baseada nas diretrizes alimentares modernas do século XXI!

Crenças culturais

A percepção de que o alimento representa mais do que suas partes constituintes ainda se mantém. Comer com outras pessoas é uma forma aceita de interação social; é um modo de expressar hábitos e costumes culturais, *status* social, parentesco, amor, respeito, partilha e hospitalidade. Cientistas e nutricionistas percebem que, ao formular diretrizes alimentares para pessoas que vivem com tradições específicas, crenças culturais e tabus devem ser levados em consideração e incorporados. Existem inúmeros exemplos de hábitos alimentares e dietas tradicionais baseados no que estava disponível à época. Hoje, conforme o mundo se torna uma aldeia global, as culturas aprendem umas com as outras, e os padrões alimentares associados a uma boa saúde, como a dieta mediterrânea, se tornam populares em várias culturas.

Primeiro renascimento: desenvolvimento de uma base de evidência

O conhecimento dos efeitos específicos para a saúde de dietas, alimentos e nutrientes particulares é hoje firmemente baseado em resultados de rígidos estudos científicos de experimentação. A nutrição desenvolveu-se gradualmente como ciência, mas avançou a passos rápidos durante o século XX. São numerosos os exemplos, meticulosamente registrados, de como observações (muitas vezes antigas e primitivas) sobre relações entre dieta e saúde levaram à descoberta, ao esclarecimento da função, ao isolamento e à síntese de diferentes nutrientes. Talvez o mais frequente exemplo citado seja a descrição de James Lind em 1772 sobre como as frutas cítricas podem curar e prevenir o escorbuto em marinheiros durante longas viagens. O fator antiescorbuto (ácido ascórbico ou vitamina C) só foi isolado em 1921, caracterizado em 1932 e sintetizado quimicamente em 1933. Outros exemplos

de marcos nutricionais são a indução do beribéri em aves domésticas por Eijkman em 1897, a observação de Takaki em 1906 de que o beribéri nos marinheiros japoneses poderia ser evitado com a suplementação da dieta de arroz polido com pão de trigo e, finalmente, o isolamento do fator responsável, a tiamina ou vitamina B1, por Funk em 1911. Outros incluem a descoberta que levou Prêmio Nobel de Minot e Murphy em 1926: a anemia perniciosa é um distúrbio nutricional devido à falta de vitamina B12 na dieta; além disso, houve a descrição do kwashiorkor como uma deficiência de proteína por Cecily Williams em 1935, a descoberta do amido resistente e a importância da fermentação em colônia para humanos, descoberta por nutricionistas do Dunn Clinical Nutrition Center na década de 1980.

A história da nutrição moderna praticada hoje proporciona uma leitura interessante; incentiva-se os alunos a dedicar certo tempo a ela, já que essa história é frequentemente caracterizada por uma coragem de partir o coração e por descobertas surpreendentes. Um exemplo dessa coragem é a lista de consequências clínicas, metabólicas e patológicas, cuidadosamente documentadas, da fome e da inanição por um grupo de médicos judeus em 1940 no gueto de Varsóvia: os próprios médicos estavam morrendo de fome. Um exemplo das descobertas é a pesquisa de Price, um dentista americano que tentou identificar os fatores alimentares responsáveis por uma boa saúde dental, em geral em pessoas que viviam estilos de vida tradicionais. Ele involuntariamente usou um paradigma de desenvolvimento de forças diversas em sua pesquisa, examinando os pontos fortes e os fatores que mantêm pessoas saudáveis muito antes de o termo *fortigenic*, do inglês, ser definido ou ter valor reconhecido.

Atualmente, milhares de cientistas da nutrição examinam muitos aspectos da nutrição em laboratórios e estudos de campo em todo o mundo e publicam em mais de 100 revistas científicas internacionais da área. Isso significa que a ciência da nutrição gera novos conhecimentos com base em metodologias de pesquisa estabelecidas. Os muitos tipos de experimentos, que variam desde a experimentação molecular em laboratório até intervenções clínicas de duplo-cego e placebo controladas, pesquisas epidemiológicas observacionais e experimentos baseados nos paradigmas de saúde (fortigênico) ou de doença (patogênico), serão abordados no Capítulo 13, *Atividade Física: Conceitos, Métodos de Avaliação e Considerações de Saúde Pública.* O processo de revisão por pares dos resultados publicados ajudou no desenvolvimento de diretrizes para julgar quão possíveis, prováveis, convincentes e aplicáveis são os resultados desses estudos. Novos conhecimentos sobre as relações entre nutrientes, alimentos e dieta com saúde e doença são, portanto, gerados por meio de um processo no qual muitos cientistas examinam peças diferentes do quebra-cabeça em todo o mundo, em experimentos científicos controlados. Portanto, a prática nutricional hoje tem uma base sólida de pesquisa que permite aos nutricionistas praticar a nutrição com base em evidência.

Segundo renascimento: resolução da desnutrição global

Há poucas dúvidas de que a melhoria da nutrição contribuiu para a melhoria da saúde e para o período de sobrevivência vivenciados pelos humanos modernos. Contudo, números globais sobre a prevalência da desnutrição e obesidade mostram que milhões de pessoas não têm o suficiente para comer, enquanto milhões que comem demais sofrem com as consequências da obesidade. É tentador igualar essa situação à lacuna entre pobres e ricos ou entre países em desenvolvimento e desenvolvidos, mas a situação é muito mais complexa. A obesidade, consequência da supernutrição, hoje é um problema de saúde pública não só para os ricos países desenvolvidos com segurança alimentar, mas também para países em desenvolvimento com insegurança alimentar, especialmente entre as mulheres. A desnutrição, o principal impedimento ao desenvolvimento nacional, é o maior contribuinte das taxas de mortalidade infantil e do enfraquecimento no crescimento físico e desenvolvimento mental de crianças em países desenvolvidos e em desenvolvimento. Além disso, uma combinação de desnutrição e obesidade nas mesmas comunidades, em uma única família ou até mesmo em um único indivíduo, é frequentemente relatada. Exemplos são mães obesas com filhos desnutridos e mulheres obesas com certas deficiências de micronutrientes. A percepção de que esse problema de desnutrição global seria resolvido apenas com caminhos inovadores, multidisciplinares e multissetoriais levou ao segundo renascimento mais recente em prática e pesquisa da nutrição.

1.9 Desafios futuros para a pesquisa e a prática da nutrição

Nutrição básica molecular

O tremendo desenvolvimento da biologia molecular nos últimos anos e a disponibilidade de novas técnicas sofisticadas estão abrindo um campo no qual as interações nutriente-gene e a manipulação dietética da expressão genética devem receber cada vez mais atenção. Os efeitos de mais de 12.000 substâncias diferentes em alimentos de origem vegetal, ainda não classificadas como nutrientes, também serão examinados. Essas substâncias são produzidas pelas plantas para fins hormonais, atrativos e quimioprotetores, e há evidências de que muitas delas oferecem proteção contra ampla gama de condições humanas. É possível que novas funções de nutrientes conhecidos, e mesmo novos nutrientes, possam ser descobertas, descritas e aplicadas no futuro.

Nutrição clínica e comunitária

Hoje, o foco mudou de experimentos simples com respostas claras para estudos em que estatísticas sofisticadas devem ser usadas para dissecar o papel de nutrientes, dietas e alimentos específicos em doenças multifatoriais. A epidemiologia da nutrição hoje está estabelecida como a disciplina em que essas questões podem ser abordadas. Uma série de problemas urgentes deverá ser pesquisada, e os resultados, aplicados. Por exemplo:

- As causas biológicas e sociológicas da obesidade infantil, que se destaca como um problema de saúde pública global
- As necessidades nutricionais dos idosos: no ano de 2017, mais de 962 milhões dos habitantes da Terra tinham mais de 60 anos, e o número deve dobrar até 2050, atingindo quase 2,1 bilhões (OMS, 2017); para garantir uma boa qualidade de vida à crescente população idosa, é necessário descobrir muito mais sobre suas necessidades nutricionais
- A melhora nas relações entre nutrição e função imunológica, que pode ajudar na defesa contra microrganismos invasores; à luz da crescente pandemia de HIV/AIDS, mais informações nessa área são urgentemente necessárias

- Recomendações dietéticas: apesar de evidências suficientes e convincentes sobre os efeitos de nutrientes e alimentos na saúde, os nutricionistas geralmente não são muito bem-sucedidos ao motivar o público a modificar hábitos e a manter dietas mais saudáveis. É necessário saber mais sobre por que as pessoas fazem certas escolhas alimentares a fim de criar diretrizes dietéticas práticas e culturalmente sensíveis que tenham impacto positivo nas escolhas alimentares. Diretrizes dietéticas baseadas em alimentos, que hoje são desenvolvidas em muitos países, são um primeiro passo nessa direção.

Nutrição em saúde pública

O desafio mais importante que a humanidade enfrenta no futuro é provavelmente o fornecimento de alimentos adequados e seguros e água limpa para todos, de uma forma ambientalmente segura e que não comprometa a capacidade das gerações futuras de atender às suas próprias necessidades. Além das centenas de milhões de pessoas que não ingerem alimentos suficientes às necessidades de uma vida saudável e ativa, mais 80 milhões precisam de alimento todos os anos. O desafio de alimentar a humanidade futura exige uma agricultura melhorada em áreas afetadas pela seca, como a África Subsaariana, a aplicação da biotecnologia de forma responsável, a cooperação interdisciplinar e intersetorial de todos os envolvidos e uma melhor distribuição do abastecimento alimentar, para que alimentos baratos sejam acessíveis a todos. A necessidade de crescimento econômico sustentável em países pobres é evidente.

Os nutricionistas têm um importante papel a desempenhar na garantia da segurança alimentar para todos – um direito humano básico no futuro. Uma de suas principais funções seria educar e informar populações para que não dependam demais de produtos de origem animal, cuja produção representa um fardo muito mais pesado para o meio ambiente do que alimentos vegetais. Um grande desafio seria convencer líderes políticos e governos de que lidar com a desnutrição (o maior obstáculo ao desenvolvimento nacional) com programas sustentáveis deve ser prioridade nas comunidades pobres e em desenvolvimento. Outro desafio é desenvolver modelos baseados na dinâmica dentro de comunidades e, com uma abordagem voltada aos direitos humanos, aliviar a desnutrição sem criar um problema de obesidade. Existem exemplos em que tais modelos, incorporados a programas de desenvolvimento comunitário, foram muito bem-sucedidos (p. ex., na Tailândia).

Alimentos funcionais: um novo desenvolvimento

Alimentos funcionais são alimentos novos ou inéditos, desenvolvidos para proporcionar benefícios específicos à saúde além de suas funções usuais. Alguns exemplos são as preparações com adição de fitoesteróis para reduzir níveis de colesterol da lipoproteína de baixa densidade (LDL-c) e o risco de doenças cardiovasculares, além do desenvolvimento de produtos amiláceos com amido resistente e índices glicêmicos mais baixos, que ajudam a controlar níveis de glicose no sangue. O desenvolvimento e teste de alimentos funcionais é uma área nova e estimulante. Esses alimentos podem ajudar a melhorar ou restaurar o estado nutricional em muitas pessoas. No entanto, é necessário conhecer muito mais acerca dos biomarcadores adequados para testar sua eficácia, variabilidade em resposta humana a produtos alimentícios específicos, segurança, compreensão do consumidor, e para formular suas mensagens de saúde, sua rotulação e a comunicação acerca destas.

Segurança alimentar

O fornecimento contínuo de alimentos seguros, livres de microrganismos, toxinas e outras substâncias perigosas que causam doenças, continua sendo um grande desafio (ver Capítulo 15 para mais informações sobre segurança alimentar). Experimentos recentes com animais que sofrem de encefalopatia espongiforme bovina (BSE) ou doença da vaca louca, febre aftosa ou mesmo aves infectadas com o vírus influenza A (gripe aviária) mostraram quão rapidamente um problema nacional pode se tornar internacional devido ao *marketing* global de produtos. A lista de possíveis substâncias perigosas em alimentos enfatiza a necessidade de monitoramento contínuo do suprimento de alimentos por funcionários da saúde (Figura 1.4).

12 Introdução à Nutrição Humana

Contaminação microbiana	
Bactérias e fungos produtores de toxinas e aflatoxinas As toxinas causam "intoxicação alimentar", e as aflatoxinas são cancerígenas	
Toxinas naturais	**Resíduos agrícolas**
Como o cianeto na mandioca e a solanina na batata; podem ser produzidas por circunstâncias anormais; podem ser inibidoras de enzimas ou antivitaminas	Pesticidas como DDT ou hormônios usados para promover o crescimento, como a somatotrofina bovina
Contaminação ambiental	**Aditivos intencionais**
Metais pesados e minerais Adulteração criminosa, poluição industrial Substâncias de materiais de embalagem Mudanças durante o cozimento e processamento de alimentos	Adoçantes artificiais Conservantes Fitoquímicos Carboidratos modificados (para alimentos funcionais)

Figura 1.4 Substâncias potencialmente perigosas em alimentos. DDT, dicloro-difenil-tricloroetano.

Suplementos e fortificação de alimentos

Um suplemento dietético ou nutricional é definido como um produto com a finalidade de complementar a dieta, fornecendo nutrientes adicionais que possam faltar ou que possam ser consumidos em quantidades insuficientes. Suplementos dietéticos podem conter vitaminas, minerais, ervas, aminoácidos, enzimas, fibras e ácidos graxos; estão disponíveis em uma variedade de formas, incluindo os tradicionais comprimidos, cápsulas, em pó, bebidas e barras de cereal. Estima-se que milhões de pessoas ao redor do mundo tomem vitaminas e suplementos dietéticos para alcançar uma boa saúde, aliviar doenças e desafiar o envelhecimento. Em 2009, o mercado de suplementos dietéticos e vitaminas movimentava mais de 670 milhões de libras apenas no Reino Unido.

A fortificação de alimentos aumenta o teor de um micronutriente essencial (ou seja, vitaminas e minerais) em um alimento para melhorar a sua qualidade nutricional e fornecer benefícios para a saúde pública com risco mínimo para a saúde. Biofortificação é o processo que altera os níveis de nutrientes em colheitas durante o crescimento da planta, em vez de usar meios manuais, como na fortificação convencional, mediante práticas agronômicas, melhoramento convencional de plantas ou biotecnologia moderna. A fortificação de alimentos em geral é uma estratégia potencialmente eficaz para melhorar o estado nutricional das populações.

1.10 Perspectivas

Embora já existam há muitos anos a pesquisa e a prática da nutrição, a área ainda é incipiente como disciplina científica, tanto básica quanto aplicada. O aluno atual e futuro de nutrição fará parte desse segundo renascimento emocionante da nutrição e será testemunha dessa maturação. No entanto, para influenciar efetivamente a nutrição e a saúde de indivíduos e populações, o nutricionista precisará criar ligações e parcerias com outros profissionais de saúde e formuladores de políticas – e precisará desenvolver processos de pensamento lateral. A magnitude e complexidade dos problemas nutricionais que a humanidade enfrenta hoje exigem esforços multidisciplinares e multissetoriais de todos os envolvidos para sua resolução. Portanto, a principal mensagem ao embarcar na jornada da ciência da nutrição é que o trabalho em equipe é essencial: não se pode viajar nessa estrada por conta própria; parceiros de diferentes disciplinas são necessários. Outra necessidade essencial é o desenvolvimento contínuo da liderança em nutrição. Líderes em todos os níveis de pesquisa e prática são necessários para responder aos desafios da desnutrição global e para enfrentar desafios futuros.

Os avanços modernos em biologia molecular e biotecnologia, por um lado, e a persistência da desnutrição global, por outro, cada vez mais exigem reavaliação de normas éticas, padrões

Capítulo 1 ▪ Introdução à Nutrição Humana: Perspectiva Global de Alimentação e Nutrição **13**

e valores para a ciência e a prática da nutrição. A direção de líderes responsáveis é necessária (Boxe 1.3). Há uma necessidade urgente de diretrizes éticas e de um código de conduta para parcerias entre as indústrias de alimentos, agências da ONU, governos e acadêmicos. Essas parcerias são necessárias para lidar com a desnutrição global em programas sustentáveis.

O estudante de nutrição, no início dessa jornada de descoberta da nutrição como ciência, deve se aproveitar das inúmeras oportunidades para desenvolver qualidades de liderança. Que esta seja uma jornada feliz, frutífera e para toda a vida, com muitas lições que possam ser aplicadas em pesquisa e prática da nutrição, para fazer a diferença na vida de todos.

Leitura complementar

Websites

http://www.who.int/nutrition/en
https://www.un.org/nutrition/
www.fao.org/nutrition/en/
http://www.ifpri.org

Boxe 1.3 Desafios futuros que exigem liderança excepcional

- Nutrição molecular básica
  - Interações nutriente-gene
  - Papel dos fitoquímicos na saúde
  - Novos nutrientes? Novas funções?
- Nutrição comunitária e saúde pública
  - Obesidade infantil
  - Necessidades dos idosos
  - Recomendações dietéticas
  - Nutrição de pacientes portadores do vírus da imunodeficiência humana/síndrome de imunodeficiência adquirida
  - Doenças crônicas não transmissíveis, incluindo doenças cardiovasculares (como infarto agudo do miocárdio e acidente vascular encefálico), câncer, doenças respiratórias crônicas (como doença pulmonar obstrutiva crônica e asma) e diabetes melito
- Nutrição pública
  - Para alimentar a humanidade
  - Segurança alimentar
- Alimentos funcionais
  - Para garantir que os novos alimentos sejam eficazes e seguros
  - Segurança alimentar
  - Monitoramento contínuo
- Parcerias com outras disciplinas para oferecer abordagens multidisciplinares
- Pesquisa nutricional
- Liderança

2

Como Avaliar a Ingestão Dietética

Una E. MacIntyre e Friedeburg A.M. Wenhold

Pontos-chave

- Avaliar a ingestão dietética em indivíduos de vida livre é uma tarefa complexa
- O método de avaliação dietética usado depende do objetivo do estudo, do grupo-alvo e do contexto
- Todas as avaliações de ingestão dietética estão sujeitas a fontes de erro
- A existência de erro significa que é sempre importante estar ciente e, sempre que possível, avaliar a natureza e a magnitude do erro
- Para aumentar a compreensão do erro associado à medida de ingestão dietética, também é necessário

utilizar marcadores fisiológicos e bioquímicos de ingestão dietética
- Para avaliar os dados de ingestão dietética de modo eficaz, é importante coletar dados adicionais suficientes que permitam a identificação dos indivíduos não apenas por idade e sexo, mas também por índice de massa corporal, atividade física e uso de suplementos
- A avaliação dietética é um campo em crescimento. Novos formatos, ferramentas, técnicas e estratégias surgem constantemente.

2.1 Introdução

O objetivo deste capítulo é descrever as várias maneiras pelas quais é possível determinar o que as pessoas comem. A tarefa pode ser descobrir sobre o suprimento nacional de alimentos, a ingestão habitual de um grupo ou uma família ou a ingestão de determinado indivíduo durante um período específico.

As muitas razões para descobrir sobre os alimentos que as pessoas comem se enquadram em três grandes categorias:

- Saúde pública: para avaliar a adequação e segurança dos alimentos que as pessoas comem em nível nacional ou comunitário para formular políticas nacionais ou locais de produção e/ou abastecimento de alimentos e para identificar a sua necessidade ou avaliar programas de intervenção baseados em nutrição
- Clínica: para auxiliar na prevenção, no diagnóstico e no gerenciamento de condições relacionadas à dieta

- Pesquisa: para estudar as inter-relações entre a ingestão dietética e a função fisiológica ou doença em condições controladas (experimental) ou reais (campo). O tipo e a quantidade de dados de ingestão dietética necessários diferem em cada situação e podem ocorrer em nível nacional, comunitário, domiciliar ou individual.

Avaliação do estado nutricional

A saúde nutricional é mantida por um estado de equilíbrio, no qual a ingestão de nutrientes é balanceada pelas necessidades nutricionais. A desnutrição ocorre quando a ingestão total de nutrientes é menor do que as necessidades (subnutrição) ou excede as necessidades (supernutrição). Tanto a subnutrição como a supernutrição levam a alterações metabólicas que trazem consequências agudas e crônicas para a saúde.

Não existe uma ferramenta ideal para avaliar com precisão o estado nutricional de uma pessoa. Tentativas de prever a influência da desnutrição com base em aferições únicas não consideram os muitos fatores que interagem entre a nutrição e o estado de doença. Por esse motivo, é necessário observar várias avaliações diferentes a fim de avaliar o estado nutricional de uma pessoa. Esse processo é conhecido como o A, B, C, D da avaliação nutricional:

- **A**ntropometria (discutida em detalhes no Capítulo 5, *Composição Corporal*)
- **B**ioquímicas e hematologia do paciente
- **C**línica: avaliação física do paciente
- **D**ieta.

A ingestão dietética, ou dieta, se refere ao consumo de alimentos, bebidas, incluindo água, e suplementos (quando relevante), além de energia, nutrientes e componentes não nutritivos fornecidos por esses alimentos, bebidas e suplementos. O Boxe 2.1 fornece definições dos componentes da ingestão dietética. A Figura 2.1 mostra as relações entre os componentes da ingestão dietética, as necessidades nutricionais e o estado nutricional de um indivíduo.

O restante deste capítulo irá concentrar-se na medição e avaliação da dieta, ou seja, em medir ingestão dietética, na conversão dos dados de ingestão dietética para energia, somados a nutrientes e métodos para resumir e relatar informações sobre a ingestão de alimentos e/ou nutrientes.

Desafios da avaliação alimentar

A obtenção de dados sobre ingestão dietética é provavelmente o aspecto mais difícil da avaliação nutricional. Essa etapa se associa a vários problemas:

- "Ingestão dietética" não é uma medida simples de uma variável, como peso ou estatura, e sim requer dados sobre a ingestão de vários alimentos e bebidas diferentes

---

Boxe 2.1

Ingestão dietética: alimentos e bebidas consumidos por uma população, comunidade, família ou indivíduo.

Ingestão de nutrientes: a ingestão energética e individual de macro e micronutrientes, seja fornecida por alimentos ou líquidos consumidos, e derivada de análises diretas ou de tabelas/bancos de dados de composição de alimentos ou de suplementos nutricionais.

Ingestão dietética: a soma da ingestão de alimentos, bebidas e suplementos nutricionais com macro e micronutrientes, componentes não nutritivos e água destes derivada.

- Os dados de ingestão dietética estão sujeitos a variabilidade, uma vez que mesmo um único indivíduo come alimentos diferentes, em momentos diferentes, em lugares diferentes, em várias combinações diferentes e com muitos métodos de preparação divergentes. O efeito líquido de todas essas fontes de variabilidade é que mais dados acabam por ser necessários para gerar resultados confiáveis acerca de como seria o caso com uma medida menos variável
- Raramente estamos em posição de saber a verdade sobre ingestão dietética. Com muitas medições biológicas, é possível comparar os resultados obtidos com um método de referência que seja conhecido por fornecer resultados precisos ou por meio de uma medida independente. Por exemplo, podemos verificar o peso de um bebê ao nascer usando um peso padrão para confirmar a precisão da balança; alternativamente, se a informação for obtida por meio de um questionário, podemos verificar os dados dos registros oficiais. Ao avaliar a ingestão dietética, temos que contar com os indivíduos que comem esses alimentos para fornecerem respostas às nossas perguntas. Pedimos aos indivíduos que se lembrem do que e de quanto comeram para estimar a frequência com que comem determinados alimentos; ainda, em algumas situações, é possível pesar ou medir a ingestão de alimentos por alguns dias. Além disso, contamos com a capacidade dos indivíduos de descrever ou registrar sua ingestão dietética em detalhes. Por esse motivo, uma das considerações mais importantes, ao obter informações sobre a ingestão dietética de um indivíduo, é tomar todas as medidas possíveis para obter sua plena cooperação. Também é extremamente importante que os indivíduos entendam o propósito do processo e o que se espera deles. Isso pode envolver muito tempo e esforço por parte do(s) nutricionista(s), mas é essencial para a obtenção de dados de alta qualidade
- Existem vários métodos diferentes para obter dados de ingestão dietética. Cada método tem seus propósitos, vantagens e limitações. É, portanto, essencial que o objetivo da coleta de dados de ingestão dietética seja claramente definido, para que se utilize o método de avaliação alimentar mais adequado.

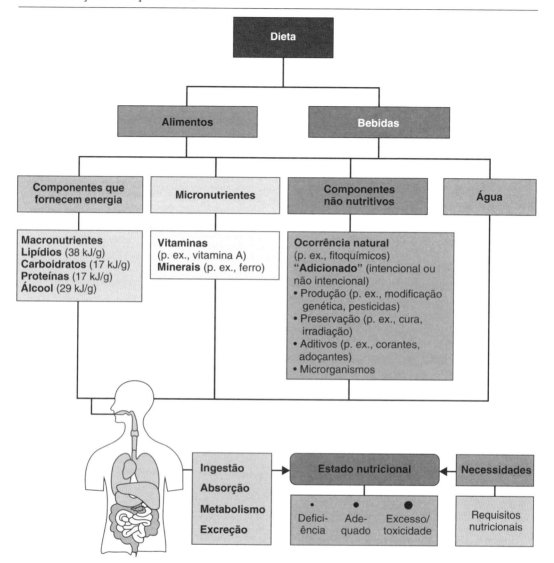

Figura 2.1 Relações entre componentes da dieta, necessidades nutricionais e estado nutricional de um indivíduo. (Fonte: Wenhold F.A.M, Faber M. Beverage intake: Nutritional role, challenges, and opportunities for developing countries. In: Grumezesu A.M. (ed). Nutrients in beverages. Woodhead Publ/Elsvier, Duxford, 2019.)

Também é essencial reconhecer que descobrir o que as pessoas consomem exige recursos adequados. Profissionais adequadamente treinados devem ser empregados não apenas para o período de coleta de dados, mas também para o período de revisão, inserção e análise de dados. Pode nem sempre ser necessário obter dados detalhados sobre ingestão de alimentos para responder a uma pergunta específica. Quando os recursos são limitados, é provavelmente mais útil coletar dados limitados de alta qualidade do que tentar coletar dados abrangentes com recursos inadequados. A capacidade de reconhecer essa situação é importante para maximizar os recursos disponíveis. A Tabela 2.1 lista as diferentes abordagens para avaliar a ingestão de alimentos descritas neste capítulo.

Finalmente, é fundamental que a interpretação e aplicação dos dados derivados dos estudos de ingestão dietética levem em consideração as

Capítulo 2 ▪ Como Avaliar a Ingestão Dietética 17

Tabela 2.1 Abordagens para medir a ingestão de alimentos em grupos populacionais, famílias e indivíduos.

Tipo e natureza dos dados	Nome do método	Uso para descrever/avaliar diferenças entre
Dados indiretos		
Dados de abastecimento de alimentos em nível de *commodities*; por exemplo, produção, importação e exportação	Folhas de balanço alimentar	Países e regiões do mundo
Dados de abastecimento de alimentos em nível de produto, por exemplo, dados de vendas de varejo e atacado	Dados de perda alimentar	País, localidade e estação
Aquisição e despesas domésticas de alimentos; por exemplo, dinheiro gasto com comida	Pesquisas de consumo e despesas familiares	País, localidade, estação e tipo de domicílio
Aquisição doméstica de alimentos; por exemplo, quantidade de alimentos que entram no domicílio	Finanças familiares destinadas a alimentos Busca e compra de alimentos familiares Inventário alimentar familiar	País, localidade, estação e tipo de domicílio
Dados diretos		
Consumo familiar de alimentos	Registros de alimentação familiar	País, localidade, estação e tipo de domicílio
Registro qualitativo de alimentos (mas não de quantidades) consumidos ao longo de um ou mais dias por indivíduos	Registros alimentares (diário alimentar)	Subgrupos geográficos, sazonais e demográficos e indivíduos
Registro quantitativo de ingestão de alimentos; por exemplo, registro de alimentos consumidos ao longo de um ou mais dias por indivíduos	Registros alimentares pesados e registros alimentares estimados em medidas caseiras	Subgrupos geográficos, sazonais e demográficos e indivíduos
Registro quantitativo de alimentos consumidos no dia anterior, geralmente obtido de indivíduos por entrevista	Recordatórios de 24 horas únicos ou múltiplos	Subgrupos geográficos, sazonais e demográficos e indivíduos (caso sejam vários recordatórios)
Registro qualitativo, semiquantitativo ou quantitativo, geralmente de uma lista específica de alimentos consumidos no mês anterior ou ano por indivíduos	Questionários de frequência alimentar	Subgrupos geográficos, sazonais e demográficos e indivíduos
Registro quantitativo de ingestão habitual no passado imediato, obtido de indivíduos por entrevista	Histórico alimentar	Subgrupos temporais e demográficos e indivíduos

Adaptada de Gibney, M.J., Lanham-New, S.A., Cassidy, A. et al. *Introduction to Human Nutrition*, 2e. (Wiley Blackwell, Chichester, 2009).

limitações dos dados. Isso claramente não melhora a qualidade dos dados propriamente ditos, mas potencializa o seu uso para o propósito inicial de sua coleta. O reconhecimento das limitações dos dados alimentares envolve mais do que apenas listar as limitações. Comparações externas, para checar se os dados são consistentes com fontes independentes de informação e para determinar a direção e magnitude de qualquer viés, são parte integral da interpretação dos dados dietéticos. Fontes relevantes de informação comparativa podem incluir o suprimento alimentar e dados de gastos, bem como medidas fisiológicas ou bioquímicas relacionadas à ingestão dietética.

2.2 Medida indireta da ingestão de alimentos

A medida indireta da ingestão dietética utiliza informações sobre disponibilidade de alimentos em nível nacional, regional, local ou domiciliar para estimar a ingestão dietética, em vez de usar informações obtidas diretamente dos indivíduos que consomem os alimentos. Os métodos indiretos são mais úteis para os níveis populacional e familiar, determinando a quantidade e os tipos de alimentos que são:

* Disponíveis para consumo em nível nacional (dados de abastecimento de alimentos em nível de *commodities*)
* Negociados nos níveis de atacado ou varejo (dados de abastecimento de alimentos no nível do produto)
* Comprados ou adquiridos de outra forma no nível familiar (aquisição familiar e dados de despesas).

Dados de abastecimento alimentar em nível commodities

Os dados sobre o abastecimento alimentar são geralmente produzidos em nível nacional, a partir de compilações de dados de fontes múltiplas. As fontes primárias de dados são os registros da produção agrícola, com exportações e importações de alimentos, ajustados por variações em estoque e pelo uso agrícola e industrial de safras e produtos alimentícios. Os dados nacionais de abastecimento alimentar são geralmente chamados de "folhas de balanço alimentar" ou de dados de "consumo aparente". As folhas de balanço alimentar fornecem a produção total e a utilização dos itens alimentares relatados, mostrando fontes (produção, estoques e importações) e utilização (exportações, uso industrial, desperdício e consumo humano) de itens alimentares disponíveis para consumo humano em um país durante determinado período de referência. A quantidade de cada item alimentar é geralmente expressa *per capita* (por pessoa), em gramas ou quilogramas por ano, dividindo-se a quantidade total de alimentos disponíveis para consumo humano por estatísticas populacionais relevantes. Uma análise de energia, proteína e lipídios fornecidos pelo alimento também pode ser utilizada.

A Organização para Alimentação e Agricultura (FAO) compila e publica dados das folhas de balanço alimentar para a maioria dos países do mundo desde 1949. Dados atualizados regularmente das folhas de balanço alimentar são disponibilizados para a maioria dos países acerca de 100 produtos agrícolas primários, pecuária e pesca, tais como açúcar, óleos e gorduras desses derivados. As folhas de balanço alimentar podem ser baixadas em formato Excel no *site* da FAO (http://www.fao.org/faostat/en/#data/FBS), com opções para selecionar um país ou região, produtos básicos e produção necessária.

A precisão das folhas de balanço alimentar e dos dados de consumo aparentes depende da confiabilidade das estatísticas básicas usadas para derivá-la, ou seja, dados populacionais e dados de fornecimento, utilização e composição de alimentos. Isso pode variar acentuadamente entre países em termos não apenas de cobertura, mas também de precisão.

Várias verificações de consistência interna e externa são incluídas na preparação das folhas de balanço alimentar da FAO, mas os usuários ainda precisam avaliar os dados em termos de finalidade para a qual estejam sendo usados. Um dos fatores cruciais no uso adequado dos dados é entender a terminologia utilizada. O Boxe 2.2 fornece definições "em princípio" dos termos-chave (FAO, 2002).

As folhas de balanço alimentar fornecem dados importantes sobre o abastecimento e a disponibilidade de alimentos em um país e mostram se o abastecimento alimentar do país como um todo é adequado para as necessidades nutricionais da sua população. Ao longo dos anos, as folhas de balanço alimentar têm mostrado tendências no abastecimento alimentar nacional e em padrões de consumo alimentar, que podem ser usadas para prever necessidades futuras de abastecimento, definir metas de produção agrícola e definir/avaliar políticas nacionais de alimentação e nutrição. Esses dados podem ser utilizados para comparações populacionais, como entre estimativas populacionais de ingestão de lipídios e taxas de doenças cardiovasculares.

Na prática, os dados necessários para compilar folhas de balanço alimentar nem sempre estão disponíveis, e pode ser necessário fazer estimativas em cada etapa acerca do cálculo da disponibilidade *per capita* de alimentos e nutrientes. Na maioria dos países, dados confiáveis são geralmente disponibilizados sobre produtos primários, mas isso não é necessariamente o caso para os principais produtos processados. Por exemplo, pode haver

Boxe 2.2

Cobertura de *commodities*: todos os produtos potencialmente considerados *commodities*, quer sejam usados para consumo humano ou para fins não alimentares.

Exportações: todos os movimentos para fora do país durante o período de referência.

Ração: a quantidade de *commodity* disponível para alimentação de gado e aves.

Quantidade de alimentos: as quantidades de *commodity* e qualquer *commodity* dela derivada, disponível para consumo humano durante o período de referência. Por exemplo, o milho inclui milho, farinha de milho e quaisquer outros produtos derivados do milho que estejam disponíveis para consumo humano.

Importações: todos os movimentos da mercadoria para o país; por exemplo, comércio, auxílio alimentar, quantidades doadas e estimativas de comércio não registrado.

Usos industriais: *commodities* usadas na manufatura para fins não alimentares; por exemplo, óleos para sabão.

Fornecimento *per capita*: ajustes são feitos quando possíveis à população residente considerando migrantes temporários, refugiados e turistas. Os números representam apenas a oferta média disponível para a população como um todo, não o que é efetivamente consumido pelos indivíduos. Muitas *commodities* não são consumidas na forma primária em que aparecem nas folhas de balanço alimentar. Para levar isso em consideração, o teor de energia, proteínas e lipídios mostrado em relação aos produtos primários é derivado pela aplicação de fatores de composição alimentar adequados às quantidades relevantes de alimentos processados, e não pela multiplicação das quantidades exibidas nas folhas de balanço alimentar por fatores de composição alimentar relacionados à *commodity* primária.

Produção: a produção nacional total, produzida dentro ou fora do setor agrícola, ou seja, inclui a produção não comercial e a produção de hortas caseiras.

Semente: quantidade do *commodity* reservada para semeadura, plantio ou qualquer outra forma de reprodução para consumo animal ou humano.

Variação de estoque: variações nos estoques ocorridas durante o período de referência em todos os níveis, entre produção e varejo, ou seja, estoques em poder do governo, fabricantes, importadores, exportadores, atacadistas, varejistas e distribuidores. Na prática, as informações disponíveis geralmente se referem apenas aos estoques do governo.

Resíduo: *commodities* perdidas em todos os estágios entre a produção pós-coleta e o domicílio, ou seja, resíduos de processamento, armazenamento e transporte, porém não resíduos domésticos. As perdas ocorridas durante a fabricação dos produtos processados são consideradas por meio das taxas de extração/conversão.

dados sobre a farinha, mas não sobre produtos como pão e outros à base de cereais feitos de farinha, com características nutricionais bastante diferentes. O impacto geral de dados incompletos varia de um país para o outro. Foi sugerido que, em geral, subestimar a disponibilidade *per capita* de nutrientes é mais provável em países de renda média e baixa, e superestimar essa disponibilidade em países industrializados é mais comum, onde a maior parte da oferta de alimentos é consumida na forma de produtos processados.

Também é muito importante ter em mente que as folhas de balanço alimentar mostram apenas dados sobre os alimentos disponíveis para consumo, e não o consumo real dos alimentos; tampouco mostram a distribuição de alimentos na população; por exemplo, entre diferentes regiões ou entre diferentes grupos socioeconômicos, de idade e de gênero. As folhas de balanço alimentar também não fornecem informações sobre as variações sazonais em oferta de alimentos.

Dados de abastecimento de alimentos em nível de produto

Na maioria dos países industrializados, bem como nos de média e baixa renda, os dados sobre a disponibilidade de alimentos *per capita* são preparados a partir de informações sobre alimentos crus e processados disponíveis no varejo ou no atacado (também chamados de dados de perdas e desperdício alimentar). Esses dados são derivados principalmente de organizações da indústria de alimentos e de empresas envolvidas na produção e comercialização desses alimentos, como supermercados. Erros surgem principalmente a partir de fatores de conversão inadequados para processamento, da ausência de dados sobre alguns produtos processados e da falta de dados sobre alimentos obtidos de fontes não comerciais, como hortas caseiras, agricultura de subsistência, pesca e caça.

Bancos de dados e relatórios comerciais, como os produzidos por empresas de pesquisa de mercado, seja, por exemplo, a Nielsen Corporation internacional (anteriormente AC Nielsen Company, em http://www.nielsen.com), os registros eletrônicos de controle de estoque de redes de supermercados ou mesmo dos supermercados individuais de que se compilam esses dados, trazem potencial para monitorar tendências nacionais, regionais e locais em abastecimento de alimentos, no nível específico do produto. Sua principal desvantagem atualmente reside nos custos associados ao acesso regular às grandes quantidades de dados envolvidos.

As folhas de balanço alimentar da FAO e outras fontes de informação semelhantes são principalmente úteis para formular políticas agrícolas e de saúde, para monitorar mudanças em abastecimento alimentar nacional e em segurança alimentar ao longo do tempo, além de servirem como base para prever padrões de consumo alimentar. Também podem ser usadas para fazer comparações entre países sobre suprimentos de alimentos e nutrientes, desde que sejam levadas em consideração as potenciais diferenças em cobertura e precisão dos dados.

Dados de aquisição e despesas familiares

Pesquisas domiciliares determinam os alimentos e bebidas disponíveis para consumo familiar, domiciliar ou institucional. Algumas pesquisas, como as de orçamento familiar (POF), determinam a quantidade de dinheiro gasta em alimentos por determinado período, enquanto outras, como o cálculo, inventário e método de registro alimentar tentam descrever os alimentos disponíveis e/ou consumidos por uma família ou instituição.

Inquéritos de consumo e despesas familiares

A POF refere-se a uma série de pesquisas nacionais realizadas não apenas por países industrializados, mas também por países de renda média e baixa, principalmente para descrever padrões de vida, calcular índices de preços ao consumidor e informar estatísticas nacionais. As POFs incluem, entre outros, Inquéritos de Renda e Despesas Domiciliares (IRDD), Inquéritos de Orçamento Familiar (IOF) e Pesquisas de Aferição de Padrão de Vida (PAPV). Normalmente, a POF contém perguntas sobre os tipos e quantidades de alimentos adquiridos e despesas com alimentos por uma família durante determinado período recordatório. Embora a POF não mensure o consumo alimentar diretamente, dados relacionados aos alimentos derivados da POF podem ser usados para descrever e comparar padrões de consumo alimentar nos níveis nacional, regional e local, de acordo com níveis socioeconômicos e estação do ano. Quando as POFs são realizadas a intervalos regulares, esses dados são úteis para

monitorar mudanças em padrões de consumo alimentar ao longo do tempo. Se forem de qualidade satisfatória e devidamente analisados, os dados da POF podem ainda ser usados para medir níveis de pobreza, calcular indicadores de segurança alimentar, como pontuações de diversidade alimentar familiar (PDAF), identificar grupos de alto risco para condições relacionadas à nutrição, compilar balanços alimentares, identificar necessidades de planejar e monitorar intervenções nutricionais baseadas em alimentos, incluindo programas de fortificação de alimentos, e fornecer informações sobre o consumo de alimentos para o setor privado (Fiedler *et al.*, 2012).

A POF tem várias vantagens:

- Geralmente, são realizadas a intervalos regulares de 2 a 5 anos
- São realizadas em amostras representativas de domicílios
- A coleta de dados costuma ser feita ao longo de um período de 12 meses
- As informações relacionadas aos alimentos podem ser classificadas por características sociodemográficas, região geográfica e estação do ano.

As limitações anteriores da POF incluíam falhas em coletar dados sobre alimentos adquiridos de outras fontes além de compras e sobre alimentos consumidos fora de casa. Nos últimos anos, essas preocupações foram resolvidas com a inclusão de questões sobre a aquisição de alimentos de:

- Compras no mercado
- Produção própria da família
- Salários por produtos, presentes ou doações
- Consumo fora de casa e locais de consumo, como refeitório do trabalho, restaurantes, locais de *fast-food* e outras residências.

No entanto, a obtenção de informações confiáveis sobre alimentos obtidos por outras fontes além de compras e alimentos consumidos fora de casa é extremamente complexa e requer grande habilidade tanto no desenvolvimento quanto na aplicação do questionário.

Outras limitações das informações fornecidas pelo POF que devem ser consideradas incluem:

- Diferenças no número de itens alimentares registrados e no tipo de informações coletadas em diferentes países

- Sistemas de codificação de alimentos diferem de um país para o outro, tornando comparações entre países complexas
- A maioria das pesquisas não coleta informações sobre desperdício doméstico, como alimentação dada a animais de estimação, alimentos estragados, resto-ingesto ou alimento dado para convidados
- Nenhuma informação é dada sobre a distribuição de alimentos no domicílio.

Em 2006, a International Household Survey Network (IHSN, "Rede de Pesquisa Doméstica Internacional", em português) foi estabelecida para fornecer liderança e assistência técnica, especialmente para países de renda média e baixa, com o objetivo de melhorar disponibilidade, qualidade, padronização e uso de dados da POF. O *site* do IHSN (http://www.ihsn.org/food) é um recurso frutífero, que fornece um banco de dados de POFs realizado em todo o mundo, com orientações sobre levantamento e criação de questionários, critérios para avaliar a qualidade das informações de uma POF e métodos matemáticos para derivar a ingestão de alimentos e nutrientes a partir de informações de pesquisa.

Três conclusões podem ser extraídas acerca do uso de POF para avaliar a ingestão de alimentos. Em primeiro lugar, apesar dos esforços para harmonizar instrumentos e procedimentos da POF, os dados não são necessariamente comparáveis entre um país e outro. Em segundo lugar, a obtenção de dados suficientes para fornecer uma avaliação precisa do suprimento total de alimentos disponíveis no nível familiar é complexa e deve ser interpretada dentro do contexto de coleta. Em terceiro lugar, desde que a metodologia da POF seja consistente, ela pode fornecer uma quantidade significativa de informações valiosas sobre padrões alimentares ao longo do tempo, em diferentes grupos sociodemográficos e em diferentes partes do país, sobre como estes se relacionam a aspectos sociais, econômicos e a mudanças tecnológicas na oferta de alimentos.

Método de cálculo alimentar doméstico

No método de cálculo alimentar, o membro da família responsável pela sua alimentação mantém um registro dos tipos e quantidades de todos os alimentos que entram na casa, incluindo compras, presentes, alimentos produzidos pela própria família, como hortas e pomares, alimentos obtidos da natureza ou de outras fontes. Os valores são geralmente registrados em unidades de varejo (se aplicável) ou em medidas caseiras. Também podem ser coletadas informações sobre nomes de marcas e custos. O período de registro é geralmente de 1 semana, mas pode durar até 4 semanas.

Esse método é utilizado para obter padrões de seleção de alimentos em populações ou em subgrupos dentro de uma população; tem a vantagem de ser econômico e é particularmente útil para coletar dados de grandes amostras. Também pode ser repetido em diferentes épocas do ano, para identificar variações sazonais em compra de alimentos.

O método de cálculo de alimentos não mede o consumo, o desperdício ou outros usos de alimentos, tampouco considera os alimentos consumidos fora de casa. Supõe-se que os estoques de alimentos familiares permanecem constantes durante todo o período de registro, o que pode não ser necessariamente o caso. Por exemplo, compras de alimentos podem ser feitas uma vez por mês; portanto, é possível que os estoques se esgotem nos dias próximos à compra. O método também não reflete a distribuição de alimentos dentro da família; logo, não pode ser usado para determinar o consumo de alimentos por indivíduos dentro dessa família. Uma vez que o método depende de participantes alfabetizados e cooperativos, um viés pode ser introduzido sobre populações com altos níveis de analfabetismo. Precisar registrar essa aquisição pode levar participantes a alterar seus padrões de aquisição, seja para simplificar o registro ou para impressionar o nutricionista.

Questionário/entrevista doméstica sobre aquisição alimentar

Um questionário ou entrevista sobre aquisição de alimentos pode ser utilizado como método alternativo ao cálculo alimentar. Nesse método, o entrevistado indica, a partir de uma lista de alimentos, os que são utilizados, onde são obtidos, a frequência de compra e as quantidades adquiridas em determinado período. Os usos do método de aquisição alimentar são semelhantes aos de cálculo, para descrever padrões de aquisição alimentar em populações ou subpopulações. Diferentemente do método de cálculo alimentar, não é necessário que

22 Introdução à Nutrição Humana

o participante seja alfabetizado, pois a coleta de dados pode ser uma entrevista, sem influenciar compras ou outros padrões aquisitivos.

O questionário/entrevista de aquisição alimentar não fornece informações sobre o consumo real de alimentos ou sua distribuição dentro da família. Como o método depende de informações de recordatório, erros podem ser introduzidos devido a imprecisões em memória ou expressão errônea de respostas.

Método de inventário alimentar doméstico

O método de inventário alimentar usa observação direta para descrever todos os alimentos da família no dia da pesquisa. O nutricionista/pesquisador registra os tipos e quantidades de alimentos presentes em uma casa, sejam crus, processados ou cozidos, no momento da visita. É possível também coletar informações sobre como e onde os alimentos são armazenados.

Um inventário alimentar pode ser combinado ao cálculo para determinar mudanças em estoques de alimentos durante o período da pesquisa. Também pode ser usado em conjunto com um questionário de aquisição alimentar, para descrever a compra de alimentos no domicílio. Esse método é demorado para o investigador e muito invasivo para o participante, mas é útil quando os alimentos são adquiridos por meios diferentes da compra e quando é necessário avaliar os níveis de segurança alimentar em famílias vulneráveis.

Registro de alimentação doméstica

Todos os alimentos disponíveis para consumo pela família são pesados ou estimados por medidas caseiras antes de serem servidos. Informações detalhadas, como nomes de marcas, ingredientes e métodos de preparação, também são registradas durante um período específico, geralmente 1 semana. Esse método fornece informações detalhadas sobre os padrões de consumo alimentar da família, mas é muito demorado, invasivo e depende muito da cooperação da família. Assim como outros métodos domésticos, não fornece informações sobre distribuição de alimentos dentro do domicílio ou sobre consumo individual. Quando os detalhes da composição familiar são fornecidos, é possível calcular estimativas de consumo individual. O método também não determina os alimentos consumidos fora de casa, tampouco considera alimentos consumidos por visitas.

2.3 Medidas diretas de ingestão dietética

As informações sobre ingestão dietética podem ser obtidas diretamente dos consumidores de várias maneiras diferentes. Medidas diretas são geralmente usadas para obter dados de ingestão dietética individual, mas também podem ser usadas para obter dados familiares. Por exemplo, em sociedades onde é comum que os membros da família se alimentem do mesmo recipiente, essa pode ser a única abordagem prática, porque não perturba o padrão habitual de ingestão dietética. Ao contrário das medidas indiretas de ingestão dietética, as medidas diretas fornecem informações suficientes sobre consumo para converter a ingestão dietética em energia e nutrientes.

Independentemente do método utilizado, o processo de obter informações sobre a ingestão dietética e convertê-las em dados de energia e nutrientes é o mesmo. O procedimento para mensurar a ingestão de alimentos e nutrientes envolve cinco etapas (Figura 2.2):

- Obter um relatório de todos os alimentos consumidos por indivíduo
- Quantificar o tamanho das porções e a frequência com que cada alimento é ingerido (questionários de frequência alimentar [QFA] e histórico alimentar)
- Descrever os alimentos em detalhes suficientes para escolher um item apropriado do banco de dados de composição de alimentos
- Calcular a ingestão de nutrientes a partir do banco de dados de composição alimentar
- Avaliar a ingestão de alimentos e/ou energia e nutrientes em relação a um padrão de referência.

Para converter as informações sobre ingestão de alimentos em ingestão de nutrientes, o teor nutricional de cada alimento ingerido é calculado a partir do banco de dados de alimentos da seguinte forma:

$$\text{Tamanho da porção (g)} \times \text{conteúdo de nutrientes por grama}$$

Em seguida, soma-se isso a todos os alimentos consumidos por indivíduo durante o período de estudo.

Deve-se ter em mente, conforme indicado na Figura 2.2, que o cálculo da ingestão de nutrientes pode não ser necessariamente o resultado único ou desejado da avaliação de ingestão dietética.

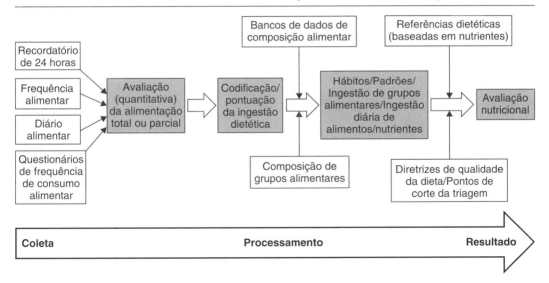

Figura 2.2 Processo de avaliação dietética. (Fonte: Wenhold FAM. Technology in dietary assessment. *Public Health Nutrition* 2018; 21(2): 257-9. https://www.cambridge.org/core/journals/public-health-nutrition/article/technology-in-dietary-assessment/5DC9AE6C1728DE4E76CC067A1D67E619.)

Dependendo do objetivo dessa avaliação, a ingestão dietética pode ser relatada em itens alimentares individuais ou grupos de alimentos consumidos, com padrões ou pontuações alimentares calculados para refletir a qualidade geral da dieta.

A mensuração direta da ingestão de alimentos pode ser dividida em duas abordagens básicas:

- Relatórios de alimentos consumidos em dias específicos: registros de cardápio, registros de alimentos pesados, registros de alimentos estimados e recordatórios de 24 horas
- Relatórios de ingestão dietética durante um período passado: QFA e anamnese dietética.

Os registros alimentares costumam ser limitados a períodos bastante curtos, geralmente não mais do que 7 dias consecutivos, enquanto os recordatórios podem se referir a um único período de 24 horas ou, ocasionalmente, 48 horas. O QFA e a história alimentar referem-se a períodos mais longos, a fim de obter uma avaliação da ingestão habitual durante o período em questão, em vez de um recordatório diário detalhado do que foi ingerido. Cada uma dessas abordagens possui vantagens e limitações específicas. Nenhum método único de avaliar a ingestão dietética pode ser considerado o método ideal para todas as situações.

No passado, o registro de alimentos pesados ao longo de um período de 7 dias era considerado o método de referência a que se comparavam os menos detalhados. No entanto, percebeu-se que esse método possui suas limitações, e que não é apenas desejável, mas também necessário o uso de medidas fisiológicas e bioquímicas para determinar se algum método de mensurar a ingestão de alimentos realmente mede o que se propõe a medir. Isso será discutido com mais detalhes na Seção 2.9.

2.4 Conceitos básicos

Antes de descrever os métodos de avaliação alimentar direta mais comumente usados, é apropriado introduzir quatro conceitos fundamentais, relevantes para o processo de avaliação alimentar. Uma breve definição dos termos relacionados a esses conceitos é fornecida no Boxe 2.3. Os termos estão listados no boxe em ordem alfabética, para facilitar a busca.

Ingestão habitual

O objetivo de praticamente todas as avaliações alimentares é obter uma estimativa da ingestão habitual ou uma média de ingestão a longo prazo para o grupo ou indivíduo de interesse. A ingestão habitual representa o que é "usual" a longo prazo, não simplesmente em um momento específico no tempo. É esse nível de ingestão que é relevante para

24 Introdução à Nutrição Humana

> **Boxe 2.3**
>
> **Acurácia:** termo estatístico que descreve até que ponto um conjunto de medições se aproxima do valor verdadeiro.
>
> **Coeficiente de variação:** o desvio padrão de um conjunto de observações, expresso como uma porcentagem da sua média.
>
> **Erros aleatórios:** erros distribuídos aleatoriamente sobre o valor verdadeiro. Erros aleatórios aumentam a variabilidade de um conjunto de observações, mas não afetam sua média.
>
> **Erros sistemáticos:** erros não distribuídos aleatoriamente sobre o valor verdadeiro. Erros sistemáticos podem aumentar ou diminuir a variabilidade de um conjunto de observações e afetar a estimativa da sua média. O efeito sobre a média é denominado viés.
>
> **Ingestão habitual:** uma estimativa da ingestão média a longo prazo para um indivíduo.
>
> **Repetibilidade:** a repetibilidade é parte do processo de estabelecer a reprodutibilidade de um método (Nelson, 1997).
>
> **Reprodutibilidade:** um método é reproduzível quando dá o mesmo resultado em medições repetidas dos mesmos indivíduos, nas mesmas circunstâncias.
>
> **Validade:** um método é válido se mede o que se pretende medir:
> - **Validade absoluta:** a extensão a que um método mede o valor verdadeiro. Não é possível determinar a validade absoluta da medida de ingestão habitual por comparação com outro método de avaliação dietética
> - **Validade comparativa (relativa):** o grau de desempenho de um método-teste em relação a um critério ou método de referência, isto é, um método de avaliação alimentar que se julga fornecer a "melhor" medida disponível do valor verdadeiro
> - **Validade de conteúdo:** medida da extensão em que as perguntas, por exemplo, em um questionário de histórico alimentar, cobrem todos os aspectos da dieta habitual de um indivíduo.
> - **Validade de face:** medida da extensão em que, por exemplo, a lista de alimentos de um questionário de frequência alimentar ou perguntas sobre histórico alimentar refletem a ingestão de alimentos da população-alvo
>
> **Variância:** termo estatístico para descrever a variação que ocorre dentro de um conjunto de observações. É igual ao quadrado do desvio padrão das observações individuais:
> - **Variância entre pessoas (interindividual):** a variância decorrente de diferenças entre indivíduos
> - **Variância dentro da pessoa (intraindividual):** a variância decorrente de diferenças dentro dos indivíduos.
>
> **Viés:** extensão em que um conjunto de estimativas difere do valor verdadeiro.

a manutenção do balanço energético, do estado nutricional e para a avaliação das relações entre ingestão de nutrientes e saúde a longo prazo. A ingestão habitual, entretanto, é difícil de mensurar, porque a ingestão dietética varia amplamente de um dia para o outro e, em menor grau, de uma semana para a outra e de um mês para o outro. A Figura 2.3 ilustra a ingestão de energia de um indivíduo que manteve um registro alimentar pesado a cada 6 dias durante 1 ano. A linha horizontal indica a ingestão média geral ao longo do ano, em MJ por dia. Os círculos abertos mostram a ingestão em dias individuais, e os círculos sólidos, a ingestão média em períodos de 7 dias. É óbvio que a ingestão em um único dia não fornece uma estimativa confiável da ingestão habitual, e que mesmo a ingestão média por 7 dias pode diferir em até 20% da média geral.

Natureza do erro

Não existe, e provavelmente nunca existirá, um método que possa estimar a ingestão dietética sem erros. Isso não significa que se deva parar de coletar dados dietéticos, mas sim que os dados dietéticos requerem validação independente. Métodos precisam ser desenvolvidos para avaliar a estrutura de erros dos conjuntos de dados nutricionais, de modo que estes possam ser levados em consideração durante a análise e a avaliação dos dados. Basicamente, existem dois tipos de erro: o aleatório e o sistemático.

O erro aleatório aumenta a variância das estimativas de ingestão derivadas de um método de avaliação alimentar. A variação diária na ingestão dietética de indivíduos é um exemplo de erro aleatório. O efeito de erros aleatórios introduzidos por variações do dia a dia pode ser reduzido ao aumentar o número de dias de observação, registro, ou o número de recordatórios de 24 horas. A Figura 2.3 ilustra como a grande variação diária na ingestão de energia (MJ) de um indivíduo, que manteve registros pesados de consumo alimentar por um dia, a cada 6 dias do ano, pode ser reduzida quando o número de dias de registro é aumentado.

Em contrapartida, os efeitos do erro sistemático não podem ser reduzidos com o aumento do número de observações. O erro sistemático decorre de erros não distribuídos aleatoriamente no grupo ou nos dados de determinado indivíduo. Por exemplo, uma estimativa de tamanho de porção inadequada terá maior efeito sobre os dados de ingestão dietética sobre indivíduos que consomem alimentos com mais frequência. Da mesma forma, dados inadequados de nutrientes para alguns itens alimentares não afetam os dados de ingestão nutricional para todos os indivíduos da mesma forma, mas podem causar maior efeito nos dados de ingestão de

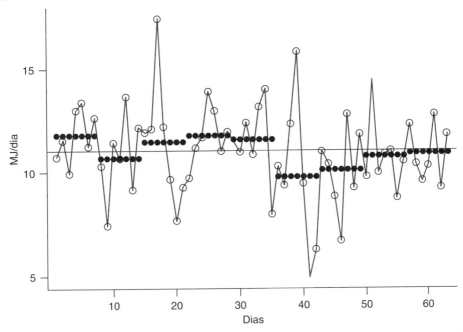

Figura 2.3 Ingestão energética de um indivíduo a partir de registros pesados obtidos por 1 dia, a cada 6 dias, ao longo de 1 ano. —, média geral; ●●●, média semanal; ○○○, ingestão individual.

nutrientes para indivíduos que consumam alimentos em grandes quantidades em comparação aos dados daqueles que consomem apenas pequenas quantidades de comida. O erro sistemático leva a vieses nas estimativas obtidas de ingestão.

Reprodutibilidade

No laboratório, a precisão de um método é dada pelo coeficiente de variação (CV) de determinações repetidas na mesma amostra, feitas sob as mesmas condições. No contexto de estudos alimentares, determinamos se o mesmo método dá a mesma resposta quando este é repetido nos mesmos indivíduos. O termo *reprodutibilidade* é comumente utilizado para descrever até que ponto resultados semelhantes são obtidos a partir de medições repetidas por um método de avaliação alimentar (ver Boxe 2.3). É importante observar que um método pode ser reproduzível, ainda que não forneça uma estimativa válida de ingestão.

Validade

Um método válido é o que mensura o que se pretende, ou seja, a "verdade". No contexto dos estudos alimentares, a verdade representa a ingestão real durante o período do estudo. Por exemplo, um registro alimentar válido é um registro completo e preciso de todos os alimentos e bebidas consumidos durante o período em que o registro é mantido. Para ser um registro válido de ingestão habitual, também deve refletir o que teria sido consumido se o indivíduo não estivesse mantendo registro. Se esse processo influencia a ingestão, o registro não é um válido para a ingestão habitual, embora possa ser um registro verdadeiro da ingestão real durante o período. Da mesma forma, um recordatório válido de 24 horas é um relato completo e preciso de todos os alimentos e bebidas consumidos durante o período especificado se refletir todos os alimentos e bebidas nas quantidades realmente consumidas. No entanto, pode não ser um reflexo válido da ingestão habitual se os itens consumidos não forem típicos da ingestão habitual do indivíduo.

Determinar a validade absoluta de um método de avaliação alimentar não é possível na ausência de marcadores externos de ingestão ou de observação direta, por exemplo, do período de 24 horas anteriores a um recordatório de 24 horas ou de uma refeição individual.

26 Introdução à Nutrição Humana

2.5 Métodos para medir a ingestão em dias específicos

Registro de cardápio

Os registros de cardápio são a maneira mais simples de registrar informações sobre a ingestão dietética; apenas exigem que o participante escreva descrições de alimentos e bebidas consumidos em cada refeição e lanche, ao longo do dia, nos dias especificados, sem quantificar as porções. Um registro de cardápio é útil quando as informações sobre padrões alimentares, em vez de ingestão, são necessárias por um período mais longo, ou quando os participantes têm dificuldade em fornecer informações quantitativas. Por exemplo, pessoas idosas podem ter impedimentos para medir porções de alimentos. Para obter informações sobre a ingestão nutricional a partir de registros de cardápio, os profissionais de nutrição também precisam obter informações sobre o tamanho das porções dos alimentos mais consumidos. As informações sobre tamanho de porção podem ser derivadas de dados preexistentes ou coletadas em um estudo preliminar.

Os registros de cardápio funcionam bem quando a dieta é relativamente consistente e não contém grande variedade de alimentos. O método pode ser usado para distinguir diferenças na frequência de uso de alimentos específicos ao longo do tempo para determinar se os registros quantitativos de ingestão a curto prazo representam a ingestão habitual, além de serem uma forma de avaliar a conformidade a dietas especiais.

Registros alimentares pesados (diário alimentar)

Os registros de alimentos pesados exigem que o participante, ou nutricionista/pesquisador de campo, pese cada item de alimento ou bebida antes do consumo e, se necessário, qualquer alimento/bebida não ingerido, com anotações incluindo uma descrição e o peso do item em um livreto especialmente elaborado para esse fim (às vezes chamado de diário alimentar). Os registros pesados são geralmente mantidos por 3, 4, 5 ou 7 dias. Um período de registro de 7 dias consecutivos tem a vantagem de incluir todos os dias da semana e os alimentos consumidos menos frequentemente. No entanto, o período de registro mais longo pode causar fadiga no participante, levando-o a descrever os alimentos e as quantidades

com menos precisão ou omitir alimentos, refeições e dias. Períodos de registro mais curtos, de 3 ou 4 dias, causam menor fardo sobre o participante e, portanto, melhor conformidade. Além disso, desde que os dias de registro de toda a amostra sejam planejados para incluir os dias da semana e do fim de semana, é possível fornecer uma estimativa da dieta habitual. Como a ingestão dietética em dias consecutivos pode estar relacionada, por exemplo, à ingestão de sobras, os participantes podem ser solicitados a registrar a ingestão por dias únicos não consecutivos, distribuídos por 1 semana a 1 mês, ou ainda mais. Registros de peso (geralmente de 3 dias) podem ser mantidos a intervalos mensais ou sazonais para fornecer informações sobre variações de época na ingestão.

Para obter informações precisas, é necessário utilizar nutricionistas/pesquisadores de campo treinados para coletar dados ou para demonstrar procedimentos e fornecer instruções claras aos participantes, não apenas sobre como pesar os alimentos, mas também sobre como descrever e registrar alimentos e receitas. Quando os participantes são responsáveis pela pesagem, o nutricionista ou pesquisador de campo deve fazer visitas regulares ao participante durante o período de registro, para garantir que o equipamento seja utilizado corretamente e que as informações sejam registradas com precisão em detalhes suficientes, além de fornecer encorajamento a ele.

A pesagem pode ser realizada de duas maneiras diferentes:

- Pesam-se os ingredientes utilizados no preparo de cada refeição ou lanche, bem como as porções individuais dos alimentos preparados. Qualquer desperdício de comida que ocorre durante o preparo e ao servir, ou alimentos não consumidos, é pesado
- Todos os alimentos e bebidas são pesados, na forma como são consumidos, imediatamente antes do consumo. Qualquer alimento previamente pesado que não seja consumido também é pesado.

A primeira abordagem é às vezes chamada de técnica de pesagem precisa e geralmente é realizada por pesquisadores de campo treinados em vez dos próprios participantes. É, portanto, muito trabalhoso, demorado e caro de realizar. É mais apropriado quando bancos de dados de composição alimentar disponíveis contêm dados limitados sobre pratos cozidos e mistos, ou, ainda, se a exposição a não nutrientes, contaminantes por exemplo, está sendo avaliada. Deve-se notar, entretanto, que a técnica de pesagem precisa não permite perda de nutrientes no cozimento. Para levar isso em consideração, informações sobre perdas por cozimento acerca dos métodos de cozimento mais comumente usados também devem estar disponíveis.

O segundo procedimento, mais amplamente utilizado, envolve a pesagem de todos os alimentos ingeridos na forma como são consumidos. Utilizando esse método, o teor de nutrientes da dieta pode ser determinado a partir do banco de dados de composição alimentar adequado. Um método alternativo é fazer com que o participante pese porções duplicadas de todos os alimentos consumidos, que são então analisadas quimicamente quanto a seu teor de nutrientes. As balanças utilizadas para pesar alimentos precisam ser robustas e capazes de pesar até 2 kg, com precisão de no mínimo 5 g, de preferência de 1 a 2 g. As balanças digitais são preferíveis porque são mais precisas e fáceis de ler do que as de mola. Os livros ou formulários de registro (diário alimentar) devem conter instruções claras, serem de fácil uso e de tamanho conveniente. Também devem conter orientações para pesagem e exemplos ilustrando o nível de detalhe necessário. O Anexo 2.1 mostra um extrato das instruções e folhas de registro de um diário alimentar pesado por 7 dias, como exemplo utilizado em um estudo de ingestão dietética sul-africano.

O ponto forte do registro alimentar de pesagem é que ele fornece a medida mais precisa do tamanho das porções, pois o alimento é registrado à medida que é consumido, não depende da memória e fornece uma indicação dos hábitos alimentares, como número e horários das refeições e lanches. Dependendo do objetivo do estudo, registros alimentares pesados de três ou mais dias e que incluam finais de semana podem ser considerados representativos do consumo habitual.

As limitações dos registros alimentares pesados são que estes consomem tempo e exigem alto nível de motivação e comprometimento tanto dos nutricionistas/pesquisadores de campo quanto dos participantes. Estes podem mudar os hábitos alimentares para simplificar a medição e o registro,

ou podem não medir e registrar alimentos com precisão. As amostras de entrevistados que mantêm registros pesados podem não ser representativas da população por três motivos:

- Devido ao fardo sobre os participantes, eles devem ser voluntários e, portanto, a amostragem aleatória não pode ser utilizada
- Os participantes estão limitados a pessoas alfabetizadas e que desejam colaborar
- Voluntários podem ter um interesse específico na ingestão dietética; por exemplo, ter grande preocupação com a saúde e, portanto, podem não ser representativos da população.

Estudos metabólicos realizados para determinar a absorção e retenção de nutrientes específicos a partir de medições de ingestão e excreção são uma aplicação especializada do registro alimentar pesado; normalmente são feitos em condições controladas sobre uma unidade metabólica. Nos estudos metabólicos, todos os alimentos consumidos pelos participantes geralmente são pré-pesados ou pesados pelos pesquisadores no momento do consumo. Os alimentos consumidos costumam também ser analisados quimicamente para identificar nutrientes de interesse, ou preparados a partir de ingredientes previamente analisados.

Registros alimentares estimados

Esse método de registro da ingestão dietética é essencialmente semelhante aos registros pesados, exceto que as quantidades de alimentos e bebidas consumidas são medidas por volume e não por peso, ou seja, são descritas em termos de xícaras, colheres, colheres de chá ou outras medidas caseiras comumente usadas. Equipamentos de medição, como xícaras e colheres, podem ser fornecidos pelo nutricionista, ou os participantes podem utilizar seus próprios utensílios domésticos. Fotografias de porções de alimentos, modelos ou outros métodos de estimativa de tamanho de porções podem ser usados para auxiliar na quantificação. Esses termos descritivos devem então ser convertidos em peso pelo nutricionista por meio de dados de conversão apropriados, quando disponíveis, ou ao obter as informações necessárias. Por exemplo, o nutricionista pode determinar o volume das medidas comumente usadas em determinado domicílio e depeis convertê-las em peso por meio de porções de alimentos de tamanho apropriado, ou com informações sobre a densidade (g/mℓ) de diferentes tipos de alimentos. Um livro de registro (diário alimentar) para esse tipo de estudo é semelhante ao de um estudo de registro pesado. Em algumas situações, um formulário de registro pré-codificado, que lista os alimentos comumente consumidos em termos de tamanhos de porções típicas, pode ser adequado, mas um formulário de registro aberto é geralmente preferível.

Embora os participantes não precisem pesar os alimentos, ainda é necessário que o nutricionista/pesquisador de campo demonstre como medir, descrever e registrar esses alimentos, fornecendo instruções detalhadas. As visitas do nutricionista/pesquisador de campo durante e imediatamente após o período de registro são necessárias para garantir que os participantes realizem e registrem as estimativas corretamente, além de fornecer incentivo para a continuidade do registro. Em algumas situações, por exemplo, em que um grande número de participantes esteja distribuído sobre uma grande área geográfica, pode ser mais prático fornecer formulários de registro e instruções por correio, eletronicamente ou pela internet, como substituição a entrevistas individuais. Nesse caso, o contato pessoal via telefone e/ou e-mail, antes, durante e na conclusão do período de registro, é essencial para garantir que todas as informações sejam medidas e registradas corretamente.

Os pontos fortes e as limitações dos registros estimados são semelhantes aos do registro pesado, porém esse método causa fardo menor sobre o participante e, portanto, maior grau de cooperação. Pode ocorrer perda de precisão durante a conversão de medidas caseiras em peso, especialmente se o nutricionista não estiver familiarizado com os utensílios usados no domicílio.

Os registros de peso são usados em países onde balanças de cozinha são um item doméstico comum, e as quantidades de receitas são dadas por peso; por exemplo, no Reino Unido. Registros estimados são preferíveis em países onde é costume que os livros de receitas forneçam quantidades em colheres e xícaras; por exemplo, nos EUA e no Canadá. A literatura sobre nutrição frequentemente usa o termo *registro de dieta* sem especificar como as porções foram quantificadas. Nesses casos, é mais provável que se trate de registros estimados.

Recordatório alimentar

Informações sobre ingestão dietética durante um período específico também podem ser obtidas pedindo-se aos indivíduos que se lembrem dos tipos e das quantidades de alimentos ingeridos. Essa abordagem, portanto, não influencia o tipo de alimento consumido de fato, assim como um registro alimentar pode fazer. As taxas de resposta para estudos de recordatório a curto prazo tendem a variar de 65 a 95% e dependem muito do modo, condições e pessoas de quem as informações são obtidas. Um recordatório pode consistir em uma entrevista pessoal, por telefone, papel autopreenchido, computador automatizado ou questionário baseado na internet.

O recordatório de 24 horas é provavelmente o método mais utilizado de obtenção de informações sobre o consumo alimentar individual. É frequentemente usado em pesquisas nacionais porque tem taxa de resposta relativamente alta e pode fornecer as informações detalhadas necessárias para amostras representativas de diferentes subgrupos populacionais.

O recordatório de 24 horas é uma tentativa de reconstruir quantitativamente os alimentos consumidos nas últimas 24 horas ou no dia anterior. Considera-se que esse período fornece a recuperação mais confiável de informações. Com períodos mais longos, a memória passa a ser uma limitação crescente. As recuperações incompletas se tornam mais prováveis em registros autopreenchidos, a menos que esses registros sejam posteriormente conferidos com o participante, pelo nutricionista. Um exemplo de recordatório de 24 horas administrado por pesquisador é demonstrado no Anexo 2.2.

Tradicionalmente, a ingestão dietética é revisada cronologicamente, ou seja, a partir do momento em que o entrevistado acorda, e segue até a manhã seguinte. A recordação das atividades diárias costuma ajudar o participante a se lembrar da ingestão de alimentos. Os problemas encontrados ao estimar quantidades de alimentos consumidos são semelhantes aos encontrados em registros estimados. Os recordatórios conduzidos por meio de entrevista face a face geralmente usam métodos de estimativa de tamanho de porção, como fotos de porções de alimentos, modelos alimentares e utensílios domésticos, para ajudar o participante a descrever a quantidade de comida ingerida. Exemplos de rótulos de alimentos, pacotes, caixas ou outros recipientes e/ou fotografias de alimentos e bebidas disponíveis localmente também podem ajudar participantes na identificação de tipos e quantidades específicas de produtos alimentícios comerciais consumidos. Os recordatórios por telefone e autoadministrados podem fornecer imagens ou outros métodos bidimensionais de estimativa de tamanho de porções, enquanto os recordatórios automatizados e baseados na internet incluem fotografias digitais de porções de alimentos e utensílios que ajudam participantes na descrição de tipos e quantidades de alimentos consumidos. No entanto, há pouca informação sobre a eficácia desses auxílios. Independentemente da forma como o recordatório de 24 horas é administrado, um protocolo padronizado e uma folha de registro são essenciais, com base em conhecimento profundo dos hábitos alimentares locais e de alimentos comumente utilizados.

Em sua forma mais simples, o recordatório de 24 horas consiste em alimentos e quantidades consumidas em um período de 24 horas. A fim de obter informações suficientes para analisar quantitativamente a ingestão dietética em um recordatório de 24 horas, um entrevistador habilidoso usará várias "etapas" ou estágios para questionar o participante. Tal procedimento ficou conhecido como recordatório de 24 horas de múltiplas etapas. Essa é uma técnica de entrevista que consiste em três a cinco etapas que conduzem o entrevistado ao consumo alimentar do dia anterior em diferentes níveis de detalhe. Todos os recordatórios de 24 horas com múltiplas etapas começam com a listagem pelo participante de todos os alimentos e bebidas consumidos durante as 24 horas anteriores. Tanto conteúdo quanto número de etapas adicionais variam de estudo para estudo. O Departamento de Agricultura dos EUA (USDA) desenvolveu um método com cinco etapas e várias passagens, contendo as seguintes passagens (etapas) (Conway et al., 2003).

Passo 1 – Lista rápida: o participante lista todos os alimentos e bebidas consumidos durante as 24 horas anteriores em qualquer ordem, sem qualquer solicitação ou interrupção do entrevistador.

Passo 2 – Lista de alimentos esquecidos: o entrevistador questiona categorias de alimentos, como salgadinhos e doces, que frequentemente são esquecidos.

Passo 3 – Tempo e ocasião: o entrevistador pede detalhes sobre horários e ocasiões em que os alimentos foram consumidos.

Passo 4 – Detalhes: o entrevistador pede detalhes, como descrições e métodos de preparo, além das quantidades de alimentos consumidos.

Passo 5 – Revisão: o entrevistador repassa as informações, sondando alimentos que possam ter sido omitidos.

Uma versão simplificada do recordatório de 24 horas de múltiplas passagens consiste em três etapas:

No Passo 1, os participantes fornecem uma lista de todos os alimentos consumidos no dia anterior usando qualquer estratégia de recordação que desejarem, não necessariamente em ordem cronológica.

No Passo 2, o entrevistador obtém informações mais detalhadas, sondando quantidades consumidas, descrições de pratos mistos e métodos de preparação, acréscimos a alimentos, como leite no café, e dando aos participantes a oportunidade de se lembrarem de itens alimentares inicialmente esquecidos.

No Passo 3, em uma terceira passagem, o entrevistador revisa a lista de alimentos para estimular relatos de outros alimentos e ocasiões de alimentação.

A abordagem de múltiplas etapas ajuda a tornar o recordatório mais eficaz do que as informações cronológicas; dessa forma, fornece informações mais precisas e completas. Essa abordagem, no entanto, consome mais tempo do que o recordatório tradicional de 24 horas e pode irritar os participantes com perguntas repetidas acerca da ingestão de alimentos. Independentemente da abordagem usada, é essencial que esta seja testada na população-alvo antes do estudo, que todos os entrevistadores sejam amplamente treinados, e que o mesmo procedimento seja usado por todos os entrevistadores com todos os participantes ao longo do estudo.

Recordatórios de 24 horas informatizados simulam a abordagem de várias etapas. Exemplos de tais recordatórios de 24 horas incluem a ferramenta de avaliação alimentar de 24 horas Autoadministrada e Automatizada (ASA24) (National Cancer Institute, 2016) e o Myfood24 (Grupo de Epidemiologia

Nutricional da Escola de Ciência dos Alimentos e Nutrição da Universidade de Leeds).

O recordatório de 24 horas fornece informações para apenas um único dia e, portanto, não considera variações diárias na dieta. Em grandes estudos transversais, em que o objetivo é determinar a ingestão média de um grupo de indivíduos, um único recordatório de 24 horas pode ser suficiente. Quando as dietas individuais são avaliadas, ou quando os tamanhos de amostra são pequenos, são necessários recordatórios repetidos de 24 horas. Esse método é conhecido como recordatório de 24 horas múltiplo. O número de recordatórios depende do objetivo do estudo, dos nutrientes de interesse e do grau de precisão necessário. Por exemplo, quando as dietas consistem em uma variedade limitada de alimentos, dois recordatórios de 24 horas podem ser suficientes, enquanto quatro ou mais recordatórios podem ser necessários quando se trata de uma dieta complexa. Os recordatórios também podem ser repetidos durante as diferentes estações do ano, para considerar variações sazonais (observe que recordatórios múltiplos de 24 horas não devem ser confundidos com a técnica de recordatório de 24 horas de múltiplas etapas. O recordatório de 24 horas de múltiplas etapas é uma técnica de entrevista, enquanto o método de recordatório de 24 horas múltiplo se refere a recordatórios de 24 horas repetidos realizados por participante).

Os pontos fortes do método de recordatório de 24 horas incluem sua carga baixa sobre o participante em comparação aos registros de alimentos e, portanto, a conformidade é alta, não exige que os participantes sejam alfabetizados (se administrados pelo entrevistador), não altera a ingestão dietética usual e é relativamente rápida e barata de administrar, podendo, portanto, apresentar boa relação custo-benefício para estudos com grande número de participantes. É mais bem-sucedida em populações com variedade alimentar limitada, quando os participantes são capazes de se lembrar e expressar com precisão os tipos e quantidades de alimentos consumidos, e quando os entrevistadores são hábeis na técnica de entrevista.

Uma grande desvantagem do recordatório de 24 horas é que ele não fornece um reflexo preciso da ingestão dietética habitual se um único recordatório de 24 horas for conduzido. Isso pode ser superado até certo ponto com repetidos recordatórios de 24 horas. Outra dificuldade é que o recordatório de 24 horas depende de que o participante recorde e relate com precisão os tipos e quantidades de alimentos consumidos. Há uma tendência de participantes superestimarem as baixas ingestões e subestimarem as altas ingestões. Isso é conhecido como síndrome *flat slope*. Os participantes podem omitir alimentos considerados "ruins" ou incluir alimentos não consumidos, mas considerados "bons" (alimentos fantasmas) para impressionar o entrevistador. Os participantes também podem fornecer informações imprecisas ou incompletas se não compreenderem o que é esperado deles, se não puderem se expressar com clareza ou não puderem recuperar aspectos da sua ingestão.

Dos métodos descritos até agora, os registros de alimentos pesados devem incorrer no mínimo de erros, pois relatam todos os alimentos consumidos em dias específicos, com porções pesadas. Estimar o tamanho das porções aumenta o erro e, caso os registros do menu forem quantificados com porções médias, o erro em nível individual aumenta ainda mais. Se o alimento que já foi ingerido precisar ser recordado, falhas na memória podem introduzir fontes adicionais de erro. Todos os métodos que relatam a ingestão em dias especificados também estão sujeitos, em indivíduos, ao erro associado à variação diária de ingestão, mas esse erro pode ser reduzido com o aumento de número de dias analisados.

2.6 Métodos para mensurar a ingestão a longo prazo

Questionários de frequência alimentar

Os QFAs consistem de uma lista de alimentos e opções para indicar a frequência com que cada alimento é consumido. O QFA pode ser autoadministrado em papel, computador, formatos com base na *web* ou, ainda, com o entrevistador, por meio de sessões pessoais ou telefônicas.

As listas de alimentos podem conter apenas alguns itens alimentares ou atingir a marca de 200 alimentos, que podem ser listados individualmente; por exemplo, "abóbora" ou alimentos semelhantes podem ser agrupados; por exemplo, vegetais cor de laranja ou amarelo-escuros. O tipo e o número dos alimentos incluídos são determinados pelo objetivo do estudo e pela população-alvo. Por exemplo, um QFA projetado para determinar a ingestão de cálcio conteria apenas alimentos que fornecem cálcio, enquanto um questionário para medir a adequação geral da dieta precisaria conter todos os alimentos sabidamente consumidos pela população-alvo. Da mesma forma, um QFA projetado para avaliar a ingestão dietética de uma população-alvo homogênea com uma dieta de variedade limitada seria mais curto do que um projetado para avaliar a ingestão dietética de uma população heterogênea com variedade de padrões de ingestão dietética.

Existem vários tipos de QFA, definidos no Boxe 2.4. A Figura 2.4 mostra exemplos dos três formatos de QFA mais usados. O tipo de QFA usado depende do objetivo do estudo, da população-alvo e do nível necessário de precisão para a estimativa de porção alimentar.

O período de recordação ou de referência depende dos objetivos do estudo. No passado, a maioria dos QFAs usava o ano anterior ou 6 meses como período de referência. Teoricamente, isso deve levar em conta os efeitos da sazonalidade. Na prática, no entanto, os participantes tendem a responder de acordo com o que está atualmente

---

Boxe 2.4

Questionário de frequência alimentar (QCA) (simples/não quantitativo): os participantes relatam o consumo usual de alimentos e bebidas a partir de uma lista de itens definida para um período específico. Os tamanhos das porções não são determinados.

Questionário de frequência alimentar semiquantitativo (SQFA): um QFA que inclui um tamanho de porção de referência.

Questionário quantitativo de frequência alimentar (QQFA): um QFA que inclui tamanho de porção de referência e opções para participantes estimarem o tamanho de sua porção como pequeno, médio ou grande em relação à referência.

Questionário de frequência alimentar baseado em lista: os itens alimentares são listados de acordo com grupos ou categorias de alimentos semelhantes ou alimentos geralmente consumidos juntos.

Questionário de frequência alimentar baseado em refeições: os alimentos são questionados de acordo com as refeições ou com a hora do dia em que são consumidos.

Questionário de frequência alimentar sensível à cultura: um QFA que considera valores, crenças e comportamentos alimentares de uma população ou grupo cultural específico.

A	Consumo médio durante o último ano					
Alimento	Menos de 1 por mês	1 a 3 por mês	1 a 4 por semana	5 a 7 por semana	2 a 4 por dia	mais de 5 por dia
Arroz						
Pão integral						
Bolo inglês						

B	Consumo médio durante o último ano					
Alimento	Menos de 1 por mês	1 a 3 por mês	1 a 4 por semana	5 a 7 por semana	2 a 4 por dia	mais de 5 por dia
Arroz (1/2 xícara)						
Pão integral (1 fatia)						
Bolo inglês (1 unidade média)						

C		Tamanho da porção			Frequência				
Alimento	Porção média	Pequena	Média	Grande	Diária	Semanal	Mensal	Anual	Nunca
Arroz	1/2 xícara								
Pão integral	1 fatia								
Bolo inglês	1 unidade média								

Figura 2.4 Exemplos de três formatos de questionário de frequência alimentar: **A.** Formato simples ou não quantitativo; **B.** Formato semiquantitativo; **C.** Formato quantitativo. (Adaptada de Lee R.D. Nieman D.C. *Nutritional assessment*. 7ª ed. Mc Graw Hill, St Louis, 2019. Figura 3.3, p. 74.)

na safra ou disponível no momento do estudo. Por exemplo, constatou-se que o consumo de laranjas era maior quando as entrevistas eram realizadas durante a safra cítrica do que em outras épocas do ano. As informações podem ser mais confiáveis quando o período de recordação é mais curto. Se a ingestão anual for necessária, o QFA deve ser repetido em diferentes estações. É muito importante que o participante compreenda o que é o período recordatório e que apenas esse período deve ser considerado ao fornecer as frequências de consumo alimentar.

A frequência de consumo é geralmente indicada por opções como: mais de 1 vez/dia; diariamente; 3 a 4 vezes/semana; 1 a 2 vezes/semana; uma a duas vezes por mês; ocasionalmente; e nunca. Esse tipo de formato de resposta apenas requer que as colunas apropriadas sejam marcadas e é mais adequado para questionários autoadministrados. Quando projetados corretamente, tais questionários podem ser escaneados opticamente, o que economiza tempo na entrada de dados e nos procedimentos de verificação. Com o aumento da disponibilidade e do uso de computadores e da internet, versões automatizadas e baseadas na *web* do QFA, munidas de fotografias de porções alimentares para ajudar a estimar o tamanho de porções, que podem ser vinculadas diretamente a bancos de dados de composição alimentar, reduzem ainda mais o tempo necessário para aplicação, codificação e análise de dados obtidos por meio de QFA. Os Anexos 2.3 e 2.4 são exemplos de dois formatos de QFA que podem ser escaneados ou automatizados.

As opções de resposta fechada, no entanto, tratam a frequência de consumo como uma variável categórica, supondo sua constância durante todo o período de referência. A escolha das categorias pode enviesar os resultados: poucas categorias podem subestimar as frequências, enquanto muitas podem superestimá-las. Os participantes podem ter dificuldade ao combinar sua ingestão de alimentos com as categorias disponíveis. Por exemplo, quando os alimentos são comprados mensalmente, itens alimentares como frutas e vegetais frescos podem ser consumidos todos os dias enquanto durar o estoque; porém, uma vez esgotados, não serão consumidos até a compra do mês seguinte.

Um formato alternativo de resposta aberta para registrar respostas fornece espaço para registrar quantas vezes um alimento é consumido ao dia, o número de dias por semana em que o alimento é consumido e o número de semanas durante o mês em que o alimento é consumido. A partir disso, podem-se calcular a frequência média de consumo e a quantidade de alimentos consumidos por dia. A vantagem desse formato de resposta é que ele permite que o participante descreva a frequência do consumo em detalhes. As desvantagens são que instruções claras devem ser fornecidas, tornando esse método mais apropriado para questionários administrados pelo entrevistador do que autoaplicáveis; além disso, são necessários entrevistadores qualificados e treinados, a entrevista leva mais tempo e requer mais escrita e cálculos do que o formato fechado, o que cria mais espaço para erros de registro. O Anexo 2.5 é um extrato desse tipo de QFA.

A maioria dos QFAs obtém informações apenas sobre a frequência de consumo de um alimento durante determinado período, e não sobre o contexto em que os alimentos foram consumidos, ou seja, sobre padrões de refeição. Os QFAs com base em refeições têm sido usados porque pode ser mais fácil para os participantes fornecer as informações com base em refeições. As informações sobre os padrões alimentares obtidas a partir de tais questionários são, no entanto, mais limitadas do que as que podem ser obtidas a partir de uma história alimentar.

Alguns QFAs também buscam quantificar a informação de frequência obtendo dados sobre o tamanho da porção. Os QFAs semiquantitativos (SQFAs) fornecem um tamanho de porção padrão (geralmente derivado de registros alimentares ou recordatórios de 24 horas na população-alvo) para orientar o participante ao estimar a frequência de consumo (ver Figura 2.4 B). Em QFAs quantitativos (QQFAs), informações mais detalhadas sobre a quantidade de cada alimento consumido são obtidas pedindo aos participantes que indiquem se suas porções usuais são pequenas, médias ou grandes em relação ao tamanho de uma porção padrão (ver Figura 2.4 C; Anexo 2.6). Uma variação do QQFA fornece fotografias de porções de alimentos, modelos ou outro método de estimativa de tamanho de porção, de modo a permitir que os participantes selecionem seu próprio tamanho de porção. O Anexo 2.5 é um exemplo de QQFA com formato de resposta aberta e fotografias de porções e medidas caseiras para estimar o tamanho das porções. Quando se usa tamanho das porções, é importante que essas porções reflitam os padrões de consumo da população.

Dependendo da finalidade do QFA, perguntas adicionais podem ser incluídas para obter informações como nomes de marcas, tipos de margarina ou leite utilizados, adição de sal aos alimentos, métodos de preparação, receitas de pratos mistos e uso de suplementos nutricionais. Uma "outra" categoria pode ser incluída para registrar itens consumidos, mas não especificados na lista de alimentos.

Os QFAs são usados principalmente em estudos elaborados para buscar associações entre a ingestão dietética e doenças ou o risco destas, particularmente quando alimentos específicos, em vez do nível de consumo de um nutriente, são considerados o fator mais importante. Também são úteis para classificar a ingestão de alimentos e/ou nutrientes dos indivíduos em relação à distribuição da ingestão em uma amostra. Os QFAs não afetam a ingestão dietética habitual e podem fornecer uma imagem melhor da ingestão habitual do que recordatórios ou registros isolados. Uma vez que o custo de aplicação e o fardo sobre o participante são relativamente baixos, o método é adequado quando os tamanhos das amostras são grandes, especialmente se for usado um método postal, eletrônico ou baseado na *web*.

O sucesso de um QFA depende da proximidade de fato entre a lista alimentar, com descrições do tamanho das porções, e os padrões alimentares da população-alvo. Ocasionalmente, isso é chamado de consciência cultural. Muito tempo e cuidado devem ser dedicados ao desenvolvimento de um QFA para que ele forneça um reflexo preciso da ingestão dietética em uma população. Estudos preliminares, usando recordatórios de 24 horas, registros alimentares ou métodos indiretos, podem ser necessários para obter informações sobre itens alimentares, frequência de consumo e tamanho das porções na população-alvo. Uma vez que os QFAs são geralmente desenvolvidos para uso em populações-alvo específicas, um QFA desenvolvido para uso em uma população pode não ser apropriado para outra população com padrões diferentes de ingestão dietética. Também é extremamente importante que o questionário seja testado quanto à reprodutibilidade e validade na população-alvo antes do uso, mesmo que tenha sido testado anteriormente em uma população diferente. Instruções detalhadas, treinamento e padronização de entrevistadores são essenciais para garantir que dados de boa qualidade sejam coletados.

Já que realizar o recordatório e estimar a frequência e as quantidades (para SQFA e QQFA) de alimentos consumidos são tarefas cognitivas complexas, os QFAs não são adequados para populações com baixos níveis de alfabetização, crianças e idosos. Mesmo quando usado em populações alfabetizadas, quando autoadministrado, pode gerar informações incompletas.

O *site* Nutritools (https://www.nutritools.org) e o *site* de avaliação alimentar do National Cancer Institute (https://dietassessmentprimer.cancer.gov//profiles/questionnaire/) são recursos úteis para exemplos e diretrizes para desenvolver, usar e analisar QFAs.

História alimentar

O objetivo principal da história alimentar é obter informações detalhadas sobre a ingestão habitual de um indivíduo. Geralmente é usada no ambiente clínico. O método tem vários componentes:

- Uma entrevista para registrar a dieta habitual
- Uma verificação cruzada dessas informações por grupo de alimentos
- Um registro de 3 dias de alimentos consumidos em medidas caseiras.

O registro de 3 dias hoje é raramente utilizado como um componente regular de uma história alimentar. Seu propósito original era verificar os dados obtidos durante a anamnese. A história alimentar é geralmente obtida por um nutricionista experiente por meio de uma entrevista aberta, seguida de algum tipo de verificação cruzada com uma lista padrão de alimentos comumente consumidos. A entrevista começa com uma revisão dos alimentos ingeridos durante um período específico (p. ex., ontem) ou em 1 dia típico e, em seguida, explora as variações em ingestão de alimentos que ocorrem de uma refeição para outra durante determinado período. Informações sobre o tamanho usual das porções alimentares são obtidas com o auxílio de modelos ou fotografias de alimentos, assim como em um recordatório de 24 horas. O período para uma história alimentar pode variar do mês anterior ao ano anterior.

Em termos práticos, participantes têm mais facilidade em reconstruir o passado imediato, mas o ano anterior costuma ser utilizado para capturar variações sazonais. Independentemente do período utilizado, este deve ser claramente especificado. Na literatura, o termo *história alimentar* às vezes é utilizado vagamente para descrever qualquer forma de recordatório da dieta, incluindo o recordatório de 24 horas e o QFA, além de recordatórios de ingestão habitual ou a longo prazo administrados por entrevistadores. Esse uso mais amplo pode ser confuso e deve ser evitado. A dependência que a história alimentar tem nas habilidades do participante e do entrevistador pode tornar os resultados menos comparáveis entre os indivíduos do que os obtidos por outros métodos. Por isso, muitas vezes é mais apropriado categorizar os dados da história alimentar (p. ex., alta, média ou baixa ingestão de um alimento ou nutriente), em vez de tratá-los como ingestão expressa em termos de unidades absolutas por dia (p. ex., mg de cálcio).

A história alimentar é favorecida na Escandinávia e na Holanda, onde uma entrevista estruturada pode ser feita. A entrevista estruturada é mais padronizada, mas pode deixar escapar elementos específicos do indivíduo ou entediar os participantes com perguntas irrelevantes. A entrevista aberta é adaptável ao indivíduo, mas aumenta o risco de perder itens importantes, e a reprodutibilidade entre avaliadores pode ser comprometida.

2.7 Triagem nutricional

Avaliações dietéticas curtas ou métodos de triagem alimentar vêm se tornando cada vez mais populares. A triagem, nesse contexto, refere-se à detecção precoce de comportamentos alimentares ou ingestão (fatores de risco) sabidamente associados à desnutrição ou problemas de saúde relacionados à nutrição. Qualquer profissional de saúde treinado deve ser capaz de realizar essa triagem, em qualquer ambiente. Deve ser claramente interpretável e, acima de tudo, econômico. Em saúde pública e nutrição clínica, pretende-se identificar quem deve ser acompanhado por uma avaliação nutricional abrangente e/ou intervenção precoce.

Os métodos de triagem nutricionais podem se concentrar em um grupo específico de pessoas (p. ex., idosos) em determinado ambiente (p. ex., pessoas que vivem com um diagnóstico específico), pessoas em risco de um problema nutricional específico (p. ex., desnutrição proteica-energética). Os instrumentos podem ser de natureza geral, mas, muitas vezes, um grupo de alimentos específicos

(p. ex., frutas e vegetais) ou nutrientes (p. ex., cálcio), ou mesmo combinações de ambos, podem ser o alvo. Ocasionalmente, os métodos básicos de avaliação da dieta (p. ex., QFA) são abreviados ou simplificados, mas novas ideias também têm surgido. Os protocolos de triagem podem incluir outros aspectos da avaliação nutricional (p. ex., a antropometria).

Embora a triagem possa ser administrada por qualquer profissional treinado ou pelo próprio participante, com abordagens tradicionais (p. ex., no papel) ou novas tecnologias, o desenvolvimento (incluindo as diretrizes de implementação e interpretação), bem como a validação de um protocolo de triagem alimentar, são de responsabilidade do nutricionista. A validação normalmente inclui a aplicação dos princípios de teste de precisão de diagnóstico. Um protocolo inválido não alcançará seu objetivo, tampouco será eficaz. Um registro de ferramentas curtas de avaliação alimentar já validadas está disponível no *site* do Programa de Pesquisa em Epidemiologia e Genômica do National Cancer Institute (https://epi.grants.cancer.gov/diet/shortreg/register.php).

Contra o pano de fundo do trabalho e da intensidade do tempo das avaliações alimentares abrangentes, é necessária uma mente aberta na exploração de novas abordagens e métodos. Em conjunção com ciência sólida e validação, isso pode abrir caminhos para avaliações compatíveis com os tempos atuais.

2.8 Estimativa do tamanho da porção e ferramentas

Uma das principais fontes de erro na avaliação alimentar está relacionada à quantificação da ingestão. Embora pesar a ingestão de alimentos e bebidas – como em registros ou diários alimentares – teoricamente represente a abordagem mais precisa, isso geralmente não é prático e pode introduzir um viés de seleção: os participantes que concluem essas avaliações podem diferir significativamente da população em geral. Conclui-se que os nutricionistas geralmente se baseiam na estimativa de tamanho da porção em vez da medição.

Estimar as quantidades de alimentos envolve processos cognitivos, além da lembrança da ocasião da refeição. A alimentação cuidadosa, o consumo rotineiro com variação ou escolhas limitadas podem facilitar o relato das quantidades consumidas. A capacidade cognitiva de quantificação está relacionada à idade e, consequentemente, não se pode esperar que crianças pequenas forneçam informações detalhadas. Diferentes estratégias podem ser utilizadas pelos participantes para expressar quantidades. Para certos alimentos, eles podem relatar a ingestão como contagens ou número de unidades de alimentos; por exemplo, 1 pacote de batatas fritas ou 10 uvas. Isso pode ser combinado às normas sociais atuais, como "pequeno", "médio", "grande" ou mesmo "jumbo" em determinado ambiente. Para outros alimentos, é possível empregar a visualização ou relatar a ingestão em relação a utensílios domésticos familiares ou objetos de referência comuns. O formato e a forma do alimento podem desempenhar um papel no processo cognitivo utilizado. Nesse respeito, os alimentos sólidos podem diferir dos alimentos amorfos (ou seja, aqueles que assumem a forma do recipiente em que são

servidos) ou dos líquidos. Alguns fatores que podem estar relacionados à estimativa do tamanho da porção estão listados na Tabela 2.2, mas, nesse momento, as generalizações e as conclusões são ilusórias.

Além da capacidade do participante de recordar e expressar quantidades consumidas, o nutricionista deve ter conhecimento dos hábitos alimentares locais e ser capaz de converter com precisão a ingestão relatada (p. ex., de volume ou unidades) em quantidades adequadas para análise.

Devido à complexidade de expressar quantidades de alimentos, os nutricionistas costumam usar métodos de estimativa de tamanho de porção – ferramentas para ajudar os participantes a se lembrarem e a relatarem a quantidade de alimentos consumidos. É possível distinguir métodos bidimensionais, tridimensionais ou digitais de estimativa de tamanho de porção. Exemplos dos dois primeiros são apresentados na Tabela 2.3.

Tabela 2.2 Fatores que podem estar relacionados a estimativas do tamanho de porção.

Características do alimento	Tipo de alimento	Sólidos, líquidos, massas ou pedaços amorfos
	Tamanho, forma e cor do recipiente	Ilusões ópticas (p. ex., a ilusão vertical-horizontal em copos altos e finos em comparação a copos baixos e grossos, ou a ilusão de Delbouff em pratos com ou sem aros) podem levar a superestimar ou subestimar volumes
	Familiaridade ou consumo rotineiro	
	Densidade energética e percepção de o alimento ser saudável ou não	Subestimar alimentos de baixa densidade energética e superestimar alimentos de alta densidade energética
	Tamanho da porção	A síndrome de *flat slope* pode resultar em superestima de pequenas porções e subestima de grandes porções
Características pessoais	Idade	Os muito jovens podem ser cognitivamente incapazes de quantificar, mas os limites da idade exata são desconhecidos e conflitantes
	Fatores socioeconômicos	Alfabetização e matemática como parte do nível educacional podem afetar o processo, mas o treinamento pode neutralizar esse efeito
	Gênero	Estudos anteriores sugeriram que as mulheres, que costumam usar mais receitas, podem ser mais capazes de quantificar alimentos
	Peso corporal	A tendência de pessoas obesas de subestimar alimentos pode em parte ser atribuída a subestimarem o tamanho da porção

36 Introdução à Nutrição Humana

Tabela 2.3 Exemplos de ferramentas bidimensionais e tridimensionais de estimativa de tamanho de porção.

Métodos 2D de estimativa de tamanho de porções	Métodos 3D de estimativa de tamanho de porção
Fotografias em tamanho real ou pequenas; referência única ou em série Ilustrações Formas geométricas e irregulares Embalagens de alimentos comerciais	Utensílios domésticos (pratos, tigelas, xícaras, copos) Formas geométricas e amorfas; por exemplo, esponjas e sacos de feijão Modelos de alimentos; por exemplo, *kits* comerciais ou itens individuais, caseiros ou impressos em 3D

2D, bidimensionais; 3D, tridimensionais.

A escolha de métodos de estimativa de tamanho de porção depende da população-alvo, do ambiente, dos recursos disponíveis e do propósito da avaliação alimentar. Considerações práticas, como aceitabilidade do usuário e volume, também são importantes. Em muitos países, *kits* foram desenvolvidos. Idealmente, os métodos de estimativa de tamanho de porção devem ser validados com o grupo-alvo e para o(s) alimento(s) de interesse.

2.9 Tecnologia em avaliação dietética

Neste capítulo, muitos desafios associados à avaliação dietética são destacados. O objetivo da tecnologia deve ser enfrentar ao menos alguns desses desafios. A tecnologia pode ser aplicada a uma ou mais etapas do processo de avaliação alimentar (ver Figura 2.2). Isso pode começar com o *estágio de entrada*, durante o qual a tecnologia pode ser usada para coletar dados de ingestão, por exemplo, em um recordatório automatizado de 24 horas, um QFA baseado na *web* ou no uso de fotografia digital de alimentos. A tecnologia que melhora a descrição dos alimentos (p. ex., tipos de molho usados), a quantificação da ingestão (estimativa do tamanho da porção) ou a integridade dos dados de ingestão (subnotificação) podem representar grandes avanços. Métodos para coletar dados de ingestão dietética podem se basear em texto (o usuário seleciona alimentos de uma lista e insere as quantidades consumidas), em auxílio de imagem (ilustrações ou fotografias são adicionadas ao texto) ou em imagem (fotografias de alimentos consumidos como fontes primárias de informação), até mesmo em videoclipes.

A tecnologia também pode ser usada na *etapa de codificação e processamento* da avaliação alimentar, quando os dados de ingestão bruta são inseridos em bancos de dados de composição alimentar. Os pacotes de *software* que facilitam isso estão disponíveis há muitos anos (ver Capítulo 3, *Composição dos alimentos*), embora tenham se aproximado do usuário final com sua inclusão em alguns tipos de tecnologia ou dispositivos listados a seguir, ou por fazerem parte de um processo mais integrado. Do ponto de vista científico, a parte mais importante de qualquer pacote de *software* é a abrangência e a relevância desse banco de dados. Facilidade de uso e redução de erros durante a codificação e entrada de dados, bem como a adaptabilidade da saída de dados para pesquisas ou práticas clínicas, são recursos que atraem potenciais usuários.

Por fim, a tecnologia pode auxiliar na *etapa de interpretação* do processo de avaliação da ingestão dietética. Isso é fundamental para fazer o julgamento final sobre a adequação da dieta, em comparação de dados com diretrizes, referências, padrões ou limites de ingestão de nutrientes ou alimentos. O apelo visual das descobertas (p. ex., cores e gráficos em pizza) pode traduzir os dados científicos, quantificados, formando uma mensagem mais compreensível para o cliente e criando uma ponte entre a etapa de avaliação alimentar e os cuidados e educação nutricionais.

Os dispositivos que podem auxiliar no registro da ingestão dietética podem ser agrupados em:

- Tecnologias de assistente pessoal digital (PDA)
- Tecnologias baseadas em telefones celulares
- Tecnologias interativas baseadas em computador
- Tecnologias baseadas na *web*
- Tecnologias baseadas em câmeras e gravadores
- Tecnologias de varredura e tecnologias baseadas em sensores.

Cada tipo de tecnologia tem seus pontos fortes e limitações inerentes, ambos podem ser mediados pelo ambiente em que a avaliação alimentar é

Capítulo 2 ▪ Como Avaliar a Ingestão Dietética **37**

aplicada. Quando novas tecnologias são consideradas, os seguintes critérios podem orientar a tomada de decisão:

- Precisão (validade e reprodutibilidade), incluindo a probabilidade do viés de relatório e do potencial de padronização
- Aplicabilidade ao ambiente e ao grupo alvo, e usabilidade do participante
- Custos (de desenvolvimento, equipamentos, aplicação)
- Logística e organização (tempo e complexidade de cada etapa do processo alimentar)
- Comparação com métodos convencionais.

O que foi dito anteriormente implica que um pesquisador ou nutricionista deve avaliar cuidadosamente os recursos disponíveis e o que a tecnologia precisa alcançar. Em primeiro lugar, a tecnologia deve ser adequada ao propósito, ao ambiente e à população. Atualmente, a limitação mais importante das novas tecnologias é a falta de evidência sobre a validade. A busca por melhorias, complementações e substituições para estágios nos métodos tradicionais é possível, mas uma validação rigorosa deve ser aplicada.

2.10 Fontes de erro em estudos dietéticos

As fontes de erro em estudos alimentares podem ser divididas entre aquelas que são comuns a todos os estudos de avaliação da ingestão dietética e aquelas associadas a métodos específicos de avaliação de dieta. Os erros comuns em estudos alimentares podem ser minimizados por desenvolvimento e execução cuidadosos do estudo, incluindo a implementação de medidas de controle de qualidade em todos os pontos desse estudo, além de pré-teste adequado e pilotagem dos seus instrumentos e procedimentos. A seguir estão alguns exemplos:

- Viés de amostragem e não resposta
- Viés do respondente
- Erro do investigador ou entrevistador
- Codificação inadequada de alimentos
- Limitações de bancos de dados sobre composição alimentar.

Por outro lado, os erros associados a métodos específicos são geralmente muito mais dependentes da natureza do método e das habilidades dos entrevistadores e entrevistados; portanto, são mais difíceis de controlar. Erros desse tipo incluem:

- Estimativa do tamanho da porção
- Recordatório ou memória
- Variação diária na ingestão
- Efeito do método de avaliação sobre a ingestão dietética.

Viés de amostragem e não resposta

Uma amostra selecionada aleatoriamente com um tamanho de amostra suficientemente grande, que represente a população da qual é retirada (população-alvo), é essencial para tirar conclusões sobre a dieta da população-alvo. No entanto, mesmo que uma amostra tenha sido selecionada aleatoriamente, os participantes que fornecem dados utilizáveis podem não representar a população-alvo.

Alguns participantes selecionados podem não estar dispostos a participar da avaliação alimentar devido ao tempo e ao compromisso necessário. A proporção da amostra que concorda em participar (a taxa de resposta) pode variar consideravelmente, mesmo usando o mesmo método. Isso pode variar de acordo com o grupo e as circunstâncias do estudo. Por exemplo, os participantes que estejam empregados ou que sejam muito ocupados podem estar menos dispostos a participar de um QFA extenso, manter registros alimentares ou responder a vários recordatórios de 24 horas do que aqueles desempregados ou aposentados. Em geral, a taxa de resposta é maior para recordatórios de 24 horas e QFAs (que exigem menos dos participantes) do que para registros estimados e ponderados, que exigem muito tempo, esforço e comprometimento dos participantes.

Em métodos que coletam dados por vários dias, como registros alimentares e recordatórios múltiplos de 24 horas, os participantes podem não completar todos os dias de registro ou recordatórios – o número de desistentes aumenta com o número de dias de recodificação ou de recordatórios. Isso reduz ainda mais o número de participantes que fornecem dados utilizáveis e, portanto, reduz a representatividade dos dados. Por exemplo, em um estudo com homens em áreas rurais com quatro recordatórios de 24 horas, 95% da amostra completou dois recordatórios, enquanto apenas 73% completaram todos os quatro. Particularmente em registros alimentares, os participantes tendem a pular refeições ou dias durante o período de registro. Como resultado, o registro pode parecer completo, mas pode não ser utilizável sob uma análise cuidadosa.

A principal preocupação com a não resposta é que aqueles que de fato participam podem ter características diferentes dos não respondentes. Por exemplo, quando os dados são coletados durante o horário de trabalho, a proporção de desempregados e aposentados na amostra pode ser maior do que é na população-alvo em geral, ou aqueles dispostos a se comprometer com um registro alimentar ou vários recordatórios podem ser mais saudáveis e conscientes da dieta ou, ainda, podem ter razões específicas para participar e, portanto, suas dietas podem ser diferentes daquelas da população-alvo.

As etapas para reduzir o número de não respondentes e desistentes devem ser planejadas e seguidas durante todo o estudo. Essas etapas incluem o fornecimento aos participantes potenciais de explicações detalhadas e honestas sobre a finalidade, os procedimentos do estudo e as expectativas sobre os respondentes, permitindo que os participantes façam perguntas ou levantem preocupações antes e durante o estudo, agilizando e simplificando procedimentos de coleta de dados, provendo assistência específica se necessário, fornecendo lembretes telefônicos e/ou eletrônicos, permitindo aos participantes o máximo de flexibilidade possível, no contexto do estudo, e fornecendo incentivos éticos adequados, como o retorno alimentar após a conclusão do estudo.

Viés do respondente

O viés de respondente ocorre quando os participantes, consciente ou inconscientemente, fornecem informações incompletas ou inadequadas. Erros inconscientes ocorrem quando esses participantes não compreendem uma pergunta específica ou o que é esperado deles, quando não se lembram de detalhes ou quantidades de alimentos consumidos ou, ainda, quando não são capazes de expressar suas respostas com clareza. Os participantes podem relatar deliberadamente os alimentos que consideram "saudáveis" ou "desejáveis" mesmo que não tenham sido consumidos; também tendem a subestimar ou omitir alimentos que considerem "ruins" ou "não saudáveis". Em entrevistas de frequência alimentar longa ou história alimentar, os participantes podem perder a concentração, ficar impacientes, responder sem pensar ou responder o que imaginam que possa acelerar a entrevista.

O viés de respondente pode ser reduzido com o fornecimento de instruções claras e bem apresentadas, dando oportunidades para que os participantes façam perguntas, provendo apoio e incentivo adequados e conferindo questionários e formulários de registro com relação à sua completude. Uma vez que todos os métodos de avaliação alimentar envolvem os processos cognitivos dos participantes, apreciar as propriedades da cognição humana e suas limitações é fundamental para a melhoria da precisão para os dados dietéticos. Algumas questões importantes dessa área que são relevantes para a melhoria dos dados alimentares incluem a identificação de:

- Fatores que melhorem a comunicação entre o participante e o profissional de nutrição/entrevistador (p. ex., uso de linguagem)
- Gatilhos mais eficazes de recordação para diferentes períodos (p. ex., eventos durante o período de recordatório de 24 horas)
- Fatores que influenciem a retenção de informações alimentares ao longo do tempo
- Maneiras como indivíduos conceituam alimentos e quantidades de alimentos.

Viés do investigador/entrevistador

O nutricionista (investigador) ou entrevistador pode introduzir um viés ao processo de coleta de dados. As características pessoais ou a forma como o entrevistador aborda o participante podem influenciar a forma como este responde. Por exemplo, um participante mais velho pode se sentir menos confortável sendo entrevistado por um entrevistador jovem do que outro mais velho; ou um entrevistador que pareça autoritário ou impaciente pode fazer com que o participante se cale ou forneça respostas que acredite que deva dar. Entrevistadores podem introduzir preconceitos ao usar técnicas de entrevista incorretas, como: fazer perguntas direcionadas ou perguntas de sondagem; omitir perguntas; não ouvir; entender mal; fazer suposições sobre as respostas; ou, ainda, registrar respostas incorretamente. Além disso, distrações, falta de privacidade ou desconforto no ambiente da entrevista podem afetar tanto o entrevistador quanto o participante e o nível de confiança ou relacionamento entre entrevistador e participante. Embora o viés de entrevistador seja considerado principalmente durante o ambiente da entrevista, a maneira como o nutricionista aborda, treina, acompanha e apoia os participantes que mantêm registros alimentares pode influenciar detalhes, integridade e precisão do registro.

O viés de entrevistador pode ser reduzido com procedimentos de entrevista padronizados, questionários bem elaborados ou folhas de recordatório que requeiram um mínimo de escrita, treinamento adequado antes do estudo, conferência de questionários preenchidos, além de sessões de reconstituição e retreinamento durante a coleta de dados. O uso de procedimentos padronizados, entretanto, também pode introduzir erros sistemáticos; por exemplo, se um entrevistador for designado para avaliar todos os participantes em áreas de baixo *status* socioeconômico e outro para todos os de áreas de alto *status* socioeconômico. Assim, a alocação de entrevistadores a participantes deve ser aleatória. Em estudos multiculturais ou multiétnicos, os entrevistadores devem pertencer à população-alvo, falar o(s) idioma(s) e compreender tanto estrutura social quanto cultura alimentar da população-alvo.

Erros de codificação

A codificação refere-se à atribuição de um código específico para cada item alimentar antes da análise dos nutrientes dos dados de ingestão dietética. Já que o conteúdo nutricional de um alimento varia com os diferentes métodos de processamento e preparação, é vital que os códigos corretos sejam atribuídos a cada item alimentar. Erros de codificação surgem quando o alimento consumido não é descrito em detalhes suficientes que permitam a alocação inequívoca, pelo nutricionista, a um item alimentar em uma tabela de composição alimentar ou banco de dados. Os QFAs são frequentemente pré-codificados para reduzir o tempo de codificação e a possibilidade de erros na atividade. Facilitar a descrição de alimentos por participantes com o nível de detalhe necessário é, portanto, uma consideração importante em todos os métodos de avaliação alimentar. Isso é cada vez mais difícil, especialmente em países industrializados, onde o suprimento de alimentos consiste em milhares de alimentos manufaturados diferentes, cuja composição está em constante mudança e cujos nomes muitas vezes não são um bom guia para seu conteúdo nutricional.

É provável que ocorram erros de codificação quando mais de uma pessoa estiver envolvida na codificação e não houver um procedimento acordado e/ou um manual de codificação abrangente. Erros de codificação decorrentes exclusivamente de descrição inadequada dos alimentos já resultaram em coeficientes de variação que divergiram de 3 a 17% para diferentes nutrientes. Por outro lado, os procedimentos padrão para codificar alimentos, ainda que minimizem diferenças entre codificadores (erro aleatório), também podem apresentar viés se as decisões de codificação não forem baseadas no conhecimento atualizado do fornecimento local de alimentos e dos métodos de preparação de alimentos. Erros grosseiros associados a pesos de alimentos podem ser verificados, antes da análise, por meio de rotinas de computador que identificam valores fora de uma faixa prescrita ou utilizando técnicas de verificação de dados, como a entrada de dados duplicados.

Os recordatórios automatizados de 24 horas, por computador e baseados na *web*, e o QFA fornecem listas suspensas, a partir das quais usuários selecionam o item alimentar relevante. Estas eliminam a necessidade de codificação e, se diretamente vinculadas ao banco de dados de composição alimentar apropriado, reduzem muito o tempo necessário para análise. No entanto, é necessário muito cuidado para garantir que a programação desses *links* esteja correta. O risco de erros permanece se alimentos incorretos forem selecionados.

Uso de tabelas/bancos de dados de composição de alimentos

A maioria dos estudos alimentares usa tabelas ou bancos de dados de composição alimentar em vez de análises químicas para derivar o teor de nutrientes dos alimentos consumidos. O Capítulo 3 descreve como os dados sobre a composição alimentar são derivados e compilados. O objetivo desta seção é revisar brevemente os tipos de erro que podem surgir como consequência de tabelas/bancos de dados de composição alimentar para calcular a ingestão de nutrientes quando comparada com a análise química da dieta, introduzindo erros sistemáticos e aleatórios.

O erro sistemático pode resultar:

- Da forma como os resultados são calculados ou expressos

40 Introdução à Nutrição Humana

- Do método analítico utilizado
- Dos métodos de processamento e preparação de uso comum.

Os bancos de dados de composição alimentar em diferentes países costumam usar diferentes formas para expressar resultados e diferentes métodos analíticos. As maneiras como os alimentos são processados ou preparados também podem ser diferentes. Assim, bancos de dados diversos não necessariamente fornecerão dados comparáveis para os mesmos alimentos. Diferenças sistemáticas, que podem não ser exatamente erros (p. ex., quando os alimentos são preparados de formas diferentes em diversos países), muitas vezes só se tornam evidentes quando diferentes bancos de dados de composição alimentar são utilizados para avaliar as mesmas dietas.

O erro aleatório surge do fato de que a maioria dos alimentos varia em sua composição como resultado de mudanças associadas a condições de produção, processamento, armazenamento, preparação e consumo. O erro aleatório associado ao uso de bancos de dados de composição alimentar geralmente diminui à medida que o tamanho da amostra aumenta. Isso pode não ser verdadeiro, contudo, para ambientes institucionais, onde todos provavelmente consomem alimentos da mesma fonte.

Para comparar dados calculados e analisados sem a complicação de outras fontes de erro, é necessário que as dietas sejam analisadas com a coleta de uma duplicata do que foi ingerido, ao mesmo tempo que o registro alimentar é coletado. Para grupos, observou-se que a ingestão média calculada a partir de bancos de dados alimentares geralmente está dentro de aproximadamente 10% do valor médio analisado para energia e macronutrientes, mas não para micronutrientes. Todavia, uma grande proporção de indivíduos tem valores fora dessa faixa.

Em geral, os valores calculados e analisados para nutrientes coincidem mais proximamente:

- Para grupos do que para indivíduos
- Para macronutrientes do que para micronutrientes
- Quando são usados dados para alimentos analisados localmente.

Estimativa do tamanho da porção

Conforme discutido na Seção 2.5, a quantificação do tamanho de porção é a principal fonte de erro em todos os métodos de avaliação de quantidades de alimentos consumidos. O tipo e a extensão do erro variam com as características dos alimentos e dos participantes (ver Tabela 2.2). Tentando reduzir os erros de estimativa do tamanho de porção, uma variedade de métodos para isso foi desenvolvida de modo a ajudar os participantes a descrever os tamanhos das porções.

Cada método de estimativa de tamanho de porção tem pontos fortes e limitações. O tipo de método de estimativa escolhido dependerá, entre outros fatores, do tipo de estudo, da população-alvo, de os entrevistadores irem de casa em casa ou de os participantes irem a um centro de pesquisa, de recursos disponíveis e disponibilidade de métodos de estimativa de tamanho de porção adequados. Provavelmente, o método mais eficaz é uma combinação de métodos de estimativa de tamanho de porção, como fotografias de alimentos e utensílios domésticos. Independentemente do tipo usado, é essencial que os participantes possam identificar e se relacionar com os métodos de estimativa de tamanho, que esses métodos sejam testados na população-alvo antes do uso e que os métodos de estimativa de tamanho sejam usados de forma consistente ao longo do estudo.

Erros de recordatório

Fatores que já foram estudados em relação à precisão do recordatório alimentar incluem padrões de consumo alimentar, peso, gênero e idade. Muitas outras características, como inteligência, humor, atenção e relevância das informações, entretanto, também demonstraram influenciar testes de desempenho de memória geral, mas não foram estudadas no contexto do recordatório alimentar.

Memória a curto prazo

Assim como a capacidade de estimar o tamanho de porção, a capacidade de recordar do que foi ingerido varia de acordo com o indivíduo. Estudos que compararam as habilidades de diferentes grupos de recordar o que comeram concluem que as mulheres geralmente são melhores do que os homens, e que os adultos mais jovens são melhores do que os adultos mais velhos. Em recordatórios de ingestão a curto prazo (p. ex., recordatórios de 24 horas), indivíduos tendem a omitir um item ou itens que consumiram mais do que incluir outros que não consumiram. O tamanho do erro incorrido pela omissão de um ou mais itens alimentares depende claramente do que é omitido e não apenas da proporção de alimentos omitidos. Por exemplo, os efeitos de omitir uma xícara de café preto, um copo de leite ou uma barra de chocolate na ingestão energética de 24 horas são bem diferentes.

A omissão de itens alimentares em estudos de recordatório de 24 horas pode ser reduzida por meio de sondagem adequada pelo entrevistador sobre refeições, lanches entre refeições e outras atividades do dia anterior; porém, mesmo quando os participantes pesam seus alimentos previamente, a ingestão energética média pode ainda estar subestimada em até 20%.

Memória a longo prazo

A história alimentar e a maioria dos QFAs se propõem a medir a ingestão habitual de um indivíduo por um período de semanas ou meses. Não se pede que indivíduos relembrem sua ingestão dietética em dias específicos, mas que construam uma imagem do seu padrão de consumo alimentar "usual" durante um período de referência especificado. Para fornecer informações de boa qualidade, os indivíduos precisam se lembrar da variedade de alimentos que geralmente consomem, julgar a frequência de consumo a longo prazo e estimar corretamente a quantidade média que geralmente é consumida. Essas são tarefas cognitivas complexas.

Como no caso dos recordatórios de 24 horas, nenhuma tentativa é realizada normalmente para avaliar a precisão com que os indivíduos podem efetuar essas várias tarefas. A partir da quantidade limitada de dados disponíveis de estudos comparativos entre história alimentar e registros de alimentos a longo prazo, parece que os dois métodos não fornecem resultados concensuais em indivíduos. Os QFAs estão sujeitos às mesmas dificuldades e têm o problema adicional de que estimativas do tamanho de porção geralmente são baseadas em medidas padrão, especialmente no caso do QQFA.

Quando os participantes precisam relatar sua ingestão durante um período de semanas, eles se baseiam amplamente no conhecimento genérico da sua dieta e tendem a relatar itens que provavelmente ingeriram ou ingerem rotineiramente, em vez de itens que se lembram especificamente de ter ingerido durante o período de referência. Essa tendência aumenta com a duração do período de referência. Embora pessoas pareçam relatar alimentos ingeridos frequentemente com maior precisão do que alimentos ingeridos com menos

frequência, há diferenças entre os indivíduos na maneira como relatam a mesma frequência de consumo. A classificação dos indivíduos com base na frequência usual de ingestão pode, portanto, levar a uma classificação incorreta.

Variação diária na ingestão

Já vimos que indivíduos variam consideravelmente a ingestão de alimentos e nutrientes de um dia para o outro (ver Figura 2.3). Além disso, a variação diária difere dentre os nutrientes. A implicação da primeira observação é que os dados de ingestão a curto prazo (p. ex., dados de recordatório de 24 horas) dificilmente fornecem uma boa estimativa de ingestão habitual para a maioria das pessoas. A implicação da segunda observação é que o período durante o qual os dados alimentares precisam ser coletados varia com o nutriente de interesse, a fim de estimar a ingestão habitual com dado nível de confiança.

A Tabela 2.4 expressa o impacto dessa variação em termos do número de dias de informações de dieta necessárias para classificar 80% dos indivíduos no terço correto da distribuição. Fica claro nessa tabela que não apenas os recordatórios de 24 horas, mas também os registros de 7 dias são provavelmente inadequados para classificar 80% dos indivíduos corretamente no terço apropriado da distribuição com relação à maioria dos micronutrientes. Esse é um motivo importante, embora não o único, pelo qual registros a curto prazo raramente são usados para estudos epidemiológicos, preferindo-se os QFAs, apesar da perda de detalhes e precisão inevitavelmente associada à sua utilização.

Efeitos sobre a alimentação habitual

Os métodos de recordação claramente não podem mudar o que já foi ingerido, mas o que já foi ingerido pode ser relatado incorretamente, de maneira consciente ou não. Quando se pede que os indivíduos mantenham registros, no entanto, estes podem alterar seus hábitos como consequência do processo de registro. Um motivo óbvio para fazer isso seria simplificar o processo de gravação. Outros podem incluir o desejo de comer menos para perder peso ou para parecer estar em conformidade com recomendações alimentares. Se isso é o que acontece na prática, então o que é mensurado em registros alimentares a curto prazo pode ser a ingestão real ou desejada, mas não a ingestão usual.

42 Introdução à Nutrição Humana

Tabela 2.4 Número de dias de registro necessários para habilitar 80% dos homens à atribuição em seu terço correto da distribuição de ingestão.

Nutriente	Funcionários públicos britânicos	Amostra aleatória de homens britânicos	Amostra aleatória de homens suecos
Energia	7	5	7
Proteínas	6	5	7
Lipídios	9	9	7
Carboidratos	4	3	3
Açúcares	2	2	–
Fibra dietética	6	10	–
Razão AGPI:AGS	11	–	–
Colesterol	18	–	–
Álcool	4	–	14
Vitamina C	–	6	14
Tiamina	–	6	15
Riboflavina	–	10	–
Cálcio	–	4	5
Ferro	–	12	9

Razão AGPI:AGS: razão de ácidos graxos poli-insaturados para ácidos graxos saturados na dieta. (Reproduzida, com autorização, de Margetts, B.M., Nelson, M. (eds.). *Design Concepts in Nutritional Epidemiology*. 2ª ed. Oxford: Oxford University Press, 1997. p. 144.)

Estudos têm demonstrado que há uma tendência, entre a maioria dos subgrupos populacionais: de registros alimentares de curto prazo que trazem estimativas de ingestão de energia e proteínas cerca de 15% menores do que seria esperado com base em níveis medidos/estimados do gasto energético. O fato de que, para alguns grupos, as medidas de ingestão e gasto de energia coincidem bastante indica que é possível obter um registro alimentar sem mudanças concomitantes na dieta quando há total cooperação dos participantes, o que também destaca a importância dos esforços para alcançar essa cooperação.

2.11 Como escolher um método de avaliação alimentar

Não é possível decidir método e ferramenta de avaliação alimentar específica até que o objetivo do estudo tenha sido claramente definido, uma vez que isso determina o tipo de informação e o tempo durante o qual as informações devem ser coletadas de cada indivíduo. Frequentemente, o objetivo do estudo também determina o nível de precisão necessário para atender aos seus objetivos; portanto, é determinado também o tamanho da amostra. Embora essas duas considerações sejam mais importantes na determinação do método, outros fatores que influenciam a escolha do método e da ferramenta de avaliação alimentar específica incluem: características da população-alvo; disponibilidade e adequação das ferramentas de avaliação alimentar para os objetivos da pesquisa; formas como os dados alimentares serão analisados e apresentados; fontes potenciais de erros relacionados com o método escolhido; e recursos humanos, financeiros e outros necessários para implementar esse método. Cade et al. (2017) publicaram as Diretrizes de Boas Práticas para a seleção de métodos e ferramentas de avaliação alimentar adequados para determinado estudo. Essas diretrizes podem ser acessadas em: <www.nutritools.org>.

Propósito do estudo

Geralmente, há quatro objetivos de avaliação alimentar, que determinam tanto o tipo de dado a ser coletado quanto a forma como esses dados são analisados (Gibson, 2005):

* Descrever a ingestão de um grupo ou comparar a ingestão de dois ou mais grupos

Capítulo 2 ■ Como Avaliar a Ingestão Dietética **43**

- Identificar a proporção de uma população em risco de deficiência ou excesso de nutrientes específicos em relação a uma referência ou padrão
- Classificar a ingestão usual de alimentos ou nutrientes de indivíduos dentro de um grupo, muitas vezes para determinar uma associação entre nível de ingestão e risco de doenças ou outros resultados
- Determinar associações entre alimentos ou ingestão de nutrientes e outras variáveis, como marcadores bioquímicos.

A Tabela 2.5 resume as características dos vários métodos de avaliação alimentar em relação ao objetivo do estudo. Ao decidir sobre o método mais adequado para o objetivo do estudo, o nutricionista deve não só garantir que o método forneça dados adequados, mas também que esse método possa ser implementado de forma eficiente na população-alvo, dentro das restrições de tempo, pessoal e outros recursos. Também é vital consultar um estatístico, para garantir que os dados coletados possam ser utilizados nas análises estatísticas planejadas.

Tipo de informação e prazo

Registros alimentares de um único dia ou recordatórios de 24 horas fornecem informações sobre a ingestão real/atual ou a curto prazo quando utilizados sobre uma grande amostra, por exemplo, em um estudo nacional ou regional. Quando ingestões individuais são necessárias, ou quando os tamanhos de amostra são pequenos, três ou mais dias de registro ou múltiplos recordatórios de 24 horas são necessários. Embora esses métodos provavelmente identifiquem os alimentos consumidos com mais frequência, eles podem não captar alimentos consumidos com pouca frequência ou nutrientes insuficientes que estejam presentes em grandes quantidades nos alimentos consumidos com menos frequência (p. ex., vitamina A em fígado), a menos que o número de dias de registro/recordatório seja suficientemente grande. Histórias alimentares também podem refletir padrões alimentares habituais, mas são muito complexas e demoradas para fins de pesquisa.

Se apenas é necessária a informação sobre padrões de refeição, um método simples, como o diário alimentar, é preferível a registros alimentares ou recordatórios de 24 horas.

Quando o objetivo é identificar ingestão de longa duração/habituais/usual, um QFA é a escolha mais adequada. O QFA também pode identificar alimentos pouco consumidos, desde que a lista de alimentos tenha sido planejada para isso e que o período de referência seja longo o suficiente para cobrir alimentos possivelmente consumidos uma vez por mês ou menos.

Nível de detalhamento

Quando o objetivo de um estudo é quantificar alimentos ou relatar a ingestão de nutrientes, métodos que meçam ou estimem o tamanho de porção, como registros alimentares, recordatórios de 24 horas ou QQFAs são necessários. SQFAs são adequados se informações menos precisas sobre o tamanho das porções forem necessárias. Métodos não quantitativos, como registros de cardápio/recordatórios e QFAs não quantitativos, fornecem informações sobre padrões e escolhas alimentares.

Características da população alvo

Conforme discutido anteriormente, as características dos participantes, como idade, gênero, escolaridade, emprego, *status* socioeconômico e peso, podem afetar a maneira como os participantes relatam a ingestão dietética. Uma questão chave é se os respondentes podem relatar o que ingeriram ou se, no caso de crianças, um dos pais ou outro adulto responsável é necessário. Quando o nível de alfabetização da população-alvo é baixo, são necessários recordatórios administrados por entrevistador ou QFAs. Da mesma forma, as habilidades cognitivas complexas, necessárias para QFAs mesmo quando administrados pelo entrevistador, podem tornar esses métodos inadequados para populações com baixo nível de alfabetização, crianças ou idosos que tenham dificuldade de se lembrar e expressar frequências de ingestão. A disponibilidade e familiaridade com informática e internet são essenciais para o uso de métodos automatizados questionários. Independentemente do método escolhido, deve-se tomar cuidado para garantir que o método seja culturalmente aceitável, que esteja disponível no idioma do participante e que as demandas de tempo e esforço sobre esse participante sejam razoáveis.

Tabela 2.5 Escolha de métodos de avaliação alimentar de acordo com tamanho da amostra, nível de detalhamento, tipo de informação e objetivo do estudo.

Método de avaliação alimentar	Amostra			Nível de detalhamento			Tipo de informação		Propósito			
	Individual	Pequena	Grande	Padrões de refeição	Escolhas alimentares	Ingestão quantitativa de alimentos e nutrientes	Real/atual/curto prazo	Habitual/longo prazo	Descrever/comparar consumos	Identificar proporção "em risco"	Classificar indivíduos	Identificar associações
Registro de cardápio												
Único dia	✓			✓	✓		✓		✓			
Múltiplos dias	✓	✓	*	✓	✓		✓		✓			
Registro de alimentos pesados/estimados												
Múltiplos dias (<7)	✓	✓	✓	✓	✓	✓	✓		✓			
Maior número de dias e período de registro	✓	✓	*	✓	✓	✓	✓	✓	✓	✓	✓	✓
Recordatório de 24 horas												
Recordatório único	✓	✓		✓	✓	✓	✓		✓			
Múltiplos recordatórios	✓	✓	*	✓	✓	✓	✓		✓	✓	✓	
Questionários de frequência alimentar												
Não quantitativo	✓	✓	✓	✓	✓	**		✓	**			
Semiquantitativo	✓	✓	✓		✓	✓		✓	✓	✓	✓	✓
Quantitativo	✓	✓	✓		✓	✓✓		✓	✓	✓	✓	✓
História alimentar	✓			✓	✓	✓	✓	✓	✓			

*O custo e a logística de realizar registros de cardápio/pesados/estimados de vários dias e vários recordatórios de 24 horas em grandes amostras podem se revelar proibitivos. **Se forem utilizados tamanhos de porção predefinidos com base na população; ✓✓, detalhes aumentados.

Recursos

É inevitável que os recursos disponíveis, tanto financeiros como humanos, também influenciem a escolha do método. Eles não devem, no entanto, ser a principal consideração. O método utilizado deve ser determinado pela pergunta a ser respondida. Se o método ou métodos necessários para responder à pergunta vão além dos recursos disponíveis, é melhor abandonar o estudo ou redefinir a pergunta do que coletar dados inadequados.

Escolha da ferramenta de avaliação alimentar

Uma vez que o método de avaliação dietética tenha sido decidido, o nutricionista deve decidir se usará uma ferramenta de avaliação alimentar existente ou se desenvolverá uma ferramenta do zero. Dentro de cada método, existem inúmeras ferramentas que variam em formato (*design, layout*, formulação da pergunta, instruções), modo de aplicação (autoadministrado ou feito com entrevistador, papel, computador automatizado ou baseado na *web*), uso e tipo de métodos de estimativa de tamanho de porção e suporte disponível (*expertise*, manuais, ajuda pela internet). *Sites* como o Nutritools (www.nutritools.org) e o National Cancer Institute (https://dietassessmentprimer.cancer.gov/ e https://epi.grants.cancer.gov/diet/shortreg/register.php) fornecem catálogos com ferramentas de avaliação alimentar e orientações para selecionar, modificar e desenvolver ferramentas. Uma pesquisa completa da literatura recente pode trazer informações, incluindo falhas e limitações, sobre as ferramentas usadas em estudos e populações semelhantes às de um estudo planejado.

Se nenhuma ferramenta adequada estiver disponível, o nutricionista pode precisar modificar extensivamente uma ferramenta existente ou desenvolver uma ferramenta do zero. Cade *et al.* (2002) e Willet (2013) elaboram diretrizes detalhadas especificamente para o desenvolvimento de QFA, provavelmente a ferramenta de avaliação alimentar mais complexa a ser desenvolvida. Independentemente do método de avaliação e da ferramenta selecionada, a contribuição de nutricionistas experientes e as etapas completas de pré-teste completo e teste-piloto para a ferramenta na população-alvo são essenciais para obter dados de alta qualidade.

2.12 Como medir reprodutibilidade e validade

Esta seção examina as maneiras como a reprodutibilidade e a validade dos métodos de avaliação alimentar podem ser avaliadas. Para uma visão geral mais detalhada, consulte o livro didático *Nutrition Research Methodology*.

Como medir reprodutibilidade

Avaliar a reprodutibilidade de um método laboratorial é relativamente simples, pois, com cuidados, é possível reproduzir tanto o que é mensurado quanto as condições de medida. Isso quase sempre é impossível para uma avaliação da ingestão dietética. Os indivíduos não ingerem exatamente as mesmas quantidades ou os mesmos alimentos em dias ou semanas diferentes. Além disso, sua disposição e a maneira como respondem podem diferir de uma ocasião para outra.

Todas as medidas de reprodutibilidade obtidas ao aplicar o mesmo método aos mesmos indivíduos em mais de uma ocasião incluem não apenas erros de medição, mas também a variabilidade real da ingestão diária ou semanal.

Embora, à primeira vista, possa parecer mais fácil medir a reprodutibilidade dos métodos de recordatório, como recordatórios de 24 horas e frequências de consumo alimentar, esse processo introduz fontes adicionais de variação, já que entrevistas precisam ser realizadas em momentos diferentes e, possivelmente, por entrevistadores diferentes. Medidas de reprodutibilidade para todos os métodos de avaliação alimentar tendem, portanto, a superestimar a extensão do erro de medição porque sempre incluem um elemento de variação devido a diferenças reais na ingestão dietética e nas condições sob as quais as medições são realizadas.

Normalmente, a reprodutibilidade de um método de avaliação alimentar é determinada pela repetição do mesmo método sobre os mesmos indivíduos em duas ocasiões distintas, ou seja, por um estudo de teste-reteste. O intervalo entre as aplicações do método depende do período do método alimentar a ser avaliado, mas geralmente este deve ser curto o suficiente para evitar os efeitos das mudanças sazonais ou outras mudanças em hábitos alimentares, e longo o suficiente para evitar a possibilidade de a primeira entrevista ou período de registro influenciar a segunda.

46 Introdução à Nutrição Humana

Diferentes medidas de reprodutibilidade fornecem informações diferentes. O coeficiente de correlação é amplamente citado, mas não é uma boa medida, pois uma correlação forte pode ser obtida mesmo se um conjunto de medições tiver sido sistematicamente enviesado e tiver média diferente do outro conjunto. A diferença média não é uma boa medida de reprodutibilidade em indivíduos, pois depende principalmente de as diferenças serem aleatórias ou sistemáticas. Medidas que reflitam as diferenças entre as medições repetidas dentro dos indivíduos (intraindividual) e entre os indivíduos (interindividual) são preferíveis e estão resumidas na Tabela 2.6.

Como medir a validade comparativa (relativa)

Demonstrar que um método alimentar mede aquilo a que se destina é ainda mais difícil do que demonstrar que um método é reproduzível, porque, de fato, ele "requer que a verdade seja conhecida".

Isso quase sempre é impossível, a menos que seja possível observar, sorrateiramente, o que é consumido em curtos períodos, como 24 horas ou, no máximo, alguns dias. A observação geralmente só é viável em ambientes institucionais ou em situações especialmente criadas para permitir a verificação discreta do que as pessoas ingerem.

Com relação a métodos projetados para obter informações sobre ingestão habitual a longo prazo, como a história alimentar ou QFA, a observação discreta é impossível. Esse é um problema que tem sido enfrentado por todos os investigadores de métodos de avaliação alimentar e geralmente tem sido "resolvido" ao avaliar um método de avaliação em relação a outro mais detalhado e estabelecido, conhecido como método de referência. Este último método é considerado para fornecer melhores

Tabela 2.6 Teste estatístico e critérios de interpretação para reprodutibilidade e validação de métodos de avaliação alimentar.

Teste estatístico	Aspecto de validade/reprodutibilidade refletido	Critérios de interpretação	
		Aceitável – resultado bom	Resultado ruim
Coeficiente de correlação	Força e direção da associação no nível individual	$r \geq 0,3$	$r < 0,3$
Teste t pareado (dados distribuídos normalmente)/teste de classificação de Wilcoxon (dados não distribuídos normalmente)	Acordo no nível de grupo	$P > 0,05$	$P \leq 0,05$
Diferença percentual	Acordo no nível de grupo; tamanho e direção de erro	$< 10\%$	$> 10\%$
Classificação cruzada (terços/quartos)	Acordo, incluindo chance, no nível individual	$> 50\%$ no mesmo; $< 10\%$ no terço/quarto oposto	$> 50\%$ no mesmo; $< 10\%$ no terço/quarto oposto
Estatística de Kappa Ponderada	Acordo, excluindo chance, no nível de grupo	$Kw > 0,2$	$Kw \leq 0,2$
Análise de Bland-Altman: limites de concordância (LDC) e correlação entre média e diferença da média	Extensão do erro no nível do grupo; Presença, extensão e direção do viés no nível de grupo	LDC limitado $P > 0,05$	LDC amplo $P \leq 0,05$

r, coeficiente de correlação; P, valor de probabilidade; Kw, estatística Kappa ponderada; LDC, Limites de concordância; P, valor de probabilidade. (Adaptada de Lombard et al. Application and interpretation of multiple statistical tests to evaluate validity of dietary assessment methods. *Nutrition Journal* [2015]: p. 14-40. Tabela 1, p. 2.)

estimativas da ingestão dietética em uma população de estudo. Métodos de referência incluem registros de alimentos pesados ou estimados, mantidos por 3 ou 4 a 7 dias consecutivos a intervalos mensais, durante determinado período de até 1 ano, e múltiplos (3 a 24) recordatórios de 24 horas realizados em dias não consecutivos durante determinado período.

A comparação com outro método de avaliação alimentar fornece, na melhor das hipóteses, uma forma comparativa ou relativa de validade; na pior, informações que não estejam relacionadas à validade, mas refletem diferenças reais ou erros semelhantes entre métodos. Por exemplo, a comparação de dados de um único recordatório de 24 horas ou um QFA com dados de um registro pesado de 7 dias para os mesmos indivíduos não compara as mesmas informações, porque os períodos não são simultâneos.

No passado, considerava-se que um método tinha reprodutibilidade ou validade aceitável caso a ingestão média, medida por ambas as aplicações ou métodos, não diferisse significativamente, e se as correlações para ingestão de nutrientes em indivíduos excedessem 0,3 (Willett, 2009). Embora essas estatísticas sejam relatadas com frequência, agora se reconhece que esses testes por si só não descrevem totalmente os aspectos de reprodutibilidade ou validade comparativa. A Tabela 2.6 resume os testes estatísticos relatados com mais frequência para estudos de reprodutibilidade e validade comparativa.

Técnicas estatísticas mais avançadas, como a correção da ingestão de nutrientes para a ingestão de energia e o ajuste de coeficientes de correlação para variações intra e interpessoal, são descritas por Willett (2013).

Medidas biológicas para validar a ingestão de energia e nutrientes

Atualmente é reconhecido que, para calcular a validade de qualquer método de avaliação alimentar, incluindo registros de peso, é necessário comparar os dados alimentares com uma ou mais medidas objetivas que reflitam a ingestão dietética, mas que sejam independentes entre si. Considerando grupos, essas medidas incluem dados sobre o suprimento ou gastos com alimentos e, considerando indivíduos, medidas bioquímicas ou fisiológicas que reflitam a ingestão de energia e nutrientes. Estas últimas costumam ser chamadas de marcadores biológicos ou bioquímicos e

incluem gasto energético, produtos da degradação proteica na urina, sódio e potássio, níveis plasmáticos de vitaminas, níveis teciduais de minerais e composição de ácidos graxos do tecido adiposo subcutâneo.

Os marcadores biológicos são considerados objetivos, ou seja, não dependem da memória ou da capacidade dos entrevistados de se expressarem, além de serem livres de vieses introduzidos pela presença dos entrevistadores. Essas medidas também estão sujeitas a erros de mensuração e classificação, mas não estão relacionados aos inerentes a metodologias de avaliação da ingestão dietética.

As três medidas mais amplamente utilizadas para avaliar a validade dos dados de ingestão dietética são: o nitrogênio urinário, para validar a ingestão de proteínas; o gasto energético, mensurado pelo método da água duplamente marcada, para validar a ingestão de energia em indivíduos com peso estável; e a proporção entre energia ingerida e taxa metabólica basal, para identificar registros "plausíveis" de ingestão dietética.

Nitrogênio urinário

Um dos primeiros a sugerir uma medida externa como meio de validar os dados de ingestão dietética foi Isaakson (1980), que propôs o nitrogênio urinário como uma medida independente da ingestão de proteína, de acordo com a equação:

$$\text{Ingestão de proteína relatada (g)} = (\text{N urinário em 24 horas} + 2) \times 6{,}25 \text{ (g)}$$

em que N é a produção de nitrogênio urinário em gramas, e 2 é uma constante que representa as perdas de nitrogênio por fezes e pele (observe que algumas equações mais recentes fornecem uma constante de 4 ou estimam perdas urinárias extras com base no peso corporal). Assim como o recordatório de 24 horas, uma única coleta de urina de 24 horas não necessariamente reflete o que é "habitual". No entanto, parece que a excreção urinária de nitrogênio é menos variável no dia a dia do que a ingestão de proteína na dieta; ainda, embora 16 dias de ingestão dietética sejam necessários para avaliar a ingestão habitual de proteína, apenas oito coletas de urina de 24 horas são necessárias para avaliar a excreção de nitrogênio com o mesmo nível de confiança.

Embora menos coletas de urina de 24 horas possam ser necessárias, em geral elas não são mais aceitáveis para os participantes do que registros

48 Introdução à Nutrição Humana

alimentares de 24 horas. Além disso, exigem acesso a instalações laboratoriais. No entanto, as coletas podem fornecer uma avaliação prática independente não apenas da ingestão de proteínas, mas também de sódio e potássio.

Método da água duplamente marcada

Essa técnica, descrita no Capítulo 6, *Metabolismo Energético*, permite a medida do gasto de energia em participantes de vida livre ao longo de vários dias, com inconveniência mínima para o respondente e alto nível de exatidão e precisão.

Utilizando a técnica da água duplamente marcada, vários investigadores compararam a ingestão energética autorrelatada ao gasto energético com base na equação:

Gasto de energia (GE) = Ingestão de energia (IE) ± Mudança no armazenamento de energia corporal

A principal vantagem desse método é que ele gera demanda mínima sobre os participantes e não interfere em suas atividades diárias usuais; portanto, seu nível habitual de gasto de energia é inalterado. Sua principal desvantagem é que o custo exigido para cada estimativa é excessivamente alto. O método também requer acesso a equipamentos sofisticados de laboratório para análise de espectrometria de massa. Portanto, não está disponível para uso rotineiro na validação de dados de ingestão dietética.

Razão entre ingestão de energia e taxa metabólica basal

Devido às limitações do método da água duplamente marcada, outra abordagem utilizada compara a ingestão de energia (IE) derivada dos dados de ingestão dietética às necessidades presumidas de gasto de energia; tanto a ingestão quanto o gasto são expressos como múltiplos da taxa metabólica basal (TMB). A equação relevante é:

IE:TMB = GE:TMB (NAT)

em que NAT é o nível de atividade física. Para determinar se a ingestão de energia relatada é uma medida "plausível" da dieta real durante o período de medida (ou seja, se representa a dieta habitual ou é uma ingestão de energia baixa/alta obtida por acaso), uma equação foi desenvolvida por Goldberg e colaboradores (1991) para calcular

95% dos limites de concordância para a relação de confiança entre IE:TMB e NAT. Essa equação permitiu variação no IE, TMB, NAT e para a duração do período de avaliação da dieta, além do tamanho da amostra estudada.

Para um grupo, uma razão EI:TMB média relatada abaixo do intervalo de confiança de 95% (corte) para o período de estudo e tamanho da amostra de dados sugere que há um viés no sentido de subestimar a ingestão de energia.

No entanto, a identificação de indivíduos com viés de subestimar ou superestimar é muito mais difícil, uma vez que a EI relatada pode desviar bastante do gasto energético (GE) antes de ser considerada inverossímil.

- As equações para a estimativa da TMB foram derivadas para populações ocidentais, e sua aplicação a outras populações deve ser feita com cautela
- As equações exigem uma estimativa do nível de atividade física
- Descobriu-se que o uso de um único ponto de corte para identificar subestimativas tem baixa sensibilidade à subnotificação (falha em identificar o fenômeno), especialmente para altos níveis de ingestão de energia
- Os valores de corte diferem entre os estudos. Portanto, é difícil selecionar um valor apropriado e comparar estudos
- Os valores de corte aplicam-se apenas a indivíduos em balanço energético. Os mesmos números não podem ser aplicados a crianças em crescimento ou a adultos tentando perder peso (Gibson, 2005)
- Não existe valor limite acima do qual uma ingestão possa ser considerada inverossímil. Assim, não é possível identificar superestimativa.

Um método alternativo ao EI:TMB, proposto por Rennie et al. (2007) e Mendez et al. (2011), utiliza a fórmula do Conselho de Alimentos e Nutrição do Instituto de Medicina (IOM) (2005) para calcular a necessidade de energia estimada (NEE). A porcentagem pela qual um indivíduo relata seu consumo de energia abaixo ou acima da realidade é calculada utilizando-se a fórmula:

% relato acima ou abaixo = [100 × (NEE-IE relatado)/NEE]

Os valores de corte específicos da amostra podem, então, ser aplicados à identificação de possíveis relatos insuficientes ou excessivos. Esse método tem a vantagem de ser mais fácil de interpretar do que o método IE:TMB ao utilizar uma única equação NEE, permitindo, assim, a comparação entre estudos e a identificação tanto de subestimativas quanto de superestimativas.

Avaliação dos dados de ingestão dietética

Conforme indicado anteriormente, estudos alimentares são frequentemente conduzidos a fim de descrever a ingestão atual ou habitual dos indivíduos, para comparar a ingestão de alimentos e nutrientes entre diferentes grupos de uma população, a fim de determinar a proporção de indivíduos em risco de inadequação ou excesso alimentar ou investigar associações entre componentes alimentares e riscos ou estados de doença.

Em cada caso, é importante primeiro avaliar a reprodutibilidade e a validade dos dados. Se os resultados das análises de reprodutibilidade e validade caírem abaixo dos níveis considerados "aceitáveis" (ver Tabela 2.6) para alguns ou todos os nutrientes testados, o nutricionista pode precisar considerar modificar ou alterar o método de avaliação alimentar. As etapas que podem ser tomadas para melhorar a reprodutibilidade e a validade de um método de avaliação alimentar incluem a revisão e o esclarecimento das instruções dadas a participantes, melhorias no treinamento de entrevistadores, adição ou alteração de métodos para estimar tamanho de porção e implementação de medidas rigorosas de controle de qualidade durante coleta, processamento e análise dos dados. Mudanças na ferramenta de avaliação alimentar ou nos procedimentos de coleta de dados podem exigir uma reavaliação de reprodutibilidade e validade para o método de avaliação alimentar.

Embora tenham sido desenvolvidas técnicas para lidar com dados alimentares tendenciosos, a maioria é complexa. Além disso, a maioria das técnicas aborda subnotificação, enquanto poucas orientações são fornecidas na literatura a respeito da notificação excessiva. Contudo, as sugestões a seguir servem para promover o exame crítico dos dados e cautela ao tirar conclusões.

Se a proporção de indivíduos que relatam consumo de energia extremamente baixo ou alto difere entre os grupos que estão sendo comparados, qualquer comparação que não leve isso em consideração será tendenciosa. Uma forma de chamar atenção para a possibilidade de viés entre grupos é relatar não apenas a ingestão energética média ou mediana dos grupos comparados, mas também a razão IE:TMB ou, mesmo, a porcentagem de notificação excessiva ou faltante. Se as diferenças forem evidentes, os grupos devem ser comparados com e sem os valores extremos. Um problema que surge é que, ao subdividir os grupos, o tamanho da amostra é reduzido, e a imprecisão aumenta, de modo que uma diferença de significância biológica possa ser perdida não porque não exista, mas porque o tamanho da amostra seria muito pequeno para detectá-la estatisticamente.

Quando a inadequação ou o excesso alimentar são questões de interesse, é novamente importante considerar os valores extremos de forma separada. A ingestão de energia está altamente correlacionada à ingestão de muitos nutrientes e, consequentemente, a ingestão de nutrientes também pode estar subestimada ou superestimada. Uma abordagem alternativa é comparar a ingestão de nutrientes por unidade de energia para ambos os grupos (p. ex., mg de tiamina/ 1000 kJ). Da mesma forma, quando são investigadas associações dieta-doença, é aconselhável realizar análises e apresentar resultados com e sem os valores extremos.

Para obter explicações detalhadas sobre as várias técnicas de gerenciamento de viés em dados alimentar, o leitor deve consultar Willett (2013).

2.13 Avaliação da adequação alimentar

Os métodos para avaliar a adequação da dieta são descritos no Capítulo 4, *Padrões de Referência Dietética*. Esta seção chama a atenção para as limitações desses métodos.

A primeira limitação é que a avaliação da ingestão de nutrientes pode fornecer apenas uma estimativa do risco de inadequação de nutrientes para uma população ou indivíduo. Nenhum dos métodos pode identificar indivíduos específicos com deficiência de nutrientes. Indivíduos com deficiência ou excesso de nutrientes podem ser identificados apenas com base em medidas bioquímicas e/ou clínicas do estado nutricional.

A segunda limitação é que todas as estimativas de adequação/inadequação alimentar obtidas por comparação com os valores de referência para as necessidades de nutrientes dependem de como a estimativa é derivada.

Entretanto, independentemente da abordagem usada para avaliar a adequação da alimentação, a menos que a extensão dos excessos ou faltas de notificação seja conhecida e considerada, a proporção de indivíduos em risco de inadequação será super ou subestimada. Embora uma distinção de forma mais confiável seja possível entre estudos de base populacional que separem relatórios válidos de inválidos de ingestão dietética, isso ainda não permite que estimativas de inadequação com base na população sejam feitas, a menos que aqueles que forneçam ingestões válidas também sejam representativos da população como um todo. Todas as evidências disponíveis até hoje sugerem que isso é altamente improvável.

Quando o objetivo principal de um inquérito alimentar é identificar a proporção da população que pode ter ingestão inadequada de energia e nutrientes, é essencial que as informações sobre ingestão dietética sejam interpretadas à luz de medidas biológicas adequadas acerca do estado nutricional.

2.14 Como avaliar ingestão dietética

Nutricionistas geralmente analisam dados de ingestão dietética convertendo as informações sobre ingestão de alimentos em nutrientes, usando bancos de dados de composição dos alimentos relevantes. Essa abordagem simplifica o processo de análise e permite que os dados resultantes sejam comparados com os requerimentos de energia e nutrientes. Descrever a ingestão dietética em termos de alimentos em vez de nutrientes apresenta três dificuldades práticas, que não existem quando a ingestão dietética é analisada em termos de nutrientes. Primeiramente, a variedade de alimentos consumidos é muito maior do que a gama de nutrientes para os quais há dados de composição alimentar disponível. Em segundo lugar, embora essencialmente todos os indivíduos em um grupo contribuam para os dados de ingestão de nutrientes, nem todos os indivíduos contribuem com dados alimentares a respeito de todos os alimentos, ou seja, nem todos os indivíduos são "consumidores" dos mesmos alimentos. Em terceiro lugar, uma vez que

alimentos consumidos por diferentes populações e subgrupos de populações variam amplamente, as comparações entre e mesmo dentro de populações podem não ser possíveis.

Existem, no entanto, várias aplicações para as quais as informações sobre ingestão dietética são mais relevantes ou para as quais as informações sobre ingestão são necessárias, em conjunto com os dados sobre a ingestão de nutrientes. Embora, conforme discutido na Seção 2.2, as abordagens indiretas para medir ingestão de alimentos em nível nacional, comunitário e familiar forneçam informações para o planejamento e monitoramento de políticas alimentares e nutricionais, além de identificarem tendências de consumo alimentar, não fornecem dados sobre padrões ou diferenças entre ingestão dietética individual e ingestão de subgrupos da população; tampouco podem ser utilizadas para determinar associações de ingestão de alimentos e risco de doença em nível individual.

Os dados de ingestão dietética são necessários para desenvolver diretrizes dietéticas baseadas em alimentos e monitorar até que ponto essas diretrizes são atendidas para diferentes segmentos da população. Informações sobre ingestão de alimentos e nutrientes são necessárias para atender às necessidades de segurança alimentar e nutricional de comunidades e famílias específicas e para lidar com deficiências de micronutrientes mediante programas de fortificação. Por exemplo, na África do Sul, os dados sobre ingestão dietética obtidos com uma pesquisa nacional foram utilizados para identificar os veículos mais adequados de fortificação de alimentos (farinha de milho e pão), enquanto os dados de nutrientes identificaram os micronutrientes específicos que exigiam fortificação para reduzir o risco de deficiências de micronutrientes em nível nacional. Da mesma forma, os epidemiologistas nutricionais estão interessados na relação entre diferentes alimentos e padrões alimentares e resultados específicos de saúde. O uso de dados alimentares no contexto de estudos epidemiológicos é abordado no livro *Public Health Nutrition* (Butriss *et al.* 2018).

A análise e apresentação dos dados de ingestão dietética dependem dos objetivos do estudo. Quando o objetivo é examinar a ingestão de alimentos específicos, essa ingestão pode ser apresentada como o número total de vezes que um alimento é registrado, o número ou porcentagem de indivíduos que consomem um alimento, a quantidade total do alimento consumido, a média ou ingestão média diária desse alimento, seja *per capita* (para toda a amostra) ou apenas para aqueles que o consomem; também outra apresentação possível é contribuição percentual do alimento para o consumo total de energia ou nutriente de interesse. Como nem todos os membros de uma amostra consomem determinado alimento, é sempre importante indicar claramente se foi usado no estudo o tamanho total da amostra ou apenas o número de participantes que consumiram o alimento, para os cálculos estatísticos. A Tabela 2.7 resume as formas como dados de ingestão dietética podem ser relatados.

Embora seja possível relatar a ingestão de itens alimentares individuais, os dados da ingestão dietética são geralmente reduzidos a proporções mais controláveis com o agrupamento de alimentos em categorias adequadas. Apesar de isso poder ser feito de maneiras diferentes, por exemplo, em termos de composição, origem biológica ou uso cultural, o processo é relativamente simples em determinada cultura ou país. É mais difícil, no entanto, desenvolver uma classificação que possa ser usada de forma consistente em diferentes países ou culturas alimentares. Os sistemas nacionais de classificação de alimentos tendem a diferir não apenas porque o tipo e a variedade de alimentos variam, mas também porque os mesmos alimentos são utilizados de formas diferentes. Com o propósito de comparar padrões de ingestão dietética entre países ou regiões, é, portanto, necessário desenvolver uma classificação ou sistema de codificação de alimentos que permita que dados alimentares de regiões ou países individuais sejam atribuídos de maneira consistente. Diretrizes para relatar e interpretar dados de ingestão dietética e permitir comparações entre estudos podem ser encontradas em Faber et al. (2013).

Rastrear mudanças nas fontes alimentares de nutrientes e não nutrientes é particularmente importante no contexto dos desenvolvimentos tecnológicos em produção e manufatura de alimentos, que resultam na adição de nutrientes a alimentos, no desenvolvimento de alimentos para fins funcionais específicos e na modificação genética de alimentos.

Como exemplo específico da necessidade de alimentos individuais em vez de dados de ingestão de nutrientes, temos avaliações de exposição a não nutrientes alimentares, como aditivos, resíduos de pesticidas e outros possíveis contaminantes alimentares.

2.15 Indicadores de qualidade alimentar

Tradicionalmente, a ingestão dietética tem sido analisada e relatada como ingestão média ou mediana de energia, além de nutrientes individuais ou da distribuição da ingestão de nutrientes abaixo ou acima de um ponto de corte predefinido, indicativo do risco de ingestão deficiente ou excessiva. Essa abordagem, entretanto, tem duas desvantagens. Por um lado, a experiência, o tempo e os recursos necessários para coletar, analisar e relatar dados de energia e nutrientes podem não estar disponíveis. Nesses casos, é necessária uma forma de avaliar e relatar a qualidade das dietas com recursos mínimos, forma esta também que seja fácil de interpretar. Por outro lado, como a pesquisa epidemiológica identificou muitos fatores dietéticos e não dietéticos associados ao risco de doença, surgiu a necessidade de um único valor numérico para resumir a qualidade geral de uma dieta e, em alguns casos, da dieta e outros fatores de estilo de vida, como atividade física.

Em resposta à necessidade de um único valor para refletir a complexidade da dieta, muitos indicadores de qualidade de dieta foram desenvolvidos, com instâncias aumentando dramaticamente ao longo das duas últimas décadas. Além disso, muitos indicadores foram revisados de acordo com mudanças em diretrizes dietéticas ou para utilização em diferentes populações. Por exemplo, o Índice de Alimentação Saudável (IASad), originalmente desenvolvido a partir das Diretrizes Dietéticas para Americanos de 1995, foi revisado três vezes: em 2005, 2010 e 2015 – para incorporar novos conhecimentos sobre riscos alimentares relacionados a doenças não transmissíveis. O *Score* da Dieta Mediterrânea (SDM), também criado em 1995, que avalia a adesão ao padrão alimentar mediterrâneo, foi modificado para uso em diferentes regiões, faixas etárias e estado fisiológico.

52 Introdução à Nutrição Humana

Tabela 2.7 Opções para classificar e identificar os alimentos "mais importantes".

Número de vezes que cada alimento foi registrado

- Reflete a frequência de consumo
- Não leva em consideração o número de consumidores, tamanho da porção ou número de vezes que o alimento é consumido por dia
- É influenciado pela metodologia alimentar
  Recordatório/registro de 24 horas: uma pessoa pode consumir determinado alimento várias vezes durante o período de registro, enquanto outra pode não consumir o item de forma alguma, levando a uma superestimativa de consumo na amostra
  Questionário de frequência alimentar: o número de respostas a um item reflete o número de indivíduos que consomem o alimento, mas não diferencia entre consumidores frequentes e não frequentes (p. ex., consumo diário ou mensal)
- Pode exceder o número total de participantes do estudo (recordatórios/registros de 24 horas) para alimentos consumidos com frequência

Porcentagem de indivíduos que relatam consumo de um alimento

- Reflete a porcentagem de consumidores (e não a "importância" por quantidade ou frequência)
- Não faz distinção entre verdadeiros não consumidores (que nunca comem o alimento específico), consumidores ocasionais (que ingerem alimentos específicos, mas não o fazem durante o período de referência) e não consumidores
- Fornece uma boa indicação dos alimentos mais comumente consumidos, o que torna útil a identificação de alimentos mais/menos consumidos
- Não reflete a frequência de consumo ou a quantidade consumida
- Pode ser enganosa se as quantidades consumidas forem pequenas, ou se o consumo for ocasional

Ingestão total (p. ex., em gramas de alimento) por amostra estudada

- Favorece alimentos consumidos em grandes quantidades e discrimina alimentos consumidos em pequenas quantidades (que ocasionalmente são importantes nutricionalmente)
- Não é uma boa representação do número ou porcentagem de consumidores Ingestão média diária (p. ex., em gramas de alimento) por consumidor

Ingestão média diária (p. ex., em gramas de comida) por consumidor

- Pode ser utilizada para identificar a proporção de consumidores assíduos ou raros, por exemplo, para ingestão de frutas e vegetais em relação a um padrão
- Restringe-se a quem consumiu o alimento durante o período de referência
- É afetada pelas características do respondente, como idade e sexo, prejudicando, assim, a comparabilidade

Ingestão *per capita*

- Inclui toda a amostra, independentemente de o alimento ter sido consumido ou não
- É comparável à ingestão diária para consumidores de alimentos frequentemente consumidos
- Pode diferir substancialmente da ingestão diária dos consumidores de alimentos por apenas um pequeno número de participantes

Contribuição de energia e/ou nutrientes por alimentos e/ou grupos de alimentos

- Identifica fontes alimentares de nutrientes
- Ajuda na interpretação; a ingestão total de energia/ingestão de nutrientes deve ser fornecida
- Deve especificar se isso se refere a alimentos ou pratos. Por exemplo, se o objetivo é relatar a ingestão de energia de batatas e a margarina adicionada. Purê de batata não deve ser incluído

Reproduzida de Faber et al. Presentation and interpretation of food intake data: factors affecting comparability across studies. *Nutrition* v. 29 (2013): p. 1286-1992. Tabela 1, p. 1287.

Alguns indicadores de qualidade da dieta baseiam-se apenas na ingestão de nutrientes. São exemplos os Índices de Deficiência e Excesso desenvolvidos por Thiele *et al.* (2004) e a razão de adequação média (RAM) derivada da razão entre a ingestão de nutrientes e as necessidades de nutrientes. Outros indicadores baseiam-se apenas na ingestão de alimentos; por exemplo, diversidade alimentar (DA) e escores de variedade alimentar (EVA). Por último, alguns indicadores incluem critérios para a ingestão de alimentos e nutrientes. A maioria dos indicadores de qualidade da dieta se enquadra no último grupo, entre os quais o IASad, o Índice de Qualidade da Dieta (IQD), o Indicador de Dieta Saudável (IDS) e o MDS são os mais frequentemente relatados (Gil et al., 2015). Um quarto grupo de indicadores abrange índices de qualidade da dieta que são combinados com indicadores de estilo de vida saudável, como atividade física e hábitos sociais. O Índice de Estilo de Vida Mediterrâneo (MEDLIFE) é um exemplo desse tipo de indicador.

Os indicadores de qualidade de dieta utilizam critérios estabelecidos, como o Ingestão Dietética de Referência (IDR) e diretrizes baseadas em alimentos específicos do país para classificar a ingestão individual como "saudável" ou "não saudável". Para a maioria dos indicadores, uma pontuação mais alta indica uma dieta mais saudável. Existem, no entanto, indicadores, como o índice de qualidade da dieta (IQD) e o IQD revisado, em que pontuações mais baixas estão associadas à melhor qualidade de ingestão. A pontuação varia de acordo com o indicador. Pontuações podem ser atribuídas de acordo com o número de porções de alimentos específicos ou grupos de alimentos por dia, ingestão média em relação a uma ingestão padrão ou mediana da amostra, porcentagem de energia fornecida por macronutrientes ou proporções de alimentos saudáveis para menos saudáveis – por exemplo, carne branca a vermelha, e gorduras mono a saturadas.

O DA e o EVA são os indicadores de cálculo mais simples e exigem apenas a contagem do número de grupos de alimentos (DA) ou diferentes itens alimentares (EVA) coletados em um único recordatório não quantitativo de 24 horas. O DA e o EVA fornecem comprovadamente um reflexo aceitável da adequação da dieta e são particularmente úteis para populações que consumam dietas variadas e onde a experiência e os recursos sejam limitados.

Uma vez que os indicadores de qualidade de dieta fornecem um resumo da qualidade habitual, os métodos de avaliação mais adequados são múltiplos recordatórios de 24 horas, registros de alimentos ou QQFA, se a ingestão de alimentos for pontuada de acordo com o tamanho das porções, ou QFA não quantitativo ou registros alimentares se apenas a frequência de ingestão for pontuada. O cálculo de índices que requeiram dados de alimentos e nutrientes pode ser complexo, exigindo que os dados de ingestão dietética sejam analisados como alimento, grupo de alimentos e ingestão de nutrientes. Uma vez que muitos indicadores são baseados em guias alimentares específicos para populações, seu uso em outras populações é limitado àquelas com padrões alimentares semelhantes. Comparações entre os indicadores de qualidade de dieta não são possíveis devido à diferença nos componentes e na pontuação. É essencial compreender a lógica do indicador e dos componentes que constituem a pontuação para que os resultados dos indicadores de qualidade da dieta sejam interpretados corretamente.

Os indicadores de qualidade de dieta são úteis para comparar a qualidade total da dieta de grupos dentro da mesma população, para rastrear mudanças na qualidade da dieta ao longo do tempo, avaliar o impacto de um programa de intervenção na qualidade da dieta e para determinar associações entre dieta total e doença ou risco dela. As associações de qualidade da dieta relatadas com mais frequência são obesidade, doenças cardiovasculares e certos tipos de câncer.

2.16 Avaliações de segurança alimentar

As avaliações de segurança para aditivos alimentares, exceto aqueles classificados como "geralmente reconhecidos como seguros (GRAS)" pela Food and Drug Administration dos EUA, são expressas em termos de ingestão diária aceitável (IDA), estimada com base na exposição ao longo da vida. Embora seja evidente a impossibilidade de coletar dados de consumo alimentar ao longo da vida dos indivíduos, é importante que os dados alimentares usados para estimar níveis aceitáveis de ingestão ao longo da vida reflitam, na medida do possível, o nível habitual de ingestão dos alimentos avaliados.

Para fins de avaliações de segurança alimentar, apenas a ingestão de "consumidores" é de interesse. Conclui-se, portanto, que os dados alimentares devem ser adequados para uma estimativa precisa da proporção da população que é consumidora e da ingestão habitual média desses consumidores. Como a frequência de consumo varia entre os alimentos (alguns alimentos são consumidos pela maioria das pessoas na maioria dos dias, mas muitos outros alimentos são consumidos com menor frequência), a duração do período de registro alimentar influencia tanto a estimativa da proporção de consumidores quanto a ingestão média desses consumidores. Os dados de ingestão de 1 dia inevitavelmente devem subestimar o número verdadeiro de consumidores para a maioria dos alimentos e superestimar a ingestão habitual média desses consumidores, porque nem todos os alimentos são consumidos todos os dias. No entanto, parece que 75% ou mais dos itens do menu doméstico são normalmente consumidos em um período de 14 dias, e que um diário de 14 dias forneça uma boa estimativa da ingestão habitual da maioria dos alimentos pelos consumidores.

A maioria dos estudos sobre ingestão dietética individual, no entanto, não dura 14 dias, devido ao aumento do custo e à não resposta associados ao período de estudo mais longo. Para avaliar segurança alimentar, uma abordagem que combine um registro de ingestão de alimentos de 3 dias com um QFA tem o potencial de trazer estimativas para a ingestão de consumidores que sejam semelhantes às obtidas com registros de 14 dias.

2.17 Perspectivas futuras

É improvável que a medida ou a avaliação da ingestão dietética se tornem menos complexas no futuro. Na verdade, o inverso provavelmente será verdadeiro, dada a crescente diversidade no suprimento de alimentos e o crescente reconhecimento da necessidade de poder avaliar com precisão não apenas a ingestão de alimentos e nutrientes, mas também a ingestão de constituintes não nutritivos dos alimentos e suplementos dietéticos. Embora a existência de erros associados às avaliações da ingestão dietética seja agora amplamente reconhecida, ainda há muito trabalho a ser feito nesse campo.

Outros aspectos da medida da ingestão dietética, que também requerem maior desenvolvimento no futuro imediato, provavelmente incluem o discutido nos parágrafos a seguir.

Como todos os métodos diretos de medida da ingestão dietética envolvem interação entre nutricionistas e indivíduos, e nossa compreensão dos aspectos cognitivos das interações ainda é limitada, mais trabalho é necessário para melhorar o aspecto de comunicação da avaliação alimentar. Da mesma forma, com o aumento do uso de tecnologia na avaliação alimentar, são necessários dados sobre como os indivíduos interagem com ferramentas de avaliação automatizadas e como a tecnologia afeta o relato da ingestão dietética.

À medida que o suprimento de alimentos se torna mais complexo, as pessoas não serão mais capazes de descrever os alimentos que comeram nos detalhes adequados, a menos que desenvolvimentos tecnológicos, como códigos de barras e sistemas semelhantes de identificação de alimentos, tornem-se parte integral da avaliação alimentar.

À medida que aumenta o número de constituintes dos alimentos de interesse, em relação à saúde, é importante que marcadores fisiológicos e bioquímicos adequados sejam desenvolvidos também para esses constituintes, bem como para os constituintes nutricionais dos alimentos.

Finalmente, já que os dados de ingestão dietética não têm nenhum propósito útil a menos que possam ser avaliados adequadamente, é essencial que os estudos alimentares incluam informações subordinadas suficientes para permitir que isso ocorra – isso significa coletar rotineiramente informações não apenas sobre idade, gênero, tamanho corporal e estado fisiológico, mas também sobre os principais aspectos do estilo de vida, como atividade física e consumo de itens não alimentares, como suplementos (nutricionais e não nutricionais) e drogas (tanto sociais quanto medicinais).

A dieta é parte integrante da saúde. Conclui-se que avaliar a dieta é essencial para a promoção da saúde e a prevenção de doenças. Os nutricionistas devem assumir o desafio de refinar a avaliação. Isso requer abertura e análise crítica dos métodos e ferramentas atuais, além de novos desenvolvimentos.

Capítulo 2 ■ Como Avaliar a Ingestão Dietética **55**

Anexo 2.1 Instruções para o participante e exemplo de folha de registro para um registro alimentar semanal, tirado de um estudo sul-africano

Instruções para o diário alimentar semanal

1. Use este livreto para anotar tudo o que você comer ou beber nos próximos 7 dias: _____
   Como você verá, cada dia é dividido em seções, começando com a primeira refeição da manhã e terminando com a hora de dormir. Para cada parte do dia, escreva tudo o que você comer ou beber, quanto você comer ou beber e uma descrição, se necessário. Se você não comer ou beber nada durante essa parte do dia, trace uma linha na seção.
2. Você recebeu: uma balança para pesar alimentos, um jarro medidor para líquidos e um conjunto de colheres de medida para pequenas quantidades de alimentos e líquidos.
3. Anote tudo na hora que comer ou beber. Não tente se lembrar do que você comeu no final do dia.
4. Antes de comer ou beber, a comida ou bebida **preparada** deve ser pesada ou medida e anotada no diário. Se você não consumir toda a comida ou bebida, o que sobrar também deve ser pesado ou medido e registrado no diário.
5. Prepare alimentos e bebidas como sempre faz. Também coma e beba da mesma forma que de costume: coma os alimentos e beba nas quantidades e nos horários que sempre comer e beber. Tente não mudar a maneira como você come e bebe de forma alguma.
6. Precisamos saber sobre **todos** os alimentos e bebidas que você ingere durante esses 7 dias. Portanto, se você comer fora de casa (p. ex., no trabalho, com amigos, em um café ou restaurante), leve seu equipamento de medição com você para que possa medir sua comida mesmo assim. Também não se esqueça de medir alimentos comprados por *delivery*.
7. Por favor, anote as receitas dos pratos caseiros, como ensopados, sopas, bolos, biscoitos ou pudins. Além disso, diga quantas pessoas podem comer com essas receitas, ou quantos biscoitos ou bolos você fez com a receita.
8. Na próxima página, há uma lista de comidas e bebidas populares. Ao lado de cada item está o tipo de coisa que precisamos saber para entender como o alimento é feito e quanto você comeu. Essa lista não contém todos os alimentos, portanto, se um alimento que você comeu estiver faltando, tente encontrar um semelhante a ele. Conte-nos o máximo que puder sobre a comida.
9. Por favor, informe-nos a quantidade e o tipo de óleo ou gordura que você usa para cozinhar, fritar ou assar.
10. A maioria dos pacotes e alimentos enlatados, como "chips", salgadinhos, carne enlatada, sardinha enlatada, têm pesos impressos no rótulo. Latas, garrafas e caixas de bebidas geladas e bebidas alcoólicas também têm pesos impressos. Use-os para mostrar o quanto você comeu ou bebeu. Sempre que possível, guarde os pacotes, garrafas ou latas vazias.
    Atenção: precisamos saber a quantidade que **você** come ou bebe. Portanto, se você não comer o pacote ou lata de comida inteira, ou se beber a garrafa inteira de bebida gelada, meça a quantidade que você comeu ou bebeu.
11. No final de cada dia há uma lista de lanches e bebidas que podem ser facilmente esquecidos. Por favor, anote quaisquer itens extras aqui se você ainda não os tiver feito em algum momento do dia.
12. O assistente de pesquisa fará visitas durante os dias de registro para te ajudar em caso de dúvidas ou problemas. Essa pessoa recolherá o equipamento e o diário ao fim dos 7 dias.

TODAS AS INFORMAÇÕES QUE VOCÊ NOS FORNECER SÃO ESTRITAMENTE CONFIDENCIAIS. SERÃO APENAS USADAS PARA FINS DE PESQUISA. APENAS SEU NÚMERO DE PARTICIPANTE APARECE NO DIÁRIO. NINGUÉM PODERÁ LIGAR A SUA IDENTIDADE AO DIÁRIO.

EXEMPLO

Café da manhã para uso da pesquisa					
Alimento/Bebida	Descrição e Preparação	Quantidade servida	Quantidade restante	Quantidade ingerida	Código
Refeição de mingau de milho	*Iwiza. Suave, 1 xícara de chá de alimento e 3 xícaras de água*	*300 g*	–		
Leite	*Fresco, integral, Clover*	*300 ml*			
Pão	*Integral*	*1×60 g*			
Margarina	*Rama, suave*	*10 ml*			
Chá	*Saquinhos de chá Glenn*	*1 xícara*			
Leite	*Fresco, integral*	*25 ml*			
Açúcar	*Refinado*	*2 colheres de chá cheias*			

56 Introdução à Nutrição Humana

Anexo 2.2 Extrato de uma folha de registro para um recordatório de 24 horas aplicado por entrevistador

RECORDATÓRIO – 24 HORAS

Número do estudo: _____ Data: _____

Número do recordatório: _____ Dia: _____

Entrevistador: _____

Quero saber sobre tudo que você comeu ou bebeu ontem, incluindo água, lanches, doces ou alimentos ingeridos fora de casa. Por favor, me diga **tudo** o que você comeu, desde o momento em que acordou ontem de manhã até ir dormir na noite passada. Também vou te perguntar onde você comeu a comida e quanto dela você comeu.

Local (casa, trabalho, amigos etc.)	Alimento/bebida	Descrição/marca/preparação	Quantidade (HHM)	Quantidade (g) (apenas para uso da pesquisa)	Código (apenas para uso da pesquisa)
	Você comeu ou bebeu alguma coisa quando se levantou ontem? Sim ☐ Não ☐ **Se sim**, o que você consumiu?				
	Você comeu ou bebeu alguma coisa durante a manhã (antes do meio-dia/hora do almoço)? Sim ☐ Não ☐ **Se sim**, o que você consumiu?				
	Você comeu ou bebeu alguma coisa no meio do dia (hora do almoço)? Sim ☐ Não ☐ **Se sim**, o que você consumiu?				

Capítulo 2 ■ Como Avaliar a Ingestão Dietética **57**

Anexo 2.3 *Layout* típico de um questionário não quantitativo de frequência alimentar, adequado para escaneamento óptico (reproduzido, com autorização, do Anti Cancer Council of Victoria, em Melbourne, Austrália)

Por favor, preencha completamente uma forma oval de cada vez. Por favor, MARQUE COMO ESTE AQUI: ⊙ ⬤ ⊙ ⊙	Nunca	1 vez	2 vezes	3 vezes ou mais	1 vez	2 vezes	3 ou 4 vezes	5 ou 6 vezes	Menos de 1 vez	1 a 3 vezes
		por mês			por semana				por dia	
Bebida de leite saborizada (cacau, Nescau® etc.)	○	○	○	○	○	○	○	○	○	○
Nozes	○	○	○	○	○	○	○	○	○	○
Manteiga ou pasta de amendoim	○	○	○	○	○	○	○	○	○	○
"Chips" de milho, batata frita, Ruffles® etc.	○	○	○	○	○	○	○	○	○	○
Compotas, geleias, mel ou xaropes	○	○	○	○	○	○	○	○	○	○
Vegemite®, Marmite® ou Promite®	○	○	○	○	○	○	○	○	○	○
Laticínios, carnes e peixes										
Queijo	○	○	○	○	○	○	○	○	○	○
Sorvete	○	○	○	○	○	○	○	○	○	○
Iogurte	○	○	○	○	○	○	○	○	○	○
Carne bovina	○	○	○	○	○	○	○	○	○	○
Vitela	○	○	○	○	○	○	○	○	○	○
Carne de frango	○	○	○	○	○	○	○	○	○	○
Carne de cordeiro	○	○	○	○	○	○	○	○	○	○
Carne suína	○	○	○	○	○	○	○	○	○	○
Bacon	○	○	○	○	○	○	○	○	○	○

Anexo 2.4 *Layout* alternativo de um questionário quantitativo de frequência alimentar, adequado para escaneamento óptico ou aplicação automatizada por computador (adaptado do Anti Cancer Council of Victoria <http://www.cancervic.org.au/research/epidemiology/nutricional_assessment_services>. Acesso em: 13 maio 2018)

12. Nos últimos 12 meses, quantas fatias de pão você ingeriu normalmente por dia? Por favor, inclua todos os tipos de pão, fresco ou torrado. Conte um pão a cada duas fatias.
    o Nenhuma (vá para Q. 14)
    o Menos de 1 fatia por dia
    o 1 fatia por dia
    o 2 fatias por dia
    o 3 fatias por dia
    o 4 fatias por dia
    o 5 a 7 fatias por dia
    o 8 ou mais fatias por dia

13. Quais tipos de pão você ingere *normalmente*? Você pode escolher mais de um tipo.
    o Branco (incluindo o turco e o de fermento branco)
    o Branco com alta taxa de fibras
    o Farinha integral
    o Multigrãos
    o Centeio (incluindo o de fermento de centeio)
    o Soja e linhaça
    o Sem glúten

14. Nos últimos 12 meses, quantos ovos você ingeriu normalmente por dia? Inclua ovos que foram fritos, cozidos, mexidos, ovo escalfado ("pochê") e omeletes.
    o Nenhum
    o Menos de 1 ovo por semana
    o 1 a 2 ovos por semana
    o 3 a 5 ovos por semana
    o 6 ou mais ovos por semana

58 Introdução à Nutrição Humana

Anexo 2.5 Extrato de um questionário quantitativo de frequência alimentar. (reproduzido de: <https://faunalytics.org/ffq/>)

Com que frequência, nos últimos 3 meses, você ingeriu:	Nunca	Menos de 1 vez/semana	1 a 3 vezes/semana	4 a 6 vezes/semana	1 vez/dia	2 a 3 vezes/dia	4 ou mais vezes/dia	Qual era o tamanho da porção usual em relação ao seguinte?
Frutas (maçãs, bananas, laranjas etc.)								½ xícara de fruta crua; ½ maçã média ou laranja grande
Legumes (cenouras, cogumelos, batatas etc.)								½ xícara cozida ou crua; 1 cenoura ou talo de aipo
Frango (frango frito, ensopado, grelhado etc.)								90 a 120 g; ½ peito grande ou 1 pequeno; 2 coxas de frango
Peru (jantar de peru, sanduíche, ensopado etc.)								90 a 120 g; 6 a 8 fatias muito finas; 1 a 3 fatias grossas
Peixes e frutos do mar (atum, camarão, caranguejo etc.)								90 a 120 g; 1 lata de atum; 6 camarões médios
Porco (presunto, costeletas suínas, costela etc.)								90 a 120 g; 1 costeleta de porco; 2 costelas; 3 a 4 fatias de bacon
Boi (bife, almôndegas, em tacos etc.)								90 a 120 g; hambúrguer de 110 g; 3 a 6 fatias de rosbife
Outras carnes (pato, cordeiro, cervo etc.)								90 a 120 g; um pedaço do tamanho da palma da mão
Oleaginosas (amêndoas, castanhas de caju, nozes etc.)								¼ xícara ou 1 punhado; 20 amêndoas; 2 colheres de manteiga de amendoim
Feijão (tofu, grão de bico, no chili etc.)								½ xícara de feijão cozido; ¼ xícara de húmus ou tofu
Laticínios (queijo, leite, iogurte etc.)								3 fatias de queijo; 1 xícara de leite; 1 xícara de iogurte
Ovos (omelete, em salada, em produtos assados etc.)								1 ovo; ¼ xícara de ovo mexido ou ½ xícara de salada de ovo
Cereais (pães, massas, arroz etc.)								1 fatia de pão ou pizza; ½ xícara de arroz ou macarrão
Doces (doces, biscoitos, tortas etc.)								2 biscoitos pequenos; 1 fatia de bolo ou torta
Refrigerantes com cafeína (cola, cola *diet*, bebidas energéticas etc.)								1 lata (350 mℓ) de refrigerante; bebida pequena de máquina
Café e chá (café quente, café gelado, chá preto etc.)								180 mℓ de café ou chá quente; café gelado pequeno

Anexo 2.6 Extrato de um questionário quantitativo de frequência alimentar, com opções de resposta aberta, utilizado em uma população rural da África do Sul

Alimento	Descrição	Quantidade (g/HHM)	Número de				Código*	Quantidade/ dia
			Vezes que se alimentou no dia	Dias em que o alimento é consumido por semana	Semanas em que o alimento é ingerido por mês	Não consumido no mês anterior		
A. CEREAIS E PÃO								
Farinha de milho: mingau firme	Cultivo caseiro						4406	
	Comprado em loja: Marca:						4411	
Farinha de milho: mingau mole	Cultivo caseiro						4405	
	Comprado em loja: Marca:						4410	
Farinha de milho: mingau fermentado	Cultivo caseiro:						4406	
	Comprado em loja: Marca:						4411	
Mingau de sorgo (Mabelle)	Cultivo caseiro:						3999	
	Comprado em loja: Marca:						3241	

*Código de item alimentar tirado de Tabelas de Composição Alimentar da África do Sul (van Graan *et al.* 2017).

Referências bibliográficas

Cade, J., Thompson, R., Burley, V. *et al.* (2002). Development, validation and utilisation of food-frequency questionnaires: a review. *Publ Health Nutr* 2002; **5**: 567–587.

Cade, J., Warthon-Medina, M., Albar, S. *et al.* DIET@NET: Best practice guidelines for dietary assessment in health research. *BMC Medicine* 2017; **15**: 202–217.

Cancer Council, Victoria. Dietary questionnaire (DQES V3.2). Available from http://www.cancervic.org.au/research/epidemiology/nutritional_assessment_services. (Accessed 15 April 2018).

Conway, J.M., Ingwersen, L.A., Vinyard, B.T. *et al.* (2003). Effectiveness of the US Department of Agriculture 5-step multiple-pass method in assessing food intake in obese and nonobese women. *Am J Clin Nutr* 2003; **77**: 1171–1178.

Faber, M., Wenhold, F.A.M., MacIntyre, U.E. *et al.* (2013). Presentation and interpretation of food intake data: factors affecting comparability across studies. *Nutrition* 2013; **29**: 1286–1992.

Fiedler, J.L., Lividini, K., Bermudez, O.I. *et al.* (2012). Household consumption and expenditure surveys (HCES): a primer for food and nutrition analysts in low- and middle-income countries. *Food and Nutrition Bulletin* 2012; **33** (Suppl 3): S170–S184.

Food and Agriculture Organisation (FAO). (2002). *Food balance sheets. History, sources, concepts and definitions.* Paper no. 5. Training in the preparation of food balance sheets. Available at http://www.fao.org/elearning/course/fa/en/pdf/5_fbs_concepts.pdf. (Accessed 25 April 2018).

Food and Nutrition Board, Institute of Medicine of the National Academies. (2005). *Dietary reference intakes for energy, carbohydrate, fiber, fat, fatty acids, cholesterol, protein and amino acids.* Washington DC: The National Academies Press.

Gibson, R.S. (2005). *Principles of Nutritional Assessment,* 2e. Oxford: Oxford University Press.

Gil, A., Martinez de V.E., and Olza, J. (2015). Indicators for the evaluation of diet quality. *Nutr Hosp* 2015; **31**(Suppl 3): 128–144.

Goldberg, G.R., Black, A.E., Jebb, S.A. *et al.* (1991). Critical evaluation of energy intake data using fundamental principles of energy physiology. I. Derivation of cur-off limits to identify under-recording. *Eur J Clin Nutr* 1991; **41**: 569–581

Isaksson, B. (1980). Urinary nitrogen output as a validity test in dietary surveys. *Am J Clin Nutr* **33**: 4–5.

Lee, R.D. and Nieman, D.C. (2019). *Nutritional assessment,* 7e. St Louis: Mc Graw Hill.

Lombard, M., Steyn, N.P., Charlton, K.E. *et al.* (2015). Application and interpretation of multiple statistical tests to evaluate validity of dietary assessment methods. *Nutrition Journal* **14**:40. DOI 2.1186/s12937-015-0027-Y

Mendez, M.A., Popkin, B.M., Buckland, G. *et al.* (2011). Alternative intake-obesity relations. *Am J Epidemiol* **173**: 448–458.

National Cancer Institute. (2016). Automated Self-administered 24 hour dietary assessment tool (ASA24). Available at https://epi.grants.cancer.gov/asa24/ (Accessed 30 April 2018).

Nelson, M. (1997). The validation of dietary assessment. In: *Design concepts in nutritional epidemiology*, 2e. (ed. B.M. Margetts and M. Nelson). Oxford: Oxford University Press.

Nutritional Epidemiology Group, School of Food Science & Nutrition, University of Leeds (2018). Myfood24. Available at https://www.myfood24.org/web/. (Accessed 30 April 2018).

Rennie, K.L., Coward, A., and Jebb, S.A. (2007). Estimating under-reporting of energy intake in dietary surveys using an individualised method. *BJN* **97**: 1169–1176

Thiele, S., Mensink, G.B.M., and Beitz, R. (2004). Determinants of diet quality. *Publ Health Nutr* 7: 29–37.

Van Graan, A.E., Chetty, J.M., and Links, M.R. (2017). *Food Composition Tables for South Africa*, 5e. Parow: Medical Research Council.

Wenhold, F.A.M. and Faber, M. (2019). Beverage intake: Nutritional role, challenges, and opportunities for developing countries. In: *Nutrients in beverages.* (ed. A.M. Grumezesu). Duxford: Woodhead Publ/Elsvier.

Willett, W. (2009). Foreword. *BJN* **102**(Suppl): S1–S2.

Willett, W., ed. (2013). *Nutritional Epidemiology*, 3e. Monographs in Epidemiology and Biostatistics. New York: Oxford University Press.

Leitura complementar

Castro-Quezada, I., Ruano-Rodriguez, C., Ribas-Barba, L. *et al.* (2015). Misreporting in nutritional surveys: methodological implications. *Nutr Hosp* **31**(Suppl 3): 119–127.

Food and Agricultural Organisation of the United Nations. (2001). *Food balance sheets. A handbook.* Rome: FAO. Available from: http://www.fao.org/3/a-x9892e.pdf. (Accessed 12 April 2018).

Illner, A.-K., Freisling, H., Boeing, H. *et al.* (2012). Review and evaluation of innovative technologies for measuring diet in nutritional epidemiology. *Int J Epidemiol* **41**: 1187–1203.

Matt, G.E., Rock, C.L., and Johnson-Kozlov, M. (2006). Using recall cues to improve measurement of dietary intakes with a food frequency questionnaire in an ethnically diverse population: an exploratory study. *J Am Diet Assoc* **106**: 1209–1217.

Molag, M.J., de Vries, J.H.M., Ocke, M.C. *et al.* (2007). Design characteristics of food frequency questionnaires in relation to their validity. *Am J Epidemiol* **166**: 1468–1478.

Smith, L.C., Dupriez, O., and Troubat, N. (2014). Assessment of the reliability and relevance of the food data collected in national household consumption and expenditure surveys. *IHSN Working Paper* No. 8. Available at http://www.ihsn.org/sites/default/files/resources/IHSN_WP008_EN.pdf. (Accessed 25 April 2018).

Stumbo, P.J. (2013). New technology in dietary assessment: a review of digital methods in improving food record accuracy. *Proceedings of the Nutrition Society* **72**: 70–76.

Websites

Cancer Council, Victoria. Dietary questionnaires: http://www.cancervic.org.au/research/epidemiology/nutritional_assessment_services

Food and Agricultural Organization: Food balance Sheets: http://www.fao.org/faostat

Food Standards Agency Scotland. INTAKE24 Online 24 hour recall tool: https://intake24.co.uk/

Nielsen corporation: http://www.nielsen.com

International Household Survey Network: http://www.ihsn.org/food

Automated Self-administered 24 hour dietary assessment tool (ASA24) (National Cancer Institute, 2016): https://epi.grants.cancer.gov/asa24/)

Myfood24: https://www.myfood24.org/web/

University of Cambridge EPIC – Norfolk: Nutritional methods: http://www.srl.cam.ac.uk/epic/images/ffq.jpg

Nutritools: https://www.nutritools.org

National Cancer Institute Dietary Assessment Primer: https://dietassessmentprimer.cancer.gov

Epidemiology and Genomics Research Program of the National Cancer Institute: https://epi.grants.cancer.gov/diet/shortreg/register.php

3

Composição Alimentar

Hettie C. Schönfeldt e Beluah Pretorius

Pontos-chave

- Dados confiáveis e de boa qualidade sobre composição de alimentos para consumo humano são recursos essenciais para diversas aplicações
- Esses dados são necessários para um espectro de usuários, que varia desde níveis internacionais a nacionais, regionais, domésticos e individuais
- Em geral, dados obtidos sobre a ingestão de alimentos por indivíduos ou grupos de indivíduos são usados para estimar o consumo de nutrientes e para estabelecer necessidades nutricionais, bem como guias de saúde
- A determinação do consumo de nutrientes pode ser obtida por meio de análise direta dos alimentos consumidos (de longe o método mais preciso, mas também o mais caro) ou de tabelas/bancos de dados de composição alimentar
- Os alimentos descritos na tabela de composição alimentar devem ser reconhecidamente semelhantes aos consumidos pelo indivíduo ou grupo

- Fatores como amostragem, variabilidade e métodos analíticos envolvidos devem ser considerados ao desenvolver tabelas nutricionais
- Inadequações em tabelas de composição alimentar podem ser minimizadas ao calcular perdas e ganhos de nutrientes durante o processamento e preparo dos alimentos.

Novas atividades na composição de alimentos incluem:

- Inserir dados sobre biodisponibilidade e índice glicêmico em futuras tabelas de composição alimentar
- Organizar tabelas de composição alimentar considerando a regionalidade
- Focar a biodiversidade dentro das espécies
- Investigar a composição de alimentos tradicionais e étnicos específicos
- Estudar componentes bioativos em alimentos e seus efeitos em saúde e bem-estar
- Abordar dados de composição alimentar e seu papel em nutrição e saúde.

3.1 Introdução

Embora a quantidade, a qualidade e a disponibilidade dos dados sobre composição alimentar variem de um país ou região para outro, geralmente a maioria dos países em desenvolvimento ainda não tem dados adequados e confiáveis, apesar do fato de componentes de alimentos específicos terem sido publicados há mais de 150 anos. Com o tempo, os dados de composição dos alimentos assumiram maior importância científica, acadêmica e política, devido à utilidade dessas informações. Consulte a Tabela 3.1 para exemplos práticos do uso de dados de composição alimentar. Foi apenas em 1961 que uma tabela de composição alimentar regional foi desenvolvida e publicada para a América Latina, seguida de tabelas de composição alimentar para a África (1968), Oriente Próximo (1970) e Ásia (1972). Os dados dessas tabelas foram baseados em quantidades muito limitadas de amostras, de nutrientes e, nos termos de hoje, em metodologias analíticas desatualizadas. No entanto, essas tabelas ainda são utilizadas devido ao número limitado de tabelas atualizadas disponíveis. Em todo o mundo, existem em uso atualmente mais de 150 tabelas de composição alimentar, bancos de dados de nutrientes ou seus equivalentes eletrônicos/magnéticos. Muitas tabelas são baseadas em dados da National Nutrient Database for Standard Reference, (SR) do Departamento de Agricultura dos EUA (USDA),

Tabela 3.1 Exemplos de uso para dados de composição alimentar.

Nível	Exemplos
Internacional	Papel dos alimentos no fornecimento de nutrientes e/ou na estimativa de adequação da ingestão alimentar para grupos populacionais
	Investigação das relações entre nutrição, saúde e estado nutricional; por exemplo, epidemiologistas correlacionam padrões de doenças com componentes alimentares
	Avaliação de programas de educação nutricional
	Programas de intervenção nutricional e fortificação de alimentos, como em programas de assistência alimentar; os alimentos são distribuídos ou enriquecidos para atender a necessidades nutricionais específicas de populações; por exemplo, iodo ou vitamina A
	Rotulagem nutricional na comercialização de alimentos
Nacional	Monitoramento, no nível governamental, da disponibilidade de alimentos produzidos e estimativa de ingestão individual para necessidades nutricionais específicas; por exemplo, proteína e energia
	Dados do balanço alimentar são utilizados para fornecer informações sobre alimentos disponíveis nacionalmente para toda a população; são úteis no monitoramento de tendências em consumo alimentar ao longo do tempo
	Pesquisadores trabalham para melhorar o suprimento alimentar, selecionando ou desenvolvendo novas cepas ou cultivares para melhorar cultivo, coleta, preservação e preparo
	Estimativa de adequação da ingestão alimentar para grupos dentro de populações
	Investigação das relações entre alimentação, saúde e estado nutricional
	Avaliação de programas de educação nutricional
	Treinamento alimentar e nutricional
	Educação nutricional e promoção da saúde
	Programas de intervenção nutricional e fortificação de alimentos
	Regulamentação alimentar e nutricional, segurança alimentar
	Rotulagem nutricional de alimentos
Regional (influenciado por padrões de refeição e preferências alimentares)	Instituições como hospitais, escolas, dormitórios e tropas/exércitos (provisão racionada) formulam dietas nutricionalmente balanceadas para os indivíduos sob seus cuidados
	A indústria alimentícia regula a qualidade de alimentos, analisando rotineiramente os componentes de seus produtos
	A indústria alimentícia muda e melhora seus produtos para atrair novos clientes, melhorando o conteúdo nutricional ou o apelo sensorial mediante mudanças nos ingredientes
	Desenvolvimento de produto
Doméstico	Pesquisas alimentares domiciliares fornecem dados sobre consumo alimentar domiciliar
	Pesquisas de orçamento familiar
	Economia da alimentação familiar
Individual	A ingestão alimentar do indivíduo é avaliada para compreender a saúde atual e monitorar mudanças em ingestão alimentar
	Impacto da interpretação de escolhas e preferências por meio da composição dos dados
	O gasto energético individual é a única medida verdadeira da necessidade de energia, por exemplo, no gerenciamento da dieta de um atleta ou de um obeso
	É possível avaliar individualmente necessidades e objetivos alimentares pessoais, com preferências e rejeições associados
	Estudos de equilíbrio nutricional individual
	Dietas terapêuticas ou restritivas com teores nutricionais específicos; por exemplo, controle de diabetes melito e hipertensão arterial sistêmica só pode ser descrito com dados individuais
	Consumidores individuais examinam a lista de ingredientes e o conteúdo de nutrientes nos rótulos dos alimentos embalados
	Nutrição esportiva

disponível no *site* do Nutrient Data Laboratory: www.ars.usda.gov/nutrientdata. A entidade Public Health England é responsável por manter dados atualizados sobre o conteúdo nutricional do suprimento de alimentos do Reino Unido (UK) por meio do Composition of Foods Integrated Dataset (CoFID), disponível em: <https://www.gov.uk/government/publications/composition-of-foods-integrated-dataset-cofid>. Uma lista abrangente das tabelas de composição alimentar disponíveis pode ser obtida na página inicial da Food and Agriculture Organization of the United Nations (FAO) (http://www.fao.org/infoods/directory). EuroFIR, do Consórcio Europeu de Recursos para Informação Alimentar, uma parceria entre universidades, institutos de pesquisa e pequenas e médias empresas de países europeus, visa desenvolver e integrar um grupo abrangente e uma rede validada de bancos de dados de composição alimentar.

Ainda existe a necessidade contínua de realizar análises alimentares, pois o número de alimentos consumidos em todo o mundo, especialmente alimentos isolados, ainda é várias vezes maior do que o número para os quais existem dados analíticos. A Cross Cutting Initiative on Biodiversity for Food and Nutrition [Iniciativa de Corte Transversal em Biodiversidade para Alimentação e Nutrição], liderada pela FAO, e a Biodiversity International focaram a diversidade genética dentro de espécies e de alimentos subutilizados, não cultivados e indígenas. A investigação destacou a necessidade de dados de composição alimentar não apenas em nível de espécie, mas também de subespécie. A quantidade limitada de dados de composição alimentar subutilizados, não cultivados e indígenas que desempenham papéis importantes nos padrões de consumo em países subdesenvolvidos e em desenvolvimento aumenta a necessidade de análise da composição alimentar. Análises também são necessárias nas seguintes circunstâncias:

- Quando os dados de tabelas existentes são baseados em um número muito limitado ou único de amostras
- Quando o conteúdo de um nutriente ou outro componente alimentar não está disponível em uma tabela existente de alimentos
- Quando não há informações disponíveis sobre quais alimentos são fontes importantes de um nutriente ou outro componente alimentar de interesse

- Quando não há informações sobre perda ou ganho de nutrientes durante o preparo de alimentos nos métodos utilizados pela população investigada
- Quando é necessário verificar a comparabilidade das várias tabelas de composição alimentar usadas em um estudo multicêntrico
- Quando o método disponível para determinar um nutriente específico é consideravelmente melhorado
- Quando são encontradas evidências científicas que correlacionam componentes alimentares recentemente reconhecidos e saúde
- Quando novas políticas são adotadas para iniciativas de saúde pública que ditem reformulações
- Quando novos alimentos são produzidos, ou alimentos existentes são reformulados.

3.2 Alimentos

As tabelas de composição alimentar normalmente consistem em uma lista de alimentos selecionados com dados sobre o conteúdo de nutrientes selecionados para cada alimento. Para que uma tabela de composição alimentar seja útil para estimativas de teor de nutrientes, tanto uma porção significativa dos alimentos consumidos pelo grupo ou indivíduo em estudo quanto os nutrientes de interesse devem estar presentes na tabela. Em grande medida, essa relação é crítica para determinar a qualidade das informações obtidas com o uso das tabelas, supondo que os dados dessas tabelas sejam de qualidade desejável.

Critérios para inclusão em tabelas

A identificação de potenciais contribuições de alimentos para a dieta do grupo populacional em estudo é, sem dúvida, o primeiro passo para identificar e selecionar os alimentos que devem e não devem ser incluídos na produção de um banco de dados. No entanto, o bom senso dita que não é razoável esperar que todos os alimentos consumidos por todos os indivíduos em todos os momentos sejam incluídos em uma tabela de composição alimentar específica em qualquer momento. Portanto, a maioria das tabelas objetiva incluir todos os alimentos que constituam a maior parte do suprimento alimentar e que sejam os principais contribuintes da dieta nas formas mais comumente adquiridas ou consumidas, e tanto quanto possível daqueles alimentos consumidos menos frequentemente. Por exemplo, nos EUA, o número de alimentos que contribuem para os quartis da ingestão de nutrientes críticos foi identificado da seguinte forma: nove alimentos contribuem para 25% da ingestão alimentar; 34 alimentos, para 50%; 104, para 75%; e 454, para aproximadamente 100%.

Bancos de dados podem ser compilados diretamente, no lugar em que o compilador inicia a amostragem e análise para obter os dados, ou indiretamente, com base nas seguintes fontes de dados, em ordem de preferência:

- Valores analíticos originais
- Valores imputados, derivados de valores analíticos sobre um alimento semelhante; por exemplo, valores para fervido usado para cozido no vapor
- Valores calculados derivados de receitas, calculados a partir dos ingredientes e corrigidos em fatores de preparação
- Valores emprestados (refere-se ao uso de dados gerados originalmente ou coletados por outra pessoa) de outras tabelas e bancos de dados.

Hoje, compiladores de banco de dados normalmente baseiam-se em uma combinação dos métodos diretos e indiretos.

Descrição dos alimentos

Os alimentos descritos na tabela de composição alimentar devem ser reconhecidamente semelhantes aos consumidos pelo indivíduo ou grupo. Uma descrição alimentar precisa é uma tarefa difícil e ainda muito necessária para garantir que os alimentos sejam descritos de forma adequada. Materiais introdutórios (descrição e explicação) em uma tabela impressa podem ser quase tão importantes quanto os valores dos dados. Ao usar várias palavras para descrever um alimento, o que se chama de descrição extensa ou multifacetada, a chance de interpretação incorreta dos dados é reduzida. À medida que a internacionalização de dados de composição de alimentos continua, aspectos linguísticos da definição de alimentos, incluindo definições que significam coisas diversas em diferentes culturas e mesmo de um lugar para outro dentro dos países, recebem destaque. Por exemplo, *sorbet* ou *sherbet* é feito batendo claras de ovo em neve em uma mistura

parcialmente congelada, como *sorbet* de maçã e de limão. No entanto, o termo *sorbet* é preferível a *sherbet*, uma vez que o último também pode se referir a uma bebida ou pó espumante aromatizado, ou uma bebida doce de suco de fruta diluída. O nome *tortilla* também é aplicado a uma variedade de alimentos na América Latina. Na África, *morogo* é um termo coletivo usado para designar uma variedade de vegetais de folhas verdes colhidos em campo aberto. Utilizar nomes científicos para itens alimentares não é necessariamente uma solução, já que a relação entre nome comum e nome científico não é consistente, tampouco universalmente única; por exemplo, as tabelas alemãs agrupam peras e maçãs no mesmo gênero, enquanto as tabelas britânicas e americanas as separam.

Em 1975, a Administração de Alimentos e Medicamentos (FDA) dos EUA desenvolveu um vocabulário controlado para descrever alimentos com base no princípio de um tesauro facetado, em que cada alimento indexado seja descrito por um conjunto de termos padrão agrupados por facetas, característicos de tipo de produto, fonte alimentar e processo aplicado a ingredientes alimentícios. Alguns exemplos são origem biológica, métodos de cozimento e conservação e tratamentos tecnológicos. É um método automatizado de descrição, captura e recuperação de dados sobre alimentos, adaptado para bancos de dados informatizados sobre composição e consumo de alimentos, nacionais e internacionais; é, portanto, independente de diferenças de idioma. A Tabela 3.2 inclui um exemplo da aplicação do LanguaL. Mais informações podem ser obtidas na *homepage* da LanguaL (Langua aLimentaria, ou linguagem dos alimentos – www.langual.org). A LanguaL é um parâmetro internacional para a descrição alimentar, administrado pelo Comitê Técnico da LanguaL Europeia desde 1996. O tesauro está organizado em 14 facetas da qualidade nutricional e/ou higiênica dos alimentos, o que inclui origem biológica, métodos de preparação ou conservação. O Comitê Técnico da LanguaL Europeia vinculou o LanguaL a outros sistemas internacionais de classificação e codificação de alimentos, incluindo o CIAA Food Categorizing System, o Codex Classifications e o E-numbers, utilizados para identificações de aditivos.

Tabela 3.2 Exemplo de uso internacional do Langual.

Faceta	Código	Termo em português	Termo em francês	Termo em dinamarquês	Termo em húngaro
Tipo de produto	A0178	Pão	Pain	Brød	Kenyér
Fonte alimentar	B1418	Semolina	Blé de force (Triticum aestivum)	Hård hvede (Triticum aestivum)	Kemény búza (Triticum aestivum)
Parte da planta ou animal	C0208	Semente ou miolo, pele removida, germe removido (endosperma)	Graine ou grain sans enveloppe et sans germe	Frø eller kerne, skaldele (pericarp/caryopse) fjernet, kim fjernet (endosperma)	Szénhidrát vagy hasonló vegyület
Estado físico, formato ou forma	E0105	Inteiro, formato resultante de intervenção, espessura 1,5 a 7 cm	Entier façonné épais de 1,5 a 7 cm	Hel, facon dannet ved forming, tykkelse 1,5 a 7 cm	Egész, formázott, 1,5 a 7 cm közötti vastagság
Extensão de tratamento térmico	F0014	Totalmente tratado termicamente	Transformation thermique complète	Fuldt varmebehandlet	Teljesen hőkezelt
Método de cozimento	G0005	Cozido ou assado	Cuit au four	Bagt eller ovnstegt	Sütött vagy pirított
Tratamento aplicado	H0256	Fermentação de carboidratos	Fermenté au niveau des glucides	Kulhydratfermenteret	Szénhidrátos fermentált
Método de preservação	J0003	Nenhum método de preservação utilizado	Sans traitement de conservation	Ingen konservering	Tartósítási eljárást nem alkalmaztak
Método de empacotamento	K0003	Nenhum método de empacotamento utilizado	Sans milieu de conditionnement	Intet pakningsmedium anvendt	Csomagoló eszközt nem alkalmaztak
Grupo de consumidores/utilização dietética/alegações no rótulo	P0024	Alimentação humana, sem especificação de idade	Alimentation humaine courante	Levnedamiddel uden aldersspecifikation	Emberi fogyasztásra szánt élelmiszer, kormeghatározás nélkül

Desde então, muitos sistemas estruturados de descrição alimentar foram propostos. Esses sistemas devem ser adaptados à finalidade específica (p. ex., teor de nutrientes, regulamentação de pesticidas) de destino. Por exemplo, o relatório do Comitê da FAO, chamado Diretrizes INFOODS para descrever alimentos: uma abordagem sistemática para descrever alimentos e facilitar o intercâmbio internacional de dados de composição de alimentos [INFOODS Guidelines for Describing Foods: a Systematic Approach to Describing Foods to Facilitate International Exchange of Food Composition Data], publicado em 1991, foi elaborado a fim de facilitar o intercâmbio de dados sobre composição alimentar entre nações e culturas. O sistema é um mecanismo de descrição amplo, multifacetado e aberto que usa uma série de descritores alimentares. O Comitê de Nomenclatura e Terminologia do INFOODS [International Food Data System Project] desenvolveu diretrizes para a descrição de alimentos de modo a facilitar o intercâmbio internacional sobre dados de composição alimentar. O INFOODS é um esforço abrangente, iniciado no Programa de Alimentação e Nutrição da Universidade das Nações Unidas, para melhorar dados sobre a composição nutricional de alimentos em todas as partes do mundo. Alinhado com o papel principal da FAO na classificação de atividades e produtos agrícolas e para facilitar comparação e troca de dados internacionais, a FAOSTAT desenvolveu e padronizou o Sistema Harmonizado de Descrição e Codificação de Mercadorias [Harmonized Commodity Description and Coding System] em 1996. O sistema de codificação desenvolveu uma nomenclatura de bens multiuso, usada como base para nomenclaturas estatísticas de comércio em todo o mundo.

Em 2008, a Autoridade Europeia de Segurança Alimentar (EFSA, da sigla em inglês) desenvolveu o Sistema de Classificação e Descrição de Alimentos, detalhado e padronizado (FoodEx ou FoodEx1). Esse sistema consiste em cerca de 1.700 termos (grupos de alimentos), organizados em um sistema hierárquico com base em 20 categorias principais de alimentos, subdivididos em subgrupos até um máximo de quatro níveis; nesses níveis, cada termo é identificado por um código único. Nos anos seguintes, com a experiência adquirida no uso do FoodEx1, lançou-se o Sistema de Classificação e Descrição de Alimentos mais detalhado (FoodEx2), em 2015. O FoodEx2 é um sistema abrangente de classificação e descrição de alimentos para avaliar a exposição aplicável em diferentes domínios de segurança alimentar, incluindo consumo de alimentos, contaminantes químicos, resíduos de pesticidas, zoonoses e composição alimentar. Um navegador que suporte o uso de classificação e codificação foi desenvolvido para usuários do FoodEx1 e progressivamente aprimorado com base nas sugestões recebidas pelos usuários do FoodEx2 para organizações dos Estados-Membros europeus que fornecem dados à EFSA ou para organizações internacionais como a FAO, bem como a própria equipe da EFSA. A última versão do navegador FoodEx2 está disponível para *download* gratuito no *site* da EFSA (http://www.efsa.europa.eu/en/data/data-standardisation). A FAO, a EFSA e outras organizações têm como objetivo codificar dados existentes e futuros usando o FoodEx2, por exemplo: composição de alimentos; consumo alimentar; segurança alimentar; preços dos alimentos; e outros dados relacionados, para facilitar conexões de dados nacionais e internacionais entre domínios.

Classificação dos alimentos

A maioria das tabelas de composição alimentar é organizada de acordo com a classificação dos alimentos em grupos, listando os itens alimentares em ordem alfabética dentro de cada grupo. Por exemplo, o grupo de frutas pode começar com maçãs e terminar com tangerinas. Um sistema de codificação simples poderia complementar alimentos listados em ordem alfabética (utilizados nas tabelas britânicas), mas apresenta problemas quando um novo alimento é introduzido, e todos os códigos precisam ser alterados. Embora os grupos de alimentos de diferentes países e organizações nunca sejam completamente idênticos, geralmente são reconhecidamente semelhantes. Contudo, em geral surgem problemas com a descrição de pratos mistos cozidos, sendo que um prato pode ser igualmente bem descrito por um ou mais grupos de alimentos. Em algumas tabelas, especialmente naquelas para fins educacionais, existem subgrupos baseados no conteúdo de nutrientes específicos, como laticínios com alto e baixo teores de gordura. A Tabela 3.3 fornece um exemplo dos principais grupos de alimentos usados pela FAO para seus balanços alimentares e tabelas regionais de composição alimentar.

Tabela 3.3 Principais grupos de alimentos utilizados pela Food and Agriculture Organization (cereais e produtos derivados de grãos).

Raízes, tubérculos e frutos amiláceos

Leguminosas de grãos e produtos leguminosos

Oleaginosas e sementes

Legumes e produtos vegetais

Frutas

Açúcares e xaropes

Carne, aves e insetos

Ovos

Peixes e mariscos

Leite e produtos lácteos

Óleos e gorduras

Bebidas

Diversos

Amostragem de alimentos para inclusão nas tabelas

A amostragem de alimentos diz respeito à seleção de unidades individuais de alimentos, produtos alimentícios ou alimentos a granel, do suprimento ou fonte alimentar, seja no mercado, central de manufatura, campo ou residências dos membros da população estudada. (A amostragem também diz respeito à seleção de uma alíquota representativa da unidade individual ou mistura homogeneizada em laboratório pouco antes da análise.) A amostragem em contexto pode ser definida como a seleção e coleta de itens alimentares definidos por número, tamanho e natureza, representando o alimento em consideração. Os objetivos da amostragem devem, em grande parte, determinar o tipo e a natureza do plano de amostragem. Um dos principais objetivos da amostragem de alimentos é fornecer valores médios representativos para componentes individuais de alimentos. O processo de amostragem é descrito em detalhes na Tabela 3.4.

A amostragem de alimentos é uma etapa crítica para qualquer programa de composição alimentar. Em qualquer projeto de pesquisa, recursos humanos e financeiros são sempre limitados. As etapas de seleção, aquisição, envio e armazenamento de unidades de amostra exigem parte significativa dos recursos disponíveis. Portanto, a amostragem deve seguir uma declaração específica e detalhada dos objetivos e procedimentos, para garantir que a seleção das unidades seja suficiente em número e peso, além de ser representativa dos alimentos de interesse. Se a amostragem ou preparação da amostra for feita incorretamente, todas as análises subsequentes serão uma perda de tempo e dinheiro, pois um erro em amostragem só pode ser corrigido pela reaquisição e preparação de novas amostras. Os estudos-piloto, conduzidos pelo(s) investigador(es) ou publicados na literatura científica, podem ser utilizados como base para decisões de amostragem do estudo atual.

Variabilidade em alimentos: diferenças regionais e outras variações

Os alimentos são materiais biológicos e, como tal, têm composição naturalmente variável. Mesmo os alimentos processados, produzidos em circunstâncias altamente controladas, apresentam certa variabilidade. Portanto, um banco de dados deve

Tabela 3.4 Processo de amostragem de alimentos para dados de composição alimentar.

1 *Prioridade de alimentos para inclusão*

Pode ser baseada em:

- Tipo
- Frequência e
- Quantidade de alimentos ou produtos específicos consumidos
- Qualidade e quantidade de dados existentes
- Adequação de métodos analíticos anteriores ou
- Benefício/risco percebido de determinados alimentos como fontes de componentes de interesse.

Pode ser afetada por:

- Mudanças na forma dos alimentos ou
- Níveis dos componentes, incluindo reformulação ou fortificação. Os níveis de recursos disponíveis terão impacto sobre o processo de definição das prioridades.

(continua)

Capítulo 3 ■ Composição Alimentar **69**

Tabela 3.4 Processo de amostragem de alimentos para dados de composição alimentar. (*continuação*)

---

2 *Definição de alimentos priorizados*
No contexto do objetivo, defina as características específicas do alimento que possam contribuir com a variabilidade da estimativa:
- Alimentos crus ou não cozidos *versus* formas cozidas dos alimentos
- Composição de alimentos preparados ou de multicomponentes (ou seja, pratos mistos)
- Marcas, cultivares individuais ou valor genérico.

---

3 *Definição da unidade de amostragem*
Coleção de unidades (pacotes, cachos ou itens) representativas da população total de unidades alimentares:
- As unidades de amostra devem ser retiradas dos tipos e formas disponíveis dos alimentos para os quais as estimativas de composição sejam determinadas. Estatísticas de produção, consumo ou vendas podem ser utilizadas. A população de itens pode ser fornecida ou distribuída por todo um país ou região, ou ser apenas típica de uma subpopulação específica (p. ex., grupo étnico ou aldeia)
- A seleção de unidades de amostra deve abranger todos os vários tipos de alimentos, locais geográficos ou de fabricação, para alimentos consumidos pela população de interesse. As unidades podem ser selecionadas de acordo com sua importância relativa (p. ex., frequência de consumo) para determinados tipos
- As unidades de amostra coletadas podem ser analisadas como unidades individuais, combinadas ou compostas e analisadas. A análise de amostras compostas reduz os custos associados à análise de amostras individuais, mas as informações sobre variabilidade do componente naquele alimento serão perdidas.

---

4 *Definição do tamanho da amostra*
Quantidade de material necessário:
- Objetivo das análises
- Análises de amostras individuais ou amostras compostas do alimento
- Número de componentes a serem medidos; determine o número e o peso das alíquotas necessárias conforme exigido pelos métodos químicos
- Política de economia de reservas ou alíquotas de arquivo.

---

5 *Protocolo para coleta de amostra*
Os alimentos devem ser típicos das práticas usuais de preparo e consumo
Devem-se selecionar as unidades corretas de alimentos
Os protocolos devem ser testados quanto à adequação das instalações de armazenamento e transporte de alimentos, documentação e rotulagem da unidade de amostra e requisitos de embalagem e preservação a curto prazo
Políticas para a substituição de unidades devem ser implementadas no caso de unidades amostrais indisponíveis
A amostragem entre populações étnicas ou nativas pode impor restrições adicionais devido a costumes culturais ou religiosos
As amostras devem ser claramente codificadas para identificação. A documentação deve começar desde a fase de planejamento, acompanhando compra, transporte, preparação e combinação das amostras para análises, incluindo condições de armazenamento, uso de amostras de referência, registro de dados obtidos (valores duplicados ou triplicados), bem como manipulação dos dados; por exemplo, expressão dos dados com base úmida (da forma como se come), em contraste ao conteúdo de uma amostra liofilizada. Fatores de correção aplicados ou cálculos (p. ex., N $\times$ fator Jones = proteína) devem ser registrados para cada alimento analisado
A documentação e o manuseio das unidades de amostra devem estar sob controle cuidadoso do coordenador principal e de toda a equipe dos laboratórios, que precisa ser informada, antes do início do projeto, sobre os motivos do manuseio das amostras daquela maneira específica. As amostras necessitam ser preferencialmente marcadas com códigos aleatórios de três dígitos, para garantir que as análises sejam imparciais. Os valores só devem ser decodificados pelo investigador principal à medida que os resultados se tornarem disponíveis. Isso melhorará a confiabilidade dos resultados, caso a análise seja feita com base duplo-cega.

70 Introdução à Nutrição Humana

poder prever a composição de uma única amostra alimentar dentro dos limites definidos por sua variabilidade natural. Essa variabilidade pode resultar de um ou mais dos seguintes fatores: marca, cultivares ou espécies, estação, clima, localização geográfica (p. ex., tipo de solo), tratamento fertilizante, método de cultivo, coleta, estado de preservação, estágio de maturação, padrões de enriquecimento/fortificação, métodos de preparação, coloração dos alimentos, variação nas receitas e formulações, distribuição e práticas de marketing e outros fatores. Para componentes críticos, a variabilidade pode afetar a suficiência, deficiência ou excesso de ingestão de determinado componente. As estimativas de variabilidade devem ser baseadas em amostragens e análises planejadas especificamente para produzir tais dados. O propósito de uso desses dados deve determinar a especificidade e o nível de precisão das estimativas.

Por exemplo, verificou-se que a composição nutricional do leite integral na África do Sul diferia dentre as cinco localidades investigadas entre o inverno e o verão – as vitaminas lipossolúveis apresentaram a maior variação dentre todos os nutrientes. A vitamina A é comumente considerada um dos micronutrientes deficientes na maioria dos países em desenvolvimento, especificamente em crianças em idade escolar na África do Sul. Considerando os resultados da composição nutricional do leite integral, foi realizada uma recomendação às autoridades de saúde para fortificar o leite de verão com retinol no programa de intervenção em alimentação escolar da África do Sul, onde o leite é servido como lanche do meio da manhã para cinco milhões de crianças nas escolas primárias.

Há um reconhecimento crescente de que a composição de *commodities* como carne e cereais tende a mudar com o tempo. Isso exige a atualização dos dados de composição alimentar a cada 5 a 10 anos. Na maioria dos países, isso não tem sido possível; mudanças na composição nutricional da carne vermelha consumida ocorrem devido à demanda dos consumidores por cortes mais magros, mudanças na criação para um crescimento mais rápido dos animais e maiores proporções de carne comercializáveis, bem como mudanças em alimentação que atendam a padrões científicos ou, ainda, devido a razões econômicas.

3.3 Nutrientes, não nutrientes e energia

Métodos analíticos

Deve-se julgar a disponibilidade de métodos adequados para análise nutricional e avaliar se os recursos, equipamentos de laboratório e experiência são adequados antes de decidir os nutrientes que devem ser incluídos em um banco de dados. Se os métodos disponíveis não forem bem desenvolvidos, deve-se reconsiderar a importância do nutriente e se esse nutriente justifica o uso de recursos limitados na maioria dos casos e países para desenvolver um método e treinar a equipe adequadamente. A análise alimentar não será eficaz em termos de custos para um nutriente específico, mesmo que seja de alta prioridade caso os métodos produzam valores conflitantes. Isso implica que, conforme surgem métodos novos ou aprimorados para medir um nutriente, os alimentos importantes no suprimento alimentar, conhecidos ou suspeitos de serem boa fonte desse nutriente, devem ser analisados ou reanalisados. A regulamentação nutricional às vezes limita a escolha de método.

A escolha de método selecionado deve ser aquela que melhor reflita o conteúdo nutritivo do alimento analisado. Uma compreensão básica sobre a química dos nutrientes, a natureza do substrato alimentar (a forma como o nutriente é distribuído e retido na matriz alimentar) a ser analisado, os efeitos de processamento e preparação tanto na matriz alimentar quanto no nutriente e a faixa esperada de concentração do nutriente determinam a escolha do método. A compreensão do papel do nutriente na dieta de indivíduos ou populações também é um pré-requisito.

O princípio básico é que o método utilizado deva fornecer informações nutricionalmente adequadas. Por exemplo, tradicionalmente, o carboidrato era estimado por diferença, isto é, mensurando diretamente a porcentagem de proteína (a partir do conteúdo de nitrogênio), gordura, cinzas e água, deduzindo-os a partir de 100 para chegar à porcentagem de carboidrato. Esse método é inadequado para todos os fins nutricionais, pois concentra em apenas um valor todas as diferentes espécies de carboidratos: açúcares, oligossacarídeos e polissacarídeos (amido e não amido), junto com todos os erros de outras determinações, já que os efeitos fisiológicos de todos os componentes são diversos. Portanto, a soma dos carboidratos analisados individualmente é o mais recomendado hoje.

Ao estudar a relação entre alimentos específicos e saúde ou doença, a ação biológica de nutrientes relacionados pode ser uma informação crucial para usos específicos de dados de composição alimentar. Por exemplo, um estudo sobre o papel da vitamina A e dos carotenoides no câncer de pulmão requer mais informações do que a atividade da vitamina A expressa em equivalentes de retinol. No mínimo, a atividade da vitamina A e da provitamina A devem ser separas uma da outra. Informações sobre a provitamina A podem ser divididas em vários carotenoides da provitamina A; também pode ser desejável obter informações sobre a presença de outros carotenoides. Isso também é verdadeiro para vitâmeros de outras vitaminas, incluindo a vitamina B_6 (piridoxal, fosfato de piridoxal e piridoxamina), o ácido fólico (de cadeia lateral com um, três ou sete resíduos de ácido glutâmico), a vitamina D (D_2, D_3 e 25(OH) D_3), a vitamina E (vários tocoferois e tocotrienois) e a vitamina K (com vários números de unidades de isopreno saturadas e insaturadas na cadeia lateral).

O banco de dados de compostos bioativos chamado EuroFIR BASIS inclui dados de composição avaliados criticamente sobre os compostos bioativos presentes em plantas comestíveis e alimentos à base de plantas, bem como uma compilação de dados avaliados criticamente sobre os efeitos biológicos (http://www.eurofir.net).

Critérios para inclusão em tabelas

Como o número de nutrientes é razoavelmente infinito, até certo ponto é mais fácil escolher e priorizar itens alimentares. Os nutrientes essenciais para um banco de dados nutricional incluem os principais constituintes próximos, aqueles essenciais e aqueles para os quais há ingestão recomendada. A inclusão de micronutrientes, especialmente oligoelementos, perfis de ácidos graxos, composição de aminoácidos e as várias formas de vitaminas é normalmente limitada pelos recursos disponíveis. Muitos bancos de dados fornecem cobertura limitada dos carboidratos e carotenoides em alimentos, mas os métodos estão disponíveis, e essa limitação provavelmente desaparecerá no futuro.

Os nutrientes a serem incluídos na tabela de composição alimentar devem depender da proposta de uso da tabela. Por exemplo, ao avaliar a ingestão de nutrientes, costumeiramente, dois tipos podem ser distinguidos: aqueles nutrientes encontrados em pequenas quantidades e em um grande número de alimentos, como o ferro e a maioria das vitaminas B, e aqueles encontrados em grandes quantidades e em um pequeno número de alimentos, como o colesterol e a vitamina A. A FAO limita a inclusão de nutrientes em tabelas para esquemas de alimentação em grupo a 11 nutrientes por 100 g de porção comestível. Os nutrientes selecionados pela FAO como os mais importantes para países em desenvolvimento são: energia; proteínas; lipídios; cálcio; ferro; vitamina A; tiamina; riboflavina; niacina; folato; e vitamina C. O iodo também pode ser incluído como causa para preocupação nos países em desenvolvimento.

A cobertura completa de todos os nutrientes em um único banco de dados de alimentos é improvável, pois as prioridades são definidas de acordo com a importância de um alimento ao fornecer dado nutriente, o que normalmente resulta em análises de nutrientes principais e próximos. Todavia, com o crescente interesse no papel dos compostos biologicamente ativos, resíduos e tóxicos nos alimentos, há pressão crescente para sua inclusão em tabelas de composição alimentar para fins especiais. Fitoquímicos ou fitoprotetores, frequentemente usados em alimentos funcionais, são compostos bioativos encontrados em alimentos que podem trazer benefícios à saúde humana.

Um banco de dados provisório para a composição de flavonoides em alimentos foi desenvolvido e é mantido pelo Departamento de Agricultura dos EUA (USDA, da sigla em inglês), no *site* do National Nutrient Databank (http://www.ars.usda.gov/nutrientdata). O banco de dados contém valores para 385 itens alimentares de cinco subclasses de flavonoides, a saber: flavonóis, flavonas, flavanonas, flavan-3-ols e antocianidinas.

Uma rede europeia estabelecida para compilar e avaliar dados sobre compostos tóxicos em plantas alimentícias naturais, a EU AIR Concerted Action NETTOX, identificou anteriormente 31 classes de compostos principais, chamados de NETTOX – uma lista com classes de compostos tóxicos, enumerando as 334 principais plantas alimentícias

72 Introdução à Nutrição Humana

na Europa. Essa lista, hoje conhecida como EuroFIR NETTOX (http://www.eurofir.net), foi publicada recentemente após ter sido atualizada para incluir partes adicionais de plantas. A lista agora inclui 550 resultados benéficos de efeitos biológicos para compostos bioativos de plantas comestíveis. Ela facilita cálculos de exposição a compostos bioativos, como flavonoides, compostos fenólicos, fitoesterois, carotenoides, isoflavonas e lignanas.

Para que um banco de dados de composição alimentar inclua todas essas substâncias, implica-se que pode haver ênfase exagerada sobre não nutrientes. Em geral, os níveis de pesticidas, resíduos, compostos tóxicos e aditivos nos alimentos, com exceção daqueles que contribuem para energia e nutrientes, muitas vezes não são relatados em tabelas de composição alimentar.

Modos de expressão

Cada vez mais atenção é dada à forma como os dados são apresentados em tabelas de composição alimentar. O intercâmbio e a compatibilidade entre bancos de dados de composição alimentar só são possíveis se os dados forem expressos de maneira uniforme. Para superar ambiguidades na nomenclatura dos nutrientes e para permitir a transferência de dados entre tabelas de composição alimentar, a INFOODS desenvolveu um sistema de identificação de componentes alimentares chamados de *tags*. O termo *tag* refere-se à parte significativa de um identificador genérico. Identificadores genéricos são cadeias de caracteres predefinidas em forma de palavras, usadas para distinguir um tipo de elemento de outro. Um exemplo de *tagnames* (identificadores) e suas definições é apresentado na Tabela 3.5. As informações mais recentes sobre esse sistema estão disponíveis na internet através da página inicial da INFOODS (http://www.fao.org/infoods). Como já mencionado, o LanguaL é um sistema multilíngue que fornece linguagem padronizada para a descrição de produtos alimentícios por meio da classificação facetada. Cada alimento é descrito por um conjunto de termos padronizados e controlados, escolhidos a partir de facetas características da qualidade nutricional e/ou higiênica de um alimento; por exemplo, a origem biológica, o método de cozimento e a conservação, além de tratamentos tecnológicos.

Tabela 3.5 Exemplo de um *tagname* INFOODS e sua definição para um componente alimentar.

\<ENERC\>
Energia: total metabolizável; calculada a partir dos componentes de alimentos produtores de energia
Unidade: kJ. O valor para \<ENERC\> pode ser expresso em quilocalorias em vez da unidade padrão quilojoule
No entanto, se expresso em quilocalorias, kcal deve ser explicitamente declarado com o *tagname* secundário \<Unit\>
Observação: seria confuso e implicaria em informações adicionais que não existem caso dois valores de \<ENERC\>, ou seja, um expresso em quilocalorias e o outro expresso em quilojoules, fossem incluídos para um único alimento, se um valor simplesmente foi calculado a partir de outro por meio da equação de conversão: 1 kcal = 4184 kJ. Consequentemente, deve-se usar um ou outro, mas não ambos
Sinônimos: quilojoules; quilocalorias; calorias; energia alimentar
Comentários: Além de um valor para a quantidade de energia metabolizável total, \<ENERC\> inclui uma descrição ou lista dos fatores de conversão utilizados para calcular esse valor de energia a partir de quantidades próximas. Os fatores de conversão podem ser descritos por uma palavra-chave ou podem ser listados usando *tagnames* secundários dentro de \<ENERC\>. (Mais de um *tagname* \<ENERC\> pode existir para um único item alimentar se os valores forem calculados a partir de componentes próximos com diferentes fatores de conversão.)

Outros problemas relativos ao método de expressão de nutrientes podem surgir da convenção de longa data para uso de valores proteicos derivados da aplicação de um fator a valores medidos de nitrogênio total e do cálculo de valores de energia com fatores de conversão energética. O cálculo do conteúdo total de carboidratos por diferença, ao contrário da soma dos carboidratos individuais, não é mais a norma. As bases de expressão em bancos de dados são as unidades mais comumente usadas (como g) por 100 g de porção comestível. Em alguns casos, apresenta-se a unidade por 100 g de massa seca, ou a unidade por 100 mℓ. No entanto, algumas tabelas listam o conteúdo de nutrientes por tamanho de porção ou medida caseira, tanto comprado quanto preparado.

Qualidade dos dados

A qualidade dos dados de composição alimentar é crítica para a precisão de estimativas de compostos em alimentos. Especificamente, os dados analíticos obtidos a partir da literatura científica e de relatórios de laboratório podem ser avaliados em relação à qualidade. Essa qualidade de dados analíticos é afetada por vários fatores, incluindo a forma de seleção (plano de amostragem) e manuseio das amostras de alimentos antes da análise, o uso de método analítico apropriado e o controle de qualidade analítico e adequação do número de amostras para abordar a questão da variabilidade. Além disso, também são importantes a descrição completa dos alimentos e a identificação dos componentes analisados.

O sistema de avaliação de qualidade de dados desenvolvido pelo USDA é baseado na avaliação de cinco categorias: plano de amostragem, manuseio de amostra, método analítico, controle de qualidade analítico e número de amostras individuais analisadas. A documentação detalhada de todas as etapas dentro de cada categoria é importante para avaliar sua categoria correspondente. Cada categoria recebe uma classificação máxima de 20 pontos. Um índice de qualidade (IQ) é gerado ao combinar pontos de todas as cinco categorias e códigos de confiança (CCs) no intervalo de A a D, indicando confiança relativa na qualidade dos dados atribuídos. Esses códigos de confiança podem ser liberados com os dados e, assim, podem fornecer indicações da qualidade dos dados para o usuário desses dados. O código de confiança A indica dados da mais alta qualidade, enquanto o código D sugere dados de qualidade questionável. Esses procedimentos podem ser usados para orientar o planejamento e a condução de projetos de análise alimentar.

3.4 Informações necessárias para fontes de dados em tabelas

É importante ter informações sobre a origem dos dados em uma tabela de composição alimentar, para verificar sua adequação ao estudo e confirmar sua autenticidade. As quatro categorias principais de fontes de dados são:

- Publicações primárias; por exemplo, artigos revisados por pares na literatura científica
- Publicações secundárias; por exemplo, resenhas ou compilações publicadas com dados composicionais
- Relatórios não publicados, que variam de registros analíticos a documentos preparados com circulação limitada; por exemplo, relatórios confidenciais para clientes ou para uso interno dentro de uma empresa
- Dados analíticos não publicados que podem tanto ser análises comissionadas especificamente para a geração de dados de nutrientes quanto dados analíticos que não foram gerados especificamente com o propósito de gerar informações de composição alimentar.

Os dados em tabelas de composição alimentar podem ser valores analíticos originais, imputados, calculados ou emprestados. Os valores analíticos originais são aqueles retirados da literatura publicada ou de relatórios laboratoriais não publicados. Os relatórios não publicados podem incluir valores calculados originalmente, como valores de proteína derivados da multiplicação do teor de nitrogênio pelo fator necessário, valores de energia com fatores de conversão energética para alguns constituintes de alimentos e valores lógicos, como o teor de colesterol em produtos vegetais, que pode ser considerado como zero. Os valores imputados são estimativas derivadas de valores analíticos para um alimento semelhante ou para outra forma do mesmo alimento. Essa categoria inclui os dados derivados por diferença, como a umidade e, em alguns casos, os carboidratos e valores de cloreto calculados a partir do teor de sódio. Valores calculados são aqueles derivados de receitas por cálculo de teor nutricional nos ingredientes, corrigido pela aplicação de fatores de preparação. Esses fatores consideram a perda ou o ganho de peso dos alimentos ou de nutrientes específicos durante o preparo dos alimentos. Valores emprestados são aqueles derivados de outras tabelas ou de bancos de dados sem referência à fonte original. Quando um valor para o conteúdo de um nutriente específico em um alimento não é incluído, há um valor — ou 0; quando uma tabela não tem valores para um nutriente específico, o valor é considerado como não incluído. Em algumas tabelas, por exemplo, no National Nutrient Database for Standard Reference [Banco de Dados de Nutrientes Nacional para Referência Padrão], SR, do USDA, o valor 0 é um zero verdadeiro, o que significa que o nutriente específico não foi detectado pelo método analítico utilizado; indica valor ausente.

74 Introdução à Nutrição Humana

Tabela 3.6 Proporção de vários tipos de dados em tabelas de composição alimentar.

Tipos de dados	Tabelas McCance e Widdowson, Reino Unido (país desenvolvido)	Tabela de composição alimentar da África do Sul (país em desenvolvimento)
Análises	70%	41% em 1999 (melhorou; era 18% em 1991)
Emprestado	10%	49%
Calculado	15%	10%
Estimado	5%	–

A proporção dos vários tipos de dados difere entre tabelas e para diferentes nutrientes (Tabela 3.6). Detalhes sobre tabelas de alimentos podem ser obtidos no *site* da FAO (http://www.fao.org/infoods). Em outras tabelas, como as da Holanda, em que as fontes dos dados são fornecidas nas referências, também é possível encontrar informações sobre a obtenção dos dados. Entretanto, esse não é o caso para todas as tabelas de composição alimentar.

3.5 Como superar inadequações em tabelas de composição alimentar

Perdas e ganhos de nutrientes durante processamento e preparo de alimentos

Na ausência de dados analíticos para todas as formas de alimentos, os valores dos nutrientes podem ser estimados por meio de cálculos, usando algoritmos padrões que tenham sido derivados experimentalmente. Como o conteúdo de nutrientes por unidade de massa do alimento muda quando os alimentos são preparados, essas perdas e ganhos podem ser classificados de duas maneiras. A primeira pode ser descrita por um fator de rendimento alimentar, quando o peso dos ingredientes primários no estágio de pré-cozimento é comparado ao peso do alimento preparado no estágio de cozimento e ao peso final do alimento consumido no estágio pós-cozimento. O peso do alimento pode aumentar devido à hidratação da forma seca desse alimento (p. ex., arroz, macarrão), ao líquido de cozimento (p. ex., água ou caldo) ou à absorção de gordura durante a fritura do alimento (p. ex., batata). Alternativamente, o peso do alimento pode diminuir devido à desidratação durante o cozimento como resultado de perda por evaporação e por gotejamento.

A segunda maneira, o fator de retenção de nutrientes, relaciona-se às mudanças na quantidade de nutrientes específicos quando alimentos são preparados. Mudanças nos níveis de nutrientes podem ocorrer devido à destruição parcial de um nutriente como resultado da aplicação de calor, alcalinização etc. Além disso, para alguns componentes da dieta (p. ex., betacaroteno), a quantidade do componente disponível pode aumentar por causa da quebra de paredes celulares na amostra de base vegetal. Embora dados analíticos originais sejam o tipo de dado mais desejável para alimentos em todos os estágios de preparo, estes raramente estão disponíveis. Esforços estão em andamento em várias regiões para revisar perdas e fatores de ganhos nutricionais, incluindo retenção de nutrientes e fatores de rendimento, a fim de compará-los e harmonizá-los e, dessa forma, melhorar a qualidade dos dados calculados de composição alimentar.

Como dados de composição alimentar frequentemente faltam para alimentos cozidos, são realizadas estimativas com base no uso desses fatores para calcular o teor de nutrientes em alimentos preparados a partir de ingredientes crus. Assim, a composição de nutrientes para um alimento preparado ou cozido é calculada a partir de dados analíticos sobre alimentos não cozidos, pela aplicação da retenção de nutrientes e de fatores de rendimento adequados. Para obter o teor de nutrientes por 100 g de alimentos cozidos, o teor de nutrientes por 100 g de alimentos crus é multiplicado pelo percentual retido após o cozimento – e este é dividido pelo rendimento percentual[1] do produto cozido.

Conteúdo de nutrientes de alimentos cozidos por 100 g = [(teor de nutrientes em alimentos crus × fator de retenção)/rendimento da comida cozida] × 100

---

[1]Rendimento de alimentos cozidos (%) = (peso da porção comestível de alimento cozido/peso de alimentos crus) × 100.

O fator de retenção é responsável pela perda de sólidos dos alimentos, que ocorre durante o preparo e o cozimento. Os valores resultantes quantificam o conteúdo de nutrientes retido em um alimento após perdas nutricionais devido a aquecimento ou outras preparações alimentares. Isso é chamado de método de retenção verdadeiro, calculado da seguinte maneira:

% de retenção verdadeira [(conteúdo de nutrientes por g de alimentos cozidos × g alimentos cozidos)/(teor de nutrientes por g de alimento cru/g de alimento antes do cozimento)] × 100

O exemplo a seguir usa apenas o fator de rendimento para prever o conteúdo de nutrientes no alimento cozido. Os fatores de rendimento para diferentes alimentos são relatados no USDA Agriculture Handbook 102 – para cenouras cozidas, esse valor é de 92%. Os valores de nutrientes selecionados em SR 21 para 100 g de cenouras cruas são: 0,93 g de proteína, 33 mg de cálcio e 5,9 mg de ácido ascórbico. Usando o fator de rendimento, a composição de 100 g de cenouras cozidas é calculada como 0,93 g/0,92 = 1,01 g de proteína, 33 mg/0,92 = 36 mg de cálcio e 5,9 mg/0,92 = 6,4 mg de ácido ascórbico. Isso se compara favoravelmente aos valores determinados para cenouras de 0,76 g de proteína e 30 mg de cálcio, mas é menos eficaz para o ácido ascórbico, a um valor de 3,6 mg, provavelmente porque o composto é termossensível; portanto, aplicar o fator de retenção de nutrientes para o ácido ascórbico (70%) forneceria uma previsão mais exata (5,9 × 0,7/0,92 = 4,9) de 4,9 mg/100 g) (http://www.ars.usda.gov/nutrientdata).

Valores ausentes em tabelas de composição alimentar

Em geral, dados analíticos originais fornecem informações da mais alta qualidade para inclusão em tabelas de composição alimentar ou bancos de dados nutricionais. Todavia, raramente é possível construir uma tabela de composição alimentar apenas com esses dados. Um plano de ação deve ser desenvolvido por compiladores de banco de dados para abordar a falta de alimentos e valores para nutrientes específicos. Muitas vezes, utilizam-se valores de alimentos biologicamente semelhantes. Para pratos compostos ou mistos, a composição do prato é estimada pelo cálculo de uma receita padrão, com a aplicação de fatores adequados de retenção de nutrientes e, em alguns casos, com o ajuste para mudanças em teor de umidade devido a perda ou ganho de cozimento nos diferentes modos de cozimento. Se um item alimentar constitui parte importante da dieta da população, e a análise não é possível, os bancos de dados de composição alimentar existentes devem ser investigados para conferir se os dados sobre um mesmo item alimentar ou semelhante podem ser emprestados. Se um valor para um nutriente estiver ausente, uma abordagem semelhante pode ser seguida, pois é mais desejável ter um valor estimado ligeiramente incorreto, de qualidade inferior, do que nenhum valor. Um valor de "–" ou "0" atribuído aos valores de nutrientes ausentes pode levar a subestimar a ingestão de nutrientes, especialmente se esses nutrientes contribuírem significativamente para a dieta.

Biodisponibilidade e índice glicêmico

As informações de composição nutricional na tabela de composição alimentar indicam a quantidade de nutrientes conforme analisado em amostra específica de alimento; não há indicação de absorção ou biodisponibilidade do nutriente a partir daquele item alimentar. No entanto, quando se desenvolvem ingestões dietéticas de referência, como a ingestão diária recomendada (IDR), essa recomendação prevê a quantidade de nutriente ingerido que pode não ser absorvido. O conceito de biodisponibilidade foi desenvolvido a partir da percepção de que as medições da quantidade de um nutriente consumido não forneciam necessariamente um bom índice da quantidade de um nutriente que podia ser utilizado pelo corpo. A biodisponibilidade de um nutriente pode ser definida como a proporção desse nutriente ingerido a partir de determinado alimento que pode ser absorvido e está disponível para utilização pelo corpo para funções metabólicas normais. Essa não é simplesmente a proporção de um nutriente absorvido e não pode ser equiparada à solubilidade ou difusibilidade em sistemas fisiológicos simulados in vitro. A biodisponibilidade não é uma propriedade de alimento ou da dieta em si, e sim o resultado da interação entre o nutriente em questão, outros componentes da dieta e o indivíduo que a consome. Devido aos muitos fatores que influenciam a biodisponibilidade, as tabelas de composição alimentar não podem trazer um valor único para

76 Introdução à Nutrição Humana

a biodisponibilidade de um nutriente. A maioria das pesquisas até agora foi concentrada em constituintes inorgânicos, particularmente no ferro, mas o conceito é aplicável a praticamente todos os nutrientes. O ferro incorporado à heme é mais facilmente absorvido do que o ferro na forma não heme, e essas duas formas de ferro às vezes são listadas separadamente em tabelas de composição alimentar. Ainda assim, tais informações não levam em consideração, por exemplo, o efeito do ácido ascórbico (vitamina C) e dos ácidos orgânicos (ácido cítrico, málico, tartárico e láctico) na absorção do ferro não heme. A absorção de ferro também aumenta no estado de deficiência de ferro, e pesquisas mostraram que a vitamina A e a ingestão de ferro devem ser aumentadas simultaneamente para tratar a anemia. Nos próximos anos, pode-se esperar que muito mais trabalhos sejam feitos sobre biodisponibilidade do que no passado devido ao seu papel fundamental para relacionar o estado nutricional funcional à ingestão de nutrientes.

Futuras pesquisas provavelmente se concentrarão mais na medida da biodisponibilidade dos constituintes alimentares. Diversas vitaminas e minerais, como cálcio, ferro, zinco e várias vitaminas B já estão sendo estudadas, com atenção à limitada biodisponibilidade de carotenoides. Os inibidores de absorção e os efeitos de processamento e armazenamento sobre os alimentos devem ser determinados. Como a biodisponibilidade também é influenciada em grande medida pela refeição em que um constituinte do alimento seja consumido, isso significa que mais informações são necessárias não apenas sobre o consumo alimentar diário, mas também sobre a ingestão de outros constituintes em refeições individuais.

Há demanda crescente dos usuários de tabelas de composição alimentar por informações sobre o índice glicêmico (IG) dos alimentos, que é utilizado como uma ferramenta na seleção de alimentos para controlar a diabetes melito, ao contrário do sistema anterior de substituição de carboidratos. O IG é uma medida alimentar específica de tendência relativa dos carboidratos em alimentos para induzir a glicemia pós-prandial. A resposta do corpo a uma dose de 50 g de carboidrato induzida por glicose ou pão branco é tomada como referência, atribuindo-se um valor de 100. As respostas a todos os outros alimentos são avaliadas comparativamente e listadas em formato tabular. Novos conjuntos de dados com valores complementares, com base no IG e no conteúdo de carboidratos disponíveis em alimentos, foram propostos – um deles é uma medida de resposta glicêmica relativa a dada massa de alimento inteiro, e o outro é a massa de um alimento responsável por dada resposta glicêmica específica. Uma identificação proposta mais recentemente do valor de IG para um alimento reside na indicação da categoria específica de IG do alimento como alto, médio ou baixo. Os valores numéricos precisos do IG de um alimento são difíceis de obter devido a vários fatores, incluindo a variabilidade tanto dentro de cada individual como socialmente para sujeitos durante a análise, bem como a resposta durante a ingestão do alimento, que pode diferir significativamente.

Tanto a biodisponibilidade quanto o IG são índices alimentares influenciados não apenas pelas características do alimento, mas também pela resposta individual ao alimento (ou seja, por absorção, metabolismo e excreção dos metabólitos). Por exemplo, a análise quantitativa de carotenoides por si só pode levar a uma interpretação errônea do valor de vitamina A. Portanto, a biodisponibilidade dos alimentos testados em uma única mistura pode ser investigada usando-se o sistema digestivo de ratos com depleção de nutrientes (ou seja, medindo-se o fator de acúmulo de retinol para medir a biodisponibilidade total de carotenoides), ou em humanos, com o teste de resposta a dose relativa. Avanços em química analítica, como melhorias em métodos analíticos, ciência da informação, *hardware* e *software*, ajudarão a preencher essas lacunas no futuro, que hoje existem em bancos de dados com propósitos especiais.

Como calcular uma receita não incluída no banco de dados

Se a composição de um prato composto ou misto não for conhecida, é possível estimá-la por meio de cálculos a partir de uma receita padrão, aplicando fatores apropriados de retenção de nutrientes e, em alguns casos, fazendo ajustes para mudanças em teor de umidade devido a perda ou ganho durante o cozimento. As seguintes diretrizes são sugeridas:

- Identifique os ingredientes da receita a partir dos alimentos mais apropriados e disponíveis na tabela do banco de dados de composição alimentar
- Quantifique os ingredientes em massa (g)
- Calcule os valores dos nutrientes para a quantidade específica de cada ingrediente

Some os valores nutricionais dos ingredientes individuais
- Calcule a composição nutricional para 100 g da receita
- Aplique fatores de retenção adequados a valores de minerais e vitaminas, se o alimento da receita for cozido. Observe que, se os ingredientes individuais estiverem já na forma cozida, essa etapa não é necessária
- Compare o teor de umidade da receita calculada com um prato composto e cozido semelhante. Se o teor de umidade diferir por mais de 1%, ajuste o teor de umidade do alimento na receita. Todos os nutrientes do alimento na receita devem ser ajustados (concentrados ou diluídos) de acordo com a diminuição ou o aumento do teor de umidade
- Atribua o item a um grupo e uma lista de alimentos adequados.

Essa é apenas uma estimativa da composição de um prato composto ou misto de composição desconhecida. Consulte a Tabela 3.7 para um exemplo de cálculo de composição para um prato a partir de uma receita. No entanto, se esse prato é parte muito importante da dieta de um indivíduo

Tabela 3.7 Cálculo da composição de um prato a partir de uma receita.

Receita de ovos mexidos com cebola
2 ovos grandes
1/6 xícara de leite integral
1/8 colher de chá de sal
1/4 xícara de cebola crua picada
2 colheres de chá de óleo
Adicione o leite e o sal aos ovos e bata com um garfo. Frite as cebolas no óleo. Despeje a mistura de ovo na frigideira com as cebolas e mexa com um garfo. Cozinhe até endurecer. Faz uma porção.

Cálculo do teor nutricional dos ovos mexidos (a partir de valores de nutrientes para ingredientes crus)

Passo 1: Adicione os níveis de nutrientes para as quantidades especificadas dos ingredientes. Os nutrientes nos ovos crus, leite integral, sal, cebola crua e óleo são adicionados juntos.

Passo 2: Reajuste as quantidades desses nutrientes para os ingredientes crus que são perdidos durante o cozimento devido a evaporação ou calor.

Perda de nutrientes no cozimento	Ovo	Leite	Cebola
Tiamina (%)	15	10	15
Riboflavina (%)	5		
Niacina (%)	5		
Ácido ascórbico (%)		25	20
Folacina (%)			30

Passo 3: Determine o peso da receita antes de cozinhar
1 ovo grande = 57 g; 57 g × 2 ovos = 114 g; fator de recusa para cálculo do peso sem a casca − 11%;
1 14 g × 0,89 = 101,46 g
1 xícara de leite integral = 244 g × 1/6 = 40,66 g
1 colher de chá de sal = 5,5 g × 1/8 = 0,69 g
1 xícara de cebola crua picada = 170 g × 0,25 = 42,5 g
1 colher de chá de óleo = 4,53 g × 2 = 9,06 g
Peso total = 194,37 g

Passo 4: Determinar o peso da receita após o cozimento
A perda de peso durante o cozimento devido à evaporação é estimado em 8%
Peso da receita após cozimento = 194,37 g × 0,92 = 179 g

Passo 5: Determinar os níveis de nutrientes da receita por 100 g e por porção
Divida os níveis de nutrientes por 1,79 para determinar o teor de nutrientes para 100 g de ovos mexidos
Os valores nutricionais calculados representam a quantidade do nutriente em uma porção

78 Introdução à Nutrição Humana

ou grupo populacional, e essas informações são cruciais para avaliar a adequação da dieta, a análise deve ser considerada.

Estimativa precisa do tamanho da porção

Tabelas e bancos de dados de composição alimentar são utilizados principalmente em epidemiologia nutricional para estimar a composição de alimentos consumidos por indivíduos. Todos os sujeitos têm dificuldade ao estimar o tamanho exato das porções de alimentos consumidos. Esse problema é ainda mais complicado pela diferença entre o peso de um produto comprado e o do item realmente consumido (p. ex., na carne após o cozimento há uma perda de cozimento de pelo menos 25%, sem osso e com ou sem gordura visível). Tamanhos de porções padronizados para alimentos individuais de acordo com o país podem ajudar, mas um conjunto de modelos de alimentos padronizados (pequenos, médios e grandes) para uso na avaliação alimentar pode ser mais valioso.

3.6 Descrição e recuperação de dados para tabelas de composição alimentar e bancos de dados

Uma tabela ou banco de dados de composição alimentar é mais fácil de usar se o formato permitir acesso fácil aos dados disponíveis. Os avanços na tecnologia da informação fizeram com que cada vez mais tabelas de composição alimentar fossem disponibilizadas em formato eletrônico, substituindo progressivamente o formato impresso. Tabelas impressas de composição de alimentos, embora limitadas por proporções físicas, como o tamanho do texto escrito e da tabela impressa, permanecem populares em países em desenvolvimento e subdesenvolvidos. A palavra impressa é vista como fonte de autoridade, e apenas um nível limitado de alfabetização ou conhecimento sobre nutrição é necessário para acessar seus dados. Os dados eletrônicos e seu acesso são mais limitados em áreas remotas desses países; é necessário um nível mais alto de conhecimento de informática e acesso a equipamentos, o que geralmente é visto como um luxo e não uma necessidade.

Contudo, bancos de dados eletrônicos possuem muitas vantagens sobre as tabelas impressas, incluindo uma capacidade virtualmente ilimitada para armazenar informações, proporcionar acesso rápido a itens de dados individuais e fácil classificação e manipulação de dados para uso em uma ampla gama de cálculos. No entanto, a facilidade de acesso aos dados em um banco de dados eletrônico ou computadorizado depende do *software* de acesso ao banco de dados, e não apenas da forma como os dados são armazenados. O desenvolvimento de bases de dados relativas abriu possibilidades de vincular diferentes bases de dados a regiões e países. Isso levou à descoberta de novos desafios, como a identificação de alimentos e compatibilidade, intercâmbio e qualidade de dados.

3.7 Como converter alimentos em nutrientes

Como inserir dados

Antes da era do computador, a conversão do consumo alimentar para ingestão de nutrientes precisava ser feita manualmente, uma tarefa trabalhosa e demorada. Posteriormente, grande parte do trabalho, especialmente em pesquisas maiores, passou a ser realizada em computadores *mainframe*; desde então, esse trabalho foi transferido para os microcomputadores, devido ao aumento em acessibilidade e facilidade de uso. Os dados sobre ingestão de alimentos e nutrientes costumavam ser posteriormente transferidos para um *mainframe*, onde eram combinados com outros dados de pesquisa para análise posterior. Hoje, há pouco que não possa ser processado por um microcomputador, incluindo manipulação de dados, como classificação e cálculos.

Antes de prosseguir com o cálculo da ingestão de nutrientes a partir de dados sobre o consumo alimentar, é necessário garantir que os erros infiltrados no conjunto de dados durante aquisição, codificação, fusão, transcrição e armazenamento sejam reduzidos a um nível aceitável. Independentemente do método utilizado para a coleta de dados sobre consumo alimentar, deve-se considerar a forma de inserção de dados no computador. Devem-se projetar formulários adequados para a coleta de dados; estes podem ser em papel ou em um programa, que, por sua vez, pode economizar tempo e eliminar erros associados à transcrição de dados do papel para o computador. O uso de formulários cuidadosamente elaborados com orientações para quem coleta os dados pode reduzir as chances de erro durante a coleta; caso a entrada de dados em computador seja um processo separado, este torna-se também mais seguro. A coleta e a entrada de dados estão sujeitas a erros humanos e tecnológicos; portanto, devem-se desenvolver procedimentos que garantam a qualidade mais alta de dados possível. Rotinas de edição e verificação de erros devem ser incorporadas ao processo de entrada de dados, e os subconjuntos de dados inseridos no computador precisam ser comparados aos registros originais escritos. Caso erros sejam encontrados, a extensão destes deve ser determinada, pois pode envolver dados para o assunto ou dia anterior (ou seguinte), ou, ainda, aqueles previamente (ou posteriormente) inseridos pelo operador envolvido. Além dessas verificações, é necessário realizar distribuições de frequência para todas as quantidades e códigos de alimentos. O Grupo de Pesquisa de Alimentos do Serviço de Pesquisa em Agricultura da USDA desenvolveu um método automatizado para coletar e processar dados de ingestão alimentar. Três sistemas de computador, o Automated Multiple Pass Method (AMPM), o Post-Interview Processing System (PIPS) e o Survey Net coletam, processam, codificam, revisam e analisam dados de ingestão de nutrientes. O sistema é usado para pesquisas do Exame Nacional de Saúde e Nutrição dos EUA desde 2002.

Conversão de dados de ingestão alimentar em ingestão de nutrientes

Um aspecto crucial da pesquisa de composição alimentar é a transmissão de informações de quem trabalha na composição e análise de alimentos para quem trabalha no monitoramento de alimentos: os cientistas, que buscam melhorar o abastecimento alimentar, os trabalhadores, em programas epidemiológicos de treinamento e nutrição, e os reguladores. No entanto, há pouca discussão na literatura científica sobre questões relacionadas diretamente à compilação de bancos de dados de composição alimentar, o principal meio para transmissão de dados de composição alimentar para a maioria dos profissionais da área. Se boas estatísticas de alimentos estiverem disponíveis em um país, bem como acesso a bancos de dados de ingestão e composição alimentar, será possível fazer estimativas de maior qualidade, no que diz respeito à ingestão nutricional do indivíduo ou da população como um todo. No entanto, existem poucos dados sobre composição alimentar para os 790 milhões de pessoas em países em desenvolvimento que sofrem de desnutrição crônica, onde a subnutrição, como as deficiências de ferro, iodo e vitamina A, é abundante.

3.8 Perspectivas

Nenhum sistema universal de banco de dados alimentares foi desenvolvido de forma a atender todas as necessidades de compiladores e usuários de bancos de dados alimentares, apesar de esse ser o principal recurso científico do qual fluem todos os outros estudos nutricionais. No entanto, recentes colaborações internacionais melhoraram consideravelmente o desenvolvimento e a compatibilidade dos dados de composição alimentar. É essencial para o desenvolvimento das ciências da nutrição que esse recurso seja mantido e melhorado para atuar tanto em nível nacional como internacional. A busca pela melhoria contínua na qualidade de dados representativos de composição alimentar está no centro da maioria dos programas de composição alimentar.

3.9 Avanços recentes na composição alimentar

Harmonização de tabelas regionais de composição alimentar

Dados de composição alimentar abrangentes e de alta qualidade para alimentos consumidos comumente são importantes para uma lista cada vez maior de usos; por exemplo, para pesquisas epidemiológicas que estudem o efeito de alimentos específicos sobre a saúde e o bem-estar. Bancos de dados de composição de alimentos integrados, abrangentes e validados, para países individuais dentro de uma região, contribuirão imensamente para a remoção de barreiras sobre o conhecimento científico atual. Com esse objetivo, a Europa tem se aproximado muito mais dessa meta, precedida pelas Tabelas de Composição de Alimentos da ASEAN (2000, www.fao.org/infoods/tables_asia_en.stm).

Foco na biodiversidade intraespécie

A FAO iniciou um estudo sobre o desenvolvimento de dados básicos para os Indicadores Nutricionais pela Biodiversidade, cujo primeiro item é a composição alimentar. O objetivo é coletar dados de composição nos níveis inter e intraespécies para regiões e países. O processo inclui a obtenção de

80 Introdução à Nutrição Humana

informações sobre dados de composição alimentar interespécie (variedades, cultivares, raças) e alimentos subutilizados ou selvagens no nível de espécie, bem como a revisão de todos os dados de composição alimentar à disposição nos níveis nacional, regional e internacional. Os dados coletados são informados em um modelo que determina o país e os centros de dados regionais do INFOODS. A Tabela 3.8 fornece um exemplo de formato de relatório para nível nacional. Com relação ao relatório de linha de base, no início de 2008 dados de 254 publicações de 49 países foram incluídos.

Como investigar alimentos tradicionais e étnicos específicos

Alimentos tradicionais e étnicos refletem heranças culturais e, em muitos casos, constituem componentes essenciais dos padrões dietéticos em diversos países. Frequentemente, os alimentos tradicionais incluem espécies vegetais subutilizadas; no atual mundo desenvolvido, ainda existem muitas dessas espécies e subespécies para as quais faltam informações nutricionais. Alimentos tradicionais e étnicos contribuem consideravelmente para a dieta de muitas populações e podem contribuir

Tabela 3.8 Modelo de relato para o indicador nutricional de biodiversidade na literatura de composição alimentar.

Publicação	Material examinado	Referências	Número de alimentos no nível de subespécie, com o seguinte número de componentes			
			1	2 a 9	10 a 30	> 30
1. Bases de dados de composição alimentar (BDCA) Base de dados de referência para a BDCA nacional Base de dados de usuários da BDCA nacional Outra BDCA nacional						
2. Literatura						
Periódicos nacionais revisados por pares	Indique periódicos e anos					
Relatórios laboratoriais nacionais	Indique laboratórios e anos					
Relatórios de institutos de pesquisa nacionais	Indique institutos de pesquisa e anos					
Apresentações em conferências nacionais (incluindo pôsteres)	Indique conferências e anos					
Teses	Indique universidades e anos					
Outros (especificar)	Indique a publicação e os anos					
Material examinado						
Carta	Material examinado					
A						
B						
Referências						
Número	Referências completas		DOI, CiteXplore ID, outro código de publicação internacional			
1						
2						

significativamente para a saúde. A pesquisa e a análise desses alimentos têm emergido lentamente como questão de grande interesse, porém, com as conhecidas restrições financeiras a esse tipo de pesquisa, muito ainda precisa ser feito.

Populações de minorias étnicas tornaram-se partes significativas da população em muitos países e, da mesma forma, em muitos países em desenvolvimento os alimentos tradicionais são um componente importante da dieta para essas populações. Desigualdades no estado de saúde são observadas nessas subpopulações quando comparadas à população em geral.

Essas desigualdades, que podem ser motivadas por nível socioeconômico, têm destacado a necessidade de ampliação de dados nutricionais sobre etnias e alimentos tradicionais. Um orçamento limitado é basicamente tudo o que está disponível para a análise desses itens, uma das principais razões por que os dados disponíveis são também limitados. Frequentemente, os dados de composição para alimentos étnicos são derivados ou emprestados de outras tabelas de composição alimentar ou derivados de receitas. Variações e modificações em receitas e práticas culinárias de um indivíduo para outro também são algumas das complicações a considerar quando a composição de alimentos étnicos e tradicionais é investigada.

Compostos bioativos em alimentos e seus efeitos sobre saúde e bem-estar

Constituintes da dieta comumente encontrados em alimentos com efeitos benéficos à saúde fazem parte das evidências emergentes que impulsionam consumidores, pesquisadores e a indústria de alimentos na sua busca por informações validadas. É geralmente reconhecido que uma dieta rica em alimentos *in natura* está associada à diminuição da incidência de certas doenças, como câncer e doenças cardiovasculares. Um dos vários motivos plausíveis para isso são as propriedades antioxidantes dos alimentos *in natura*, que podem prevenir alguns processos envolvidos no desenvolvimento do câncer (protegendo o DNA do dano de oxidação) e de doenças cardiovasculares (inibindo o dano de oxidação sobre o colesterol da lipoproteína de baixa densidade). Além de conter antioxidantes, os alimentos *in natura* contêm outros compostos que não são classificados como nutrientes essenciais tradicionais, e

sim como bioativos. Esses compostos bioativos, apoiados por evidências substanciais, podem desempenhar um papel na promoção da saúde.

Milhares de compostos bioativos vegetais foram identificados, e as principais classes são flavonoides e outros compostos fenólicos, carotenoides, esteróis vegetais, glucosinolatos e também com enxofre (http://www.eurofir.net). O USDA preparou vários bancos de dados de interesse especial sobre flavonoides, proantocianidinas, isoflavonas e ORAC (poderes antioxidantes avaliados por ensaio de capacidade de absorção de radicais de oxigênio). O banco de dados sobre ORAC também contém valores para fenóis totais.

Nutrição e alegações de saúde

Com foco na relação entre alimentação e saúde, consumidores estão demandando mais informações sobre os alimentos que compram e consomem. Não só houve aumento na demanda por informações nutricionais, mas também o aumento da prevalência de doenças não transmissíveis, como doenças cardiovasculares e diabetes melito, consequências da obesidade, levou à maior necessidade de comunicação e de orientações nutricionais para escolhas alimentares saudáveis. A rotulagem dos alimentos tornou-se um importante comunicador para o consumidor, desde que se baseie na verdade e não induza a erros. A Comissão do Codex Alimentarius (http://www.codexalimentarius.net) visa fortalecer os esforços locais e regionais para harmonizar e simplificar o processo de fazer alegações nutricionais ou de saúde. Para esse fim, eles propuseram as seguintes áreas para desenvolvimentos futuros:

- Rotulagem que permita que os consumidores se informem melhor sobre os benefícios e o conteúdo dos alimentos
- Medidas para minimizar o impacto do marketing sobre padrões alimentares pouco saudáveis
- Informações mais detalhadas sobre padrões de consumo saudáveis, incluindo etapas para aumentar o consumo de frutas e vegetais
- Padrões de produção e processamento relativos à qualidade nutricional e segurança dos produtos.

Alegações nutricionais e de saúde são utilizadas para apresentar produtos com algum benefício nutricional ou de saúde adicional. Na maioria dos

82 Introdução à Nutrição Humana

casos, os consumidores percebem que produtos com certas alegações são melhores para sua saúde e bem-estar. O perfil de nutrientes é o primeiro passo para essa possível alegação de saúde. Atualmente, diferentes sistemas para definir perfis de nutrientes variam de um algoritmo simples a uma abordagem cientificamente complicada. É difícil desenvolver um único sistema que reflita a contribuição nutricional de um alimento ou grupo de alimentos para a dieta e o efeito da matriz na biodisponibilidade de nutrientes. Essa discussão continua em desenvolvimento.

Agradecimento

Agradecemos pelo excelente trabalho de Joanne Holden (1946-2014), ex-Nutrient Data Laboratory, Maryland, EUA. Gostaríamos de agradecer a Clive West (1939-2004), ex-integrante da Universidade de Wageningen, Holanda, por suas contribuições em pesquisa de alta qualidade.

Leitura complementar

Brussard, J.H., Löwik, M.R.H., Steingrímsdóttir, L. *et al.* (2002). European food consumption survey method – conclusions and recommendations. *European Journal of Clinical Nutrition* 56 (Suppl. 2): S89–S94.

Food and Agriculture Organization of the United Nations (2008). *Expert Consultation on Nutrition Indicators for Biodiversity 1*. Rome: *Food Composition*.

Greenfield, H. and Southgate, D.A.T. (2003). *Food Composition Data. Production. Management and Use*. Rome: Food and Agriculture Organization of the United Nations.

Greenfield, H. (1990). Uses and abuses of food composition data. *Food Australia* 42 (8), (Suppl.).

Gry, S. and Holden, J. (1994). Sampling strategies to assure representative values in food composition data. *Food. Nutrition and Agriculture* 12: 12–20.

Ireland, J., Van Erp-Baart, A.M.J., Charrondière, U.R. *et al.* (2002). Selection of food classification system and food composition database for future food consumption surveys. *European Journal of Clinical Nutrition* 56 (Suppl. 2): S33–S45.

Klensin, J.C. (1992). *INFOODS Food Composition Data Interchange Handbook*. Tokyo: United Nations *University* Press.

Rand, W.M., Pennington, J.A.T., Murphy, S.P. *et al.* (1991). *Compiling Data for Food Composition Data Bases*. Tokyo: United Nations University Press.

Southgate, D.A.T. (2000). Food composition tables and nutritional databases. In: *Human Nutrition and Dietetics, 10e* (ed. J.S. Garrow, W.P.T. James, A. Ralph), 303–310. Edinburgh: Churchill Livingstone.

Truswell, A.S., Bateson, D.J., Madafiglio, K.C. *et al.* (1991). INFOODS guidelines for describing foods: a systematic approach to describing foods to facilitate international exchange of food composition data. *Journal of Food Composition and Analysis 1991* 4: 18–38.

Verger, P., Ireland, J., Møller, A. *et al.* (2002). Improvement of the comparability of dietary intake assessments using currently available individual food consumption surveys. *European Journal of Clinical Nutrition* 56 (Suppl. 2): S18–S24.

Websites

Codex Alimentarius Commission: http://www.codexalimentarius.net

European Food Safety Authority: http://www.efsa.europa.eu

Eurocode2: http://www.eurofir.org/eurocode

EuroFIR: http://www.eurofir.net

Food and Agriculture Organization of the United Nations: http://www.fao.org

INFOODS: United Nations University of International Food Data Systems Project: http://www.fao.org/infoods/directory

LanguaL: http://www.langual.org

United States Department of Agriculture National Nutrient Databank: http://www.ars.usda.gov/nutrientdata

4

Padrões de Referência Dietética

Kate M. Younger

Pontos-chave

- Este capítulo discute o desenvolvimento da terminologia e da mudança nas abordagens conceituais para definir recomendações nutricionais desde a nutrição adequada à ideal
- A interpretação e os usos de recomendações nutricionais são discutidos
- O capítulo descreve como valores de referência podem ser usados para avaliar a adequação da ingestão de nutrientes por grupos populacionais

- Os métodos usados para determinar necessidades são discutidos; isso inclui estudos de depleção-repleção, estudos com isótopos, estudos de balanço, métodos fatoriais, avaliação de níveis de nutrientes em tecidos biológicos, marcadores bioquímicos e biológicos e estudos experimentais com animais.

4.1 Introdução

A primeira tentativa de estabelecer padrões de ingestão de nutrientes foi realizada pelo Food and Nutrition Board do National Research Council, dos EUA, em 1941, que publicou a ingestão dietética recomendada (RDA, *recommended dietary allowance*), em 1943, para "fornecer padrões para servirem como meta para uma boa nutrição". Seguiram-se a isso as primeiras RDAs do Reino Unido, em 1950, publicadas pela British Medical Association. Hoje, muitos outros países e agências internacionais publicam padrões dietéticos que se destinam a avaliar a adequação da ingestão de nutrientes para grupos ou populações, em comparação com esses padrões.

À medida que o conhecimento sobre requerimentos humanos e funções de nutrientes aumentou, também aumentou a quantidade de documentos que descrevem essas recomendações – de apenas seis páginas abordando 10 nutrientes, em 1943, para os abrangentes valores de referência dietéticos (DRVs) do Reino Unido, do Committee on Medical Aspects of Food Policy (COMA), publicado em 1991, seguidos de perto pelas recomendações da EC, publicadas em 1993, e pela série de livros pesados, cada um sobre apenas alguns dos mais de 30 nutrientes,

publicada pelo Institute of Medicine (IOM), agora National Academy of Medicine, dos EUA, e a série de pareceres científicos detalhados sobre nutrientes individuais publicados pela European Food Safety Authority (EFSA). Além disso, pesquisas contínuas e o desenvolvimento de interpretações mais informadas acerca do crescente corpo de dados disponíveis exigem a revisão e a atualização regulares das recomendações. Assim, os "padrões" do passado tornam-se obsoletos conforme são substituídos por novos valores baseados em novos dados ou novas interpretações de dados existentes, como as atualizações publicadas pelo Scientific Advisory on Nutrition (SACN), do Reino Unido sobre as necessidades de energia (2011), carboidratos (2015) e de vitamina D (2016).

4.2 Terminologia e abordagens conceituais para definir recomendações nutricionais

Desde sua primeira edição, na década de 1940, e ao longo dos 50 anos seguintes, os conceitos e a terminologia das RDAs permaneceram inalterados. A base sobre a qual essas RDAs foram construídas foi a distribuição estatística de requisitos individuais, para evitar critérios de deficiência para o nutriente alvo. O pico da curva das distribuições gaussianas para tais requisitos é o "requisito médio", em que metade da população tem requisitos acima desse valor, e a outra metade, mais baixos. A RDA foi considerada um ponto nessa distribuição igual à média ou aos "requisitos médios" somados a dois desvios padrões (DPs) (Figura 4.1). Ao definir a recomendação perto do limite superior da distribuição dos requisitos individuais, as necessidades da maioria da população seriam atendidas. Se os padrões fossem definidos para atender às necessidades aparentes de quase todas as pessoas, o valor resultante seria tão alto que ficaria inatingível para o nível populacional. Se os padrões fossem definidos no ponto médio de todos os requisitos individuais, metade da população teria requisitos que excederiam o padrão. Em uma distribuição normal, cerca de 2,5% dos pontos encontram-se nas caudas superior e inferior fora dessa faixa da média, mais ou menos dois DPs.

Assim, ao definir a RDA para esse ponto da média mais dois DPs, é estabelecido o padrão para 97,5% da população. O consumo da maioria dos nutrientes em níveis um pouco maiores do que os necessários de fato geralmente não é prejudicial; portanto, definir recomendações da necessidade média da população mais dois DPs ideais é lógico se o objetivo for descrever uma ingestão adequada para quase todos. No entanto, isso é espetacularmente inapropriado no caso de recomendações de ingestão energética, dado que até mesmo desequilíbrios relativamente pequenos entre ingestão de energia e gasto levarão, com o tempo, ao sobrepeso e, em última instância, à obesidade, problema crescente na maioria das populações. As recomendações para a ingestão de energia são, portanto, fornecidas apenas como necessidade média estimada da população (EAR, *estimated average requirement*).

Assim, por quase meio século, esses foram os termos usados e as abordagens conceituais subjacentes. No entanto, desde a década de 1980, ocorreram mudanças em ambas as áreas.

Mudanças na terminologia

Duas mudanças básicas ocorreram com relação à terminologia. A primeira foi que novos termos foram introduzidos para avaliar a adequação dietética sob várias perspectivas. Esses termos "guarda-chuva" incluem o conjunto completo de recomendações nutricionais, conforme descrito pelos pontos (*b*) e (*c*), e às vezes (*a*) na Figura 4.1; por exemplo, o Reino Unido e a EFSA adotaram o termo guarda-chuva de DRV, os EUA usam *RDA*; a Austrália e a Nova Zelândia, por sua vez, aplicam o termo *valores de referência de nutrientes* (NRVs). A segunda mudança foi que o termo *RDA* (*recommended dietary allowance* [ingestão dietética recomendada]) foi substituído a fim de reenfatizar alguns conceitos básicos subjacentes a ele. *Recommended* (recomendada) tem ar prescritivo; por isso, houve a preocupação de que os consumidores pudessem ver isso como algo que deveria ser atendido diariamente e com precisão. Além disso, o termo *allowance* (dose, "mesada") reforça a percepção de uma abordagem prescritiva. Assim, o Reino Unido adotou o termo *ingestão de nutrientes de referência* (RNI, *reference nutrient intake*), enquanto a União Europeia introduziu o termo *ingestão de referência da população* (PRI); Austrália e Nova Zelândia passaram a usar o termo *ingestão alimentar recomendada* (RDI, *recommended dietary intake*). Todos são precisamente equivalentes ao conceito original da RDA, um termo ainda utilizado em muitos países, incluindo os EUA e o Canadá.

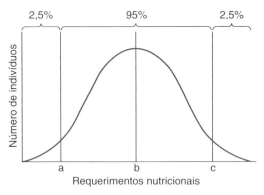

Figura 4.1 Distribuição de frequência para as necessidades individuais de um nutriente. (*a*) A média menos dois desvios padrões (DPs); a ingestão abaixo disso é inadequada para quase toda a população. (*b*) A média; ponto médio das necessidades da população. (*c*) A média mais dois DPs; a ingestão é adequada para quase toda a população. Observe que, na prática, já que existem dados insuficientes para estabelecer meios confiáveis e DPs para muitas necessidades de nutrientes, a ingestão de referência que descreve os pontos (*a*) e (*c*) na curva é geralmente definida, no caso de (*a*), para o nível que previne o aparecimento de sinais de deficiência (bioquímica ou clínica); no caso de (*c*), para o nível acima do qual todos os indivíduos parecem estar adequadamente supridos. Portanto, é improvável que até mesmo 2,5% da população não alcance o nível de ingestão adequado (*c*).

Vários novos termos foram introduzidos. A necessidade mínima representa o requisito médio menos dois SDs (ponto *a* na Figura 4.1). Uma definição para esse ponto é dada na Figura 4.1, juntamente com os vários termos utilizados para definir o ponto (Boxe 4.1). O conceito de um limite superior seguro de ingestão ganhou importância em vista das maiores oportunidades que pessoas têm de consumir altos níveis de nutrientes por meio de alimentos fortificados ou suplementos. As IDRs dos EUA definem "limites de ingestão máxima tolerável" (LIs), determinados como o nível de ingestão média diária mais alta de um nutriente que provavelmente não apresenta risco de efeitos adversos à saúde para quase todos os indivíduos em um grupo. As recomendações atuais da Europa e do Reino Unido também abordam essa preocupação no caso dos nutrientes com

Boxe 4.1 Termos utilizados para descrever os pontos a, b e c na distribuição de frequência (demonstrado na Figura 4.1).

	a	b	c
Comitê de Alimentos e Nutrição dos EUA, Academia National de Ciências dos EUA, Conselho Nacional de Pesquisa dos EUA **Ingestao dietética recomendada (RDA, *recommended dietary allowance*)** (1989)			**Ingestão dietética recomendada (RDA, *recommended dietary allowance*)**
Comitê Britânico de Aspectos Médicos de Políticas Alimentícias (COMA), hoje denominado Comitê de Conselho Científico sobre Nutrição (SACN) **Valores dietéticos de referência (1991)**	Limite inferior de ingestão de nutrientes **(LIIN)**	Necessidade média estimada **(EAR)**	Ingestão nutricional de referência **(RNI)**
Comitê Científico das Comunidades Europeias para a Alimentação **Ingestão de referência populacional (PRI) (1993)**	Limite mínimo de ingestão **(LMI)**	Necessidade média **(MN)**	Ingestão de referência populacional **(PRI)**
Comitê de Alimentos e Nutrição dos EUA, Instituto de Medicina, Academias Nacionais de Saúde do Canadá, hoje denominado Academia National de Medicina **Ingestão dietética de referência (1997-2010)**		Necessidade média estimada **(EAR)**	Ingestão dietética recomendada **(RDA)**
Conselho Nacional de Pesquisa Médica em Saúde (NHMRC), Austrália e Nova Zelândia **Valores de referência nutricional (2006)**		Necessidade média estimada **(EAR)**	Ingestão recomendada de nutrientes **(RNI)**
Universidade das Nações Unidas (UNU) **Valores de ingestão de nutrientes (2007)**		Necessidade média de nutrientes **(NMN)**	Nível de nutrientes individuais (**NUI**$_x$ em que × é a porcentagem da população cujas necessidades são atendidas pela recomendação; nesse caso, **NUI**$_{98}$ cobriria as necessidades de 98% da população)
Autoridade de Segurança Alimentar Europeia (EFSA) **Valores dietéticos de referência (2010-2019)**	Limite mínimo de ingestão **(LMI)**	Necessidade média **(NM)**	Ingestão de referência populacional **(PRI)**
Organização Mundial da Saúde/Organização para a Alimentação e Agricultura (OMS/FAO) **Necessidades nutricionais recomendadas**		Necessidade média estimada **(EAR)** e Necessidade média de nutrientes **(NMN)**	Ingestão dietética recomendada **(RDA)** e ingestão recomendada de nutrientes **(RNI)**

86 Introdução à Nutrição Humana

relatos de níveis tóxicos. Quando não há evidências suficientes para definir recomendações precisas, o termo *ingestão adequada* (IA) pode ser usado (pela EFSA e os EUA). A Organização Mundial da Saúde/Organização para Alimentação e Agricultura (OMS/FAO) revisa e publica as necessidades nutricionais e diretrizes dietéticas para grupos de nutrientes em momentos diferentes; estes podem incluir LIs e às vezes a "ingestão de nutrientes protetores", para alguns micronutrientes cujas quantidades mais altas podem proteger contra um risco nutricional ou de saúde específico (p. ex., a vitamina C aumenta a absorção de ferro).

Os termos utilizados por diferentes órgãos para descrever os vários pontos de distribuição das necessidades individuais de um nutriente são fornecidos no Boxe 4.2; definições precisas podem ser encontradas nas publicações relevantes mencionadas.

Em 2007, a Universidade das Nações Unidas (UNU) publicou uma abordagem para o desenvolvimento de recomendações nutricionais, junto com a terminologia proposta (Boxes 4.1 e 4.2). Seu termo de preferência, *o valor de ingestão de nutrientes (VIN)*, refere-se a recomendações de ingestão alimentar com base em dados de pesquisa; o termo *nutriente* foi escolhido para criar uma distinção de componentes da dieta, como cereais, e o termo *valor* busca enfatizar a utilidade potencial de avaliação da adequação alimentar (e, portanto, do planejamento alimentar), além da formulação de políticas. O nível individual de nutrientes (NIN_x) é flexível, pois x se refere ao percentual escolhido da população para a qual essa ingestão é suficiente; por exemplo, 98% (requisito médio ou mediano + dois DPs), escrito como NIN_{98}; porém, esse valor poderia ser menor para certos nutrientes.

Mudanças em abordagem conceitual

Quando um comitê se reúne para fazer uma recomendação de padrão para ingestão de nutrientes, o início inclui uma distribuição de critérios. No passado, embora a escolha dos critérios pudesse variar de um comitê para outro, a orientação era sempre a mesma: os critérios eram definidos para um nível que deveria prevenir sintomas de deficiência. Mais recentemente, a preocupação

---

Boxe 4.2 Termos adicionais utilizados.

Ingestão dietética recomendada **(RDA)** (1989)	Ingestão segura e ingestão adequada
Valor de referência britânico **(DRV)** (1991)	Ingestão segura e adequada Ingestão mínima e máxima individual e populacional
Ingestão de referência da população europeia **(PRI)** (1993)	Faixa de ingestão adequada
Organização Mundial da Saúde (1974-1996)	Ingestão recomendada
OMS/FAO (1996)	Faixas de necessidades mínimas, adequadas e máximas da população, metas de ingestão média Faixa aceitável de distribuição de macronutrientes **(FDAM)** Ingestão adequada **(IA)** Limite de ingestão máxima tolerável **(LI)**
Ingestão dietética de referência dos EUA **(DRI)** (1997-2010)	Faixa aceitável de distribuição de macronutrientes **(FADM)** Ingestão adequada **(IA)** Limite de ingestão máxima tolerável **(LI)**
Conselho National de Pesquisa Médica em Saúde da Austrália e Nova Zelândia **(NRV)** (2006)	Faixa aceitável de distribuição de macronutrientes **(FADM)** Objetivo dietético recomendado **(ODR)** Limite de ingestão máxima tolerável **(LI)**
Universidade das Nações Unidas **(VIN)** (2007)	Faixa adequada de distribuição de macronutrientes **(FADM)** Limite de ingestão máxima tolerável **(LI)**
Valor de referência dietética europeia **(DRV)** (2010)	Faixas de ingestão de referência para macronutrientes **(IR)** Ingestão adequada **(IA)** Limite de ingestão máxima tolerável **(LI)**

com a promoção da saúde por meio da alimentação levou à introdução do conceito de nutrição ideal, em que a ingestão ideal de um nutriente pode ser definida como aquela que maximiza a função fisiológica e mental e minimiza o desenvolvimento de doenças degenerativas. Deve-se ter em mente que, embora isso possa parecer simples o suficiente para definir com relação a nutrientes individuais, tudo claramente se torna mais complexo ao considerar todos os nutrientes em consonância, em todas as situações fisiológicas possíveis. A variabilidade genética também deve, cada vez mais, ser levada em consideração; por exemplo, vale considerar a necessidade de folato para portadores de certas variantes do gene *MTHFR* (na América do Norte, Europa e Austrália, aproximadamente 8 a 20% da população é homozigótica para o *MTHFR* C677T), que pode, indiscutivelmente, precisar ser maior do que a necessidade do resto da população.

Hoje, é reconhecido que existem vários níveis para considerar o conceito de nutrição ideal, isto é, o nível que:

- Evita sintomas de deficiência, tradicionalmente utilizados para estabelecer a referência de ingestão de nutrientes
- Otimiza as reservas corporais de um nutriente
- Otimiza algumas funções bioquímicas ou fisiológicas
- Minimiza um fator de risco para algumas doenças crônicas
- Minimiza a incidência de uma doença.

Nos EUA, o valor de referência para o cálcio é baseado na otimização dos níveis de cálcio nos ossos, o que se afasta da abordagem tradicional de foco na prevenção dos sintomas de deficiência.

Um exemplo de tentativa de definir o padrão de referência para otimizar uma função bioquímica é o nível de ácido fólico, que minimizaria os níveis plasmáticos da homocisteína, um potencial fator de risco para doenças cardiovasculares. Outro pode ser o nível de zinco, para otimizar a imunidade mediada por células. Um exemplo de possível padrão de referência que otimiza um fator de risco para uma doença é o nível de sódio, que minimizaria a hipertensão arterial sistêmica ou o nível de ácidos graxos poli-insaturados (AGPIs) n-3, para reduzir os triacilgliceróis plasmáticos (TAGs). A quantidade de ácido fólico que minimiza a carga populacional de defeito do tubo neural seria um exemplo de valor de referência que minimiza a

incidência de uma doença. Atualmente, há muito debate quanto à melhor abordagem para selecionar critérios que estabeleçam padrões de referência para minerais e vitaminas; essa é uma área que provavelmente continuará a gerar controvérsia. Um ponto importante a esse respeito é que, embora a minimização dos sintomas de deficiência de micronutrientes seja um problema agudo em muitos países em desenvolvimento, qualquer evolução de nossos conceitos sobre necessidades de nutrientes desejáveis ou ideais deve levar a uma revisão da estimativa para os números de pessoas com nutrição inadequada.

4.3 Interpretação e uso de recomendações dietéticas

Ao utilizar recomendações dietéticas, vários pontos importantes devem ser considerados.

Os níveis de nutrientes recomendados são por pessoa, por dia. No entanto, na prática, isso geralmente é alcançado como uma média ao longo de um período (dias, semanas ou meses), devido a flutuações diárias na alimentação. Conforme afirmado anteriormente, estabelecer uma série de recomendações dietéticas deve encorajar a interpretação apropriada dos dados de ingestão alimentar em vez da suposição inadequada de que o valor identificado para atender às necessidades de praticamente todas as pessoas saudáveis é um requisito mínimo para todos os indivíduos. Se a ingestão de nutrientes de um indivíduo pode ser calculada durante um período suficiente, isso melhora a validade da comparação com recomendações dietéticas. No entanto, no caso da ingestão de energia, essa comparação ainda é inadequada: os valores de referência dietéticos para energia (definidos como NME) são destinados apenas para uso em grupos; é mais útil comparar a ingestão de energia de um indivíduo a alguma medida ou cálculo do seu consumo para avaliar a adequação.

No caso de um grupo, pode-se supor que a qualidade da alimentação pode ser calculada em média para todo o grupo em determinado momento e, portanto, que indivíduos aparentemente saudáveis dentro de um grupo podem compensar uma deficiência relativa em 1 dia por um excesso relativo no outro. Também deve ser lembrado que pode ser necessário fazer ajustes para o tamanho do corpo, nível de atividade física e talvez outras características do indivíduo ou

88 Introdução à Nutrição Humana

grupo em consideração, uma vez que as doses recomendadas são projetadas para populações de "referência".

Outra suposição feita ao definir recomendações para um nutriente específico é que a ingestão de todos os outros nutrientes é adequada, dado que, em uma população aparentemente saudável, ingerir uma dieta variada é provavelmente razoável.

As recomendações não buscam atender às necessidades de pessoas que não são saudáveis: não são permitidas alterações nas necessidades de nutrientes devido a doenças ou lesões. Por exemplo, pacientes acamados podem exigir menos energia devido à inatividade e podem demandar maior ingestão de micronutrientes devido a uma doença que cause má absorção intestinal. Certos nutrientes também podem ser utilizados como agentes terapêuticos; por exemplo, ácidos graxos n-3 podem ter efeitos anti-inflamatórios. Esses aspectos clínicos são considerados em outra parte deste livro.

Uma complicação que surge na formulação de recomendações dietéticas é causada pelo fato de que vários grupos de pessoas em uma população podem ter diferentes necessidades nutricionais. Portanto, a população é dividida em subgrupos: crianças e adultos, por faixas etárias e por gênero. Para as mulheres, também são realizados ajustes para gestação e lactação.

Em geral, recomenda-se que bebês sejam amamentados exclusivamente durante os primeiros 6 meses de vida (OMS, 2001). Isso representa um problema para os órgãos que definem recomendações dietéticas, que por sua vez devem definir padrões para os bebês que não são amamentados. As recomendações dietéticas para bebês alimentados com fórmula têm base na energia e nos nutrientes fornecidos pelo leite materno; porém, como a biodisponibilidade de alguns nutrientes é menor na fórmula do que no leite materno, as quantidades declaradas parecem mais altas do que as que se espera alcançar com a amamentação. Portanto, isso não deve ser interpretado como inadequação por parte do leite humano (materno) em comparação aos leites formulados, e sim o contrário.

As recomendações dietéticas para bebês sem amamentação exclusiva e para crianças e adolescentes costumam ser baseadas em evidências científicas menos robustas do que aquelas para adultos, para os quais há muito mais informações de qualidade disponíveis. Na ausência de dados confiáveis, os valores para crianças são geralmente derivados por extrapolação a partir de adultos jovens. O cálculo das necessidades nutricionais geralmente é baseado no gasto energético, porque as necessidades metabólicas de energia provavelmente andam de mãos dadas com as de nutrientes para crianças em crescimento. No caso de crianças sem amamentação exclusiva com dieta mista, os valores são obtidos por interpolação entre os valores conhecidos para crianças menores de 6 meses e os calculados para crianças de 1 a 3 anos. Assim, as recomendações dietéticas para crianças e adolescentes devem ser abordadas com certo cuidado, pois estas são mais adequadas para planejamento e rotulagem do que para uma descrição das necessidades reais.

Finalmente, a avaliação da adequação alimentar para pessoas na outra extremidade da faixa etária populacional é dificultada pela falta de dados sobre idosos saudáveis. Uma das características normais do envelhecimento é que várias funções do corpo se deterioram até certo ponto, e doenças e enfermidades tornam-se mais comuns com o envelhecimento. Até que mais dados estejam disponíveis, presume-se que, exceto por energia e alguns nutrientes, as necessidades dos idosos (geralmente definidos como aqueles acima de 65 anos) não são diferentes de adultos mais jovens.

Tendo em mente os pontos anteriores, recomendações dietéticas podem ser úteis em vários níveis.

- Governos e organizações não governamentais (ONGs) utilizam recomendações dietéticas para identificar necessidades de energia e nutrientes em populações e para, portanto, possibilitar decisões informadas sobre a política alimentar. Isso pode incluir o fornecimento de suplementos (ou o racionamento), quando a dieta é inadequada, a fortificação de alimentos, o fornecimento da educação nutricional adequada, a criação de legislações relativas ao abastecimento alimentar, a influência na importação e exportação de alimentos, os subsídios a certos alimentos ou produtores de alimentos, e assim por diante
- A indústria de alimentos requer essas informações durante o desenvolvimento e a comercialização de produtos. A indústria está ciente do

crescente interesse dos consumidores na qualidade nutricional dos alimentos que compram e tem respondido com o fornecimento de alimentos que atendam às necessidades específicas e com rótulos de alimentos mais informativos

- Pesquisadores e profissionais de saúde precisam avaliar a adequação nutricional das dietas dos grupos (ou, com cautela, dos indivíduos), comparando dados da pesquisa de ingestão alimentar a valores de referência (ver a seguir). Já que as limitações dos dados de avaliação alimentar foram levadas em consideração (ver Capítulo 2, *Como Avaliar a Ingestão Dietética*), essa informação pode ser usada para tentar melhorar a ingestão de nutrientes pelas pessoas, direcionando-os melhor rumo às recomendações dietéticas. A formulação de conselhos ou diretrizes dietéticas depende de uma avaliação da situação existente: a solução só pode ser formulada quando o problema for identificado

- Instituições e fornecedores usam recomendações dietéticas para avaliar as necessidades dos grupos e criar cardápios nutricionalmente balanceados. Isso é muito mais fácil de dizer do que fazer, principalmente considerando as restrições financeiras envolvidas e, muitas vezes, as preferências alimentares da população atendida

- O público necessita dessas informações para interpretar as informações nutricionais em rótulos de alimentos que possam descrever o teor de nutrientes em termos absolutos (g, mg etc.) ou como porcentagem da ingestão recomendada (% de ingestão de referência, RI na Europa, anteriormente denominada quantidade diária recomendada, GDA; ou, nos EUA, % do valor diário) para esse nutriente (geralmente por 100 g ou por "porção"). Acredita-se que este último é mais significativo para os consumidores, embora os conceitos envolvidos na definição das recomendações dietéticas sejam bastante complexos (dificultando a determinação de qual nível de recomendação deve ser usado como o padrão) e possam estar sujeitos a interpretações erradas (ver discussão anterior). A menos que os consumidores recebam informações nutricionais da forma mais adequada, nos rótulos dos alimentos, eles não podem fazer escolhas informadas sobre os alimentos que devem comprar e consumir para atender às suas próprias necessidades. No mínimo, os consumidores devem ser capazes de comparar produtos para fazer seu dinheiro valer a pena.

4.4 Utilização de valores de referência para avaliar adequação de ingestão nutricional para grupos populacionais

Idealmente, isso é realizado ao descobrir-se a distribuição da ingestão de um nutriente para um grupo populacional (p. ex., realizando-se uma pesquisa dietética), comparando-se essa ingestão à distribuição das necessidades desse nutriente na mesma população. Na prática, dados confiáveis para plotar a segunda dessas distribuições raramente são coletados e, portanto, o que se utiliza é uma estimativa da necessidade média junto a uma estimativa da variância dessa necessidade, ou seja, o desvio padrão (com base em qualquer evidência científica disponível), que é usado para traçar a distribuição da necessidade populacional, conforme demonstrado na Figura 4.1.

Ao considerarem-se formas de avaliar a adequação da ingestão nutricional em populações, é importante se comparar essa ingestão ao nível de exigência mais adequado, conforme definido nas recomendações dietéticas.

Não é útil comparar a ingestão usual à RDA/PRI/RNI (ou seja, a necessidade média somada a dois DPs fictícios) quando se fala de população, uma vez que essa abordagem leva a estimativas exageradas da prevalência de inadequação; é possível, contudo, justificar a comparação entre ingestão de um indivíduo e RDA/PRI/RNI. Além disso, essa abordagem pode encorajar maior ingestão, o que pode ser tóxico no caso de certos nutrientes (p. ex., retinol e a vitamina D).

A comparação do consumo da população com a EAR é hoje considerada a melhor estimativa de adequação alimentar; se a ingestão média for menor do que a necessidade média, então é claro que pode haver um problema de inadequação nessa população. Dessa forma, com o uso da média das necessidades como ponto de corte, pode-se calcular a proporção de indivíduos do grupo cujos consumos usuais não atendem às suas necessidades, permitindo quantificar o problema. No entanto, essa abordagem não pode ser utilizada para energia, já que o consumo e a necessidade de

90 Introdução à Nutrição Humana

energia são altamente correlacionados (os efeitos de desequilíbrio são rapidamente óbvios para o indivíduo).

O menor nível de ingestão definido (LMI/LIIN, ou seja, a necessidade média subtraída de dois DPs ideais) não é considerado útil no contexto de avaliação de adequação da ingestão de nutrientes pela população porque identificaria apenas os indivíduos que quase certamente não atendem às necessidades e, da mesma forma, deixaria de incluir muitas pessoas da população em risco apreciável de inadequação de nutrientes (em outras palavras, aqueles cuja ingestão está abaixo da necessidade média).

Por fim, os limites de ingestão máxima tolerável definidos para certos nutrientes (p. ex., iodo, flúor) também podem ser usados como pontos de corte para identificar indivíduos em risco de consumir níveis tóxicos de um nutriente.

4.5 Métodos para determinar as necessidades e definir recomendações dietéticas

A fim de obter as recomendações dietéticas mais precisas e adequadas, são estabelecidos comitês de especialistas, que examinam evidências científicas e utilizam seu julgamento para decidir os nutrientes a considerar e, em seguida, para cada nutriente, tomam decisões a respeito de:

- Critérios para definir a adequação
- Estimativas do valor médio necessário para atender ao critério de adequação
- Desvio padrão estimado da necessidade para a população em consideração (ou seja, a forma de distribuição da frequência ao longo da faixa de necessidades: amplo, estreito, enviesado etc.).

O problema de diferentes comitês identificarem critérios de adequação diversos é ilustrado pela vitamina C (ácido ascórbico). Evidências experimentais (os estudos de Sheffield e Iowa) mostraram que uma ingestão de aproximadamente 10 mg/dia é necessária para prevenir o escorbuto em homens adultos. Para ingestões abaixo de 30 mg/dia, os níveis séricos tornam-se insignificantes, aumentando acentuadamente com ingestão entre 30 e 70 mg/dia; após essa marca, começam a se estabilizar (e a excreção urinária da vitamina não metabolizada aumenta). A questão enfrentada pelos comitês que elaboram valores de referência dietéticos é se devem escolher um nível de ingestão que permita certo armazenamento da vitamina no *pool* corporal (p. ex., NME de 25 mg/dia para adultos no Reino Unido) ou um que maximize níveis plasmáticos e corporais (p. ex., NME de 60 e 75 mg/dia para mulheres e homens, respectivamente, no Reino Unido). Da mesma forma, existem variações nas recomendações de cálcio, porque alguns comitês optam pelo balanço nulo de cálcio como critério de adequação, enquanto outros utilizam reservas máximas de cálcio nos ossos.

Em alguns casos, um órgão de recomendação inclui um nutriente em suas recomendações dietéticas, e outros não; por exemplo, temos a vitamina E, cuja necessidade depende diretamente da ingestão alimentar e dos níveis de AGPIs nos tecidos, altamente variáveis. A necessidade de vitamina E correspondente aos níveis mais altos de ingestão de AGPI seria muito maior do que a necessária para aqueles com ingestão muito menor (porém adequada). Definir o valor máximo como a recomendação pode sugerir a pessoas com menor ingestão de poli-insaturados que aumentem a ingestão de vitamina E (desnecessariamente).

Assim, no Reino Unido e na Europa, apenas as ingestões "seguras" e "adequadas" foram definidas, respectivamente, com base na ingestão real de populações saudáveis. Em contrapartida, os EUA estabeleceram uma NME de 12 mg/dia e uma RDA de 15 mg/dia para adultos de α-tocoferol, com base em estudos de deficiência de vitamina E induzida em humanos e medidas de peroxidação lipídica.

Existem alguns exemplos de componentes alimentares que não são tradicionalmente considerados nutrientes essenciais, mas que têm recomendações definidas, como no caso da colina. Os EUA (e posteriormente a Autoridade Europeia) definiram a ingestão adequada de colina (IA de 450 e 550 mg/dia para mulheres e homens, respectivamente, nos EUA; 400 mg/dia para adultos, segundo a Autoridade Europeia) com base no fato de que a síntese endógena desse composto não é sempre adequada para atender a demanda (para a síntese de acetilcolina, fosfolipídios e betaína). Os dados de ingestão alimentar da colina e as evidências científicas de inadequação são limitados; portanto, estudos de dose-resposta devem ser realizados antes que uma necessidade média possa ser derivada. É provável que outros componentes alimentares sejam incluídos nas recomendações dietéticas à medida que os dados de pesquisa se acumulam. Candidatos potenciais incluem os flavonoides e outros compostos antioxidantes.

4.6 Métodos para determinar os requisitos

Estudos de depleção-repleção

Esse é o método mais direto: envolve a remoção do nutriente da dieta, observando sintomas de deficiência e, em seguida, acrescentando o nutriente até que os sintomas sejam curados ou prevenidos. As dificuldades dessa abordagem são as seguintes: primeiramente, o experimento pode durar vários anos devido à presença de estoques corporais do nutriente, e muitas vezes é necessário um regime alimentar muito limitado e, portanto, monótono. Em segundo lugar, podem ocorrer consequências adversas imprevisíveis a longo prazo. Em terceiro lugar, esses experimentos não são éticos para grupos vulneráveis como crianças (geralmente os mais relevantes para o estudo). Em alguns casos, dados epidemiológicos podem estar disponíveis; por exemplo, o beribéri ocorre em populações cuja ingestão média de tiamina é inferior a 0,2 mg/4,2 MJ (1.000 kcal).

Estudos com isótopos

Essa abordagem usa uma quantidade conhecida do nutriente marcado (contendo um isótopo radioativo ou pesado), que se presume dispersar uniformemente no organismo, permitindo a estimativa do tamanho total do *pool* por diluição do isótopo em amostras de, por exemplo, plasma ou urina (ou seja, se o reservatório do corpo for grande, a diluição será maior do que se o reservatório do corpo for pequeno). A atividade específica, ou seja, a radioatividade por unidade de peso do nutriente nas amostras, pode ser usada para calcular o tamanho do *pool*, desde que a dose total administrada seja conhecida. A taxa de perda pode, então, ser monitorada com amostras em série, permitindo o cálculo da taxa de depleção. No caso da vitamina C, o tamanho médio do *pool* corporal de um homem saudável foi de 1.500 mg, o qual, com uma dieta sem vitamina C, diminuiu a uma taxa de aproximadamente 3% (do *pool* corporal) por dia. Essa taxa catabólica fracionada era independente de tamanho do *pool* corporal, e os sintomas de escorbuto apareceram quando o *pool* corporal esteve abaixo de 300 mg. A ingestão de reposição estimada necessária para manter o *pool* corporal acima de 300 mg foi, portanto, 3% de 300 mg, ou seja, 9 mg (semelhante aos 10 mg que se verificou serem necessários para prevenir o escorbuto no experimento anterior de Sheffield).

Estudos de balanço

Baseiam-se no pressuposto de que, para indivíduos saudáveis com peso corporal estável, a reserva corporal de alguns nutrientes (p. ex., nitrogênio, cálcio e sódio) permanece constante. Os mecanismos de compensação igualam a ingestão e a saída do nutriente para ampla gama de ingestões, mantendo, assim, as reservas corporais. Desse modo, as variações diárias de ingestão são compensadas por mudanças na taxa de absorção intestinal (geralmente para nutrientes cuja absorção é regulada), na taxa de excreção urinária (para nutrientes muito solúveis), nas fezes ou em ambos. No entanto, chega um ponto em que o balanço não pode ser mantido; portanto, é possível propor que a ingestão mínima de um nutriente para o qual o equilíbrio pode ser mantido é a ingestão individual mínima necessária desse nutriente. Todavia, tal abordagem precisaria ser estendida ao longo do tempo para investigar possíveis respostas adaptativas a entradas reduzidas; por exemplo, a eficiência de absorção poderia acabar aumentando. No caso do cálcio, o consenso da Autoridade Europeia (2015) é de que o valor médio em que a ingestão é igual à excreção é de 715 mg/dia (considerando a eficiência de absorção intestinal); adicionando-se uma tolerância para as perdas cutâneas de cálcio de 40 mg/dia, temos uma IR de 750 mg/dia para adultos e um PRI de 950 mg/dia, enquanto a NME dos EUA de 2011 para adultos foi de 800 mg/dia, e a RDA é de 1.000 mg/dia.

Métodos fatoriais

São previsões em vez de aferições acerca das necessidades de grupos ou indivíduos, considerando-se uma série de variáveis (portanto, "fatoriais"), com suposições de onde as medições não podem ser feitas. Por exemplo, necessidades aumentadas durante o crescimento, a gestação ou a lactação são calculados por esse método; a abordagem é necessária pela falta de dados experimentais em situações fisiológicas devido a questões éticas. A justificativa é que a taxa de acúmulo de nutrientes pode ser calculada e, portanto, a quantidade necessária na dieta para permitir esse acúmulo pode ser prevista. No caso da gravidez, a necessidade estimada é a quantidade do nutriente necessária para atingir o equilíbrio quando a pessoa não está grávida, somada à quantidade acumulada diariamente durante a gravidez – tudo multiplicado por um fator de eficiência de absorção e assimilação (p. ex., 30% para cálcio). Para a lactação, o cálculo de energia é baseado na quantidade de leite secretada diariamente, aumentada por um fator de eficiência da conversão de energia da dieta em energia de leite (estimada em 95%), de cujo total se subtrai um abatimento pela contribuição das reservas de gordura extra previstas durante a gravidez, de redução desejável nessa fase. A dificuldade de tal abordagem é que as previsões teóricas não consideram necessariamente adaptações fisiológicas (p. ex., maior eficiência de absorção intestinal) que possam reduzir a necessidade prevista. Isso se aplicaria particularmente no caso de gestação, como demonstrado pela capacidade das mulheres de gerar bebês saudáveis, mesmo durante uma escassez de alimentos.

Medição de níveis de nutrientes em tecidos biológicos

Algumas necessidades de nutrientes podem ser definidas de acordo com a ingestão requerida para manter determinado nível do nutriente no sangue ou tecido. Para muitos nutrientes solúveis em água, como a vitamina C, os níveis sanguíneos refletem a ingestão alimentar recente, e a vitamina geralmente não é mensurável no plasma com ingestão inferior a 40 mg/dia. Esse nível de ingestão foi, portanto, escolhido como base de referência em alguns países, como os DRVs do Reino Unido de 1991. Essa abordagem não é, entretanto, adequada para nutrientes cuja concentração plasmática é regulada homeostaticamente, como o cálcio. No caso da vitamina lipossolúvel retinol, a ingestão necessária para manter uma concentração hepática de 20 µg/g foi usada como base para a ingestão de referência. Para isso, o tamanho do *pool* corporal precisava ser estimado; foram feitas suposições quanto à proporção do peso corporal representado pelo fígado (3%) e a

proporção do *pool* corporal de retinol contido no fígado (90%). A taxa catabólica fracionária foi medida como 0,5% do *pool* corporal por dia, então essa seria a quantidade que deveria ser reposta diariamente. A eficiência de conversão da vitamina A da dieta em retinol armazenado foi estimada em 50% (intervalo medido de 40 a 90%), resultando em um NME de cerca de 500 µg/dia para um homem de 74 kg.

Marcadores bioquímicos

Em muitos aspectos, os marcadores bioquímicos representam a medida mais satisfatória de adequação de nutrientes, uma vez que são específicos para o nutriente em questão, são sensíveis o suficiente para identificar deficiências subclínicas e podem ser medidos com precisão e exatidão. Contudo, tais marcadores estão disponíveis atualmente apenas para alguns nutrientes, principalmente vitaminas. Um exemplo bem estabelecido de marcador bioquímico é o teste de ativação da glutationa redutase eritrocitária para verificar o *status* da riboflavina. Os eritrócitos são uma célula útil para ensaios enzimáticos, pois são facilmente obtidos e possuem vida útil conhecida na circulação (média de 120 dias), o que auxilia a interpretação dos resultados. A glutationa redutase depende da riboflavina e, quando a atividade é medida na presença e na ausência de excesso de riboflavina, a proporção das duas atividades (o coeficiente de ativação da glutationa redutase eritrocitária, EGRAC) reflete o *status* da riboflavina: se perfeitamente suficiente, a proporção seria 1,0, enquanto a deficiência forneceria valores superiores a 1,0.

Marcadores biológicos

São medidas de alguma função biológica diretamente dependente do nutriente de interesse; mais uma vez, nem sempre fácil de encontrar, por isso existe a recente sugestão de que alguns índices funcionais sejam considerados, que não sejam necessariamente dependentes de forma direta do nutriente. O estado do ferro é avaliado com uma bateria de marcadores biológicos, incluindo a ferritina plasmática (que reflete os estoques de ferro corporal), a saturação de transferrina sérica (a quantidade de transferrina plasmática em relação à quantidade de ferro transportada por ela é reduzida na deficiência), o receptor de transferrina solúvel no plasma (um índice do estado do ferro do tecido) e testes mais tradicionais, como de hemoglobina (hoje considerado medida insensível e não confiável do estado do ferro, posto que apenas indica anemia franca e muda como uma resposta normal a estados fisiológicos alterados como a gestação).

O *status* da vitamina K é avaliado com a medida do tempo de protrombina (o tempo que o sangue leva para coagular), que aumenta quando os níveis de vitamina K caem, pois a síntese de protrombina no fígado depende da vitamina K como cofator. Esse teste é clinicamente útil para pacientes que requerem terapia anticoagulante (p. ex., com varfarina, que bloqueia o efeito da vitamina K), nos quais a dosagem do medicamento deve ser monitorada de perto.

Experimentos com animais

São de uso limitado para definir necessidades humanas de nutrientes, devido a diferenças entre espécies (p. ex., ratos podem sintetizar vitamina C; portanto, não é uma "vitamina" para eles), diferenças em tamanho do corpo metabólico (ou seja, as proporções de tecido metabolicamente ativo como músculo e tecido menos ativo, como tecido adiposo e conteúdo intestinal) e diferenças nas taxas de crescimento (animais jovens geralmente crescem muito mais rapidamente do que os humanos; por exemplo, o gado atinge tamanho adulto em cerca de 1 ano). No entanto, os animais forneceram muitas informações sobre a identificação de nutrientes essenciais e suas funções fisiológicas e bioquímicas. Além disso, os animais podem ser usados em experimentos que não seriam possíveis em humanos, como modificações na ingestão de nutrientes ao longo da vida; seu uso apenas é inadequado para estabelecer necessidades humanas.

4.7 Perspectivas

À medida que aumenta o conhecimento sobre necessidades humanas e funções dos nutrientes, também aumenta a complexidade das recomendações dietéticas. É provável que outros componentes dietéticos sejam incluídos nas recomendações dietéticas conforme os dados de pesquisa se acumulam. Candidatos potenciais incluem os flavonoides e alguns outros compostos antioxidantes. Novas técnicas podem ser implementadas para medir estado nutricional, incluindo métodos moleculares (p. ex., "ômicos") ou índices funcionais (p. ex., função imunológica, complacência arterial). Além disso, a pesquisa continua e o desenvolvimento de interpretações mais informadas sobre o crescente corpo de dados disponíveis exigem a revisão e atualização regulares dessas recomendações. O tamanho da tarefa agora significa que a maioria das recomendações é revisada e publicada para apenas um ou alguns nutrientes por vez, geralmente a cada 10 a 15 anos. As tabelas com resumos de todos os nutrientes podem ser produzidas quando um ciclo é concluído; por exemplo, o relatório de resumo da Autoridade Europeia, publicado em 2017.

Leitura complementar

Committee on Medical Aspects of Food Policy (COMA) (1991). *Dietary Reference Values for Food Energy and Nutrients for the United Kingdom.* Report on Health and Social Subjects 41. London: HMSO.

EC Scientific Committee for Food Report (1993). *Nutrient and Energy Intakes for the European Community.* 31st Series. Director General, Industry, Luxembourg, available at; https://ec.europa.eu/food/sites/food/files/safety/docs/sci-com_scf_out89.pdf

European Food Safety Authority webpage *Dietary Reference Values and Dietary Guidelines - with links to updated DRVs* https://www.efsa.europa.eu/en/topics/topic/drv

European Food Safety Authority *Dietary Reference Values for Nutrients Summary Report*, 2017, available at: http://www.efsa.europa.eu/en/supporting/pub/e15121

European Food Safety Authority *Tolerable Upper Intake Levels for Vitamins and Minerals*, 2006, available at https://www.efsa.europa.eu/sites/default/files/assets/ndatolerableuil.pdf

Expert Group on Vitamins and Minerals. *Safe Upper Limits for Vitamins and Minerals.* Food Standards Agency, London, 2003, available at; https://cot.food.gov.uk/committee/committee-on-toxicity/cotreports/cotjointreps/evmreport

Food and Agriculture Organization website for FAO and joint FAO/WHO publications http://www.fao.org/ag/humannutrition/nutrition/63160/en/

Institute of Medicine *Dietary Reference Intakes* separate texts from 1997 - available at https://ods.od.nih.gov/Health_Information/Dietary_Reference_Intakes.aspx

Institute of Medicine of the National Academies *Dietary Reference Intakes: the essential guide to nutrient requirements*, JJ Otten, JP Hellwig, LD Meyers (Eds) The National Academies Press, Washington DC, 2006, available at https://www.nap.edu/catalog/11537/dietary-reference-intakes-the-essential-guide-to-nutrient-requirements

Institute of Medicine Dietary reference intakes for calcium and vitamin D, 2011, available at https://www.nap.edu/catalog/13050/dietary-reference-intakes-for-calcium-and-vitamin-d

National Health and Medical Research Council. *Nutrient Reference Values for Australia and New Zealand*, available at https://www.nrv.gov.au/introduction

National Research Council, Food and Nutrition Board, Commission on Life Sciences. *Recommended Dietary Allowances*, 10th edn. National Academy Press, Washington, DC, 1989.

Public Health England. *Government Dietary Recommendations* PHE gateway number 2016202 pdf, 2016 available at https://www.gov.uk/government/uploads/system/uploads/attachment_data/file/547050/government__dietary_recommendations.pdf

Scientific Advisory Committee on Nutrition (SACN) reports and position statements on Vitamin D, Carbohydrates, Energy,etc available at: https://www.gov.uk/government/collections/sacn-reports-and-position-statements

United Nations University. International harmonisation of approaches for developing nutrient-based dietary standards. In: King JC, Garza, C, eds. *Food and Nutrition Bulletin*, vol. 28, no. 1 (supplement). International Nutrition Foundation for The United Nations University, Tokyo, 2007. Available online at http://archive.unu.edu/unupress/food/FNBv28n1_Suppl1_final.pdf

World Health Organization website for WHO and joint FAO/WHO publications *Nutrient Requirements and Dietary Guidelines* http://www.who.int/nutrition/publications/nutrient/en/

World Health Organization. *Global Strategy for Infant and Young Child Feeding: the Optimal Duration of Exclusive Breastfeeding*. World Health Organization, Geneva. 2001. Available online at http://apps.who.int/iris/handle/10665/78801

5

Composição Corporal

Anja Bosy-Westphal, Paul Deurenber e Manfred James Müller

Pontos-chave

- Os dados de composição corporal são utilizados para: avaliar o risco à saúde associado a excesso de massa corporal, desnutrição e estados de doença específicos (p. ex., obesidade, sarcopenia, caquexia), crescimento e desenvolvimento; caracterizar mudanças no equilíbrio energético e homeostase hídrica; ajustar funções metabólicas relacionadas com a massa corporal (p. ex., gasto energético); e calcular indiretamente a ingestão de energia com base em mudanças nos estoques corporais de energia
- A composição do corpo humano é estudada nos níveis atômico, molecular, celular, tecidual e anatômico, os quais estão interligados
- Várias técnicas estão disponíveis para avaliar a composição corporal. A disponibilidade de métodos depende do

parâmetro de resultado-alvo e é influenciada pela exatidão e precisão exigidas de métodos e técnicas, pela disponibilidade de valores de referência adequados, pela invasividade e pelo custo
- A interpretação dos dados de composição corporal deve levar em consideração as limitações e suposições subjacentes do método usado, as inter-relações dos componentes corporais individuais, bem como seus correlatos funcionais (p. ex., gasto de energia em repouso)
- A análise da composição corporal (ACC) é um pré-requisito para a fenotipagem detalhada das pessoas, fornecendo uma base sólida para pesquisas biomédicas aprofundadas e tomadas de decisões clínicas.

5.1 Introdução

Com o progresso no desenvolvimento de métodos químicos analíticos no século 20, cientistas como Mitchell, Widdowson e Forbes realizaram o trabalho mais importante de análises químicas em cadáveres adultos durante as décadas de 1940 e 1950. Hoje, as massas de órgãos e tecidos, bem como as propriedades físicas do corpo, podem ser estudadas *in vivo* usando absorciometria por dupla emissão de raios X (DXA), métodos de diluição, densitometria e tecnologias de imagem, como tomografia computadorizada (TC) e imagem por ressonância magnética (RM).

Aplicação de análise de composição corporal

Além da anatomia, a ACC aplica conceitos de fisiologia molecular e celular, bioquímica e abordagens experimentais para entender a relação entre as

massas de órgãos e tecidos e suas funções relacionadas. As informações sobre a composição corporal são necessárias para a normalização ou interpretação das funções corporais (p. ex., gasto de energia, *turnover* de glicose e síntese proteica relacionada com a massa muscular e/ou secreção de adipocinas, inflamação e resistência à insulina relacionadas com a massa gorda (MG) e distribuição de gordura).

Doenças crônicas, como câncer e desordens associadas à inflamação, são caracterizadas pelo catabolismo do tecido levando à perda de massa corporal e alterações associadas à desnutrição na composição corporal (p. ex., uma perda no músculo esquelético e na MG). Na obesidade, a ACC é indispensável para o diagnóstico de riscos metabólicos (relacionados com o tecido adiposo visceral [TAV] e a gordura hepática) e desnutrição, que pode se manifestar como obesidade sarcopênica em idosos frágeis ou "caquexia oculta" em pessoas com obesidade e câncer. Outras doenças (como doenças do fígado e rins) estão relacionadas com anormalidades na água corporal total (ACT) e na distribuição da água corporal pelo espaço intra e extracelular. Perturbações na hidratação continuam sendo um desafio particular para a ACC, porque muitas técnicas requerem uma hidratação normal para dar resultados válidos.

Os dados de ACC também podem ser utilizados para reduzir a exposição à radiação com TC (McLaughlin et al., 2018) e para melhorar a modelagem farmacocinética a fim de prever a absorção, a distribuição, o metabolismo e a excreção da droga. Pode, portanto, melhorar a dosagem do medicamento e limitar a toxicidade deste; por exemplo, de quimioterapia em pacientes com câncer (Prado et al., 2007; Prado et al., 2009). Além disso, a massa muscular esquelética também pode servir de base para o cálculo das necessidades de proteína (Geisler et al., 2015).

Dos muitos métodos disponíveis para mensurar a composição corporal, alguns são destacados, com uma breve descrição de cada um. Para informações mais detalhadas, os livros de Forbes (1987), Heymsfield et al. (2005) e Lukaski et al. (2017) sobre a composição do corpo humano e revisões abrangentes (Baracos et al., 2012; Prado e Heymsfield, 2014; Müller et al., 2013 e 2016b, Lemos e Gallagher, 2017; Teigen et al., 2017) são recomendados para leituras futuras.

5.2 Diferentes níveis de composição corporal

O conceito clássico de ACC é sobre modelos, os assim chamados compartimentos. Em "nível químico", um modelo de dois compartimentos (ou modelo 2C) divide o corpo em MG e massa livre de gordura (MLG) (Forbes, 1987; Withers et al., 1999; Heymsfield et al., 2005) (Figura 5.1). A MG refere-se a lipídios corporais totais (principalmente triacilglicerol (TAG), respondendo por cerca de 60 a 90% do tecido adiposo; lipídios estruturais essenciais, como os fosfolipídios (membranas celulares) e esfingomielina (sistema nervoso), formam apenas uma pequena parte dos lipídios totais do corpo).

Em um adulto saudável, com "massa corporal normal", a quantidade de gordura corporal varia entre 10 e 25% nos homens e entre 15 e 35% nas mulheres. Em pessoas com massa corporal normal, a gordura essencial é responsável por 2,1 kg (ou 3% da massa corporal) em homens e 6,8 kg (ou 12%) em mulheres, com a diferença de sexo relacionada com a gravidez e a reprodução. Na obesidade grave, a MG pode chegar a 60 a 70% da massa corporal. O "excesso de gordura" é definido por uma MG > 25% e > 35% da massa corporal em homens e mulheres, respectivamente. Em mulheres idosas, esse limite é ligeiramente aumentado. Em contraste, em pessoas consideradas magras, a MG está abaixo de 20% (as mulheres mais magras, dentro de uma população, têm MG de cerca de 10 a 12%). O nível mais baixo de MG compatível com a sobrevivência é considerado na ordem de 3 ou 12% em homens e mulheres, respectivamente. Em atletas femininas de elite de balé, ginástica, corrida em pista ou triatlo e também em fisiculturistas, a gordura corporal está entre 8 e 15% da massa corporal.

A MLG compreende todos os componentes não gordurosos e inclui água, proteínas e minerais no tecido adiposo. A quantidade total de água no corpo é alta e, dependendo do teor de gordura corporal, pode chegar de 60 a 70% da massa corporal total. O conteúdo de água no corpo varia com a idade. Em um feto, a água corporal diminui lentamente de mais de 90% após a concepção para cerca de 80% aos 7 meses de gestação. Um recém-nascido tem cerca de 70% de água corporal, que é aproximadamente 82% da MLG. Lentamente, esse valor diminui ainda mais para 72% da MLG na idade de 15 a 18 anos. Em geral, os homens têm mais água corporal (relacionada com a massa corporal) do que as mulheres, em razão do menor teor de gordura corporal.

A MG e a MLG podem ser ajustadas para a estatura e são expressas como índices MG (IMG) e MLG (IMLG), como kg/m^2. Isso ocorre porque os dois compartimentos corporais são dimensionados para a estatura balanceada para uma potência de 2 como o número inteiro mais próximo. A estatura é o fator mais importante que contribui para a magnitude da MLG ao longo da vida. O IMLG permite comparar o estado nutricional em pessoas com diferentes estaturas. A MG e a MLG também são normalizadas para o tamanho corporal, expressando-o como porcentagem da massa corporal (%MG e %MLG, respectivamente).

A proteína corporal varia entre 10 e 15% da massa corporal. É maior nos homens do que nas mulheres, pois os primeiros geralmente apresentam mais massa muscular esquelética. Não há armazenamento de proteína no corpo e, em geral, a perda de proteína coincide com a de funcionalidade devido ao alto teor de proteína e às altas taxas de renovação de proteínas em órgãos vitais. A quantidade de minerais no corpo varia entre 3 e 5%, novamente a depender da gordura corporal. O cálcio e o fósforo, os dois principais minerais, são encontrados principalmente nos ossos. Quando comparado à MLG, tecido mole magro (TMM) é a soma de todos os compartimentos magros, órgãos e tecidos, exceto osso, e inclui lipídios de tecido não adiposo. TMM consiste principalmente em água em ambos os tecidos, adiposo e muscular. Quando comparada ao TMM, a massa corporal magra (MCM) também inclui a massa óssea (*i. e.*, MCM = massa corporal − MG).

Em *nível atômico*, o corpo pode ser dividido em 11 elementos principais (H, O, N, C, Na, K, Cl, P, Ca, Mg, S), enquanto o *"nível molecular"* se relaciona a seis componentes – lipídios, água, proteínas, minerais ósseos, minerais de tecidos moles e carboidratos. Estes últimos são encontrados no corpo como glicose plasmática (açúcar no sangue) e glicogênio, um polissacarídeo prevalente principalmente nas células musculares e hepáticas, que serve como armazenamento de energia a curto prazo. A quantidade de carboidratos (*i. e.*, glicogênio) armazenada no corpo raramente excede 500 g e não é avaliada pelos métodos atuais de ACC. Um corpo humano de "massa corporal normal" consiste em aproximadamente 43 kg de oxigênio, 16 kg de carbono, 7 kg de hidrogênio, 1,8 kg de nitrogênio e 1 kg de cálcio; de 60 a 70% de água, 10 a 35% de gordura (dependendo do sexo), 10 a 15% de proteína e 3 a 5% de minerais.

Em *"nível celular"*, a composição corporal pode ser descrita em termos de três ou quatro componentes, massa celular corporal (MCC), que não inclui gordura de armazenamento, fluido extracelular (FEC) e sólidos extracelulares. A MCC inclui células com todos os seus conteúdos, como água intracelular (AIC), proteínas e minerais. O FEC contém aproximadamente 95% de água (água extracelular [AEC]), que consiste em plasma no espaço intravascular e líquido intersticial no espaço extravascular. Os sólidos extracelulares são orgânicos e inorgânicos, ou seja, principalmente proteínas (p. ex., colágeno) e minerais (minerais ósseos e minerais solúveis em FEC). A composição corporal em nível celular não é fácil de medir. A determinação *in vivo* do potássio corporal total (por contagem total de 40 K, leucócitos ou análise por ativação de nêutrons *in vivo*, AANIV) pode ser utilizada para avaliar a MCC, porque a maior parte do potássio corporal é conhecida como intracelular. As técnicas de diluição, como o emprego de diluições de deutério e de brometo, podem ser usadas para diferenciar a ACT da AEC.

O *"nível tecido-órgão"* compreende os principais tecidos, como adiposo, muscular esquelético, ósseo e órgãos (cérebro, fígado, rins, coração, baço). O tecido adiposo contém cerca de 80% de triglicerídeos e cerca de 1 a 2% de proteína, sendo a parte restante de água mais eletrólitos. Os ossos consistem principalmente de hidroxiapatita, $[Ca_3(PO_4)_2]_3Ca(OH)_2$, aderida em uma matriz de proteína. No nível anatômico, um jovem (massa corporal 78,1 kg, estatura 178 cm) tem MG de 14,5 kg, com massas de músculo esquelético, cérebro, coração, fígado, rins e baço de 31,6 kg, 1,613 kg, 0,366 kg, 1,602 kg, 0,312 kg e 0,263 kg, respectivamente (Later et al., 2010). Para comparação, uma mulher jovem (67,4 kg, 169 cm) tem valores correspondentes para MG, massa muscular e massas de cérebro, coração, fígado, rins e baço de 23,3 kg, 21,7 kg, 1,456 kg, 0,261 kg, 1,433 kg, 0,254 kg e 0,194 kg, respectivamente (Later et al., 2010).

Quando comparados ao modelo 2C, todos esses modelos são considerados modelos multicomponentes ou multicompartimentais (Figura 5.1) (Heymsfield et al., 2005 e 2015; Müller et al., 2016b).

Os diferentes níveis de composição corporal estão inter-relacionados. Assim, a informação em um nível pode ser traduzida para outro – por exemplo, após determinar a quantidade de cálcio no corpo por AANIV (nível atômico) ou o conteúdo mineral ósseo (CMO) por DXA (nível molecular), a quantidade de osso pode ser calculada assumindo que certa quantidade de cálcio corporal total ou minerais ósseos está no tecido esquelético.

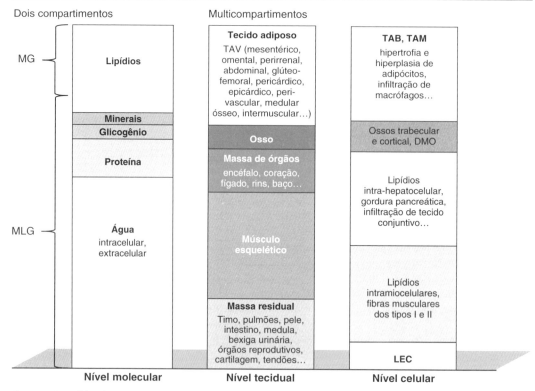

Figura 5.1 Modelos de compartimento de composição corporal em diferentes níveis. A primeira barra representa modelos de compartimento de composição corporal em nível molecular. Na segunda barra, os compartimentos são demonstrados em nível tecidual. A terceira barra representa os compartimentos do corpo em nível celular. DMO, densidade mineral óssea; LEC, líquido extracelular; MG, massa gorda; MLG, massa livre de gordura; TAB, tecido adiposo branco; TAM, tecido adiposo marrom; TAV, tecido adiposo visceral. (Reproduzida de Müller et al., 2016b.)

5.3 Técnicas de composição corporal

Densitometria

O método densitométrico assume que o corpo consiste em dois componentes, no qual um é a MG, em que toda a gordura "química" (incluindo gordura de armazenamento e gordura essencial, por exemplo, no sistema nervoso central e na medula óssea) está localizada, e a MLG, que consiste em ossos (sem gordura), músculos, água e órgãos. Quimicamente, a MLG consiste em água, minerais, proteínas e uma pequena quantidade de carboidratos, sendo o último frequentemente negligenciado. A densidade da MG é 0,900 kg/ℓ; com base em dados de análise de carcaça, a densidade da MLG pode ser calculada como 1,100 kg/ℓ, dependendo da quantidade relativa de minerais, proteínas e água. A densidade de MLG é menor em crianças do que em adultos devido ao teor de água relativamente maior. Nas mulheres, a densidade de MLG é menor em cada idade em comparação aos homens, o que é explicado por maior quantidade de água, mas menor teor de minerais de MLG nas mulheres.

A densidade de todo o corpo depende da proporção de MG para MLG. Uma vez determinada, a porcentagem de gordura corporal (%GC) pode ser calculada pela fórmula de Siri:

$$\%GC = (495/\text{densidade corporal}) - 450$$

A densidade corporal pode ser determinada por várias técnicas, sendo a mais antiga a pesagem hidrostática (PH) (Figura 5.2). Behnke (1963, 1966) usou a técnica pela primeira vez, mostrando que o excesso de massa corporal em jogadores de futebol americano não era resultado do excesso de gordura, mas do aumento da massa muscular. Hoje, a densidade corporal é mais convenientemente medida pela pletismografia por deslocamento de ar (PDA; Figura 5.3). Usando-se PH ou PDA, a densidade corporal pode ser medida com precisão dentro de 0,004 kg/ℓ.

Capítulo 5 ■ Composição Corporal 99

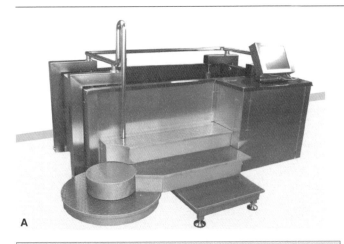
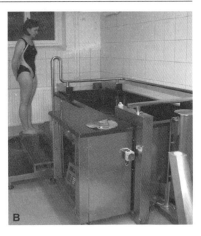

$$\text{Densidade} = \frac{\text{massa corporal}}{\dfrac{\text{massa corporal} - \text{massa corporal debaixo d'água}}{\text{densidade da água} - (VR + 0,1)}}$$

Exemplo de cálculo:
massa corporal = 79,2 kg
massa corporal debaixo d'água = 3,72 kg
temperatura da água = 38°C → resultando na densidade de água
= 0,99296

Volume de He = 800 mℓ
Concentração$_{basal}$ de He = 0,0769 ppm
Concentração$_{final}$ de He = 0,0638 ppm
Capacidade residual
funcional (CRF) = 2.136 mℓ
Volume de reserva
expiratório (VRE) = 455 mℓ
Volume residual (VR) = 1,681 ℓ*

*Mensurado por diluição de hélio (He) (http://nutrition.uvm.edu/bodycomp/).

$$\text{Densidade} = \frac{79,2}{\dfrac{79,2 \text{ a } 3,72}{0,99296 - (1,681 + 0,1)}}$$

Densidade = 1,0669 g/cm³
%MG = [(4,95/1,0669) − 4,50] × 100 = 13,96%

Figura 5.2 **A.** Dispositivo de pesagem hidrostática (Borngässer Waagenbau, Grebbin, Alemanha). **B.** Pessoa de pé na balança para aferir a massa corporal antes de entrar na balança hidrostática. Esse dispositivo é usado no Centro de Referência de Composição Corporal, que faz parte do Institute of Human Nutrition and Food Science of the Christian-Albrechts-University, Kiel, Alemanha.

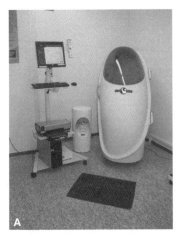
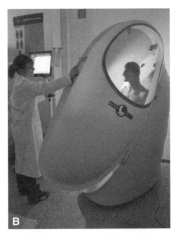
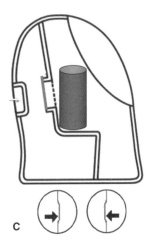

Figura 5.3 **A.** Dispositivo de pletismografia por deslocamento de ar (PDA) (BodPod®, Cosmed, Itália). **B.** Mensuração de PDA. **C.** Calibração de 2 pontos: volume da câmara com e sem cilindro de 50 ℓ.

100 Introdução à Nutrição Humana

Na PH, a massa corporal da pessoa é medida primeiro no ar e depois totalmente imersa na água. A diferença entre a massa no ar e a massa debaixo d'água é a força para cima, que é igual à massa da água deslocada (Lei de Arquimedes), a partir da qual, após correção para a temperatura da água (densidade), o volume de água deslocado (e, portanto, o volume corporal) pode ser calculado. As correções devem ser feitas para o volume pulmonar residual e o ar no intestino. A Figura 5.2 mostra um moderno dispositivo de PH. A técnica apresenta resultados muito reprodutíveis em cerca de 1% da %GC. O erro absoluto na gordura corporal determinada é considerado no máximo 3% da %GC. Esse erro se deve principalmente à violação da suposição de que a densidade da MLG é igual a 1.100 kg/ℓ na pessoa em estudo (Boxe 5.1). Pode-se argumentar que em certos assuntos ou grupos de assuntos essa suposição pode ser violada, por exemplo, em crianças pequenas, pacientes muito obesos e em mulheres grávidas. A utilização da fórmula de Siri (Boxe 5.2) levará, então, a conclusões tendenciosas.

Um dispositivo de medição por PDA para avaliar o volume corporal está disponível no mercado desde 1995. Hoje, dois sistemas diferentes, o PEA POD™ e o BOD POD™, permitem a medição de pessoas com uma ampla faixa de massa corporal de < 1 kg em bebês a 150 kg em adultos. O pletismógrafo consiste em duas câmaras herméticas com um volume vazio conhecido (ver Figura 5.3).

Boxe 5.1

A densidade da MLG pode ser calculada se sua composição for conhecida. No exemplo de cálculo, assume-se que a MLG consiste em 73,5% de água, 19,6% de proteína e 6,9% de minerais com densidades (a 37°C) de 0,993, 1,340 e 3,038 kg/ℓ, respectivamente. Além disso, presume-se que os volumes dos compartimentos separados podem ser somados ao volume total da MLG. Assim, o volume da MLG é igual à soma dos outros compartimentos:

$$MLG_{volume} = Água_{volume} + Mineral_{volume} + Proteína_{volume}$$

Como o volume é massa/densidade, a equação pode ser escrita como:

$$100/Densidade_{MLG} = 73,5/0,993 + 6,9/3,038 + 19,6/1,340$$

A partir disso, a densidade da MLG pode ser calculada como 1,0999 kg/ℓ. É óbvio que as diferenças na composição da MLG resultarão em uma densidade diferente.

Boxe 5.2

A fórmula de Siri pode ser derivada assumindo que o corpo consiste em MG e MLG. Se a massa corporal for assumida como 100% e a gordura corporal for x%, então a MLG é 100 − x%. Supõe-se que os volumes desses dois compartimentos podem ser somados ao volume corporal total. Então:

$$Volume_{corpo} = Volume_{MG} + Volume_{MLG}$$

Como o volume é massa/densidade, a equação pode ser escrita como:

$$100/\text{densidade do corpo} = vezes/0,9 + (100 − x)/1,1$$

A partir disso, o percentual de gordura corporal (%GC) pode ser calculado como:

$$\%GC = 495/\text{densidade} − 450$$

A fórmula geral para calcular %GC da densidade corporal (D_b) é:

$$\%GC = \frac{1}{D_b} \times \left(\frac{D_{MLG} \times D_{MG}}{D_{MLG} - D_{MG}} \right) - \left(\frac{D_{MLG}}{D_{MLG} - D_{MG}} \right)$$

Em geral, uma densidade da MLG mais baixa do que 1,1 kg/ℓ resultará em uma superestimativa da %GC se a fórmula de Siri for usada. É provável que a densidade da MLG seja menor em idosos, devido à perda mineral óssea (osteoporose).

A pessoa está localizada em uma câmara e na outra, cheia de ar, a parte traseira do instrumento. Entre as duas câmaras, um diafragma oscila e cria perturbações de volume sinusoidal nas duas câmaras, que são iguais em magnitude, mas com sinais opostos, e causam leves mudanças de pressão. A razão das perturbações de pressão nas duas câmaras é igual à razão inversa dos volumes das câmaras. A diminuição do volume da câmara devido ao sujeito revela o volume do sujeito. O princípio operacional baseia-se nas relações entre pressão e volume expressas pelas Leis de Boyle e de Poisson (Boxe 5.3).

Até o momento, a pesquisa mostrou, em geral, uma boa concordância entre a PH e a PDA. Esta é mais bem aceita pelos voluntários, mas alguns apresentam dificuldades devido à claustrofobia.

Absorciometria por dupla emissão de raios X

Durante o exame de DXA (anteriormente descrito como DEXA), o corpo ou parte dele é escaneado com raios X de dois níveis distintos de energia. A atenuação dos tecidos para os dois diferentes níveis de radiação depende de sua composição química e é detectada por fotocélulas. A proporção da atenuação na energia mais alta e mais baixa é específica

> ### Boxe 5.3
>
> A Lei de Boyle afirma que a pressão exercida pelo ar é inversamente proporcional ao volume que ocupa se a temperatura permanecer inalterada (condições isotérmicas). Quando o ar pode mudar de temperatura em resposta às mudanças de volume (condições adiabáticas), a Lei de Poisson expressa seu comportamento da seguinte forma:
>
> $$P1/P2 = (V2/V1)^{1,4}$$
>
> P1 e V1 são pressão e volume em uma condição inicial, e P2 e V2 são pressão e volume em uma condição final. Para um volume de câmara de referência conhecido, e assumindo condições adiabáticas, vários volumes de câmara de teste são uma função linear das razões das perturbações de pressão nas duas câmaras. No entanto, o ar próximo à superfície da pessoa e nos pulmões se comporta isotermicamente porque é aquecido pela temperatura corporal. Em condições adiabáticas, P2 é aproximadamente 40% maior do que P2 em condições isotérmicas. O volume de uma pessoa seria subestimado em 40% do volume dela na superfície e no tórax. A pessoa, portanto, precisa usar maiô/sunga apertada e uma touca de natação para manter as camadas de ar isotérmico o mais baixas possível. Além disso, a medição precisa ser corrigida para a área de superfície corporal calculada e o volume de gás torácico mensurado.

para gordura, mineral ósseo e TMM. O *software* do instrumento gera uma imagem bidimensional do corpo ou do compartimento dele em estudo. Cada *pixel* da imagem tem uma taxa de atenuação medida, que pode ser resolvida em dois componentes: gordura e TMM ou CMO e tecido mole total. O *software* usa suposições sobre a composição do tecido mole total em *pixels* que contêm minerais ósseos e, portanto, pode calcular vários componentes do corpo: CMO e densidade mineral óssea (DMO), TMM e MG. Esses cálculos são possíveis para cada uma das partes do corpo, como pernas, tronco, coluna, fêmur e braços. No entanto, o método não pode distinguir tecido adiposo subcutâneo (TAS) de locais de tecido adiposo discretos, como TAV e/ou perirrenal. A Figura 5.4 mostra um laudo típico derivado da mensuração feita por DXA.

A reprodutibilidade da DXA é muito alta, variando de aproximadamente 0,5% para a DMO a cerca de 2% para a composição corporal total. A reprodutibilidade da composição corporal regional é menor. O método é rápido e fácil de executar e exige muito pouco do assunto. A dose de radiação (0,02 mSv) é apenas uma fração da dose de radiação de uma radiografia de tórax normal, e pouco maior do que o fundo normal. Além da varredura repetida, a dose de radiação não deve ser um fator limitante em termos de voluntários expostos a níveis perigosos de radiação. Uma desvantagem do método é que a atenuação dos raios X depende da espessura do tecido. Portanto, deve ser feita a correção para o tamanho do corpo. Comparado aos métodos tradicionais, o escaneamento pela DXA é fácil e amplamente disponível, o que, por sua vez, leva a equações de predição para a composição corporal com base na DXA.

No entanto, como com outros métodos, a DXA se baseia em certas suposições, e há muitas publicações que mostram que o viés nas medições de composição corporal com o uso de DXA pode ser considerável. Embora a DXA não seja considerada um método de dois compartimentos porque mensura MG, CMO e TMM, cada *pixel* da imagem DXA só pode ser resolvido em dois componentes e, portanto, requer suposições (Boxe 5.4). Além disso, dispositivos de diferentes fabricantes ou usando diferentes versões de *software* podem fornecer resultados distintos na digitalização da mesma pessoa.

Técnicas de diluição

Em adultos, as análises de carcaça revelaram que a quantidade de água na MLG é relativamente constante em aproximadamente 73%. A ACT pode ser determinada por técnicas de diluição, geralmente baseadas na equação:

$$C_1 \times V_1 = C_2 \times V_2 = \text{Constante}$$

em que C é o marcador (óxido de deutério, ou água ^{18}O) e V, o volume.

Quando uma pessoa recebe uma quantidade previamente conhecida de determinado marcador ($C_1 \times V_1$), o qual é conhecido por se diluir em determinado compartimento do corpo, o volume desse compartimento pode ser calculado com base na dose administrada e na concentração do marcador naquele compartimento após o equilíbrio ter sido alcançado. Os marcadores adequados para a determinação de ACT são óxido de deutério (D_2O) e água marcada com ^{18}O ($H_2^{18}O$). Outros marcadores também podem ser usados, como trítio, álcool e

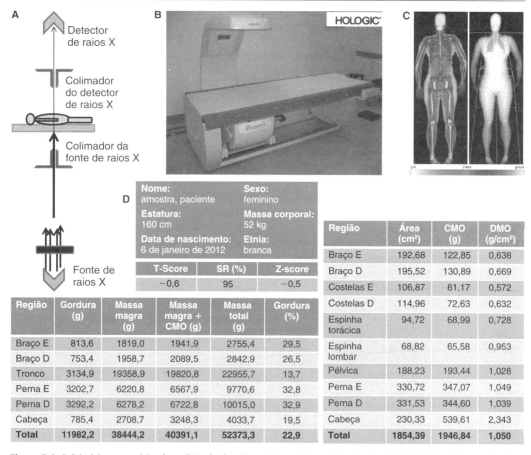

Figura 5.4 A. Princípio esquemático de medição de absorciometria por dupla emissão de raios X (DXA. **B.** Dispositivo DXA (Hologic Discovery A, Bedford, MA, EUA. **C.** Escaneamento de corpo inteiro por DXA. **D.** Tabelas de resultados das pessoas. (Fonte: Centro de Referência em Composição Corporal, que faz parte do Institute of Human Nutrition and Food Science of the Christian-Albrechts-University, Kiel, Alemanha.)

Boxe 5.4

Como limitação da DXA, apenas dois componentes podem ser distinguidos em um *pixel* usando a razão de atenuação de duas energias de raios X diferentes. Apesar de se basear em um modelo de dois compartimentos, a saída da DXA consiste em três componentes: osso, gordura e TMM. A informação sobre o terceiro compartimento, portanto, só pode ser obtida por cálculo com base em suposições. Como a composição do tecido mole não pode ser medida nos *pixels* que contêm osso, a composição do tecido mole nos *pixels* do osso deve ser extrapolada das áreas adjacentes. Esse procedimento pode, no entanto, ser inválido se: (i) a composição do tecido mole na frente ou atrás do osso diferir em composição do tecido mole próximo ao osso (*i. e.*, *efeito extraósseo do tecido mole*); ou (ii) se a composição da medula óssea diferir de uma média ou padrão (*i. e.*, *efeito intraósseo do tecido mole*). Em *pixels* que não contêm osso, a dissolução de um *pixel* em MG e TMM também requer suposição sobre a composição (p. ex., hidratação) do TMM.

---

ureia, mas são menos adequados porque são instáveis e radioativos (trítio), parcialmente metabolizados (álcool) ou porque são ativamente excretados do corpo (ureia) durante o período de diluição. Depois de administrar o marcador a uma pessoa e aguardar por cerca de 3 a 5 horas a distribuição igual por todo o corpo, a subsequente determinação da concentração de deutério no sangue, saliva ou urina permite o cálculo de ACT (ver exemplo no Boxe 5.5).

Boxe 5.5

Uma pessoa com massa corporal de 75 kg recebe uma dose de exatamente 15 g de óxido de deutério, que pode ser distribuído igualmente no compartimento de água corporal por cerca de 3 a 5 horas. Em seguida, o sangue é coletado e a concentração de deutério na amostra é determinada. Supondo que o nível plasmático seja 370 mg/kg, o "espaço de deutério" pode ser calculado como 15.000/370 = 40,5 kg. Como o deutério troca no corpo com grupos hidroxila de outras moléculas, o espaço de deutério deve ser corrigido para essa diluição não aquosa (4 a 5%). Assim, a ACT é 0,95 × 15.000/370 = 38,5 kg. Assumindo uma hidratação da MLG de 73%, o percentual de gordura corporal dessa pessoa de 75 kg de massa corporal seria: 100 × [75 − (38,5/0,73)/75] = 29,7%. Para o cálculo da composição corporal a partir da DXA, especialmente gordura corporal e tecido magro, várias suposições são feitas, uma das quais é a hidratação constante da MLG.

Como alternativa, o marcador pode ser administrado por via intravenosa, o que é vantajoso quando a pessoa tem distúrbios gastrintestinais. A reprodutibilidade do método é de 1 a 3%, dependendo do marcador usado e do método analítico escolhido. A partir da ACT, a MLG e, portanto, a MG podem ser calculadas, assumindo que 73% da MLG é água:

$$\%GC = 100 \times \frac{(\text{Massa corporal} - ACT/0,73)}{\text{Massa corporal}}$$

A precisão das estimativas de gordura corporal é de cerca de 3 a 4% da massa corporal. Tal como ocorre com o método densitométrico, essa variação se deve a violações da suposição utilizada (*i. e.*, que a quantidade relativa de água na MLG é constante e é igual a 73% da MLG). Em pessoas com um teor de água superior a 73% na MLG (p. ex., mulheres grávidas, pessoas com obesidade mórbida e aquelas com edema), o fator 0,73 resultará em superestimação da MLG. Um modelo de três compartimentos do corpo que contém MG, água e MLG seca tem variação menor do que um modelo 2C, porque evita a suposição de que uma hidratação constante de MLG é maior. Com base nas medições de ACT (por diluição de D_2O) e MLG (por PDA), é maior durante o início da vida em comparação à fase adulta, ou seja, no recém-nascido, a hidratação da MLG é de cerca de 80%, caindo para cerca de 77% em bebês e 75% aos 120 meses. Essas mudanças estão associadas a aumentos na DMO relacionados com a idade, resultando em aumento na densidade da MLG durante a infância e a adolescência.

A utilização de marcadores que não atravessam a membrana celular permite a determinação de AEC. Os traçadores comumente usados a esse respeito são sais de brometo ou sódio-24. A AIC não pode ser determinada diretamente e é calculada como a diferença entre ACT e AEE.

Modelos multicompartimentalizados

A maioria das técnicas de composição corporal atualmente em uso hoje baseia-se em suposições, muitas vezes derivadas de análises de carcaça ou derivadas experimentalmente de estudos observacionais. A violação dessas premissas leva a resultados tendenciosos. Pessoas com insuficiência cardíaca, hepática ou renal crônica, bem como com obesidade mórbida, muitas vezes possuem um teor de água aumentado na MLG que viola as suposições subjacentes dos métodos de dois compartimentos para ACC. Um aumento na hidratação levará, portanto, a uma superestimação da MLG por diluição de deutério (e também por análise de bioimpedância elétrica (ABE; ver a seguir) e uma subestimação por densitometria ou DXA. Uma combinação de técnicas frequentemente resulta em estimativas mais válidas, como ocorre, por exemplo, quando a densidade e a água corporais são combinadas. Nesse caso particular, o corpo é dividido em três compartimentos:

Massa corporal = Massa de gordura + Água corporal + Massa seca livre de gordura

Em um modelo de três compartimentos, a variação do conteúdo de água na MLG é contabilizada pela mensuração da ACT. Existem menos suposições nesse modelo, levando a resultados mais válidos.

Na osteoporose, o conteúdo mineral da MLG é baixo e leva a uma superestimação da MG pela densitometria. A DXA permite a mensuração dos minerais ósseos, a partir do qual os minerais corporais totais podem ser estimados. Quando o conteúdo mineral do corpo é combinado com a densidade e a água corporais, um modelo de quatro compartimentos do corpo é gerado:

Massa corporal = Massa de gordura + Água + Minerais + Proteína

104 Introdução à Nutrição Humana

Em um modelo de quatro compartimentos, a maior parte da variação nas quantidades dos componentes químicos é contabilizada, resultando em uma medida muito precisa da composição corporal. O modelo de quatro compartimentos demonstrado possui apenas suposições secundárias e fornece dados de composição corporal que são muito precisos. Modelos de quatro compartimentos também podem ser obtidos usando-se outras técnicas. Por exemplo, a medição de cálcio, fósforo e nitrogênio com AANIV, em combinação com ACT, fornece informações para um modelo que consiste em gordura, minerais, proteína e água. Na literatura, modelos baseados em seis compartimentos também são descritos. No entanto, eles não fornecem muitas informações adicionais, e o aumento do erro técnico anula a vantagem metodológica.

Os modelos de compartimento podem ser obtidos em diferentes níveis de composição corporal que se estendem além do nível molecular e são adaptados a questões específicas de pesquisa ou aplicações clínicas.

Tecnologias de imagem

A imagem médica por meio de TC ou RM é um campo de rápido avanço que permite a mensuração de estruturas anatômicas, bem como a função do tecido (Prado e Heymsfield, 2014). Utilizando tanto a TC quanto a RM, a espessura dos cortes obtidos pode variar, mas geralmente é de 5 mm.

Durante a varredura de TC, uma fonte de raios X gira perpendicularmente ao redor do corpo ou em um segmento dele, enquanto os fotodetectores, opostos à fonte, registram a atenuação dos raios X depois de terem passado pelo corpo nas várias direções. As informações recebidas pelos fotodetectores são utilizadas para gerar imagens. A atenuação de TC é expressa em Unidades Hounsfield (UH) e é representativa da densidade do tecido, com a água representada como 0 UH e o ar como -1000 UH (principalmente sem atenuação) (Boxe 5.6).

Uma única TC fornece apenas dados relativos; por exemplo, em uma varredura do abdome, a quantidade relativa de TAV para o TAS abdominal. Varreduras de TC múltiplas permitem o cálculo de volumes de tecido, com as vantagens de um tempo de aquisição rápido, custo moderado e uma

---

Boxe 5.6

A escala de UH é utilizada para calibrar a escala de cinza aplicada à atenuação de raios X do tecido em todas as imagens. O nível de cinza dos *pixels* em cada imagem, portanto, lembra as propriedades de atenuação dos voxels mensurados (elementos de volume). Os volumes que contêm um tecido homogêneo possuem uma UH típica desse tecido. O intervalo de -1001 a 191 UH cobre ar, gás e pulmão $-,190$ a -30 UH reflete o tecido adiposo e a medula óssea amarela $-,29$ a $+150$ UH cobre tecidos moles e o intervalo entre $+151$ e $+2001$ UH define osso cortical e esponjoso (Müller et al., 2002). Os volumes que contêm uma mistura de tecidos com diferentes propriedades atenuantes, por exemplo, nas interfaces entre a gordura e o músculo, terão uma UH média. Esse efeito é chamado de artefato de volume parcial e pode influenciar a precisão e reprodutibilidade do método. O software permite o cálculo das quantidades de tecidos com diferentes atenuações, por exemplo, tecido adiposo contra tecido não adiposo. A precisão do cálculo de uma área de tecido ou volume de tecido a partir da(s) mesma(s) varredura(s) é muito acurada, com uma taxa de erro de cerca de 1%.

---

resolução estrutural muito alta. A TC, entretanto, envolve um nível relativamente alto de radiação, que é uma limitação para mensurações repetidas e leva à avaliação de cortes únicos em vez de volumes teciduais.

Em contraste com a TC, a RM possui as vantagens de um excelente contraste de tecidos moles e não envolve radiação ionizante. Durante a RM, os sinais emitidos quando o corpo é colocado em um campo magnético forte são coletados e, como na TC, os dados são utilizados para gerar um corte transversal visual do corpo em determinada região (Figura 5.5 A e B). A determinação de tecido adiposo *versus* tecido não adiposo baseia-se no menor tempo de relaxamento do tecido adiposo do que de outros tecidos que contêm mais prótons ou que diferem na frequência de ressonância. O tempo necessário para fazer uma RM é maior em comparação à TC, o que tem implicações na qualidade da imagem. Qualquer movimento da pessoa, mesmo os do trato intestinal ao gerar imagens na região abdominal, diminuirá a qualidade da imagem. Além disso, os artefatos de inomogeneidade de intensidade ocorrem onde o nível de intensidade de uma única classe de tecido varia gradualmente ao longo da extensão da imagem. Esses efeitos de sombreamento sobre as imagens afetam o

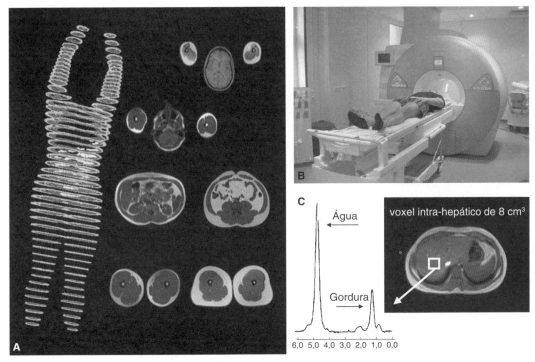

Figura 5.5 Imagem por ressonância magnética (RM). **A.** Cortes de RM de corpo inteiro segmentados (SliceOmatic 4.3, TomoVision Inc. Montreal, Canadá). **B.** Equipamento de RM (Siemens Avanto 1,5 T, Erlangen, Alemanha). **C.** Mensuração de gordura intra-hepática (ectópica) utilizando-se espectroscopia de ressonância magnética (ERM). (Fonte: Centro de Referência em Composição Corporal, que faz parte do Institute of Human Nutrition and Food Science of the Christian-Albrechts-University, Kiel, Alemanha.)

resultado da segmentação quando técnicas de segmentação simples baseadas em nível de cinza são utilizadas.

A Figura 5.5 mostra um exemplo de RM de corpo inteiro, incluindo avaliação do TAS e do TAV, bem como da massa muscular esquelética.

Atualmente, as tecnologias de imagem são indispensáveis para a mensuração de TAV e TAS, bem como outros depósitos específicos de gordura, como tecido adiposo perirrenal, pericárdico ou perivascular. Além disso, as tecnologias de imagem são métodos de referência para a avaliação de massas de órgãos e muscular esquelética. A RM de corpo inteiro fornece uma avaliação precisa e não invasiva da massa muscular esquelética total, mas é muito demorada e cara. Imagens de TC ou RM de corte único costumam estar disponíveis para pacientes com câncer, para o estadiamento de tumores. Uma única fatia no nível da vértebra lombar L3 demonstrou fornecer as melhores estimativas para o TAS e o volume do TAV, enquanto a massa muscular esquelética total foi mais bem representada por uma única área no meio da coxa. A validade limitada de cortes únicos para avaliar mudanças nesses volumes de tecido com a perda de massa corporal revela a limitação dessa abordagem (Schweizer et al., 2015; Shen et al., 2012).

Além da análise quantitativa dos compartimentos corporais, as tecnologias de imagem permitem a avaliação da qualidade do tecido. A densidade do músculo esquelético derivada da TC é examinada como um índice de qualidade muscular que é prejudicada pela infiltração de gordura e mioesteatose e tem se mostrado um indicador de prognóstico em câncer e pacientes gravemente enfermos. A gordura ectópica em tecido magro como músculo esquelético, coração, fígado ou pâncreas, relacionada com o desenvolvimento de resistência à insulina, pode ser medida usando-se espectroscopia de prótons (^{1}H) por ressonância magnética (ERM), que determina: (i) gordura intracelular em relação à água do

106   Introdução à Nutrição Humana

tecido no fígado (ver Figura 5.5 C), músculo esquelético e pâncreas; ou (ii) o sinal de creatinina em um voxel definido no músculo. Com essa técnica, os sinais de água e gordura são identificados exclusivamente por seus locais de mudança química ao longo do espectro de frequência e no músculo, e os lipídios intramiocelulares podem ser discriminados dos lipídios extramiocelulares devido a uma pequena diferença na frequência de ressonância entre esses dois componentes lipídicos. As abordagens de ERM de voxel único (volume de 5 a 20 mℓ por voxel) têm, no entanto, limitações para serem representativas devido à infiltração de gordura não homogênea nos tecidos. Por outro lado, a imagem pelo deslocamento químico (IDQ) multivoxel baseia-se em voxels múltiplos e menores (volume de cerca de 1 mℓ) e, portanto, captura o acúmulo heterogêneo de gordura em todo o órgão. O método tem, no entanto, uma resolução espacial inferior. A vantagem da espectroscopia é a quantificação precisa de quantidades muito baixas de gordura. Como uma alternativa à espectroscopia em voxels únicos ou múltiplos, a RM com água e gordura codificadas pelo deslocamento químico (*chemical-shift-encoded*) permite a detecção espectral desses dois componentes com alta resolução espacial. Em 1984, o método foi inicialmente proposto por Dixon, e simultaneamente adquire os sinais de água e gordura, que são subsequentemente separados com base na codificação pelo deslocamento químico e modelagem matemática do espectro de gordura. Os sinais de água e gordura podem, portanto, ser separados por análise do tipo voxel a voxel, permitindo calcular mapas da fração de gordura por densidade de prótons que possibilitam a quantificação de gordura ectópica em toda a imagem.

A variedade de parâmetros de resultados relacionados com a doença e a ampla distribuição de escâneres de TC e de RM em uso clínico, bem como as melhorias no *software* e a crescente disponibilidade de protocolos automatizados para análise de dados, levaram a uma maior aplicação dessas técnicas na prática clínica, bem como em estudos epidemiológicos em grandes populações.

Análise de bioimpedância elétrica

A ABE está disponível no mercado desde meados da década de 1980, sendo nos dias de hoje amplamente utilizada para estimar a composição corporal na saúde e na doença, uma vez que a tecnologia é relativamente barata, rápida e não invasiva e gera uma variedade de parâmetros de resultados clinicamente significativos. Apesar da percepção do público geral de que a ABE mensura a "gordura corporal", a tecnologia determina a impedância elétrica dos tecidos corporais, que fornece principalmente uma estimativa da ACT. Portanto, uma pequena corrente alternada (I), de cerca de 800 μA, na maioria das vezes a uma frequência de 50 kHz, é aplicada ao corpo e conduzida por eletrólito que contém água corporal. A ACT é calculada usando-se o índice de impedância (Ht^2/Z) (Boxe 5.7).

O cálculo da ACT a partir de Ht^2/Z requer uma área transversal uniforme e condutividade homogênea do condutor. No entanto, o corpo humano não é um cilindro homogêneo; ele consiste em tronco e extremidades e há variabilidade biológica na quantidade e no tipo de eletrólitos nos fluidos corporais (água pura não conduz a corrente), bem como na temperatura da solução e na da pele (a corrente é conduzida principalmente na superfície e um maior fluxo sanguíneo diminui a impedância da pele) (Boxe 5.8). Portanto, uma relação estatística entre Ht^2/Z e ACT medida pela diluição de deutério é responsável por algumas das diferenças populacionais nesses fatores de influência. Tais equações de predição derivadas de análises de regressão múltipla incluem idade, sexo e, às vezes, até índice de massa corporal (IMC) ou etnia, porque estas últimas variáveis são parcialmente responsáveis pela variância das outras. Como a água corporal em pessoas saudáveis é uma parte fixa presumida (73%) da MLG, as medições obtidas na ABE também podem ser usadas para a previsão

---

Boxe 5.7

Em um modelo simplificado, o corpo consiste em um cilindro com uma seção transversal uniforme, preenchido com um material condutor homogêneo de uma resistividade específica (ρ). A impedância ponta a ponta do cilindro é a resistividade vezes o comprimento (L) dividido pela área da seção transversal (A), pois a impedância aumenta com o aumento do comprimento do condutor (estatura do corpo) e diminui com o aumento da área ($Z = \rho L/A$). A multiplicação do lado direito da equação por L/L resulta em $Z = \rho L^2/volume$. Ao reorganizar essa equação, o volume = $\rho L^2/Z$. O volume condutor, que é a ACT, é, portanto, proporcional a L^2, que é a estatura quadrada do corpo (Ht^2), e inversamente relacionado com a impedância (Z) da área transversal do corpo (ACT ~ Ht^2/Z).

Boxe 5.8

A corrente flui por todo o material condutor no corpo no caminho entre os eletrodos fonte e detector (geralmente localizados no punho e no tornozelo) e gera tensões entre diferentes pontos no volume corporal, de acordo com a Lei de Ohm. A tensão (V) é mensurada e expressa como uma razão, V/I, que também é chamada de impedância (Z). Os condutores da corrente (I) são íons predominantemente carregados, como íons de sódio ou potássio, que se movem dentro do volume do tecido. Uma vez que a corrente fluirá predominantemente através de materiais com condutividades mais altas (p. ex., sangue e músculo), pequenas mudanças nos compartimentos de fluido causarão mudança significativa na impedância resultante, ao passo que mudanças ainda maiores em compartimentos de alta resistência, como osso ou gordura, não terão grande impacto nos resultados da ABE. Além disso, em regiões onde o condutor tem área transversal maior (i. e., o tronco do corpo ou a coxa), há resistência menor ao fluxo de corrente, enquanto uma resistência maior ocorre em regiões com uma área transversal menor (p. ex., antebraço e panturrilha). Finalmente, a impedância é menor em tecidos com menos células, porque as membranas celulares formam barreiras ao movimento de carga.

da MLG e, portanto, da %GC. Para essas equações de predição, o índice de impedância foi relacionado com as medidas de MLG, normalmente obtidas por densitometria ou DXA como métodos de referência ou o modelo de quatro compartimentos como padrão-ouro.

Atualmente, há muitos algoritmos diferentes para calibração da ABE. Todas essas equações são claramente específicas para determinado dispositivo (disposição e condutividade dos eletrodos) e também específicas para as características da população investigada para gerar aquela equação. Para medidas em larga escala, a especificidade da população de uma equação da ABE é explicada pelas diferenças na forma do corpo (i. e., o comprimento e o volume dos braços e das pernas em relação ao tronco) (Bosy-Westphal et al., 2013).

Se forem utilizadas correntes de baixa frequência ($<$ 5 kHz), a impedância corporal é uma medida de AEE, pois uma corrente de baixa frequência não consegue penetrar na membrana celular, esta que atua, com suas camadas de proteínas, lipídios e proteínas, como um capacitor elétrico. Com o aumento das frequências, as características da membrana celular para atuar como capacitor elétrico diminuem, com a participação gradual da AIC na condutância da corrente, resultando em valores de impedância mais baixos, em frequências mais altas. Portanto, em frequências mais altas, a ACT é medida. A ACT e a AEE podem ser previstas a partir da impedância em alta e baixa frequência, respectivamente, usando-se fórmulas de previsão derivadas empiricamente.

Os resultados da ABE para a composição corporal dependem da frequência da corrente utilizada e da distribuição da água corporal entre o espaço extracelular e intracelular e entre os diferentes compartimentos geométricos do corpo (pernas, tronco e braços). Como tal, exige extrema cautela na interpretação dos valores calculados da composição corporal em situações em que a distribuição da água corporal pode ser perturbada, como é o caso, por exemplo, em pacientes em diálise e com ascite. Nessas condições, ACT, MLG ou MG não são os parâmetros de resultado mais úteis. No entanto, a ABE é capaz de fornecer alguns índices qualitativos da qualidade da MCM (i. e., hidratação e número de células), que podem ser obtidos dos dados brutos da ABE e não requerem relações estatísticas. Para esse uso, é importante entender que a impedância mensurada para o fluxo de corrente é função de dois componentes (vetores): a resistência (R) do tecido, que é inversamente proporcional ao eletrólito contido na água, e a reatância (Xc) causada pela capacitância das membranas celulares, interfaces de tecido e tecidos não iônicos (impedância = $[R^2 + Xc^2]^{1/2}$) (Figura 5.6).

Dispositivos de ABE não sensíveis à fase que medem apenas o valor absoluto da impedância (|Z|) não fornecem uma saída para reatância (Xc), que reflete o número de membranas celulares e mostrou-se importante por ser um valioso preditor de massa muscular, além do índice de resistência (Ht^2/R). Ademais, Xc é usado para calcular o ângulo de fase (ângulo de fase = arco tangente $(Xc/R) \times (180/\pi)$), um parâmetro clinicamente importante, por estar relacionado com o prognóstico da pessoa (preditor de sobrevivência) em um amplo espectro de doenças. Os possíveis mecanismos subjacentes são a relação positiva entre o ângulo de fase e a razão AIC/AEE, o número de células e a integridade das membranas celulares.

Finalmente, a análise vetorial de bioimpedância elétrica (AVBE) pode ser utilizada para avaliar o estado de hidratação e os estados catabólicos

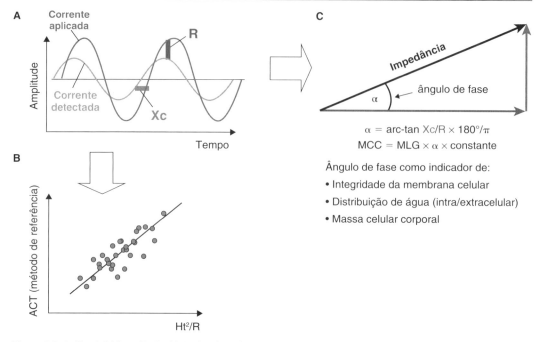

Figura 5.6 Análise de bioimpedância elétrica (ABE). **A.** Ilustração da resistência *R* e reatância *Xc* da ABE. **B.** Relação entre o índice de resistência e o parâmetro de resultado incluído nos algoritmos de impedância. **C.** Ângulo de fase calculado a partir dos parâmetros de resistência mensurados. MCC, massa celular corporal; MLG, massa livre de gordura; ACT, água corporal total.

(Boxe 5.9 e Figura 5.7), por exemplo, em pacientes gravemente enfermos, desnutridos e com doenças debilitantes (Fassini et al., 2016).

Os analisadores de impedância disponíveis atualmente variam em seus recursos elétricos e em seus princípios. Muitas empresas desenvolveram analisadores de impedância para uso pessoal, antecipando considerável interesse do público em determinar sua %GC. Existem instrumentos que mensuram a impedância de pé a pé, enquanto a pessoa está de pé, sobre uma balança, e fornecem não apenas a massa corporal, mas também a %GC. Outros instrumentos mensuram a impedância de mão a mão e permitem a leitura da %GC usando-se um programa de *software* embutido, no qual massa corporal, estatura, idade e sexo biológico devem ser inseridos. Combinações de analisadores de impedância pé a pé e mão a mão também são comercializados.

Avanços recentes na tecnologia de ABE multifrequencial facilitaram o desenvolvimento de novos analisadores de impedância sensíveis à fase inovadores em *design* (p. ex., forma e arranjo de eletrodos) e tecnologia (alta precisão de medição

Boxe 5.9

A AVBE (método de gráfico RXc) é uma análise de padrão de medições de impedância direta (resistência, *R*; e reatância, *Xc*) plotada como um vetor bivariado padronizado por estatura (i. e., expressando *R/Ht* e *Xc/Ht*). A AVBE pode ser utilizada para monitorar o estado de hidratação e mudanças na MCC durante o catabolismo e o anabolismo. No ambiente clínico, uma grande vantagem da AVBE é que não é necessário nenhum algoritmo para conversão de dados brutos de impedância em compartimentos de composição corporal. Os resultados, portanto, não são influenciados pela escolha da equação de regressão, pela precisão do método de critério ou pelos critérios de seleção da população de referência. Como os padrões de distribuição de vetores diferem entre os sexos e por raça ou etnia e dependem do IMC e da idade, as elipses normalizadas pelo z-score são importantes para a interpretação dos resultados da AVBE. No entanto, isso é menos importante quando a migração do vetor individual é interpretada durante o curso da terapia. As diferenças na forma corporal (i. e., a distribuição da MCM) são muitas vezes esquecidas como um fator de confusão adicional importante nos resultados da AVBE. Como as pernas têm diâmetro pequeno em relação ao seu comprimento, quando comparadas ao tronco, elas contribuem para aproximadamente metade da resistência total do corpo, enquanto o tronco contribui apenas com 9% (Foster e Lukaski, 1996).

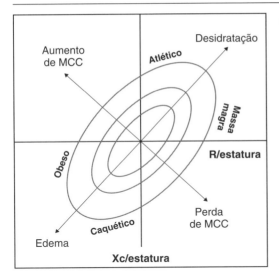

Figura 5.7 Análise vetorial de bioimpedância elétrica (AVBE), incluindo componentes vetoriais transformados em z-escore* (*valor mensurado − valor médio/desvio padrão). MCC, massa celular corporal.

Antropometria
Índice de massa corporal

O índice de Quetelet, ou IMC (massa corporal [kg]/estatura [m]^2) é o índice mais amplamente utilizado nos dias de hoje. Sua correlação com a gordura corporal é alta (dependendo da faixa etária $r = 0,6$ a $0,8$), enquanto, com a estatura, é geralmente baixa (*i. e.*, o IMC é uma medida da massa corporal, independente da estatura, que permite comparar a massa corporal de indivíduos altos e baixos). Um aumento no IMC está associado a uma elevação no risco de mortalidade. O IMC é simples de calcular e aplicável a todas as populações.

A Organização Mundial da Saúde (OMS) promove o IMC como indicador bruto para julgamento da massa corporal, o qual é utilizado para definir sobrepeso e obesidade com base na associação com estimativas de risco cardiometabólico e mortalidade. Em estudos populacionais prospectivos (ver GBD, 2015; Obesity Collaborators, 2017; Kivimäki et al., 2017), a mortalidade mais baixa é observada em pessoas dentro da faixa considerada normal e moderadamente acima da massa corporal (com sobrepeso). O ponto mais baixo da curva relação entre risco de mortalidade por todas as causas e IMC está entre 24 e 30 kg/m^2. Acima de 70 anos, a menor mortalidade foi observada em indivíduos com sobrepeso e obesos de classe I, ou seja, quando comparados a adultos jovens e de meia-idade, o risco associado ao IMC é deslocado para cima. Em contraste, em pessoas mais velhas, a mortalidade também aumentou com a baixa massa corporal (IMC < 23 kg/m^2).

Na Tabela 5.1, são apresentados os pontos de corte para baixa massa corporal, massa corporal normal, sobrepeso e obesidade de acordo com a OMS. Esses valores de corte baseiam-se na relação do IMC com a mortalidade e com os fatores de risco para doença (p. ex., biomarcadores de resistência à insulina), conforme encontrado em populações caucasianas. Para populações não caucasianas, outros valores de corte podem ser aplicados (WHO, 2004).

As estimativas indiretas do estado nutricional, por exemplo, IMC e perímetro da cintura (PC), são, na melhor das hipóteses, indicadores brutos da composição corporal e saúde; ambos mostram alta variância interindividual, e uma associação fraca com a composição corporal detalhada

de reatância elétrica). Essa nova geração de dispositivos de ABE oferece alta precisão e exatidão devido ao uso de oito eletrodos que permitem a avaliação das partes superior e inferior do corpo, bem como dos lados esquerdo e direito. Essa avaliação de forma segmentar dos braços, das pernas e do tronco pode reduzir as suposições sobre a forma do corpo. Nas equações de predição, 94 a 97% da variância em MLG, ACT, AEE ou massa muscular esquelética medida por métodos de referência (modelo de quatro compartimentos, métodos de diluição e RM de corpo inteiro) foi explicada apenas pelo índice de resistência (Ht^2/R), e outras variáveis como massa corporal, sexo e idade tiveram somente uma pequena contribuição para a previsão dos parâmetros de resultado (Bosy-Westphal et al., 2013, 2017). Os limites de concordância dos vieses entre a ABE e a RM de corpo inteiro como método de referência foram calculados como uma porcentagem do valor médio de referência: esses valores revelaram que a precisão preditiva da ABE em comparação à RM é clinicamente aceitável quando a massa muscular esquelética de corpo inteiro foi avaliada (entre 11 e 12% para diferentes etnias), mas torna-se limitada quando pequenos compartimentos do corpo são avaliados (p. ex., variou entre 20 e 29% para os braços).

110 Introdução à Nutrição Humana

Tabela 5.1 Classificação do estado da massa corporal e obesidade central em adultos de acordo com o índice de massa corporal e perímetro da cintura em populações caucasianas.

Classificação	Índice de massa corporal (kg/m²)	Perímetro da cintura (cm)	
		Mulheres	Homens
Abaixo da massa corporal	< 18,5	≥ 80	≥ 94
Intervalo normal	18,5 a 24,9		
Excesso de massa corporal	≥ 25		
Pré-obesidade	25 a 29,9		
Obesidade classe I	30 a 34,9	≥ 88	≥ 102
Obesidade classe II	35 a 39,9		
Obesidade classe III	> 40		

Reproduzida, com autorização, da Organização Mundial da Saúde. Na prática clínica, esses valores de corte são utilizados como base para a tomada de decisão (p. ex., a cirurgia bariátrica pode ser indicada apenas a pacientes obesos de classes II e III).

(Müller et al., 2016) não pode caracterizar fenótipos biológicos para (i) rastreamento de características metabólicas e riscos à saúde ao longo da vida; (ii) avaliação das funções metabólicas dependentes da constituição e seus distúrbios (p. ex., na obesidade, sarcopenia e caquexia); e (iii) avaliação de modelos de metabolismo e farmacocinética.

Os *valores de corte* para IMC e PC, conforme mostrado na Tabela 5.1, não podem ser usados em crianças. Nas mais novas, a massa corporal em comparação com a estatura é relativamente baixa, assim como o IMC. Durante o crescimento, o aumento da massa corporal é maior do que o da estatura, com consequente aumento do IMC com a idade durante a fase puberal. Usando uma abordagem normativa, existem *valores de corte* de IMC relacionados com a idade para sobrepeso, obesidade, bem como para baixa massa corporal e desnutrição em crianças, calculados com base em percentis obtidos em populações de referência (ver Cole et al., 2000). Usando um *software* de cálculo ou respectivos gráficos e tabelas, os valores de IMC acima do percentil 90 definido para a idade e o sexo são considerados sobrepeso, com o percentil 97 definindo obesidade. Em contraste, os valores de IMC abaixo do 10º percentil relacionado com a idade e o sexo são definidos como baixa massa corporal, enquanto os dados abaixo do 3º percentil caracterizam desnutrição grave.

O IMC pode ser usado no nível da população; é uma medida de adiposidade geral. Conforme mostrado na Figura 5.8, há relação linear entre o IMC e a %GC em pessoas abaixo da massa corporal, normais e com sobrepeso, dentro de uma faixa de IMC entre 17 e 31 kg/m². Essa associação depende da idade e do sexo e também é diferente entre certos grupos étnicos (Boxe 5.10). Ao incluir pessoas obesas, a associação entre IMC e %GC torna-se uma curva linear com associação mais forte em obesos em comparação com a respectiva associação observada em pessoas dentro da faixa de normalidade e com sobrepeso. No entanto, o IMC está associado aos dois principais componentes do corpo, ou seja, MG e MLG (Figura 5.8). O IMC tem certas limitações em nível individual. Em determinado IMC, as variâncias interindividuais de MG e MLG são altas; por exemplo, MG pode variar em mais de 100% (Figura 5.8) (Müller et al., 2016a). O IMC é impreciso em pessoas com elevada MLG e massa muscular esquelética, como atletas e fisiculturistas, e não pode ser generalizado entre diferentes grupos étnicos (Bergman et al., 2011).

Perímetro da cintura, perímetro do quadril, índice de adiposidade corporal

PC (como uma medida indireta de gordura abdominal e TAV), perímetro do quadril (PQ) e razão cintura-quadril (RCQ) (a razão de PC para PQ, como medida de distribuição de gordura, ou seja, a relação entre MGs abdominais e glúteos, serve para caracterizar as distribuições de gordura corporal em formatos de maçã e de pera) têm

Boxe 5.10

A relação entre o IMC e a %GC difere entre os grupos étnicos. Por exemplo, em comparação com as populações caucasianas, algumas populações asiáticas têm de 3 a 5% mais gordura corporal para o mesmo IMC, idade e sexo. As diferenças podem ser explicadas por distinções na constituição corporal de pessoas com estrutura menor e que apresentam mais gordura corporal com o mesmo IMC.

Essas diferenças podem ter consequências importantes para a definição de obesidade (com base nos valores de corte de IMC) e a prevalência de obesidade em uma população. Na Indonésia, a obesidade foi recentemente redefinida como IMC ≥ 27 kg/m^2. Nesse IMC, os indonésios têm gordura corporal semelhante à dos caucasianos com um IMC de 30 kg/m^2. A redução do ponto de corte para obesidade de 30 para 27 kg/m^2 aumentou a prevalência de obesidade de menos de 5% para mais de 10%. A OMS publicou novas diretrizes para redefinir "pontos de ação" em populações não brancas (WHO, 2004).

Existem diferenças na relação entre o IMC e a %GC entre os grupos étnicos. Alguns aborígines e asiáticos têm uma porcentagem de gordura mais alta e, portanto, maior risco de várias doenças crônicas com determinado IMC do que as populações caucasianas.

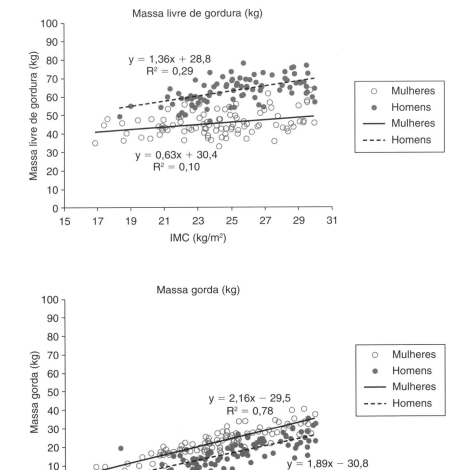

Figura 5.8 Correlação entre o índice de massa corporal (IMC) e a massa livre de gordura (*parte superior*) e a MG (*parte inferior*) em pessoas com massa corporal baixa, normal e com sobrepeso. Os dados são extraídos da base de dados do Centro de Referência de Kiel para Composição Corporal.

112 Introdução à Nutrição Humana

efeitos independentes do IMC sobre o risco cardiometabólico naqueles indivíduos com sobrepeso e obesidade (Müller et al., 2016a). Para avaliação de risco, é recomendado usar o PC em combinação com o IMC em pessoas com sobrepeso e obesidade de classe I (ver Tabela 5.1). O IMC, o PC e a RCQ possuem correlações semelhantes com doença cardíaca coronária e acidente vascular encefálico isquêmico. Além disso, IMC, PC e RCQ estão inter-correlacionados (*i. e.*, r = 0,85 entre IMC e PC, r = 0,43 entre IMC e RCQ e r = 0,70 entre PC e RCQ) e, portanto, eles têm que ser ajustados um para o outro. Além disso, o PC não se correlaciona com a gordura do fígado. Quanto ao IMC, o PC é uma estimativa bruta da composição corporal, funções metabólicas e riscos de doenças associadas aos componentes individuais do corpo. Na prática diária, é usado para estratificação de risco seguindo os pontos de corte fornecidos na Tabela 5.1. Os *pontos de corte* para definir obesidade abdominal foram valores de PC de 88 cm em mulheres e 102 cm em homens (de acordo com o National Cholesterol Education Program Adult Treatment Panel III, 2003 e WHO, 1999) e 80 cm em mulheres e 94 cm em homens (de acordo com a Federação Internacional de Diabetes; Alberti et al., 2005).

Quanto à avaliação do PC, são utilizados diferentes locais anatômicos. Atualmente, existem pelo menos oito protocolos distintos, mas não um universalmente aceito para mensuração do PC (Bosy-Westphal et al., 2010). Mais frequentemente, o PC é medido na linha axilar média: (i) abaixo da costela inferior ($PC_{costela}$, isto é, na margem distal da costela mais inferior); (ii) acima da crista ilíaca ($PC_{crista\ ilíaca}$, isto é, na borda superior lateral da crista ilíaca); e (iii) no ponto central entre $PC_{costela}$ e $PC_{crista\ ilíaca}$ ($PC_{médio}$). Cada PC tem correlação mais forte com o tecido adiposo subcutâneo abdominal (TASa) do que com TAV, sugerindo que PC é predominantemente um índice de TASa e o PC não pode diferenciar TASa de TAV. Em homens e crianças, todas as estimativas de PC têm relações semelhantes com TAV, TASa e fatores de risco cardiometabólico. Em mulheres, $PC_{costela}$ se correlaciona com diminuições induzidas pela perda de massa corporal no TAV. Em contraste, $PC_{crista\ ilíaca}$ tem as associações mais baixas com TAV e fatores de risco cardiometabólico em mulheres. Em crianças pré-púberes e púberes, nenhuma das mensurações de PC foi consistentemente melhor do que a outra. No que

diz respeito à associação entre PC e TAV, os valores absolutos do PC correspondente diferiram entre os locais de medição. Além disso, em ambos os *pontos de corte* (80 ou 94 cm e 88 ou 102 cm; ver Tabela 5.1), os homens tiveram cerca de 3,8 vezes mais TAV do que as mulheres.

Em comparação com os caucasianos do mesmo PC ou IMC, os afro-americanos têm um TAV mais baixo, e os asiáticos, um TAV mais alto. Como as diferenças étnicas na distribuição da gordura corporal podem, portanto, alterar as associações entre os locais de PC e o TAV, os pontos de corte mencionados anteriormente se aplicam apenas a caucasianos.

A associação entre PC e TAV é linear, com as inclinações maiores nos homens em comparação com as mulheres (Bosy-Westphal et al., 2010). Embora existam correlações razoáveis entre todos os PCs e TAVs em crianças pré-púberes e púberes, os valores absolutos de TAV e a razão TAV/TAS são muito baixos nesse grupo etário. Tal observação questiona o uso da PC, pelo menos em crianças pré-púberes.

Atualmente, a RCQ raramente é usada de maneira isolada. Vale a pena mencionar que os autores do estudo INTERHEART propuseram que a RCQ, em vez da PC, é o melhor marcador de risco relacionado com a adiposidade para predizer infarto do miocárdio (Yusuf et al., 2005). Esses dados podem sugerir que, embora a PC (como um índice de gordura abdominal) esteja mais bem correlacionada aos riscos de saúde metabólica (p. ex., para avaliar o risco de resistência à insulina e hipertrigliceridemia), a RCQ (como um índice de distribuição de gordura) é melhor marcador de risco para a saúde cardiovascular.

Para padronização, o $PC_{médio}$ é recomendado como método de avaliação. Além do PC, o PQ ou o tamanho do quadril é mensurado na sínfise, ou seja, no nível da extensão posterior máxima dos glúteos. No passado, o PQ era considerado uma medida da gordura glútea e também se correlacionava com a %GC. A medição de PQ raramente é feita nos dias de hoje. Ele pode ser utilizado para calcular a RCQ como uma medida da distribuição de gordura. Quanto à RCQ, pontos de corte adequados são > 1 e > 0,85 em homens e mulheres, respectivamente. O PQ também é usado para calcular o chamado índice de adiposidade corporal (IAC), com base na fórmula: IAC = PQ/ (estatura^{1,5}) − 18 (*i. e.*, IAC pode ser feito sem

Capítulo 5 ■ Composição Corporal 113

pesagem; Bergman et al., 2011). O IAC está em concordância com a %GC derivada de DXA com uma inclinação semelhante a 1. No entanto, a relação entre IAC e %MG não é exatamente linear. O IAC é considerado superior ao IMC na previsão da MG e dos riscos à saúde associados à MG (Bergman et al., 2011).

Medidas de espessura de dobras cutâneas, perímetro no ponto médio do braço

A antropometria utiliza instrumentos simples, como fitas métricas e hastes de medição de baixo custo, plicômetros/adipômetros e balanças, que podem ser aplicados com segurança por observadores treinados e experientes, mesmo em ambientes remotos (p. ex., durante uma crise de fome na África).

A gordura corporal está localizada tanto internamente quanto na região subcutânea, sendo seu principal componente o TAS. Ao se presumir uma relação constante entre a gordura subcutânea e a gordura corporal total, então a gordura corporal total pode ser estimada mensurando-se a quantidade do TAS, que pode ser avaliado por meio da espessura da camada de gordura subcutânea em diferentes locais do corpo usando um plicômetro padronizado para avaliação de dobras cutâneas (DCs) (exercendo tensão constante de $10 \, g/mm^2$), interactância infravermelha (também conhecida como interactância de infravermelho próximo) ou medidas de ultrassom. Em determinada faixa etária, a relação entre a gordura subcutânea e a gordura total é, de fato, relativamente constante. No entanto, essa relação é diferente entre homens e mulheres, pois estas têm relativamente mais gordura interna. Ao usar algoritmos específicos para idade e sexo, baseados em medições densitométricas e de DCs concomitantes, é possível prever a quantidade total de gordura corporal medindo-se as DCs em diferentes locais do corpo.

As DCs podem ser mensuradas em todo o corpo (Behnke, 1963; Durnin e Wormersley, 1974; Heymsfield et al., 2005 como referências sobre como realizar essas mensurações). O método tem precisão limitada. DCs para a avaliação da gordura corporal total são DCs no bíceps do braço (DCB) e tríceps (DCT) mensurados no ponto médio da parte anterior ou posterior do braço, sob a escápula (DC subescapular [DCSE]), conforme mensurado abaixo e lateralmente à escápula esquerda e acima da crista ilíaca (DCCI). Na prática diária, a DCT é a DC mensurada com mais frequência e se correlaciona com as estimativas da gordura corporal total em mulheres e crianças. A DCSE é melhor do que a DCT como medida da gordura corporal total em homens. As DCs não devem ser utilizadas para avaliar mudanças a curto prazo na composição corporal.

A soma de várias DCs é utilizada para reduzir o erro na mensuração e para corrigir possíveis diferenças na distribuição da gordura corporal subcutânea entre indivíduos da mesma idade e sexo. Em pacientes acamados ou gravemente enfermos, a mensuração da DC na região do tronco (i. e., DCSE, DCCI) pode ser difícil, o que pode ser superado medindo-se apenas a DC na parte superior do braço. No entanto, o erro pode ser grande porque o tríceps não representa necessariamente a quantidade total de gordura subcutânea. Avaliações de DCs (e perímetro no ponto médio do braço [PMMB]; ver a seguir) podem ser os únicos métodos de ACC a serem aplicados em pacientes hospitalizados e acamados e quando houver outras condições clínicas que impeçam a avaliação de massa corporal, estatura e composição corporal.

Com o avançar da idade, a DCT torna-se menos representativa da gordura corporal total. Em idosos, a correlação entre DCs e gordura corporal total mensurada por densitometria é geralmente menor do que em adultos jovens e de meia-idade, o que se deve ao aumento da quantidade de gordura interna nesses indivíduos. É difícil avaliar pessoas obesas; mesmo quando o exame é conduzido por observadores treinados, o erro é grande. Esse também é o caso em indivíduos com edema, nos quais a espessura do TAS é facilmente superestimada. Em pacientes com vírus da imunodeficiência humana (HIV) e lipodistrofia, a gordura subcutânea periférica pode estar quase ausente, enquanto a gordura abdominal estiver aumentada. Nessa situação, as DCs podem ser enganosas como indicadores da gordura corporal total e devem ser usadas apenas para avaliar a gordura regional.

Foram publicadas várias fórmulas de predição de gordura corporal de DC. Para crianças, nas quais a relação entre a espessura da DC e a gordura corporal depende da idade biológica, fórmulas separadas devem ser utilizadas. O erro de predição em %GC é de 3 a 5% em comparação com a densitometria, dependendo da idade, do sexo e do nível de gordura corporal. Dado o possível erro na densitometria (3%), isso significa que, em casos extremos, a gordura corporal pode diferir das DCs em até 10 a 15%. O cálculo da %GC, depois de medidas as DCs, é muito simples. Para determinada DC, a quantidade de gordura corporal pode ser lida em uma tabela (Durnin e Wormersley, 1974; Heymsfield et al., 2005).

Os valores de referência para DCT, DCB, DCSE, DCCI e a soma das DCs estão disponíveis por idade e sexo. As bases de dados antropométricas convencionais são principalmente históricas e os gráficos de referência usados com mais frequência são os de Durnin e Wormersley (1974). Valores de referência antropométricos mais recentes foram relatados como parte do estudo NHANES (Freedman et al., 2017; Addo et al., 2017).

Os perímetros de braços e pernas são utilizados para obter informações sobre a composição corporal. Com o PMMB, em combinação com a espessura da DCT, podem ser obtidas informações sobre a massa muscular do braço, isto é, a área muscular do ponto médio do braço (AMPMB), calculada da seguinte maneira: PMMB − (π × DCT). A área muscular do braço (AMB) pode ser assim calculada: $(AMPMB/4\pi)^2 - 10$ ou $-6,5$ em homens e mulheres, respectivamente. O PMMB é medido com uma fita flexível não extensível colocada no ponto médio entre o acrômio escapular e o olécrano ulnar, respectivamente. O PMMB permanece relativamente inalterado entre a idade de 6 meses e 5 anos e ainda é usado como medida, independentemente da idade da desnutrição em bebês e crianças pequenas (*i. e.*, um PMMB < 12,5 cm). No entanto, o PMMB não pode ser usado como medida de crescimento. A maioria dos dados de referência relacionados com idade, sexo e estatura do PMMB é histórica, mas dados de referência mais recentes foram publicados para crianças e adolescentes nos EUA (Addo, 2017). Em crianças, a desnutrição é definida para um PMMB de menos de 80% do esperado para a estatura.

Métodos raramente disponíveis

A AANIV permite a determinação de elementos químicos específicos no corpo, que é bombardeado com nêutrons rápidos de nível de energia conhecido. Os nêutrons podem ser capturados por elementos químicos (como parte de moléculas) no corpo, resultando em um estado de transição de maior energia para esse elemento – energia que é finalmente emitida como raios gama. Por exemplo, a captura de nêutrons pelo nitrogênio resulta na formação do isótopo ^{15}N, que emitirá o excesso de energia como raios gama:

$$^{14}N + {}^1n \rightarrow {}^{15}N * + \text{raios gama}$$

em que ^{14}N é nitrogênio com massa atômica 14, ^{15}N é nitrogênio com massa atômica 15 e ^1n é um nêutron.

Com a AANIV, muitos elementos no corpo podem ser determinados, incluindo cálcio, fósforo, nitrogênio, oxigênio, potássio e cloro. As informações obtidas em nível atômico podem ser convertidas em informações mais úteis. Por exemplo, a partir do nitrogênio corporal total, a proteína corporal total pode ser calculada como 6,25 vezes o nitrogênio total, assumindo que a proteína corporal consiste em 16% de nitrogênio. A desvantagem da AANIV não é só o preço. A dose de radiação utilizada em uma pessoa depende da determinação do número e do tipo de elementos: é relativamente baixo para nitrogênio (0,26 mSv), mas alto para cálcio (2,5 mSv).

Quanto ao potássio corporal total, a análise química da carcaça revelou que a quantidade de potássio no corpo sem gordura é relativamente constante, embora a quantidade de potássio em diferentes tecidos varie amplamente. A determinação do potássio corporal total (KCT) é relativamente fácil, devido à ocorrência natural de três isótopos de potássio (^{39}K, ^{40}K e ^{41}K), em quantidades relativas constantes, dos quais ^{40}K é radioativo (emissão gama). A contagem da emissão de raios gama do corpo revela a quantidade de potássio radioativo, a partir do qual KCT e, portanto, MLG e MCC, que contém 98% de KCT, podem ser calculados. O conteúdo de KCT da MCC é constante e independente da hidratação do tecido e, podendo, assim, ser usado como medida livre de risco do estado nutricional em todas as fases da vida, como durante a gravidez, nos primeiros 1.000 dias de vida, durante o crescimento e também em doenças.

Até cerca de 50 anos atrás, havia várias instalações acessíveis para análise de KCT em todo o mundo. No entanto, hoje esse método raramente é utilizado. A câmara na qual o sujeito é examinado deve ser cuidadosamente protegida para evitar qualquer radiação de fundo (radiação cósmica). O escaneamento do corpo em busca de potássio dura de 20 a 30 minutos, com reprodutibilidade de 2 a 3%.

Vários autores demonstraram que a quantidade de potássio na MLG é diferente entre homens e mulheres, é menor em pessoas obesas e, provavelmente, também depende da idade. Assim, KCT é muito mais útil como medida de MCC do que como medida de MLG. No entanto, essa discrepância pode ser usada para calcular a "qualidade" de MLG, definida como a proporção de componentes celulares para componentes extracelulares de MLG, ou operacionalmente como MCC/MLG.

A *ressonância magnética quantitativa* (*RMQ*) mensura a MG, a MCM (sem componentes sólidos localizados principalmente nos ossos) e a ACT. A tecnologia RMQ baseia-se na modificação de padrões de *spin* de prótons em um campo magnético, por pulsos de radiofrequência, com cada varredura produzindo uma série de respostas de ressonância magnética (RM). O processo compreende sequência de pulsos periódicos Carr-Purcell-Meiboom-Gill (CPMG) alternados com pausas de diferentes durações, as quais são desenvolvidas para capturar todas as características relevantes (relaxamento) das escalas de tempo advindas da RM (relaxamento transversal e longitudinal) típicas para gordura, massa magra e água livre. Os instrumentos RMQ são produzidos para diferentes tamanhos, desde amostras de tecido > 0,3 g até pequenos animais, bebês e crianças, ou mesmo adultos < 250 kg. Em contraste com a RM, a RMQ requer apenas um baixo campo magnético (67 Gauss = 0,0067 Tesla), que pode ser obtido sem equipamentos complexos que envolvem altos custos de manutenção. Embora a RMQ já tenha se tornado um método padronizado *in vivo* para ACC em animais, apenas alguns instrumentos são utilizados mundialmente em humanos. O instrumento RMQ é calibrado com óleo de canola (presume-se que 1 g de óleo de canola a 37°C se assemelhe a 1 g de MG humana). A RMQ foi considerada muito acurada e mais precisa do que todos os métodos convencionais de composição corporal. O método foi previsto para detectar mudanças > 250 g na MG ou > 1 kg de mudança de massa corporal.

5.4 Aplicações de métodos de composição corporal

Avaliação do crescimento, desenvolvimento e envelhecimento saudáveis

Em crianças e adolescentes, o IMC é interpretado pela comparação de uma pessoa com percentis específicos por idade e sexo de uma população de referência. Na primeira infância, o chamado rebote da adiposidade indica o segundo aumento na curva do IMC, que ocorre entre as idades de 5 e 7 anos. Um rebote prematuro da adiposidade (p. ex., aos 3 a 4 anos) reflete o crescimento acelerado, muitas vezes consequência do baixo IMC inicial, que resulta em aumento de gordura em vez de MCM após o rebote. Um déficit de energia no início da vida pode, portanto, ser um fator de risco para sobrepeso e obesidade. Da mesma forma, a infecção e a desnutrição restringem o crescimento e facilitam o subsequente rápido ganho de massa corporal (cruzamento do percentil para cima ou crescimento de recuperação), que pode aumentar o risco de obesidade e doenças não transmissíveis a longo prazo.

Devido ao rápido aumento do sobrepeso e da obesidade infantil em todo o mundo, os percentis de referência do IMC atuais são de valor limitado para a avaliação do estado da massa corporal. Portanto, foram desenvolvidos valores de corte nos percentis da infância que correspondem aos valores adultos para sobrepeso e obesidade 25 e 30 kg/m^2, que estão relacionados com morbidade e mortalidade (Cole et al., 2000). No entanto, o IMC não é independente da estatura em crianças e, portanto, tem sensibilidade apenas baixa a moderada na identificação daquelas com MG em excesso. Mudanças na composição corporal durante o crescimento determinam a necessidade de energia e têm ampla gama de implicações para a saúde. Durante a puberdade, o estirão de crescimento na adolescência leva a um aumento na MG, na MLG e no CMO. Nas meninas, a MLG aumenta até a idade de 15 anos e permanece relativamente inalterada depois disso, enquanto a MG aumenta a uma taxa constante entre 8 e 16 anos; após esse período, a taxa de aumento diminui. Em meninos, a MLG aumenta de forma constante entre 8 e 18 anos, com um aumento mais rápido entre 12 e 15 anos, enquanto a MG aumenta entre 8 e 14 anos e diminui novamente, até que seja alcançado o platô, aos 16 anos.

116 Introdução à Nutrição Humana

O envelhecimento está associado a um aumento da MG e a um maior aumento relativo da gordura intra-abdominal em comparação com a gordura corporal total ou subcutânea, bem como a uma diminuição da massa muscular e óssea. Além disso, as gorduras intermuscular, intramuscular e intra-hepática são maiores em idosos e estão associadas à resistência à insulina. A MLG (principalmente músculo esquelético) diminui progressivamente até 40% dos 20 aos 70 anos, enquanto a MG aumenta e atinge um máximo em cerca de 60 a 70 anos. O aumento da MCM, com o aumento da adiposidade, é específico para o sexo, mas semelhante entre as faixas etárias em ambos.

Existem vários percentis baseados na população para MLG e MG (também para IMLG e IMG); por exemplo, em adultos caucasianos saudáveis (com idades entre 18 e 89 anos), crianças e adolescentes (Schutz et al., 2002; Plachta-Danielzik et al., 2012). Todos esses dados de referência são específicos para cada equipamento e população avaliada.

Avaliação do risco cardiometabólico associado à obesidade

Embora pareça razoável recomendar que o sobrepeso e a obesidade devam ser definidos com base na composição corporal, o uso da %GC ou mesmo MG normalizada pela estatura[2] (IMG) é de valor semelhante e limitado para predição de risco de doença cardiometabólica no nível populacional e não se estende além da utilização do IMC ou do PC. Isso pode ser explicado pela observação de que a distribuição de gordura é mais importante do que a MG total no que diz respeito ao risco de diabetes melito tipo 2 e doença cardiovascular. Devido às diferenças na vascularização, no tamanho dos adipócitos, no secretoma e na expressão de receptores, o TAS é conhecido por exercer menos efeitos deletérios quando comparado à MG visceral, que é propensa a infiltração inflamatória e secreta grandes quantidades de citocinas pró-inflamatórias, pró-aterogênicas e ácidos graxos livres. Além disso, existe uma correlação estreita entre o TAV e a gordura hepática que sugere que o TAV pode ser um marcador de um fenótipo de composição corporal de alto risco, caracterizado pelo acúmulo de gordura ectópica no fígado. É importante ressaltar que a gordura intra-hepática está mais intimamente ligada à resistência à insulina do fígado, do músculo esquelético e do tecido adiposo

quando comparada ao TAV. A esteatose hepática, entretanto, não é necessariamente responsável pela síntese de glicogênio hepático reduzida (em resposta à ação da insulina) e pelo aumento da gliconeogênese. A chave é a distribuição subcelular de lipídios, uma vez que o acúmulo hepático de diacilglicerol no citosol, mas não na membrana celular, foi associado à resistência à insulina. Esse achado também pode explicar a não associação de esteatose hepática e resistência hepática à insulina em algumas circunstâncias de fígado esteatótico que não envolvem o acúmulo de diacilglicerol intracelular no hepatócito. Em resumo, a mensuração da distribuição de gordura e gordura ectópica e a distribuição intracelular de lipídios contribuem para a nossa compreensão das deficiências metabólicas associadas à obesidade (ver Capítulo 9, *Nutrição e Metabolismo de Lipídios*).

Avaliação da desnutrição

A desnutrição prejudica a recuperação de doenças, traumas e cirurgias e está associada ao aumento do tempo de internação hospitalar, morbidade e mortalidade. As ferramentas de triagem para avaliação de risco de desnutrição utilizadas na prática clínica de rotina baseiam-se em índices antropométricos como IMC ou PMMB. A Sociedade Europeia de Nutrição Clínica e Metabolismo propôs os seguintes critérios de desnutrição: IMC $< 18,5$ kg/m^2 ou perda de massa corporal $> 10\%$ (tempo indefinido) ou 5% nos últimos 3 meses, ou IMC < 20 ou 22 kg/m^2 para pessoas com idade < 70 ou > 70 anos, respectivamente.

Além disso, a desnutrição foi definida de acordo com dados detalhados de composição corporal, ou seja, um corte de IMLG de < 17 ou < 15 kg/m^2 em homens e mulheres, respectivamente (Cederholm et al., 2015). Em adultos caucasianos, esses dados de corte referem-se ao 10º percentil dos dados de referência da ABE obtidos em uma população europeia saudável (Schutz et al., 2002). Em pacientes com câncer, o método específico de estatura ao quadrado, ajustada com pontos de corte, foi recomendado para caracterizar a caquexia do câncer, ou seja, < 32 e < 18 cm^2 para AMB em homens e mulheres, respectivamente, com valores correspondentes para índice de massa esquelética apendicular de acordo com a DXA ($< 7,26$ e 5,45 kg/m^2), área muscular derivada de TC ou RM na altura da vértebra lombar 3 (< 55 e 39 cm^2/m^2)

e IMLG de acordo com as medições feitas por ABE ($< 14,6$ e $< 11,4 kg/m^2$) (Fearon et al., 2013). No entanto, haverá também um problema com dispositivos diferentes (p. ex., dispositivos de ABE, ver Boxe 5.9), mas isso não foi levado em consideração pelos valores de corte apresentados por Fearon et al., 2013. Esses dados foram calculados a partir da associação entre músculo esquelético e razão de risco de morte, na qual os pontos de corte correspondem ao limite de risco aumentado para a saúde (p. ex., um risco aumentado de toxicidade relacionado com a quimioterapia).

As ferramentas disponíveis para ACC de pessoas acamadas são escassas e principalmente aperfeiçoadas para ABE. As doenças inflamatórias aumentam o catabolismo muscular e a perda de MG e contribuem para a resistência anabólica. O diagnóstico de desnutrição, portanto, idealmente inclui uma avaliação do músculo esquelético e da MG. A massa muscular é um parâmetro de resultado importante, porque uma massa muscular baixa está associada a prognóstico prejudicado em pacientes com doença crônica e expectativa de vida reduzida em indivíduos saudáveis, mais complicações pós-operatórias, aumento dos efeitos colaterais da terapia medicamentosa, qualidade de vida prejudicada, bem como aumento dos custos de saúde.

O termo *sarcopenia* foi originalmente utilizado para definir a perda de força e massa muscular associada ao envelhecimento. Uma massa muscular fraca também pode decorrer de um estilo de vida pouco saudável (inatividade física, dieta inadequada), doenças e obesidade (p. ex., resistência à insulina, inflamação, estresse oxidativo) ou de outros procedimentos terapêuticos (p. ex., cortisol, operação, quimioterapia). Em pacientes com obesidade e câncer, a deficiência de MCM é referida como "caquexia oculta" devido ao efeito de mascaramento do tecido adiposo expandido que impede a identificação clínica da deficiência de MCM. A mudança demográfica com um número crescente de idosos e uma epidemia de obesidade concomitante podem aumentar a prevalência de uma sobreposição entre sarcopenia relacionada com a idade e obesidade sarcopênica.

A RM de corpo inteiro é o método padrão-ouro para avaliação da massa muscular esquelética. Como a RM é trabalhosa e cara, a MLG e o TMM costumam ser utilizados como representantes da massa muscular esquelética. No entanto, a MLG

compreende não apenas a massa muscular esquelética, mas também a massa orgânica e partes do tecido conjuntivo. Como a diminuição da massa muscular com a idade pode ser compensada por um aumento no tecido conjuntivo (*i. e.*, um aumento no componente MLG do tecido adiposo), a MLG é insensível às mudanças relacionadas com a idade na massa muscular.

Na prática clínica, a MLG é medida principalmente por DXA (somando-se o CMO total e a massa TMM), densitometria (PDA) ou ABE. A %GC pode ser equivocada como um indicador do estado nutricional em pacientes com sarcopenia ou doença debilitante, nos quais a depleção da MCM é um fator crucial.

O TMM pode ser mensurado por DXA (massa corporal total sem MG e massa mineral óssea) e, se derivado de braços e pernas, é uma medida mais específica para a massa muscular esquelética do que a MLG, porque a maioria dos TMMs das extremidades vem da massa muscular esquelética. Essa massa muscular esquelética apendicular (MMEA) é normalizada pela estatura^2 e expressa como índice de massa muscular esquelética (IMME = MMEA [kg]/estatura [m]^2).

Doenças agudas ou crônicas levam ao catabolismo do tecido e à diminuição da MCC, com aumento concomitante da hidratação da MLG. Essas mudanças na composição de MLG violam os pressupostos dos métodos de dois compartimentos para ACC e também para a determinação da massa muscular esquelética por RM, DXA ou ABE. Mudanças na qualidade do tecido magro são, entretanto, um valioso determinante do prognóstico dos pacientes e um parâmetro de resultado mais válido do que uma avaliação precisa da MLG total. O ângulo de fase por ABE é, portanto, um indicador estabelecido de mortalidade porque pode refletir alterações no número de células do tecido, hidratação e integridade das membranas celulares. O ângulo de fase é um componente da AVBE. O monitoramento da impedância vetorial individual de uma pessoa no gráfico vetorial (ver Figura 5.7) estende a informação do ângulo de fase (ângulo do vetor para o eixo × do gráfico AVBE) pela informação sobre o comprimento do vetor que está relacionado com os deslocamentos de fluidos. A AVBE é, assim, cada vez mais reconhecida como uma técnica promissora no monitoramento do estado nutricional e de hidratação e, logo, da composição

118 Introdução à Nutrição Humana

ou qualidade da massa muscular ou MLG de pacientes individuais com diferentes tipos de doenças. Desse modo, a AVBE adiciona informações à DXA ou aos dados de RM como estimativas diretas da massa muscular esquelética, não substituindo essas duas técnicas.

Avaliação das mudanças no balanço energético e ingestão energética

Mudanças a longo prazo no balanço energético podem ser estimadas a partir de mudanças na MG e MLG. Os equivalentes de energia (ou as chamadas densidades de energia) de MG e MLG são mais baixos durante a perda de massa corporal (9.500 kcal/kg ou 39,7 MJ/kg de MG perdida e 1.020 kcal/kg ou 4,39 MJ/kg de MLG perdida), quando em comparação com o ganho de massa corporal (13.100 kcal/kg de MG ganha e 2.200 kcal/kg de MLG ganha), porque incluem o custo de energia da síntese de tecido (Hall 2012; Boxe 5.11).

Pessoas com porcentagem maior de MG têm proporção maior de perda de peso do que MG, quando comparadas àquelas mais magras. A "regra de Forbes", desenvolvida por Gilbert Forbes (1987), descreve a composição da perda de massa corporal em função da MG inicial e da magnitude da perda de massa corporal (ΔMC):

$$\Delta MLG/\Delta MC = 10 \cdot 4/(10 \cdot 4 + MG)$$

Entre duas pessoas com a mesma massa corporal, a pessoa com maior %GC terá, portanto, taxa mais lenta de perda de massa corporal com a mesma ingestão de energia devido a maior contribuição e conteúdo energético de MG para a perda de massa corporal.

Boxe 5.11

O particionamento energético existente no ganho e na perda de massa corporal pode ser expresso como energia proteica (ganha ou perdida) derivada de uma fração da energia total do tecido (proteína + gordura) ganha ou perdida (= razão p). Portanto, a razão p para perda de massa corporal pode ser calculada como:

$$\text{Razão p} = \frac{\Delta MLG}{\Delta MLG + 9,05 \times \Delta MG}$$

em que 9,05 é a razão de equivalentes energéticos para MLG e MG (38,9/4,3 MJ/kg).

Uma vez que a avaliação da ingestão energética (IE) por autorrelato é imprecisa (em uma média de 15 a 20% dos valores esperados atingindo cerca de –50% em pessoas com obesidade), há necessidade de sua avaliação quantitativa. A IE pode ser calculada quantitativamente a partir de mudanças na composição corporal e uma medida de gasto de energia (GE) (i. e., por água duplamente marcada ou avaliação do gasto de energia em repouso (GER) por calorimetria indireta mais aplicação de um monitor de atividade validado). Essa ideia baseia-se em modelagem matemática usando um modelo 2C com mudanças de MG e MLG durante o consumo excessivo de calorias e durante a restrição calórica (Hall, 2012), uma vez que as estimativas de gastos com componentes corporais individuais são precisas. Então, para determinado período (T), a IE (em kcal/dia) é calculada da seguinte maneira:

$$1020 \times \Delta MLG\,(kg)/\Delta T + 9500 \times \Delta MG\,(kg)/\Delta T + GE\,(\text{kcal/dia})$$

(Shook 2018). Isso é chamado de método de equilíbrio de ingestão (MEI). Durante períodos de observação mais longos, esse método fornece uma medida precisa de IE (i. e., no nível da população, está dentro do esperado cerca de 40 kcal/dia). No entanto, a precisão limitada dos métodos de composição corporal no nível individual limita a aplicação do MEI para medições a curto prazo em indivíduos.

Aplicação da análise de composição corporal no contexto de precisão e validade das técnicas utilizadas

A mensuração das mudanças na MLG e na MG com perda e ganho de massa corporal é limitada pelos erros sistemáticos e aleatórios (validade e precisão) dos métodos de ACC.

A *precisão* se baseia na confiabilidade teste-reteste das medições de MLG e MG em pessoas com massa corporal estável e pode ser dada como desvio padrão (DP), DP relativo (DP/média) ou DP percentual relativo ((DP/média) × 100). Ao comparar a precisão de diferentes métodos como % DP relativo, o tamanho do compartimento deve ser considerado: uma precisão de 2% para MG em uma pessoa considerada magra, com 10 kg de MG e 80 kg de MLG, contribui para precisão muito alta no compartimento MLG maior, enquanto precisão de 2% na medição de MLG resulta em precisão pobre, de 16% no compartimento MG menor.

A precisão determina a mudança mínima detectável (MMD) em MLG e MG (*i. e.*, a quantidade pela qual a MG de uma pessoa precisa mudar para ter certeza de que a mudança é maior do que o erro de medição, Boxe 5.12).

A *validade* das mensurações de composição corporal na fase inicial da perda de massa corporal é um desafio para todos os métodos de dois compartimentos porque esses métodos só podem distinguir entre MG e MLG, assumindo composição constante de MG. Com a perda de massa corporal, até 300 g de glicogênio são catabolizados e cerca de 500 g de água e eletrólitos associados são perdidos dos compartimentos intracelulares. As perdas adicionais de água intracelular vêm da degradação acelerada de proteínas, enquanto a diminuição dos níveis de insulina contribui para um balanço de sódio negativo e perda concomitante de AEC. Um balanço hídrico negativo e, portanto, uma menor hidratação de MLG leva a um viés inerente ao método usando diluição de deutério, densitometria ou DXA. Devido às densidades semelhantes de gordura e água (0,9007 e 0,99371 g/cm^3), uma diminuição na hidratação MLG leva a um aumento da densidade corporal e, portanto, a uma superestimação da perda de MG por PDA, PH e DXA. Em contraste, a diluição de deutério superestima a perda de MLG e, portanto, subestima a perda de MG. Para superar essas limitações dos métodos de dois compartimentos, a hidratação pode ser medida por uma combinação de diluição de deutério com DXA ou PDA em um modelo de três compartimentos. Em contraste, as mudanças a longo prazo na composição corporal que excedem a fase rápida inicial de perda de massa corporal podem ser medidas sem viés utilizando-se métodos de dois compartimentos.

Ajuste das funções metabólicas e endócrinas

Existe grande variação interindividual nos dados metabólicos e endócrinos. Portanto, uma estrutura quantitativa e preditiva é necessária para normalizar esses dados. Se as variáveis metabólicas e endócrinas estiverem intimamente relacionadas com a massa corporal e os componentes corporais individuais (como é o caso, por exemplo, para GER *versus* massa corporal e MLG e níveis de leptina plasmática *versus* massa corporal e MG), um ajuste adequado será necessário. A MLG é o principal determinante do GER. Dentro de uma população "normal" (caracterizada por uma faixa de MLG entre 40 e 80 kg), o GER se comporta linearmente à MLG, explicando 60 a 85% de sua variância. Uma vez que a relação GER para MLG tem uma interceptação diferente de zero, portanto, as razões GER/massa corporal ou GER/MLG simples são enganosas, ou seja, essas relações diminuem com o aumento da massa corporal, sugerindo que, quando comparadas a pessoas com massa corporal adequada, aquelas com sobrepeso possuem taxa metabólica mais baixa por quilo de massa corporal. Para evitar conclusões errôneas, o GER deve ser expresso em termos de MLG, usando-se uma análise de regressão múltipla que leve em consideração as inclinações e as interceptações da relação do GER na massa corporal (ou GER na MLG) (Ravussin et al., 1989). Uma vez que a MLG tem composição heterogênea e seus órgãos individuais diferem em relação às suas taxas metabólicas

---

Boxe 5.12

A MMD pode ser interpretada como a magnitude de mudança abaixo daquela em que há mais de 95% de chance de que uma mudança não verdadeira tenha acontecido. A MMD é calculada como:

$$MMD_{95} = 1,96 * \sqrt{2} * EPM \qquad 1$$

1,96 é o valor z de dois lados para o intervalo de confiança (IC) de 95% para ausência de alteração na medida; $\sqrt{2}$ é usado para contabilizar a variância das duas medidas envolvidas na medição da mudança; EPM (erro-padrão de medida) vincula a confiabilidade do instrumento de medição ao desvio padrão da população: EPM = DP$\sqrt{(1\text{-confiabilidade})}$, confiabilidade = coeficiente de correlação de Pearson entre os valores de teste e reteste. A MMD também pode ser expressa como uma porcentagem, definida como:

$$MMD_{95}\% = MMD_{95}/\text{média} \times 100 \qquad 2$$

A média é a média de todas as medidas para teste e reteste. A MMD para MG determinada em pessoas consideradas magras está entre 1 e 2 kg para densitometria, DXA, diluição de deutério e ABE. A RMQ tem precisão excepcionalmente alta, que leva a uma MMD > 250 g de MG.

120 Introdução à Nutrição Humana

específicas (p. ex., o gasto energético do coração é de cerca de 440 kcal/dia, em comparação ao do músculo esquelético, de aproximadamente 13 kcal/dia; Müller et al., 2002), um ajuste adicional de GER para a composição de MLG reduz a interceptação diferente de zero (Müller et al., 2018).

Composição corporal funcional

Os dados de composição corporal são principalmente sobre valores absolutos ou relativos, e os dados normativos são utilizados como referência para comparação de dados individuais. Entretanto, os componentes individuais do corpo e suas inter-relações devem ser vistos dentro de um contexto em que suas funções estão relacionadas umas com as outras.

A composição corporal funcional (CCF) diz respeito à interpretação das funções corporais (p. ex., GER ou secreção de leptina ou resistência à insulina) e seus distúrbios decorrentes da composição corporal, bem como à interpretação do significado dos componentes individuais do corpo no contexto de funções relacionadas (Müller, 2013; Müller et al., 2016b). A CCF leva em consideração a relação entre os diferentes componentes do corpo, combinando diversos níveis de composição corporal (p. ex., as propriedades anatômicas e físicas dos componentes do corpo). Além disso, a CCF integra os componentes do corpo em diferentes sistemas regulatórios (p. ex., MLG e MG como determinantes do GER, que está sob controle do sistema nervoso simpático [SNS], função da tireoide e leptina) e no metabolismo dos substratos energéticos (p. ex., massa muscular como determinante de *turnover* de proteína e glicose). Finalmente, a CCF se refere a resultados sistêmicos, como temperatura corporal, frequência cardíaca, filtração glomerular e respiração.

Para resumir, a CCF se refere às relações horizontais (*i. e.*, dentro de um mesmo nível) e verticais (*i. e.*, entre os níveis, levando em consideração o controle neuroendócrino e o metabolismo) entre os componentes do corpo e suas funções relacionadas, finalmente atingindo resultados sistêmicos como frequência cardíaca, temperatura corporal etc. (Figura 5.9) (Müller et al., 2016b).

A composição corporal "saudável" refere-se às relações entre massas de órgãos, tecidos e componentes e funções do corpo no contexto do controle neuroendócrino, somando-se a sistemas corporais inteiros. Essas relações exibem mecanismos de controle biológico (p. ex., por hormônios, bem como por "conversas cruzadas" entre órgãos/tecidos mediadas por substratos e citocinas) e determinantes de funções corporais específicas (p. ex., GER e metabolismo da glicose). Ao utilizar uma abordagem *multinível/multiescala*, é possível integrar e combinar dados horizontalmente (*i. e.*, entre compartimentos, órgãos e tecidos, e no nível celular) e verticalmente (de massas para funções, levando em consideração o controle neuroendócrino, metabolismo e diferentes sistemas de órgãos).

As chamadas "unidades de componentes do corpo" (UCC) são mais uma extensão do conceito de CCF. Uma UCC está na inter-relação de órgãos e tecidos com foco adicional em suas associações interativas, bem como em seu impacto metabólico e/ou inflamatório. UCCs estão relacionadas com a saúde; por exemplo, uma "unidade de massa muscular esquelética-TAV-PCR" é adicionada para explicar a questão da sarcopenia. Além disso, uma "unidade CMO-TAS-leptina/massa muscular esquelética-força muscular" caracteriza as questões de fragilidade e osteoporose. Da mesma forma, uma "unidade gordura hepática-TAV-gordura epicárdica/massa muscular" muda com o balanço energético positivo ou negativo e afeta a sensibilidade à insulina e à inflamação. Finalmente, uma "unidade massa muscular-massa dos órgãos-atividade do SNS + T3" explica as variações interindividuais no GER. As UCCs refletem traços funcionais que valem a pena estudar.

Um conceito relacionado é o chamado "modelo de capacidade-carga", que integra duas características que mantêm e desafiam a homeostase e, portanto, estão relacionadas com o risco de doenças não transmissíveis, como diabetes melito (Wells, 2010 e 2017). Nesse conceito, a "capacidade metabólica" (*i. e.*, massa muscular e utilização de glicose, função das células beta pancreáticas e secreção de insulina) promove a homeostase da glicose, enquanto a "carga metabólica" (*i. e.*, caracterizada pela soma da gordura hepática + carga glicêmica + inatividade física) desafia a homeostase da glicose. Então, o diabetes melito pode resultar tanto de uma baixa "capacidade" quanto de uma alta "carga". Em contraste com uma "baixa capacidade metabólica", uma alta "carga metabólica". O "modelo de capacidade-carga" é usado para definir fenótipos que valem a pena estudar, bem como para prever riscos de doenças (Siervo et al., 2015).

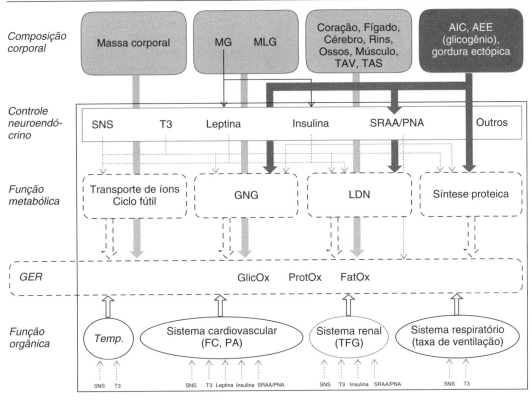

Figura 5.9 Modelo proposto de metabolismo (gasto energético em repouso [GER]; GlicOx, ProtOX e FatOx: taxas de oxidação de substratos) com base em seus determinantes estruturais e funcionais (FatOx, oxidação de lipídios; FC, frequência cardíaca; GlicOx, oxidação da glicose; GNG, gliconeogênese; LND, lipogênese *de novo*; MG, massa gorda; MLG, massa livre de gordura; PA, pressão arterial; PNA, peptídeo natriurético atrial; ProtOX, oxidação de proteínas; SRAA, sistema renina-angiotensina-aldosterona; SNS, atividade do sistema nervoso simpático; TAS, tecido adiposo subcutâneo; TAV, tecido adiposo visceral; Temp., temperatura corporal; TFG, taxa de filtração glomerular; T3, 3,5,3' tri-iodotironina) definindo a composição corporal saudável (CD) por análise hierárquica multiníveis e multiescalas. (Reproduzida de *Müller* et al., 2016b.)

Abordagem orientada ao problema para a avaliação do estado nutricional

Com base no conceito de CCF, a ACC deve seguir uma abordagem sistemática e estratificada com base na questão de interesse. Atualmente, a avaliação de rotina do estado nutricional abrange a antropometria, incluindo as avaliações do IMC e do PC, bem como um modelo 2C da composição corporal. Esses dados servem como base para uma estratificação adicional de acordo com o estado da massa corporal e uma avaliação de risco bruta. Uma fenotipagem mais profunda inclui a composição de MLG e MG com referência especial às diferenças regionais. A avaliação das propriedades físicas do corpo e seus componentes contribui para a compreensão das funções dependentes da massa. Em um ambiente clínico, massas e propriedades de órgãos e tecidos devem ser vistas no contexto de fatores de risco relacionados, controle neuroendócrino, metabolismo e resultados sistêmicos. Finalmente, as unidades funcionais dos componentes do corpo devem ser geradas com base em uma abordagem orientada para o problema. A resistência à insulina, por exemplo, é vista no contexto da massa muscular, gordura hepática e TAV. Os depósitos regionais de gordura e a relação entre a massa muscular e o TAV devem ser caracterizados no contexto dos lipídios plasmáticos e inflamação etc. (Tabela 5.2). A ACC, portanto, é uma parte integrante da avaliação; é um pré-requisito para a fenotipagem detalhada de pessoas, fornecendo uma base sólida para pesquisas biomédicas em profundidade e tomada de decisão clínica.

122 Introdução à Nutrição Humana

Tabela 5.2 Abordagem orientada ao problema para a avaliação do estado nutricional. Consulte a Figura 5.9 e o texto para obter mais detalhes.

Modelo antropométrico de dois compartimentos	Idade (anos), sexo (m, f), massa corporal (kg), estatura (cm), IMC (kg/m²), PC (cm), MLG, MG abordagem de primeira linha; estratificação bruta das pessoas, de acordo com sobrepeso, baixa massa corporal e risco cardiometabólico
Composição de MLG (kg)	MM, massa óssea, cérebro, coração, fígado, rins, baço, massa residual (i. e., pulmão, pâncreas etc.) abordagem direcionada a pessoas com sarcopenia, osteoporose, doenças de órgãos específicos etc.
Composição de FM (kg)	TAT, TAS, TAV, gordura hepática abordagem direcionada a pessoas com sobrepeso e obesidade, com risco cardiometabólico
Característica física	Densidade, hidratação, ângulo de fase, resistência, reatância abordagem direcionada a pessoas com desequilíbrios de fluidos e naquelas com caquexia
Fatores de risco cardiometabólicos, correlatos sistêmicos	Insulina, HOMA, adiponectina, leptina, hormônios da tireoide, lipídios plasmáticos, PCR, pressão arterial, temperatura, frequência cardíaca, TFG, respiração Avaliar correlatos neuroendócrinos, metabólicos e sistêmicos da composição corporal
Unidades de composição corporal funcional	Relação entre: MM ↔ RI; TAV ou TAS ↔ RI, hipertensão arterial; MM ↔ DMO; MM ↔ força muscular; TAV/TAS ↔ PCR, perfil lipídico; MM/TAV ↔ PCR; Grelina/Leptina ↔ MC, MG, MG/MLG; MM, OM Abordar a composição corporal funcional (CCF)

MLG, massa livre de gordura; MG, massa gorda; MM, massa muscular; TAS, tecido adiposo subcutâneo; TAT, tecido adiposo total; TAV, tecido adiposo visceral; TFG, taxa de filtração glomerular; HOMA, modelo de avaliação da homeostase.

Reconhecimento

Este capítulo foi revisado e atualizado por Anja Bosy-Westphal, Manfred J. Müller e Paul Deurenberg, com base no capítulo original de Paul Deurenberg e Ronenn Roubenoff. Anja Bosy-Westphal é consultora da seca Gmbh & Co. KG, Hamburgo, Alemanha.

Referências bibliográficas

Addo, O., Himes, J.H., Zemel, B.S. (2017). Reference ranges for midupper arm circumference, upper arm muscle area, and upper arm fat area in US children and adolescents aged 1-20 y. *Am J Clin Nutr.* 105:111–120.

Alberti, K.G., Zimmet, P., and Shaw, J. (2005). IDF Epidemiology Task Force Consensus Group. The metabolic syndrome a new worldwide definition. *Lancet* 366:1059–62.

Baracos, V., Caserotti, P., Earthman, C.P. *et al.* (2012). Advances in the science and application of body composition measurement. *JPEN J Parenteral Enteral Nutr.* 36: 96–107.

Behnke, A.R. (1963). Anthropometric evaluation of body composition throughout life. *Ann New York Acad Sci.* 110: 450–464.

Behnke, A.R. and Royce, J. (1966). Body size, shape, and composition in several types of athletes. *J Sports Med Phys Fitness.* 6: 75–88.

Bergman, R.N., Stefanovski, D., Buchanan, T.A. *et al* (2011). A better index of body adiposity. *Obesity* 19: 1083–1089.

Bosy-Westphal, A., Booke, C.A., Blöcker, T. *et al.* (2010). Measurement site for waist circumference affects its accuracy as an index of visceral and abdominal subcutaneous fat in a Caucasian population. *J Nutr.* 140: 954–961.

Bosy-Westphal, A. and Müller, M.J. (2015). Identification of skeletal muscle mass depletion across age and BMI groups in health and disease--there is need for a unified definition. *Int J Obes (Lond).* 39:379–86.

Bosy-Westphal, A. and Müller, M.J. (2014). Measuring the impact of weight cycling on body composition: a methodological challenge. *Curr Opin Clin Nutr Metab Care.* 17:396–400.

Bosy-Westphal, A., Schautz, B., Later, W. *et al* (2013). What makes a BIA equation unique? Validity of eight-electrode multifrequency BIA to estimate body composition in a healthy adult population. *Eur J Clin Nutr.* 67 Suppl 1: S14–21.

Bosy-Westphal, A., Jensen, B., Braun, W. *et al* (2017). Quantification of whole-body and segmental skeletal muscle mass using phase-sensitive 8-electrode medical bioelectrical impedance devices. *Eur J Clin Nutr.* 71:1061–1067.

Cederholm, T., Bosaeus, I., Barazzoni, R. *et al.* Diagnostic criteria for malnutrition - an ESPEN consensus statement. *Clin Nutr.* 34:335–340.

Cole, T.J., Bellizzi, M.C., Flegal, K.M. *et al.* (2000). Establishing a standard definition for child overweight and obesity worldwide: international survey. *BMJ.* 320(7244):1240–3.

Dixon, W.T. (1984). Simple proton spectroscopic imaging. *Radiology.* 153:189–194.

Durnin, J.V.G.A. and Womersley, J. (1974). Body fat assessed from total body density and its estimation from skinfold thickness: measurements on 481 men and women aged from 17 to 72 years. *Br J Nutr.* 32: 77–97.

Fassini, P.G., Nicoletti, C.F., Pfrimer, K. *et al* (2016). Bioelectrical impedance vector analysis as a useful predictor of nutritional status in patients with short bowel syndrome. *Clin Nutr.* 36: 1117–1121.

Fearon, K., Arends, J., and Baracos, V. (2013). Understanding the mechanisms and treatment options in cancer cachexia. *Nat Rev Clin Oncol.* 10: 90–99.

Forbes, G.B. (1987). *Human Body Composition.* New York: Springer.

Foster, K.R. and Lukaski, H.C. (1996). Whole-body impedance-what does it measure? *Am J Clin Nutr.* 64 (3 Suppl): 388S–396S.

Freedman, D.S., Zemel, B.S., and Ogden, C.L. (2017). Secular trends for skinfolds differ from those of BMI and waist circumference among adults examined in NHANES from 1988-1994 through 2009-2010. *Am J Clin Nutr.* 105:169–176.

Gallagher, D., Belmonte, D., Deurenberg, P. *et al* (1998). Organ-tissue mass measurement by MRI allows accurate in vivo modeling of REE and metabolic active tissue mass. *Am J Physiol.* 275: E249–258.

The GBD 2015 Obesity Collaborators (2017). Health effects of overweight and obesity in 195 countries over 25years. *N Engl J Med* 377: 13–27.

Geisler, C.F., Prado, C.M., and Müller, M.J. (2016). Inadequacy of Body Weight-Based Recommendations for Individual Protein Intake-Lessons from Body Composition Analysis. *Nutrients* 9 (1). pii: E23.

Hall, K. (2012). Modeling metabolic adaptations and energy regulation in humans. *Ann Rev Nutr.* 32:35–54.

Heymsfield, S.B., Lohman, T.G., Wang, Z.W. *et al.* (2005). *Human Body Composition*, 2e. Champaign, IL.: Human Kinetics

Hu, H.H. and Kan, H.E. (2013). Quantitative Proton Magnetic Resonance Techniques for Measuring Fat. *NMR Biomed.* 26: 1609–1629.

Kivimäki, M., Kuosma, E., Ferrie, J.E. *et al* (2017). Overweight, obesity, and risk of cardiometabolic multimorbidity: pooled analysis of indivudual-level data for 120813 adults from 16 cohort studies from the USA and Europe. *Lancet Public Health* 2: e277–e285.

Later, W., Bosy-Westphal, A., Kossel, E. *et al.* (2010). Is the 1975 reference man still a suitable reference? *Eur J Clin Nutr.* 64: 954–961.

Lemos, T. and Gallagher, D. (2017). Current body composition measurement techniques. *Curr Opin Endocrinol Diabetes Obes.* 24:310–314.

Lukaski, H.C., Bolonchuk, W.W., Hall, C.B. *et al.* (1986). Validity of tetrapolar bioelectrical impedance method to assess human body composition. *J Appl Physiol.* 60: 1327–1332.

Lukaski, H.C. (Ed.). (2017). *Body Composition: Health and Performance in Exercise and Sport.* Productivity Press.

McLaughlin, P.D., Chawke, L., Twomey, M. *et al.* (2018). Body composition determinants of radiation dose during abdomino-pelvic CT. *Insights Imaging.* 9:9–16.

Müller, M.J., Bosy-Westphal, A., Kutzner, D. *et al.* (2002). Metabolically active components of fat free mass and resting energy expenditure in humans: Recent lessons from imaging technologies. *Obesity Rev.* 3: 113–122.

Müller, M.J. (2013). From BMI to functional body composition. *Eur J Clin Nutr.* 67: 1119–1121.

Müller, M.J., Baracos, V., Bosy-Westphal, A. *et al.* (2013). Functional body composition and related aspects in research on obesity and cachexia: report on the 12th Stock Conference held on 6 and 7 September 2013 in Hamburg, Germany. *Obes Rev.* 15:640–56.

Müller, M.J., Braun, W., Enderle, J. *et al.* (2016a). Beyond BMI: Conceptual issues related to overweight and obese patients. *Obesity Facts* 9: 193–205.

Müller, M.J., Braun, W., Pourhassan, M. *et al.* (2016b). Application of standards and models in body composition analysis. *Proc Nutr Soc.* 75: 181–187.

Müller, M.J., Geisler, C., Hübers, M. *et al.* (2018). Normalizing resting energy expenditure across life course in humans: challenges and hopes. *Eur J Clin Nutr.* 72 (5 May 2018): in press.

Plachta-Danielzik, S., Gehrke, M.I., Kehden, B. *et al.* (2012). Body fat percentiles for German children and adolescents. *Obes facts.* 5: 77–90.

Prado, C.M., Baracos, V.E., McCargar, L.J. *et al.* (2007). Body composition as an independent determinant of 5-fluorouracil-based chemotherapy toxicity. *Clin Cancer Res.* 13:3264–8.

Prado CM, Baracos VE, McCargar LJ, et al. (2009). Sarcopenia as a determinant of chemotherapy toxicity and time to tumor progression in metastatic breast cancer patients receiving capecitabine treatment. *Clin Cancer Res.* 15:2920–6.

Prado, C.M. and Heymsfield, S.B. (2014). Lean tissue imaging: a new era for nutritional assessment and intervention. *J Par Enter Nutr.* 38: 940–953.

Ravussin, E., Bogardus, C. (1989). Relationship of genetics, age, and physical fitness to daily energy expenditure and fuel utilization. *Am J Clin Nutr.* 49:968–975.

Schutz, Y., Kyle, U.U.G., and Pichard, C. (2002). Fat free mass index and fat mass index percentiles for Caucasians aged 18-24 y. *Int J Obes.* 26:953–960.

Schweitzer, L., Geisler, C., Pourhassan, M. *et al.* What is the best reference site for a single MRI slice to assess whole body skeletal muscle and adipose tissue volumes in healthy adults? *Am J Clin Nutr.* 102:58–65.

Segal, KR, Van Loan M, Fitzgerald PI *et al.* (1988). Lean body mass estimation by bio-electrical impedance analysis: a four site cross-validation study. *Am J Clin Nutr.* 47: 7–14.

Shen W, Chen J, Gantz M *et al.* (2012). A Single MRI Slice Does Not Accurately Predict Visceral and Subcutaneous Adipose Tissue Changes During Weight Loss. Obesity (Silver Spring), 20: 2458–2463.

Shook RB, Hand GA, O'Connor DP *et al.* (2018). Energy intake derived from energy balance equation, validated activity monitors, and Dual X-ray aborptiometry provide acceptable energy intake data among young adults. *J Nutr.* 148: 490–496.

Siervo M, Prado C, Mire E *et al.* (2015). Body composition indices of a low-capacity model: gender- and BMI-specific reference curves. Public Health Nutr. 18: 1245–1254.

Siri, W.E. (1961). Body composition from fluid spaces and density: analysis of methods. In: *Techniques for Measuring Body Composition* (ed. J. Brozek and A. Henschel). Washington, DC: National Academy of Sciences, pp. 223–244.

Teigen, L.M., Kuchnia, A.J., Mourtzakis, M. *et al.* (2017). The Use of Technology for Estimating Body CompositionStrengths and Weaknesses of Common Modalities in a Clinical Setting. Nutr Clin Pract. 32:20–29.

Visser, M., Heuvel, van den E., and Deurenberg, P. (1994). Prediction equations for the estimation of body composition in the elderly using anthropometric data. *Br J Nutr.* 71: 823–833.

Wells, J.C. (2010). *The Evolutionary Biology of Human Body Fat: Thrift And Control.* Cambridge: Cambridge University Press.

Wells, J.C.K. (2017). Body composition and susceptibility to type 2 diabetes: an evolutionary perspective. *Eur J Clin Nutr.* 71:881–889.

WHO (1999). *Definition, diagnosis and classification of diabetes mellitus and its complications: report of a WHO consultation.* Geneva: WHO.

WHO Expert Consultation (2004). Appropriate body-mass index for Asian populations and its implications for policy and intervention strategies. *Lancet* 363: 157–163.

Yusuf, S., Hawken, S., Ounpuu, S. et al (2005). INTERHEART Study Investigators. Obesity and the risk of myocardial infarction in 27,000 participants from 52 countries: a case-control study. *Lancet* 366:1640–9.

6

Metabolismo Energético

Gareth A. Wallis

Pontos-chave

- O equilíbrio energético corporal é o equilíbrio entre a quantidade de energia consumida (ingestão energética) e a quantidade de energia gasta (gasto energético). As pessoas que mantêm sua massa corporal por período prolongado são consideradas em estado de equilíbrio energético. Reduções ou ganhos de massa corporal são atribuíveis a períodos sustentados de balanço energético negativo ou positivo, respectivamente
- A ingestão energética corresponde ao conteúdo de energia presente nos macronutrientes, estes advindos da alimentação. O conteúdo de energia metabolizável dos macronutrientes nos alimentos é o seguinte: carboidrato (16 kJ/g, 3,8 kcal/g), proteína (17 kJ/g, 4 kcal/g), gordura (37 kJ/g, 9 kcal/g). Além disso, o álcool fornece 29 kJ/g (6,9 kcal/g)
- A ingestão energética é um comportamento governado por sensações de apetite, com o impulso geral de comer controlado por uma interação complexa de mecanismos homeostáticos biológicos e fatores psicológicos ou outros fatores não homeostáticos
- O gasto energético total é geralmente composto de três componentes: taxa metabólica basal (TMB) ou de repouso (TMR, respectivamente), efeito térmico dos alimentos e gasto energético da atividade física. TBM ou TMR refere-se ao custo de energia das funções fisiológicas básicas, como batimento cardíaco, função muscular e respiração. O efeito térmico dos alimentos é de cerca de 10% do conteúdo energético dos alimentos consumidos, necessário para digerir, metabolizar e armazenar os macronutrientes ingeridos
- O gasto energético total e seus componentes podem ser mensurados por métodos diretos (calorimetria) ou indiretos (calorimetria indireta); para o último, as medições das trocas gasosas respiratórias determinam as taxas de consumo de oxigênio e produção de dióxido de carbono, usadas para calcular o gasto de energia. A técnica da água duplamente marcada é a abordagem padrão-ouro para medir o gasto total de energia em ambientes de vida livre, normalmente em períodos de 7 a 14 dias
- A necessidade energética é a quantidade de energia presente nos alimentos necessária para equilibrar o gasto de energia, a fim de manter o tamanho e a composição corporais e um nível de atividade física consistente com boa saúde, a longo prazo. Isso inclui as necessidades de energia para crescimento e desenvolvimento ideais em crianças e durante a gravidez e lactação (para deposição de tecido e produção de leite, respectivamente)
- A obesidade é a forma mais comum de perturbação no balanço energético, constituindo atualmente um dos principais e mais prevalentes distúrbios relacionados com a nutrição. A obesidade surge de um período sustentado de balanço energético positivo, ou seja, um consumo excessivo de energia em relação à energia gasta. Um período sustentado de balanço energético negativo é necessário na redução da massa corporal em pessoas com excesso de massa corporal, o qual pode ser alcançado pela redução da ingestão energética ou aumento do gasto energético (particularmente o gasto energético decorrente da atividade física). No entanto, há sinais bastante potentes disparados contra a manutenção do balanço energético negativo, o que pode explicar o fracasso de muitas pessoas em alcançar e manter a massa corporal perdida de forma bem-sucedida.

6.1 Introdução

Definição e conceituação do balanço energético

O balanço energético é classicamente definido como a ingestão energética da alimentação menos o gasto energético total (em outras palavras, é a quantidade de energia dietética adicionada ou perdida dos estoques energéticos corporais, depois que todos os sistemas fisiológicos desempenharam suas funções ao longo do dia). As pessoas que mantêm sua massa corporal por período prolongado são consideradas em estado de equilíbrio energético. A redução ou ganho na massa corporal é atribuível a um período sustentado de

126 Introdução à Nutrição Humana

balanço energético negativo ou positivo, respectivamente. O conceito de balanço energético segue os princípios orientados pela primeira Lei da Termodinâmica, que afirma que a energia não pode ser destruída nem criada. Embora a definição e o conceito de balanço energético possam parecer simples, sua regulação é bastante complexa, pois a ingestão e o gasto energéticos não são componentes independentes e estáticos; eles são variáveis altamente dinâmicas que interagem entre si e com a massa corporal para influenciar a fisiologia, o comportamento e, por fim, o equilíbrio energético geral. Este capítulo apresentará uma visão geral dos componentes e determinantes da ingestão energética advinda da alimentação e do gasto energético total. Em seguida, descreveremos as necessidades energéticas de várias populações e subgrupos. Finalmente, as implicações da complexidade existente na regulação do balanço energético serão consideradas no contexto da obesidade, que continua a ser um grande problema de saúde pública.

Componentes do balanço energético
Ingestão energética

A ingestão energética é definida como o conteúdo de energia contido nos alimentos (e bebidas) ingeridos, conforme fornecido pelas principais fontes: carboidratos, proteínas, gorduras e álcool. O conteúdo bruto de energia de um alimento pode ser medido por bomba calorimétrica, que envolve a combustão de uma massa conhecida de alimento dentro de uma câmara selada e a medição da quantidade de calor produzida durante esse processo. No entanto, nem toda a energia bruta dos alimentos está disponível para o metabolismo humano devido às perdas durante a utilização dos alimentos. Consequentemente, a energia disponível a partir dos alimentos é definida como energia metabolizável. No Reino Unido, energia metabolizável é o valor citado como o conteúdo energético dos alimentos nos rótulos destes e as tabelas de composição nutricional. Pode ser calculado a partir das quantidades de carboidratos (16 kJ/g, 3,8 kcal/g), proteína (17 kJ/g, 4 kcal/g), gordura (37 kJ/g, 9 kcal/g) e álcool (29 kJ/g, 6,9 kcal/g) no alimento, que são determinados por análise química

(4,184 kJ = 1 kcal). Assim, se as quantidades de macronutrientes (em gramas) de qualquer tipo de alimento forem conhecidas, o conteúdo de energia pode ser facilmente calculado. Por exemplo, se um lanche rico em proteínas contém 21 g de carboidratos, 6 g de gordura e 14 g de proteína, o conteúdo de energia total é (21×16) + (6×37) + (14×17) = 796 kJ (190 kcal). A composição de macronutrientes é frequentemente expressa como a contribuição percentual de cada macronutriente para o conteúdo total de energia de um alimento ou alimentação. Se um alimento possui um teor de carboidratos de 21 g, que é 336 kJ, e o teor de energia total é 796 kJ, a proporção de energia derivada do carboidrato é 42%; o teor de gordura é de 6 g, ou 222 kJ, equivalente a 28% da energia, e a proteína contribui com 14 g, 238 kJ e 30% da energia.

Gasto energético

A energia consumida na forma de alimento é exigida pelo corpo para o trabalho metabólico, celular e mecânico (exemplos: respiração, batimentos cardíacos e trabalho muscular – todos os quais requerem energia e resultam na produção de calor). O gasto energético total é geralmente composto por três variáveis: TMB ou TMR, efeito térmico dos alimentos e gasto energético da atividade física. O crescimento, a gravidez e a lactação são outros componentes que podem contribuir para o gasto de energia e serão tratados posteriormente neste capítulo.

A TMB ou TMR (também chamadas de gasto de energia basal ou de repouso, respectivamente) refere-se à energia gasta pelo corpo para manter as funções fisiológicas básicas (p. ex., batimento cardíaco, contração e função muscular, respiração). A TMB representa o nível mínimo de energia gasto pelo corpo para sustentar a vida no estado de vigília e é mensurada após um jejum de 12 horas, enquanto a pessoa repousa, física e mentalmente, em ambiente calmo e termoneutro. A TMB é ligeiramente superior à taxa metabólica durante o sono (taxa metabólica do sono) devido ao gasto de energético decorrente do despertar. A TMR costuma ser medida devido à conveniência prática, em que condições ambientais controladas semelhantes são aplicadas para a determinação da TMB, mas sem a necessidade de adesão ao jejum de 12 horas.

Os termos *TMB* e *TMR* são frequentemente utilizados como sinônimos, embora o gasto de energia seja ligeiramente maior (cerca de 3%) quando a TMR é determinada, a qual ocorre de maneira contínua ao longo das 24 horas do dia, permanece relativamente constante ao longo do tempo, em humanos, e compreende o maior componente do gasto energético, variando de 40 a 70% do gasto energético total, dependendo da idade e do estilo de vida.

Além da TMR, o gasto energético também aumenta em resposta à ingestão alimentar. Frequentemente referido como o efeito térmico dos alimentos (ou termogênese induzida pela alimentação), esse aumento no gasto energético reflete a energia gasta para digerir, absorver e metabolizar os alimentos e nutrientes ingeridos. O custo de energia associado à ingestão de alimentos é principalmente influenciado pela quantidade e composição do alimento consumido e, em humanos, também é relativamente estável ao longo do tempo. Para composições dietéticas típicas, o efeito térmico dos alimentos representa aproximadamente 10% do conteúdo energético da refeição consumida. O gasto energético da atividade física é o termo usado para descrever o aumento no gasto energético que ocorre durante a atividade física, causado principalmente pelo uso dos músculos esqueléticos para qualquer tipo de movimento do esqueleto. É importante notar que o gasto energético da atividade física abrange todas as formas de atividade física, incluindo exercícios físicos estruturados e as atividades físicas relacionadas com as atividades da vida diária, muitas vezes referidas como atividade física espontânea ou termogênese de atividade sem exercício físico. O gasto energético da atividade física geralmente é responsável por 25 a 50% do gasto energético, mas é o componente mais variável do gasto energético diário, tanto intra quanto entre os indivíduos, devido à natureza volitiva e variável dos padrões de atividade física.

Equilíbrio energético

O equilíbrio energético ocorre quando a ingestão de energia metabolizável é equiparada ao gasto energético total. É importante observar que o equilíbrio energético pode ocorrer independentemente dos níveis de ingestão e gasto de energia, tanto em indivíduos muito inativos quanto naqueles altamente ativos, desde que as fontes de energia adequadas estejam disponíveis; assim, os indivíduos altamente ativos mantêm o equilíbrio energético, mas a uma taxa maior de renovação de energia do que os inativos. Quando a ingestão de energia excede o gasto de energia, ocorre um estado de equilíbrio energético positivo, e o corpo aumenta suas reservas energéticas. Exemplos disso incluem períodos em torno das principais épocas festivas, quando a alimentação excessiva e a inatividade geralmente prevalecem, e durante a gravidez e a lactação, quando o corpo aumenta propositalmente seus estoques de energia. Quando a ingestão de energia é menor do que o gasto, ocorre um estado de balanço energético negativo, como durante os períodos de fome. Flutuações agudas no equilíbrio energético, no dia a dia, são comuns em indivíduos com massa corporal estável e em condições de vida livre e geralmente são regidas pelo armazenamento ou pela mobilização das reservas de gordura corporal (triglicerídeos do tecido adiposo) e carboidratos (glicogênio no fígado e músculos esqueléticos). O tecido adiposo representa o maior estoque de energia do corpo e, em contraste com o glicogênio (que tem capacidade limitada de armazenamento), exibe plasticidade considerável em seu potencial de armazenar energia. Consequentemente, se a ingestão de energia exceder o gasto por período sustentado, ocorrerá ganho de massa corporal, com a energia adicional armazenada principalmente na forma de triglicerídeos do tecido adiposo, e uma proporção pequena, mas fixa, de tecido magro. Por outro lado, o balanço energético negativo sustentado, que resulta na perda de massa corporal, está associado à mobilização e à utilização da energia armazenada dos triglicerídeos do tecido adiposo e da proteína do tecido magro. Alterações sustentadas na ingestão e/ou no gasto de energia claramente têm o potencial de alterar o balanço energético e a massa corporal, embora, na prática, isso nem sempre seja percebido. Por exemplo: a resistência à perda de massa corporal – ou perda menor que a esperada – é comumente observada no contexto do manejo da obesidade. Para entender as complexidades do balanço energético e da regulação da massa corporal, é necessário considerar os determinantes da ingestão e gasto de energia e, em particular, suas intra e inter-relações.

6.2 Regulação do controle do apetite e da ingestão energética

O apetite está relacionado com o desejo psicológico de comer e, frequentemente, é usado para descrever as sensações gerais relacionadas com a ingestão de alimentos. As sensações de apetite globais são processadas no cérebro, especificamente no hipotálamo, que determina o comportamento alimentar. O cérebro recebe sinais neurais, metabólicos e endócrinos, que são assimilados e resultam em uma resposta de estímulo à ingestão energética. Subjetivamente, esses sinais integrados se manifestam como sentimentos de fome ou saciedade. A fome pode ser descrita como uma sensação incômoda e irritante, que significa privação de alimento a tal ponto que o próximo episódio alimentar precisa ocorrer. A saciedade pode ser descrita como a inibição sobre o ato de comer (p. ex., a interrupção de comer durante a realização de uma refeição – muitas vezes referida como saciedade) ou o intervalo de tempo entre as refeições. É importante reconhecer que os sinais biológicos que sustentam os sentimentos de fome e saciedade são influenciados por fatores externos, como ambiente, aprendizagem e memória. Além disso, a ingestão energética não atua independentemente do gasto energético (e seus determinantes). Como tal, a regulação do apetite e da ingestão de energia é um fenômeno complexo e mais bem considerado dentro de uma estrutura geral de balanço energético, conforme ilustrado na Figura 6.1.

Os principais sinais biológicos que estimulam a vontade de comer são as necessidades metabólicas do corpo e o hormônio grelina. Como já foi dito, a necessidade metabólica básica do corpo é amplamente determinada pela TMR. Como ela permanece relativamente estável, pode-se pensar que a necessidade metabólica exerce demanda relativamente consistente (ou tônica) sobre o impulso para a ingestão de alimentos ao longo do tempo. A grelina, o chamado "hormônio da fome", é secretada na corrente sanguínea por células específicas do estômago e atua no cérebro para aumentar a

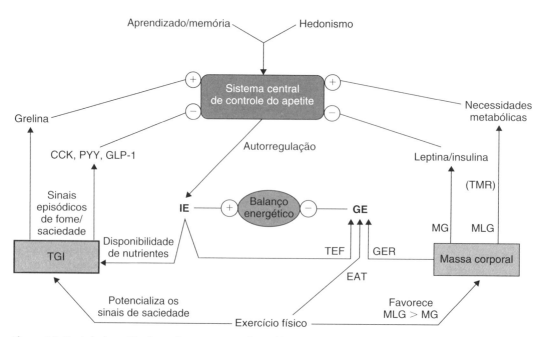

Figura 6.1 Controle do apetite, dentro de uma estrutura de equilíbrio energético. A ingestão energética (IE) é determinada pelo balanço entre a chegada de estímulos (+) e inibições (−), os quais incluem sinais tônicos, relacionados com a massa corporal, e sinais episódicos, relacionados com o trato gastrintestinal (TGI), modificados pela influência de fatores psicológicos. Explicações adicionais são fornecidas no texto. TMR, taxa metabólica de repouso; MLG, massa livre de gordura; MG, massa gorda; TEF, efeito térmico induzido pela alimentação; ETA, efeito térmico induzido pela atividade física; GE, gasto energético; GER, gasto de energia em repouso. (Reimpressa, com autorização, de Maclean *et al*., 2017.)

ingestão de alimentos. As concentrações de grelina no sangue aumentam durante os períodos de jejum, mas diminuem logo após a ingestão das refeições. Dessa forma, a grelina pode ser considerada um hormônio orexígeno (*i. e.*, promotor do apetite) que atua de maneira episódica, ou seja, na dependência da disponibilidade de nutrientes no trato gastrintestinal.

Os sinais biológicos que estimulam a ingestão alimentar não agem de forma isolada, que, de fato, também está sujeita à influência por fatores biológicos que suprimem o apetite (*i. e.*, que são anorexígenos). A leptina, às vezes chamada de "hormônio do gasto energético", é secretada pelas células de gordura em proporção à massa gorda e atua principalmente no hipotálamo para reduzir a ingestão de alimentos e aumentar o gasto energético. Além disso, a insulina é secretada pelas células beta do pâncreas em resposta à disponibilidade de glicose circulante e atua no hipotálamo para inibir a ingestão de alimentos. A leptina e a insulina podem ser consideradas sinais tônicos que refletem as reservas de energia a longo prazo no corpo (p. ex., disponibilidade de gordura ou carboidrato). Pode parecer contraintuitivo que indivíduos obesos tenham massa gorda excessiva e frequentemente tenham altas concentrações de leptina e insulina circulantes no sangue, o que normalmente seria um supressor do apetite. Esse pressuposto deve ser revisto, pois é provável que as ações da leptina e da insulina no controle do apetite estejam diminuídas em condições de excesso de energia de forma crônica. A leptina e a insulina exercem, até certo ponto, influência de "bastidor contínuo" sobre a regulação do apetite, mas também há outros sinais considerados mais fortes que atuam na resposta de saciedade, os quais são decorrentes do trato gastrintestinal, mas de maneira episódica e dependente da disponibilidade de alimentos e nutrientes.

A simples presença de alimentos no trato gastrintestinal, após o consumo de alimentos ou bebidas, resulta em sua distensão, e o aumento da pressão produzido no estômago e intestino pode satisfazer a sensação de fome e, por sua vez, regular a ingestão alimentar. Da mesma forma, o trato gastrintestinal secreta muitos dos chamados "peptídeos intestinais" em resposta à exposição a nutrientes advindos da ingestão de alimentos, incluindo a colecistocinina (CCK), o peptídeo semelhante ao glucagon-1 (GLP-1) e o peptídeo YY (PYY), que inibem o apetite por meio de sinais endócrinos e neurais. Após a absorção, há aumento nos produtos resultantes da digestão (p. ex., glicose, aminoácidos e ácidos graxos) na corrente sanguínea e seu subsequente metabolismo no fígado e outros tecidos. O metabolismo desses substratos, particularmente no fígado, por meio de sua conexão neural com o cérebro via nervo vago, fornece nível adicional para regulação do apetite. Assim, os fatores circulantes fornecem ligação entre o sistema digestório, o metabolismo dos nutrientes e o sistema nervoso central para regular a ingestão alimentar. Os promotores e supressores biológicos episódicos da ingestão de alimentos permitem o controle homeostático do apetite, sendo a integração desses processos descrita com base no que é conhecida como cascata da saciedade (Figura 6.2).

A cascata da saciedade e o modelo descrito na Figura 6.1 ilustram a complexidade da regulação do apetite, sob perspectiva biológica, mas ambos reconhecem criticamente a importância dos fatores psicológicos e outros fatores não homeostáticos na regulação do apetite. Por exemplo, fatores hedônicos – incluindo o gosto pela comida (*food liking*, isto é, prazer derivado do consumo de alimentos) e o "querer" motivacional (*i. e.*, atração por um alimento específico entre as alternativas disponíveis) – desempenham papel importante no controle da ingestão alimentar e, em alguns casos, substituem mecanismos homeostáticos de controle do apetite. A aprendizagem e a memória desempenham papéis importantes no estabelecimento da preferência alimentar e de paladar no início da vida, o que pode continuar a influenciar o comportamento alimentar ao longo da vida. Outros fatores externos, como clima, fatores sociais, influência de pares, disponibilidade de alimentos e práticas culturais, podem influenciar o comportamento alimentar a qualquer momento. Coletivamente, a complexidade presente na regulação do controle do apetite e da ingestão energética, incluindo comportamentos alimentares compensatórios (p. ex., em resposta a exercícios físicos ou perda de massa corporal), mostra que uma solução única para todos é improvável, por exemplo, na prevenção e no tratamento de ganho de massa corporal.

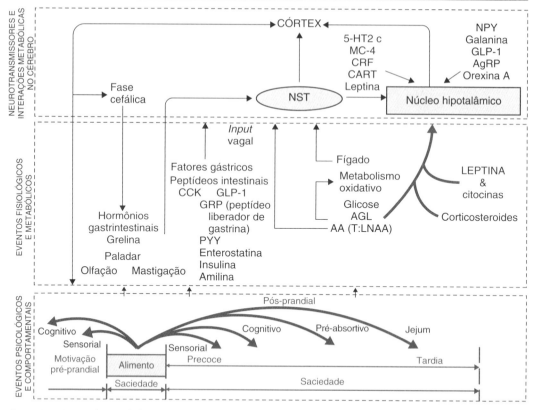

Figura 6.2 Cascata da saciedade. Esse modelo descreve a complexa expressão do apetite em três níveis relacionados entre si, incluindo eventos psicológicos e comportamentais, eventos fisiológicos e metabólicos e conseguintes ações biológicas no cérebro. NPY, neuropeptídeo Y; GLP-1: peptídeo semelhante ao glucagon 1; AgRP, proteína relacionada com o gene agouti; MC-4: melanocortina; CRF, fator liberador de corticotrofina; CART, transcrito regulado pela anfetamina e cocaína; AGL, ácido graxo livre; AA (T:LNAA), aminoácidos (triptofano: aminoácidos grandes e neutros); CCK, colecistocinina; NST, núcleo do trato solitário. (Reimpressa, com autorização, de Hopkins e Blundell, 2016.)

6.3 Gasto energético

A energia é gasta dentro do corpo para sustentar suas funções fisiológicas por meio da oxidação (ou combustão) de substratos energéticos, principalmente carboidratos e gorduras, mas também algumas proteínas. Os substratos oxidados podem já estar presentes no corpo (p. ex., a glicose derivada da degradação do glicogênio hepático), ou ser oxidados diretamente dos nutrientes presentes nos alimentos ingeridos. A oxidação de substratos energéticos requer o consumo de oxigênio (O_2) e resulta na formação de adenosina trifosfato (ATP), a "moeda" energética utilizada pelas células para sustentar as funções metabólicas e também na produção de dióxido de carbono (CO_2), água (H_2O) e calor. Um simples exemplo de como o corpo usa um substrato para obter energia é a combustão de uma molécula de glicose:

$$C_6H_{12}O_6 + 6O_2 \rightarrow 6H_2O + 6CO_2 + Calor$$

Reações químicas semelhantes podem ser descritas para a oxidação de outros substratos, como gorduras e proteínas. O conhecimento desses tipos de reações, os quais ocorrem continuamente no corpo e constituem o gasto energético, pode ser utilizado para a mensuração do gasto energético e de seus componentes.

Mensuração do gasto energético

Como a oxidação dos substratos dentro do corpo requer oxigênio e resulta na produção de calor, é possível mensurá-la e, portanto, o gasto de energia de maneira análoga, ao passo que a produção de calor pode ser utilizada para determinar o conteúdo energético dos alimentos, o que foi demonstrado de forma muito elegante no trabalho pioneiro conduzido pelo químico francês Antoine Lavoisier, que mostrou que os animais vivos respiram (requerem oxigênio) e emitem calor. Lavoisier criou um dispositivo selado (conhecido como calorímetro) – dentro do qual um pequeno animal poderia ser colocado –, circundou o calorímetro com uma bolsa selada de gelo e então colocou o dispositivo e a camada de gelo dentro de uma câmara isolada. O calor do animal derreteu o gelo e, a partir da determinação do volume de água gelada derretida que se produziu, e sabendo Lavoisier a quantidade de calor necessária para derreter determinada quantidade de gelo, pôde calcular com precisão a quantidade de calor produzida pelo animal. Essa abordagem de *calorimetria direta*, que mede diretamente a produção de calor, foi desenvolvida e usada para quantificar o gasto energético em humanos. No entanto, a natureza tecnicamente exigente desses dispositivos torna raro o bastante o uso das câmaras de calorimetria direta em humanos.

Para a avaliação do gasto energético em humanos, uma alternativa comum para a calorimetria direta é a *calorimetria indireta*, que utiliza as determinações de consumo de O_2 e de produção de CO_2 por meio da análise do gás respiratório, o qual reflete os processos de oxidação dos substratos energéticos, como a glicose, para estimar a taxa metabólica. A troca gasosa respiratória pode ser mensurada com relativa facilidade em humanos em curtos períodos de repouso, após alimentação ou durante a atividade física, em condições de laboratório, utilizando-se uma máscara facial, bucal ou sistema *canopy* para coleta de gases, assim como por períodos mais longos (de 24 h ou mais) em indivíduos que vivem em um cômodo inteiro preparado para desempenhar o papel de uma câmara metabólica. A calorimetria indireta tem a vantagem adicional de que a razão entre a produção de CO_2 e o consumo de O_2 (o quociente respiratório, ou QR) é indicativa do tipo de substrato energético predominantemente oxidado durante a avaliação (*i. e.*, gordura *versus* carboidrato). Por exemplo, a oxidação de carboidratos tem um QR de 1 e a oxidação de gordura, um QR próximo a 0,7 (QR para proteína é cerca de 0,8). Dado que o equivalente calórico para o oxigênio é semelhante para os três principais substratos de energia (21 kJ ou 5,01 kcal/ℓ de O_2 para carboidratos, 19 kJ ou 4,54 kcal/ℓ de O_2 para gordura e 17,8 kJ ou 4,25 kcal/ℓ de O_2 para proteína; esta normalmente contribui apenas modestamente para gasto de energia), o gasto de energia pode ser calculado com razoável precisão, simplesmente considerando a taxa de consumo de oxigênio ($\dot{V}O_2$) determinada por calorimetria indireta.

$$\text{Gasto de energia (kJ ou kcal/min)} = 20 \text{ kJ ou}$$
$$4,78 \text{ kcal/}\ell \times \dot{V}O_2 \text{ (ℓ/min)}$$

O gasto energético pode ser calculado com mais precisão usando-se calorimetria indireta, a partir das medidas de $\dot{V}O_2$, taxas de produção de CO_2 ($\dot{V}CO_2$) e contribuição conhecida da oxidação de proteínas por meio da coleta de urina durante o período de medição para analisar o nitrogênio excretado (Boxe 6.1).

A calorimetria indireta permite a avaliação do gasto energético em ambiente laboratorial. Embora seja possível determinar o gasto total de energia em 1 dia inteiro – ou até mesmo por alguns dias – em câmaras metabólicas compostas por um cômodo inteiro, esse é um ambiente um tanto artificial e nem sempre representativo do padrão diário normal de atividade física. A técnica da água duplamente marcada (DLW, *doubly labelled water*) pode ser usada para obter uma medida integrada do gasto energético total durante longos períodos, enquanto as pessoas vivem em seu ambiente normal. O método DLW requer que uma pessoa ingira pequenas quantidades de água "pesada", que é isotopicamente marcada com deutério e oxigênio-18 (^2H_2O e $H_2{}^{18}O$). Estes são isótopos estáveis da água (não radioativos), seguros para administrar a humanos e com a vantagem de agir como marcadores de moléculas, de modo que a água pode ser "rastreada" no corpo. Depois de fornecer uma dose de DLW, a água marcada com deutério é expelida do corpo, em função da renovação da água corporal; o ^{18}O também é perdido do corpo não só por meio da renovação da água, como também pela produção de CO_2. A diferença entre as duas taxas de excreção do "marcador" representa a taxa de produção de CO_2. A determinação da taxa de produção de CO_2, aliada à estimativa do QR (mensurado por calorimetria indireta ou pelo quociente alimentar), permite o cálculo do gasto energético.

132 Introdução à Nutrição Humana

Boxe 6.1 Cálculo do gasto energético a partir dos parâmetros obtidos na calorimetria indireta

Etapa 1
Em primeiro lugar, a contribuição da oxidação de proteínas para $\dot{V}O_2$ e $\dot{V}CO_2$ é estimada, sabendo-se que 1 g de nitrogênio (n) corresponde a 6,25 g de proteína:

$$\dot{V}O_{2(proteico)} = n \times 6,25 \times 0,97$$

$$\dot{V}CO_{2(proteico)} = n \times 6,25 \times 0,77$$

em que $\dot{V}O_{2(proteico)}$ e $\dot{V}CO_{2(proteico)}$ referem-se às taxas de consumo de O_2 e produção de CO_2, respectivamente, a partir da oxidação de proteínas; 0,97 e 0,77 são os respectivos volumes (ℓ) de O_2 consumido e CO_2 produzido pela oxidação biológica de 1 g de proteína.

Etapa 2
Em seguida, a contribuição da oxidação de proteínas é subtraída do $\dot{V}O_2$ e $\dot{V}CO_2$ mensurados para obtenção do $\dot{V}O_2$ não proteico ($\dot{V}O_{2(não\ proteico)}$) e $\dot{V}CO_2$ não proteico ($\dot{V}CO_{2(não\ proteico)}$):

$$\dot{V}O_{2(não\ proteico)} = \dot{V}O_2 - \dot{V}O_{2(proteico)}$$

$$\dot{V}CO_{2(não\ proteico)} = \dot{V}CO_2 - \dot{V}CO_{2(proteico)}$$

$$\dot{V}O_{2(não\ proteico)} = C \times 0,828 + F \times 2,03$$

$$\dot{V}CO_{2(não\ proteico)} = C \times 0,828 + F \times 1,43$$

em que C e F são gramas de carboidrato e gordura oxidados, respectivamente, e podem ser encontrados a partir da resolução das duas equações, com duas incógnitas: O_2 consumido e CO_2 produzido, pela oxidação de 1 g de carboidrato, é 0,828 ℓ, enquanto a oxidação de 1 g de triglicerídeo consome 2,03 ℓ de O_2 e produz 1,43 ℓ de CO_2.

Etapa 3
Os dados fornecidos pelo teste de calorimetria indireta permitem a quantificação do QR, conforme descrito anteriormente ($\dot{V}CO_2/\dot{V}O_2$), mas é o QR não proteico ($QR_{(não\ proteico)}$) que é necessário para o cálculo do gasto energético:

$$QR_{(não\ proteico)} = \dot{V}CO_{2(não\ proteico)}/\dot{V}O_{2(não\ proteico)}$$

Etapa 4
O gasto energético pode ser calculado da seguinte maneira:

$$\text{Gasto energético (kJ/min)}[1] =$$
$$[19,63 + 4,59\,(QR_{(não\ proteico)} - 0,707] \times$$
$$\dot{V}O_{2(não\ proteico)} + 18,78 \times \dot{V}O_{2(não\ proteico)}$$

ou

$$\text{Gasto energético (kJ/min)} =$$
$$17 \times P + 17,5 \times C + 38,9 \times F$$

em que 17, 17,5 e 38,9 representam as projeções de calor (kJ) pela oxidação de 1 g de proteína, glicogênio e triglicerídeo, respectivamente. A oxidação proteica (P) é $n \times 6,25$ g.

Etapa 5
Com base na estequiometria dos substratos energéticos e com mensurações de produção de nitrogênio na urina, também é possível determinar a oxidação de proteínas, carboidratos e gorduras usando-se calorimetria indireta e as seguintes equações (Frayn, 1983):

$$P\ (g/min) = 6,25 \times n$$
$$C\ (g/min) = 4,55 \times \dot{V}CO_2 - 3,21 \times \dot{V}O_2 - 2,87 \times n$$
$$F\ (g/min) = 1,67 \times \dot{V}O_2 - 1,67 \times \dot{V}CO_2 - 1,92 \times n$$

Não é incomum simplificar os cálculos de gasto energético e oxidação de substratos energéticos, ignorando o componente proteico, assumindo contribuição mínima ou constante da oxidação proteica para as respostas de medidas gerais; nesses casos, isso deve ser reconhecido como uma possível limitação à precisão dos valores obtidos.

---

[1]N.R.T.: para conversão de kJ em kcal, 4,184 kJ = 1 kcal.

As principais vantagens da técnica de DLW são que ela não é invasiva e não interfere na vida cotidiana e, portanto, o gasto energético em vida livre pode ser estimado em longos períodos (normalmente 7 a 14 dias). Além disso, em combinação com avaliações de TMR, por calorimetria indireta, é possível obter estimativas do gasto energético da atividade física, subtraindo-se a TMR e a estimativa do efeito térmico induzido pela alimentação do gasto energético total. A técnica DLW também pode fornecer uma medida da ingestão energética em pessoas que se encontram em equilíbrio energético e, em tal estado, a ingestão energética total deve ser igual ao gasto energético total. Nesse sentido, a

técnica DLW tem sido utilizada para validar outros métodos, como a determinação da ingestão energética por meio de registro alimentar ou recordatório alimentar, ou na previsão do gasto energético por meio de acelerômetros. Por exemplo, há muito tempo se sabe que pessoas com obesidade relatam um valor de ingestão energética inferior ao esperado. Simultaneamente, pensava-se que isso era devido à baixa demanda energética nesse público, graças ao baixo gasto energético e à redução da atividade física. No entanto, ao usar a DLW, foi estabelecido que as populações com obesidade sistematicamente sub-relatam a ingestão energética real em 30 a 40% e têm gasto de energia compatível com o tamanho corporal.

As principais desvantagens da técnica DLW são o custo dos isótopos, sua disponibilidade periódica, acesso limitado ao equipamento necessário e especialização para a análise de amostras (geralmente urina ou saliva), o que limita uma adoção mais ampla. Além disso, esse método não distingue a natureza da atividade física realizada durante o período de medição (p. ex., duração, intensidade do exercício físico), embora a combinação de DLW com métodos de acelerometria válidos seja uma maneira de abordar isso. Nenhum método está isento de limitações, incluindo a técnica DLW, que, no entanto, foi validada em uma série de laboratórios, tem exatidão e precisão suficientes para ser considerada o "padrão-ouro" de medida do gasto energético total em vida livre e tornou-se uma ferramenta integral para a determinação das necessidades energéticas em uma ampla gama de populações.

6.4 Fatores que influenciam o gasto energético

Taxa metabólica de repouso

Cada um dos componentes que constituem o gasto energético total é determinado por vários fatores. A TMR é altamente variável entre as pessoas ($\pm 25\%$), mas é bastante consistente quando mensurada várias vezes na mesma pessoa ($\pm 5\%$). Em termos gerais, a TMR é maior naqueles com maior tamanho corporal e, em particular, massa corporal, devido a quantidades superiores de massa tecidual total. Em termos dos componentes da massa tecidual corporal, a TMR está principalmente relacionada com a massa livre de gordura (MLG; a massa total do corpo que não é gordura, isto é, músculos, pele, ossos e órgãos) do corpo, que explica, portanto, 60 a 80% da variação da TMR entre as pessoas. Esta é dependente da contribuição relativa dos diferentes órgãos que compõem a MLG, além de diferentes tecidos possuírem diferenças marcantes nas suas respectivas taxas metabólicas. Por exemplo, o músculo esquelético compreende cerca de 43% da massa corporal total de um adulto e contribui com 22 a 36% da TMR. Em contraste, o cérebro contribui com 20 a 24% da TMR, apesar de ser responsável por apenas cerca de 2% da massa corporal total. Embora a MLG seja o maior determinante da TMR, a massa gorda (MG), a idade,

o sexo biológico e o nível de atividade física também contribuem adicional e coletivamente nos 80 a 90% da variância na TMR.

Assim, a MG não é metabolicamente inerte e pode contribuir com cerca de 5% da TMR, o que possivelmente está relacionado com as alterações na atividade do sistema nervoso simpático resultante de alterações na MG que afetam o metabolismo de outros tecidos. Em bebês, crianças e adolescentes, a TMR geralmente aumenta com a idade devido ao crescimento e ao aumento do tamanho corporal. A TMR parece diminuir na idade avançada, o que pode estar relacionado com perdas progressivas na MLG com o envelhecimento (p. ex., a perda de massa muscular esquelética é uma característica comum do processo de envelhecimento). As diferenças de TMR são aparentes em função do sexo biológico e refletem amplamente o fato de que os homens são tipicamente maiores do que as mulheres e têm composição corporal composta de menos MG e mais MLG. O nível de atividade física também parece influenciar a TMR: as pessoas mais ativas tendem a tê-la maior do que indivíduos inativos. Sob perspectiva prática, isso pode estar relacionado, em parte, com os efeitos residuais da última sessão de exercícios físicos sobre a taxa metabólica. Os efeitos do treinamento físico regular em outros determinantes da TMR, como a massa muscular esquelética, também podem contribuir para o aumento dela, independentemente da última sessão de exercícios físicos. Finalmente, a genética pode desempenhar influência sobre a TMR, seja direta, seja indiretamente, controlando, assim, outros fatores que a determinam.

Várias equações foram desenvolvidas para estimar as necessidades energéticas de repouso, a partir de medidas simples, como idade, massa corporal e/ou estatura, e, nesse caso, as equações normalmente predizem a TMB. Elas são frequentemente úteis para fazer estimativas tanto em situações clínicas ou práticas, quando a mensuração direta não pode ser feita, quanto de necessidades energéticas. As equações clássicas de Harris e Benedict são frequentemente utilizadas para esse propósito, embora elas tenham sido desenvolvidas a partir de medidas limitadas realizadas no início dos anos 1900. Equações mais recentes, como as desenvolvidas por Schofield (1985) e as de Henry (2005), parecem oferecer mais precisão e foram adotadas pela Organização das Nações Unidas para

134 Introdução à Nutrição Humana

Alimentação e Agricultura/Organização Mundial da Saúde/Universidade das Nações Unidas (FAO/OMS/UNU) e pelo Comitê Consultivo Científico em Nutrição do Reino Unido (SACN), respectivamente, com o objetivo de estimar as necessidades energéticas em várias populações. As equações propostas por Henry, com base na massa corporal e estatura, são apresentadas neste capítulo (Tabela 6.1), mas observe que elas são apenas preditivas e, como tal, as medidas de TMB/TMR devem ser feitas sempre que possível.

Efeito térmico da alimentação

O efeito térmico da alimentação pode ser mensurado a partir do aumento na taxa metabólica que ocorre após a ingestão, normalmente por período de pelo menos 5 horas. O efeito térmico da alimentação normalmente corresponde a cerca de 10% da energia ingerida, quando adotado um padrão alimentar ocidental, ou seja, se alguém consumisse uma refeição mista de 2,1 MJ (cerca de 500 kcal), o corpo necessitaria de 210 kJ (cerca de 50 kcal) para digeri-la, processá-la e metabolizá-la. No entanto, a quantidade e a composição de macronutrientes – e, consequentemente, o total calórico – ingeridos podem modular a magnitude dessa resposta. A maior ingestão energética normalmente aumenta o efeito térmico da alimentação, com estimativas recentes sugerindo aumentos de 1,1 a 1,2 kJ/h (ou 0,26 a 0,29 kcal/h) no gasto energético para cada aumento de 100 kJ (23,9 kcal) na ingestão energética da refeição. Inclusive, seria esperado que a menor frequência de consumo de refeições mais calóricas mantivesse o efeito térmico da alimentação aumentado por mais tempo, em vez de refeições menores e mais frequentes. O efeito térmico da alimentação é geralmente maior para proteínas (20 a 30% da energia ingerida) e carboidratos (5 a 10%) do que para gorduras (0 a 3%). Isso ocorre porque o processo de armazenamento de energia é mais eficiente para gordura, enquanto há um custo adicional de energia associado ao processamento de proteínas ou carboidratos (*i. e.*, síntese de proteínas a partir de aminoácidos e armazenamento de glicose na forma de glicogênio). Além do custo energético obrigatório de processamento e armazenamento de nutrientes, foi descrito um componente termogênico facultativo mais variável. Esse componente é principalmente pertinente aos carboidratos, que, por meio do aumento da secreção de insulina, resulta na ativação do sistema simpatoadrenal para aumentar o gasto energético. Assim, há uma série de fatores que podem influenciar o efeito térmico da alimentação, embora a extensão em que o efeito térmico da alimentação pode ser modificado de uma forma clinicamente significativa (p. ex., para ajudar na redução de massa corporal) permaneça sob debate.

Gasto energético da atividade física

O gasto energético resultante da atividade física é, talvez, o fator mais significativo e variável do total de energia dispendido ao longo do dia e, desse modo, é o componente por meio do qual grandes mudanças no gasto energético podem ser alcançadas. No entanto, conforme discutido posteriormente neste livro, os níveis de atividade física estão

Tabela 6.1 Equações simples para estimar a taxa metabólica basal (TMB) com base na massa corporal e na estatura, em homens e mulheres, de acordo com a categoria de idade (Henry, 2005).

Idade (anos)	TMB (MJ/dia)*	
	Equação para homem	**Equação para mulher**
< 3	$(0{,}118 \times mc) + (3{,}59 \times e) + (-1{,}55)$	$(0{,}127 \times mc) + (2{,}94 \times e) + (-1{,}2)$
3 a 10	$(0{,}0632 \times mc) + (3{,}59 \times e) + (1{,}28)$	$(0{,}0666 \times mc) + (0{,}878 \times e) + (1{,}46)$
10 a 18	$(0{,}0651 \times mc) + (1{,}11 \times e) + (1{,}25)$	$(0{,}0393 \times mc) + (1{,}04 \times e) + (1{,}93)$
18 a 30	$(0{,}0600 \times mc) + (1{,}31 \times e) + (0{,}473)$	$(0{,}0433 \times mc) + (2{,}57 \times e) + (-1{,}180)$
30 a 60	$(0{,}0476 \times mc) + (2{,}26 \times e) + (-0{,}574)$	$(0{,}0342 \times mc) + (2{,}1 \times e) + (-0{,}0486)$
> 60	$(0{,}0478 \times mc) + (2{,}26 \times e) + (-1{,}070)$	$(0{,}0356 \times mc) + (1{,}76 \times e) + (0{,}0448)$

*Para converter MJ em kcal, multiplicar o valor obtido por 238,85. e, estatura (m); mc, massa corporal (kg).

geralmente abaixo dos necessários para atingir os benefícios à saúde em grandes proporções nas populações gerais da maioria das sociedades industrializadas. No entanto, o grau em que o gasto energético é aumentado pela atividade física é determinado pela duração e pelo tipo de atividade física (p. ex., caminhada, corrida, ciclismo), assim como pela intensidade na qual a atividade é realizada. Assim, o gasto energético da atividade física pode ser acumulado de várias maneiras diferentes, incluindo a realização de atividades de menor intensidade, como ficar em pé e caminhar por períodos mais longos, bem como de maior intensidade, como correr por intervalos mais curtos de tempo, mas em maior velocidade. Os custos energéticos reais de diferentes tipos de atividade física já foram expressos de várias maneiras, a exemplo do equivalente metabólico (MET), descrito por Ainsworth *et al.* (2011), em que 1 MET equivale à TMR medida durante o repouso, em decúbito dorsal (definido como 3,5 mℓ de consumo de oxigênio/kg massa corporal/min, equivalendo a aproximadamente 4,184 kJ/kg massa corporal/h,

ou 1 kcal/kg massa corporal/hora). Consequentemente, a intensidade do exercício físico pode ser expressa como múltiplos do MET, cujos valores foram atribuídos a uma grande variedade de atividades físicas (Tabela 6.2).

O custo energético de uma sessão de atividade física pode, então, ser estimado com a equação:

$$\text{valor de quilojoules} = (\text{valor de MET} \times 4{,}184)$$
$$\text{ou valor de quilocalorias} = (\text{valor de MET} \times 1)$$
$$\times \text{ massa corporal (kg)} \times \text{ duração da atividade (horas)}$$

A razão de atividade física (PAR, *physical activity ratio*) é outra forma de apresentar o gasto energético da atividade física, definida em múltiplos da TMB. Essas abordagens podem ser úteis para estimar os custos de energia de atividades específicas, embora possam subestimar os reais valores, pois não levarão em conta as elevações a curto prazo na TMR que podem ocorrer em resposta ao exercício físico (geralmente denominado como consumo excessivo de oxigênio após o exercício físico [EPOC, *excess post-exercise oxygen consumption*]).

Tabela 6.2 Exemplos de valores de equivalente metabólico (MET) para várias atividades físicas.

Atividade	MET	Descrição
Ciclismo	6,8	Pedalar de bicicleta, do/para o trabalho, ritmo autosselecionado
Ciclismo	8	Pedalar de bicicleta, 19 a 22 km/h, lazer, esforço moderado
Exercício físico de condicionamento	3,5	Treinamento de força (contra resistências), exercícios múltiplos, 8 a 15 repetições com resistências variadas
Exercício físico de condicionamento	2,5	Alongamento, leve
Exercício físico de condicionamento	2,5	Ioga, Hatha
Atividades domésticas	3,3	Atividade na cozinha, geral (p. ex., cozinhar, lavar pratos, limpar), esforço moderado
Atividades domésticas	2,3	Comprar alimento
Gramado e jardim	4,5	Cortar a grama com cortador de grama, esforço leve ou moderado
Gramado e jardim	4	Limpar o gramado
Corrida	9,8	Correr (cerca de 6 min/km)
Corrida	11,8	Correr (cerca de 5 min/km)
Caminhada	3,5	Caminhar por prazer
Esportes	7	Jogar futebol, casual, geral
Esportes	7,3	Jogar tênis, geral
Esportes	4,3	Jogar golfe, com caminhada e transporte de tacos

Os valores de MET atribuídos a uma ampla gama de atividades podem ser encontrados em: https://sites.google.com/site/compendiumofphysicalactivities/home.

136 Introdução à Nutrição Humana

Assim, no contexto da compreensão da necessidade energética geral proveniente da alimentação, a estimativa do gasto energético total diário torna-se importante.

6.5 Necessidades energéticas

Quanto de energia precisamos para sustentar a vida e manter nossos estoques energéticos corporais? Por que algumas pessoas requerem mais energia do que outras? Em outras palavras, quais são as necessidades energéticas de diferentes pessoas? Com base em nossa definição anterior de balanço energético, as necessidades energéticas, ou demanda de energia corporal, para manter o equilíbrio energético devem ser iguais ao gasto energético diário total (*i. e.*, a soma de todos os componentes individuais descritos anteriormente do gasto energético). Do ponto de vista da saúde pública, a maioria das recomendações para estabelecimento das necessidades energéticas (às vezes chamados de valores referenciais de energia), definidas por fontes oficiais (como o SACN, do Reino Unido), baseia-se no nível de ingestão de energia necessário para manter a massa corporal saudável (*i. e.*, um índice de massa corporal [IMC] de 18,5 a 24,9 kg/m²), em pessoas saudáveis, em níveis populacionais existentes de atividade física. A maioria das abordagens baseia-se no uso de estudos com a técnica de DLW em populações de referência apropriadas (p. ex., faixa etária, sexo) para identificar gastos de energia (e, portanto, consumo de energia quando a massa corporal está estável) associados à faixa de massa corporal saudável. Ao fazer isso, reconhece-se que os valores de referência de energia definidos também devem apoiar a transição de indivíduos abaixo ou acima da massa corporal ideal, consistente com uma boa saúde a longo prazo.

Com o conhecimento dos gastos de energia determinados por DLW em uma população de referência, o gasto de energético total é dividido pelos valores de TMB (medidos ou estimados) dessa população para determinar o nível de atividade física (PAL, *physical activity level*). Por exemplo, se o gasto energético total foi de 12,6 MJ/dia (cerca de 3.000 kcal/dia) e a TMB, de 6,3 MJ/dia (cerca de 1.500 kcal/dia), o valor do PAL seria 2 (*i. e.*, duas vezes a TMB). Assim, é possível prever os requisitos energéticos para uma população de interesse multiplicando-se a TMB estimada pelo valor do PAL (*i. e.*, TMB × PAL). A TMB pode ser estimada conforme descrito anteriormente (ver Tabela 6.1). Para o valor do PAL, o relatório mais recente do Reino Unido, publicado pelo SACN (2011), identificou valores de PAL que refletem os níveis medianos de atividade física da população (PAL = 1,63), com valores de PAL adicionais apropriados para aqueles que são menos (PAL = 1,49) ou mais ativos (PAL = 1,78). O valor de PAL associado à categoria mais ativa provavelmente reflete um nível no qual os benefícios para a saúde da atividade física regular são acumulados. Independentemente disso, os valores de referência de energia calculados para determinada população podem ser ajustados com base no sexo, na idade e no nível de atividade física, tendo o último claramente o potencial de afetar fortemente as necessidades de energia. O sexo biológico (os homens normalmente têm gastos energéticos totais superiores aos das mulheres e, portanto, necessidades energéticas maiores), a idade e uma série de outras condições também podem influenciar as necessidades energéticas em vários pontos ao longo da vida e, portanto, requerem considerações adicionais.

6.6 Balanço energético em várias condições

Primeira infância e infância

Durante o primeiro ano de vida, um dos principais fatores que contribuem para as necessidades energéticas é o custo da energia depositada nos tecidos em crescimento. Nesse caso, as necessidades energéticas podem ser determinadas com base em dados de estudos de DLW, mais a energia depositada como crescimento (avaliada pela mensuração do tamanho das reservas de proteína e gordura no corpo). A energia depositada como novo tecido é maior nos primeiros 3 meses de vida e diminui durante o primeiro ano. Por exemplo, a energia é depositada no tecido em crescimento a uma taxa de cerca de 833 kj/dia (cerca de 199 kcal/dia) nos primeiros 3 meses de vida em meninos e cerca de 749 kj/dia (cerca de 179 kcal/dia) em meninas, que se aproxima de 36% da necessidade energética média para bebês amamentados nessa idade. Em contraste, entre o 10º e o 12º mês de vida, a deposição de energia cai para cerca de 93 e 78 kj/dia (22 e 19 kcal/dia), em meninos e meninas, respectivamente, correspondendo a cerca de 3% da necessidade energética. As taxas de crescimento individual e o comportamento alimentar da primeira infância são pelo menos dois fatores conhecidos que podem causar variação nesses números. No entanto, a partir dessas informações, e em contraste com as necessidades da maioria dos outros grupos populacionais saudáveis, o período da primeira infância é caracterizado por necessidade de energia superior ao gasto energético total, resultando em balanço energético positivo, para explicar o crescimento. Para crianças mais velhas e adolescentes (p. ex., de 1 a 18 anos), o custo de energia associado ao crescimento representa uma proporção geral muito menor das necessidades energéticas totais. Portanto, as necessidades energéticas específicas da população podem ser calculadas de maneira semelhante à dos adultos (*i. e.*, TMB × PAL), mas com um ajuste de 1% dos valores PAL para contabilizar o crescimento (SACN, 2011).

Envelhecimento

Em geral, as necessidades energéticas dos adultos mais velhos que mantêm boa saúde geral e mobilidade provavelmente não diferem substancialmente das dos adultos mais jovens. No entanto, os níveis de atividade física na população idosa são frequentemente ainda mais baixos do que na população adulta mais jovem e, como tal, a necessidade energética em tais grupos provavelmente precisaria assumir um PAL menos ativo para evitar ganho de massa corporal excessivo. No entanto, é necessário cuidado nas mensagens fornecidas aos idosos, pois alguns grupos consomem inadvertidamente energia insuficiente e, em combinação com a inatividade física, apresentam alto risco de desenvolvimento de sarcopenia e comorbidades associadas. Da mesma forma, há algumas evidências que sugerem que estar ligeiramente acima da massa corporal pode ajudar a fornecer resiliência na idade avançada, mas essa noção requer mais estudos, antes de alterar as necessidades energéticas no envelhecimento. Pode ser que uma abordagem mais individualizada seja necessária para garantir que os adultos mais velhos tenham ingestão energética e de nutrientes provavelmente consistente com boa saúde, especialmente naqueles com risco de baixa ingestão de energia e que apresentem baixos níveis de atividade física. Isso pode ser particularmente necessário para atender às necessidades energéticas de condições especiais associadas aos idosos, como as doenças de Alzheimer e de Parkinson, que frequentemente podem levar a estados de desnutrição e perda de massa corporal, devido à redução na ingestão de alimentos, como resultado da funcionalidade reduzida.

Necessidades energéticas em grupos fisicamente ativos

Alguns grupos populacionais exibem níveis extremamente altos de atividade física e, como tal, as necessidades energéticas serão substancialmente superiores àquelas normalmente situadas nos valores referenciais de energia direcionados à saúde pública. De fato, um recente estudo com DLW, desenvolvido em uma corrida de ciclismo profissional de 24 dias (o Giro d'Italia), mostrou que o gasto energético total foi em média 32 MJ/dia (cerca de 7.640 kcal/dia), correspondendo a um valor PAL de 4,4. Da mesma forma, um estudo recente envolvendo adultos mais velhos que realizaram 2.706 km de ciclismo, na Escandinávia, por 14 dias consecutivos, mostrou um gasto energético médio de 30 MJ/dia (aproximadamente 7.165 kcal/dia), equivalente a 4 vezes a TMB (*i. e.*, um PAL de 4). Claramente, em tais situações extremas, pode haver desafios em equilibrar a ingestão com o gasto energético para garantir que as demandas da atividade física possam ser sustentadas. No entanto, mesmo os atletas profissionais raramente mantêm níveis extremamente altos de gasto de energia durante todo o ano e, assim, devem alterar a ingestão energética de acordo com os respectivos gastos, a depender dos objetivos específicos do treinamento ou da competição.

Há indícios – com base no autorrelato de ingestão energética – de que alguns atletas de resistência (*endurance*) podem apresentar eficiência energética aumentada (*i. e.*, eles permanecem com a massa corporal estável, apesar de, aparentemente, consumirem menos energia do que o previsto para determinado nível de atividade física). No entanto, parte dessa discrepância pode ser porque a ingestão de alimentos foi subnotificada – um problema comum ao avaliar a ingestão alimentar na maioria dos grupos populacionais, incluindo atletas –, em vez de diferenças reais entre a ingestão e o gasto energético resultante de adaptações metabólicas direcionadas à economia de energia. No entanto, há alguns grupos de atletas, como os de resistência ou até mesmo aqueles envolvidos em esportes que se beneficiam da baixa massa corporal, em que o

138 Introdução à Nutrição Humana

consumo de energia realmente permanece abaixo da demanda metabólica. Embora possa haver benefícios a curto prazo para a estética ou o desempenho esportivo associados a tais práticas, as consequências à saúde, de períodos sustentados de baixa disponibilidade de energia, podem ser graves.

Além do universo dos atletas profissionais, também é provável que as pessoas fisicamente ativas (em âmbito recreativo), dentro da população geral que pratica esportes ou exercícios físicos regulares, tenham necessidades energéticas elevadas. Uma forma de contabilizar isso é usar estimativas de provável mudança no PAL para determinada atividade e, em seguida, modificar o valor PAL geral, que é por fim multiplicado pela TMB para obter o gasto energético total. Por exemplo, 60 minutos de um exercício físico realizado 5 vezes/semana (equivalente, por exemplo, a corrida a 9 km/h) deveriam aumentar o PAL em 0,3, enquanto programas diários de exercícios físicos mais intensos (frequentemente associados ao treinamento para esportes competitivos) deveriam aumentar o PAL em 0,6. A suposição aqui exemplificada é de que não há redução compensatória em outras atividades, de modo que a mudança no PAL da atividade é aditiva ao PAL geral. Certamente, em alguns casos (p. ex., em que a perda de massa corporal é uma meta), um aumento potencial na necessidade energética associada ao exercício regular pode propositalmente não ser atendido pelo aumento na ingestão energética, objetivando estabelecer o balanço energético negativo. Assim como será discutido adiante, cabe ressaltar que há mecanismos compensatórios que podem atuar contra o balanço energético negativo induzido pelo exercício físico.

Necessidades energéticas na gravidez e na lactação

A gravidez e a lactação são dois outros exemplos em que o metabolismo energético pode ser alterado. Durante a gravidez, os custos adicionais de energia podem advir do aumento da massa do tecido corporal (materno e feto-placentário), do aumento da TMB e do custo da atividade física, por meio de perdas na eficiência do movimento. O custo estimado de energia extra da gravidez é de aproximadamente 0,3 (85), 1,2 (285) e 2 (475) MJ/dia (kcal/dia) para o primeiro, segundo e terceiro trimestres, respectivamente. No entanto, pelo menos no Reino Unido, a ingestão energética adicional de 0,8 MJ/

dia (191 kcal/dia) durante o último trimestre é a única recomendação definida, pois as reduções compensatórias no gasto energético da atividade física que normalmente ocorrem à medida que a gravidez progride tendem a compensar necessidades adicionais de energia. A lactação aumenta as necessidades energéticas devido aos custos diretos de energia decorrentes da produção de leite. Alguns dos custos adicionais de energia podem ser cobertos pela mobilização de energia dos estoques de tecido (principalmente gordura) acumulados durante a gravidez, o que contribuirá para a perda de massa corporal durante o período pós-parto. Um aumento na necessidade de energia de 1.380 kJ/dia (330 kcal/dia) é geralmente recomendado para os primeiros 6 meses após o nascimento, durante os quais a amamentação exclusiva é recomendada. Em geral, a gravidez e a lactação estão associadas a elevações modestas nas necessidades energéticas, embora essas necessidades possam variar dependendo do estado de saúde da mãe (p. ex., uma mãe desnutrida pode precisar de energia adicional para garantir que a saúde materna e fetal não seja comprometida durante a gravidez).

Necessidades energéticas em doenças e traumas

Informações sobre as necessidades energéticas durante doenças e traumas são importantes porque:

- O gasto energético pode ser alterado por doença ou lesão
- Os níveis de atividade física costumam ser reduzidos
- O consumo de alimentos abaixo ou acima das necessidades em pacientes, especialmente aqueles que estão gravemente enfermos, pode levar a complicações metabólicas.

Portanto, a correta avaliação das necessidades energéticas em doenças e traumas é uma parte importante do gerenciamento e da recuperação de doenças. No entanto, há escassez de bancos de dados bem desenvolvidos que documentem os gastos totais de energia em uma ampla gama de doenças, o que dificulta as previsões precisas das necessidades energéticas. Em doenças agudas e crônicas, a TMB costuma aumentar, mas o gasto de energia total costuma permanecer normal ou é reduzido como resultado de reduções na massa corporal, na MLG (p. ex., perda de massa muscular esquelética) e na atividade física. Em contraste, em doenças, como anorexia nervosa ou fibrose cística, alguns grupos de pacientes apresentam aumento do gasto energético total. Entretanto, é importante notar que, mesmo o gasto energético sendo conhecido, a necessidade energética para o manejo ideal da doença pode ser diferente. Por exemplo, o gasto energético medido pode ser baixo em pacientes subnutridos, mas, em vez de atingir o equilíbrio energético, as necessidades energéticas podem precisar ser aumentadas para fornecer reposição. Claramente, as necessidades de energia para doenças específicas podem variar entre os estados da doença, entre pacientes com um tipo específico de doença ou trauma e até no mesmo paciente, em diferentes momentos, o que torna o estabelecimento do nível apropriado de ingestão de energia uma tarefa bastante necessária, mas altamente complexa.

6.7 Obesidade

Princípios metabólicos básicos

A obesidade, forma mais comum de distúrbio no balanço energético, constitui atualmente um dos principais e mais prevalentes distúrbios relacionados com a nutrição. Devido à forte relação entre obesidade e risco à saúde, essa condição é, nos dias de hoje, geralmente considerada uma doença pelos profissionais de saúde.

Embora o corpo utilize continuamente os carboidratos, as proteínas e as gorduras e, às vezes, o álcool como substratos energéticos, o estoque preferido de energia é a gordura. Existe uma hierarquia claramente definida de estoques de energia que descreve um armazenamento preferencial de calorias em excesso como gordura. Para o álcool, não há capacidade de armazenamento no corpo; logo, o álcool consumido é imediatamente oxidado para gerar energia. Para as proteínas, há capacidade de armazenamento muito limitada e, na maioria das situações, o metabolismo das proteínas é muito bem regulado. Para carboidratos, há apenas capacidade muito limitada de armazenamento, na forma de glicogênio, predominantemente no fígado e nos músculos esqueléticos. O glicogênio fornece armazenamento de energia muito pequeno e a curto prazo, e os estoques hepáticos podem ser facilmente reduzidos após um jejum noturno, com a ocorrência de reduções adicionais no armazenamento de glicogênio muscular esquelético após uma sessão de exercício físico. Quando o excesso de carboidratos é consumido, o corpo se adapta aumentando,

de preferência, o uso de carboidratos como substrato energético – ao contrário da crença popular, o consumo de carboidratos acima das necessidades provavelmente não terá nenhuma contribuição quantitativamente significativa para o armazenamento de gordura.

Se o excesso de gordura é consumido, o rápido ajuste metabólico compensatório para aumento da oxidação da gordura é falho e, portanto, o excesso de gordura é armazenado no corpo. Esse processo ocorre com um custo metabólico muito baixo e, desse modo, é um processo extremamente eficiente. O armazenamento do excesso de carboidratos como glicogênio é metabolicamente mais caro; logo, trata-se de uma opção menos eficiente. Também parece haver limite para a quantidade de glicogênio que pode ser armazenada no fígado e nos músculos esqueléticos, enquanto o excesso de gordura pode ser armazenado em vários locais do corpo. Há outra razão pela qual o corpo prefere armazenar gordura em detrimento do glicogênio: este só pode ser armazenado na forma hidratada, ou seja, requer 3 g de água para cada grama de glicogênio, enquanto a gordura, não. Em outras palavras, para cada grama de glicogênio armazenado, o corpo precisa armazenar 3 g adicionais de água. Assim, para cada 4 g de tecido de armazenamento, o corpo armazena apenas 16,8 kJ (4 kcal), equivalente a apenas 4,2 kJ/g (1 kcal/g), em comparação com a gordura, que pode ser armazenada como 37,8 kJ/g (9 kcal/g). Assim, um adulto típico, com 15 kg de gordura corporal, possui 567 MJ (aproximadamente 135.400 kcal) de energia armazenada. Se essa pessoa não comesse e fosse inativa, ela poderia precisar de 8,4 MJ/dia (cerca de 2.000 kcal/dia) para sobreviver, com estoques energéticos suficientes para aproximadamente 70 dias. Esse tempo é quase o limite da sobrevivência humana sem acesso a alimentos. Dado que os estoques de glicogênio requerem 4 g para armazenar 4,2 kJ/1 kcal (3 g de água mais 1 g de glicogênio = 16,8 kJ ou 4 kcal), podemos calcular que, para transportar tanta energia na forma de glicogênio, seriam necessários 135 kg de massa corporal. Não é de se admirar, portanto, que o metabolismo corporal favoreça a gordura como armazenamento de energia preferido.

Definição de obesidade

A obesidade tem sido tradicionalmente definida como uma condição em que há acúmulo excessivo de energia corporal, na forma de tecido adiposo.

140 Introdução à Nutrição Humana

Assim, a obesidade é uma doença resultante do balanço energético positivo sustentado, que surge como resultado da desregulação no controlador do balanço energético – uma falha dos sistemas responsáveis pelos ajustes apropriados entre a ingestão e o gasto energético. Nos dias atuais, já é claro que os riscos à saúde decorrentes da obesidade (p. ex., doença cardiovascular, diabetes melito tipo 2) podem ser conferidos pela distribuição de gordura corporal. Além disso, a influência da gordura corporal alterada e/ou da sua distribuição sobre o risco à saúde pode variar entre as pessoas. Assim, a obesidade é mais bem definida por índices de acúmulo de gordura corporal, padrão de gordura corporal e alterações no perfil de risco à saúde.

O IMC, o índice bruto de obesidade mais amplamente utilizado, classifica a massa corporal em relação à estatura ao quadrado (*i. e.*, a massa corporal, em kg, dividida pela estatura ao quadrado, em metros, e expresso como kg/m²). Em adultos, a faixa normal de IMC é considerada entre 18,5 e 24,9 kg/m², enquanto pontos de corte para baixa massa corporal, sobrepeso e obesidade são definidos como ≤18,5, ≥25 e ≥30 kg/m², respectivamente. É importante reconhecer que há diferenças étnicas na relação entre o IMC e a saúde, de modo que pontos de corte de IMC mais baixos são usados para certas populações (p. ex., IMCs de 23 e 27,5 kg/m² indicam risco aumentado e alto risco à saúde, respectivamente, entre as populações do sul da Ásia e da China). Em crianças, é mais difícil classificar a obesidade pelo IMC porque a estatura varia com a idade durante o crescimento; portanto, geralmente são usados percentis de IMC ajustados pela idade. Embora o IMC seja uma medida conveniente, não o é sem limitações. Por exemplo, o IMC não faz distinção entre o excesso de massa muscular esquelética e o excesso de MG. Assim, embora esteja fortemente relacionado com a gordura corporal, em qualquer dado IMC, oriundo de uma população específica, pode haver grandes diferenças nos valores individuais correspondentes à faixa de gordura corporal. Um exemplo tradicional de classificação incorreta que pode surgir com o uso do IMC é o de um fisiculturista com grande massa muscular esquelética e IMC ≥30 kg/m², mas sem ser obeso – essa pessoa tem massa corporal alta para sua estatura resultante da MLG bastante desenvolvida.

Uma vez que os riscos da obesidade para a saúde estão relacionados com a distribuição da gordura corporal e, em particular, com o excesso de gordura abdominal, outros índices antropométricos da forma corporal são úteis na definição da obesidade. Tradicionalmente, a proporção cintura-quadril tem sido usada como marcador da distribuição da gordura corporal superior *versus* inferior. No entanto, agora é mais comum usar o perímetro da cintura (PC) isolado ou em combinação com o IMC, uma vez que o PC fornece forte índice de padrão de gordura corporal central e maior risco de doenças relacionadas com a obesidade. O risco de doenças relacionadas com a obesidade aumenta quando o perímetro da cintura é superior a 94 cm nos homens e 80 cm nas mulheres. A avaliação do IMC e do perímetro da cintura são maneiras práticas e convenientes de estimar a adiposidade, embora não revelem a extensão do acúmulo de gordura em locais ainda considerados não tradicionais, a exemplo do fígado, do pâncreas e do músculo esquelético, todos os quais também podem desempenhar papel importante no desenvolvimento de complicações metabólicas associadas à obesidade.

Etiologia da obesidade: ingestão energética excessiva ou diminuição da atividade física

Apresentada de forma simples, a obesidade é o resultado final do balanço energético positivo, ou seja, aumento da ingestão energética em relação ao gasto energético. Frequentemente, é afirmado ou presumido que a obesidade é simplesmente o resultado de comer demais ou da falta de atividade física. No entanto, a etiologia da obesidade não é tão simples assim, e muitos fatores complexos inter-relacionados parecem contribuir para seu desenvolvimento. É improvável que qualquer fator isolado cause a obesidade, pois muitas variáveis, como culturais, comportamentais e biológicas, influenciam a ingestão e o gasto energético, além de contribuir para a regulação homeostática dos estoques de energia do corpo. Ademais, muitos desses fatores são influenciados pela suscetibilidade individual, que pode ser motivada por fatores genéticos, culturais ou hormonais. Apesar dessa complexidade, o "ambiente obesogênico" presente atualmente em muitas sociedades ao redor do mundo, que influencia o comportamento para induzir a ingestão energética e atenuar o gasto energético, sem dúvida desempenha papel fundamental no ganho de massa corporal.

Embora a falta de atividade física como um fator-chave para a obesidade apresente uma visão atraente, do ponto de vista energético, uma relação clara entre o gasto energético da atividade física – ou comportamento sedentário – e o ganho de massa corporal a longo prazo tem sido difícil de delinear. Da mesma forma, as ligações entre a composição da dieta e o risco de ganho de massa corporal não foram demonstradas de forma consistente. É possível que limitações metodológicas impeçam que relações claras entre atividade física ou composição da alimentação e ganho de massa corporal sejam reveladas. Além disso, como a obesidade pode se desenvolver gradualmente ao longo do tempo, o desequilíbrio energético real costuma ser insignificante e indetectável. Pode ser também que a consideração da ingestão e o gasto energético isoladamente resultem na falha em avaliar sua inter-relação, e que as perturbações nessa relação dinâmica sejam o que sustenta o risco de balanço energético positivo. Por exemplo, há evidências que sugerem que a ingestão e o gasto energético estão mais fortemente equiparados em níveis mais altos de atividade física e, portanto, a probabilidade de permanecer em equilíbrio energético é maior. Por outro lado, em níveis baixos de atividade física, a equiparação da ingestão ao gasto energético pode ser mais difícil, podendo haver consumo energético elevado em relação à energia gasta, aumentando, assim, o risco de balanço energético positivo (Figura 6.3). Esse tipo de evidência apoiaria o papel do exercício físico ou da atividade

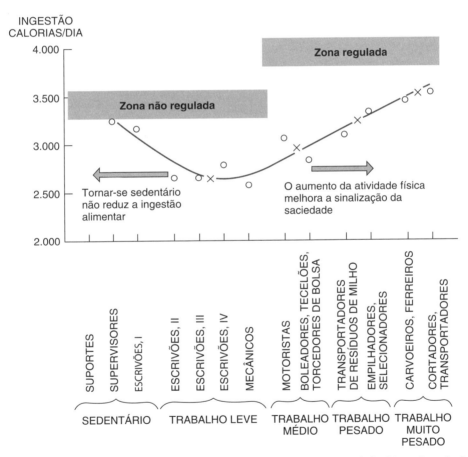

Figura 6.3 Observações originais da relação em forma de J entre o gasto energético durante o trabalho físico e a ingestão alimentar, em trabalhadores de fábricas de moinho de juta, em Bengala (Mayer et al., 1956). Mais recentemente, o trabalho de John Blundell (p. ex., Hopkins e Blundell, 2016) confirmou essas relações e introduziu o conceito de "zonas reguladas e não reguladas" para descrever a presença de: 1) níveis mais elevados de atividade física, em que a ingestão energética está fortemente associada ao gasto energético; ou 2) atividade mais sedentária, em que há desconexão entre a ingestão e o gasto energético, favorecendo o consumo excessivo de energia. Reproduzida de Blundell (2011), com permissão.

142 Introdução à Nutrição Humana

física na manutenção do balanço energético e na prevenção do ganho de massa corporal, permitindo regulação do apetite mais sensível e, possivelmente, contribuindo para maiores gastos energéticos diários totais.

Redução da massa corporal e balanço energético

A fim de reduzir a massa corporal, por exemplo, em pessoas com sobrepeso ou obesidade, é claro que será necessário atingir o balanço energético negativo durante um período sustentado. Portanto, pode parecer simples que aumentar o gasto energético, reduzir a ingestão energética, ou a combinação dos dois, deva levar à perda de massa corporal. No entanto, isso pressupõe que ambos os componentes do balanço energético atuam de maneira independente um do outro e que também não têm influência sobre a própria função. Entretanto, há variabilidade no grau de perda de massa corporal alcançado, independentemente da estratégia aplicada para criar o balanço energético negativo, e também está claro que a redução de massa corporal costuma ser muito menor do que a esperada, com base no déficit energético previsto induzido. Assim, é necessária a compreensão mais dinâmica das intra e inter-relações entre os componentes do balanço energético, em vez do simples "modelo de calorias que entram e que saem" considerado para redução de massa corporal.

O exercício físico é um bom exemplo das complexidades de sustentar o balanço energético negativo. É intuitivo pensar que, como os praticantes de exercícios físicos regulares tendem a ser magros e com massa corporal "saudável", o início de um programa de exercícios físicos pode levar à perda de massa corporal. No entanto, o exercício físico, por si só, em média, normalmente não resulta em perda substancial de massa corporal. Algumas pessoas experimentam perda de massa corporal em um programa de exercícios físicos, mas outras podem ter perda menor do que o esperado ou até mesmo nenhuma. Isso ocorre porque o exercício físico pode resultar em ajustes compensatórios na ingestão energética, os quais visam resistir à manutenção do balanço energético negativo. Basicamente, para aquelas pessoas que perdem menos massa corporal do que o esperado, ou até mesmo as que não apresentam nenhuma redução, com base na energia gasta durante o treinamento físico, é altamente provável que elas ajustem os hábitos alimentares e passem a consumir mais alimentos. Conforme demonstrado na Figura 6.1, a regulação da ingestão de alimentos é complexa, e os exercícios físicos podem influenciar elementos dos mecanismos homeostáticos/biológicos e não homeostáticos de controle do apetite para, em última análise, influenciar a ingestão energética e o balanço energético geral. É menos claro se a perda de massa corporal menor do que a esperada com o treinamento físico se deve às reduções no gasto energético advindas da atividade física não relacionada com o exercício físico, e parece que a principal fonte de compensação de energia ocorre devido ao aumento da ingestão energética. É importante reconhecer que, com o treinamento físico, mesmo na ausência de alterações de massa corporal, pode haver alterações favoráveis a outros aspectos importantes da saúde, como conteúdo e distribuição de gordura corporal, perfis de lipídios no sangue e sensibilidade à insulina.

A diminuição da ingestão energética parece resultar em reduções mais consistentes na massa corporal naqueles que apresentam altos níveis de adesão. Não parece que um método específico de redução da ingestão de energia para perda de massa corporal seja mais eficaz do que outro (p. ex., reduzir a ingestão de gordura ou de carboidratos). Em vez disso, o déficit energético induzido e a conformidade com a estratégia de redução de massa corporal são os aspectos críticos. No entanto, mesmo com a ingestão energética reduzida, pode ser difícil obter perda de massa corporal sustentada e bem-sucedida. Em parte, isso é explicado pelo fato de que restringir a ingestão de alimentos tende a resultar em aumento da fome e subsequente ingestão de alimentos, o que limitaria a magnitude do balanço energético negativo alcançado. Da mesma forma, a restrição da ingestão alimentar pode levar a reduções compensatórias no gasto energético, porque a perda de massa corporal resultará em redução na MG e, principalmente, na MLG, o que reduzirá a TMR. Também pode haver adaptação metabólica à redução da ingestão energética, em que a diminuição do gasto energético observada com a restrição alimentar é maior do que a prevista pelas mudanças na composição corporal ou pelo efeito térmico dos alimentos. A esse respeito, é interessante notar que os exercícios físicos podem ajudar de forma mais consistente com perda modesta de massa corporal, se combinados com a redução da ingestão energética, sendo particularmente eficazes na prevenção da recuperação da massa corporal perdida após determinado período; nessas situações, o exercício físico atua por meio de contribuições diretas e indiretas (p. ex., manutenção de TMR) para o gasto total de energia.

6.8 Perspectivas

Um aspecto importante que passou a ser explorado nos últimos anos tem sido a consideração do balanço energético como um conceito dinâmico, na qual a relação intra e entre as partes dos seus componentes (*i. e.*, ingestão energética e gasto energético), em última análise, determina a probabilidade de cair dentro ou fora do equilíbrio energético durante período sustentado. Da mesma forma, está claro que há grandes diferenças individuais a respeito da menor ou maior suscetibilidade ao ganho de massa corporal e, de fato, na resposta às intervenções para perda de massa corporal. A compreensão da base biológica (incluindo genética e epigenética) e comportamental das diferenças individuais na regulação do balanço energético, como um construto dinâmico, representará um passo importante no desenvolvimento de abordagens personalizadas para o controle da massa corporal. Também é hora de ir além da massa corporal como o único marcador de saúde em relação ao balanço energético e considerar como seus componentes e suas interações podem ser modificados para melhorar uma gama mais ampla de fatores de risco para doenças relevantes. A esse respeito, em pessoas que parecem ser marcadamente resistentes às intervenções para perda de massa corporal, isso trará a aceitação de que ainda há benefícios para a saúde a serem obtidos com a modificação de componentes do balanço energético, como o gasto energético da atividade física, independentemente da perda de massa corporal. É importante ressaltar que novos conhecimentos científicos precisam ser gerados de forma que facilite a tradução perfeita para a prática, a fim de exercer impactos eficientes e eficazes sobre a saúde da população. Aliado à forte influência de fatores culturais e ambientais na regulação do balanço energético, claramente mais trabalho multi e interdisciplinar será necessário para garantir abordagens integradas e holísticas para o estudo da obesidade.

Reconhecimento

Este capítulo foi revisado e atualizado por Gareth Wallis, com base no capítulo original de Arne Astrup e Angelo Tremblay.

Referências bibliográficas

Ainsworth, B.E., Haskell, W.L., Heermann, S.D. *et al.* (2011). Compendium of physical activities: a second update of codes and MET values. *Medicine and Science in Sports and Exercise*, 43(8):1575–1581. doi: 10.1249/MSS.0b013e31821ece12.

Blundell, J.E. (2011). Physical activity and appetite control: can we close the energy gap? *Nutrition Bulletin*, 36:356–366. doi.org/10.1111/j.1467-3010.2011.01911. xFrayn KN. Calculation of substrate oxidation rates in vivo from gaseous exchange. Journal of Applied Physiology, 55(2):628-34, 1983.

Henry, C.J. (2005). Basal metabolic rate studies in humans: measurement and development of new equations. *Public Health Nutrition*, 8:1133–1152.

Hopkins, M., Blundell, J.E. (2016). Energy balance, body composition, sedentariness and appetite regulation: pathways to obesity. *Clinical Science*, 130(18):1615–1628. doi: 10.1042/CS20160006

Maclean, P.S., Blundell, J.E., Mennella, J.A. *et al.* 2017). Biological control of appetite: A daunting complexity. *Obesity*, Suppl 1:S8–S16. doi: 10.1002/oby.21771

Mayer, J., Roy, P., and Mira, K.M. (1956). Relation between caloric intake, body weight and physical work: studies in an industrial male population in West Bengal. *American Journal of Clinical Nutrition*, 4:169–175.

Schofield, W.N., Scholfied, C., and James, W.P.T. (1985). Basal metabolic rate – review and prediction together with an annoted bibliography of source material. *Human Nutrition: Clinical Nutrition*, 39C Suppl1:1–96.

Scientific Advisory Committee of Nurition (2011). *Dietary Reference Values for Energy.* The Stationery Office Limited, London, UK.

Leitura complementar

Hall, K.D. and Guo, J. (2017). Obesity energetics: body weight regulation and the effects of diet composition. *Gastroenterology*, 152(7):1718–1727. DOI: 10.1053/j.gastro.2017.01.052

Lam, Y.Y. and Ravussin, E. (2016). Analysis of energy metabolism in humans: A review of methodologies. *Molecular Metabolism*, 5(11):1057–1071. https://doi.org/10.1016/j.molmet.2016.09.005

Maclean, P.S., Blundell, J.E., Mennella, J.A. *et al.* (2017). Biological control of appetite: A daunting complexity. *Obesity*, Suppl 1:S8–S16. doi: 10.1002/oby.21771

7

Nutrição e Metabolismo de Proteínas e Aminoácidos

D. Joe Millward

Pontos-chave

- As proteínas são compostas por uma série de l-α-aminoácidos (as quais são provenientes de 21 aminoácidos únicos) vinculados por meio de ligações peptídicas entre as cadeias laterais dos aminoácidos, conferindo a estrutura e a função para cada proteína. A sequência de aminoácidos em cada proteína é estabelecida com base nos códons, na molécula de DNA, em que genes são transcritos e traduzidos em proteínas, a partir de várias moléculas de RNA
- Todas as proteínas se renovam (*turnover*) por meio da degradação (proteólise) e da síntese proteica: um estado dinâmico energeticamente caro que desempenha uma série de funções homeostáticas
- Os aminoácidos livres servem como precursores para uma ampla gama de compostos, cujo fornecimento requer perdas obrigatórias de nitrogênio (ONL), as quais são observadas em indivíduos adaptados a uma alimentação livre de proteínas
- A oxidação de aminoácidos envolve a remoção do grupo amino por reações de transaminação e desaminação, resultando na formação de amônia e ureia, enquanto o esqueleto de carbono é convertido em glicose ou acetil-CoA
- Muitos aminoácidos são considerados dispensáveis na alimentação e podem ser sintetizados a partir da amônia e da glicose: nove são indispensáveis (IAAs), pois seus esqueletos de carbono não podem ser sintetizados, ao passo que alguns se tornam indispensáveis na ausência de outros aminoácidos precursores essenciais, ou quando sua síntese é limitada sob certas condições. A essencialidade da proteína dietética é, portanto, a necessidade de IAAs suficientes e uma fonte de nitrogênio não essencial
- A necessidade dietética de proteína = demanda metabólica/eficiência de utilização e um relatório da Organização Mundial da Saúde (2007) definiu as necessidades mínimas de proteína (MPR) como: *o nível mais baixo de ingestão de proteína dietética que equilibrará as perdas de nitrogênio do corpo, mantendo, assim, a massa de proteína corporal, em pessoas em equilíbrio energético com níveis modestos de atividade física; em crianças ou em mulheres grávidas ou lactantes, as necessidades associadas à deposição de tecidos ou secreção de leite em taxas compatíveis com uma boa saúde*

- Parte da demanda é obrigatória, compreendendo as vias metabólicas que consomem aminoácidos irreversivelmente dando origem ao ONL e a quaisquer necessidades especiais de crescimento, gravidez e lactação
- Parte da demanda é adaptativa, envolvendo a oxidação de aminoácidos a uma taxa específica definida pela ingestão habitual de proteínas, permitindo o descarte daqueles IAAs potencialmente tóxicos que são mantidos em concentrações muito baixas no *pool* de aminoácidos livres
- Os estudos de balanço de nitrogênio (balanço de N) indicam um valor de MPR mediano para o equilíbrio de nitrogênio equivalente a 0,65 g de proteína/kg/d (dado obtido a partir de uma metanálise composta por estudos a curto prazo para avaliação do equilíbrio nitrogenado em vários níveis). Por causa da demanda metabólica adaptativa, os estudos de equilíbrio de N subestimam significativamente a eficiência real da utilização da proteína, de modo que os cálculos fatoriais das necessidades especiais de crescimento, gravidez e lactação foram superestimados e precisam ser revisados
- A qualidade da proteína dietética varia de acordo com sua digestibilidade e seu conteúdo de IAA em comparação ao conteúdo de IAA demandado (o escore de aminoácidos). A digestibilidade é mais bem avaliada no íleo terminal, mas na prática os dados disponíveis envolvem a digestibilidade fecal. As necessidades de IAA para adultos derivam do equilíbrio de N e de vários estudos que empregaram a técnica de isótopos estáveis, enquanto padrões de pontuação para avaliação da qualidade da proteína derivam de um cálculo fatorial usando o padrão adulto e o padrão de proteína tecidual depositada durante o crescimento
- Embora todas as proteínas dos cereais sejam limitadas pela lisina, e algumas leguminosas marginalmente limitadas pelos aminoácidos sulfurados, a maioria dos padrões alimentares baseados em vegetais mistos fornecem IAAs suficientes, sendo limitados apenas por sua digestibilidade. Muitos novos alimentos fontes de proteína vegetal contêm um padrão IAA indistinguível da proteína animal.

7.1 Introdução

Proteínas, polímeros de l-α-aminoácidos ligados por ligações peptídicas, são, de longe, as mais diversas macromoléculas que fornecem estrutura e permitem o funcionamento do organismo. A diversidade reflete a química das cadeias laterais dos 21 aminoácidos únicos que ocorrem nas proteínas (Figura 7.1). O proteoma humano compreende menos de 20.000 proteínas primárias de um número inimaginavelmente grande de diferentes sequências de aminoácidos que poderiam existir para uma molécula de proteína média de cerca de 400 aminoácidos. As proteínas exibem uma forma única determinada pelas interações das cadeias laterais de aminoácidos tanto dentro de cada molécula primária quanto entre diferentes cadeias polipeptídicas que formam estruturas de proteínas multiméricas. Como resultado, as proteínas humanas compreendem uma ampla gama de estruturas com muitas funções diferentes (Tabela 7.1).

Este capítulo começa com uma breve discussão dos aminoácidos e do código genético como determinantes do conteúdo de aminoácidos das proteínas, seguido por uma revisão do metabolismo de proteínas e aminoácidos como o cenário metabólico para que sejam traçadas considerações da necessidade nutricional de proteínas e aminoácidos. Isso inclui uma breve perspectiva histórica sobre a importância nutricional acerca da essencialidade de proteínas e aminoácidos, uma consideração

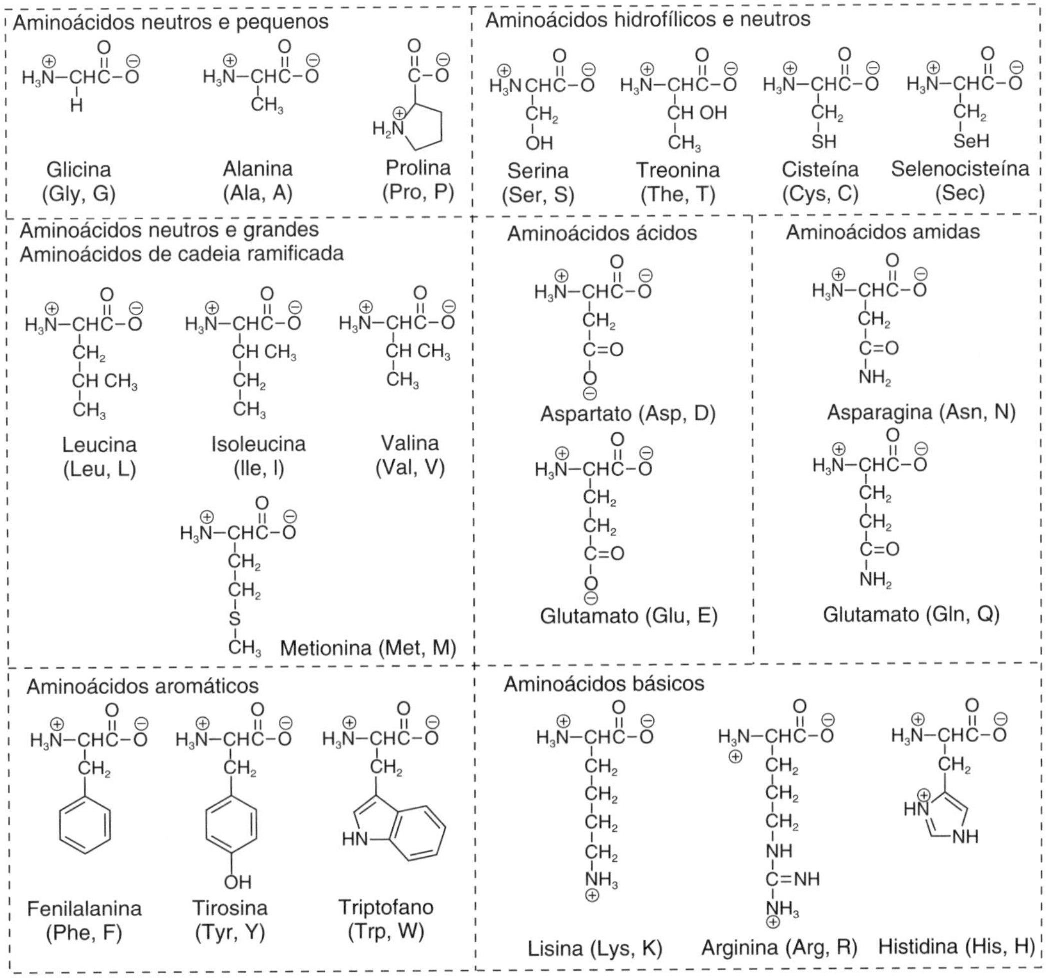

Figura 7.1 Aminoácidos mostrando códigos de três e uma letra. Os da *esquerda* são hidrofóbicos e os da *direita* são hidrofílicos. Dentro da molécula de proteína em geral, as sequências hidrofóbicas tendem a evitar água e formam o interior da estrutura final, com as sequências hidrofílicas no exterior.

146 Introdução à Nutrição Humana

Tabela 7.1 O que as proteínas fazem?

Função	Exemplos
Contração muscular	Miosina, actina, tropomiosina e troponina
Movimento intracelular	Cinesina
Estrutura	Colágenos, elastina; actina
Catálise enzimática	Hexoquinase, citrato sintetase, glutamato desidrogenase,
Transporte no sangue	Proteínas de ligação para vitamina B12; ceruloplasmina; apoproteínas;
Imunidade	Anticorpos
Pressão oncótica plasmática	Albumina
Armazenamento/sequestro	Ferritina; metalotioneína
Hormônios peptídicos	Insulina, glucagon, hormônio do crescimento, IGF-1
Moléculas de sinalização intercelular	Citocinas
Moléculas de sinalização intracelular	Tirosinoquinase, mTOR
Proteínas reguladoras	Fatores de iniciação da síntese proteica, fatores de crescimento peptídicos

a respeito da classificação nutricional dos aminoácidos, com uma breve revisão acerca da magnitude das necessidades de proteínas e aminoácidos no contexto de um modelo de demandas metabólicas adaptativas, com foco nas implicações desse modelo para os valores das recomendações proteicas atuais. Finalmente, a qualidade da proteína e as propriedades nutricionais gerais das proteínas vegetais são revistas.

7.2 Aminoácidos, código genético e síntese proteica

A estrutura primária de todas as 20.000 proteínas do organismo – a sequência de aminoácidos do polipeptídeo –, é codificada assim como o genoma humano, na dupla hélice do DNA, principalmente nos cromossomos nucleares. Alguns genes (< 40) ocorrem nas mitocôndrias, os quais são herdados exclusivamente da linha materna porque as mitocôndrias dos espermatozoides não sobrevivem à fertilização do óvulo. Notavelmente, o genoma compreende apenas 1 a 2% de todo o DNA, com a importância do resto do material intergênico e não codificador intergênico ainda bastante incompreendida. Dentro do genoma do DNA, cada aminoácido é codificado por uma sequência tripla composta pelos quatro diferentes nucleotídios (a depender da sua base nitrogenada correspondente) que compõem a hélice do DNA. Pelo fato de sequência tripla envolver 64 ($4 \times 4 \times 4$) combinações de trincas (os chamados códons), isso significa que, com apenas 21 aminoácidos, há vários códons para cada aminoácido. A dupla hélice do DNA compreende duas fitas ligadas entre si pelo pareamento entre bases purínicas e pirimídicas, descoberto por Watson e Crick, em que as purinas adenina (A) e guanina (G) se ligam às pirimidinas timina (T) e citosina (C). Dessas duas fitas, a codificadora contém os genes e a fita não codificadora é uma sequência de anticódons que combinam exatamente com a fita codificadora.

A conversão da sequência de códons de um gene em uma molécula de proteína envolve as duas fases da síntese de proteínas. A transcrição compreende a cópia da sequência de nucleotídios do DNA de um gene individual na fita codificadora, para fazer uma sequência de ribonucleotídios exatamente correspondente, denominado ácido ribonucleico mensageiro (RNAm), que, após o processamento necessário, sai do núcleo para o citoplasma. Assim, o RNA contém a mesma sequência de nucleotídios que a fita não condificadora da dupla hélice do DNA, além da substituição da timina – encontrada no DNA – por uma uracila, e as sequências triplas no RNAm são o que identificamos como o código genético (Tabela 7.2). A tradução envolve a construção da sequência polipeptídica indicada pela molécula de RNAm. O aparato de tradução envolve ribossomos, grandes complexos formados por proteína e RNA, além de moléculas menores de aminoacil-RNA de transferência (ou RNA transportador – RNAt), que contêm um sítio de ligação para um aminoácido específico e uma sequência de nucleotídios tripla associada ao aminoácido específico (anticódon). Uma enzima específica, uma ligase de RNAt, reconhece o aminoácido e seu anticódon na molécula de RNAt correspondente e "conecta" o RNAt com seu aminoácido. O ribossomo permite, então, que

Capítulo 7 ▪ Nutrição e Metabolismo de Proteínas e Aminoácidos **147**

Tabela 7.2 Código genético mostrando os códons no RNAm.

Primeira base	Segunda base				Terceira base
	U	C	A	G	
U	Phe	Ser	Tyr	Cys	U
U	Phe	Ser	Tyr	Cys	C
U	Leu	Ser	STOP	STOP*	A
U	Leu	Ser	STOP	Trp	G
C	Leu	Pro	His	Arg	U
C	Leu	Pro	His	Arg	C
C	Leu	Pro	Gln	Arg	A
C	Leu	Pro	Gln	Arg	G
A	Ile	Thr	Asn	Ser	U
A	Ile	Thr	Asn	Ser	C
A	Ile	Thr	Lys	Arg	A
A	Met	Thr	Lys	Arg	G
G	Val	Ala	Asp	Gly	U
G	Val	Ala	Asp	Gly	C
G	Val	Ala	Glu	Gly	A
G	Val	Ala	Glu	Gly	G

*UGA também codifica a selenocisteína em contexto específico.

o anticódon em cada RNAt "conectado" com seu aminoácido se ligue com seu códon apropriado no RNAm, para, assim, formar uma ligação peptídica com o próximo aminoácido na sequência. Isso significa que a fidelidade da tradução do RNAm em uma proteína específica é determinada pela capacidade da enzima ligase de RNAt de reconhecer e unir cada RNAt e seu aminoácido.

Dos 64 códons de RNAm possíveis, três são usados para designar o final de uma cadeia de proteína (os chamados STOP códons), enquanto os outros 61 codificam os aminoácidos (ver Tabela 7.2), existindo, assim, mais de um códon para cada aminoácido – três em média, com metionina e triptofano tendo apenas um códon, e leucina, serina e arginina tendo seis cada. Essa distribuição desigual de códons entre os aminoácidos influenciou até certo ponto a composição de aminoácidos das proteínas, uma vez que, no banco de dados das sequências de proteínas conhecidas > 0,5 m, a frequência de ocorrência de leucina, metionina e triptofano é de 9,7, 2,4 e 1,1%, respectivamente, com sua frequência em algumas proteínas alimentares mostradas na Tabela 7.3.

O conteúdo médio de aminoácidos das proteínas de origem vegetal e animal nos alimentos difere devido à sequência específica de aminoácidos das proteínas individuais mais abundantes na fonte proteica alimentar (Tabela 7.3). Assim, nas proteínas musculares (p. ex., carne bovina, na Tabela 7.3), a lisina é mais abundante do que seria esperado de seus dois códons, assim como os aminoácidos sulfurados (metionina e cisteína) na albumina do ovo. Nos grãos de cereais, as proteínas principais são as proteínas de armazenamento (prolamina), que contêm alto teor de glutamina e prolina e baixo teor de lisina. Isso inclui o glúten de trigo, hordeína de cevada, secalina de centeio, zeína de milho, kafirina de sorgo e, como proteína secundária, avenina, na aveia. A estrutura única e o alto teor de glúten no trigo permitem que a farinha de trigo seja transformada em pão e massa. A zeína no milho é pobre em triptofano e também em lisina. As proteínas de armazenamento de em leguminosas (globulinas) têm níveis mais baixos de aminoácidos sulfurados do que em cereais ou em alimentos de origem animal, com as implicações dessas diferenças no conteúdo de aminoácidos para a qualidade nutricional das proteínas dos alimentos discutidas abaixo.

Tabela 7.3 Composição de aminoácidos de algumas proteínas alimentares.

	Códons	Ovo	Carne	Leite	Soja	Trigo	Batata	Arroz	Milho	Média dos alimentos de origem vegetal	Média dos alimentos de origem animal
					(mg/g de proteína)						
Leu	6	83	80	104	76	72	61	86	136	86	89
Thr	4	51	46	44	38	29	38	35	36	35	47
Val	4	75	53	51	50	48	51	61	53	53	60
Ile	3	56	51	38	48	36	42	40	37	41	48
Lys	2	62	91	71	65	26	54	39	26	42	75
Phe + Tyr	2,2	46	42	41	43	40	37	46	48	43	43
Cys + Met	2,1	25	20	18	13	22	14	19	15	17	21
Trp	1	18	13	25	13	12	14	13	7	12	18

7.3 Metabolismo de proteínas e aminoácidos

Um esquema simplificado que descreve o metabolismo de proteínas e aminoácidos em relação à ingestão alimentar e excreção de nitrogênio é demonstrado na Figura 7.2. Os processos mostrados são renovação (*turnover*), degradação contínua e ressíntese de proteínas do tecido: ciclo diurno em que as perdas de proteína no período pós-absortivo (jejum) são substituídas pela síntese proteica no período pós-prandial, saldo de proteína para deposição, visando atender necessidades especiais, e síntese de proteínas na pele, cabelo e várias secreções provenientes da superfície do corpo. Outras vias úteis incluem aminoácidos irreversivelmente transformados em uma variedade de outros compostos. A oxidação é o catabolismo de aminoácidos para ureia e amônia, gerando trifosfato de adenosina (ATP) e CO_2, enquanto a formação *de novo* é a síntese de aminoácidos a partir de outros aminoácidos, glicose e outras fontes de nitrogênio

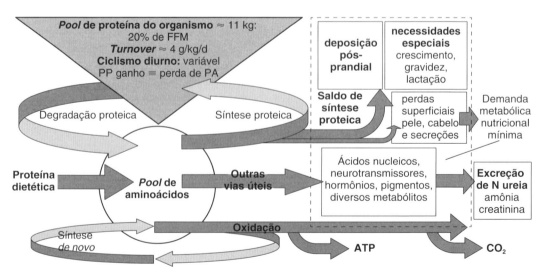

Figura 7.2 Metabolismo de proteínas e a demanda metabólica de aminoácidos: um esquema simplificado. ATP, trifosfato de adenosina.

Capítulo 7 ■ Nutrição e Metabolismo de Proteínas e Aminoácidos 149

(p. ex., ureia e amônia). Essas vias dentro da área pontilhada, identificadas como a demanda nutricional mínima, são discutidas mais adiante.

Pool *de proteínas do corpo*

O *pool* de proteína corporal (cerca de 11 kg para um homem adulto de 70 kg, que é 20% da massa livre de gordura), é distribuído entre a massa celular (75%), sólidos extracelulares (osso, cartilagem, tendões, fáscia – 23%) e uma pequena parte no líquido extracelular (2%). Da massa celular dentro dos órgãos, as proteínas do músculo esquelético são responsáveis por cerca de 50%.

Turnover de proteínas

Todas as proteínas intracelulares, e muitas proteínas extracelulares, se renovam e se transformam continuamente, ou seja, são hidrolisadas nos seus aminoácidos constituintes por enzimas proteolíticas em todas as células e substituídas por nova síntese proteica, um processo que é responsável por uma parte significativa do gasto de energia celular.

A ideia de que as células passam por uma substituição contínua foi sugerida pela primeira vez pelo fisiologista francês François Magendie, em Paris, no início do século XIX. No entanto, isso não foi valorizado até um século depois, quando Rudolf Schoenheimer e David Rittenberg, em Nova Iorque, no final dos anos 1930, início dos anos 1940, desenvolveram as técnicas que empregam marcadores com isótopos estáveis, por meio dos isótopos recentemente descobertos [^{2}H] (deutério) e [^{15}N]. Eles sintetizaram aminoácidos enriquecidos com isótopos e os administraram a ratos, observando sua incorporação em proteínas teciduais, identificando o que chamaram de "regeneração" metabólica, a liberação e captação contínuas de substâncias químicas pelos tecidos de e para um "*pool*" metabólico circulante. Posteriormente, na década de 1960, John Waterlow, que estava investigando o metabolismo de proteínas na desnutrição, simplificou os métodos de medição dos *turnovers* proteicos em todo o corpo e tecidual, os quais se tornaram amplamente usados com aminoácidos marcados tanto com isótopos radiativos (^{3}H e ^{14}C), para estudos em animais, quanto com isótopos estáveis (^{2}H, ^{13}C e ^{15}N) para estudos em humanos. Esses estudos mostraram que cada proteína presente no núcleo e no citosol, bem como no retículo endoplasmático (ER) e mitocôndrias, é degradada em taxas amplamente diferentes, que variam de minutos, para algumas enzimas regulatórias, a dias ou semanas, para proteínas como a actina e miosina, no músculo esquelético, ou meses, para hemoglobina presente na hemácia. No último caso, é o próprio eritrócito que está sendo renovado, por meio de sua destruição dentro do baço. Com o desenvolvimento de técnicas de proteômica, para a separação e análise de todas as proteínas dentro das células, e com marcação com isótopos estáveis, agora é possível avaliar as taxas de *turnover* das proteínas em todo o proteoma.

Degradação de proteínas

Vários sistemas proteolíticos nas células permitem o *turnover* proteico, com mecanismos reguladores bastante complexos que garantem que ele seja altamente seletivo, e que a degradação excessiva dos constituintes celulares seja evitada. Um dos principais sistemas proteolíticos é a via de autofagia lisossomal, que envolve uma série de proteases ácidas dentro do lisossomo, ligado à sua membrana, que são capazes de degradar qualquer proteína, ou mesmo estruturas celulares, em aminoácidos. A entrada da proteína no lisossomo envolve vários mecanismos autofágicos diferentes. Outro sistema importante é a via da ubiquitina-proteassoma, que envolve, primeiramente, a ligação de um cofator polipeptídico, a ubiquitina, às proteínas-alvo, para demarcá-las e serem subsequentemente degradadas por um grande complexo de protease multicatalítica, o proteassoma. O proteassoma degrada proteínas ubiquitinadas em pequenos peptídeos, para serem, posteriormente, degradados em aminoácidos por peptidases citosólicas, com a ubiquitina sendo também reciclada. Um terceiro sistema, o sistema calpaína-calpastatina, compreende duas proteases (calpaínas) ativadas por cálcio, e seu inibidor, a calpastatina. Esse sistema está presente no músculo e em muitos outros tipos de células e está associado principalmente a organelas subcelulares, como miofibrilas no músculo esquelético e no citoesqueleto, vesículas e membrana plasmática em outros tipos de células. Finalmente, as caspases são uma família de proteases citosólicas que são críticas na destruição dos constituintes celulares durante a apoptose (morte celular programada). Embora esses quatro sistemas sejam bem descritos

150 Introdução à Nutrição Humana

no que diz respeito às proteases envolvidas, o *turnover* das proteínas continua sendo um processo muito pouco compreendido em termos de seu funcionamento e sua regulação ao longo do dia.

No geral, as taxas de síntese e degradação de proteínas celulares, no seu próprio interior, são equilibradas precisamente para evitar um crescimento acentuado ou perda de massa no organismo. Isso é alcançado por meio de múltiplos sistemas de sinalização altamente complexos, que exercem controle fino sobre a síntese de proteínas e proteólise, em resposta a hormônios, como IGF-1 e insulina, citocinas e metabólitos, dos quais os aminoácidos, especialmente a glutamina e a leucina, são os mais importantes. Além disso, o aumento ou diminuição do tamanho celular, em resultado de mudanças na sua hidratação, também exercem influências anabólicas e catabólicas.

Importância funcional do *turnover* de proteínas

Embora a maior parte da discussão sobre os sistemas de degradação de proteínas celulares se relacione com a diminuição da massa tecidual em estados de inanição e doenças, com os quatro sistemas conhecidos tendo diferentes papéis específicos, no caso de indivíduos saudáveis, no estado de jejum, há saldo negativo de proteína no músculo e outros tecidos (degradação proteica > síntese proteica), resultando na oxidação de aminoácidos e excreção de ureia, devido a um excesso de degradação proteica em relação à síntese. Isso continua até que uma refeição forneça energia e proteína para reverter o catabolismo, mediar a deposição de proteína e estabelecer saldo positivo (síntese proteica > degradação proteica) para repor as perdas do período de jejum. Esse ciclo diurno só pode ocorrer devido à degradação contínua das proteínas e porque tanto a síntese quanto a degradação das proteínas são sensíveis aos nutrientes. A mensuração do *turnover* proteico corporal total e de tecidos específicos mostra que tanto a degradação quanto a síntese de proteínas são sensíveis à alimentação, resultando em inibição da taxa de degradação proteica observada no jejum em até 50%, junto com aumento na síntese proteica. A contínua proteólise intracelular, mesmo no estado pós-prandial, significa que a remoção e substituição contínuas de proteínas celulares devem ser absolutamente necessárias para o funcionamento normal dos processos celulares e do metabolismo.

Costuma-se dizer que a reutilização de aminoácidos durante o *turnover* das proteínas é ineficiente, com apenas 70% dos aminoácidos reutilizados, e que isso responde por uma parte importante da necessidade proteínas na alimentação. Entretanto, não há evidências diretas sobre a extensão da reciclagem de aminoácidos e os 70% de eficiência derivam de uma compreensão inadequada da regulação das vias oxidativas dos aminoácidos que gera uma demanda metabólica para sua reposição a partir da alimentação. Isso é discutido mais adiante em relação à base metabólica da necessidade de proteína.

Pool *de aminoácidos livres e o metabolismo de aminoácidos*

Os aminoácidos livres ocorrem em *pools* extracelulares (ecf) e intracelulares (icf). O *pool* ecf presente no plasma sanguíneo e no fluido intersticial possui composição principalmente predominantemente uniforme em todo o corpo devido ao fluxo sanguíneo. A membrana das células é impermeável aos aminoácidos, mas transportadores específicos medeiam o transporte de aminoácidos, o que permite a troca rápida entre os compartimentos ecf e icf. Os *pools* de icf dentro de tecidos e órgãos individuais diferem em sua composição de aminoácidos do *pool* de ecf, além de também existir variação entre órgãos e tecidos. As composições de aminoácidos ecf e icf têm muito pouca relação com a proteína dietética. A Figura 7.3 mostra as concentrações de aminoácidos no ecf humano e no maior compartimento do ICF (músculo esquelético), com muitos aminoácidos concentrados no icf por meio de sistemas de transporte ativo que conectam o transporte de entrada dos aminoácidos na célula ao do influxo de Na +, que é, depois, bombeado para fora, em troca de K + pela enzima Na+/K+ ATPase. A glutamina é o aminoácido mais abundante no músculo e seu gradiente é usado para energizar o transporte interno de outros aminoácidos, a exemplo da leucina. Observe que as concentrações dos aminoácidos de cadeia ramificada, aromáticos e sulfurados são mantidas em níveis muito baixos nos *pools* ecf e icf, mesmo eles podendo ser muito abundantes em proteínas, como ocorre com a leucina. A implicação dessa diferença bastante surpreendente entre a composição do *pool* de

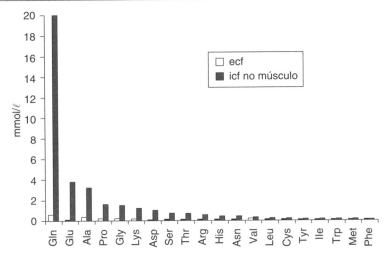

Figura 7.3 Concentrações de aminoácidos no fluido extracelular (*ecf*), plasma sanguíneo e fluido intracelular (*icf*), músculo humano.

aminoácidos livres e a composição de aminoácidos das proteínas dietéticas e corporais – que, inclusive, abastecem o *pool* de aminoácidos livres – é discutida mais adiante.

Os aminoácidos livres não apenas fornecem a síntese de proteínas, mas também servem como precursores para a maioria dos compostos contendo nitrogênio no organismo, assim como exemplificado na Figura 7.2. Esses compostos nitrogenados variam desde pequenas moléculas, como óxido nítrico (NO), uma importante sinalizadora dentro do sistema vascular, até os nucleotídios que compõem os ácidos nucleicos. Alguns exemplos importantes estão listados na Tabela 7.4.

Esses incluem neurotransmissores (serotonina, dopamina, glutamato e acetilcolina), hormônios (epinefrina, norepinefrina, tiroxina), mediadores inflamatórios (histamina), precursores para cofatores (nicotinamida), antioxidantes (glutationa) e vários outros compostos. Em muitos casos, tais moléculas são formadas a partir de vias irreversíveis e são eventualmente convertidas em ureia, após o catabolismo dos intermediários, ou excretadas

Tabela 7.4 Vias de uso de aminoácidos para síntese de compostos nitrogenados não proteicos.

Aminoácido	Moléculas sintetizadas
Arginina	Creatina, óxido nítrico, prolina, poliaminas
Aspartato	Nucleotídios purínicos e pirimídicos
Cisteína	Glutationa, taurina
Glutamato	Glutationa, N-acetilglutamato, ácido γ-aminobutírico
Glutamina	Nucleotídios purínicos e pirimídicos, amino açúcares, transporte de amônia, combustível celular
Glicina	Creatina, porfirinas (para hemoglobina e citocromos), purinas, ácidos biliares, glutationa, ácido hipúrico
Histidina	Histamina, carnosina, anserina
Lisina	Carnitina
Metionina	Creatina, carnitina, colina, acetilcolina, ornitina, putrescina,
Serina	Etanolamina, colina, esfingosina
Tirosina	Epinefrina, norepinefrina, dopamina, pigmentos de melanina, tiroxina
Triptofano	Serotonina (5-hidroxitriptamina), melatonina (N-acetil-5-metoxitriptamina), nicotinamida

152 Introdução à Nutrição Humana

diretamente (como acontece com a creatinina). As quantidades demandadas para algumas dessas vias podem ser muito pequenas, a exemplo do que acontece com o óxido nítrico. A arginina é o precursor do NO e a quantidade total de NO sintetizado (e degradado) por dia pode representar menos de 1% da ingestão diária de arginina. Em contraste, a síntese e o *turnover* de glutationa (GSH), o principal tiol intracelular e um importante antioxidante, formado a partir de glutamato, glicina e cisteína, que protege as células contra danos por espécies reativas de oxigênio, são responsáveis por alta taxa de utilização de cisteína. Esse é especialmente o caso em condições de estresse oxidativo, em que a forma oxidada da glutationa (GSSG) pode extravasar dos tecidos e, parte dela, ser transformada em ácido mercaptúrico e, por fim, excretada. Quando isso ocorrer, haverá aumento da demanda por aminoácidos sulfurados (metionina e/ou cisteína), com algumas evidências apontando que eles devem ser suplementados como parte da terapia nutricional de pacientes com trauma. Isso é discutido mais adiante.

A creatinina urinária deriva da creatina fosfato intramuscular, que representa o estoque de fosfato rico em energia que pode regenerar a ATP às custas da ADP. Tanto as concentrações de creatina quanto de creatina fosfato são reguladas em um nível específico, mas sofrem uma reação espontânea irreversível para formar creatinina, a uma taxa constante de cerca de 2% ao dia. A creatinina não possui utilidade biológica e é liberada pelo músculo para ser excretada pelos rins, por meio de uma depuração renal muito eficiente. Isso significa que a taxa de excreção de creatinina na urina varia de acordo com o *pool* de creatina/creatina fosfato do músculo esquelético, representando, inclusive, uma função do músculo esquelético. A relação assumida é 1 g/d de creatinina excretada equivalente a 18 a 22 kg de massa muscular. Isso também significa que a quantidade de creatinina em uma única amostra de urina pode ser utilizada para calcular a proporção da produção diária de urina que a amostra representa, permitindo que a quantidade de qualquer metabólito urinário na amostra de urina (sódio ou iodo, por exemplo) possa ser extrapolada para um equivalente de 24 horas quando amostras de urina de 24 horas não podem ser obtidas. Da mesma forma, uma concentração de metabólito urinário pode ser padronizada expressando-a como a concentração de metabólito/creatinina.

No entanto, variações na quantidade de creatina ingerida (a partir de carnes) e na síntese de creatina hepática, assim como a influência da atividade física na formação de creatinina a partir da creatina, indicam que a precisão dessa relação é baixa, com grandes variações diárias na excreção de creatinina ($\approx$20%).

A importância quantitativa da utilização de aminoácidos como precursores de compostos como os mostrados na Tabela 7.4 é pouco conhecida, embora possamos fazer algumas estimativas. Um limite superior pode ser estimado a partir das perdas obrigatórias de nitrogênio (ONL), das perdas totais de nitrogênio urinário e fecal de adultos saudáveis após sua adaptação (geralmente ao longo de 2 semanas) e de uma dieta livre de proteínas. Isso é cerca de 50 mg de N/kg/d, equivalente a aproximadamente 0,3 g de proteína/kg/d perdida do estoque de proteína corporsal, que se presume fornecer para as necessidades de aminoácidos basais. No entanto, esse saldo de perda de proteína do tecido libera aminoácidos na proporção de sua ocorrência na proteína do tecido, sendo improvável que tal padrão seja o mesmo que o padrão de consumo de aminoácidos basal, com muitos aminoácidos presentes em excesso, em relação à sua necessidade metabólica basal. É possível, no entanto, que a necessidade de apenas um aminoácido possa ser identificada como o aminoácido limitante, com a maior razão de demanda metabólica para manutenção para o conteúdo proteico tecidual. Acredita-se que o recrutamento metabólico de metionina seja feito por ele mesmo, ou seja, o aminoácido que de fato "conduz" o ONL. Isso significa que as necessidades metabólicas gerais de aminoácidos para outras vias sejam consideravelmente menores do que seu conteúdo em 0,3 g de proteína/kg/dia.

Oxidação de aminoácidos. A oxidação de aminoácidos requer a remoção do grupo amino e sua subsequente conversão em ureia, disponibilizando os esqueletos de carbono (α-cetoácidos) gerados para vias de obtenção de energia. Embora a produção de ureia ocorra no fígado, há considerável metabolismo e oxidação de aminoácidos nos tecidos extra-hepáticos, incluindo músculos, cérebro, rins, tecidos adiposos e intestino.

Reações de transaminação e síntese *de novo* de aminoácidos. O grupo amino da maioria dos aminoácidos é muito lábil e pode ser trocado entre aminoácidos para formação de novos aminoácidos (síntese *de novo*) quando o α-cetoácido pode ser sintetizado a partir de intermediários metabólicos mais simples. A troca de grupos amino com os α-cetoácidos envolve reações de transaminação dependentes de piridoxal fosfato. Os α-cetoácidos incluem: α-cetoglutarato, piruvato, 3-fosfohidroxipiruvato e oxaloacetato, que formam glutamato, alanina, serina (via da fosfoserina) e aspartato.

Remoção do grupo nitrogênio amino. Alguns aminoácidos podem ser oxidados diretamente em seus α-cetoácidos correspondentes, liberando amônia (processo de desaminação). Existe uma oxidase geral de aminoácidos que catalisa essa reação, mas tem atividade baixa. Quatro aminoácidos (glutamato, glicina, serina e treonina) são desaminados por enzimas específicas. Destas, a glutamato desidrogenase, uma enzima mitocondrial que está presente na maioria dos tecidos, e especialmente no fígado, é particularmente importante, mediando a desaminação oxidativa do glutamato e liberando amônia em uma reação ligada a NAD/NADH, capturando parte da energia do grupo α-amino para a produção subsequente de ATP.

$$\text{Glutamato} + H_2O + NAD^+ \rightarrow$$
$$\alpha\text{-ketoglutarato} + NH^+_4 + NADH$$

A glicina é oxidada pelo sistema de clivagem mitocondrial da glicina, gerando tetrahidrofolato, amônia e NADH, enquanto a desaminação da serina, treonina e histidina, por suas respectivas desidratases, liberam amônia sem qualquer reação ligada a NAD/NADH, ou seja, nenhuma ATP é gerada, apenas calor.

A glutamina também desempenha um papel importante no transporte de nitrogênio e na oxidação de aminoácidos, sendo sintetizada a partir de glutamato e amônia, pela glutamina sintetase, uma enzima que requer ATP.

$$\text{Glutamato} + NH^+_4 + ATP \rightarrow$$
$$\text{Glutamina} + ADP + P_i + H^+$$

Já a glutaminase medeia a reação reversa, liberando glutamato e amônia.

$$\text{Glutamina} + H_2O \rightarrow \text{glutamato} + NH^+_4$$

Tanto o glutamato quanto a glutamina desempenham papel importante na oxidação dos aminoácidos de cadeia ramificada (BCAAs), que podem representar 20% da proteína alimentar. Os BCAAs sofrem uma transaminação reversível com o α-cetoglutarato (α-KG) para produzir glutamato e seus α-cetoácidos (reação mediada pela enzima aminotransferase de cadeia ramificada [BCAT]), que atuam nos três BCAAs. Posteriormente, a reação, agora irreversível, é catalisada por uma desidrogenase (complexo desidrogenase de α-cetoácidos de cadeia ramificada [BCKD]) e atua nos α-cetoácidos de cadeia ramificada, como o α-cetoisocaproato (OIC), que é a primeira etapa de sua oxidação. Essas duas enzimas estão localizadas nos tecidos periféricos, especialmente nos músculos, cérebro e tecido adiposo, bem como no fígado, rins, intestino e coração. A localização periférica do maquinário enzimático envolvido no metabolismo dos BCAAs significa que eles podem servir como fonte de nitrogênio α-amino para a periferia.

Por exemplo, o cérebro humano consome bastante leucina e libera glutamina, com a entrada da leucina excedendo a de qualquer outro aminoácido. Embora não seja neuroativa, a leucina compartilha os mesmos transportadores dos aminoácidos neutros grandes por onde os aminoácidos aromáticos são transportados, podendo influenciar sua própria captação pelos tecidos e a síntese de neurotransmissores derivados deles (dopamina, proveniente da tirosina, e serotonina, do triptofano). A leucina é especialmente importante para o metabolismo do glutamato cerebral, "trafegando" entre os compartimentos celulares, fornecendo grupos – NH$_2$ para a síntese de glutamato, em compartimentos de alta concentração de glutamat, e OIC, para atuar como um meio de remoção para grupos –NH$_2$ do glutamato em compartimentos de baixa concentração de glutamato.

No músculo esquelético, a absorção de BCAA representa $\cong$ 50% de todos os aminoácidos absorvidos após uma refeição, com seu nitrogênio liberado na forma de alanina e glutamina. A síntese de alanina pode ocorrer por meio da alanina aminotransferase mitocondrial, que é expressa no músculo, permitindo que o glutamato produzido por BCAT seja reciclado de volta para α-KG por meio da transaminação com piruvato. A glutamina pode ser sintetizada como descrito acima e está presente no músculo esquelético em concentrações muito altas (ver Figura 7.3), sendo sua concentração mantida por meio do transportador de aminoácidos neutros dependente de sódio, chamado SNAT2.

No fígado, a alanina e a glutamina provenientes da oxidação periférica dos BCAAs tornam a amônia disponível para a síntese de ureia. A glutamina também é absorvida pelos enterócitos no trato gastrintestinal e, em algumas circunstâncias, pelos rins, conforme discutido abaixo.

Síntese de ureia

O ciclo da ornitina, para síntese da ureia (Figura 7.4), foi descoberto por Krebs e Henseleit, em 1932. É assim que os mamíferos detoxificam a amônia liberada dos aminoácidos e a excretam sob a forma de ureia. Nos peixes, a abundância de água permite que a amônia seja removida sem a necessidade de síntese de ureia, enquanto, nas aves, a necessidade de conservar a água resulta na formação e excreção do ácido úrico insolúvel, sem a formação da urina propriamente dita. Embora o ciclo da ureia seja geralmente discutido apenas nesses termos, ele tem uma segunda função importante, a de consumir e remover o bicarbonato (HCO_3^-). A oxidação completa dos aminoácidos produz HCO_3^- e NH_4^+. Animais com respiração aérea podem excretar CO_2 volátil de seus pulmões, mas não HCO_3^-. Os rins, com sua faixa normal de produção de urina, não podem remover a produção diária de HCO_3^- associada à oxidação de aminoácidos da ingestão usual de proteínas. Assim, a síntese hepática de ureia, que consome dois mols de HCO_3^- e dois mols de NH_4^+ por mol de ureia formada, é a principal via de descarte de HCO_3^-. Por exemplo:

$$HCO_3^- + 2NH_4^+ \rightarrow$$
$$H_2NCONH_2 + H^+ + 2 H_2O$$

$$HCO_3^- + H^+ \rightarrow H_2O + CO_2$$

$$2 HCO_3^- + 2NH_4^+ \rightarrow$$
$$H_2NCONH_2 + CO_2 + 3 H_2O$$

a. Fontes de amônia. Os dois átomos de nitrogênio da ureia derivam da amônia e do aspartato (mostrado em negrito na Figura 7.4). Enquanto a produção de ureia ocorre principalmente no fígado, grande parte da amônia usada na síntese de ureia é derivada, direta ou indiretamente, de tecidos extra-hepáticos. Uma fonte deriva da alanina e glutamina, a partir da oxidação periférica dos BCAAs (conforme descrito acima), enquanto a outra é originária do intestino, conforme descrito abaixo.

A principal fonte de amônia para a primeira etapa do ciclo da ureia (a formação do carbamoil fosfato) é o glutamato, por meio da ação da glutamato desidrogenase mitocondrial. O glutamato é derivado da transaminação de alanina, aspartato e outros aminoácidos também capazes de sofrer transaminação, assim como da desaminação da

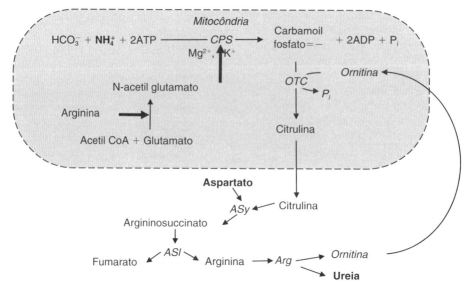

Figura 7.4 As enzimas do ciclo da ornitina e sua distribuição no fígado. CPS, carbamoil fosfato sintetase; OTC, ornitina transcarbamilase; Asy, argininosuccinato sintetase; ASI, argininosuccinato liase; Arg, arginase.

glutamina, outra fonte importante de amônia. A amônia também é gerada pela desaminação da asparagina, glicina, serina, treonina e histidina.

O aspartato, que fornece a segunda molécula de nitrogênio na ureia, deriva do oxaloacetato (intermediário do ciclo do ácido cítrico), por meio da transaminação da alanina ou de outros aminoácidos que podem ser transaminados, mediante ação da abundante aspartato aminotransferase. O aspartato está sempre presente em excesso e, tão rápido quanto ele é usado na formação do argininosuccinato, é reabastecido. Vinte e cinco por cento da amônia utilizada na síntese de ureia chega ao fígado pela veia porta, pois o intestino é o principal local de produção de amônia, por duas vias importantes: em primeiro lugar, a mucosa intestinal produz quantidade significativa de amônia, que vem do metabolismo da glutamina removida do sangue arterial e da oxidação de alguns aminoácidos provenientes da alimentação, no ambiente intraluminal (p. ex., alanina, glutamato e aspartato); e, em segundo lugar, a amônia é o resgate de 15 a 30% da ureia sintetizada pelo fígado e chega ao lúmen intestinal, onde é degradada por ureases bacterianas, localizadas principalmente na mucosa ou na área justamucosa do cólon, e em menor extensão no intestino delgado, com liberação de amônia (e CO_2). Essa amônia gerada no intestino entra na circulação portal, local em que sua concentração é até 10 vezes maior do que em outras partes da circulação, e é convertida de volta em ureia no fígado.

b. Desintoxicação de amônia pela síntese de glutamina.
Além da síntese de ureia, a outra via principal para a detoxificação de amônia no fígado é a síntese de glutamina pela glutamina sintetase, que é anatomicamente separada das enzimas do ciclo da ureia. O sangue portal do GIT para o fígado encontra primeiro o sistema do ciclo da ureia nos hepatócitos periportais, que removerão a amônia intestinal. No entanto, depois disso, na extremidade perivenosa da unidade funcional do fígado, uma pequena subpopulação de hepatócitos, células de varredura (do inglês *scavenger*) perivenosas, não contém enzimas do ciclo da ureia, mas contém glutamina sintetase, que pode eliminar, com alta afinidade, qualquer amônia que não foi usada em etapas anteriores responsáveis pela síntese de ureia. Essas células são de crucial importância para a manutenção dos níveis não tóxicos de amônia na veia hepática e em todo o corpo. Até 25% da amônia fornecida pela veia porta escapa da síntese de ureia periporta e é usada para a síntese de glutamina nessas células, que apresentam alta afinidade de captação de precursores de carbono para a síntese de glutamina, principalmente α-cetoglutarato. A síntese de glutamina perivenosa permite que o excesso de NH_4^+ seja transportado na corrente sanguínea para os rins na forma de glutamina, para ser degradada pela glutaminase renal, com a NH_4^+ excretada pelos túbulos. Em função da complexa compartimentalização intercelular encontrada no fígado, em que há características de localização mais periporta da síntese de ureia e da glutaminase, a regulação da glutaminase hepática fornece um ponto importante de controle do pH no organismo. Na acidose, ambos os processos são interrompidos, diminuindo a remoção de bicarbonato, favorecendo, assim, a formação de glutamina hepática pela glutamina sintetase localizada perivenosamente e causando aumento da excreção renal de NH_4^+, em vez de ureia. O inverso é verdadeiro na alcalose. Assim, um ciclo de glutamina intercelular hepático – entre as células periportais e perivenosas do lóbulo – desempenha função reguladora na homeostase do pH do organismo. Embora tal esquema seja claro em estudos com animais, a relação entre a homeostase do pH e a ureagênese no metabolismo humano é uma questão controversa.

c. Regulação do ciclo da ureia.
Estudos experimentais *in vitro* indicam que o funcionamento do ciclo da ureia é automático, controlado inteiramente por fatores cinéticos e termodinâmicos. A atividade da primeira enzima, CPS-1, é irreversível e parece controlar a taxa de produção de ureia. No entanto, a CPS-1 permanece inativada se estiver sem um cofator, N-acetil glutamato (N-AG), que é um ativador alostérico (ver Figura 7.4). Como a síntese de N-AG é estimulada pelo glutamato, por meio de um efeito mediado por substrato, e também pela arginina, muitos acreditam que o N-AG seja um regulador, ou mesmo controlador geral, do ciclo da ureia, especialmente porque a quantidade de N-AG no fígado aumenta quando o suprimento de aminoácidos e a produção de ureia são aumentados (o glutamato estimula a formação de N-AG, que, então, exerce controle sobre a CPS-1). No entanto, outros acreditam que,

embora o N-AG ative o CPS-1, a disponibilidade do substrato (NH3 livre e ornitina) exerça controle imediato. Claramente, este é um assunto complexo.

Metabolismo dos esqueletos de carbono de aminoácidos

As várias vias pelas quais os esqueletos de carbono dos aminoácidos são convertidos em energia útil resultam em pelo menos um – de dois – produto final. A maioria dos aminoácidos é glicogênica (formadores de glicose), após a conversão em piruvato, oxaloacetato, α-cetoglutarato, propionil-CoA, succinil-CoA ou fumarato. Os aminoácidos cetogênicos, como leucina e lisina, são convertidos em acetil-CoA, que "abastece" o ciclo do ácido tricarboxílico e é convertido em CO_2 e ATP, ou na síntese de ácidos graxos. O Triptofano, isoleucina, fenilalanina e tirosina são considerados tanto glicogênicos quanto cetogênicos.

7.4 Necessidades de proteínas e aminoácidos

Contexto histórico

Importância nutricional da proteína dietética

Após a identificação do nitrogênio, por Rutherford, no final do século XVIII, a compreensão da importância nutricional da proteína começou em Paris, no início do século XIX, onde a indispensabilidade do N dietético foi estabelecida pelos testes de alimentação em cães, por Magendie, e pelos estudos de equilíbrio, em herbívoros, conduzidos por Boussingault. Esses estudos, juntamente com a identificação química da proteína, por Mulder, estabeleceram a proteína como o determinante da "qualidade" dos alimentos e o constituinte alimentar que dominou a ciência nutricional pelo resto do século XIX.

As primeiras discussões sobre a quantidade de proteína necessária na dieta foram feitas por Carl Voit, na Alemanha, na década de 1880. Embora ele tenha relatado estudos de balanço nitrogenado em cães e humanos, sua recomendação de ingestão derivou simplesmente de observações do que os trabalhadores escolhem comer (118 g de proteína/dia). Na América, Wilbur Atwater achava que os trabalhadores americanos trabalhavam mais e comiam mais, então, sua recomendação era de 125 g/dia. Sob outra ótica, John Harvey Kellogg, médico e adventista do sétimo dia, discordou dos

achados anteriormente descritos e promoveu uma dieta vegetariana com muito menos proteína, inventando cereais matinais, incluindo os flocos de milho Kelloggs. O mais proeminente defensor da baixa proteína foi Russell Chittenden, Professor de Química Fisiológica em Yale, no início do século XX, que deliberadamente reduziu sua própria ingestão de carne e proteína (para cerca de 40 g/dia) e afirmou que "sentiu o benefício". Em alguns de seus testes – que tiveram como casuística seus colegas cientistas, soldados e, em seguida, alguns atletas de elite –, com 5 meses de duração e plano dietético contendo baixo teor de carne, ele demonstrou não apenas a manutenção do condicionamento físico com cerca de 0,75 g/kg de proteína por dia, mas também aumento da força (em 35% dos atletas), redução na percepção de fadiga e aumento do bem-estar. Ele concluiu que "o homem pode manter, de forma bastante proveitosa, o equilíbrio nitrogenado e a massa corporal, com uma quantidade muito menor de proteína alimentar do que ele está acostumado a consumir". Assim, ele definiu como demanda proteica ideal cerca de 0,75 g/kg/dia, próximo à oferta segura atual de 0,83 g/kg/dia, com a maior parte deste vindo de fontes de proteína vegetal. À época, as opiniões de Chittenden eram controversas e receberam menos destaque do que mereciam, embora seja provável que seus atletas tenham melhorado seu desempenho físico em função de maior ingestão de carboidratos após trocar a carne por batatas. No entanto, os dados sobre a ingestão de proteínas falam por si.

O evento importante que se seguiu, a respeito de atitudes relacionadas a proteína, foi inadvertidamente desencadeado por artigos sobre kwashiorkor, publicado por Cecily D. Williams, na década de 1930. Ela descreveu a condição de kwashiorkor em Gana e sugeriu que esse quadro era devido à deficiência de proteína – uma visão que estava em consonância com relatos da época, apontando, incorretamente, que a relação proteína:energia (P:E) da demanda proteica era maior aos 2 anos de idade, caindo acentuadamente na vida adulta. Um Relatório inicial publicado pela FAO/OMS, na África, em 1951, ifentificou o kwashiorkor como uma condição clínica decorrente da deficiência proteica; após esse ano, a oferta e a deficiência proteicas se tornaram, de longe, o assunto relacionado à nutrição mais importante em âmbito internacional. De fato, as Nações Unidas publicaram, em 1968, uma convocação para a "Ação Internacional para evitar a iminente crise proteica". Como consequência, a revolução verde foi iniciada e envolveu o manejo e desenvolvimento de novas sementes, fertilizantes e pesticidas – para permitir a monocultura –; a intensificação da produção pecuária; e um investimento maciço na produção de soja.

Agora sabemos que o kwashiorkor é causado por uma combinação de infecção e deficiência de múltiplos micronutrientes – especialmente aqueles com ação antioxidante –, e não por deficiência de proteínas. Além disso, embora as necessidades de proteína de bebês e crianças pequenas (por kg) sejam maiores do que as de adultos, a razão P:E para sua necessidade de proteína é baixa, conforme indicado pela composição do leite materno (P:E = 6 a 7 %), pois suas necessidades de energia (por kg) são muito maiores do que nos adultos. Por esse motivo, a deficiência de proteína é muito menos comum do que se pensava. No entanto, a ideia de "Proteína, o único nutriente verdadeiro", proposta por Liebig, em 1842, com base em sua visão incorreta de que proteína era o combustível para o trabalho muscular, ainda influencia as atitudes no que diz respeito à importância da proteína, assim como a visão de que a deficiência de é generalizada em crianças.

Desenvolvimento do conceito de essencialidade dos aminoácidos

O reconhecimento do conceito de essencialidade dos aminoácidos dietéticos como o determinante da qualidade da proteína surgiu no início do século XIX, por meio de testes de alimentação com colágeno extraído de ossos. Isso mostrou que a proteína do colágeno era, do ponto de vista nutricional, comprovadamente inferior à albumina extraída do soro, como exemplo. Os avanços na análise química das proteínas, no fim do século XIX, resultaram na identificação de muitos aminoácidos individuais, no início do século XX, com Hopkins isolando o triptofano (1901), que, por sua vez, permitiu demonstrar a composição incomum do colágeno e, especialmente, a falta de qualquer triptofano. Assim, Kaufman mostrou que gelatina + triptofano + cistina + tirosina mantinham o equilíbrio de N em cães e no homem. A outra proteína que despertou interesse – por não permitir o crescimento de animais – foi a zeína, principal extrato proteico do milho. Em 1906,

Hopkins havia mostrado que ratos alimentados com zeína (que contém níveis muito baixos de triptofano) viviam mais tempo se também recebessem um suplemento de triptofano. Isso estabeleceu o conceito de qualidade da proteína dietética, determinada por seu conteúdo de aminoácidos. Estudos de equilíbrio de N, com adultos, sob oferta de diferentes alimentos, estabeleceram rapidamente a importância da qualidade da proteína na nutrição humana. Os refinamentos finais dos princípios básicos da qualidade nutricional da proteína foram obtidos com os experimentos de Osborne e Mendel (1915). Como demonstrado na Figura 7.5, foi evidenciado que ratos alimentados com zeína (sem triptofano), perderam massa corporal e morreram mais precocemente; já com a suplementação de triptofano, eles mas mantiveram a massa corporal e, em seguida, com a adição de lisina, passaram a crescer (*i. e.*, a zeína foi limitada por triptofano para manutenção, e por lisina para crescimento). A implicação desses famosos experimentos é que o padrão de aminoácidos necessário para a manutenção é diferente daquele para o crescimento, conforme subsequentemente confirmado em outros estudos, também com animais. Depois disso, em um trabalho pioneiro, Rose completou a identificação de todos os 20 aminoácidos, ao descobrir a treonina, em 1935, e então identificou e quantificou os oito aminoácidos indispensáveis (IAAs) necessários para manter o equilíbrio de N em humanos adultos. Embora Rose não tenha conseguido mostrar que a falta de histidina influenciava o equilíbrio de N em adultos, por causa dos efeitos prejudiciais das dietas sem histidina nas concentrações de hemoglobina, em indivíduos alimentados com tal estrutura dietética, a histidina acabou se tornando o nono IAA. O trabalho de equilíbrio de N de Rose foi seguido por mais estudos semelhantes, alguns em mulheres, para estabelecer a necessidade de aminoácidos individuais, como a lisina, e muitos outros para estabelecer a necessidade geral de proteína em homens e mulheres, nas décadas de 1960 e 1970.

Esses estudos de equilíbrio também demonstraram que a necessidade de IAAs na alimentação depende da quantidade total de nitrogênio, bem como da sua origem, presente na alimentação. Assim, quanto maior o N total, menor a quantidade de IAA necessária para o equilíbrio de N. O "nitrogênio não essencial" mais eficaz para manutenção

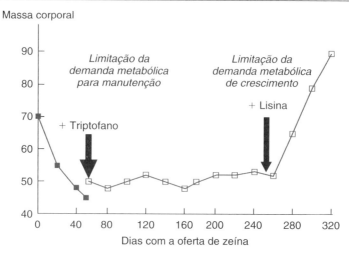

Figura 7.5 Crescimento do rato com a proteína zeína. (Fonte: Osborne e Mendel, 1915.)

era uma mistura de aminoácidos dispensáveis, que era melhor do que um único aminoácido dispensável, como glicina, que era melhor do que amônia e/ou ureia. A implicação clara disso foi que a ingestão mínima de N para o balanço de N é determinada pela ingestão de aminoácidos dispensáveis (DAA), e isso foi confirmado com a demonstração de que, com qualquer nível de ingestão de N com proteína do ovo, a substituição parcial da proteína com DAA melhorou o equilíbrio de N.

Posteriormente, estudos com isótopos estáveis, nas décadas de 1980 e 1990, quantificaram a magnitude das necessidades de aminoácidos, em homens e mulheres adultos, e esses valores são usados hoje.

Classificação nutricional atual de aminoácidos

Após esses primeiros estudos, tornou-se aparente que a classificação dos aminoácidos em apenas duas categorias era insuficiente, com uma terceira categoria introduzida para englobar os aminoácidos que poderiam se tornar essenciais em certas circunstâncias, ou seja, quando sua síntese nos tecidos se tornasse limitada. A Tabela 7.5 demonstra os 21 aminoácidos encontrados nas proteínas listadas, em termos de sua essencialidade nutricional atualmente aceita, ou seja, se eles podem ou não ser sintetizados no corpo.

De muitas maneiras, com exceção da histidina, a classificação dos nove IAAs é a mais direta: eles não podem ser sintetizados em tecidos humanos e, portanto, devem ser fornecidos na dieta. A rigor, os esqueletos de carbono é que são indispensáveis, mas em nenhum caso estes ocorrem naturalmente na dieta. No entanto, em pacientes renais, quando a excreção de nitrogênio fica comprometida, os α-cetoácidos de cadeia ramificada têm sido utilizados para formular dietas especiais que manteriam o *pool* de aminoácidos de cadeia ramificada por meio da transaminação.

Identificar o grupo dispensável, o qual exibe síntese ilimitada nos tecidos a partir de uma fonte capaz de doar nitrogênio, é relativamente simples. De fato, como os enterócitos oxidam glutamato, aspartato (e provavelmente asparagina) e glutamina, apenas uma pequena fração desses aminoácidos nos alimentos aparece no sangue portal após uma refeição. Os nitrogênios desses aminoácidos são absorvidos na forma de amônia e alanina, o que permite sua ressíntese no fígado e em outros tecidos. A selenocisteína, *per se*, não é necessária na alimentação, pois, para as poucas proteínas que contêm esse aminoácido (selenoproteínas; 54 proteínas em 2016), é feita de serina e selênio inorgânico em uma espécie específica de RNAt que direciona a selenocisteína para um códon de parada específico (UGA) no RNAm por meio de um fator de alongamento específico.

Os IAAs condicionais são aqueles que possuem sua síntese limitada em determinadas circunstâncias, inclusive com recomendações dietéticas tendo sido elaboradas para suprimento da demanda fisiológica. Sob circunstâncias consideradas normais, em que indivíduos saudáveis têm

Capítulo 7 ▪ Nutrição e Metabolismo de Proteínas e Aminoácidos **159**

Tabela 7.5 Essencialidade de aminoácidos de 21 codificados.

Grupo	Essencial/indispenável *Sem síntese*	Condicionalmente essencial/indispensável *Síntese limitada, às vezes*	Não essencial/dispensável *Síntese ilimitada*
Cadeia ramificada	Leucina Isoleucina Valina		
Aromáticos	Fenilalanina Triptofano	→ Tirosina	
Com enxofre/selênio	Metionina	→ Cisteína	Selenocisteína (proveniente de Se inorgânico)
Básicos	Lisina Histidina	Arginina	
Ácidos e amidas		Glutamina	Glutamato Aspartato Asparagina
Neutro	Treonina	Glicina Prolina	Alanina Serina

acesso a oferta proteica exógena, os IAAs condicionais serão adequadamente ofertados, a ponto de nunca ter sido sugerido que sua quantidade nas proteínas alimentares pudesse ser considerada limitante, influenciando a qualidade proteica, em comparação aos IAAs.

No entanto, na esfera clínica, a condicionalidade de um ou mais aminoácidos pode se tornar importante quando: 1) as demandas metabólicas se tornarem aumentadas; 2) rações especiais e modalidades de oferta alimentar diferirem da alimentação usual e saudável; e 3) houver algum erro inato do metabolismo que impeça a síntese de um aminoácido. Um exemplo óbvio desta última situação é a fenilcetonúria (PKU), condição em que há níveis muito baixos da fenilalanina hidroxilase – enzima responsável por converter a fenilalanina em tirosina. Para essas pessoas, a tirosina é indispensável. Outro exemplo é a nutrição parenteral (NP), quando uma solução de aminoácidos livres é fornecida por via intravenosa. A glutamina não está normalmente presente em soluções de NP, devido à preocupação com sua instabilidade durante a esterilização por calor. Portanto, a questão clínica é: devem ser feitos esforços para garantir que a glutamina seja fornecida? Da mesma forma, quando for necessária a

administração de alimentação especial, por via enteral, aminoácidos adici onais devem ser adicionados a essa formulação? Já para a tirosina, com exceção da PKU, não é provável que seu fornecimento a partir da fenilalanina seja limitado, enquanto a condicionalidade de cisteína, arginina, prolina, glicina e glutamina foi amplamente discutida, mas, mesmo após várias décadas de pesquisa, consensos individuais ainda precisam ser elaborados para determinação da oferta desses aminoácidos nas mais diversas situações em que eles poderiam apresentar algum benefício. Aqui, as questões mais relevantes são revisadas.

A cisteína é formada na via catabólica da metionina, embora somente o grupo que contém enxofre (tiol) derive da metionina, com o restante da molécula vindo da serina (o que pode limitar a conversão da metionina em cisteína). Além disso, a conversão de metionina em cisteína é limitada ou comprometida pelo baixo nível de vitamina B na infância e pelo consumo de álcool. Conforme indicado na Tabela 7.4, a cisteína é parte do tripeptídeo glutationa (γ-L-glutamil-L-cisteinil-glicina [GSH]). A GSH é uma parte chave do sistema antioxidante celular encontrado em todas as células, existente predominantemente em seu estado reduzido (GSH), com concentrações muito

160 Introdução à Nutrição Humana

mais baixas da sua forma oxidada, a GSSG. O sistema redox GSH/GSSG mantém um ambiente geral propício para a reação de redução na célula. A disponibilidade de cisteína é considerada limitante para a síntese de GSH em situações patológicas, como desnutrição ou infecção pelo HIV, uma vez que o fornecimento de cisteína demonstrou estimular a síntese de GSH e restaurar os estoques de GSH. Além disso, a imaturidade em bebês prematuros foi sugerida como uma razão pela qual a cisteína é indispensável, por isso ela é adicionada a algumas, mas não a todas as soluções de NP. Está em discussão se o fornecimento de cisteína para bebês prematuros deve fazer parte de suas diretrizes de alimentação.

A arginina é um exemplo de aminoácido que pode se tornar essencial em condições de estresse e estados catabólicos, quando a capacidade de síntese endógena de aminoácidos é excedida. Ela é um aminoácido importante por várias razões, mas seu metabolismo é bastante complexo, variando entre os tecidos e sem estar completamente compreendido. Como precursora imediata da ureia, no ciclo da ureia, é sintetizada a partir da ornitina, mas a sua clivagem em ureia, pela arginase hepática, representa um problema para o fornecimento de arginina aos tecidos extra-hepáticos. Além disso, uma segunda arginase (arginase tipo II) ocorre nos enterócitos, de modo que apenas uma pequena fração da arginina proveniente da proteína dietética é absorvida. No entanto, há cooperação entre o intestino e os rins para fornecer arginina aos tecidos extra-hepáticos, por meio da síntese de citrulina em enterócitos, a partir da glutamina e da prolina, sendo liberada no sangue portal e capaz de passar intacta pelo fígado para ser extraída utilizada pelos rins, onde é convertida em arginina (a arginina de origem renal é a fonte de cerca de 60% da arginina circulante).

Conforme já indicado na Tabela 7.4, a arginina é o precursor do óxido nítrico (NO), a molécula derivada do endotélio envolvida na vasodilatação, respostas imunes, neurotransmissão e adesão plaquetária, uma reação que ocorre em muitos tipos de células e que é de grande importância. Em células produtoras de NO, essa reação gera citrulina, a qual pode ser reconvertida em arginina, a partir do aspartato, em um ciclo arginina/citrulina. Isso significa que não deve haver limitação no fornecimento de arginina para a produção de NO.

No entanto, parece que, sob condições de estresse e em estados catabólicos resultantes de doença crítica (com catabolismo de arginina pela arginase), a capacidade de síntese endógena de arginina pode se tornar inadequada, limitando, assim, a conversão de arginina em NO, favorecendo a disfunção endotelial e/ou disfunção das células T, dependendo do cenário clínico e do estado da doença. Certamente, durante a cicatrização de feridas, a citrulina formada a partir da produção de NO pode ser convertida em prolina, para a síntese de colágeno (ver adiante) e, nessas circunstâncias, a arginina pode se tornar limitada (é também por isso que ela foi identificada como condicionalmente essencial)

O metabolismo da prolina, outro aminoácido condicionalmente essencial, está intimamente relacionado ao da arginina, com seu metabolismo também pouco compreendido. Embora a prolina seja amplamente distribuída em proteínas, é abundante em colágeno, respondendo por quase um quarto de todos os resíduos de aminoácidos (embora parte da prolina sofra modificação pós-traducional, convertendo-se em hidroxiprolina). Uma vez que o colágeno é parte importante do tecido cicatricial formado durante a cicatrização de feridas na pele, a provisão de prolina pode se tornar importante após a lesão e queimaduras. Embora a prolina possa ser sintetizada a partir do glutamato, é provável que sua principal fonte em tecidos derive da ornitina, em uma reação reversível, o que significa que ela pode ser formada a partir de arginina e, também, pode contribuir para a síntese de arginina. No entanto, grande parte da prolina proveniente da alimentação é utilizada pelo enterócito, juntamente à glutamina, para síntese de ornitina e, então, citrulina, que, como discutido acima, é a maneira pela qual a arginina atinge os tecidos periféricos. Uma parte desta arginina nos tecidos periféricos é convertida em citrulina e ornitina, podendo, então, ser usada para síntese de prolina. Isso é particularmente importante na glândula mamária, na qual grande parte da prolina no leite deriva da arginina. O fator complicador na compreensão do metabolismo da prolina, bem como da sua indispensabilidade condicional, é que mudanças no desenvolvimento ocorrem especialmente no intestino, onde no neonato a síntese de prolina é limitada, sugerindo sua indispensabilidade.

A glicina é o aminoácido mais simples da natureza e está disseminada em todas as proteínas, especialmente no colágeno, no qual compreende um terço de todos os resíduos de aminoácidos. Além disso, é metabolicamente importante em várias vias metabólicas, conforme mostrado na Tabela 7.4, e essa importância pode aumentar em algumas circunstâncias, como no estresse oxidativo, onde a glutationa oxidada é perdida das células e excretada como ácido mercaptúrico. Embora a síntese de glicina possa ocorrer por várias vias (de serina, treonina, colina, glioxalato e hidroxiprolina), ela é geralmente classificada como um AA condicionalmente indispensável. A razão para isso é a evidência de que a quantidade de glicina sintetizada *in vivo* é insuficiente para atender às demandas metabólicas durante o desenvolvimento neonatal, especialmente em bebês prematuros, para os quais a suplementação de glicina melhorou o crescimento e a recuperação do crescimento de bebês desnutridos.

Como indicado acima, a glutamina é central para o metabolismo do N entre órgãos e é, de longe, o aminoácido livre mais abundante no corpo, sendo até mesmo surpreendente o fato de que ela seja classificada como condicionalmente indispensável. O interesse clínico pela glutamina surgiu após a descoberta de sua concentração muito elevada no músculo, sua importância potencial na regulação do equilíbrio de proteínas no músculo e seu papel como um importante substrato energético para células do sistema imunológico e enterócitos. Como o *pool* de glutamina no músculo e no plasma cai acentuadamente em situações catabólicas, foi levantada a possibilidade de que seu fornecimento pudesse ser benéfico em termos de manutenção da massa muscular e do sistema imunológico e redução do risco de translocação bacteriana intestinal em pessoas que estão em condições clínicas críticas, a partir da manutenção da fisiologia adequada dos enterócitos. Isso foi de particular importância durante o emprego da nutrição intravenosa, pois, como indicado acima, normalmente a glutamina não está presente em tais soluções. Isso resultou em muitos ensaios clínicos de sua suplementação por via intravenosa e enteral, seja na sua forma livre ou na forma de dipeptídeo – o segundo é mais eficaz no aumento da glutamina plasmática quando administrado por via enteral do que o primeiro.

No entanto, embora os primeiros ensaios que usaram a glutamina via intravenosa e enteral indicassem benefícios (p. ex., redução da mortalidade em doenças críticas), muitos ensaios subsequentes falharam em confirmar isso, de modo que seu benefício ainda é incerto. De fato, alguns grandes estudos recentes sugeriram resultados insatisfatórios, evidenciando aumento na mortalidade entre pacientes criticamente enfermos, com falência de múltiplos órgãos, o que dividiu a opinião entre os especialistas.

Em resumo, embora o conceito de indispensabilidade condicional seja o mais importante e tenha resultado em muitas pesquisas, um consenso sobre as diretrizes geralmente aceitas para a prática nutricional ainda não foi acordado.

Magnitude das necessidades de proteínas e aminoácidos

A quantidade de proteína encontrada em uma alimentação, somada ao fato de estar em combinação com quantidades adequadas dos outros nutrientes, considerada necessária para manutenção da estrutura e funções desejadas do organismo humano é o que caracteriza a necessidade proteica, geralmente identificada como manutenção e quaisquer necessidades especiais para crescimento, reprodução e lactação. Em uma relatório da OMS, publicado em 2007, a necessidade proteica foi definida como "*o nível mais baixo de ingestão de proteína na alimentação que vai equilibrar as perdas de nitrogênio do corpo e, assim, manter a massa proteica corporal, em pessoas em equilíbrio energético, com níveis modestos de atividade física, mais, em crianças ou mulheres grávidas ou lactantes, as necessidades associadas à deposição de tecidos ou secreção de leite em taxas compatíveis com uma boa saúde.*" Isso tem a vantagem de ser conceitualmente simples, com o equilíbrio de N como seu foco principal. Embora várias abordagens que utilizaram isótopos estáveis, baseadas em diferentes paradigmas, tenham sido descritas, nenhum consenso foi alcançado sobre qualquer abordagem alternativa específica, com algumas identificadas como profundamente falhas. No entanto, os estudos de equilíbrio de N são muito difíceis de conduzir e, especialmente, de interpretar, como discutido abaixo.

As necessidades proteicas, conforme definidas acima, podem ser descritas por meio de um modelo genérico que a define como: a demanda metabólica,

162 Introdução à Nutrição Humana

bem como a quantidade dietética, satisfará essas necessidades, uma função da eficiência de utilização da proteína. Desse modo:

Necessidade dietética = demanda metabólica/ eficiência de utilização

Para fins de planejamento e saúde pública, e para minimizar o risco de deficiência, as necessidades individuais são expressas como doses dietéticas, que levam em consideração a variação individual e são definidas na faixa superior das necessidades individuais observadas, de modo que tais ingestões sejam associadas a um baixo risco de deficiência para qualquer indivíduo.

A demanda metabólica é determinada pela natureza e extensão dessas vias que consomem aminoácidos irreversivelmente, conforme mostrado na Figura 7.2. A eficiência da utilização da proteína para satisfazer a demanda metabólica e atingir o equilíbrio de N será determinada por aqueles fatores associados à digestão e absorção da proteína dietética. Assim, a utilização líquida de proteína pode ser inferior a 100% se a *digestibilidade* estiver incompleta, com a consequente perda de N dietético nas fezes, e se a biodisponibilidade celular dos aminoácidos absorvidos não corresponder inteiramente ao padrão de aminoácidos demandado pelo organismo, reduzindo o *valor biológico* dos aminoácidos absorvidos.

Uma estimativa da demanda metabólica para manutenção tem sido tradicionalmente baseada nas ONLs. Todas essas são perdas de nitrogênio de indivíduos saudáveis alimentados com uma dieta livre de proteínas, mas adequada em relação aos outros nutrientes. Tal padrão dietético induz, inicialmente, um balanço de N negativo acentuado, que diminui gradualmente até se tornar constante como ONL (geralmente após um período de 1 a 2 semanas). Presume-se que a perda contínua e constante de N reflita as circunstâncias especiais em que as demandas metabólicas são atendidas por proteínas mobilizadas dos tecidos do corpo. Em adultos saudáveis, o nitrogênio ONL é equivalente a cerca de 0,3 g de proteína/kg/dia.

Quando a proteína é adicionada à alimentação isenta de proteína, para atender a demanda, pode-se chegar a uma ingestão que corresponda exatamente às perdas, de forma que o equilíbrio de N seja alcançado (ingestão = perda), e essa ingestão representará o requerimento mínimo de proteína (MPR). O relatório sobre proteínas, da OMS (2007), foi baseado em uma metanálise de todos os estudos de equilíbrio de N, em adultos saudáveis – foram estudados 235 indivíduos, em três ou mais testes de diferentes doses de ingestão proteica, por período entre 10 a 14 dias com as vias urinárias e os dados de excreção de nitrogênio fecal dos últimos dias usados para representar a resposta a essa ingestão. Uma regressão linear dos pontos de dados de equilíbrio de N em cada ingestão (ingestão de N menos perda de N) foi usada para identificar a ingestão necessária para obtenção do equilíbrio de N:

i. e., ingestão de N para equilíbrio = interceptação/declive

Inclinações medianas, interceptação e requisitos foram identificados como 0,47 –, 48,1 mg N/kg/d e 104,6 mg N/kg/d: isto é, 0,65 g proteína/kg/d (como proteína = Nx6,25). A interceptação é semelhante ao ONL determinado diretamente (equivalente a 0,30 g proteína/kg/d). A distribuição dos valores individuais do MPR é mostrada na Figura 7.6. A variação foi de menos de 0,4 a mais de 1,1 g/kg/dia e nenhuma interação entre os fatores estudados (idade, sexo ou tipo de padrão alimentar –proteína animal ou vegetal) que explicassem essa grande variação pôde ser identificada. A variação entre os indivíduos foi determinada estatisticamente, permitindo que a ingestão individual segura fosse identificada como 0,83 g/kg/dia. O relatório também identificou uma ingestão segura da população (com base na variabilidade tanto da necessidade quanto da ingestão) que é maior do que a necessidade individual segura de 1,05 g/kg/dia. Uma causa da variabilidade é que o equilíbrio de N pode ser influenciado pela ingestão energética e é difícil garantir que os indivíduos estejam no equilíbrio energético exato em cada ingestão proteica realizada nos estudos. O excesso de ingestão energética leva a algum ganho de massa corporal e de tecido magro, com balanço de N menos negativo – ou até mesmo positivo – subestimando a necessidade. Com muito pouco de ingestão energética, a proteína é oxidada (como fonte de energia), resultando em balanço de N mais negativo, superestimando a necessidade. Isso significa que o MPR é uma função do estado do balanço energético, com um erro de apenas ± 10% na estimativa das necessidades energéticas, equivalente a cerca de 85% da variância verdadeira estimada entre os indivíduos, nos estudos mostrados na Figura 7.6.

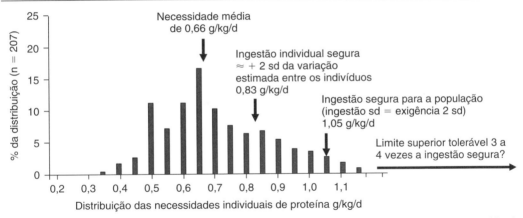

Figura 7.6 Necessidades de proteína em adultos, conforme indicado por metanálise de todos os estudos aceitáveis publicados em adultos.

No entanto, o MPR observado foi muito maior do que o ONL (em termos de nitrogênio proteico) porque a aparente eficiência de utilização de proteínas dietéticas nos estudos de balanço de N foi, em média, de apenas 47%. No relatório da OMS, como em relatórios anteriores, nenhuma explicação foi dada para esta baixa eficiência de utilização. Contudo, estudos metabólicos de oxidação de aminoácidos, utilização de proteína pós-prandial e excreção de nitrogênio durante o ciclo diurno de períodos de alimentação e de jejum explicaram por que o MPR é substancialmente maior do que o ONL – este trabalho estabeleceu um modelo diferente de requerimento de proteína baseado no conceito de demanda metabólica adaptativa.

Demanda metabólica: obrigatória e adaptativa

A demanda metabólica por aminoácidos compreende dois componentes; demandas obrigatórias e adaptativas. As demandas obrigatórias são conceitualmente diretas. Eles compreendem a conversão irreversível de alguns aminoácidos individuais em metabólitos importantes que mantêm a estrutura e a função do corpo e que são posteriormente transformados em produtos finais nitrogenados, principalmente ureia e outros compostos na urina, fezes ou suor. A síntese líquida de proteínas perdidas pelo corpo como pele, cabelo e quaisquer outras secreções também está incluída. É essa exigência obrigatória que dá origem ao ONL.

Demanda metabólica adaptativa

Representa perdas oxidativas simples de aminoácidos. A taxa é definida pela ingestão habitual de proteínas, que, por sua vez, define os níveis de atividade das vias de catabolismo oxidativo. Pode ser identificada como uma demanda porque ocorre continuamente, dia e noite, e muda apenas lentamente, ao longo de várias semanas, quando a ingestão habitual de proteínas muda. Essa demanda adaptativa e, portanto, variável, é uma das razões pelas quais as necessidades de proteína têm se mostrado tão difíceis de determinar. Tal aspecto do metabolismo dos aminoácidos não é totalmente compreendido e pode ter evoluído como consequência do lento crescimento e manutenção da massa corporal de humanos que consomem dietas que fornecem proteína, que muitas vezes excede consideravelmente as necessidades mínimas. Quatro aspectos do metabolismo e comportamento de proteínas e aminoácidos humanos explicam a demanda metabólica adaptativa.

Alguns aminoácidos são potencialmente tóxicos. Os aminoácidos de cadeia ramificada, aromáticos e sulfurados, quando em altas concentrações no sangue e nos tecidos, são tóxicos. Erros inatos do metabolismo em crianças, associados à eliminação oxidativa desses aminoácidos, resultam em docenças graves. A Figura 7.3 mostra suas concentrações muito baixas no sangue e tecido muscular, embora, três deles (leucina, valina e isoleucina), sejam os aminoácidos mais

164 Introdução à Nutrição Humana

abundantes no tecido e nas proteínas dos alimentos (ver Tabela 7.3). Essa não é uma característica geral dos aminoácidos, uma vez que a Figura 7.3 demonstra que alguns, especialmente a glutamina, estão presentes em concentrações muito mais altas (100 vezes). Isso significa que, após uma refeição, os aminoácidos potencialmente tóxicos devem ser eliminados rapidamente por vias oxidativas de alta capacidade ou por deposição como proteína tecidual.

Não há estoques de proteínas. Embora haja pequena capacidade de aumento da massa de proteínas do fígado, geralmente não é possível simplesmente depositar os aminoácidos advindos da alimentação na forma de proteínas, nos tecidos. A maior massa de proteína tecidual é o músculo esquelético, o qual difere de muitos outros tecidos por suas células, os miócitos, serem envoltas em uma estrutura de tecido conjuntivo inelástica, por meio da qual ocorre a transmissão da força de contração muscular e que define o volume do miócito. Durante o crescimento, ocorre a remodelação do tecido conjuntivo muscular, em resposta ao alongamento passivo causado pelo crescimento ósseo, o que permite que a massa do miócito aumente, de modo que a proporcionalidade entre a força e a massa corporal seja mantida. No adulto, após a fusão epifisária dos ossos longos, o crescimento em altura cessa com a massa muscular fixada em seu tamanho fenotípico em função da estatura. Nenhum crescimento adicional pode ocorrer, a menos que o músculo esteja sujeito a alongamento passivo por meio de exercícios de força. Isso significa que, depois de uma refeição contendo proteína, além das demandas mínimas, o excesso de proteína não pode ser simplesmente armazenado como músculos maiores.

Os humanos geralmente realizam suas refeições durante o período diurno. O comportamento alimentar dos humanos resolve o problema de descarte das proteínas das refeições. O ciclo diurno de alimentação e jejum, com longos períodos entre as refeições, especialmente durante o sono, envolve um estado de jejum substancial a cada 24 horas, em que há saldo de perda de proteína tecidual, com oxidação de aminoácidos e produção de ureia. Essas perdas de proteína do músculo e de outros tecidos criam "espaço" para que o excesso de proteína ingerido na refeição

possa ser depositado, repondo as perdas pós-absortivas, até que o tamanho regulado da massa muscular seja alcançado.

As etapas limitantes do catabolismo oxidativo dos aminoácidos essenciais parecem se adaptar à ingestão proteica habitual. Esta é a característica menos compreendida. A capacidade (ou $V_{máx}$) para o catabolismo oxidativo de aminoácidos potencialmente tóxicos se adapta à ingestão habitual de proteínas, em um nível que parece ser mantido durante todo o ciclo diurno de alimentação e jejum, e não muda até que um período prolongado de maior ou menor ingestão de proteínas ocorra. Além disso, a regulação aguda da oxidação de aminoácidos parece ser menos sensível à ingestão de alimentos do que o indicado por estudos que controlam a taxa de atividade enzimática; assim, essa adaptação na taxa não parece mudar marcadamente ao longo do ciclo diurno. Isso garante que, após a adaptação a um determinado nível de ingestão de proteína, o descarte de aminoácidos advindos da alimentação pode ocorrer na forma de deposição proteica, substituindo a proteína tecidual perdida no estado de jejum pela oxidação de aminoácidos ao longo de cada ciclo diário.

As consequências dessas características do metabolismo de proteínas e aminoácidos são demonstradas na Figura 7.7, em termos de regulação do equilíbrio de proteínas do corpo durante o ciclo diurno. A Figura 7.7 A demonstra os dois componentes das perdas oxidativas de aminoácidos que compreendem a demanda metabólica presente continuamente ao longo de cada 24 horas do ciclo diurno. Isso é mensurável como a taxa (por hora) de perdas proteicas no período de jejum, a partir da oxidação da leucina ou excreção de nitrogênio, em escala de até 24 horas. No estado de jejum, a demanda proteica é atingida a partir da proteína tecidual, resultando em um balanço negativo, conforme a proteína tecidual é perdida. Em resposta a uma refeição contendo proteína, a demanda metabólica é atendida pela proteína ingerida, que também repõe o *pool* de proteína do tecido, e isso permite que os aminoácidos essenciais sejam eliminados, sem aumentos excessivos no *pool* de aminoácidos livres. Respostas arbitrárias decorrentes de três refeições são mostradas com períodos muito breves entre as refeições de equilíbrio negativo que pode ocorrer.

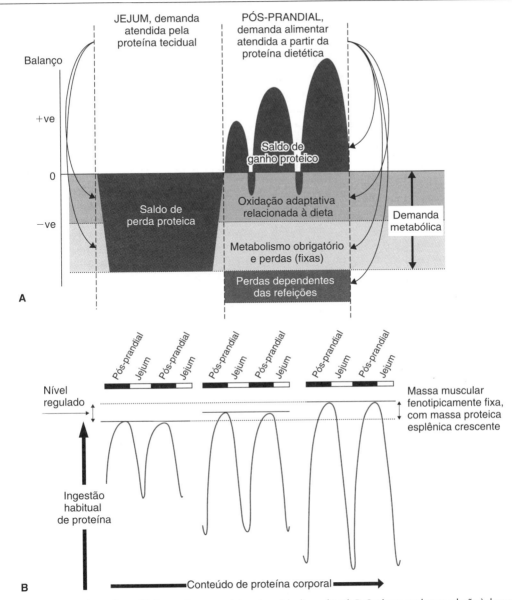

Figura 7.7 A. Regulação do equilíbrio proteico corporal durante o ciclo diurno (*topo*). **B.** Ganhos e perdas em relação à demanda metabólica ao longo de 24 horas (*ponto mais baixo*). Influência da adaptação ao aumento da ingestão de proteínas nos ganhos e perdas diurnas de proteína em relação ao tamanho regulado da massa muscular esquelética.

Qualquer proteína dietética que exceda a demanda metabólica, ou até mesmo se a oferta de aminoácidos exceder o padrão de aminoácidos requerido pelo organismo, será oxidada e estes são mostrados como perdas de aminoácidos dependentes da refeição, ou seja, um aumento na oxidação de aminoácidos acima da taxa do período de jejum. A extensão desse aumento determinará a verdadeira eficiência da utilização da proteína. Claramente, como a ingestão de proteína varia de dia para dia, o mesmo ocorrerá com o balanço geral de nitrogênio ao longo de 24 horas, mas, para qualquer padrão dietético habitual de ingestão proteica acima do nível mínimo, a demanda metabólica adaptativa garantirá o equilíbrio geral.

A Figura 7.7 B demonstra como o conteúdo de proteína corporal, principalmente em função da massa muscular, é regulado em seu nível fenotípico, ao longo do ciclo diurno com 2 dias, indicados em cada um dos três níveis de ingestão habitual de proteína. Com um aumento do nível habitual de ingestão de proteína, após a adaptação completa, a amplitude das perdas e reposição, no período de jejum, aumenta. Embora haja uma massa muscular fenotipicamente fixa, pode haver um pequeno aumento da massa proteica esplênica associada a digestão, absorção e metabolismo da ingestão crescente de proteínas. O aumento das perdas no período de jejum, resultantes dos aumentos adaptativos na capacidade das vias de oxidação de aminoácidos com o aumento da ingestão habitual de proteína, significa que, para manter o músculo em sua massa fenotípica regulada, o aumento da deposição de proteína muscular será observado no período pós-prandial, para repor as perdas aumentadas do período de jejum.

Quando a ingestão de proteínas muda para uma ingestão habitual mais baixa, a mobilização de proteínas tecidual ocorre com um balanço de N negativo, pelo tempo que for necessário para que as perdas decorrentes do aumento na oxidação de aminoácidos se adaptem à ingestão mais baixa. Isso foi identificado anteriormente como as reservas de proteína lábil, mas nenhuma reserva de proteína específica foi identificada, e agora acredita-se que se origine tanto do músculo esquelético quanto dos órgãos esplênicos. A mudança para uma nova ingestão mais elevada representa um problema para a eliminação imediata de aminoácidos dietéticos que excedam a demanda metabólica adaptada. Isso é parcialmente resolvido pelo mecanismo do apetite, no qual a proteína é o nutriente mais sacietogênico, especialmente quando ingerida acima do habitual.

Implicações do modelo de demanda metabólica adaptativa da necessidade de proteína

Por definição, o modelo de demanda metabólica adaptativa estabelece a necessidade de proteína na ingestão habitual, dentro de uma faixa adaptativa. O problema prático envolve os limites dessa faixa e a escala de tempo da adaptação. Estudos de equilíbrio a longo prazo, na década de 1960, indicaram que uma escala de tempo muito superior a 1 a 2 semanas (o tempo na maioria dos estudos de equilíbrio de vários níveis analisados no relatório da OMS de 2007) era necessária para que as perdas de N correspondessem a consumos muito baixos. Isso sugeriria que parte da variabilidade de MPR observada entre os estudos mostrados na Figura 7.6 reflete adaptação incompleta às dietas de teste e que o verdadeiro MPR pode estar na faixa inferior de valores observados entre 0,3 g/kg/dia o ONL e 0,65 g/kg/dia o valor médio de todos os estudos. No entanto, a ingestão de proteínas tão baixa quanto esta é rara e provavelmente não é possível com alimentações nutricionalmente completas. Por exemplo, um homem adulto jovem, de 70 kg, consumindo cereais ou raízes com amido, tubérculos ou frutas básicas como únicas fontes de energia, a uma taxa de 1,75 × BMR (183 kJ ou 43,7 kcal)/kg), ingeriria proteínas digeríveis de 0,82 g/kg/dia, a partir de batatas, entre 0,76 e 1,80 g/kg/dia a partir de cereais, com apenas alguns alimentos básicos não cereais proporcionando ingestões substancialmente inferiores a 0,50 g/kg/dia; por exemplo, banana etíope (Ensete) 0,36, banana-da-terra 0,35 ou mandioca 0,23 g/kg/dia. Além disso, raramente há o consumo desses alimentos como única fonte de energia, existindo outros alimentos fornecendo proteínas (mesmo se houvesse, seriam quase certamente limitantes do ponto de vista nutricional em vários micronutrientes essenciais que teriam impacto na maioria dos indicadores do estado nutricional). Isso significa que o verdadeiro valor do MPR se torna de interesse acadêmico em vez de prático, sem razão para não continuar com a EAR atualmente aceita de 0,65 g/kg/dia. No entanto, existem outras consequências de importância prática desse modelo metabólico.

A inclinação da linha de regressão do equilíbrio de N subestima acentuadamente a eficiência da utilização da proteína. Esta é uma questão conceitual bastante complicada, pois muitos estudos de balanço de N utilizaram proteínas de alta digestibilidade e alto valor biológico, de modo que uma baixa eficiência de utilização (valor mediano = 0,47) não é biologicamente plausível. No entanto, isso é de grande importância porque as necessidades de proteína para crianças e para gravidez e lactação, no relatório da OMS, de 2007, são derivadas de um modelo fatorial, em

que a eficiência de utilização de proteína dietética, a partir de estudos de equilíbrio de N, é usada para calcular as necessidades dietéticas extras para essas necessidades especiais. Para crianças (Figura 7.8), a ingestão dietética para atender às demandas de crescimento é determinada experimentalmente pelo ganho de tecido magro ajustado por um fator de eficiência 0,58 (a inclinação dos estudos de equilíbrio de N em crianças). Em termos práticos, a superestimativa do componente de crescimento em crianças provavelmente não é de grande importância. Para gravidez e lactação (Tabela 7.6), a ingestão extra de proteína deriva de cálculos em que a deposição de proteína durante o ganho de massa corporal gestacional, para o qual há um consenso, é ajustada por um fator de eficiência de apenas 0,42, derivado de estudos de equilíbrio de N em mulheres grávidas. Esses valores na Tabela 7.6 são quase o dobro dos relatórios anteriores, em que foram usados valores de eficiência muito mais altos. Tendo em vista que a literatura indicou aumento na morte neonatal com suplementos que são muito ricos em proteínas, o relatório recomendou que a maior ingestão durante a gravidez deveria consistir somente de alimentos, e não de suplementos ricos em proteínas preparados comercialmente. Entretanto, na opinião dos autores, a superestimação dos valores para a gravidez é insegura porque é duvidoso se a ingestão usual poderia ser aumentada o suficiente para fornecer tais ingestões extras, sem que as mães se tornassem obesas.

Agora sabemos que a utilização da proteína no período pós-prandial, conforme ilustrado na Figura 7.7 A, ocorre com uma eficiência semelhante ao que seria esperado, ou seja, perto de 100% com proteínas do leite, por exemplo. Isso foi observado em estudos nos quais uma abordagem experimental envolvendo oxidação e equilíbrio de [13C1]-leucina foi usada para avaliar a utilização de proteína pós-prandial (PPU), a partir da inclinação dos estudos de equilíbrio de leucina em indivíduos no estado de jejum, em que

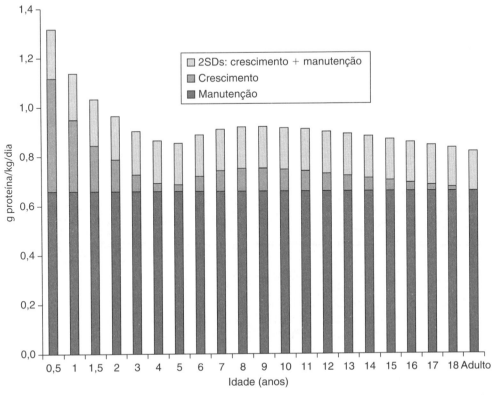

Figura 7.8 Valores de segurança para bebês, crianças, adolescentes e adultos, mostrando os componentes do modelo fatorial usado para derivá-los. O crescimento é determinado experimentalmente como ganho de tecido magro ajustado por um fator de eficiência 0,58 para determinar a ingestão alimentar, a fim de atender às demandas de crescimento.

Introdução à Nutrição Humana

Tabela 7.6 Necessidades adicionais de proteína para gravidez e lactação.

	Ingestão segura (g/dia)	Necessidade de energia adicional (kJ/dia)	Relação proteína: energia
Gestação			
1º trimestre	1	375	0,04
2º trimestre	10	1200	0,11
3º trimestre	31	1950	0,23
Lactação			
Primeiros 6 meses	19	2800	0,11
Após 6 meses	13	1925	0,11

houve a progressiva de proteína (inicialmente, doses mais baixas, e depois equivalentes à ingestão habitual) durante uma única infusão de leucina, por 9 horas. Em contraste, a inclinação superficial nos estudos de equilíbrio de N é explicada porque, a cada ingestão, a demanda aumentou além do indicado pelo ONL, mas tais mudanças não podem ser identificadas a partir da análise dos estudos de equilíbrio. Assim, embora os estudos de equilíbrio de N de 24 horas, pelo menos como normalmente implementados, indiquem a ingestão que permite o N-equilíbrio (a necessidade) e a demanda obrigatória (a interceptação), eles não podem identificar o componente adaptativo da demanda em cada ingestão; sendo assim, a inclinação não é uma indicação da verdadeira eficiência de utilização. Se for interpretado como tal, superestimará notavelmente os cálculos fatoriais das necessidades especiais. Obviamente, esta é uma situação insatisfatória.

Aspectos qualitativos da demanda metabólica

Dadas as extensas possibilidades de biossíntese dos aminoácidos não essenciais, conforme discutido acima, o padrão de aminoácidos da proteína dietética não precisa corresponder exatamente ao padrão de aminoácidos demandado pelo organismo. No entanto, a ingestão deve atender aos requisitos para os IAAs e aqueles que se tornam indispensáveis sob condições fisiológicas ou patológicas específicas (os aminoácidos condicionalmente essenciais), assim como N suficiente, seja dos aminoácidos ou de componentes não essenciais, como a amônia (ver Desenvolvimento do conceito de essencialidade dos aminoácidos, abordado anteriormente). Na prática, a discussão sobre

a qualidade da proteína é geralmente limitada à extensão em que a proteína dietética fornece IAAs suficiente.

7.5 Avaliação da qualidade da proteína

Qualidade da proteína em animais

Estudos de avaliação da qualidade da proteína em ensaios de crescimento animal resultaram na visão generalizada de que existem diferenças marcantes no valor nutricional relativo (qualidade) das plantas em comparação com as fontes de proteína animal na nutrição humana devido às deficiências de alguns IAAs. Conforme mostrado na Tabela 7.3, existem diferenças importantes no conteúdo de IAA das principais classes de proteínas. Os cereais têm baixos níveis de lisina e, em alguns casos, o triptofano, enquanto as leguminosas têm níveis mais baixos de aminoácidos sulfurados, em comparação com as proteínas de origem animal. Assim, os cereais e, em menor extensão, as leguminosas, tiveram um desempenho fraco em ensaios de crescimento animal, mas, quando combinados, ocorreu o crescimento máximo. Isso deu origem ao conceito de "complementação", em que o equilíbrio apropriado de IAAs é fornecido a partir de combinações de proteínas vegetais. No entanto, agora é reconhecido que, na nutrição humana, com o rápido crescimento do recém-nascido, desacelerando acentuadamente após o desmame, a demanda nutricional por IAAs para o crescimento do tecido torna-se um componente menor da demanda metabólica total após o primeiro ano de vida. Assim, os ensaios utilizados para avaliação da qualidade da proteína, por meio da avaliação do crescimento em animais, têm pouca relevância para a avaliação da qualidade da proteína na nutrição humana.

Avaliação da qualidade da proteína na nutrição humana

A qualidade da proteína é influenciada pela *digestibilidade* (a quantidade de aminoácidos derivados da proteína ingerida que será absorvida no intestino) e pelo *valor biológico* (representação da extensão em que o padrão da mistura dos aminoácidos absorvidos corresponde ao da demanda celular).

A digestibilidade proteica dos alimentos de origem vegetal pode variar devido à limitação ocasionada pelas paredes das células vegetais e por fatores antinutricionais (os valores variam de 60 a 80% em leguminosas e cereais com paredes celulares resistentes, como milho-painço e sorgo, a 97% para ovo). Fatores antinutricionais em leguminosas e sementes incluem inibidores de amilase e tripsina, taninos (na maioria das leguminosas) e cianogênios (em feijão-fava).

O valor biológico (VB) varia de acordo com o cruzamento entre a composição da mistura de aminoácidos absorvida e o padrão de demanda metabólica para manutenção e saldo proteico positivo para deposição de proteína em tecidos. Durante o crescimento e desenvolvimento humanos, após o segundo ano de vida, as demandas metabólicas para o crescimento são bastante baixas, de modo que as necessidades de aminoácidos são principalmente para manutenção. Sabemos, por extenso trabalho em animais de fazenda e ratos, que o padrão de aminoácidos para manutenção é bem diferente daquele para o crescimento, com uma proporção muito menor de IAAs. Estudos de equilíbrio de N em adultos indicam diferenças muito pequenas quando as comparações são feitas entre proteínas individuais, além de que na meta-análise de todos os estudos de equilíbrio de N em adultos, no relatório da OMS, de 2007, nenhuma diferença no MPR aparente foi observada entre dietas de origem vegetal ou animal. Por causa dessas dificuldades em avaliar a qualidade da proteína diretamente na nutrição humana, as abordagens atuais tentam prever a qualidade a partir da digestibilidade e da pontuação de aminoácidos.

Predição da qualidade da proteína: métodos PDCAAS e DIAAS

Se o padrão IAA da necessidade de proteína é conhecido como mg IAA/g de proteína, então o VB medido de uma proteína proveniente da alimentação deve ser predito, com base na sua composição, em relação ao padrão de necessitado pelo organismo. Se a digestibilidade e o escore de aminoácidos forem conhecidos, a qualidade geral da proteína, em termos de digestibilidade e escore de aminoácidos, pode ser prevista como:

$$\text{Qualidade da proteína} = \text{digestibilidade} \times \text{escore de aminoácidos}$$

Isso foi formalizado pela FAO como escore químico de aminoácidos corrigido pela digestibilidade proteica (PDCAAS).

Digestibilidade. Digestibilidade, a proporção de proteína alimentar que é absorvida (na forma de aminoácidos), foi definida a partir de medições do teor de N dos alimentos e perda de N nas fezes, com digestibilidade "verdadeira" ajustada para perda de N endógeno, ou seja, perda de N fecal em uma alimentação livre de proteína. Expressou-se preocupação com a correção da digestibilidade da proteína fecal em oposição à digestibilidade da proteína ileal no cálculo de PDCAAS. A digestibilidade ileal das proteínas dietéticas é uma medida específica da absorção de aminoácidos no intestino delgado e é medida no íleo terminal. Em contraste, a digestibilidade fecal indica quanto do N dos alimentos foi absorvido. Portanto, a digestibilidade é mais complexa do que normalmente se supõe. Por outro lado, a digestibilidade ileal é uma medida de aminoácidos residuais de fontes dietéticas e endógenas. A digestibilidade fecal é uma medida do nitrogênio residual, grande parte do qual é proteína bacteriana, em certa medida uma função da biomassa bacteriana no cólon. Isso está relacionado à ingestão dietética de polissacarídeos não amiláceos (NSP), que suporta o crescimento bacteriano após sua fermentação, junto com o N derivado, em grande parte, da recuperação de ureia. Em conjunto, significa que, para a alimentação de humanos contendo grandes quantidades de carboidratos não digeríveis, o N fecal pode não ser uma medida confiável de digestibilidade. Assim, os conceitos de digestibilidade ileal e digestibilidade fecal estão sujeitos a limitações importantes.

A FAO sugeriu que, conceitualmente, a digestibilidade ileal de aminoácidos individuais era a medida apropriada a partir da qual desenvolver um escore de aminoácidos corrigido para digestibilidade, propondo um novo termo: Escore de Aminoácidos Indispensáveis Digeríveis (DIAAS):

$$DIAAS = \frac{\text{Aminoácido indispensável dietético digerível, na proteína dietética}}{\text{Aminoácido indispensável dietético no escore padrão de aminoácido de referência}}$$

No entanto, como os estudos de digestibilidade ileal são difíceis de conduzir, poucos estudos em humanos foram realizados e os dados atualmente disponíveis são insuficientes para recomendar a adoção dessa nova abordagem até que dados suficientes tenham sido acumulados. Assim, nesse ínterim, a FAO sugeriu que a digestibilidade fecal (na verdade PDCAAS) deveria continuar a ser usada.

Escore de aminoácidos

Para definir o escore de uma proteína, o único aminoácido limitante é identificado a partir das razões de cada ami noácido individual na proteína com aquele em um padrão de referência. Valores < 1 indicam potencial deficiência, com o aminoácido limitante indicado pela proporção mais baixa. Essa é a extensão da limitação: o escore. Assim, se o escore de lisina para o glúten, no trigo, for apenas 0,5, para atingir a ingestão necessária de lisina e todos os IAAs, a ingestão digerível do glúten terá que ser aumentada em $1/0,5 = 2$ vezes a ingestão de proteína de referência. O padrão de referência é o de uma proteína ideal, que forneceria níveis suficientes de todos os aminoácidos para atendimento das necessidades, sob ingestão de proteína que supra a demanda fisiológica. Assim:

Padrão IAA de referência (como mg/g de proteína)
$$= \frac{\text{Necessidade de aminoácidos/kg/dia}}{\text{Necessidade de proteína/kg/dia}}$$

Definição dos níveis de necessidades de aminoácidos e escore padrão de proteína de referência

A definição dos valores referentes às necessidades de aminoácidos tem sido desafiadora e permanece sujeita a considerável controvérsia. Os valores atuais para o padrão de necessidade para manutenção em adultos são derivados de estudos de equilíbrio de N em adultos e estudos de isótopos estáveis, que incluem vários tipos de estudos de equilíbrio de oxidação de aminoácidos (com aminoácidos marcados com 13C), nenhum dos quais foi considerado totalmente satisfatório. A necessidade de aminoácidos sulfurados foi prevista a partir da perda oxidativa obrigatória. A "melhor estimativa" de valores diferentes é frequentemente escolhida a partir de uma ampla faixa, por exemplo, para lisina, 30 mg/kg/d, escolhida a partir de uma faixa de valores de 12 a 45 mg/kg/d. Não existem valores adequados para bebês, crianças ou outros grupos populacionais, de modo que um modelo fatorial foi desenvolvido. Isso se baseia nos requisitos de aminoácidos para manutenção, considerados os mesmos para todas as idades, e para crescimento, considerado o mesmo que a composição das proteínas do tecido misto. O padrão final relacionado à idade foi calculado como uma média ponderada dos padrões de crescimento e manutenção. Esses valores são mostrados na Tabela 7.7.

A dificuldade inerente em definir as necessidades de aminoácidos para o crescimento e manutenção é que a distinção se torna difícil quando a resposta metabólica dos humanos à ingestão variável de proteínas mostrada na Figura 7.7 é levada em consideração. À medida que aumenta a ingestão habitual de proteínas, a consequência do aumento das perdas nos períodos de jejum e ganhos nos períodos pós-prandiais é que o padrão da necessidade de aminoácidos refletirá cada vez mais o padrão do tecido e cada vez menos o das demandas obrigatórias de manutenção. Além disso, prever o impacto do aumento das perdas e ganhos de proteína corporal, ao longo do dia, no padrão geral de necessidades não é simples, devido ao potencial de reciclagem de alguns IAAs, como a lisina e a treonina. Estes têm maiores *pools* de aminoácidos livres (ver Figura 7.3) e são menos propensos a serem oxidados imediatamente no estado de jejum, quando liberados da proteína do tecido. No entanto, dentro da faixa normal de ingestão de proteínas, o padrão da necessidade será, em certa medida, o de crescimento, especialmente para aqueles aminoácidos que são imediatamente oxidados na liberação da proteína do tecido no estado de jejum, como os de cadeia ramificada, aromáticos e sulfurados. Isso significa que apenas com a ingestão proteica muito baixa será

Capítulo 7 ■ Nutrição e Metabolismo de Proteínas e Aminoácidos **171**

Tabela 7.7 Padrões de pontuação de aminoácidos recomendados para bebês, crianças e crianças mais velhas, adolescentes e adultos.

	His	Ile	Leu	Lys	SAA	AAA	Thr	Trp	Val
Padrão de aminoácidos do tecido (mg/g de proteína)[1]	27	35	75	73	35	73	42	12	49
Padrão de aminoácidos de manutenção (adulto) (mg/g de proteína)[2]	15	30	59	45	22	38	23	6	39
Grupo etário	**Escore padrão mg/g demanda de proteína**								
Bebê (do nascimento aos 6 meses)[3]	21	55	96	69	33	94	44	17	55
Criança (6 meses a 3 anos)[4]	20	32	66	57	27	52	31	8,5	43
Criança mais velha, adolescente, adulto[5]	16	30	61	48	23	41	25	6,6	40

Demanda metabólica adaptativa e a definição do escore de aminoácidos. [1]Composição de proteínas de tecido misto. [2]Necessidade padrão de aminoácidos em adultos. [3]Com base no conteúdo bruto de aminoácidos do leite humano. [4]Necessidade padrão para 6 meses de idade (0,5 ano). [5]Necessidade padrão para 3 a 10 anos de idade.

provável que o padrão da necessidade reflita o da demanda obrigatória, conforme identificado em estudos com animais. Sob ingestão proteica considerada usual, ele incluirá um componente que reflete as necessidades de saldo de ganho de proteína pós-prandial, mas o padrão geral real será difícil de predizer. No entanto, uma vez que as principais fontes de alimentos que resultam em ingestão de proteínas acima da média são alimentos de origem animal, uma mudança com ingestão mais elevada em direção ao padrão de exigência de crescimento não deve representar um problema.

7.6 Fontes e propriedades nutricionais gerais de proteínas vegetais

A qualidade relativa das fontes de proteína vegetal é uma questão de grande importância atual, dada a crescente demanda para alimentar uma crescente população global e para desenvolver fontes de alimentos que têm baixo consumo de água e outros recursos para a sua produção, além de impacto reduzido ao ambiente – em termos de nitrificação por resíduos e produção de gases de efeito estufa. Assim, uma ampla gama de novos alimentos vegetais e unicelulares estão surgindo. Alimentos vegetais são quimicamente diversos, muitas vezes contendo metabólitos secundários que podem ser fitoprotetores benéficos, antinutricionais (influenciando adversamente a digestibilidade), tendo propriedades alergênicas ou geralmente indesejáveis, como oxalatos.

As principais fontes atuais de proteínas vegetais na dieta humana são cereais (especialmente trigo, arroz e milho), raízes com amido (como mandioca e batata) e leguminosas (incluindo ervilhas e vários feijões, especialmente soja –embora apenas 2 a 3% da produção de soja seja consumida como alimento humano diretamente). Os cereais representam globalmente a fonte de proteína mais importante, que é limitada por baixos níveis de lisina e, para o milho, por triptofano, na fração de proteína principal, isto é, a proteína de armazenamento chamada prolamina.

Quanto à importância do baixo teor de lisina, é verdade que existe uma incerteza considerável no valor atual da necessidade de lisina na fase adulta, de modo que a deficiência possa ser mais aparente do que real. No caso da zeína, também é baixa em triptofano, um fator que contribui para a pelagra, visto que a biodisponibilidade da niacina do milho é baixa (a menos que tratada com cal), e o triptofano insuficiente limita sua conversão em nicotinamida. Outro fator importante relacionado ao triptofano é seu fornecimento em comparação com o de outros aminoácidos neutros grandes (LNAAs). Todos eles são transportados para as células pelo mesmo transportador de aminoácidos neutros grandes. Quando os níveis desses outros LNAAs estão altos, isso impedirá a captação de triptofano pelos tecidos. Na verdade, a proporção de triptofano para LNAA é particularmente baixa no milho e no sorgo, e ambos os cereais foram implicados na pelagra.

172 Introdução à Nutrição Humana

Na prática, a qualidade e quantidade das proteínas nos cereais podem ser bastante variáveis. As quantidades relativas de armazenamento em oposição às proteínas citoplasmáticas (como no germe) influenciam o perfil IAA, de modo que o perfil do grão inteiro é melhor do que o do glúten. Assim, a qualidade do aminoácido piora à medida que o germe e o farelo são removidos na produção da farinha. Além disso, as quantidades relativas de proteínas de armazenamento e citoplasmática podem ser alteradas com o melhoramento de plantas, como com variedades de milho desenvolvidas a partir de híbridos opacos - 2 (o2), açucarados - 2 (su2) com maiores razões citoplasmáticas:zeína. Estes são agora usados com o nome de *Quality Protein Maize*. Conforme mostrado na Tabela 7.8, essas novas cepas de milho têm níveis mais elevados de todo o IAA. Os ensaios em campo, na Etiópia e em outros lugares, mostraram melhores taxas de ganho de massa corporal e crescimento de estatura em crianças onde essas cepas híbridas são cultivadas.

Fontes de proteína atualmente sob investigação como proteína alimentar humana alternativa incluem sementes oleaginosas como colza (canola), microalgas marinhas (p. ex., *chlorella*), plantas aquáticas (como lentilha d'água) e a cianobactéria (algas verdes azuis) espirulina. A micoproteína fúngica de célula única (vendida como "Quorn") está amplamente disponível, pelo menos no Reino Unido e na Europa, há algum tempo. Na verdade, todos os vegetais de folhas verdes, como o espinafre, são fontes de proteína de alta qualidade.

Quando o perfil de aminoácidos (valor biológico) dessas várias proteínas de origem vegetal (PSPs) é avaliado em relação a uma proteína de origem animal (ASP), como carne bovina, e o padrão de escore para crianças em idade escolar, adolescentes e adultos (Figura 7.9), as características mais óbvias são:

- Todos os PSPs contêm todos os IAAs: muitas vezes não é apreciado
- A maioria dos PSPs contém mais IAA do que no padrão de necessidade, embora as proporções relativas de alguns aminoácidos importantes como lisina, triptofano e os aminoácidos sulfurados variem
- Alguns (mas não todos) são indistinguíveis dos ASPs, em termos de quantidade total e padrão de IAAs.

Tabela 7.8 Conteúdo de proteína e aminoácidos e qualidade de fontes de proteína de alimentos de origem animal e vegetal.

	Razão P:E	Lisina	Treo-nina	AAs sulfurados	Tripto-fano	Escore	Limi-tando AA	Diges-tibili-dade	PDCAAS	Razões P:E ajustadas
				(mg/g de proteína)						
Padrão de necessidade		48	25	23	6,6					
Carne	0,66	91	47	40	13	100		100	100	0,660
Ovo	0,34	70	47	57	17	100		100	100	0,340
Leite de vaca	0,19	78	44	33	14	100		100	100	0,194
Leite materno	0,060	69	44	33	17	100		100	100	0,060
Soja	0,388	65	38	25	13	100		90	90	0,349
Trigo	0,160	26	29	45	12	54	Lisina	95	51	0,082
Milho	0,130	29	36	29	5	60	Lisina	82	50	0,064
Milho melhorado	0,135	40	44	48	7	83	Lisina	80	67	0,090
Batatas	0,100	54	38	29	14	100		82	82	0,082
Arroz	0,072	36	37	40	11	75	Lisina	82	62	0,044
Inhame	0,061	42	34	28	13	88	Lisina	80	70	0,043
Mandioca	0,034	32	21	29	14	67	Lisina	80	53	0,018

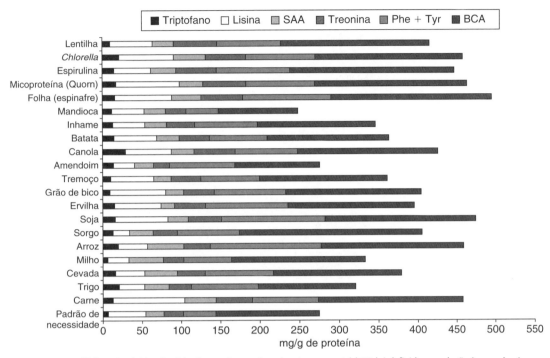

Figura 7.9 Perfil de aminoácidos de várias fontes de proteínas de origem vegetal (PSPs) é definido em relação à carne bovina e ao padrão de necessidade (escore padrão da FAO, 2013, para crianças mais velhas, adolescentes e adultos; ver Tabela 7).

É claro que a lentilha-d'água, a *chlorella*, a espirulina, a micoproteína e a proteína da folha (das quais o espinafre é típico do grupo alimentar) têm níveis semelhantes de todos os IAAs como a carne, e estes possuem teores de proteínas que variam de 25 a 50% da energia. Claramente, com as folhas na dieta humana sendo responsáveis por pequenas frações de energia, as folhas geralmente representam uma pequena parte da proteína total. No entanto, como consumido em alguns países como a Grécia, na forma de *Horta* (verduras no vapor), em uma porção de até 500 g, isso equivaleria a 10 g de proteína de altíssima qualidade que complementaria a proteína do pão para fornecer uma ingestão equilibrada. As raízes amiláceas, exemplificadas por mandioca, inhame e batata, são bastante variáveis em termos de perfil de aminoácidos e conteúdo de proteína, sendo a mandioca muito pobre em ambos os aspectos e a batata uma fonte de proteína muito melhor. O perfil IAA da batata excede o requisito para cada IAA e com aproximadamente 11% de energia tem sido a principal fonte de proteína em muitas dietas tradicionais.

As sementes oleaginosas (canola) são utilizadas no mundo desenvolvido principalmente na alimentação animal, mas têm um perfil IAA que excede o requisito de cada IAA, sendo especialmente ricas em aminoácidos sulfurados (SAA).

As leguminosas são tradicionalmente vistas como alimentos ricos em proteínas limitados em SAA, mas nos exemplos mostrados (tremoço, grão de bico, ervilha e soja), apenas a proteína da ervilha tem menos SAA em comparação com o padrão de referência (cerca de 70%). Todos são ricos em lisina e triptofano, especialmente soja e ervilha, e em muitas dietas são consumidos com cereais, como o arroz, para complementar os baixos níveis de lisina.

A Figura 7.10 demonstra a adequação dos níveis de aminoácidos das várias PSPs, como porcentagem do padrão da necessidade para crianças mais velhas e adultos, para os principais grupos de proteínas alimentares atuais (raízes amiláceas, leguminosas, cereais e proteínas de origem animal). Assim, algumas proteínas encontradas em raízes amiláceas, como a mandioca e o inhame, são marginalmente deficientes em

174 Introdução à Nutrição Humana

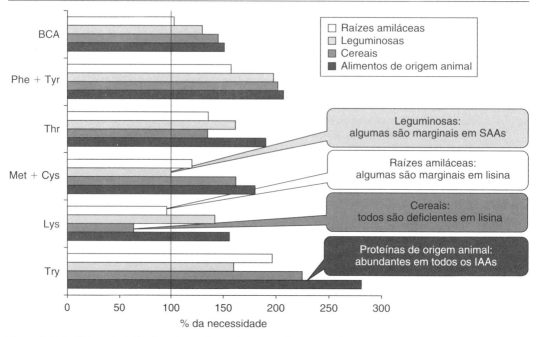

Figura 7.10 Perfil de aminoácidos das principais fontes de proteína alimentar, conforme avaliado em relação ao padrão da necessidade (escore padrão da FAO, 2013, para crianças mais velhas, adolescentes e adultos: ver Tabela 7).

lisina; algumas proteínas das leguminosas, como a ervilha, são deficientes em SAA; e todos os cereais são deficientes em lisina.

Em conjunto, esses dados mostram que, em termos de seu conteúdo de aminoácidos, há muitas fontes de PSPs que podem ser consideradas como alternativas aos ASPs, e é claro que as fontes de alimentos disponíveis atualmente tornam relativamente fácil construir dietas vegetarianas – estritas ou não – nutricionalmente adequadas em termos da qualidade do conteúdo de proteína. Assim, sua qualidade proteica em termos de fontes alimentares pode muito bem ser limitada apenas por sua digestibilidade.

A Tabela 7.8 demonstra os valores PDCAAS de fontes proteicas da alimentação, com base no escore padrão para crianças mais velhas, adolescentes e adultos, conforme mostrado na Tabela 7.7, digestibilidade e as razões de P:E ajustadas pelos PDCAAS. A razão de P:E ajustada é a medida importante, ou seja, a proteína disponível nos alimentos determinada por ambos os seguintes parâmetros: conteúdo e qualidade da proteína.

Alimentos de origem animal geralmente têm bom desempenho em ambas as contagens. A lisina é o aminoácido limitante das proteínas dos cereais, inhame e mandioca. O milho também contém menos triptofano do que o nível de referência, mas, a 83% da referência, em comparação com a lisina a 60%, a lisina é limitante, e o ajuste da ingestão para suprir as necessidades de lisina fornecerá mais triptofano do que o suficiente. A variedade de milho melhorado, o milho opaco, possui triptofano adequado e 83% da lisina de referência. A soja, como todas as leguminosas, tem baixos níveis de aminoácidos sulfurados, mas com esse padrão de escore, isso é suficiente.

As batatas fornecem suprimento o bastante de todos os aminoácidos e, após a correção pela digestibilidade, a razão P:E ajustada da batata é de 8,2%, que é maior do que a do leite materno. No entanto, embora a densidade de proteína da batata seja adequada, o crescimento de um recém-nascido não pode ser sustentado no purê de batata porque sua densidade de energia é insuficiente, com o purê de batata sendo muito volumoso para permitir que o recém-nascido coma o suficiente para satisfazer as necessidades de energia. O leite materno é rico em gordura e, portanto, denso em energia. Para um adulto jovem, no entanto, as necessidades de energia, por kg, são apenas metade das de bebês, então a batata poderia suprir todas as necessidades de energia. O alto nível de proteína no trigo, junto com sua alta digestibilidade, significa que ele fornece um nível muito mais alto de proteína utilizável (razão P:E ajustada por PDCAAS) do que arroz, inhame ou mandioca, embora o trigo tenha o nível de lisina mais baixo de qualquer alimento básico (em 54% da referência). É evidente que a mandioca se sai mal principalmente devido ao seu baixo teor de proteína, de modo que apenas 1,8% de sua energia é proteína utilizável.

7.7 Conclusões e perspectivas

Esta revisão introdutória tentou identificar o conhecimento central da nutrição e do metabolismo de proteínas e aminoácidos. Há uma grande literatura com trabalhos consideráveis publicados na década desde o relatório da OMS, de 2007, sobre proteínas e aminoácidos para a nutrição humana, e esse relatório é abrangente. Isso significa que, nesta revisão, apenas breves referências foram feitas a muitas das questões pendentes e incertezas. No entanto, deve ficar claro que, após dois séculos de estudos, a proteína continua sendo um nutriente controverso e "difícil". Nosso conhecimento sobre o metabolismo dos aminoácidos é inadequado, de modo que permanecem questões sobre a relevância clínica dos aminoácidos condicionalmente indispensáveis. A necessidade de proteína, considerada aqui apenas como definida pela OMS, sem consideração de ingestão ideal para a saúde a longo prazo, é frequentemente identificada como a mais bem compreendida de qualquer nutriente, mas permanece controversa com os valores atuais inadequados e potencialmente inseguros em alguns casos. Existem incertezas quanto à magnitude das necessidades para os IAAs, para os escores padrões de aminoácidos que derivam deles, e até mesmo se devemos adotar a abordagem DIAAS recém-recomendada para avaliar a qualidade da proteína ou continuar com a abordagem PDCAAS, que é mais simples. O que não foi abordado é o debate sobre a necessidade de proteína de origem animal na dieta humana, no contexto das mudanças climáticas, preocupação com o papel dos bovinos nas emissões de gases de efeito estufa e nas influências potenciais adversas da principal fonte de proteína dietética (carne vermelha) para a saúde humana. A breve revisão da qualidade dos aminoácidos da proteína vegetal apresentada

acima deve deixar claro que existem várias fontes alternativas potenciais de plantas, embora sua incorporação em fontes alimentares aceitáveis ainda deva ser demonstrada. Claramente, ainda há muito a ser realizado.

Reconhecimento

O autor declara que não há conflito de interesse.

Referências bibliográficas

FAO/WHO (1991). Protein quality evaluation: report of the Joint FAO/WHO Expert Consultation. *FAO Food and Nutrition Paper 51*. Rome: FAO.

FAO (2013). Dietary protein quality evaluation in human nutrition: report of an FAO Expert Consultation. *FAO Food and Nutrition Paper 92*. Rome: FAO.

FAO (2014). *Research approaches and methods for evaluating the protein quality of human foods: report of a FAO Expert Working Group*. Rome: FAO.

Millward, D.J. (1995). A protein-stat mechanism for the regulation of growth and maintenance of the lean-body mass. *Nutrition Research Reviews* 8: 93–120.

Millward, D.J. (2003). An adaptive metabolic demand model for protein and amino acid requirements. *British Journal of Nutrition* 90: 249–260.

Millward, D.J. (2012). Identifying recommended dietary allowances for protein and amino acids: a critique of the 2007 WHO report. *British Journal of Nutrition* 108(Suppl. 2): S3–S21 doi: 10.1017/S0007114512002450. PubMed PMID: 23107542.

Millward, D.J. (2012). Amino acid scoring patterns for protein quality assessment. *British Journal of Nutrition*. 108 (Suppl. 2): S31–S43. doi: 10.1017/S0007114512002462. PubMed PMID:23107544.

Osborne, T.B. and Mendel, L.B. (1915). The comparative nutritive value of proteins in growth, and the problem of the protein minimum. *J. Biol. Chem*. 20:351–378.

Rand, W.M., Pellett, P.L., and Young, V.R. (2003). Meta-analysis of nitrogen balance studies for estimating protein requirements in healthy adults. *American Journal of Clinical Nutrition* 77:109–127

WHO (2007). Protein and amino acid requirements in human nutrition. Report of a joint WHO/FAO/UNU expert consultation. *WHO Tech Rep Ser* 935 Geneva: WHO.

Leitura complementar

Darling, A.L., Millward, D.J., Torgerson, D.J. *et al.* (2009). Dietary protein and bone health: a systematic review and meta-analysis. *Am J Clin Nutr*. 90(6):1674–92. doi: 10.3945/ajcn.2009.27799. Epub 2009 Nov 4. Review. PubMed PMID: 19889822.

Haussinger, D. (1983). Hepatocyte heterogeneity in glutamine and ammonia metabolism and the role of an intracellular glutamine cycle during ureogenesis in perfused rat liver. *European Journal of Biochemistry* 133, 269 ± 275.

176 Introdução à Nutrição Humana

Haussinger, D.D., Gerok, W., and Sies, H. (1984). Hepatic role in pH regulation: role of the intercellular glutamine cycle. *Trends in Biochemical Sciences* 9, 300 ± 302.

Millward, D.J. (2008). Sufficient protein for our elders? *American Journal of Clinical Nutrition.* 88(5):1187–8. PubMed PMID: 18996850.

Millward, D.J. (2013). The use of protein:energy ratios for defining protein requirements, allowances and dietary protein contents. *Public Health Nutrition* 16(5):763–8. doi:10.1017/S1368980013000396. PubMed PMID: 23570877.

Millward, D.J., Fereday, A., Gibson, N.R. *et al.* (2000). Human adult protein and amino acid requirements: [$^{13}C_{-1}$] leucine balance evaluation of the efficiency of utilization and apparent requirements for wheat protein and lysine compared with milk protein in healthy adults. *American Journal of Clinical Nutrition.* 72:112–21.

Millward, D.J. and Garnett, T. (2010). Food and the planet: nutritional dilemmas of greenhouse gas emission reductions through reduced intakes of meat and dairy foods. *Proc Nutr Soc.* 69(1):103–18. doi: 10.1017/S0029665109991868. Epub 2009 Dec 15. PubMed PMID: 20003639.

Millward, D.J. and Jackson, A.A. (2003). Reference protein: energy ratios of diets in relation to current diets in developed and developing countries: Implications of proposed protein and amino acid requirements values. *Public Health Nutrition,* 7 (2003), pp. 387–405

Millward, D.J. and Jackson, A.A. (2012). Protein requirements and the indicator amino acid oxidation method. *Am J Clin Nutr.* Jun; 95(6):1498–501; author reply 1501-2. doi: 10.3945/ajcn.112.036830. PubMed PMID: 22611079.

Millward, D.J. and Pacy, P.J. (1995). Postprandial protein utilisation and protein quality assessment in man. *Clinical Science.* 88: 597–606.

Reeds, P.J. (2000). Dispensable and indispensable amino acids for humans. *J Nutr.* 2000; 130: 1835S–1840S.

Waterlow, J.C. (1999). The mysteries of nitrogen balance. *Nutrition Research Reviews.* 12: 25–54.

8

Digestão e Metabolismo de Carboidratos

John C. Mathers

Pontos-chave

- Os carboidratos são a fonte isolada de energia mais abundante na alimentação humana, fornecendo 40 a 80% da ingestão total de energia em diferentes populações
- De acordo com o grau de polimerização (GP), os carboidratos são classificados em açúcares, oligossacarídeos e polissacarídeos. Os últimos incluem amidos (digeridos principalmente no intestino delgado) e fibra alimentar (não digerida no intestino delgado)
- Os carboidratos glicêmicos são digeridos (hidrolisados por enzimas) em açúcares (monossacarídeos) no intestino delgado e absorvidos por proteínas transportadoras específicas. Os açúcares absorvidos são metabolizados para produzir energia, assim como também podem ser utilizados para fins estruturais, como na síntese de glicoproteínas e glicolipídios

- A fibra alimentar é direcionada ao intestino grosso, onde é fermentada em maior ou menor extensão, levando à produção de ácidos graxos de cadeia curta (AGCCs), dióxido de carbono, hidrogênio e metano. Os AGCCs absorvidos são metabolizados nas células epiteliais do cólon, nos hepatócitos e nos miócitos
- Para o funcionamento ideal do sistema nervoso e de outras células, a concentração de glicose no sangue é controlada em uma faixa estreita a partir da sincronia entre vários hormônios (insulina, no período pós-prandial; glucagon, epinefrina e cortisol, no período de jejum)
- A recomendação atual, direcionada à saúde pública, preconiza a baixa ingestão de açúcares (não mais que 5% da ingestão calórica) e maior ingestão de fibra alimentar (pelo menos 30 g/dia) para reduzir o risco de obesidade e de várias outras doenças crônicas não transmissíveis.

8.1 Introdução: carboidratos nos alimentos

Os carboidratos representam uma das quatro principais classes de biomoléculas e desempenham vários papéis importantes em todas as formas de vida, incluindo:

- Fontes de abastecimento de vias energéticas e de reservas de energia
- Componentes estruturais das paredes celulares das plantas e do exoesqueleto dos artrópodes
- Partes do ácido ribonucleico e do ácido desoxirribonucleico, em que a ribose e a desoxirribose, respectivamente, estão ligadas por ligações N-glicosídicas às bases de purínicas e pirimidínicas

- Características integrais de muitas proteínas e lipídios (glicoproteínas e glicolipídios, respectivamente), especialmente nas membranas celulares, onde são essenciais para o reconhecimento célula-célula e alvos moleculares.

Os carboidratos são moléculas muito diversas que podem ser classificadas por seu tamanho molecular (GP) em açúcares (GP 1 a 2), oligossacarídeos (GP 3 a 9) e polissacarídeos (GP > 9). As propriedades físico-químicas dos carboidratos e o destino deles dentro do corpo são influenciados por sua composição de monossacarídeos e pelo tipo de ligação entre os resíduos de açúcar. Exemplos de carboidratos encontrados na alimentação, e uma visão geral do destino deles ao longo do processo digestivo, são apresentados na Tabela 8.1.

178 Introdução à Nutrição Humana

Tabela 8.1 Classes dos carboidratos presentes na alimentação e o provável destino no intestino humano.

Classe	GP	Exemplo	Local de digestão	Moléculas absorvidas
Monossacarídeos	1	Glicose	Intestino delgado	Glicose
	1	Frutose	Intestino delgado[1]	Frutose
	2	Sacarose	Intestino delgado	Glicose + frutose
	2	Lactose	Intestino delgado[2]	Glicose + galactose
	2	Trealose	Intestino delgado	Glicose
Oligossacarídeos	3	Rafinose	Intestino grosso	AGCC
	3 a 9	Inulina	Intestino grosso	AGCC
	3 a 8	Galacto-oligossacarídeos	Intestino grosso	AGCC
Polissacarídeos	> 9	Amidos	Predominantemente no intestino delgado[3]	Glicose
	> 9	Polissacarídeos não amiláceos	Intestino grosso	AGCC

[1]Exceto quando quantidades muito elevadas são consumidas em uma única refeição. [2]Exceto em indivíduos intolerantes à lactose, nos quais a lactose flui para o intestino grosso. [3]Uma parte de amido escapa da digestão no intestino delgado (amido resistente) e serve como substrato para a fermentação bacteriana no intestino grosso, resultando na síntese de ácidos graxos de cadeia curta (AGCCs). GP, grau de polimerização.

Desde o nascimento, o carboidrato fornece grande parte da energia encontrada na alimentação humana, com o fornecimento de aproximadamente 40% do leite materno como lactose. Após o desmame, os carboidratos são a maior fonte (40 a 80%) de energia em muitos padrões alimentares de humanos, com a maior parte derivada de alimentos vegetais, exceto quando são consumidas quantidades substanciais de leite ou produtos lácteos que contêm lactose.

8.2 Destino dos carboidratos alimentares ao longo do processo digestivo

Como acontece com outros componentes presentes nos alimentos, o destino de cada carboidrato individual ao longo do trato gastrintestinal depende de sua natureza química inerente e das estruturas supramoleculares dos alimentos dos quais fazem parte. Para serem absorvidos pelo intestino, os carboidratos devem ser fragmentados em seus respectivos monossacarídeos constituintes, e uma série de enzimas hidrolíticas (digestivas) capazes de romper as ligações entre os resíduos de açúcares é produzida na boca, no pâncreas e na membrana apical dos enterócitos. Embora essas enzimas garantam que cerca de 95% dos carboidratos encontrados na maioria dos padrões alimentares de humanos sejam digeridos e absorvidos no intestino delgado, há variação considerável na biodisponibilidade entre as diferentes classes de carboidratos, bem como entre os diferentes alimentos.

Os carboidratos digeridos em açúcares, e absorvidos como tal no intestino delgado, são chamados de carboidratos "glicêmicos", porque têm o potencial de aumentar a concentração de glicose no sangue.

Hidrólise na boca e intestino delgado

As glândulas salivares e as células acinares do pâncreas produzem e secretam a endoglicosidase α-amilase [EC 3.2.1.1], que hidrolisa as ligações α-1,4 internas nas moléculas de amilose e amilopectina para produzir maltose, maltotriose e dextrinas, as quais, juntamente com os dissacarídeos alimentares, a sacarose, a lactose (do leite) e a trealose (de fungos, insetos e outros invertebrados), são hidrolisadas por oligossacaridases específicas expressas na membrana apical das células epiteliais presentes nas vilosidades do intestino delgado. Cada uma dessas oligossacaridases é uma glicoproteína ancorada, por meio de seu domínio aminoterminal, na membrana apical, e com a porção hidrolítica da molécula projetando-se no lúmen intestinal. A sacarase-isomaltase [EC 3.2.1.10] hidrolisa toda a sacarose e a maior parte da maltose e isomaltose; a lactase [EC 3.2.1.108] hidrolisa a lactose, enquanto a trealase [EC 3.2.1.28] hidrolisa a trealose; a partir da ação dessas enzimas, os monossacarídeos resultantes estarão, então, disponíveis para transporte para o interior dos enterócitos. Tais dissacaridases são expressas no início do desenvolvimento fetal, em humanos, e se tornam ativas ao nascimento. Após o desmame, a atividade da lactase [EC 3.2.1.108] geralmente diminui, mas continua a ser expressa ao longo da vida em cerca de 35% da população mundial, principalmente naqueles de ascendência do norte da Europa, alguns residentes do Oriente Médio e norte da Índia e entre as populações tradicionalmente pastoris na África Subsaariana, onde a intolerância à lactose é geralmente < 5%. Essa persistência da lactase [EC 3.2.1.108] decorre de mutações adquiridas recentemente em um íntron (região não codificante) no gene *MCM6* (localizado próximo ao gene *LCT* da lactase), que é importante para o controle da expressão da lactase. Evidências evolutivas sugerem que a aquisição de alelos associados à persistência da lactase ocorreu por volta da época da domesticação animal e do desenvolvimento da produção leiteira.

Absorção e má absorção no intestino delgado

A glicose e a galactose são transportadas através da membrana apical do intestino pelo cotransportador sódio-glicose do tipo 1 (SGLT1), um processo sustentado por uma ATPase dependente de sódio e potássio (Na$^+$/K$^+$-ATPase) localizada na membrana basolateral (Figura 8.1). Em contraste, a frutose é absorvida por transporte facilitado transmembrana, por meio do transportador proteico GLUT5. Um membro da mesma família de proteínas transportadoras, o GLUT2, é o transportador encontrado na membrana basolateral, que transporta todos os três monossacarídeos do enterócito para os vasos sanguíneos que se ligam à veia porta para subsequente direcionamento ao fígado.

A capacidade do intestino humano em absorver glicose, galactose e frutose é muito grande – estimada em cerca de 10 kg/dia –, de forma que não limita a absorção em indivíduos saudáveis. A má absorção de carboidratos geralmente é causada por um erro herdado ou adquirido nas enzimas que digerem os oligossacarídeos, na borda em escova. Na maioria das pessoas (cerca de 65%), a expressão intestinal da lactase [EC 3.2.1.108] cai para níveis muito baixos após o desmame. Como consequência, a ingestão de pequenas quantidades de lactose por essas pessoas resulta em seu fluxo para o intestino grosso, onde é fermentado, gerando AGCCs e gases como produtos finais. O aparecimento de hidrogênio na respiração (> 12 ppm de hidrogênio acima dos valores basais) após a ingestão de lactose é a base para o diagnóstico de má digestão e absorção desse carboidrato. A falha em observar um aumento na concentração de glicose no sangue após uma bebida-teste com lactose é uma abordagem alternativa para o diagnóstico de intolerância à lactose. Doenças do trato intestinal, como desnutrição proteico-energética, infecções intestinais, doença inflamatória intestinal e doença celíaca, bem como

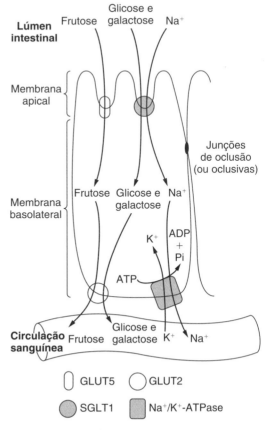

Figura 8.1 Transportadores de monossacarídeos nos enterócitos mostrando o transporte de glicose, galactose e frutose através da membrana apical.

cirurgia gastrintestinal, que reduzem a expressão da lactase [EC 3.2.1.108] na membrana apical do enterócito, podem resultar em insuficiência secundária de lactase. A atividade da sacarase-isomaltase [EC 3.2.1.10], que aumenta rapidamente do piloro em direção ao jejuno, e depois diminui, é induzida pela alimentação com sacarose. Cerca de 10% dos esquimós da Groenlândia e 0,2% dos norte-americanos apresentam deficiência de sacarase-isomaltase [EC 3.2.1.10], enquanto a deficiência de sacarase-isomaltase congênita é relativamente rara (1 em 5.000) entre os descendentes de europeus. Uma mutação de sentido trocado (ou *missense*) no gene *SGLT1*, no cromossomo 22 (22q13.1), é responsável pela doença autossômica recessiva muito rara conhecida como má absorção de glicose-galactose. Logo após o nascimento e início do consumo de leite, os pacientes apresentam diarreia aquosa grave e hipo-hidratação, o que pode ser fatal, a menos que lactose, glicose e galactose sejam excluídas da alimentação (como a maioria dessas pessoas é capaz de absorver a frutose, esse açúcar pode ser utilizado no tratamento da doença).

Má absorção de carboidratos na síndrome do intestino irritável

A síndrome do intestino irritável (SII) é uma condição comum que afeta o trato gastrintestinal, cujos sintomas incluem cólicas, distensão abdominal, diarreia e constipação intestinal. Muitas pessoas com SII experimentam alívio dos sintomas ao reduzir ou excluir oligossacarídeos, dissacarídeos, monossacarídeos e polióis (p. ex., sorbitol e manitol) fermentáveis da alimentação (conhecidos coletivamente como FODMAPs). Quando submetidos a intervenções terapêuticas, com a ingestão de diferentes doses de lactose e frutose e subsequente mensuração do hidrogênio expirado, cerca de um terço dos adultos com sintomas semelhantes aos da SII mostrou má absorção de lactose, e quase dois terços, má absorção de frutose.

8.3 Carboidratos glicêmicos

A taxa de captação de glicose (e outros monossacarídeos) do intestino é determinada pela taxa de hidrólise de oligossacarídeos e polissacarídeos suscetíveis às enzimas pancreáticas e àquelas presentes na borda em escova. Além da estrutura primária dos polímeros, muitos fatores intrínsecos aos alimentos ingeridos, assim como a quem os consumirá, influenciam essas taxas, incluindo:

- Fatores alimentares
  - Tamanho da partícula
  - Macro e microestrutura dos alimentos, especialmente se as paredes das células das plantas estiverem intactas
  - Razão amilose:amilopectina dos amidos
  - Conteúdo lipídico dos alimentos
  - Presença (ou não) de inibidores de enzima, incluindo, como polifenóis
- Fatores relacionados a quem ingerirá o(s) alimento(s)
  - Grau de fragmentação na boca
  - Taxa de esvaziamento gástrico
  - Tempo de trânsito do intestino delgado.

Os três principais monossacarídeos absorvidos no intestino delgado (glicose, galactose e frutose) são transportados através da veia porta ao fígado (as concentrações de glicose na veia porta, após uma refeição, podem aumentar para quase 10 mM), mas apenas a glicose aparece em concentrações significativas na circulação periférica. A maior parte da galactose e da frutose absorvidas é removida durante a primeira passagem pelo fígado, por meio de receptores específicos localizados nos hepatócitos, de modo que a concentração sanguínea desses carboidratos raramente exceda 1 mM. Dentro dos hepatócitos, a galactose é convertida em galactose-1-fosfato, pela enzima galactoquinase [EC 2.7.1.6] e depois em glicose-1-fosfato, em três etapas adicionais. A frutose também é fosforilada nos hepatócitos (pela frutoquinase [EC 2.7.1.4]) em frutose-1-fosfato, que é subsequentemente clivada pela frutose-1,6-bifosfato aldolase [EC 4.1.2.13], para produzir uma molécula de cada um dos intermediários glicolíticos: a di-hidroxiacetona fosfato e o gliceraldeído. Embora o fígado remova parte da glicose com o auxílio do transportador bidirecional GLUT2, a maior parte é transportada na circulação periférica para utilização pelos músculos, pelo tecido adiposo e por outros tecidos.

Utilização metabólica de glicose

Órgãos e tecidos periféricos, incluindo encéfalo, músculos e tecido adiposo, captam a glicose a partir da corrente sanguínea por meio de transportadores

GLUT específicos a cada tecido (também conhecidos como família SLC2A), localizados na membrana celular (Tabela 8.2).

Uma vez dentro das células, a glicose é metabolizada no citosol a partir da glicólise – uma sequência de reações em que a molécula de glicose, de 6 carbonos, é convertida em duas moléculas de piruvato, cada uma com 3 carbonos, com produção concomitante de uma pequena quantidade de adenosina trifosfato (ATP). Esse é o prelúdio do ciclo do ácido cítrico (Krebs) e da cadeia de transporte de elétrons, na mitocôndria, que, juntos, liberam a maior parte da energia contida na glicose para a síntese de ATP. Em condições aeróbias, as moléculas de piruvato são direcionadas à mitocôndria, onde são completamente oxidadas em dióxido de carbono e água. A reação geral pode ser resumida estequiometricamente como:

$$C_6H_{12}O_6 + 6O_2 \rightarrow 6CO_2 + 6H_2O$$

Aproximadamente 40% da energia livre (ΔG) liberada por essa transformação é direcionada para a produção de ATP (38 moles de ATP por mol de glicose oxidada), usada para quase todas as reações que demandarem energia, incluindo todo o processo envolvido na contração muscular, no transporte de substâncias pelas membranas contra um gradiente de concentração e na síntese de macromoléculas celulares. O restante da energia livre da glicose é liberado na forma de calor.

Quando a demanda por oxigênio excede a oferta, como no músculo esquelético durante exercícios físicos mais intensos (ambiente celular anaeróbio), a glicólise terá a síntese de lactato como o principal produto final. A relativa falta de oxigênio significa que a fosforilação oxidativa não pode acompanhar o fornecimento de dinucleotídios reduzidos e, para que a glicólise continue agindo, a coenzima nicotinamida adenina dinucleotídio, na sua forma reduzida (NADH), deve ser reciclada de volta a dinucleotídio, na sua forma oxidada (NAD^+), pela seguinte reação:

$$\text{Piruvato} + NADH + H^+ \rightarrow \text{Lactato} + NAD^+$$

que é catalisada pela enzima lactato desidrogenase [EC 1.1.1.27]. A glicólise (didaticamente chamada de "glicólise anaeróbia") fornece ATP para algumas células e tecidos, incluindo eritrócitos, leucócitos, linfócitos, medula renal e tecidos oculares. O lactato liberado dos tecidos submetidos à glicólise é captado por outros tecidos que possuem alta densidade de mitocôndrias em suas células, como o músculo cardíaco, no qual o lactato é convertido de volta em piruvato (processo conhecido como "lançadeira de lactato"). O piruvato, uma vez no citosol, é transportado para a mitocôndria e metabolizado em acetilcoenzima A (acetil CoA), por um conjunto de três enzimas conhecidas como complexo piruvato desidrogenase. A acetil CoA pode, então, entrar no ciclo de Krebs para que o processo de remoção de energia continue e, direta e indiretamente, resulte na síntese de mais moléculas de ATP. Além disso, o lactato derivado do músculo esquelético pode ser captado pelo fígado e convertido em glicose (por meio da gliconeogênese, que é um processo dispendioso, do ponto de vista energético), estando apta a ganhar a corrente sanguínea e ser novamente utilizada pelo músculo esquelético (em uma via circular, conhecida como ciclo de Cori) ou por qualquer outro tecido que demande glicose.

Tabela 8.2 Distribuição tecidual dos transportadores de glicose.

Nome do transportador	Distribuição tecidual	Comentários
GLUT1	Quase todos os tecidos, incluindo os eritrócitos e, especialmente, células endoteliais da barreira hematencefálica	Também transporta a forma oxidada da vitamina C (ácido desidroascórbico)
GLUT2	Vários tipos de células, incluindo os enterócitos, as células tubulares renais, os hepatócitos e as células beta pancreáticas	Transportador bidirecional
GLUT3	Neurônios e placenta	Na placenta, pode ser de maior importância no início da gestação
GLUT4	Tecido adiposo e músculo estriado (esquelético e cardíaco)	Transportador de glicose regulado por insulina

182 Introdução à Nutrição Humana

Nas células hepáticas e musculares esqueléticas, uma parte da glicose é convertida em glicogênio (um polímero altamente ramificado de ligações glicosídicas α [1 → 4], nas cadeias lineares, e ligações glicosídicas α [1 → 6], em pontos de ramificação) por meio da via chamada glicogênese. O fígado humano pode conter até 6% de glicogênio – e as células musculares esqueléticas, raramente mais do que 1 a 2% –, de modo que o glicogênio corporal total seja de cerca de 400 g, em um adulto de 70 kg. Em mulheres jovens saudáveis, as concentrações de glicogênio muscular esquelético são mais baixas na fase lútea em comparação com a fase folicular do ciclo menstrual; no entanto, as concentrações hepáticas são semelhantes em ambos os sexos e não diferem significativamente entre as fases do ciclo menstrual em mulheres jovens (Price e Sanders, 2017). O glicogênio é uma forma de armazenamento de glicose prontamente mobilizada, especialmente para atividades musculares extenuantes, sendo sua síntese e degradação importantes para a regulação da concentração de glicose no sangue.

Regulação da concentração de glicose no sangue

O pâncreas exócrino (e outros tecidos) é preparado para esperar aumentos na concentração de glicose no sangue a partir de hormônios peptídicos (incretinas), incluindo peptídeo inibitório gástrico (GIP) e peptídeo semelhante ao glucagon-1 (GLP-1), que são secretados pelas células enteroendócrinas (células K e L, respectivamente) na mucosa do intestino delgado. Após a ingestão de carboidratos e a digestão e absorção dos monossacarídeos, a concentração de glicose no sangue ultrapassa os 5 mM, e esses hormônios peptídicos amplificam a resposta das células beta do pâncreas endócrino. As incretinas são membros da família do receptor acoplado à proteína G, e a ligação da incretina ao seu receptor, na membrana plasmática da célula beta pancreática, resulta em aumento da concentração intracelular de adenosina monofosfato cíclico (cAMP) – um importante segundo mensageiro. Isso resulta na liberação da insulina presente nos grânulos secretores, que se fundem com a membrana celular. A insulina tem vários efeitos no metabolismo, entre eles facilitar o transporte da glicose para dentro dos adipócitos e das células musculares por meio do GLUT4.

Em pessoas saudáveis, a concentração de glicose no sangue (glicemia) é controlada homeostaticamente dentro de uma faixa bastante estreita.

Raramente se encontrará abaixo de 5 mM, mesmo após o jejum prolongado; aumenta para 7 a 8 mM após o consumo de uma refeição que contenha carboidratos; e retorna aos valores basais cerca de 2 a 3 horas depois. No entanto, a glicose continua a ser absorvida do intestino por até 5 a 6 horas após uma refeição. Nesse período pós-prandial tardio, há pouca ou nenhuma mudança na glicemia devido ao fato de a taxa de remoção de glicose do sangue pelo fígado e pelos tecidos periféricos corresponder à de absorção.

Na ausência de absorção intestinal (período de jejum), cerca de 8 g de glicose por hora são fornecidos para os tecidos com demanda obrigatória de glicose (cérebro, eritrócitos, glândula mamária e testículos), à custa do glicogênio (hepático e muscular esquelético) e da gliconeogênese. Um cérebro humano adulto representa cerca de 2% da massa corporal total, mas utiliza aproximadamente 20% da energia derivada da glicose de todo o corpo. Um cérebro típico pesa aproximadamente 1.350 g, requer aproximadamente 5,6 mg de glicose por 100 g de tecido cerebral por minuto, ou cerca de 110 g/dia. A hidrólise do glicogênio pode fornecer a glicose necessária para 1 a 2 dias, mas, em períodos mais longos de jejum e inanição, a necessidade de glicose é atendida por fontes que não são carboidratos, por um processo conhecido como gliconeogênese, que ocorre no fígado (responsável por cerca de 90% da gliconeogênese) e nos rins. A gliconeogênese é a síntese de glicose a partir de uma variedade de substratos, incluindo piruvato, lactato, glicerol e aminoácidos. As proteínas do corpo são transformadas (catabolizadas e ressintetizadas) continuamente e os aminoácidos necessários para a gliconeogênese são derivados desse catabolismo (todos os aminoácidos, com exceção da lisina e da leucina, são glicogênicos). Os triglicerídeos (do tecido adiposo), quando catabolizados (por meio da lipólise), liberam o glicerol, que também é precursor de glicose. Esses processos gliconeogênicos são desencadeados por uma queda na concentração de glicose no sangue abaixo de cerca de 5 mM e sinalizados para os tecidos pela secreção de glucagon e dos hormônios glicocorticoides.

Diabetes-melito e suas consequências

Os sintomas do diabetes melito (DM), especialmente tipo 1, nesse caso, incluem a presença de glicose na urina, eliminação de grandes volumes de urina, perda de massa corporal e, em casos extremos, cetose (produção excessiva de acetona, acetoacetato e beta-hidroxibutirato). O DM é caracterizado por glicemias em jejum e após a ingestão de uma quantidade fixa de glicose (um teste de tolerância à glicose) mais altas do que o normal. Quando as concentrações de glicose no sangue são maiores do que o normal por períodos prolongados (semanas e meses), isso leva a uma forma de danos às proteínas do corpo chamada glicação. Nela, a glicose se liga de forma não enzimática ao grupo amino de resíduos de aminoácidos (geralmente lisina) nas proteínas e, eventualmente, forma uma cetoamina estável. Esse processo é explorado no diagnóstico e tratamento do DM por meio da medição da hemoglobina glicada (HbA1 c), que fornece um índice integrado da concentração de glicose no sangue nos últimos 2 a 3 meses. Uma concentração de HbA1 c superior a 48 mM (6,5%) é usada no diagnóstico de DM.

As formas mais comuns de DM são diabetes melito tipo 1 (DM1) e diabetes melito tipo 2 (DM2). O DM1 resulta da destruição autoimune das células beta do pâncreas endócrino (possivelmente após a exposição viral), o que causa insuficiência de insulina. O controle das concentrações de glicose no sangue de portadores de DM1 requer o fornecimento exógeno de insulina (p. ex., por meio de injeções) ou, cada vez mais frequentes, por minibombas de insulina implantadas na região subcutânea. Tem havido rápido progresso na pesquisa sobre o uso de células beta pancreáticas implantadas, que provavelmente oferecerão uma forma de tratamento mais fisiológica no futuro.

Embora mais de 100 variantes genéticas estejam associadas ao risco de DM2, a expressão da doença decorre principalmente da soma de escolhas prejudiciais à saúde (ingestão energética excessiva e baixo nível de atividade física), que favorecem a obesidade, especialmente quando a gordura extra se acumula na região subcutânea. Os estágios iniciais do DM2 são caracterizados por redução da sensibilidade/aumento da resistência à insulina, ou seja, falha dos tecidos em responder normalmente à liberação de insulina, que pode ser vista como variações relativamente amplas na glicemia após uma refeição que contenha carboidratos. A glicemia elevada sustentada por vários anos é a causa do amplo espectro de complicações à saúde experimentado por diabéticos, incluindo doenças macrovasculares (aterosclerose), microvasculares e problemas nos rins (nefropatia), nervos (neuropatia) e olhos (retinopatia e catarata). Até recentemente, presumia-se que o DM2 era uma condição para toda a vida, mas estudos que investigaram a perda de massa corporal induzida pela cirurgia bariátrica ou por planos alimentares com baixo aporte energético mostraram claramente que a perda de massa corporal significativa levou à remissão do quadro. No estudo DIRECT, realizado na atenção primária no Reino Unido, 86% dos participantes que mantiveram pelo menos 15 kg de perda de massa corporal, após 1 ano, alcançaram a remissão do DM2 (Lean et al., 2018). A perda de massa corporal rápida e substancial, levando à remoção de gordura pancreática e hepática, parece ser importante para permitir a recuperação das células beta e a remissão do DM2 (Taylor et al., 2018).

Controle da glicemia por meio da alimentação

Índice glicêmico

G. D. Campbell parece ter sido o primeiro a tentar quantificar e classificar os alimentos ricos em carboidratos de acordo com a mudança na glicemia após a ingestão de uma quantidade padrão de carboidrato (50 g) (Cummings e Engineer, 2018). Essa ideia foi desenvolvida posteriormente por Crapo et al. (1971) e por Jenkins et al. (1981), com a introdução do conceito de índice glicêmico (IG), que fornece um meio de comparar quantitativamente as respostas glicêmicas (determinadas diretamente por experimentos *in vivo*), após a ingestão de quantidades equivalentes de carboidratos digeríveis, provenientes de diferentes alimentos. Na prática, o IG é calculado como a razão da área sob a curva incremental (iAUC) para a glicemia, após a ingestão de 50 g de carboidratos disponíveis no alimento-teste, em comparação com a iAUC após a ingestão de 50 g de glicose (Brouns et al., 2005). Quando uma variedade de alimentos contendo carboidratos foi classificada, de acordo com seus valores de IG, houve forte relação linear com a glicose rapidamente disponível (GRD) de alimentos semelhantes, determinada *in vitro*, como soma de glicose livre, glicose proveniente da sacarose e glicose liberada dos amidos, durante um período de 20 minutos de hidrólise (sob ação de uma série de enzimas), em condições estritamente controladas (Englyst et al., 1999). Isso permite testar alimentos, *in vitro*, no que diz respeito ao seu conteúdo de GRD, sendo mais rápido e barato do que a abordagem baseada em avaliações do IG, *in vivo*.

Estudos com glicose e amidos enriquecidos com o isótopo estável de carbono-13 (^{13}C) demonstraram que a absorção de glicose, no intestino, após uma única refeição, continua por várias horas depois que as concentrações sanguíneas voltaram aos níveis de jejum. Nesse período pós-prandial mais tardio, a secreção de insulina é suficiente para garantir que a taxa de remoção da glicose circulante no sangue seja compatível com a de absorção intestinal. Substratos marcados com ^{13}C são ferramentas valiosas para investigar a cinética da digestão, absorção e eliminação metabólica de glicose e de outros monossacarídeos com uma variedade de alimentos. É provável que tais estudos de avaliação da cinética sejam úteis na identificação de alimentos com taxas mais lentas de hidrólise intestinal – informações que podem ser usadas em orientações de saúde pública ou no aconselhamento de diferentes pessoas. Estudos recentes sugerem que vários fatores, incluindo a atividade do microbioma intestinal (mais detalhes a seguir), determinam as respostas glicêmicas individuais em decorrência do consumo de alimentos específicos (Zeevi et al., 2015). Esse conceito está sendo usado para desenvolver abordagens personalizadas para a escolha de alimentos com o objetivo de evitar variações desnecessariamente grandes na glicemia. No entanto, tal abordagem tem sido criticada (Wolever, 2016) e sua utilidade ainda precisa ser demonstrada.

Frutose

Quando a glicose e a frutose estão disponíveis simultaneamente, após uma refeição contendo sacarose, como o corpo seleciona qual substrato utilizar primeiro, para fins oxidativos? Essa questão foi resolvida por experimentos nos quais os voluntários consumiram, em duas ocasiões distintas, refeições-teste com alto teor de sacarose idênticas, exceto que um ou outro dos carboidratos constituintes era marcado com ^{13}C em cada refeição (Daly et al., 2000). Para fornecer amostras de ar expirado para mensuração do dióxido de carbono (CO_2) expirado enriquecido com ^{13}C, os voluntários sopraram em tubos, em diferentes momentos, após a realização das refeições. Os resultados mostraram que, após a refeição rica em sacarose, a frutose foi oxidada muito mais rápida e amplamente do que a glicose (Figura 8.2), fenômeno esse que pode ser explicado pelo fato de que, pela frutose ser fosforilada

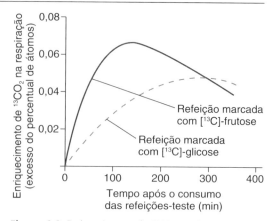

Figura 8.2 Enriquecimento do $^{13}CO_2$ respiratório após a ingestão de refeições-teste com alto teor de sacarose marcadas com [^{13}C]-frutose e [^{13}C]-glicose. (Adaptada de Daly et al., 2000, com permissão da American Society for Nutrition.)

nos hepatócitos, ela independe da 6-fosfofrutoquinase [EC 2.7.1.11], uma das principais enzimas regulatórias da glicólise.

8.4 Fibra alimentar

Os carboidratos que não são absorvidos no intestino delgado entram no intestino grosso, onde são parcial ou totalmente metabolizados por bactérias colônicas, por um processo denominado fermentação (discutido a seguir). McCance e Lawrence, em 1929, foram os primeiros a classificar os carboidratos como "disponíveis" e "indisponíveis", quando perceberam que nem todos os carboidratos alimentares fornecem "carboidratos para o metabolismo" corporal – os quais foram chamados de "indisponíveis". Esse foi um conceito útil porque chamou a atenção para o fato de que alguns carboidratos não são digeridos e absorvidos no intestino delgado. No entanto, é enganoso considerar esse carboidrato "indisponível", uma vez que alguns dos chamados carboidratos não digeríveis podem fornecer energia ao corpo por meio da fermentação no cólon (discutido mais adiante). A importância potencial do material encontrado na parede celular das plantas (que constitui a maior parte dos carboidratos indisponíveis, na maioria dos padrões alimentares encontrada em humanos) na promoção da saúde humana foi identificada no final dos anos 1960 e início dos anos 1970, embora seja uma pesquisa pioneira de Denis Burkitt, ao usar ideias de um pequeno grupo de clínicos e bioquímicos – e, às vezes, em colaboração com ele –, incluindo Campbell, Cleave, Painter, Trowell e Walker. Enquanto trabalhava na África Oriental, Burkitt construiu sua reputação científica ao descobrir que inchaços nas mandíbulas das crianças eram causados por uma forma agressiva de linfoma não Hodgkin (agora conhecido como linfoma de Burkitt), que é raro em muitas partes do mundo, mas comum em crianças que vivem na África Subsaariana. Sua segunda grande contribuição científica foi o reconhecimento da importância potencial da "fibra" (alimentar) na prevenção de doenças coronarianas, obesidade, DM, cárie dentária, vários distúrbios vasculares e certas condições clínicas do intestino grosso, como câncer, apendicite e diverticulose (atualmente classificados como doenças não transmissíveis [DNTs]) (Burkitt e Trowell, 1975). A ideia de Burkitt de agrupar essas doenças como tendo uma causa comum foi inovadora (Cummings e Engineer, 2018), tendo sido recebida com muito ceticismo a hipótese de que essas DNTs foram causadas por uma relativa falta de carboidratos não digeríveis (fibra alimentar). No entanto, pesquisas epidemiológicas e experimentais, nos últimos 40 anos ou mais, mostraram que Burkitt e seus colegas estavam corretos. Alimentações à base de plantas ricas em fibras são atualmente reconhecidas como componentes-chave dos padrões de alimentação mais saudáveis que contribuem significativamente para reduzir o risco de DNTs.

Vários nomes, definições e métodos para avaliar esses chamados carboidratos não digeríveis foram utilizados por diferentes autoridades e levaram a problemas na rotulagem de alimentos e na condução e interpretação de estudos epidemiológicos nutricionais. Em uma tentativa de racionalizar esse complexo campo, a Food and Agriculture Organization (FAO, 1998), das Nações Unidas, e a Organização Mundial da Saúde (OMS) sugeriram que o termo *carboidratos não glicêmicos* é mais apropriado. Essa proposta não foi amplamente adotada por cientistas e médicos relevantes ou pela indústria de alimentos, porque a expressão *fibra alimentar* já era amplamente utilizada. Em 2010, a European Food Safety Authority (EFSA) propôs que o termo *fibra alimentar* fosse usado para descrever a soma de todos os carboidratos não digeríveis (ou não glicêmicos), mais a lignina, o que está de acordo com a definição de fibra alimentar aprovada pelo Comitê do Codex Alimentarius, em 2009 (Lupton *et al.*, 2009). As quantidades de fibras alimentares que atendem às definições do Codex e da EFSA podem ser quantificadas usando-se um método baseado em enzimas, ou seja, Método AOAC 2009.01 (McCleary *et al.*, 2013).

Natureza dos carboidratos que entram no cólon

Os carboidratos que entram no cólon podem ser classificados fisiológica ou quimicamente. Nenhuma dessas classificações é inteiramente satisfatória, uma vez que, além de ser difícil mensurar os carboidratos fisiologicamente indigeríveis, há variação entre as pessoas. Além disso, a estrutura química dos carboidratos nem sempre prediz seu comportamento fisiológico no intestino.

Classificação fisiológica de carboidratos que entram no cólon

Os carboidratos entram no cólon porque: (1) os transportadores de monossacarídeos não existem na mucosa intestinal ou não funcionam em taxa suficientemente alta; (2) as enzimas necessárias para digerir os carboidratos não estão presentes no intestino delgado; (3) as enzimas estão presentes, mas não obtêm acesso aos carboidratos, por exemplo, em razão da estrutura alimentar; e/ou (4) as enzimas não digerem os carboidratos com rapidez suficiente para que sejam completamente absorvidos. Além disso, uma pequena quantidade de carboidrato entra no cólon na forma de resíduos de carboidrato naturalmente encontrados nos mucopolissacarídeos (muco) secretados pelas células da mucosa dos intestinos delgado e grosso.

Embora alguns carboidratos (p. ex., a celulose encontrada nas paredes das células vegetais) sejam sempre não glicêmicos – seres humanos não expressam as enzimas necessárias para sua digestão –, uma proporção significativa (talvez até a metade) de todos os carboidratos que escapam da digestão no intestino delgado possui estrutura química caracteristicamente hábil a sofrer digestão e absorção no intestino delgado. Entretanto, por várias razões, a digestão nessa parte do intestino é incompleta.

Alguns monossacarídeos e alcoóis de açúcar são apenas parcialmente absorvidos devido à baixa afinidade pelos transportadores intestinais. A xilose é captada pelo transportador de glicose

186 Introdução à Nutrição Humana

SGLT1, mas é apenas parcialmente absorvida devido à baixa afinidade pelo transportador. Por si só, a frutose é pouco absorvida, mas o é prontamente na presença de glicose (absorção mais rápida com proporção molar de 1:1). Além disso, o GLUT5 – o transportador responsável pela absorção da frutose através do enterócito – é induzível e, sob exposição sustentada à ingestão aumentada de frutose, há aumento da expressão dele. A área de superfície do intestino delgado disponível para absorção é reduzida por doenças que causam atrofia da mucosa intestinal, como espru tropical ou doença celíaca, ou ressecção cirúrgica de uma parte do intestino (p. ex., para doença de Crohn ou em alguns tipos de cirurgia bariátrica direcionada à perda de massa corporal). Uma taxa aumentada de trânsito intestinal (p. ex., alta carga osmótica no lúmen do intestino delgado de moléculas de carboidratos não digeridos) reduz o tempo disponível para a ocorrência da absorção.

Como discutido, a maioria dos seres humanos adultos (exceto aqueles de ascendência europeia ou outros grupos com longa tradição em pecuária leiteira) apresenta atividade de lactase intestinal [EC 3.2.1.108] baixa ou ausente, levando à inadequada absorção da lactose, seja ela parcial, seja ela total. A hidrólise do amido depende da disponibilidade de amilase [EC 3.2.1.1] pancreática e, se esta for insuficiente, parte do amido ingerido poderá escapar da digestão do intestino delgado. A disponibilidade de amilase [EC 3.2.1.1] pode ser reduzida em pacientes com insuficiência pancreática exócrina, que ocorre na fibrose cística, em pessoas submetidas à remoção cirúrgica de todo ou parte do pâncreas (pancreatectomia) e naquelas com pancreatite crônica (esses casos podem ser tratados com terapia de reposição enzimática pancreática).

Toda a amilopectina e amilose que compõem o complexo de amido é potencialmente digerida no intestino delgado, mas, caso ela esteja inacessível – por estar dentro das paredes celulares da planta intacta ou outras estruturas celulares da planta –, a amilase pancreática [EC 3.2.1.1] pode ser incapaz de desempenhar o processo digestivo, mantendo o amido na sua forma não digerida. A digestibilidade dos carboidratos da banana, por exemplo, depende do grau de maturação da fruta. O amido da banana verde é muito indigerível, mas, à medida que amadurece, ele é convertido em açúcares, incluindo sacarose ($>$ 70%), glicose e frutose.

Para carboidratos que são digeridos e/ou absorvidos lentamente, o tempo de permanência dos resíduos alimentares no intestino delgado (tempo de trânsito; normalmente, cerca de 4 horas) influencia a quantidade que escapa da digestão e flui para o intestino grosso. Algumas formas de amido resistente (ou retrogradado), ou alimentos com partículas grandes, são digeridas tão lentamente que a permanência no intestino delgado é muito curta para sua digestão completa. A digestão desses carboidratos pode ser alterada por fatores que afetam o tempo de trânsito, incluindo outros componentes presentes na refeição, envelhecimento e doenças intestinais. Por exemplo, a gastroparesia (redução da função gástrica e desaceleração da liberação do conteúdo digerido no estômago em direção ao duodeno) ocorre em algumas pessoas com DM1 e em algumas tratadas com analgésicos opioides, certos antidepressivos e alguns medicamentos para alergia.

Classificação química de carboidratos que entram no cólon

A classificação química dos carboidratos que entram no cólon é a seguinte:

- Monossacarídeos: todos, exceto glicose, frutose e galactose, são parcial ou totalmente não absorvidos no intestino delgado. A frutose, na ausência de alguma fonte de glicose (mono, di ou polissacarídeo), é parcialmente não absorvida
- Alcoóis de açúcar: todos são parcial ou totalmente não absorvidos no intestino delgado
- Dissacarídeos: todos, exceto maltose, sacarose e lactose, não são absorvidos no intestino delgado. A lactose é total ou parcialmente não absorvida em indivíduos com baixa atividade da lactase intestinal [EC 3.2.1.108]
- Oligossacarídeos: todos eles não são absorvidos no intestino delgado, à exceção das maltodextrinas
- Polissacarídeos não amiláceos (NSP): todos os polissacarídeos que não são formados por amido (p. ex., celulose, xilanos e pectina) não são hidrolisados por enzimas pancreáticas humanas
- Amido resistente: por definição, é o amido que escapa da digestão no intestino delgado e entra no cólon (discutido a seguir).

Quantidade de carboidratos que chega ao cólon

É difícil medir a quantidade de carboidrato que entra no cólon humano. No entanto, estima-se que pelo menos 30 g de carboidrato são necessários para sustentar o crescimento da população bacteriana colônica de uma pessoa que possui padrão alimentar tipicamente ocidental, produzindo cerca de 100 g de fezes por dia. Cerca de metade dessa quantidade vem de NSP, 1 a 2 g de oligossacarídeos indigeríveis e, provavelmente, cerca de 1 a 2 g de mucopolissacarídeos intestinais. Acredita-se que os outros 10 a 12 g derivem do amido que escapou da digestão no intestino delgado (amido resistente; ver a seguir). A quantidade de carboidratos que entra no cólon, no entanto, pode ser aumentada várias vezes, até 100 g/dia ou mais, por mudanças na alimentação, com o aumento da ingestão de alimentos ricos em fibras, como cereais integrais, leguminosas (p. ex., ervilhas, feijão e lentilha), vegetais e alimentos de baixo IG, de digestão lenta.

Amido resistente

O amido resistente é o amido que escapa da digestão no intestino delgado e entra no cólon (Asp et al., 1996). Na década de 1970 e no início da década de 1980, tornou-se aparente, pela primeira vez, que quantidades consideráveis de amido não são digeridas no intestino delgado, com base em experimentos que demonstraram que o hidrogênio da respiração aumentou após a ingestão de alimentos ricos em amido. O gás hidrogênio é um produto da fermentação anaeróbia de carboidratos pelas bactérias colônicas (ver a seguir). Posteriormente, foram desenvolvidas outras maneiras de mensurar os carboidratos que entram no cólon. Em uma das técnicas disponíveis, um tubo foi passado pelo estômago e ao longo do intestino delgado de humanos, para que todo o conteúdo que estivesse para sair do intestino delgado, prestes a entrar no cólon, pudesse ser amostrado diretamente e subsequentemente quantificado. Outro método disponível deriva de pessoas que tiveram o cólon removido cirurgicamente – nas quais a extremidade do íleo foi suturada a uma abertura na parede do corpo (ileostomia) –, podendo o conteúdo que sai do intestino delgado ser coletado e avaliado quantitativamente. Com ambas as técnicas, a quantidade de carboidrato que sai do intestino delgado pode

ser mensurada diretamente, e todos os métodos confirmaram que uma quantidade substancial de amido chega ao cólon (Englyst et al., 1996).

As principais formas de amido resistente são amido fisicamente inacessível, por exemplo, dentro de estruturas celulares intactas (conhecido como RS_1); grânulos de amido bruto (RS_2); e amilose retrogradada (RS_3). Além disso, os amidos quimicamente modificados (RS_4; amidos eterizados, esterificados ou reticulados) são utilizados para fins específicos pela indústria alimentar. Esses tipos de amido podem ser quantificados usando-se métodos desenvolvidos por Englyst et al. (1996).

Fibra alimentar

Originalmente, Burkitt e Trowell (1975) definiram a fibra alimentar como os componentes das paredes celulares das plantas indigeríveis no intestino delgado humano. Mais tarde, a definição foi expandida para incluir polissacarídeos de armazenamento dentro das células vegetais (p. ex., as gomas presentes em alguns legumes). Com o tempo, a definição evoluiu em uma tentativa de ser holística para a avaliação de todos os carboidratos que escapam da digestão no intestino delgado, e atualmente a maioria das autoridades aceita as definições do Codex (2009) ou da EFSA (2010). No entanto, quem acompanha a literatura científica deve estar ciente de que vários métodos diferentes foram utilizados nos últimos 40 anos para avaliar a fibra alimentar, os quais eram mais ou menos restritivos nos componentes mensurados, e que abordagens analíticas bastante diferentes foram adotadas. Os métodos que têm sido utilizados na Europa, e suas implicações potenciais para a saúde, são revisados em detalhes por Stephen et al. (2017). Uma vez que diferentes métodos analíticos podem produzir estimativas bastante diferentes do conteúdo de fibra de alimentos específicos, aconselha-se averiguar com cautela o método específico utilizado ao ler e interpretar publicações anteriores.

Microbioma intestinal: o que é e o que faz?

Burkitt, juntamente com outros pioneiros que estabeleceram as bases para a compreensão das ações fisiológicas da fibra alimentar, reconheceram que as bactérias intestinais podem desempenhar um papel na saúde humana, mas, há 40 anos, as ferramentas científicas para investigar essa questão complexa eram limitadas. No entanto, nos últimos 15 anos, o desenvolvimento de ferramentas genéticas e bioinformáticas facilitou uma revolução na pesquisa em ecossistemas complexos, como o intestino grosso humano. Podemos, agora, caracterizar a composição e função dos microbiomas em detalhes consideráveis. Além de uma densidade muito alta de várias espécies bacterianas (há pelo menos tantas células bacterianas no cólon quanto células eucarióticas no corpo humano), outros microrganismos importantes no intestino grosso humano incluem arqueas (uma classe de organismos procariontes distinta das bactérias), vírus, fagos, leveduras e fungos (Ohland e Jobin, 2015). Até o momento, a maioria das pesquisas tem se concentrado nas bactérias intestinais, mas está ficando claro que os outros membros desse ecossistema altamente integrado também podem ser importantes à nutrição e à saúde humana. Por exemplo, há dez vezes mais fagos do que bactérias, e esses fagos podem desempenhar um papel na manutenção do equilíbrio entre os micróbios intestinais que vivem em simbiose com seu hospedeiro humano (simbiontes) e os habitantes normais do intestino que podem causar doenças (patobiontes). Além do rápido progresso na caracterização da microbiota intestinal e na descrição de suas complexas interações, o outro grande avanço recente tem sido a compreensão das interações íntimas entre esses residentes intestinais e seu hospedeiro humano (Figura 8.3). Conforme discutido, as células epiteliais do intestino têm

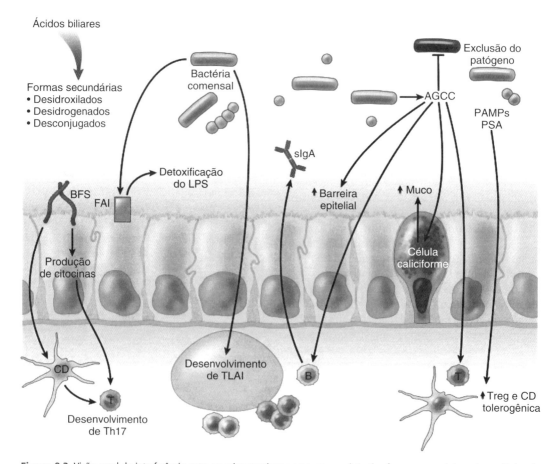

Figura 8.3 Visão geral da interferência entre os microrganismos presentes no intestino humano e o sistema imunológico do hospedeiro. AGCC, ácidos graxos de cadeia curta; B, linfócitos B; BFS, bactérias filamentosas segmentadas; CD, células dendríticas; FAI, fosfatase alcalina intestinal; LPS, lipopolissacarídeos; PAMP, padrão molecular associado ao patógeno; PSA, polissacarídeo A; sIgA, IgA secretora; T, linfócitos T; TLAI, tecido linfoide associado ao intestino, incluindo placas de Peyer e nódulos linfáticos mesentéricos; Treg, células T regulatórias. (Reproduzida de Ohland e Jobin, 2015.)

função primária na digestão e absorção de nutrientes, mas também desempenham papel importante no sistema de defesa, agindo como uma barreira contra organismos infecciosos e outras partículas prejudiciais. As células epiteliais também transferem informações importantes das bactérias intestinais para as células imunológicas localizadas na lâmina própria – a fina camada de tecido conjuntivo areolar frouxo, localizada abaixo do epitélio. A lâmina própria contém muitos tipos de células imunes, incluindo linfócitos T ativados, células plasmáticas, mastócitos, células dendríticas e macrófagos, e o intestino também contém os tecidos linfoides organizados, conhecidos como placas de Peyer e nódulos linfáticos mesentéricos. A "conversa" química entre a microbiota intestinal, as células epiteliais e as células do sistema imunológico é essencial para manter a homeostase do intestino e, talvez, de todos os sistemas. Portanto, uma vez que o intestino é o lar da grande maioria dos microrganismos presentes no corpo, não é de se surpreender que ele também abrigue a maioria das células imunológicas presentes no corpo humano.

Embora o lúmen do cólon seja amplamente desprovido de oxigênio (ambiente anaeróbio), as bactérias presentes no intestino grosso humano são metabolicamente muito ativas e fermentam ampla gama de substratos, incluindo resíduos de alimentos, células hospedeiras e outros constituintes endógenos que fluem para o intestino distal, a partir do intestino delgado. Esse metabolismo microbiano resulta em vários produtos finais que podem influenciar a nutrição e o metabolismo do hospedeiro, como folato, indóis, ácidos biliares secundários, N-óxido de trimetilamina (TMAO) e neurotransmissores. No entanto, do ponto de vista da digestão de carboidratos, os produtos finais mais importantes são os AGCCs. A fermentação é o processo pelo qual os microrganismos intestinais catabolizam os monossacarídeos para obter energia para seu próprio metabolismo. Por operarem em ambiente essencialmente anaeróbio, as bactérias intestinais não podem usar o oxigênio molecular como aceitador de elétrons terminais e, portanto, não podem utilizar o ciclo de Krebs e a fosforilação oxidativa para completar a oxidação dos açúcares em CO_2 e água. A primeira parte desse catabolismo anaeróbio é realizada usando-se a glicólise, que produz piruvato e o dinucleotídio reduzido NADH. Para permitir que a glicólise continue, o NAD^+ é regenerado pela conversão do piruvato (intermediário da via glicolítica) em AGCCs. Esses são ácidos carboxílicos alifáticos saturados que contêm de um a seis carbonos, dos quais acetato (C2), propionato (C3) e butirato (C4) são os mais abundantes (Figura 8.4).

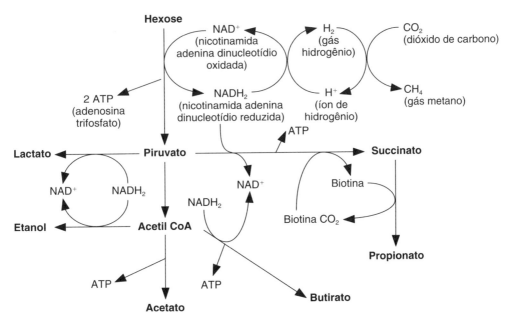

Figura 8.4 Resumo das vias bioquímicas usadas pelas bactérias anaeróbias no cólon humano. Acetil CoA, acetilcoenzima A.

Além disso, a fermentação resulta na produção de CO_2, H_2 e, em alguns casos, metano (CH_4), que são perdidos do corpo pela respiração e pelos flatos (Figura 8.5). Há boas evidências de que as proporções de cada AGCC produzido sejam influenciadas pelos tipos de carboidratos que chegam ao intestino grosso, mas ainda não há compreensão suficiente para permitir a manipulação dos padrões de AGCC por meio de escolhas alimentares.

Destino dos ácidos graxos de cadeia curta

Os AGCCs são absorvidos prontamente (Cummings et al., 1987) e utilizados como fontes de energia pelos tecidos do hospedeiro. Essa recuperação de energia com o auxílio de bactérias intestinais comensais é provavelmente o principal fator para a evolução da complexa relação simbiótica entre o hospedeiro humano e o microbioma intestinal. A quantidade de energia recuperada por meio da fermentação no intestino grosso depende principalmente da quantidade e fermentabilidade (que pode variar de 0 a 100%) do carboidrato que chega ao intestino grosso. Em um padrão alimentar ocidental típico, cerca de metade da energia do carboidrato que entra no cólon está disponível para o hospedeiro humano na forma de AGCCs. Parte do butirato é metabolizada pelos colonócitos (as células epiteliais que revestem o intestino grosso) e o restante, com os outros AGCCs, é transportado para o fígado pela veia porta. O propionato e o butirato são removidos na primeira passagem pelo fígado, mas concentrações aumentadas de acetato podem ser observadas no sangue periférico várias horas após o consumo de carboidratos indigeríveis, mas fermentáveis. A maioria dos AGCCs absorvidos é oxidada e contribui modestamente (até 10%) para o suprimento de energia do corpo.

Ácidos graxos de cadeia curta como moléculas de sinalização e seu potencial impacto à saúde

O butirato, e em menor extensão o propionato, são inibidores de enzimas conhecidas como histonas desacetilases [EC 3.5.1.98; HDAC] – enzimas que removem grupos acetil das histonas (proteínas globulares nas quais o ácido desoxirribonucleico se envolve, no núcleo da célula). O nível de acetilação das histonas faz parte do conjunto de marcadores epigenéticos e moléculas que regulam o acesso ao genoma e controlam, em parte, a expressão gênica (Mathers, 2015). Portanto, por meio de sua ação como um inibidor de HDAC, o butirato desempenha papel crítico na transferência de informações da microbiota intestinal para várias células e tecidos no hospedeiro, incluindo o epitélio intestinal e as células do sistema imunológico. Em concentrações fisiológicas, o butirato altera a expressão de muitos genes com diversas funções, incluindo aqueles envolvidos na cinética celular (proliferação; apoptose celular – morte celular programada) e diferenciação. O butirato pode ajudar a reduzir o risco de câncer no intestino grosso (e em outras partes do corpo), induzindo a diferenciação e apoptose das células cancerígenas. Os efeitos antineoplásicos dos AGCCs adicionais, incluindo butirato, que são produzidos no intestino grosso com o aumento da ingestão de fibra alimentar, podem fornecer parte da explicação para o menor risco de câncer colorretal entre aqueles com maior ingestão de alimentos ricos em fibras.

Além disso, os AGCCs podem se ligar aos receptores acoplados à proteína G (GPCRs), uma grande família de receptores que está localizada na membrana das células e que detecta moléculas fora da célula e ativa as vias internas de transdução de sinal, regulando as respostas celulares. O acetato e o propionato são os ativadores mais potentes do GPR43 (também conhecido como receptor 2 de ácido graxo livre). O GPR43 é expresso em células enteroendócrinas especializadas, conhecidas como células L, que estão presentes em altas densidades no epitélio do íleo e do cólon. Quando o AGCC relevante se liga aos

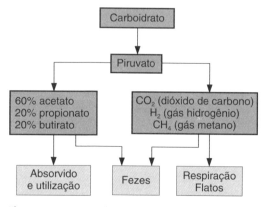

Figura 8.5 Visão geral da fermentação de carboidratos no cólon humano.

seus receptores, nas células L, a cascata de sinalização iniciada leva à secreção de uma incretina chamada GLP-1, assim como de outros peptídeos reguladores, incluindo o peptídeo pancreático YY3-36, oxintomodulina e GLP-2. O GLP-1 tem vários efeitos no metabolismo e também regula os movimentos intestinais. Por exemplo, por meio de mecanismos nervosos periféricos e centrais, o GLP-1 diminui o esvaziamento gástrico, a motilidade intestinal e fornece tempo suficiente para otimizar a digestão e absorção de nutrientes dentro do intestino delgado. Esses efeitos podem contribuir para a melhor regulação do apetite (reduzir a probabilidade de comer em excesso), observada com maior ingestão de fibras e, portanto, maior produção de AGCCs. Uma vez que algum acetato derivado do cólon entra na circulação periférica (nem todo acetato é eliminado durante a primeira passagem pelo fígado), ele pode influenciar o metabolismo em outras partes do corpo, por meio da sua ligação ao GPR43 nos adipócitos e outros tecidos extraintestinais. Dessa forma, a ingestão mais elevada de fibra alimentar pode influenciar uma ampla gama de resultados de saúde, incluindo obesidade, asma e câncer.

8.5 Carboidratos e cáries dentárias

Existe uma relação dinâmica entre os carboidratos provenientes da alimentação e a saúde bucal. Os amidos que podem ser hidrolisados rapidamente pela amilase salivar [EC 3.2.1.1] resultam na produção de mono e oligossacarídeos que, com os açúcares livres ingeridos, se tornam substratos para a fermentação pelas bactérias na boca, que hospeda a segunda comunidade microbiana mais diversa do corpo humano (a mais diversa está no cólon), com mais de 700 espécies de bactérias colonizando os dentes e os tecidos moles da mucosa oral. As bactérias residentes na boca fermentam carboidratos para gerar produtos finais ácidos (principalmente ácido láctico, mas também outros ácidos como o fórmico, o acético e o propiônico), o que resulta em uma queda no pH da placa dentária. Quando ele cai abaixo de 5,5, o esmalte dentário se dissolve no fluido da placa e a exposição repetida a períodos de pH muito baixo pode levar à cárie. Com maior frequência de ingestão de açúcar ou produção de saliva reduzida (resultado de doenças como DM,

radioterapia na cabeça e pescoço; ou alguns medicamentos), os biofilmes de placa nos dentes são expostos a pH mais baixo por mais tempo, o que aumenta o risco de cárie. Além disso, períodos mais regulares de pH mais baixo selecionam bactérias que produzem ácidos e/ou são mais tolerantes a um ambiente ácido, agravando a situação.

Nem todos os carboidratos são igualmente cariogênicos. Alimentos ricos em fibras têm o potencial de reduzir o risco de cárie por meio do aumento da produção de saliva durante a mastigação, mas a maioria desses alimentos é processada e cozida para minimizar a necessidade de mastigação. Muitos açúcares amplamente consumidos, incluindo sacarose, frutose, glicose e maltose, são prontamente fermentados por bactérias na boca e fortemente cariogênicos quando consumidos com frequência. Lactose, galactose e amidos são menos cariogênicos, enquanto os alcoóis de açúcar, como o xilitol (usado como adoçante em alguns confeitos e gomas de mascar), não são o são. A ingestão de açúcares com as refeições reduz o risco de cáries, assim como o consumo de queijo, que fornece fosfatos para prevenir a desmineralização e estimular a remineralização do esmalte. A ingestão de flúor em alimentos e água potável, assim como por meio de pastas de dente e bochechos, previne a cárie dentária. No âmbito de saúde pública, a força das evidências que associa a ingestão de açúcar com a má saúde bucal foi um fator importante nas decisões da OMS (2015) e do Scientific Advisory Committee on Nutrition (SACN, 2015), no Reino Unido, para recomendar que a ingestão de açúcares livres não exceda 5% da ingestão energética diária, a fim de melhorar e proteger a saúde.

8.6 Perspectivas atuais e o futuro para carboidratos dietéticos

Os carboidratos fornecem o maior componente da ingestão energética alimentar para a maioria das pessoas em todo o mundo há milênios. No entanto, atualmente existe uma forte tendência contra os carboidratos que promove as chamadas "dietas de baixos teores de carboidratos" (ou *low carb*), nas quais a ingestão de alimentos açucarados, massas, batatas, arroz e pão é bastante restringida, em favor de alimentos ricos em proteínas e gorduras, aliados a vegetais "saudáveis".

192 Introdução à Nutrição Humana

Embora a restrição de açúcares livres seja provavelmente benéfica para a saúde, não há boas evidências de que a exclusão de alimentos mais básicos que contenham amido seja benéfica e, de fato, tais planos alimentares podem ser desvantajosos porque, provavelmente, têm baixo teor de fibra. Um motivo frequentemente apresentado pelos defensores dos planos alimentares com "baixo teor de carboidratos" é de que eles ajudam no controle da massa corporal. No entanto, no recente estudo DIETFITS, em que 609 adultos com sobrepeso e obesos, com idades entre 18 e 50 anos, sem DM, foram aleatoriamente submetidos a um dos seguintes planos alimentares – 1) alimentação saudável com "baixo teor de carboidratos"; ou 2) alimentação saudável com "baixo teor de gordura" – não foram encontradas, de forma interessante, diferenças na perda de massa corporal após 12 meses de intervenção (Gardner et al., 2018). Além disso, uma recente revisão sistemática e metanálise de estudos prospectivos e ensaios clínicos verificou forte relação dose-resposta entre maior ingestão de fibra alimentar e menores massa corporal e risco de desenvolver múltiplas DNTs comuns (Reynolds et al., 2019).

A produção, o processamento, o transporte e o varejo de alimentos primários têm grandes impactos no meio ambiente global, em decorrência da produção de gases de efeito estufa (que impulsionam as mudanças climáticas), da demanda pelo uso da terra agrícola, do esgotamento dos recursos de água doce e da poluição dos ecossistemas aquáticos e terrestres por: (1) fertilizantes e outros insumos químicos para a agricultura; e (2) excrementos de animais de criação. As opções para reduzir o impacto ambiental adverso do sistema alimentar incluem mudanças no padrão alimentar em direção a uma configuração mais saudável e baseada em vegetais (Springmann et al., 2018), o que provavelmente significará mais ênfase em alimentos ricos em carboidratos, incluindo alimentos básicos fontes de amido, leguminosas, vegetais e frutas, e consumo substancialmente menor de alimentos de origem animal.

Considerações

Este capítulo foi revisado e atualizado por John Mathers, com base no capítulo original de John Mathers e Thomas M. S. Wolever.

Referências bibliográficas

Asp, N.-G., van Amelsvoort, J.M.M., and Hautvast, J.G.A.J. (1996). Nutritional implications of resistant starch. *Nutr. Res. Rev.* **9**: 1–13.

Brouns, F., Bjorck, I., Frayn, K.N. *et al.* (2005). Glycaemic index methodology. *Nutr Res Rev.* **18**, 145–171.

Burkitt, D.P. and Trowell, H.C. (1975). *Refined Carbohydrate Foods and Disease*. London: Academic Press.

Crapo, P.A., Reaven, G., Olefsky, J. (1976). Plasma glucose and insulin responses to orally administered simple and complex carbohydrates. *Diabetes* **25**: 741–747.

Cummings, J.H. and Engineer, A. (2018). Denis Burkitt and the origins of the dietary fibre hypothesis. *Nutr. Res. Rev.* **31**: 1–15.

Cummings, J.H., Pomare, E.W., Branch, W.J. *et al.* (1987). Short chain fatty acids in human large intestine, portal, hepatic and venous blood. *Gut* **28**: 1221–1227.

Daly, M.E., Vale, C., Walker, M. *et al.* (2000). Acute fuel selection in response to high-sucrose and high-starch meals in healthy men. *Am J Clin Nutr* **71**: 1516–1524.

European Food Safety Authority. (2010). *Scientific Opinion on Dietary Reference Values for Carbohydrates and Dietary Fibre by EFSA Panel on Dietetic Products, Nutrition, and Allergies (NDA)*. Parma, Italy: European Food Safety Authority (EFSA).

Englyst, K.N., Englyst, H.N., Hudson, G.L. *et al.* (1999). Rapidly available glucose in foods: an in vitro measurement that reflects the glycemic response. *Amer J Clin Nutr.* **69**: 448–454.

Englyst, H.N., Kingman, S.M., Hudson, G.J. *et al.* (1996). Measurement of resistant starch in vitro and in vivo. *Br J Nutr.* **75**: 749–755.

Joint FAO/WHO Food Standards Programme, Secretariat of the CODEX Alimentarius Commission (2010). *CODEX Alimentarius (CODEX) Guidelines on Nutrition Labeling CAC/GL 2–1985 as Last Amended 2010*. Rome: FAO

Food and Agriculture Organization of the United Nations. (1998). FAO food and nutrition paper 66. *Carbohydrates in human nutrition*. Report of an FAO/WHO Expert Consultation on Carbohydrates, 14–18 April 1997, Rome, Italy. Rome: FAO.

Gardner, C.D., Trepanowski, J.F., Del Gobbo, L.C. *et al.* (2018). Effect of Low-Fat vs Low-Carbohydrate Diet on 12-Month Weight Loss in Overweight Adults and the Association With Genotype Pattern or Insulin Secretion: The DIETFITS Randomized Clinical Trial. *JAMA.* **319**: 667–679.

Jenkins, D.J.A., Wolever, T.M.S., Taylor, R.H. *et al.* (1981). Glycemic index of foods: a physiological basis for carbohydrate exchange. *Am J Clin Nutr.* **34**:362–366.

Lean, M.E., Leslie, W.S., Barnes, A.C. *et al.* (2018). Primary care-led weight management for remission of type 2 diabetes (DiRECT): an open-label, cluster-randomised trial. *Lancet.* **391**:541–551.

Lupton, J.R., Betteridge, V.A., and Pijls, L.T.J. Codex final definition of dietary fibre: issues of implementation. *Crops & Food.* **1**: 206–212.

Mathers, J.C. (2015). Epigenetics. In *Nutrition Research Methodologies.* (ed. J.A. Lovegrove, L. Hodgson, S. Sharma *et al.*). John Wiley & Sons

McCance, R.A. and Lawrence, R.D. (1929). The carbohydrate content of foods. *MRC Special Report Series*, nº 135.

McCleary, B.V., Sloane, N., Draga, A. *et al.* (2013). Measurement of Total Dietary Fiber Using AOAC Method 2009.01 (AACC International Approved Method 32-45.01): Evaluation and Updates. *Cereal Chem.* **90**: 396–414.

Ohland, C.L. and Jobin, C. Microbial Activities and Intestinal Homeostasis: A Delicate Balance Between Health and Disease. *Cell Mol Gastroenterol Hepatol,* **1**(1) 28 - 40

Price, T.B. and Sanders, K. (2017). Muscle and liver glycogen utilization during prolonged lift and carry exercise: male and female responses. *Physiol. Reports* **5**(4): e13113.

Reynolds, A., Mann, J., Cummings, J. *et al.* (2019). *The Lancet Pub.* Online, 10 January 2019.

Scientific Advisory Committee on Nutrition. (2015). *Carbohydrates and Health.* The Stationery Office.

Springmann, M., Clark, M., Mason-D'Croz, D. *et al.* (2018). *Options for keeping the food system within environmental limits. Nature.* Oct 10. doi: 10.1038/s41586-018-0594-0. [Epub ahead of print]

Stephen, A.M., Champ, M.M.-J., Cloran, S.J. *et al.* (2017). Dietary fibre in Europe: current state of knowledge on definitions, sources, recommendations, intakes and relationships to health. *Nutr Res Rev* **30**, 149–190.

Taylor, R., Al-Mrabeh, A., Zhyzhneuskaya, S. *et al.* (2018). Remission of Human Type 2 Diabetes Requires Decrease in Liver and Pancreas Fat Content but Is Dependent upon Capacity for β Cell Recovery. *Cell Metab.* **28**: 547–556.

Wolever, T.M. (2016). Personalized nutrition by prediction of glycaemic responses: fact or fantasy? *Eur J Clin Nutr.* **70**:411–413.

World Health Organisation. (2015). Sugars intake for adults and children.

Zeevi, D., Korem, T., Zmora, N. *et al.* (2015). Personalized Nutrition by Prediction of Glycemic Responses. *Cell.* **163**:1079–1094.

Leitura complementar

Asp, N.-G. (2001). Development of dietary fibre methodology. In: (ed. B.V. McCleary and L. Prosky) *Advanced Dietary Fibre Technology.* Oxford: Blackwell Science 77–88.

Cani, P.D. (2018). Human gut microbiome: hopes, threats and promises. *Gut.* **67**:1716–1725.

Johnson, L.R. (2013). *Gastrointestinal Physiology*, 8e. St Louis, MO: Mosby.

Lanham-New, S., MacDonald, I., and Roche, H. (Eds). (2010) *Nutrition and Metabolism*, 2e. Wiley Blackwell.

Rugg-Gunn, A.J. (1993). *Nutrition and Dental Health.* Oxford: Oxford University Press.

Wolever, T.M.S. (2006). *The Glycaemic Index: A Physiological Classification of Dietary Carbohydrate.* Wallingford: CABI.

9
Nutrição e Metabolismo de Lipídios

Bruce A. Griffin e Stephen C. Cunnane

Pontos-chave

- Lipídios (outra palavra para "gorduras") são componentes orgânicos compostos de um esqueleto de carbono com substituições de hidrogênio e oxigênio, que são solúveis em solventes orgânicos apolares e, com algumas exceções, geralmente são insolúveis em água. Os lipídios, em combinação com proteínas e carboidratos, são os principais constituintes das células vivas (p. ex., gorduras, ceras, fosfatídeos, cerebrosídeos e compostos relacionados)
- Os lipídios podem ser classificados como simples (p. ex., ácidos graxos esterificados com alcoóis, (como glicerol, formando o triacilglicerol [TAG]) ou ésteres de colesterol, vitaminas A e D), complexos (ácidos graxos esterificados com alcoóis mais outros grupos [p. ex., fosfolipídios] ou lipídios ligados a proteínas [p. ex., lipoproteínas séricas]), derivados (p. ex., ácidos graxos) ou diversos (p. ex., carotenoides e vitaminas E e K)
- Os ácidos graxos são a fonte alimentar mais densa de energia, mas os lipídios também têm papéis estruturais importantes nas membranas. Os processos que controlam a síntese, modificação e degradação de ácidos graxos contribuem para o perfil de ácidos graxos das membranas celulares e armazenamento de lipídios no corpo
- Os ácidos graxos linoleato e alfalinolenato, ácidos graxos poli-insaturados (AGPI) que não podem ser sintetizados pelo corpo (de novo), são denominados "essenciais" e devem ser obtidos na alimentação

- Os lipídios (gorduras) alimentares contribuem para o ganho de massa corporal e a obesidade e compartilham associações com doenças crônicas não transmissíveis, como doenças cardiovasculares (DCVs), que influenciam a morbidade e a mortalidade humana
- Os lipídios (gorduras) alimentares são emulsificados, hidrolisados e solubilizados no intestino delgado superior antes de serem absorvidos no íleo, entrando nos enterócitos com a ajuda de proteínas ligadoras de ácidos graxos (PLAGs)
- O colesterol e os ácidos graxos são precursores de hormônios, como esteroides e eicosanoides, respectivamente, enquanto os lipídios (gorduras) da alimentação carregam e facilitam a absorção de vitaminas lipossolúveis
- Os lipídios (gorduras) da alimentação e aqueles sintetizados no corpo são solubilizados para transporte em um meio aquoso (como o soro sanguíneo), combinando-se com proteínas e fosfolipídios especializados para formar grandes complexos macromoleculares chamados "lipoproteínas", a exemplo dos quilomícrons e das lipoproteínas de densidade muito baixa, de densidade baixa e de densidade alta. A concentração de lipoproteínas séricas é fortemente influenciada por fatores alimentares e estilo de vida. Também estão associados ao desenvolvimento e à proteção contra DCVs e são utilizados na prática clínica como biomarcadores de risco de DCV.

9.1 Introdução: a história dos lipídios na nutrição humana

O termo *lipídio* foi introduzido por Bloor, em 1943, época em que a existência do colesterol já era conhecida havia quase 200 anos e a das gorduras individuais, 130 anos. O colesterol foi denominado "colesterina" (do grego *chole* (biliar) e *stereo* (sólido) por Chevreul em 1816, embora ele não o tenha descoberto. A primeira associação de colesterol com aterosclerose cardiovascular remonta ao trabalho de Vogel, em 1843. Chevreul isolou uma mistura de ácidos graxos saturados (AGSs) de 16 a 18 carbonos em 1813, que foi chamada de margarina, porque ele acreditava ser um único ácido graxo de 17 carbonos, margarato. O TAG misto de palmitato (16:0) e estearato (18:0) também foi denominado margarina, enquanto o TAG de oleato, estearato e palmitato passou a ser conhecido como oleomargarina. Os fosfolipídios foram descobertos por Thudicum, que isolou e nomeou a esfingosina, em 1884, e também lecitina (fosfatidilcolina) e cefalina (fosfatidiletanolamina). A diferença de polaridade entre os fosfolipídios é um atributo-chave dessas moléculas, permitindo que elas se associem a ambientes aquosos e não aquosos, o que foi denominado "anfipático" por Hartley, em 1936, e renomeado como "anfifílico", por Winsor, em 1948.

A primeira compreensão de como a gordura era absorvida surgiu em 1879, quando Munk estudou as emulsões de gordura e mostrou que a linfa continha TAG, após uma refeição gordurosa, e mesmo após uma refeição sem ela. Em 1905, Knoop deduziu que a betaoxidação do ácido graxo provavelmente ocorria pela remoção gradual de dois carbonos do ácido graxo. O provável papel de duas unidades de carbono como blocos de construção na síntese de ácidos graxos foi reconhecido pela primeira vez por Raper, em 1907, e confirmado na década de 1940, por Schoenheimer, Rittenberg e Bloch, ao usar marcadores como água deuterada e carbono-13. O final da década de 1940 foi um período produtivo em nossa compreensão de como ocorre a oxidação dos ácidos graxos. Green et al. descobriram que as cetonas eram produtos da oxidação de ácidos graxos, enquanto Lehninger demonstrou o papel das mitocôndrias como o local celular da oxidação de ácidos graxos. As dessaturases microssomais foram evidenciadas por Bloomfield e Bloch, em 1960, como enzimas capazes de introduzir uma ligação insaturada em ácidos graxos de cadeia longa (AGCLs).

Em 1929, Mildred e George Burr descobriram que a ausência de lipídios na alimentação prejudicava o crescimento, causava queda de cabelo e descamação da pele de ratos, o que levou ao isolamento dos dois AGPIs "essenciais" primários, linoleato (18:2n-6) e alfalinolenato (18:3n-3). As prostaglandinas são uma subclasse de eicosanoides descobertas no início dos anos 1930 por Von Euler, que erroneamente acreditava que elas se originavam da próstata. A ligação entre os eicosanoides e os poli-insaturados, principalmente o araquidonato, foi estabelecida na década de 1960.

9.2 Aspectos terminológicos das gorduras alimentares

Lipídios

Como outros compostos orgânicos, todos os lipídios são compostos de um esqueleto de carbono, com substituições de hidrogênio e oxigênio, em alguns dos quais também há a presença de nitrogênio, enxofre e fósforo. A insolubilidade na água é a chave, mas não uma característica absoluta que distingue a maioria dos lipídios das proteínas e dos carboidratos. Há algumas exceções a essa regra geral, uma vez que os ácidos graxos de cadeia curta a média, sabões e alguns lipídios complexos são solúveis em água. Portanto, a solubilidade em um "solvente lipídico", como éter, clorofórmio, benzeno ou acetona, é uma definição comum, mas circular, de lipídios.

Existem quatro categorias de lipídios, conforme classificados por Bloor: simples, compostos (complexos), derivados e diversos (Tabela 9.1).

Tabela 9.1 Classificação dos lipídios.

Lipídios simples (ácidos graxos esterificados com alcoóis)	Gorduras (ácidos graxos esterificados com glicerol)
	Ceras (ceras verdadeiras, ésteres de esterol, ésteres de vitaminas A e D)
Lipídios complexos (ácidos graxos esterificados com alcoóis, mais outros grupos)	Fosfolipídios (contêm ácido fosfórico e, geralmente, uma base nitrogenada)
	Glicolipídios (lipídios que contêm carboidratos e nitrogênio, mas sem fosfato e sem glicerol)
	Sulfolipídios (lipídios que contêm um grupo de enxofre)
	Lipoproteínas (lipídios ligados a outras proteínas)
	Lipopolissacarídeos (lipídios ligados a polissacarídeos)
Lipídios derivados (obtidos por hidrólise de lipídios simples ou complexos)	Ácidos graxos (saturados, monoinsaturados ou poli-insaturados)
	Monoacilgliceróis e diacilgliceróis
	Alcoóis (incluem esteróis, esteroides, vitaminas D e A)
Lipídios diversos	Hidrocarbonetos de cadeia linear
	Carotenoides
	Esqualeno
	Vitaminas E e K

196 Introdução à Nutrição Humana

Os lipídios simples são ésteres de ácidos graxos com vários alcoóis, como glicerol ou colesterol. Eles incluem TAG (óleos e gorduras neutras), ceras, ésteres de colesterol e ésteres de vitaminas A e D. Os lipídios compostos são ésteres de ácidos graxos em combinação com alcoóis e outros grupos, os quais incluem fosfolipídios, glicolipídios, cerebrosídeos, sulfolipídios, lipoproteínas e lipopolissacarídeos. Os lipídios derivados são produtos da hidrólise de lipídios simples ou compostos, incluindo ácidos graxos, monoacilgliceróis e diacilgliceróis, alcoóis de cadeia linear e que contêm anéis, esteróis e esteroides. Os lipídios diversos incluem alguns lipídios de cera, carotenoides, esqualeno e vitaminas E e K.

Ácidos graxos saturados e insaturados

Os principais componentes da gordura ou lipídios da alimentação são os ácidos graxos, que variam em comprimento, de um a mais de 30 carbonos. Eles são ácidos carboxílicos com a estrutura RCOOH, em que R é hidrogênio em ácido fórmico, CH_3 em ácido acético ou, então, uma cadeia de um a mais de 30 grupos CH_2, terminados por um grupo CH_3. Os vários nomes para ácidos graxos individuais (comuns, oficiais) e suas abreviaturas são complicados, e o uso de uma ou outra forma

é um tanto arbitrário. A regra básica para as abreviaturas é que existem três partes: número de carbonos, número de duplas ligações e posição da primeira dupla ligação. Assim, o AGS palmitato, comumente encontrado na alimentação, é expresso como 16:0 porque tem 16 carbonos e nenhuma dupla ligação. Outro ácido graxo bastante comum na alimentação, porém poli-insaturado, é o linoleato, descrito como 18:2n-6 porque tem 18 carbonos, duas duplas ligações, sendo a primeira dupla ligação encontrada no sexto carbono do grupo metil terminal (n-6). Acima de seis carbonos de comprimento, a maioria dos ácidos graxos tem número par de carbonos (Tabela 9.2). A apresentação terminológica mais antiga de ácidos graxos, referindo-se a carbonos saturados ou insaturados em lipídios que ainda aparecem ocasionalmente, inclui: alifático (um carbono saturado), olefínico (um carbono insaturado), alílico (um carbono saturado, adjacente a um carbono insaturado) e carbono duplamente alílico (um carbono saturado situado entre dois carbonos insaturados).

O alongamento da cadeia e a introdução de duplas ligações adicionais, além da primeira, ocorrem a partir do grupo carboxila terminal. A presença de uma ou mais duplas ligações em um ácido graxo o define como "insaturado", em comparação com um AGS que não contém ligações duplas.

Tabela 9.2 Nomenclatura de ácidos graxos comuns.

Saturado	Monoinsaturado	Poli-insaturado
Fórmico (1:0)	Lauroleico (12:1n-3)	Linoleico (18:2n-6)
Acético (2:0)	Miristoleico (14:1n-5)	Gama-linolênico (18:3n-6)
Propiônico (3:0)	Palmitoleico (16:1n-7)	Di-homo-gama-linolênico (20:3n-6)
Butírico (4:0)	Oleico (18:1n-9)	Araquidônico (20:4n-6)
Valérico (5:0)	Elaídico (transƉ18:1n-9)	Adrênico (22:4n-6)
Caproico (6:0)	Vacênico (18:1n-7)	n-6 Docosapentaenoico (22:5n1-6)
Caprílico (8:0)	Petroselínico (18:1n-12)	Alfa-linolênico (18:3n-3)
Cáprico (10:0)	Gadoleico (20:1n-11)	Estearidônico (18:4n-3)
Láurico (12:0)	Gondoico (20:1n-9)	Eicosapentaenoico (20:5n-3)
Mirístico (14:0)	Erúcico (22:1n-9)	n-3 Docosapentaenoico (22:5n-3)
Palmítico (16:0)	Nervônico (24:1n-9)	Docosaexaenoico (22:6n-3)
Margárico (17:0)		
Esteárico (18:0)		
Araquídico (20:0)		
Beénico (22:0)		
Lignocérico (24:0)		

Um AGS geralmente ocupa menos espaço do que um ácido graxo insaturado de comprimento de cadeia equivalente (Figura 9.1). As duplas ligações permitem a isomerização ou orientação diferente (*cis* ou *trans*) dos carbonos adjacentes por meio da dupla ligação (Figura 9.2). Em ácidos graxos de cadeia mais longa, as duplas ligações também podem estar em posições diferentes na molécula. Portanto, a insaturação introduz grande quantidade de variedade estrutural nos ácidos graxos e nos lipídios resultantes. Mais detalhes sobre as características das diferentes famílias de ácidos graxos são fornecidos nas Seções 9.6 e 9.8.

Ácidos graxos de cadeia curta e média

Os ácidos graxos de cadeia curta (menos de oito carbonos) são solúveis em água. Exceto nos lipídios do leite, eles não são comumente esterificados em lipídios corporais. Os ácidos graxos de cadeia curta são encontrados principalmente em produtos alimentícios que contêm gordura do leite proveniente de ruminantes. Consequentemente, embora sejam produzidos em quantidades relativamente grandes a partir da fermentação de carboidratos não digeridos, no cólon, como tais, eles não se tornam parte do *pool* de lipídios corporal. Os ácidos graxos de cadeia média (8 a 14 carbonos) surgem como intermediários na síntese de AGCL ou pelo consumo de óleo de coco

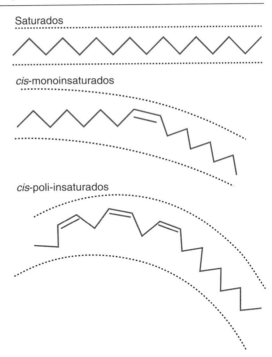

Figura 9.1 Modelos em bastão ilustrando as diferenças estruturais básicas entre ácidos graxos saturados, *cis*-monoinsaturados, e *cis*-poli-insaturados. Conforme mostrado em duas dimensões, o aumento da curvatura causado pela inserção de uma ou mais duplas ligações aumenta a área ocupada pelo ácido graxo. A área física ocupada por ácidos graxos insaturados é ainda mais acentuada em três dimensões porque os ácidos graxos esterificados giram em torno do terminal ancorado.

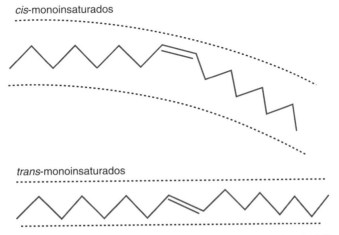

Figura 9.2 Modelos em bastão comparando um ácido graxo insaturado *cis* com um *trans*. Uma dupla ligação *cis*-insaturada cria um espaço em forma de U e confere curvatura à molécula porque, em relação ao eixo longitudinal do ácido graxo, os dois hidrogênios na dupla ligação estão no mesmo lado da molécula. Uma dupla ligação *trans*-insaturada não confere curvatura à molécula porque os hidrogênios estão em lados opostos na dupla ligação. Uma dupla ligação *trans*, portanto, tende a dar aos ácidos graxos propriedades físico-químicas mais parecidas com as de um ácido graxo saturado.

198 Introdução à Nutrição Humana

ou TAG de cadeia média derivada dele. Assim como os ácidos graxos de cadeia curta, os ácidos graxos de cadeia média estão presentes no leite, mas também raramente são esterificados em lipídios corporais, exceto quando consumidos em grandes quantidades em situações clínicas que requerem fontes alternativas de energia. Os ácidos graxos de cadeia média são raros na alimentação, exceto para coco e gordura do leite.

Ácidos graxos saturados e monoinsaturados de cadeia longa

Os AGCLs (> 14 carbonos) são os principais constituintes da gordura alimentar, sendo o ácido palmítico e o esteárico os mais comumente encontrados no corpo. Eles se originam de três fontes: diretamente da alimentação, pela síntese completa a partir da acetilcoenzima A (acetil CoA) ou pelo alongamento da cadeia de um ácido graxo de cadeia mais curta preexistente. Consequentemente, o ácido palmítico presente na alimentação, ou sintetizado recentemente, pode ser alongado dentro do corpo para formar o estearato e, depois, araquidato (20:0), beenato (22:0) e lignocerato (24:0). Na prática, pouco estearato presente no corpo humano parece ser derivado do alongamento da cadeia de palmitato preexistente. Em seres humanos, AGSs com mais de 24 carbonos existem, mas geralmente surgem apenas durante defeitos genéticos na oxidação de ácidos graxos, como será discutido posteriormente.

O palmitato e o estearato são constituintes importantes da membrana, sendo encontrados na maioria dos fosfolipídios teciduais em 20 a 40% do perfil de ácidos graxos totais. As membranas cerebrais contêm AGSs de 20 a 24 carbonos, que, como o palmitato e o estearato, são sintetizados no cérebro e têm pouco ou nenhum acesso ao cérebro a partir da circulação. O conteúdo normal da membrana dos AGSs de cadeia longa pode provavelmente ser sustentado sem uma fonte alimentar desses ácidos graxos. Em comparação com todas as outras classes de ácidos graxos alimentares, especialmente os monoinsaturados ou poli-insaturados, uma ingestão excessiva, e possivelmente, síntese de alguns saturados de cadeia média e longa (com 12 a 16 carbonos), está associada a um risco aumentado de DCVs.

Os ácidos graxos cis-monoinsaturados de cadeia longa mais comuns na alimentação e no corpo são oleato (18:1n-9) e palmitoleato (16:1n-7), com o primeiro predominando, de longe, tanto no armazenamento do corpo quanto nos lipídios nas membranas. Tal como acontece com o estearato, a maior parte do oleato no corpo humano parece ser de origem alimentar. Portanto, embora os seres humanos tenham a capacidade de dessaturar o estearato em oleato, o oleato da alimentação é provavelmente a fonte dominante de oleato no corpo. Apenas as plantas podem dessaturar ainda mais o oleato em linoleato e, novamente, em alfa-linolenato. Tal como acontece com os saturados com comprimento > 18 carbonos, os monoinsaturados com 20, 22 e 24 carbonos derivados do oleato estão presentes em membranas especializadas, como a mielina.

Ácidos graxos poli-insaturados

O linoleato e o alfalinolenato são os principais ácidos graxos cis-poli-insaturados da alimentação na maioria dos padrões alimentares. Nenhum dos dois pode ser sintetizado de novo (a partir do acetato) em animais, portanto são os ácidos graxos "essenciais". Eles podem ser sintetizados pelo alongamento da cadeia dos dois respectivos precursores de 16 carbonos, hexadecadienoato (16:2n-6) e hexadecatrienoato (16:3n-3), que são encontrados em plantas verdes comestíveis comuns em até 13% dos ácidos graxos totais. Consequentemente, o consumo significativo de vegetais verdes fornecerá AGPI de 16 carbonos que contribuem para o total de linoleato e alfa-linolenato disponíveis.

Linoleato é o ácido graxo poli-insaturado predominante no corpo, comumente respondendo por 12 a 15% dos ácidos graxos do tecido adiposo. Nos tecidos magros do corpo, existem pelo menos três poli-insaturados presentes em quantidades > 5% do perfil de ácidos graxos (linoleato, araquidonato, docosaexaenoato). Além disso, pelo menos dois outros poli-insaturados biologicamente ativos estão presentes em lipídios corporais (di-homo-gamalinolenato [20:3n-6] e eicosapentaenoato [20:5n-3]), embora geralmente em quantidades entre 1% e 3% de ácidos graxos totais. Os peixes marinhos são a fonte mais rica de poli-insaturados com 20 a 22 carbonos. O alfalinolenato e seu precursor, hexadecatrienoato (16:3n-3), são os únicos n-3 poli-insaturados em plantas terrestres comuns.

Isômeros de ácidos graxos hidrogenados e conjugados

A introdução de insaturação com uma ligação dupla cria a possibilidade de isômeros posicionais e geométricos em ácidos graxos. Entre os ácidos graxos insaturados de cadeia longa, existem isômeros posicionais porque a ligação dupla pode ser introduzida em vários locais diferentes, ou seja, 18:1n-7, 18:1n-9, 18:1n-11 etc. Os isômeros geométricos existem porque os dois hidrogênios restantes em cada ligação dupla podem estar opostos um ao outro (*trans*) ou no mesmo lado da molécula (*cis*; ver Figura 9.2). Assim, existe *cis*-18:1n-9 (oleato) e *trans*-18:1n-9 (elaidato), e assim por diante para todos os ácidos graxos insaturados, com as combinações aumentando exponencialmente conforme o número de ligações duplas cresce.

Os isômeros *trans* de ácidos graxos mono ou poli-insaturados ocorrem naturalmente em ruminantes, mas também podem ser produzidos por hidrogenação parcial, um processo amplamente utilizado no passado no processamento de óleos de alimentos. No entanto, foi demonstrado que os ácidos graxos *trans* aumentam o colesterol sérico da lipoproteína de baixa densidade (LDL) e diminuem o colesterol sérico da lipoproteína de alta densidade (HDL), tendo sido associados à DCV. Por esse motivo, a hidrogenação parcial industrial de óleos foi bastante reduzida na maioria dos países, para reduzir a ingestão de ácidos graxos *trans* nos alimentos. O número de isômeros *trans* aumenta com o número de duplas ligações, então há apenas um isômero *trans* do oleato, mas três isômeros *trans* do linoleato e sete do alfalinolenato. Praticamente todos os AGPIs de ocorrência natural têm ligações duplas que são interrompidas por metileno, ou seja, têm um grupo CH_2 entre as duas duplas ligações. No entanto, a interrupção do metileno entre as duplas ligações pode ser perdida, novamente, por meio do processamento de alimentos, e as ligações podem ser movidas para um carbono mais perto, tornando-se conjugadas. Assim, as ligações duplas no linoleato estão nos carbonos 9 a 10 e 11 a 12, mas, no linoleato conjugado, o principal ácido graxo conjugado, elas ocorrem nos carbonos 9 a 10 e 11 a 12. Pode ocorrer algum grau de dessaturação adicional e alongamento da cadeia em ácidos graxos conjugados, mas muito menos do que com poli-insaturados interrompidos por metileno.

Gorduras e óleos

As gorduras são ésteres de ácidos graxos com glicerol (ver Tabela 9.1). Elas geralmente ocorrem como TAGs (Figura 9.3), embora os monoacilgliceróis e os diacilgliceróis ocorram durante a digestão da gordura e sejam usados no processamento de alimentos. As gorduras alimentares mais comuns contêm uma mistura de AGSs e insaturados de 16 a 18 carbonos. Por convenção, as gorduras que são líquidas à temperatura ambiente são chamadas de óleos, uma característica decorrente de sua menor proporção de AGSs (cadeia linear) e maior proporção de ácidos graxos insaturados (cadeia curvada). Os ácidos graxos insaturados geralmente têm um ponto de fusão mais baixo, facilitando a liquefação das gorduras das quais são componentes. TAGs de origem animal são comumente gorduras, enquanto aqueles de origem vegetal ou de peixe são, em geral, óleos. Gorduras animais e óleos de peixe quase sempre contêm colesterol, enquanto os óleos vegetais não contêm colesterol, mas geralmente contêm outros "fito" esteróis.

Os TAGs são usados principalmente como combustíveis, portanto as gorduras dietéticas (principalmente os TAGs) são comumente associadas ao metabolismo energético, diferentemente dos lipídios estruturais encontrados nas membranas. No entanto, os lipídios da membrana, bem como os TAGs, são extraídos com solventes lipídicos usados para determinar o conteúdo de gordura de alimentos, tecidos ou material vegetal. Portanto, em função de órgãos como o cérebro serem ricos em fosfolipídios de membrana, quando os lipídios totais são extraídos para determinar a composição química do órgão, esses órgãos têm certo teor de gordura. Do ponto de vista químico, isso é verdade, mas tal descrição costuma confundir a natureza do lipídio porque o cérebro, em particular, não contém praticamente nenhum TAG.

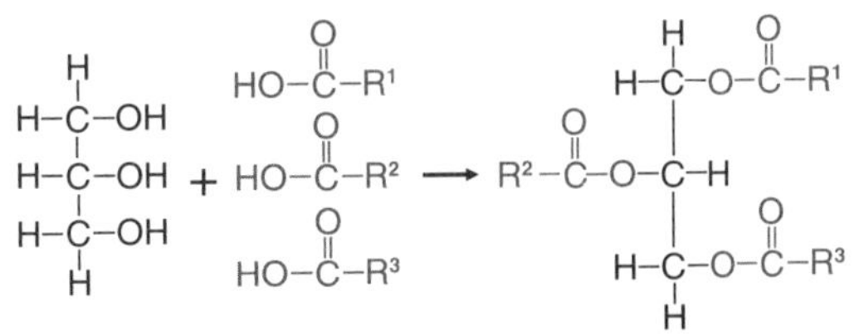

Figura 9.3 Estrutura geral de um triacilglicerol derivado do glicerol e três ácidos graxos (R′, R″, R‴ = ácidos graxos).

Fosfolipídios

Os fosfolipídios contêm duas "caudas" apolares e hidrofóbicas (os grupos acila) e um único "grupo cabeça" funcional (grupo principal), que é polar e hidrofílico. Consequentemente, eles são lipídios anfifílicos relativamente equilibrados e, nessa capacidade, são componentes cruciais das membranas biológicas. Os grupos principais contêm fósforo e aminoácidos (colina, serina, etanolamina), açúcares (inositol) ou um álcool (glicerol). A fosfatidilcolina (lecitina) é o fosfolipídio mais abundante nos tecidos animais, mas os fosfatidilgliceróis (glicosídeos) predominam nos lipídios das plantas. Os fosfolipídios contêm um ácido graxo em ligação amida mais comumente com o esqueleto de esfingosina. Várias fosfolipases podem hidrolisar os grupos acila ou grupo principal durante a digestão ou o metabolismo. Uma das características marcantes que tornam os fosfolipídios capazes de serem considerados os principais constituintes das membranas biológicas é sua "anfipaticidade". Na água, eles se agregam naturalmente em lipossomas ou vesículas esféricas ou estruturas semelhantes a bastonetes, com a porção hidrofílica voltada para fora e a porção hidrofóbica voltada para dentro (Figura 9.4). Ao mudar os grupos acila constituintes de saturados para poli-insaturados, altera-se a fluidez desses agregados em razão da maior quantidade de espaço ocupado por mais ácidos graxos insaturados. Nas interfaces entre solventes polares não miscíveis e não polares, os fosfolipídios também formam um filme ou monocamada.

Esteróis

O principal esterol de importância na nutrição humana é o colesterol. Ele tem várias funções, incluindo ser:

- Componente vital das membranas biológicas
- Precursor dos sais biliares usados na digestão de gorduras
- Precursor dos hormônios esteroides.

Os esteróis são alcoóis secundários pertencentes aos poli-isoprenoides ou terpenoides (terpenos), que possuem um precursor comum, o difosfato

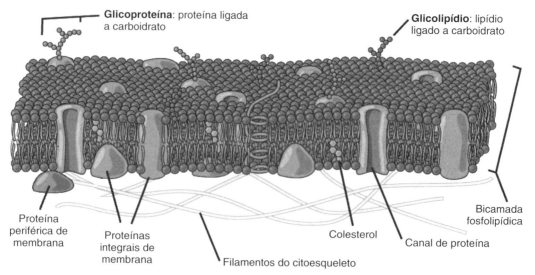

Figura 9.4 Vista esquemática simplificada de uma bicamada de membrana. Os principais componentes são proteínas, colesterol livre, fosfolipídios e carboidratos. Existem muitas proteínas diferentes com uma miríade de formas, distribuição de membrana e funções, das quais três são ilustradas. Os fosfolipídios da membrana ajudam principalmente a criar a bicamada. Eles possuem quatro tipos de "grupos principais" (colina, etanolamina, serina e inositol), que estão localizados nas duas superfícies da membrana ou perto delas. Os dois ácidos graxos nos fosfolipídios são misturas de saturados, monoinsaturados e poli-insaturados de 16 a 22 carbonos, em todas as combinações, com aqueles ricos em ácidos graxos insaturados ocupando mais espaço; portanto, sua forma trapezoidal, se comparada com a forma retangular mais estreita dos fosfolipídios mais saturados. O colesterol livre representa 30 a 40% dos lipídios na maioria das membranas. Os muitos carboidratos diferentes estão nas superfícies da membrana e ligados a lipídios e/ou proteínas. Reproduzida com agradecimento à Khan Academy. Todo o conteúdo da Khan Academy está disponível gratuitamente em www.khanacademy.org.

de isopentenila. Outros membros dos terpenoides incluem esqualeno, carotenoides e dolicóis. As bactérias parecem ser as únicas formas de vida que não contêm colesterol. Os esteróis têm um esqueleto comum de ciclopentano peridrofenantreno, com diferentes substituições dando origem aos múltiplos esteróis e esteroides.

9.3 Lipídios como componentes da alimentação

As fontes alimentares de lipídios estão listadas na Tabela 9.3. O colesterol é encontrado apenas em lipídios animais, enquanto uma variedade de outros fitoesteróis ocorre nas plantas. A soja, as plantas com folhas e a carne animal magra são ricas em fosfolipídios. A gordura animal e os óleos vegetais de sementes ou nozes são ricos em TAG.

Os componentes folhosos e frutíferos das plantas contêm fosfolipídios e esteróis, enquanto as sementes contêm TAG. Com raras exceções, como a linhaça, as folhas verdes comestíveis são proporcionalmente muito mais ricas em alfalinolenato do que as sementes. Os óleos de sementes são geralmente ricos em linoleato ou oleato. Esteróis vegetais comuns incluem betassitosterol, betassitostanol e campesterol. Alimentos enriquecidos com ésteres de esteróis vegetais são amplamente usados para reduzir o colesterol no sangue por meio da inibição da absorção do colesterol no intestino.

Os fosfolipídios e o colesterol constituem a maioria dos lipídios nos tecidos (intestino, rim, cérebro, músculo esquelético etc.) de animais magros não domesticados. Por outro lado, em animais domesticados, os TAGs ou lipídios não membranosos presentes nos depósitos de tecido adiposo subcutâneo (TAS) e intramuscular são a forma dominante de lipídios com base na massa corporal. Isso ocorre porque a domesticação geralmente envolve a criação de animais com mínima atividade física e com maior ingestão energética, resultando em acúmulo aumentado de TAG subcutâneo e visceral obtido por meio da síntese de gordura e deposição desta proveniente da alimentação. Os lipídios provenientes das carnes são a principal fonte alimentar de araquidonato (20:4n-6), embora também possam ser obtidos de peixes marinhos tropicais.

As lipoproteínas representam a principal forma de lipídios no sangue (ver Seção 9.5). Como as lipoproteínas séricas, os lipídios do leite também ocorrem como glóbulos, que consistem em uma combinação de um núcleo principalmente formado por TAG, cercado por uma membrana

Tabela 9.3 Fontes alimentares comuns de lipídios.

Colesterol	Ovos, crustáceos, carnes de órgãos
Fitoesteróis	Produtos de soja, óleo de oliva
Ácidos graxos de cadeia curta (1 a 6 carbonos)	Gordura de leite
Ácidos graxos de cadeia média (8 a 14 carbonos)	Gordura do leite, gordura do coco
Ácidos graxos de cadeia longa (16 a 20 carbonos)	Saturados: gordura animal, gordura sólida, manteiga, óleo de palma, amendoim
	Monoinsaturados: óleos de oliva e de canola
	Linoleato: óleos de girassol, cártamo e milho, soja
	Alfalinolenato: óleos de linhaça, canola e de soja, nozes
	Gamalinolenato: óleos de prímula, borragem e de semente de groselha
	Estearidonato: óleo de semente de groselha-preta
	Araquidonato: lipídios encontrados em carnes magras e órgãos
	Eicosapentaenoato: peixes marinhos de água fria, crustáceos, algumas algas marinhas
	Docosaexaenoato: peixe marinho de água fria, crustáceos
	Ácidos graxos *trans*: gorduras e óleos parcialmente hidrogenados

202 Introdução à Nutrição Humana

contendo proteínas, colesterol e fosfolipídios, chamada de membrana do glóbulo de gordura do leite (MGGL). No entanto, embora as MGGLs tenham sido atribuídas a vários papéis biológicos associados à saúde e à doença, é importante apreciar (principalmente para evitar confusão entre as lipoproteínas que circulam no sangue com as MGGLs nos alimentos) que as lipoproteínas séricas são inteiramente distintas das MGGLs, por terem origens metabólicas, estrutura, composição, papéis fisiológicos e associações com a saúde humana e DCV muito bem definidas.

Os fosfolipídios e o colesterol constituem os principais lipídios dos peixes comestíveis não domesticados, que, em geral, apresentam baixas quantidades de TAG ou gordura corporal armazenada. Como em animais domesticados, é provável que os depósitos de gordura subcutânea e intramuscular de TAG aumentem em peixes cultivados no mercado. Peixes marinhos de água fria (peixes "oleosos" ou "pelágicos", que vivem mais acima na coluna de água, em oposição aos peixes brancos "demersais", que vivem perto do fundo do mar) são a principal fonte alimentar dos poli-insaturados n-3 de cadeia longa (ômega-3) eicosapentaenoato (20:5n-3) e docosaexaenoato (22:6n-3), os quais acumulam esse tipo de óleo na carne pelo consumo de algas marinhas fotossintetizantes e fitoplâncton. Esses ácidos graxos n-3 de cadeia longa também são abundantes em certos crustáceos (p. ex., camarões e lagostim) e em vários tipos de algas marinhas comestíveis.

9.4 Digestão, absorção e transporte de gordura alimentar

A ingestão média diária de gordura em uma alimentação ocidental varia entre 50 e 100 g e fornece entre 35% e 40% da energia total. Consiste principalmente de TAG, que forma o principal componente de óleos e gorduras visíveis, e pequenas quantidades de fosfolipídios e ésteres de colesterol (ou colesterol esterificado [CE]). As propriedades físicas da gordura alimentar, como sua dureza à temperatura ambiente (ponto de fusão) e subsequentes propriedades metabólicas – uma vez estando no corpo –, são determinadas pelo número de duplas ligações em seus ácidos graxos constituintes (grau de saturação ou insaturação) e comprimento da cadeia de carbono do ácido graxo (ver Tabelas 9.2 e 9.3). Conforme mencionado na

Seção 9.2, as gorduras – que são sólidas à temperatura ambiente – tendem a consistir em gorduras saturadas de cadeia longa (> 14 carbonos, sem ligações duplas), enquanto os óleos consistem em gorduras insaturadas de cadeia longa, com várias duplas ligações. Embora os termos *lipídios* e *gorduras* sejam frequentemente usados como sinônimos, tornou-se convenção se referir aos lipídios presentes nos alimentos que comemos como *gorduras alimentares*, reservando o termo *lipídios* àqueles que já foram absorvidos pelo corpo, pelo intestino delgado.

Recepção, emulsificação, lipólise, solubilização e absorção

A digestão da gordura alimentar ocorre em três fases, conhecidas como gástrica, duodenal e ileal. Estas envolvem a emulsificação no estômago, a degradação lipolítica por lipases e a solubilização com sais biliares no duodeno e, finalmente, absorção nas células epiteliais ou enterócitos que revestem as paredes do intestino delgado ou íleo. A digestão pode realmente ser iniciada na boca, sob a influência de uma lipase lingual secretada pelo palato, embora sua contribuição para a lipólise em adultos seja questionável e considerada mais importante em lactentes, nos quais sua liberação é estimulada pela sucção e pela presença de leite. É possível que essa lipase lingual seja transportada para o estômago, onde atua como uma lipase gástrica humana (LGH), que demonstrou degradar até 10% da gordura ingerida. Embora esses produtos iniciais da digestão de gordura (ácidos graxos e monoacilgliceróis) representem componente relativamente menor da gordura digerida, acredita-se que sua entrada no duodeno forneça um grande estímulo para a produção do hormônio colecistocinina (CCK), que inibe a motilidade intestinal.

O estômago serve principalmente como um órgão de digestão mecânica, misturando seu conteúdo para produzir uma emulsão cremosa e grossa, conhecida como quimo. O músculo circular que forma o esfíncter pilórico (que separa o estômago do duodeno) regula a taxa de esvaziamento gástrico, abrindo duas vezes por minuto para liberar aproximadamente 3 mℓ de quimo. Uma vez que a gordura emulsificada no quimo é menos densa do que o material aquoso, as duas frações se separam com a gordura acumulada acima da camada aquosa. Como resultado, a entrada da gordura emulsificada no duodeno é retardada, permitindo tempo suficiente para que os produtos de decomposição menores atuem sobre a CCK.

A fase duodenal envolve: 1) a quebra da gordura emulsificada, por um processo conhecido como lipólise; e 2) a solubilização dos produtos da lipólise. A entrada do quimo contendo produtos lipolíticos menores no duodeno estimula a:

- Liberação de CCK, que inibe a motilidade intestinal
- Secreção de ácidos biliares contidos na vesícula biliar
- Liberação de suco pancreático contendo uma série de lipases.

A lipólise é uma hidrólise catalisada por enzima que libera ácidos graxos de lipídios (TAGs, fosfolipídios e CEs) e envolve a clivagem hidrolítica das ligações entre um ácido graxo e a espinha dorsal do glicerol presente em TAGs e fosfolipídios, e colesterol presente nos CEs, e ocorre não apenas no trato digestório, mas também em lipídios circulantes e intracelulares (Figura 9.5). A lipólise da gordura alimentar emulsificada que entra no duodeno é catalisada por uma bateria de enzimas pancreáticas, incluindo uma lipase pancreática, que atua principalmente sobre o TAG, e fosfolipase A_2 e uma hidrolase de CE, que atuam sobre fosfolipídios e CEs, respectivamente. A hidrólise do TAG pela lipase pancreática ocorre de forma sequencial com a remoção inicial de um ácido graxo da posição 1 e depois outro da posição 3 da estrutura do glicerol, gerando, assim, primeiramente um 2,3-diacilglicerol, seguido de um 2-monoacilglicerol (2-MAG).

Solubilização da gordura emulsificada

Com as notáveis exceções mencionadas anteriormente (ver Seção 9.2), as gorduras são insolúveis em água e devem ser solubilizadas antes de serem absorvidas no intestino e transportadas dentro das

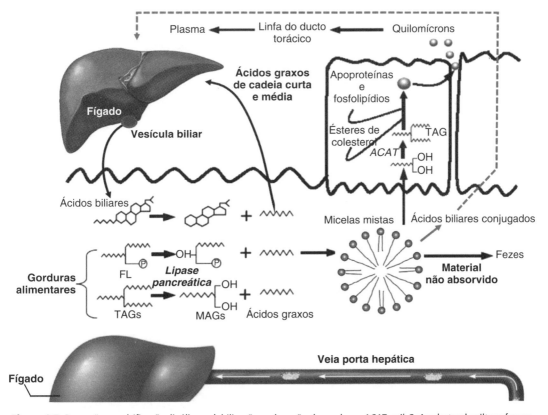

Figura 9.5 Recepção, emulsificação, lipólise, solubilização e absorção de gorduras. ACAT, acil-CoA:colesterol aciltransferase; FL, fosfolipídio; MAG, monoacilglicerol; P, fosfato; TAG, triglicerídeo.

células e na circulação sanguínea. Em cada uma dessas situações, isso é obtido pela associação da gordura ou lipídio hidrofóbico com moléculas que são capazes de interagir com ambientes hidrofóbicos e hidrofílicos. Moléculas com essas características são chamadas de moléculas anfipáticas, exemplos das quais são fosfolipídios, sais biliares e proteínas especializadas conhecidas como apoproteínas (Figura 9.6). No intestino delgado, as gorduras emulsionadas são solubilizadas por associação com sais biliares – produzidos no fígado e armazenados e liberados da vesícula biliar – e fosfolipídios, para formar agregados complexos conhecidos como micelas mistas. Os lipídios dentro das células e da circulação são solubilizados pela combinação com proteínas específicas conhecidas como PLAGs e apolipoproteínas (ApoA, B, C, E), respectivamente. Mais detalhes sobre a estrutura e a função dessas proteínas especializadas são fornecidos na Seção 9.5.

A ação da lipase pancreática sobre o TAG produz ácidos graxos livres e 2-MAG. Os ácidos graxos de cadeia curta e média (≤ 14 carbonos) tendem a ser absorvidos diretamente na circulação portal com glicerol livre e transportados ligados à albumina para o fígado, onde são rapidamente oxidados. Essa via catabólica é a base do princípio de uso de triacilglicerídeos de cadeia média (TCMs) em produtos parenterais embora bem menos sustentada pela literatura como favorecedora do emagrecimento. Em contraste, os AGCLs tendem a se associar aos sais biliares provenientes do suco secretado pela vesícula biliar e são absorvidos pelo enterócito para posterior processamento e "empacotamento" nas lipoproteínas de transporte. Entretanto, a subdivisão dos destinos

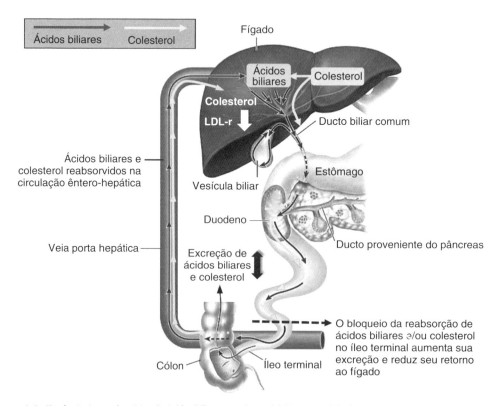

Figura 9.6 Circulação êntero-hepática de ácidos biliares e colesterol (alimentar e biliar). Após serem secretados pelo fígado e participarem da digestão e absorção das gorduras, a maioria (95%) dos ácidos biliares é reabsorvida por transporte ativo, no íleo terminal. Entre 35 e 57% do colesterol presente no intestino, principalmente da bile (aproximadamente 800 a 1.200 mg/dia) e da alimentação (aproximadamente 300 a 500 mg/dia), é reabsorvido, principalmente no intestino delgado superior. Essa circulação êntero-hepática de ácidos biliares e colesterol efetivamente repõe o *pool* de colesterol livre no fígado, reduzindo a necessidade de receptores de LDL (LDL-r). O bloqueio da reabsorção de ácidos biliares e/ou colesterol produz o efeito oposto, ao aumentar sua excreção, o que diminui o colesterol livre no fígado e estimula a expressão de LDL-r.

dos ácidos graxos com base no comprimento de sua cadeia de carbono não é de forma absoluta, uma vez que os ácidos graxos com 12 (láurico) e 14 (mirístico) carbonos também são absorvidos e transportados nas lipoproteínas séricas.

Os sais biliares primários (ácidos cólico e quenodesoxicólico) são produzidos a partir do colesterol, no fígado, sob ação da enzima colesterol 7-alfa-hidroxilase, uma enzima com taxa de reação limitada. Esses sais biliares atuam como detergentes eficazes, solubilizando a gordura da alimentação por meio da formação de micelas mistas. Estas são associações esféricas de moléculas anfipáticas (com regiões hidrofóbicas e hidrofílicas), com uma superfície hidrofílica de sais biliares e fosfolipídios que encapsula um núcleo hidrofóbico de AGCLs mais insolúveis e 2-MAG (ver Figura 9.6). O núcleo das micelas também contém algumas vitaminas lipossolúveis, incluindo tocoferóis e carotenoides.

A formação de micelas mistas aumenta a solubilidade da gordura em 100 a 1.000 vezes e cria um microambiente ácido para o núcleo lipídico, que facilita a dissociação de AGCLs e 2-MAG da micela e difusão para o enterócito.

Absorção de gordura solubilizada

A fase ileal, ou absortiva, da digestão da gordura envolve o trânsito das gorduras da alimentação presente nas micelas mistas para o enterócito. Embora originalmente se acreditasse ser um processo puramente passivo, dependente de fatores como taxa de esvaziamento gástrico, extensão da mistura e motilidade intestinal, a translocação de AGCLs e 2-MAG da micela para o enterócito é atualmente conhecida por ser assistida pela presença de PLAGs na membrana celular e na célula. As PLAGs mantêm um gradiente de difusão favorável para que AGCLs e MAGs fluam para a célula, além de possuírem inúmeras funções dentro das células e especificidade para diferentes tipos de AGCLs. Assim, a absorção de AGCLs e 2-MAG derivados dos TAGs alimentares ocorre por difusão facilitada via PLAG, o que aumenta a permeabilidade da membrana e promove a captação celular de AGCLs e MAGs. Um fator adicional que impulsiona o gradiente de difusão é a rápida reesterificação de AGCLs no 2-MAG, assim como de 2-MAG em TAGs, dentro do enterócito, pela enzima acil-CoA-colesterol acil-transferase (ACAT). A absorção dos TAGs da alimentação no intestino delgado é extremamente

eficiente, chegando a até 90%. O colesterol alimentar também se associa a micelas mistas e é absorvido de maneira semelhante, por meio de proteínas específicas que residem na membrana do enterócito e que transportam esteróis. Assim, o colesterol também é absorvido por um mecanismo facilitado por proteínas, mas, em contraste com os TAGs da alimentação, apenas cerca de 40% do colesterol alimentar é absorvido diretamente.

Circulação êntero-hepática

A absorção de gordura no intestino delgado depende da disponibilidade de ácidos biliares provenientes das secreções biliares, que também contêm colesterol livre. O colesterol alimentar e biliar e os ácidos biliares são recuperados por um processo dependente de energia no íleo terminal. Esse processo ativo de reabsorção pela circulação êntero-hepática é rigidamente controlado por um mecanismo de *feedback* sensível aos níveis hepáticos de colesterol livre.

A reabsorção do colesterol e dos ácidos biliares aumenta seu retorno ao fígado, resultando em aumento do colesterol intra-hepatocelular e supressão da expressão e atividade do LDL-r; no caso dos ácidos biliares, estes também suprimem a atividade da 7-alfa-hidroxilase, uma enzima com taxa limitada envolvida na produção de ácidos biliares. A interrupção dessa circulação êntero-hepática por substâncias no lúmen do intestino que sejam capazes de competir pela absorção de colesterol em micelas mistas (p. ex., esteróis e estanóis vegetais) e se ligar aos ácidos biliares (p. ex., fibras solúveis na alimentação, como a betaglucana) evita a reabsorção de colesterol e ácido biliar. Isso restringe o fornecimento de colesterol que retorna ao fígado e acelera a produção de ácidos biliares, diminuindo o colesterol do fígado (Figura 9.7). Para repor tal perda, os hepatócitos respondem com aumento da captação de colesterol mediada pelo LDL-r das lipoproteínas circulantes no sangue, principalmente a LDL, resultando na diminuição do colesterol sérico. Para obter mais detalhes sobre o mecanismo de controle, consulte a Seção 9.5.

Reesterificação de triacilglicerídeos no enterócito

Uma vez que os AGCLs entraram na célula, eles são ativados por acil-CoA e reesterificados ao glicerol novamente em TAG e fosfolipídios, por

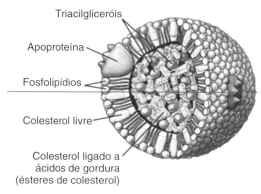

Figura 9.7 Estrutura geral da lipoproteína. (Fonte: Griffin, 2013.)

duas vias bioquímicas distintas: 2-MAG e glicerol-3-fosfato (G-3-P). A diferença entre esses dois caminhos é a seguinte:

- Seus substratos de ativação
- O primeiro usa 2-MAG, enquanto o último, alfaglicero-3-fosfato
- Sua localização dentro de diferentes organelas celulares: os 2-MAGs residem no retículo endoplasmático liso e o G-3-P, no retículo endoplasmático rugoso
- Os períodos durante os quais estão mais ativos.

A via 2-MAG é de maior importância quantitativa no enterócito e, portanto, predomina no período pós-prandial, enquanto a via G-3-P é mais ativa no período de jejum, em tecidos como fígado, músculo e adiposo. Após a absorção decorrente de uma refeição gordurosa e captação de 2-MAG no enterócito, até 90% dessas moléculas são rapidamente aciladas de volta a 1,2-diacilglicerol e finalmente em TAGs pelas ações sequenciais de três enzimas: acil-CoA ligase, monoglicerol aciltransferase e diacilglicerol aciltransferase (DGAT). De forma semelhante, a lisofosfatidilcolina, produzida pela ação da fosfolipase pancreática "A" sobre os fosfolipídios da alimentação, é absorvida pelo enterócito e reesterificada de volta à fosfatidilcolina, por acetilação direta. A maior parte do colesterol livre absorvido do lúmen intestinal também é reesterificada no enterócito pela enzima ACAT.

Síntese e secreção das lipoproteínas

As lipoproteínas séricas são uma família de complexos esféricos macromoleculares de lipídios e proteínas (Figura 9.7), cuja função principal é transportar lipídios endógenos (sintetizados no fígado) e exógenos (provenientes do intestino, a partir de gorduras alimentares) dos seus respectivos locais de produção e absorção para locais periféricos, a fim de serem utilizados (p. ex., oxidação nos músculos, incorporação em membranas ou como precursores de metabólitos biologicamente ativos) e para armazenamento (p. ex., no tecido adiposo) (Figura 9.8). No intestino delgado, os TAGs e CEs recentemente reesterificados se associam a proteínas anfipáticas e fosfolipídios específicos no enterócito, para formar as maiores e mais ricas lipoproteínas de TAG, conhecidas como quilomícrons. O enterócito é capaz de sintetizar pelo menos três Apos diferentes: ApoA-I, ApoAIVs e Apo B (B-48). A última Apo é uma isoforma menor (48%) em relação a sua correspondente maior, arbitrariamente denominada ApoB-100, que é sintetizada no fígado. Embora ambas as apoproteínas sejam produtos do mesmo gene, no enterócito o RNA mensageiro sofre modificação pós-transcricional para produzir um polipeptídeo truncado. A ApoB-48 é produzida no retículo endoplasmático rugoso e transferida para o retículo endoplasmático liso, onde se combina com uma gota lipídica, ou quilomícron nascente, e então migra para o aparelho de Golgi. Aqui, as Apo (A-I, A-IV e B-48) são glicosiladas antes que os quilomícrons eventualmente deixem o enterócito por exocitose através da membrana basal e finalmente disponibilizadas dentro dos vasos linfáticos.

Lipemia pós-prandial

A aparência turva e leitosa do soro, após a ingestão de gordura alimentar, marca a chegada da gordura (TAG) ao sangue, na forma de quilomícrons ricos em TAG do intestino. A turbidez do soro surge dos quilomícrons, que têm tamanho de partícula suficiente para dispersar fisicamente a luz. O tamanho e a composição dos quilomícrons produzidos após uma refeição gordurosa são determinados pelo teor de gordura dela. Consequentemente, a natureza dos ácidos graxos no TAG de quilomícrons reflete a natureza dos ácidos graxos da refeição. Cada partícula de quilomícron carrega uma única molécula de ApoB-48, que, ao contrário das suas outras frações A-I e A-IV, permanece com o quilomícron ao longo de sua vida na circulação. Há pouca evidência para sugerir que a produção de apoB-48, e portanto o número de partículas, aumente em decorrência de um aporte elevado de gordura proveniente da alimentação. Em vez disso, o enterócito incorpora mais TAG em cada quilomícron e expande o tamanho de cada um deles para facilitar o transporte de grandes quantidades de gordura alimentar absorvida. Há evidências que sugerem que os quilomícrons que contêm lipídios enriquecidos com AGPI são maiores do que os quilomícrons enriquecidos com gordura saturada, uma vez que os primeiros ocupam mais espaço quando dispostos em uma lipoproteína. Isso tem implicações para o metabolismo subsequente e o destino dessas lipoproteínas na circulação, uma vez que os TAGs associados a quilomícrons maiores são conhecidos por serem hidrolisados mais rapidamente. A ApoB-48 pode ser produzida continuamente ao longo do período de jejum, assim como evidenciado pelo *pool* de ApoB-48 sendo formado no enterócito, estando em prontidão para a recepção repentina de gordura alimentar e subsequente produção de quilomícrons.

O início, a duração e a magnitude da lipemia pós-prandial podem ser monitorados em laboratório, após uma refeição-padrão que contenha gordura, realizando-se medições em série de TAG sérico, ou mais especificamente TAG associado a lipoproteínas ricas em TAG, durante um período pós-prandial de até 8 ou 9 horas (restos de quilomícrons podem ser detectados 12 horas após uma refeição). De maneira alternativa, os níveis de ApoB-48 ou ésteres de retinila no soro agem como marcadores úteis ou moléculas traçadoras para acompanhar o metabolismo dos quilomícrons no período pós-prandial. Em pessoas sem condições clínicas específicas, a lipemia pós-prandial atinge o pico entre 3 e 4 horas e diminui para a concentração basal após 5 a 6 horas. Em alguns casos, o TAG pós-prandial (principalmente nos quilomícrons) pode aparecer no sangue em 30 minutos e atingir o pico em 1 hora após a ingestão de gordura. Esse aumento no TAG é tão rápido que se acredita que represente o lipídio pré-formado no enterócito da refeição anterior que está sendo desviado para a circulação em resposta à nova carga de gordura exógena. Cabe ressaltar que, além do tempo necessário para emulsificar, hidrolisar e absorver a gordura alimentar, a reesterificação do TAG e a construção isolada da lipoproteína no enterócito levam aproximadamente 15 minutos, embora o desvio previamente citado signifique que o primeiro TAG pode aparecer dentro de 30 minutos, com o primeiro pico após 1 hora. Esse fenômeno

de desvio é particularmente perceptível durante o dia e dá origem a dois ou mais picos de TAG, enquanto os picos pós-prandiais, após um jejum noturno, são geralmente monofásicos.

Embora os quilomícrons contribuam claramente de forma significativa para a extensão e o curso temporal da lipemia pós-prandial, eles não são as únicas lipoproteínas ricas em TAG na fase pós-prandial. Os TAGs nos quilomícrons circulantes são hidrolisados por uma lipase de taxa limitante conhecida como lipase lipoproteica (LPL), acoplada ao revestimento endotelial dos vasos sanguíneos em tecidos periféricos, mais notavelmente músculo esquelético e tecido adiposo, por fibras de proteoglicano e, como tal, é conhecido como uma lipase endotelial. Várias moléculas de LPL podem interagir e hidrolisar o TAG de uma única partícula de quilomícrons para gerar um remanescente de quilomícrons, que é removido por receptores específicos da membrana celular no fígado. A situação é complicada pelo fato de que as lipoproteínas do fígado ricas em TAG, conhecidas como lipoproteína de densidade muito baixa (VLDL), também contribuem para essa lipemia pós-prandial em graus variáveis nos estados de saúde e doença. Essas VLDLs que contêm TAGs produzidos endogenamente são semelhantes em composição lipídica aos quilomícrons, mas consideravelmente menores (Tabela 9.4). Os quilomícrons carregam até 80% do TAG plasmático mensurável durante o período pós-prandial, mas as partículas de VLDL podem carregar até 80% da proteína mensurável (principalmente como Apo-B), e superam significativamente os quilomícrons em todos os momentos. Os TAGs presentes nas VLDLs também são metabolizados pela LPL, o que cria competição para a eliminação de TAGs endógenos e TAGs derivados da alimentação transportados por VLDLs e quilomícrons, respectivamente (pelo que é conhecido como a "via saturável comum").

Lipemia pós-prandial: relevância para a aterosclerose

Em 1979, Donald Zilversmit, um bioquímico americano que estudava lipídios, afirmou que "*a aterosclerose era um fenômeno pós-prandial*". Essa ideia foi baseada na descoberta de que pacientes com ou em alto risco de desenvolver doença cardíaca coronária (DCC) mostraram capacidade

208 Introdução à Nutrição Humana

Tabela 9.4 Lipoproteínas plasmáticas: classes, composição e distribuição.

	Quilomícrons	VLDL	LDL	HDL
Massa (10^6 Da)	0,4 a 3,0	10 a 100	2 a 3,5	0,2 a 0,3
Densidade (g/mℓ)	> 0,95	< 1,006	1,02 a 1,063	1,063 a 1,210
Diâmetro da partícula (nm)	> 90	30 a 90	22 a 28	5 a 12
Apoproteínas	B48, AI, CI, CII, CIII, E	B100, E	B100	AI, AII
Percentual da massa de lipídios (moléculas/partícula)				
Colesterol	8 (60.000)	22 (10.000)	48 (2.000)	20 (100)
Triacilgliceróis	83 (500.000)	50 (24.000)	10 (300)	8 (20)
Razão de partículas				
Pós-absortivo	1	40	1.000	10.000
Pós-prandial	1	25	250	250.000

VLDL, lipoproteína de densidade muito baixa; LDL, lipoproteína de densidade baixa; HDL, lipoproteína de densidade alta.

prejudicada de remover lipoproteínas ricas em TAG da circulação após uma refeição, resultando em aumento da lipemia pós-prandial, que também se tornou conhecida como a hipótese de intolerância ao TAG. Quase ao mesmo tempo, surgiram evidências de que as lipoproteínas ricas em TAG, especialmente os remanescentes parcialmente hidrolisados dos quilomícrons, eram diretamente aterogênicas, o que significa que podem danificar o revestimento endotelial das artérias e promover a deposição de colesterol nas artérias coronárias. Por esse motivo, há considerável interesse de pesquisa sobre o papel do excesso de lipemia pós-prandial como fator causal e alvo terapêutico para DCC. Esse interesse inclui os mecanismos que estão por trás da produção e remoção de lipoproteínas ricas em TAG, não apenas no intestino, mas também no fígado, uma vez que a produção e a remoção de VLDL podem influenciar claramente os eventos pós-prandiais. A qualidade e, em menor grau, a quantidade de gordura alimentar são extremamente importantes como determinantes da duração e magnitude da lipemia pós-prandial, tendo um papel importante na prevenção de doenças cardiometabólicas.

9.5 Lipídios circulantes: estruturas e metabolismo das lipoproteínas

Os lipídios circulantes do sangue são insolúveis em água e devem ser solubilizados para transporte no fluido extracelular, combinando-se com moléculas bipolares com regiões carregadas e não carregadas (apoproteínas e fosfolipídios). Isso os torna perfeitos para envolver lipídios insolúveis, principalmente TAG e CE, em complexos macromoleculares de lipídios e proteínas chamados lipoproteínas séricas. Vale lembrar que, na ausência de lipoproteínas, o TAG existiria no sangue aquoso como gotículas de óleo imiscíveis, enquanto os ácidos graxos livres liberados do TAG e dos fosfolipídios, na ausência da proteína albumina do sangue, agiriam como detergentes e dissolveriam as membranas celulares.

Estrutura da lipoproteína: uma "sacola de compras e mantimentos"

A estrutura geral de uma lipoproteína consiste em um núcleo central de lipídio neutro e hidrofóbico (TAG e CE) cercado por uma camada hidrofílica de fosfolipídios, colesterol livre e Apos. Uma analogia útil para esse arranjo de moléculas é a de uma "sacola de compras e mantimentos", com o núcleo lipídico representando os mantimentos, e o revestimento externo, o tecido da sacola. As Apos entram e saem do núcleo lipídico e da camada superficial externa e formam o fio do tecido que mantém a bolsa unida (ver Figura 9.7). Esse arranjo de moléculas solubiliza os lipídios hidrofóbicos para transporte no sangue. Além de conferir integridade estrutural à lipoproteína, as Apos têm papel vital na regulação do metabolismo das lipoproteínas, agindo como ligantes para receptores de membrana celular e cofatores para enzimas-chave.

As lipoproteínas séricas podem ser subdivididas em classes distintas, com base em suas propriedades físicas e/ou composição, ambas refletindo o papel fisiológico no transporte de lipídios dos locais de síntese (lipídios endógenos) e absorção (gorduras exógenas, absorvidas no intestino) para locais de armazenamento (tecido adiposo) e utilização (músculo esquelético) (Figura 9.8). As lipoproteínas séricas eram tradicionalmente classificadas de acordo com sua densidade hidratada, uma propriedade que é determinada pela razão entre os lipídios e a proteína na partícula de lipoproteína.

Como os lipídios tendem a ocupar um volume molecular maior do que as proteínas, eles são mais leves e menos densos. Assim, as partículas com alto teor de lipídios são maiores e menos densas (carregam mais "mantimentos" lipídicos) do que as lipoproteínas enriquecidas com proteínas. Essa propriedade está diretamente relacionada com a função de transporte e as inter-relações metabólicas entre as classes de lipoproteínas no sangue. Também pode ser usada para separar lipoproteínas de diferentes densidades, porque estas possuem diferentes características de flotação na ultracentrífuga (observe que as lipoproteínas plasmáticas flutuam quando submetidas à força centrífuga, enquanto as proteínas puras afundam). Outros esquemas de classificação para lipoproteínas plasmáticas exploraram diferenças em sua carga elétrica líquida (mobilidade eletroforética), tamanho de partícula (cromatografia de exclusão, eletroforese em gel de gradiente) e características imunológicas conferidas à lipoproteína pelos tipos de Apos em cada subclasse de lipoproteína (ver Tabela 9.4). Algumas dessas técnicas permitem a resolução adicional de VLDL, LDLs e HDLs em subclasses discretas, cuja distribuição está relacionada com o risco cardiovascular e é determinada por fatores genéticos, de alimentação e estilo de vida.

Vias de transporte de lipoproteína

O transporte de lipoproteínas pode ser descrito em termos de produção, transporte e remoção de colesterol ou TAG da circulação. Na realidade, esses dois processos são inseparáveis porque tanto o TAG quanto o colesterol são transportados juntos nas lipoproteínas, que estão em um estado de fluxo constante, com lipídios e Apos sempre se movendo entre diferentes lipoproteínas que se inter-relacionam por meio de vias metabólicas integradas.

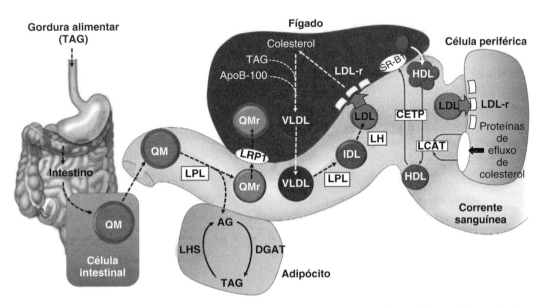

Figura 9.8 Vias exógenas e endógenas da lipoproteína. AG, ácido graxo; CETP, proteína de transferência de ésteres de colesterol; DGAT, diacilglicerol aciltransferase; HDL, lipoproteína de alta densidade; IDL, lipoproteína de densidade intermediária; LCAT, lecitina-colesterol aciltransferase; LDL, lipoproteína de baixa densidade; LDL-r, receptor de LDL; LH, lipase hepática; LHS, lipase hormônio-sensível; LPL, lipase lipoproteica; LRP1, proteína-1 relacionada com receptor de LDL; QM, quilomícron; QMr, remanescente de quilomícrons; SR-B1, receptor *scavenger* classe B tipo 1; TAG, triglicerídeo; VLDL, lipoproteína de densidade muito baixa.

210 Introdução à Nutrição Humana

Uma analogia útil aqui é pensar nas lipoproteínas do soro como vagões ferroviários transportando passageiros, que representam lipídios, e Apos dentro de uma rede ferroviária complexa. Os trens e passageiros estão em constante estado de mudança dentro e entre as estações. O metabolismo das lipoproteínas é controlado pela atividade de proteínas funcionais (enzimas, receptores de superfície celular, ligantes de receptores em lipoproteínas) que determinam a taxa na qual as lipoproteínas entram e saem do sistema e pelas propriedades físico-químicas das próprias lipoproteínas. Essas proteínas funcionais podem ser vistas como os determinantes limitantes da taxa de uma viagem de trem, que controlam o horário e o tipo de passageiros.

Todas as lipoproteínas, com a notável exceção do HDL, começam a vida como partículas ricas em TAG. A principal função de transporte dessas lipoproteínas, em primeiro lugar, é entregar aos tecidos os ácidos graxos liberados do TAG. Os enterócitos no intestino são os produtores de lipoproteínas chamados quilomícrons (transporte exógeno, TAG alimentar), enquanto o fígado é o terminal central para a produção de VLDL e remoção de seu produto rico em colesterol, LDL. As VLDLs, embora menores do que os quilomícrons, se assemelham aos últimos de muitas maneiras e costumam ser chamadas de quilomícrons do fígado. Embora a taxa na qual o intestino produz quilomícrons dependa em grande parte da quantidade de gordura absorvida na alimentação, a taxa de produção de VLDL é determinada pelo fornecimento de ácidos graxos no fígado que podem ser reesterificados de volta para TAG para incorporação em VLDL. Esses ácidos graxos são derivados principalmente da circulação sistêmica na forma de ácidos graxos não esterificados (AGNEs) e, em menor grau, da absorção de remanescentes de lipoproteínas circulantes. Vale ressaltar que, embora o fígado tenha a capacidade de sintetizar ácidos graxos, a quantidade sintetizada pela lipogênese *de novo* é relativamente pequena em seres humanos em uma alimentação ocidental mista. No entanto, a contribuição de ácidos graxos dessa fonte pode aumentar em condições associadas a uma produção aumentada de VLDLs, e foi demonstrado que ocorre em padrões alimentares com baixo teor de gordura e alto teor de carboidratos e em doenças metabólicas.

Determinantes metabólicos do metabolismo das lipoproteínas

O metabolismo das lipoproteínas séricas e o destino de seus lipídios de transporte são controlados por:

- Características físicas e químicas da lipoproteína, como seu tamanho e conteúdo de lipídios e apoproteínas
- Atividade da LPL endotelial e da lipase hepática (LH), assim chamada porque estão ligadas à superfície das células endoteliais que revestem os vasos sanguíneos em tecidos periféricos, como tecido adiposo e músculo esquelético, e o fígado, respectivamente
- Proteínas de transferência de lipídios; proteína de transferência de ésteres de colesterol (CETP) e fosfolipídio
- Apoproteínas que atuam como ativadores de enzimas e ligantes para receptores específicos de lipoproteínas na superfície das células (ApoB-100 e ApoE como ligantes para as LDLs e receptores remanescentes no fígado, respectivamente)
- Atividade de receptores específicos de lipoproteínas nas superfícies das células.

As vias de transporte das lipoproteínas foram previamente descritas em termos do transporte direto e reverso do colesterol. O transporte direto abrange o transporte de TAG exógeno (alimentar) e endógeno (fígado), em quilomícrons e VLDL, respectivamente, a chegada de colesterol ao sangue do intestino ou do fígado e seu transporte de volta ao fígado para processamento (Figura 9.8). Observe que o fígado tem a capacidade única de secretar colesterol na forma de colesterol livre ou de ácidos biliares. Por outro lado, o transporte reverso descreve a "via de HDL" e o processo de efluxo de colesterol dos tecidos periféricos de volta ao fígado para a excreção final na forma de colesterol livre ou ácidos biliares pelo intestino. Essa direcionalidade "para a frente" e "reversa" pode ser enganosa, uma vez que cada caminho direciona o colesterol de volta para o fígado. Ambas as vias exógena e endógena compartilham uma via lipolítica saturável comum, que consiste em uma cascata de remoção dos lipídios na qual as lipoproteínas ricas em TAG (quilomícrons e VLDLs), após receberem ApoC (C-II) de HDL, um cofator essencial para a ativação da LPL, são progressivamente esgotadas de seu TAG de forma gradual pela LPL, para se tornarem remanescentes ricos em colesterol removidos por receptores específicos de superfície celular de alta afinidade, encontrados principalmente no fígado. Várias moléculas de LPL podem se ligar a um único quilomícron ou partícula de VLDL, embora a LPL mostre maior afinidade por quilomícrons a VLDL. Essa situação leva à competição entre essas lipoproteínas ricas em TAG pela LPL e fornece um mecanismo para explicar como a VLDL pode influenciar a eliminação de TAG no período pós-prandial.

A hidrólise do TAG nos quilomícrons gera remanescentes dos quilomícrons que, durante a passagem pelo fígado, se ligam a receptores específicos na superfície dos hepatócitos que reconhecem a ApoE, uma Apo que também é adquirida precocemente da HDL. A atividade dos receptores remanescentes é mantida em um nível muito alto e não é regulada para baixo por meio de um mecanismo de *feedback* (ver via do LDL-r, a seguir), o que é uma sorte, pois os restos de lipoproteínas podem depositar seu colesterol nas paredes das artérias, promovendo a aterosclerose coronariana. A secreção de VLDL do fígado é novamente seguida pela lipólise sequencial de TAG, pela LPL, e geração de remanescentes de VLDL ou, neste caso, a posterior lipólise desses remanescentes em LDL. Os remanescentes e as LDLs ligam-se a outro receptor no fígado que reconhece tanto a ApoE, exclusivamente nos remanescentes de VLDL, quanto a ApoB-100 nas LDLs, a saber, o LDL-r. Aproximadamente 60% da LDL é removida pelos LDL-r. O restante é internalizado nas células por meio de receptores *scavengers*. Esta última via foi associada ao desenvolvimento de doença aterosclerótica.

A remoção de uma partícula de VLDL como um remanescente ou a transcensão da LDL dependerá muito de sua linhagem, ou seja, seu tamanho e sua composição lipídica. Experimentos com VLDLs marcadas radioativamente mostraram que partículas maiores de VLDL ricas em TAG são menos prováveis de serem convertidas em LDL e é removida somente parte dos seus lipídios como remanescentes de VLDL, enquanto VLDLs menores são precursoras de LDL.

Via do receptor da lipoproteína de baixa densidade

A ligação incontestável entre o colesterol LDL (LDL-c) sérico elevado e a DCC é diretamente responsável pelo rápido crescimento e grande aprofundamento em nossa compreensão da homeostase do colesterol em relação à alimentação e à doença.

A mais prolífica descoberta foi a da via do LDL-r, pela qual Joseph Goldstein e Michael Brown receberam o Prêmio Nobel de Medicina ou Fisiologia, em 1985. Todas as células, principalmente as do fígado, têm um mecanismo sensível e altamente desenvolvido para regular os níveis intracelulares e intravasculares de colesterol. O fígado sintetiza cerca de 500 mg de colesterol por dia e, embora isso pudesse ser fornecido a partir do colesterol sanguíneo, na forma de LDL, na ausência completa de LDL as células poderiam, teoricamente, sintetizar colesterol suficiente para atender suas necessidades metabólicas. No entanto, as células obtêm o colesterol como LDL, em vez de sintetizá-lo para si mesmas, já que o primeiro processo requer menos energia. As células adquirem o colesterol do sangue pela captação e degradação das partículas de LDL. À medida que a necessidade de colesterol livre aumenta dentro da célula, ela aumenta sua produção e, portanto, a atividade dos LDL-r, de modo que mais LDL seja extraída do sangue, diminuindo o colesterol nele. Por outro lado, se a célula fica sobrecarregada com colesterol, ela se torna sensibilizada a requerer menos dele e produz menos LDL-r, fazendo com que o colesterol no sangue aumente. Uma vez que a produção de LDL-r é regulada pelo nível intracelular de colesterol livre, qualquer elemento que aumente o colesterol livre dentro da célula inadvertidamente diminuirá o LDL-c no sangue. O colesterol livre intracelular reprime a atividade de uma proteína de ligação ao elemento regulador de esterol (SREBP), um fator de transcrição nuclear positivo que promove a transcrição do gene do LDL-r quando os níveis de colesterol livre caem (ver Figura 9.18 para mais explicações). A interação homeostática desses processos com a circulação êntero-hepática de ácidos biliares e colesterol mantém relação recíproca entre a biossíntese e a absorção do colesterol, de modo que, quanto mais colesterol for sintetizado, menos será absorvido no intestino, e vice-versa. Infelizmente, tais processos nem sempre estão em completa harmonia, o que perturba a homeostase do colesterol.

Os efeitos metabólicos aumentados do colesterol livre intracelular são:

- Diminuição da produção de LDL-r, via SREBP
- Inibição da síntese de colesterol, pela enzima 3-hidroxi-3-metilglutaril (HMG)-CoA redutase
- Aumento da reesterificação do colesterol para armazenamento como CEs.

212 Introdução à Nutrição Humana

Goldstein e Brown foram auxiliados na descoberta do LDL-r ao estudar uma condição conhecida como hipercolesterolemia familiar, uma anormalidade genética no gene do LDL-r que produz defeitos na via do LDL-r e extrema elevação do LDL-c sérico (15 a 20 mmol/ℓ) e DCV prematura no início da vida. Suas descobertas também ajudaram a promover estudos sobre a influência das gorduras alimentares na atividade da via do LDL-r, o que levou a uma explicação confiável para os efeitos diferenciais dos ácidos graxos da dieta sobre o LDL-c sérico.

Transporte reverso de colesterol (via lipoproteína de alta densidade)

A remoção do colesterol dos tecidos de volta ao fígado, via HDL, representa a única via para a eliminação do colesterol do corpo. Esse papel fisiológico da HDL explica, em parte, os efeitos cardioprotetores dessas lipoproteínas, conforme indicado por forte relação inversa entre o colesterol HDL (HDL-c) sérico e o risco de DCC em estudos de coorte prospectivos. A atividade da via da HDL é influenciada por fatores genéticos e ambientais que podem interagir para aumentar ou reduzir a eficiência da remoção do colesterol. Isso, por sua vez, pode se refletir em alterações na concentração de HDL-c sérico e em suas propriedades funcionais.

A HDL é sintetizada no fígado e no intestino, e transformada a partir de partículas nascentes em partículas de HDL esféricas e maduras no soro, por meio da aquisição de colesterol e apoproteínas de duas fontes principais: (1) material de superfície liberado das lipoproteínas ricas em TAG durante a lipólise; e (2) tecidos periféricos. As partículas, que são responsáveis pela remoção do colesterol das células são pré-HDLs muito pequenas e em forma de disco, compostas por fosfolipídios e ApoA-I (ApoA-I é capaz dessa função por conta própria). O mecanismo molecular para o efluxo de colesterol livre proveniente dos diferentes tecidos, incluindo depósitos de colesterol nas paredes das artérias, é compreendido em detalhes que vão além do escopo deste capítulo. O efluxo é facilitado pela formação de um gradiente de colesterol livre da célula através da membrana celular para as pré-HDLs. O gradiente é gerado pela reesterificação do colesterol livre pela enzima lecitina-colesterol aciltransferase (LCAT) e pela migração desses CEs recém-formados para o núcleo

hidrofóbico do que se torna HDL esférica madura. O colesterol recém-adquirido é transportado de volta para o fígado, seja diretamente por acoplamento de HDL aos receptores *scavengers* nos hepatócitos, seja indiretamente por transferência de seu colesterol para as lipoproteínas VLDL e LDL, que contêm ApoB, por meio da ação da CETP. A microcirculação do fígado contém um "parente próximo" da LPL (LH), que atua em lipoproteínas menores e, especialmente, os fosfolipídios de superfície de HDL, onde efetivamente perfura um orifício na camada superficial de fosfolipídios para facilitar o acesso ao núcleo lipídico e entregar CE ao hepatócito (Figura 9.9).

Inter-relações entre triacilglicerol sérico e lipoproteínas de baixa e alta densidades

Os lipídios e as Apos estão em constante movimento entre as partículas de lipoproteínas, o qual não é totalmente aleatório, mas influenciado pela composição relativa de lipídios das lipoproteínas e por proteínas de transferência de lipídios (PTLs) específicas que atuam como lançadores de lipídios. Em uma pessoa sem condições clínicas específicas, as lipoproteínas ricas em TAG a transferem para LDL e HDL em troca equimolar por CE, o que é mediado por uma PTL chamada CETP. Dessa forma, os CEs são transferidos de HDL para VLDL para passagem de volta ao fígado. Por outro lado, quando a concentração de TAG sérico e, portanto, de lipoproteínas ricas em TAG é aumentada, por exemplo, pela superprodução de TAG no fígado ou pela remoção prejudicada de TAG pela LPL, o resultado é uma transferência líquida de TAG em LDL e HDL. Como a LDL e a HDL estão sobrecarregadas com TAG, tornam-se substratos favorecidos para a ação da HL e são remodeladas em partículas menores e mais densas. Embora a HDL pequena e densa seja catabolizada rapidamente no fígado e outros tecidos, diminuindo-se a HDL sérica e prejudicando o transporte reverso do colesterol, as LDLs pequenas e densas são removidas com menos eficácia pelos LDL-r e se acumulam no soro. A LDL pequena e densa, em virtude de seu tamanho, tem potencial muito maior para se infiltrar na parede da artéria e depositar seu colesterol. Mesmo uma concentração moderadamente elevada de TAG sérico ($>$ 1,5 mmol/ℓ) pode estar inversamente associada ao HDL-c reduzido ($<$ 1 mmol/ℓ) e a uma predominância de LDL

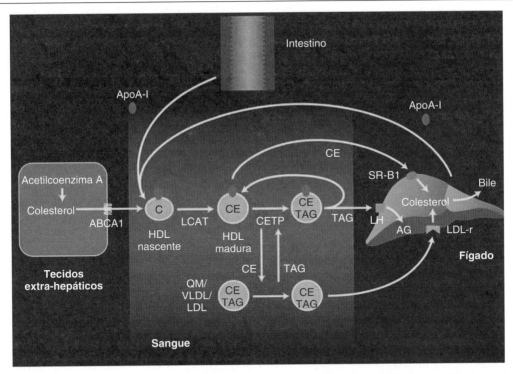

Figura 9.9 Transporte reverso de colesterol. ABCA1, transportadores *ATP binding cassete* A1; AG, ácido graxo; CE, éster de colesterol; CETP, proteína de transferência de ésteres de colesterol; HDL, lipoproteína de alta densidade; LCAT, lecitina-colesterol aciltransferase; LDL, lipoproteína de baixa densidade; LDL-r, receptor da lipoproteína de baixa densidade; LH, lipase hepática; LPL, lipase de lipoproteína; QM, quilomícron; SR-B1, receptor *scavenger* classe B tipo 1; TAG, triacilglicerol; VLDL, lipoproteína de densidade muito baixa.

pequena e densa. Essa coleção de achados é conhecida como fenótipo de lipoproteína aterogênica (FLA), sendo uma fonte muito comum, mas modificável, de risco aumentado de DCC em populações de vida livre.

Controle endócrino do metabolismo das lipoproteínas

Muitos hormônios com efeitos endócrinos exercem influência no metabolismo das lipoproteínas. No entanto, no que diz respeito à alimentação e ao controle do metabolismo lipídico pós-prandial, a insulina tem, de longe, o maior impacto. Embora classicamente associada ao metabolismo de carboidratos e à captação de glicose pelas células, as ações da insulina são críticas para o controle do metabolismo lipídico pós-prandial. A insulina é secretada em resposta à recepção de alimentos no intestino, atingindo um pico no soro 3 a 5 horas após o consumo de uma refeição. A insulina coordena a hidrólise de TAG de origem alimentar presente nos quilomícrons com a captação de AGNEs no tecido adiposo pelas seguintes ações:

- Estimula a LPL nos capilares do tecido adiposo
- Suprime a lipólise intracelular do TAG armazenado no tecido adiposo ao inibir a atividade da LHS, reduzindo o AGNE sérico
- Aumenta a esterificação de ácidos graxos no tecido adiposo
- Suprime a liberação de VLDL do fígado.

A insulina também suprime a atividade da LPL nos capilares do músculo esquelético após uma refeição, embora esse efeito seja relativamente menor em comparação com aquele sobre a LHS no tecido adiposo. A sensibilidade dos tecidos-alvo à insulina, como o fígado, o tecido adiposo e, em menor medida, o músculo esquelético, é crítica para a manutenção desses efeitos. A falha da ação da insulina ou "resistência à insulina", em condições como obesidade e diabetes melito tipo 2, resulta em capacidade prejudicada da LPL de hidrolisar as lipoproteínas ricas em TAG e acúmulo de seus produtos de degradação parcialmente hidrolisados ou restos de lipoproteínas na circulação pós-prandial. Esse efeito é agravado pela falha da insulina em suprimir a mobilização de AGNE do tecido adiposo TAG, o que aumenta o fluxo de AGNE para o fígado e estimula a produção excessiva de VLDL. A supressão da secreção de VLDL induzida por insulina também é aliviada, de modo que a VLDL não é apenas produzida em excesso, mas também liberada na circulação pós-prandial, onde compete com os quilomícrons pela LPL, aumentando ainda mais a magnitude e a duração da lipemia pós-prandial. A longo prazo, essa capacidade prejudicada de remover TAG, assim como os episódios repetidos de lipemia pós-prandial aumentada, favorece o baixo nível sérico de HDL, como parte de uma dislipidemia característica de condições resistentes à insulina (obesidade central, síndrome metabólica, diabetes melito tipo 2) conhecida coletivamente como FLA. A insulina também pode estimular a síntese de colesterol, ativando a HMG-CoA redutase e os LDL-r. No entanto, embora o aumento da massa corporal tenha sido associado ao elevado LDL-c sérico, o impacto geral da resistência à insulina na concentração de LDL-c sérico deve ser pequeno, uma vez que os níveis de LDL-c sérico são frequentemente normais em pessoas com FLA.

Efeitos dos hormônios sexuais nas lipoproteínas séricas

A evidência mais forte dos efeitos dos hormônios sexuais nas lipoproteínas séricas é fornecida pelas diferenças pronunciadas nos perfis de lipídios e lipoproteínas entre homens adultos e mulheres na pré-menopausa. Os homens apresentam níveis séricos de colesterol total e de LDL-c e TAG mais elevados e concentrações de HDL-c mais baixas do que as mulheres na pré-menopausa. Essa diferença nos perfis lipídicos confere proteção relativa contra DCC em mulheres na pré-menopausa, com vantagem de 10 anos em relação aos homens da mesma idade. Isso se aplica até a insuficiência estrogênica na menopausa, quando o risco de DC nas mulheres aumenta acima do dos homens. O estrogênio foi o primeiro composto que demonstrou estimular a atividade do LDL-r em cultura de células. No corpo, esse efeito não é apenas responsável pelos níveis

mais baixos de LDL nas mulheres, mas também pelo aumento acentuado do LDL-c sérico após a menopausa, para níveis acima dos homens. Os estrogênios também estimulam a produção de TAG e VLDL, mas qualquer prejuízo à saúde cardiovascular das mulheres pode ser compensado pela eficiência dos mecanismos de remoção de TAG que mantêm seus níveis séricos mais baixos em mulheres do que em homens até a menopausa. Além desses efeitos, o estrogênio inibe seletivamente a atividade da LH, o que contribui para HDL-c sérico relativamente mais alto em mulheres do que em homens. Em contraste direto, o hormônio masculino androgênico, testosterona, suprime a atividade do LDL-r e é um poderoso estimulante da atividade de LH, efeitos que contribuem para elevar o LDL-c sérico e diminuir o HDL-c, respectivamente, nos homens. O último efeito pode ser observado em fisiculturistas homens que fazem uso de esteroides anabolizantes androgênicos, nos quais o HDL-c sérico pode estar quase ausente.

Alimentação, doença cardiovascular e importância relativa do colesterol sérico e triacilglicerol como fator de risco cardiometabólico

O LDL-c sérico elevado é um fator de risco causal para o desenvolvimento de DCV, o que aumenta o risco absoluto de morte por ataque cardíaco ou acidente vascular encefálico. No entanto, a alta prevalência de níveis apenas moderadamente elevados de LDL-c sérico nas populações dificulta a discriminação entre aqueles que desenvolverão a DCV prematura e aqueles que não, com base nesse único fator de risco. Outros fatores de risco com maior prevalência e, portanto, maior risco atribuível em populações, como o cardiometabólico comum, comorbidades de obesidade e diabetes melito tipo 2, devem ser levados em consideração. Em um aspecto semelhante, os efeitos da alimentação no LDL-c sérico fornecem contribuição relativamente pequena para explicar o impacto da alimentação no risco de DCV em relação aos efeitos da alimentação no risco de DCV que surgem pelo desenvolvimento de obesidade e diabetes melito. Embora seja imperativo ter como alvo o LDL-c sérico elevado com o portfólio de recomendações alimentares e nutricionais para reduzir esse fator de risco, a correção dos fatores de risco cardiometabólicos, incluindo lipemia pós-prandial prejudicada, é uma prioridade que reduzirá inadvertidamente o LDL-c sérico.

A capacidade dos humanos de se protegerem contra um acúmulo excessivo de colesterol em seu sistema vascular, por meio de mudanças nutricionais, depende muito mais do aumento da capacidade funcional da via de HDL e da eficiência da utilização de lipoproteínas ricas em TAG. Os últimos representam os precursores de remanescentes ricos em colesterol e LDLs potencialmente prejudiciais que contribuem para a aterosclerose cardiovascular. Os efeitos da alimentação e, em particular, das gorduras e dos carboidratos alimentares no controle da depuração de lipoproteínas ricas em TAG no período pós-prandial, são de suma importância na prevenção do acúmulo de resíduos aterogênicos e no desenvolvimento de anormalidades pró-aterogênicas em LDL e HDL. As ações da insulina na coordenação do metabolismo das lipoproteínas ricas em TAG podem se tornar defeituosas por meio de desequilíbrio energético, ganho de massa corporal e acúmulo de gordura central (visceral) e ectópica. Como consequência, as anormalidades mais comuns nas lipoproteínas para aumentar o risco de DCV em populações surgem de prejuízos metabólicos de TAG (produção e catabolismo), e não do colesterol sérico *per se*. Igualmente importante é o fato de que esses prejuízos metabólicos que aumentam o risco de DCV se originam em grande parte da exposição a longo prazo a uma alimentação e estilo de vida inadequados e, portanto, são altamente receptivos a manejos terapêuticos na alimentação e mudanças de estilo de vida.

9.6 *Pools* de lipídios corporais

Os lipídios no corpo humano existem em dois *pools* principais: lipídios estruturais, nas membranas celulares, e lipídios de armazenamento, na gordura corporal. A composição lipídica e o destino metabólico desses dois *pools* são bastante distintos, embora muitos dos ácidos graxos que ocupem os dois *pools* sejam os mesmos. Os principais componentes das membranas celulares e dos lipídios de armazenamento são os AGCLs (16 a 24 carbonos) saturados, monoinsaturados e poli-insaturados. Embora vários dos principais AGCLs do corpo sejam comuns à membrana e aos lipídios de armazenamento, a

saber, palmitato, estearato, oleato e linoleato, existem três distinções importantes entre os lipídios de membrana e de armazenamento:

- Os lipídios da membrana geralmente não são hidrolisados para liberar ácidos graxos livres para o metabolismo energético
- Os lipídios da membrana contêm uma proporção muito maior de AGPIs de cadeia longa
- Os lipídios da membrana são mais diversos e raramente incluem TAGs, que são o principal componente dos lipídios de armazenamento.

Pool *de lipídios estruturais*

As membranas biológicas ao redor das células e organelas subcelulares existem principalmente como bicamadas lipídicas (ver Figura 9.4). Os lipídios nas superfícies interna e externa das membranas são compostos principalmente de fosfolipídios e colesterol livre, que fazem interface com uma miríade de proteínas com função de receptores, transportadores, enzimas, canais iônicos etc. Alguns lipídios, isto é, AGPIs, conferem a característica de "fluidez" às membranas, enquanto outros, ou seja, colesterol e AGSs, têm o efeito oposto (de enrijecimento). As membranas têm perfis de ácidos graxos e composição de fosfolipídios extraordinariamente diversos, dependendo do tecido e da localização subcelular. Eles também são o reservatório do corpo de vitaminas lipossolúveis e precursores de eicosanoides, como o araquidonato. A maior parte do colesterol do corpo está presente na forma não esterificada, nas membranas, onde representa 35 a 45% dos lipídios totais. A pele, o plasma e o córtex adrenal contêm 55 a 75% do colesterol na forma esterificada. A bile também contém colesterol livre e sais biliares derivados do colesterol.

Pool *de lipídios de armazenamento*

Os TAGs são a principal forma de armazenamento de energia a partir dos lipídios e o principal componente da gordura corporal. Os TAGs que contêm ácidos graxos destinados à oxidação também estão presentes em quantidades mensuráveis, mas muito mais baixas em todos os tecidos que podem oxidar AGCL, ou seja, músculos esqueléticos e coração. O TAG é sintetizado pelo intestino e pelo fígado, onde é subsequentemente incorporado às lipoproteínas (ver Seção 9.4) para o transporte de lipídios de e para outros tecidos.

216 Introdução à Nutrição Humana

Os principais ácidos graxos no TAG da gordura corporal humana adulta são palmitato (20 a 30%) estearato (10 a 20%), oleato (45 a 55%) e linoleato (10 a 15%). O perfil de ácidos graxos da gordura corporal do adulto sempre reflete o perfil da gordura da alimentação. Raramente isso resultaria em outros ácidos graxos mais prevalentes na gordura corporal do que os quatro listados aqui. No nascimento, o perfil de ácidos graxos da gordura corporal é incomum por ter linoleato muito baixo ($<$ 3%) e alfalinolenato ($<$ 1%), mas uma proporção maior de AGPI de cadeia longa do que mais tarde na vida. A gordura corporal ocupa vários locais distintos que se expandem e diminuem conforme a necessidade. A gordura corporal é composta por aproximadamente 82% de TAG, tornando-a, de longe, a principal reserva corporal de palmitato, estearato, oleato e linoleato.

Os principais locais de gordura corporal são o TAS e o tecido adiposo intravisceral ou visceral (TAV), com diferentes taxas de resposta a estímulos de acúmulo ou liberação de ácidos graxos. Dentro de determinado local, evidências crescentes sugerem que os AGPIs são mais facilmente liberados do TAG do tecido adiposo do que os AGSs, especialmente durante o jejum ou déficit de energia a longo prazo. A gordura corporal também pode se acumular em outros locais além do TAS e do TAV, sendo denominada de gordura ectópica e podendo ser encontrada em órgãos como fígado, pâncreas, coração e músculo esquelético, onde foi associada a disfunção metabólica.

Lipídios do plasma e do leite

De certa forma, os lipídios do soro e do leite são uma exceção à regra geral que distingue os lipídios de membrana e de armazenamento. Os lipídios do soro e do leite estão presentes principalmente como lipoproteínas e glóbulos de gordura, respectivamente, compreendendo principalmente fosfolipídios e colesterol na membrana circundante e TAG no seu interior (ver Seção 9.5). A MGGL que envolve as gotículas de gordura (TAG) no leite consiste em um sistema complexo de proteínas integrais e periféricas, enzimas e lipídios que podem ter papel importante em vários processos celulares e mecanismos de defesa no recém-nascido. A MGGL também pode fornecer uma barreira física que contribui para os efeitos da matriz alimentar de certos produtos lácteos.

Os lipídios plasmáticos contêm o único *pool* significativo de ácidos graxos livres ou AGNEs no corpo, que não são componentes das lipoproteínas, mas são transportados no soro ligados à albumina. Eles são liberados principalmente do tecido adiposo, quando a glicose plasmática e a insulina estão baixas. O plasma também contém proporcionalmente mais ácidos graxos esterificados em colesterol (CEs) do que os encontrados nos tecidos.

Conteúdo corporal total e perfil de ácidos graxos nos órgãos

Uma estimativa do conteúdo corporal total de lipídios em um ser humano adulto saudável é fornecida na Tabela 9.5. A gordura corporal adicional é depositada durante a gravidez, mas a composição de ácidos graxos permanece semelhante à de adultas não grávidas e reflete a ingestão de gordura na alimentação. O conteúdo lipídico total do soro aumenta no terceiro trimestre, com aumento proporcional maior dos AGSs do que os AGPIs; essa tendência decrescente na porcentagem de AGPI tem levado a alguma preocupação sobre as possíveis consequências adversas para o feto à custa da deficiência de AGPIs. No entanto, a quantidade real de AGPIs nos lipídios do sangue aumenta, mas menos do que nos AGSs, resultando em uma diminuição proporcional em AGPIs.

Logo após o nascimento, a composição lipídica corporal começa a mudar. O colesterol do cérebro aumenta moderadamente, de menos de 40% para

Tabela 9.5 Conteúdo de gordura corporal dos principais ácidos graxos em humanos.

Ácido graxo	Conteúdo (g)
Ácido palmítico	3.320
Ácido esteárico	550
Ácido oleico	6.640
Ácido linoleico	1.560
Ácido araquidônico	80
Ácido alfalinolênico	130
Ácido eicosapentaenoico	$<$ 10
Ácido docosaexaenoico	$<$ 10
Total	**12.300**

Os dados baseiam-se em um adulto humano, de 70 kg e com 20% (14 kg) de gordura corporal. O tecido adiposo contém aproximadamente 88% de ácidos graxos reais por massa, rendendo cerca de 12,3 kg de ácidos graxos, nesse exemplo.

quase 50% dos lipídios do cérebro; o docosaexaenoato também aumenta rapidamente nos lipídios do cérebro, seguido, um pouco mais tarde, de um conteúdo crescente de saturados e monoinsaturados de cadeia longa, à medida que a mielina se desenvolve. O tecido adiposo contém muito pouco linoleato ou alfalinolenato ao nascimento, mas seu conteúdo aumenta rapidamente com a alimentação com leite. O colesterol sérico é relativamente baixo no nascimento e na infância, mas aumenta em mais de duas vezes na idade adulta.

Em geral, independentemente do perfil dos ácidos graxos da alimentação, os AGSs e monoinsaturados predominam no tecido adiposo, enquanto há um equilíbrio mais próximo entre os saturados, monoinsaturados e poli-insaturados nos lipídios estruturais. Os AGPIs de cadeia longa, como o docosaexaenoato, estão presentes em altas concentrações nas membranas especializadas, incluindo as do fotorreceptor da retina, nas sinapses do cérebro e no esperma.

9.7 Metabolismo dos ácidos graxos de cadeia longa

Síntese

A síntese de ácidos graxos ocorre no citosol, começando com a conversão da acetil CoA em malonil-CoA, pela acetil CoA carboxilase, uma enzima dependente da biotina. Malonil-CoA e uma segunda acetil CoA então se condensam, via beta-cetotiolase. Ele é subsequentemente reduzido, desidratado e, então, hidrogenado, para produzir um produto de quatro carbonos que se recicla a partir da mesma série de etapas, até que o produto mais comum (o AGCL chamado palmitato) seja produzido (Figura 9.10). A acetil CoA é principalmente um produto intramitocondrial. Assim, sua transferência para o citosol, para a síntese de ácidos graxos, parece exigir sua conversão em citrato para sair da mitocôndria, antes de ser reconvertido em acetil-CoA, no citosol. Existem três características principais na síntese de AGCL em mamíferos:

- Inibição por inanição
- Estimulação pela alimentação de carboidratos após o jejum
- Inibição geral pela gordura da alimentação.

O carboidrato é uma importante fonte de carbono para a geração de acetil CoA e citrato usados na síntese de ácidos graxos. As enzimas do metabolismo

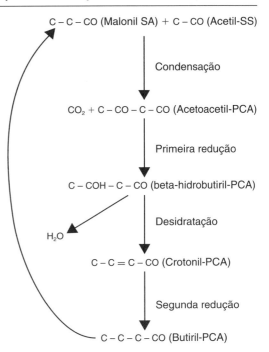

Figura 9.10 Etapas principais na síntese de ácidos graxos. Cada uma delas ocorre com o substrato sendo ancorado à proteína carreadora de acila. PCA, proteína carreadora de acila; SS, sintase-S.

dos carboidratos também ajudam a gerar a nicotinamida adenina nucleotídio fosfato (NADPH) necessária para a síntese de ácidos graxos. A acetil CoA carboxilase é um ponto de controle principal na via, ativada tanto quanto induzida a se polimerizar por citrato. A acetil CoA carboxilase é inibida por AGCL, especialmente AGPIs, como o linoleato. Este é provavelmente um importante mecanismo de *feedback* negativo pelo qual tanto a inanição quanto a gordura na alimentação diminuem a síntese de ácidos graxos. Altas quantidades de AGCLs livres também competiriam por CoA, levando à sua betaoxidação. Pode ocorrer o alongamento de palmitato para estearato etc. nas mitocôndrias, usando-se acetil CoA, mas é mais comumente associado ao retículo endoplasmático, onde malonil CoA é o substrato.

Os seres humanos que consomem > 25% de energia como gordura alimentar sintetizam quantidades relativamente baixas de gordura (< 2 g/dia). Em comparação com outros animais, os seres humanos também parecem ter capacidade relativamente baixa de converter estearato em oleato e linoleato ou alfalinolenato nos respectivos AGPIs de cadeia mais longa. Consequentemente, os perfis de ácidos graxos da maioria dos tecidos humanos geralmente refletem a ingestão de ácidos graxos na alimentação – quando os AGPIs n-3 de cadeia longa estão presentes na alimentação, é evidente tanto em seres humanos de vida livre quanto em animais experimentais. No entanto, como a síntese de ácidos graxos é estimulada por jejum/realimentação ou variações da massa corporal, essas perturbações na ingestão alimentar normal podem alterar de maneira acentuada os perfis de ácidos graxos nos tecidos.

Oxidação de ácidos graxos

A betaoxidação é o processo pelo qual os ácidos graxos são utilizados para obtenção de energia. Os AGSs destinados à betaoxidação são transportados como ésteres de CoA para o folheto externo da mitocôndria por PLAG. Eles são então translocados para a mitocôndria, por carnitina acil-transferase. O processo de betaoxidação envolve desidrogenação repetida em etapas sequenciais de dois carbonos e redução das flavoproteínas associadas (Figura 9.11). Cinco moléculas de ATP são produzidas durante a produção de cada acetil CoA. Outras 12 moléculas o são após a acetil CoA se condensar com o oxaloacetato para formar citrato e passar pelo ciclo do ácido tricarboxílico.

A eficiência da oxidação de ácidos graxos depende da disponibilidade de oxaloacetato e, portanto, da oxidação concomitante de carboidratos. A betaoxidação de AGSs parece ser mais simples do que a oxidação de ácidos graxos insaturados, porque, antes da clivagem da acetil CoA, envolve a formação de uma ligação dupla *trans* de dois carbonos da CoA. Em contraste, a betaoxidação de ácidos graxos insaturados produz uma ligação dupla em uma posição diferente que, então, requer futuras isomerizações ou hidrogenações. Sob a perspectiva bioquímica, essa etapa extra parece tornar a oxidação dos ácidos graxos insaturados menos eficiente do que a dos AGSs. No entanto, as evidências de estudos *in vivo* e *in vitro*, em seres humanos e animais, mostram claramente que os ácidos graxos *cis*-insaturados de cadeia longa com uma a três ligações duplas (oleato, linoleato, alfalinolenato) são mais facilmente betaoxidados do que os AGSs de comprimento de cadeia equivalente, como palmitato e estearato.

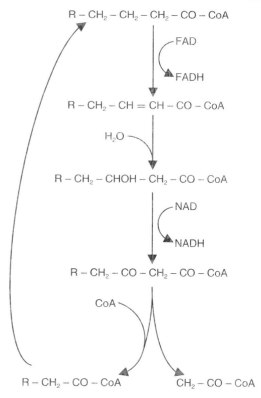

Figura 9.11 Etapas principais na betaoxidação de um ácido graxo saturado. As etapas mostradas seguem a "ativação" do ácido graxo (ligação à CoA) e o transporte dependente da carnitina para a superfície interna da mitocôndria. Os ácidos graxos insaturados requerem etapas adicionais para remover as ligações duplas antes de continuar com o caminho mostrado. FAD, flavina adenina dinucleotídio; FADH, flavina adenina dinucleotídio reduzida; NAD, nicotinamida adenina dinucleotídio; NADH, nicotinamida adenina dinucleotídio reduzida; R, 12 carbonos.

Cetogênese e cetose

Grandes quantidades de ácidos graxos livres inibem a glicólise e as enzimas do ciclo do ácido tricarboxílico, prejudicando, assim, a produção de oxaloacetato, que, quando insuficiente para sustentar a oxidação contínua de acetil CoA, provoca a condensação de duas moléculas desse composto para formar uma cetona, o acetoacetato. Este pode ser descarboxilado espontaneamente para formar acetona, uma cetona volátil, ou convertido em uma terceira cetona, o beta-hidroxibutirato. Quando a glicose é limitante, as cetonas são fonte alternativa de energia para certos órgãos, principalmente para o cérebro. Eles também são substratos eficientes para a síntese de lipídios durante o desenvolvimento pós-natal inicial.

As condições que favorecem a cetogênese incluem inanição, diabetes melito e um plano alimentar "cetogênico" com muito alto teor de gordura e baixo de carboidrato. Há evidências que sugerem que a cetose leve (0,5 a 3 mmol/ℓ) induzida por jejum prolongado ou padrões alimentares com muito baixo carboidrato pode exercer efeitos fisiológicos que auxiliam na perda de massa corporal em decorrência da diminuição do apetite e da fome.

Peroxidação de ácido graxo

A peroxidação (auto-oxidação) é uma reação não enzimática do oxigênio molecular com compostos orgânicos para formar peróxidos e produtos de degradação relacionados. Os AGPIs são particularmente vulneráveis à peroxidação nas ligações duplas. Os agentes iniciadores, como peróxidos preexistentes, metais de transição ou radiação ultravioleta ou ionizante, produzem oxigênio singleto, que pode então abstrair o hidrogênio nas ligações duplas dos AGPIs para produzir radicais livres (peróxi), que abstraem outros hidrogênios do mesmo ou de diferentes ácidos graxos e propagam o processo de peroxidação. Eventualmente, isso leva ao término, pela formação de produtos de degradação estáveis ou hidroperóxidos (Figura 9.12). Os isômeros *trans* são frequentemente formados durante o processo. Os hidroperóxidos podem formar outros radicais hidroperóxi ou ser reduzidos por antioxidantes que contêm grupos tiol, isto é, glutationa e cisteína. A peroxidação de gorduras alimentares dá origem a aldeídos, ou seja, 2-undecenal, 2-decenal, nonanal ou octanal, que têm um odor particular comumente conhecido como ranço.

Visto que a peroxidação é uma característica dos AGPIs, isso é um perigo potencial enfrentado pela maioria das membranas e lipídios da alimentação. Antioxidantes, como a vitamina E, geralmente estão presentes em quantidades suficientes para prevenir ou bloquear a peroxidação em tecidos vivos. Humanos e animais detectam prontamente gorduras peroxidadas em alimentos por seu odor desagradável e as evitam. No entanto, é particularmente desafiador modelar os efeitos dos peróxidos produzidos *in vivo* e *in vitro* porque a peroxidação lipídica, sem dúvida, é uma parte importante de vários processos biológicos necessários, como a ativação da resposta imune.

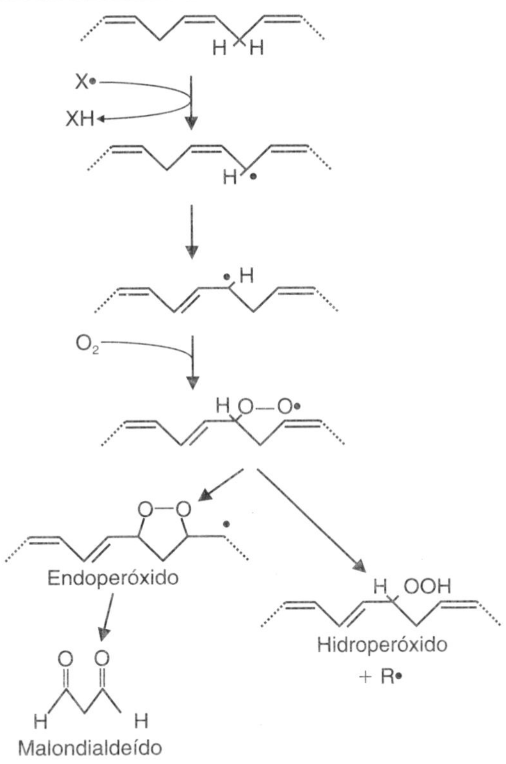

Figura 9.12 Principais etapas da peroxidação de um ácido graxo poli-insaturado.

Dessaturação, alongamento, encurtamento da cadeia dos ácidos graxos

Uma característica importante do metabolismo dos AGCLs em plantas e animais é a capacidade de se converterem uns nos outros por meio dos processos de dessaturação, alongamento e encurtamento da cadeia.

Plantas e animais usam dessaturases para inserir uma ligação dupla em AGCL. Existem várias dessaturases, dependendo da posição na cadeia acila em que a ligação dupla é inserida. Embora miristato (14:0) e palmitato possam ser convertidos em seus derivados monoinsaturados, miristoleato (14:1n-5) e palmitoleato (16:1n-7), respectivamente, comumente são apenas os ácidos graxos de 18 ou mais carbonos que sofrem dessaturação. As Δ^9 dessaturases, em todos os organismos, exceto para bactérias anaeróbias, usam oxigênio e NADPH para introduzir uma ligação dupla *cis* nos carbonos 9 e 10 do estearato, o que é realizado por um complexo enzimático que consiste em uma série de dois citocromos e a própria dessaturase terminal. A forma acil-CoA dos ácidos graxos é o substrato usual para as dessaturases, mas os ácidos graxos esterificados em fosfolipídios também podem ser dessaturados *in situ*.

Todos os mamíferos até agora estudados podem converter estearato em oleato via Δ^9 dessaturase. No entanto, na ausência de oleato na alimentação, os ratos jovens podem ter capacidade insuficiente para sustentar os níveis normais de oleato no tecido. Os valores normais dependem da referência, que pode variar amplamente, dependendo da fonte e da quantidade de oleato na alimentação. No entanto, é importante distinguir entre a existência de uma dada dessaturase e a capacidade dessa via de gerar o ácido graxo produto suficiente. Portanto, assim como com os AGPIs de cadeia longa e, de fato, com outros nutrientes, como aminoácidos (ver Capítulo 4, *Padrões de Referência Dietética*), é importante ter em mente que a existência de uma via para fazer determinado ácido graxo ou aminoácido não garante capacidade suficiente dessa via para fazer esse produto. Tal é a origem do conceito de "essencialidade condicional" ou "indispensabilidade". Tanto as plantas quanto os animais são capazes de dessaturar no carbono 9 a 10 (Δ^9 dessaturase) do estearato, resultando em oleato. No entanto, apenas as plantas são capazes de dessaturar o oleato em linoleato e, em seguida, em alfalinolenato. Uma vez que o linoleato e o alfalinolenato são consumidos pelos animais, sua conversão para os AGPIs de cadeia mais longa de suas respectivas famílias prossegue, principalmente por uma série alternada de dessaturação (Δ^6 e Δ^5 dessaturases) e etapas de alongamento da cadeia (Figura 9.13). As dessaturações sequenciais ou alongamentos de cadeia também são uma possibilidade, resultando em uma grande variedade, embora em baixa abundância, de outros AGPIs.

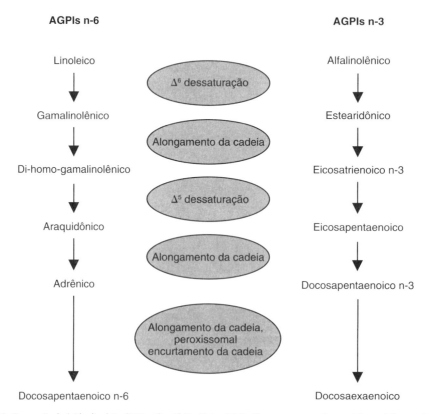

Figura 9.13 Conversão de ácidos linoleico (18:2n-6) e alfalinolênico (18:3n-3) em suas respectivas cadeias mais longas, ácidos graxos poli-insaturados (AGPIs) mais insaturados. Nas membranas, os ácidos linoleico e araquidônico são os principais AGPIs n-6, enquanto o ácido docosaexaenoico é o principal AGPI n-3. Consequentemente, essas duas famílias de ácidos graxos têm afinidades diferentes para as enzimas de dessaturação e alongamento de cadeia. Essa via é baseada principalmente no retículo endoplasmático, mas parece depender de peroxissomos para o encurtamento final da cadeia, que envolve 24 intermediários de carbono não ilustrados.

Durante a deficiência alimentar de linoleato ou alfalinolenato, o oleato também pode ser dessaturado e a cadeia alongada para o eicosatrienoato de AGPI (20:3n-9). Consequentemente, a maioria dos AGPIs, mas não todos, são derivados de linoleato ou alfalinolenato.

O alongamento da cadeia de AGSs e insaturados ocorre principalmente no retículo endoplasmático, embora também tenha sido demonstrado acontecer na mitocôndria. Ao contrário das etapas de dessaturação imediatamente antes e depois, as etapas de alongamento não parecem ser limitantes da taxa no metabolismo do linoleato ou alfalinolenato. Apesar da capacidade de inserir pelo menos três ligações duplas em AGPI n-3 e n-6, não há prova de que exista uma Δ^4 dessaturase para inserir a dupla ligação final em docosapentaenoato (22:5n-6) ou docosaexaenoato (ver Figura 9.13). Em vez disso, parece que os precursores desses dois ácidos graxos sofrem um segundo alongamento, dessaturação Δ^6 repetida, seguida de encurtamento da cadeia nos peroxissomos. Essa série inesperadamente complicada de etapas é corroborada pela deficiência de docosaexaenoato observada em distúrbios da biogênese peroxissômica, como a síndrome de Zellweger.

Hidrogenação

O oposto ao processo de dessaturação é a hidrogenação ou remoção de ligações insaturadas em lipídios. Bactérias ruminais são os únicos organismos conhecidos por ter essa capacidade. Como na hidrogenação química praticada pela indústria de alimentos, a bioidrogenação ruminal pode ser incompleta, resultando na formação de pequenas quantidades de isômeros *trans*, particularmente de oleato, linoleato e alfalinolenato, encontrados na gordura do leite.

Eicosanoides

Os eicosanoides são metabólitos ciclizados com 20 carbonos e substituídos por oxigênio de ácidos graxos de fosfolipídios da membrana celular, como di-homo-gamalinolenato, araquidonato ou eicosapentaenoato. Eles são produzidos por meio de uma cascata de etapas, começando com as enzimas ciclo-oxigenase ou lipo-oxigenase presentes nos microssomas. Os principais produtos da ciclo-oxigenase compreendem as prostaglandinas clássicas, a prostaciclina e os tromboxanos. Os principais produtos da lipo-oxigenase são os leucotrienos (substâncias de reação lenta da anafilaxia) e os derivados hidroperóxi não ciclizados do araquidonato que dão origem às hepoxilinas e às lipoxinas (Figura 9.14).

Os eicosanoides são considerados hormônios de ação rápida localizada, cuja presença no plasma e na urina é, em grande parte, um transbordamento da produção localizada, geralmente em resposta a uma lesão ou estímulo que libera o precursor livre, mais comumente o araquidonato.

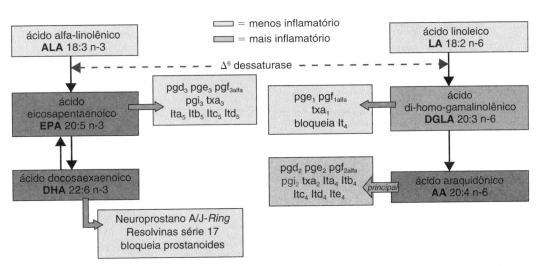

Figura 9.14 Produção de eiscosanoides a partir do ácido linoleico e alfalinolênico em fosfolipídios ligados à membrana. Tromboxanos (*txa*), por exemplo, derivados de plaquetas; prostaglandinas (*pgi*), por exemplo, derivadas da parede do vaso sanguíneo. Interleucinas (*Ita, Itb*). (Reproduzida com autorização da CC. Criada por David R Throop.)

222 Introdução à Nutrição Humana

O local de maior concentração de eicosanoides parece ser o fluido seminal, embora algumas espécies não tenham eicosanoides detectáveis no sêmen. Os eicosanoides são segundos mensageiros que modulam, entre outras vias, a fosforilação de proteínas, sendo o pulmão o principal local de inativação de eicosanoides.

Quatro características importantes da ação dos eicosanoides devem ser observadas. Em primeiro lugar, os eicosanoides individuais costumam possuir ações bifásicas à medida que se passa de concentrações muito baixas para concentrações mais altas, geralmente farmacológicas. Assim, os efeitos podem variar drasticamente, dependendo não apenas do sistema experimental, mas também da concentração de eicosanoide utilizada. Em segundo lugar, vários dos eicosanoides mais abundantes que surgem do mesmo ácido graxo precursor têm ações opostas entre si. Por exemplo, a prostaciclina e o tromboxano A_2 são derivados do araquidonato, mas o primeiro origina-se principalmente do endotélio e inibe a agregação plaquetária, enquanto o último origina-se principalmente das plaquetas e é um potente agente agregador delas. Em terceiro lugar, os eicosanoides concorrentes derivados do di-homo-gamalinolenato (série 1) e do eicosapentaenoato (série 3) costumam ter efeitos que se opõem aos derivados do araquidonato (série 2) (ver Figura 9.14). Assim, ao contrário da prostaglandina E_2, a prostaglandina E_1 tem ações anti-inflamatórias, reduz o tônus vascular e inibe a agregação plaquetária. Em quarto lugar, variar a proporção dos ácidos graxos precursores na alimentação é uma maneira eficaz de modificar a produção de eicosanoides. Assim, o eicosapentaenoato e o di-homo-gamalinolenato inibem a síntese dos eicosanoides da série 2 derivados do araquidonato. Isso ocorre por meio da inibição da liberação de araquidonato das membranas pela fosfolipase A_2 e sua cascata através das ciclo-oxigenases e lipo-oxigenases. A produção excessiva de eicosanoides da série 2 está associada a maior pressão sanguínea, aumento da agregação plaquetária e processos inflamatórios, e pode ser efetivamente inibida por abordagens alimentares que usam óleos ricos em eicosapentaenoato e gamalinolenato (18:3n-6), o precursor do di-homo-gamalinolenato.

Análogos estáveis de algumas prostaglandinas clássicas têm aplicações clínicas especializadas, incluindo a interrupção da gravidez e o fechamento da persistência do ducto arterioso (PDA)

logo após o nascimento. Muitos medicamentos anti-inflamatórios e antipiréticos são inibidores da síntese de eicosanoides. Um efeito colateral potencialmente perigoso da inibição da síntese de eicosanoides é a erosão gástrica e o sangramento. Os antagonistas dos receptores dos leucotrienos são eficazes na redução dos sintomas da asma.

9.8 Regulação nutricional dos perfis e metabolismo dos ácidos graxos de cadeia longa

Os fosfolipídios de todas as membranas celulares e subcelulares contêm ampla gama de AGCLs, cujo perfil está sujeito à influência alimentar e ao controle endógeno. Alguns órgãos, principalmente o cérebro, mantêm um controle extraordinariamente estrito de sua composição de membrana. No entanto, o perfil de ácidos graxos da maioria dos órgãos é geralmente responsivo à influência de mudanças na composição de ácidos graxos da alimentação e outras variáveis nutricionais, mas mantém as funções vitais de "porteiro" de todas as membranas. Portanto, quando as mudanças na ingestão de gordura na alimentação alteram os perfis de ácidos graxos da membrana, a fluidez da membrana apropriada pode ser mantida pela adição ou remoção de outros lipídios, como o colesterol. A ingestão insuficiente de energia e a presença de doenças têm consequências importantes para a síntese, a dessaturação e o alongamento da cadeia de ácidos graxos e, consequentemente, para os perfis de ácidos graxos nos tecidos.

Ácidos graxos saturados e monoinsaturados

A ingestão inadequada de energia aumenta a oxidação de macronutrientes, incluindo ácidos graxos. O jejum a curto prazo, seguido de realimentação de uma refeição rica em carboidratos, é a forma clássica de estimular a síntese de ácidos graxos, com envolvimento da insulina nesse processo. Quando repetido, o ciclo jejum/realimentação ou variações repetidas da massa corporal (perda e ganho) induz aumento gradual na proporção de saturados e monoinsaturados em comparação com os AGPIs nos tecidos, especialmente na gordura corporal. Essa mudança ocorre em razão do aumento na síntese de ácidos graxos, oxidação mais fácil de AGPIs e inibição da dessaturação e alongamento da cadeia em resposta ao jejum. As implicações de tal alteração nos perfis de ácidos graxos dos tecidos ainda não foram extensivamente estudadas, mas podem envolver mudanças na sensibilidade à insulina e outros efeitos hormonais. A deficiência de proteína também inibe a dessaturação e o alongamento da cadeia de AGPIs.

A suplementação de cobre aumenta a atividade da Δ^9 dessaturase em animais, resultando em níveis mais elevados de oleato. Esse efeito foi observado pela primeira vez quando o cobre foi usado para reduzir a infecção gastrintestinal em suínos, mas também resultou em amaciamento da gordura na região do dorso. Ao contrário dos efeitos da suplementação de cobre, a deficiência dele inibe a síntese de oleato e docosaexaenoato.

Ácidos graxos poli-insaturados

Há quatro características principais da regulação nutricional dos perfis e do metabolismo dos AGPIs. Esses atributos governam os efeitos da deficiência ou do excesso de uma ou mais dessas famílias de ácidos graxos quase tanto quanto seu nível na alimentação. Esses recursos principais são:

- Especificidade dentro das famílias
- Competição entre famílias
- Presença de substrato e inibição mediada pelo produto final
- Cofatores nutricionais.

Especificidade

Um AGPI n-6 não pode ser convertido em um AGPI n-3 ou n-9. Assim, a deficiência de uma família de AGPI não pode ser corrigida pelo excesso daqueles em uma família diferente e, de fato, é exacerbada pela ingestão excessiva de outras famílias.

Competição

As três famílias de AGPIs parecem usar uma série comum de dessaturases e elongases de cadeia. A preferência dessas enzimas é pelos ácidos graxos mais insaturados; portanto, se todo o resto for igual, mais alfalinolenato será dessaturado do que linoleato ou oleato. No entanto, na prática, mais linoleato é consumido do que alfalinolenato e, como resultado, mais araquidonato é produzido endogenamente do que eicosapentaenoato. Além disso, essa competição pela dessaturação e pelo alongamento da cadeia entre o linoleato e o alfalinolenato pode levar à exacerbação dos sintomas de deficiência de uma ou outra família de ácidos graxos. Assim, como

foi demonstrado clínica e experimentalmente, a ingestão excessiva de linoleato, por meio do uso de óleo de girassol, é uma forma comum de acelerar a deficiência de AGPI n-3.

Inibição

A ingestão excessiva de linoleato ou alfalinolenato parece inibir a produção dos respectivos produtos de cadeia longa na mesma família de ácidos graxos, ou seja, a ingestão elevada de alfalinolenato inibe a síntese de docosaexaenoato. Da mesma forma, os principais produtos da dessaturação e do alongamento da cadeia tendem a inibir o metabolismo posterior por meio dessa via, de modo que o araquidonato inibe sua própria síntese. Da mesma forma, a deficiência alimentar de linoleato aumenta a atividade das dessaturases Δ^6 e Δ^5, presumivelmente para restaurar os níveis depletados de AGPIs n-6, como o araquidonato.

Cofatores

A necessidade por cofatores pelas enzimas de alongamento e dessaturação de cadeia ainda não é bem compreendida, mas algumas relações são conhecidas. As dessaturases são metaloenzimas que contêm ferro e, portanto, a deficiência desse mineral inibe a atividade da dessaturase. O magnésio é necessário para a atividade da dessaturase microssomal *in vitro*. A deficiência de zinco inibe a dessaturação Δ^6 e Δ^5, interrompendo aparentemente o fluxo de elétrons do NADH. Esse efeito é grave o suficiente para que as formas hereditárias de deficiência de zinco, como a acrodermatite enteropática, causem declínio abrupto do araquidonato plasmático, maior do que o geralmente observado com a deficiência alimentar de n-6 poli-insaturados.

9.9 Efeitos nutricionais e metabólicos dos ácidos graxos alimentares

Há dois tipos de questões relacionadas com as implicações nutricionais e de saúde dos lipídios alimentares individuais:

- Quer sejam sintetizados endogenamente, quer sejam obtidos apenas da alimentação, quais são os efeitos específicos sobre as membranas, precursores ou efeitos metabólicos das gorduras alimentares, além do fornecimento de energia?

- Quer seja sintetizada endogenamente, quer seja obtida da alimentação, uma quantidade excessiva de uma gordura alimentar tem implicações benéficas ou deletérias para a saúde?

Ácidos graxos de cadeia curta e média

Os ácidos graxos de cadeia curta (1 a 6 carbonos) são derivados principalmente da fermentação de carboidratos no intestino grosso e parecem ser usados principalmente para energia, embora também sejam substratos em várias vias. O butirato pode ter um papel importante como substrato energético para enterócitos. Os ácidos graxos de cadeia média (8 a 14 carbonos) aparecem naturalmente no leite de mamíferos e são quase exclusivamente usados como substratos energéticos, mas também podem ter a sua cadeia alongada para formar palmitato.

Ácidos graxos saturados

O palmitato e o estearato constituem a maior parte dos grupos acila dos fosfolipídios da membrana, tendo todos os mamíferos a capacidade de sintetizá-los. Consequentemente, de forma empírica, eles presumivelmente têm função importante no metabolismo energético, na estrutura celular, no desenvolvimento adequado e no crescimento. Os AGSs de 20 a 24 carbonos também são constituintes importantes da mielina. No entanto, em qualquer uma dessas funções, é improvável que uma fonte alimentar de AGSs seja necessária. O cérebro é incapaz de adquirir AGSs da circulação e depende de sua própria síntese endógena para esses ácidos graxos. Além disso, a ingestão crônica em excesso e/ou síntese de palmitato está associada a um risco aumentado de diabetes melito tipo 2 e DCV.

Ácidos graxos monoinsaturados

Pouco se sabe sobre as implicações nutricionais ou de saúde do palmitoleato (16:1n-7), mas há um interesse crescente nos principais ácidos graxos monoinsaturados (AGMIs) da alimentação, oleato, e as implicações do azeite de oliva na saúde. No contexto da mesma ingestão total de gordura, o principal benefício da ingestão mais elevada de oleato parece ser a redução da ingestão de palmitato e estearato, favorecendo a diminuição do colesterol sérico.

Ao contrário dos saturados e monoinsaturados, alguma fonte alimentar de AGPI n-6 e n-3 é necessária para o crescimento e o desenvolvimento adequados. Tal como acontece com outros nutrientes essenciais, isso deu origem à avaliação das necessidades alimentares de AGPIs e das implicações da ingestão alimentar inadequada deles.

É aceito há mais de 50 anos que os AGPIs n-6, particularmente o linoleato, são necessários na alimentação de todos os mamíferos, incluindo seres humanos. As diretrizes nutricionais e alimentares oficiais geralmente recomendam fontes alimentares de linoleato que atendam 1 a 2% da ingestão de energia. Demorou muito mais para demonstrar que AGPIs n-3 são necessários para humanos, embora isso agora pareça amplamente aceito entre os pesquisadores de nutrição. Tal como acontece com outros nutrientes, a necessidade de AGPI varia de acordo com o estágio do ciclo de vida, sendo a gravidez, a lactação e a infância os mais vulneráveis. Os sintomas de deficiência de linoleato são praticamente impossíveis de induzir em seres humanos adultos saudáveis, então o conceito de "indispensabilidade ou dispensabilidade condicional" de AGPIs foi elaborado para substituir o termo mais antigo, mas ambíguo, "ácido graxo essencial". O linoleato parece ser condicionalmente dispensável em adultos saudáveis não gestantes, mas não na gravidez, lactação ou primeira infância.

Em razão da competição entre as duas famílias de AGPIs, a deficiência de AGPIs n-3 é comumente induzida por excesso de linoleato alimentar. Portanto, a discussão sobre os requisitos de linoleato e alfalinolenato se concentrou em sua proporção na alimentação. A proporção de AGPI n-6 a n-3 no leite humano (5:1-10:1) tem sido amplamente vista como uma referência adequada para essa proporção na alimentação geral. Na maioria dos países ricos, essa proporção permanece muito mais alta, em cerca de 20:1, e tem sido implicada na deficiência subclínica de AGPI n-3. Há evidências recentes que sugerem que as quantidades absolutas de AGCL n-3 e n-6 é que são importantes para prever resultados de saúde, e não a proporção alimentar desses AGPIs.

Deficiência de ácidos graxos essenciais

O primeiro modelo experimental de deficiência de AGPI foi a deficiência total de gordura. A eliminação da gordura alimentar deveria ser extrema, pois os traços de gordura encontrados no amido e nas proteínas alimentares seriam suficientes para prevenir sintomas reprodutíveis de deficiência de gordura. Atualmente, os sintomas de deficiência são bem conhecidos e envolvem pele seca e escamosa, retardo de crescimento e falha reprodutiva. A maioria desses sintomas é aliviada por linoleato e araquidonato. Embora o alfalinolenato não possa ser sintetizado *de novo*, tem pouco efeito sobre esses sintomas. No entanto, em estudos cuidadosos, observou-se que uma alimentação extremamente deficiente em AGPI n-3 e com excesso de AGPI n-6 levou à deficiência de AGPI n-3, caracterizada por desenvolvimento neuronal atrasado e prejudicado, bem como visão prejudicada. Esses sintomas foram atribuídos em muitas espécies ao acúmulo inadequado de docosaexaenoato no cérebro e nos olhos. Portanto, a função principal do AGPI n-3 parece depender da síntese de docosaexaenoato. Em contraste, a função do AGPI n-6 envolve papéis independentes de, pelo menos, linoleato e araquidonato.

Os casos de deficiência de AGPIs em humanos geralmente envolvem um distúrbio clínico, muitas vezes com presença de perda de massa corporal, trauma (como cirurgia) ou uma doença que requeira nutrição parenteral. No entanto, os relatos desses casos são incomuns e descrevem características diferentes, levando a questionar se a mesma deficiência existe. Investigações recentes sobre a quantidade de AGPI em todo o corpo e a taxa na qual eles podem ser oxidados sugerem que processos traumáticos ou relacionados com doenças que levam à perda de massa corporal afetam o metabolismo de AGPI mais seriamente do que a simples deficiência alimentar em uma pessoa saudável e com massa corporal estável. Por exemplo, há muito se suspeita de deficiência de linoleato na fibrose cística, mas é difícil demonstrá-la. Apesar da má digestão das gorduras, os níveis de ingestão de linoleato podem não ser inadequados, mas sua betaoxidação pode ser anormalmente alta devido ao desafio infeccioso crônico.

Importância clínica de ácidos graxos poli-insaturados

O desenvolvimento cerebral e visual dos bebês depende do acúmulo adequado de docosaexaenoato. Vários estudos clínicos e o uso extensivo de fórmulas contendo docosaexaenoato e araquidonato demonstraram que eles são seguros. Muitos desses estudos, mas nem todos, mostram melhora nos escores visuais e cognitivos em comparação com fórmulas combinadas que não continham docosaexaenoato ou araquidonato. O cérebro e o corpo do bebê como um todo claramente adquirem

menos docosaexaenoato quando apenas alfalinolenato é administrado. No conjunto, esses dados sugerem que o docosaexaenoato é um ácido graxo condicionalmente indispensável.

Além da deficiência questionável de AGPI na fibrose cística (ver anteriormente), um dos exemplos de sua deficiência causada por uma doença hereditária é a síndrome de Zellweger. Essa condição causa deficiência intelectual grave e morte prematura. É um distúrbio da biogênese de peroxissomos, e um dos resultados é a síntese acentuadamente prejudicada de docosaexaenoato, cuja suplementação alimentar parece restaurar parcialmente o desenvolvimento neurológico.

Evidências epidemiológicas demonstram que as doenças crônicas não transmissíveis em crescimento expressivo estão diretamente associadas à deficiência de AGPIs n-3. Os países com taxas relativamente altas dessas doenças geralmente apresentam ingestão adequada de linoleato a talvez desnecessariamente maior. A alta ingestão de linoleato tem sido implicada na morte por DCV e vários tipos de câncer, porque essas doenças estão associadas à baixa ingestão de AGPIs n-3. Doenças mentais, como esquizofrenia, também podem estar associadas à baixa ingestão de AGPI n-3 e respondem a suplementos dele. Uma proporção mais equilibrada de ingestão de AGPIs n-6 e n-3 pode atingir redução na taxa dessas doenças, mas ainda não foi amplamente investigada.

A alimentação no Período Paleolítico não continha alimentos processados e, provavelmente, quantidades balanceadas de AGPIs n-3 a n-6, assim como nível mais baixo de saturados. Prevê-se que tal perfil alimentar leve à menor incidência de doenças crônicas não transmissíveis. Uma vez que o cérebro possui necessidade muito alta de energia, também foi especulado que a evolução do cérebro humano, além da de outros primatas, fosse dependente de uma fonte confiável e rica de energia alimentar e uma fonte direta de AGPI de cadeia longa, particularmente docosaexaenoato.

9.10 Síntese e regulação do colesterol

Colesterol e o cérebro

A função do cérebro dos mamíferos depende de membranas especializadas designadas à transmissão de sinais. A maior sofisticação cognitiva em seres humanos parece depender do número muito maior de conexões e, consequentemente, de maior potencial de processamento de sinais. Assim como os lipídios da membrana da maioria dos outros órgãos de mamíferos, os lipídios do cérebro contêm proporção relativamente alta de colesterol, que aumenta de cerca de 40% do conteúdo de lipídios em neonatos para quase 50% em adultos.

Ao contrário de outros órgãos, o cérebro dos mamíferos é provavelmente o único a ser incapaz de adquirir quantidades apreciáveis de colesterol da circulação, isto é, da alimentação ou da síntese fora do cérebro. Isso foi extensivamente estudado em ratos jovens, e evidências, embora inconclusivas, também estão disponíveis em suínos. O cérebro tem capacidade suficiente de sintetizar o colesterol a partir da acetil CoA derivada principalmente da glicose ou das cetonas. Por consequência, atinge o nível necessário de colesterol, ao que tudo indica, inteiramente por síntese endógena. Em neonatos, as cetonas parecem desempenhar papel mais importante como substratos para o colesterol cerebral do que em adultos, nos quais sua função principal parece ser um combustível alternativo à glicose. Entre os AGCLs comumente encontrados na alimentação que dariam origem a cetonas durante a oxidação de gordura, os AGPIs, particularmente linoleato e alfalinolenato, parecem ser os melhores substratos para a cetogênese, uma vez que o carbono desses ácidos graxos aparece prontamente no colesterol cerebral na amamentação de ratos.

9.11 Evidências para a relação complexa entre alimentação e doença cardiovascular

Ainda faltam evidências definitivas que demonstrem relação causal direta entre alimentação e DCV, mais especificamente da ligação entre macronutrientes alimentares (ácidos graxos, carboidratos e proteínas) e aterosclerose nas grandes artérias coronárias do coração (doença coronária), e sempre ficam aquém das evidências mais fortes para a eficácia clínica advinda do emprego de medicamentos. Não é nenhuma surpresa que os nutrientes, quando consumidos a partir da alimentação, não exerçam os mesmos efeitos biológicos que as drogas, em razão da complexidade química dos alimentos, dos padrões alimentares e da variação no estilo de vida e resposta biológica dos humanos à alimentação. Esse nível de complexidade confunde a força da associação entre alimentação e doença e diminui o papel da nutrição na gestão da saúde pública. Doenças crônicas não transmissíveis, como DCV e câncer, se desenvolvem sob a influência de múltiplos fatores genéticos e ambientais (alimentação e estilo de vida) e interações críticas entre os dois, dando a essas doenças origens multifatoriais. Correlações estatísticas que fundamentam associações entre nutrientes individuais e desfechos de DCV, por exemplo, entre AGSs, infarto do miocárdio não fatal, acidente vascular encefálico e morte por DCV em estudos observacionais (população transversal e estudos de grupos prospectivos), raramente se traduzem em evidência de causalidade quando nutrientes específicos são fornecidos a humanos em ensaios de intervenção controlados e randomizados, ou até mesmo metanálises obtidas a partir desses estudos. Embora existam algumas exceções notáveis com evidências de um efeito direto da alimentação sobre as DCVs, isso raramente está relacionado com os efeitos de nutrientes individuais, mas com uma mistura equilibrada de nutrientes consumidos em alimentos integrais dentro de um padrão alimentar – o melhor exemplo é o benefício do padrão alimentar do Mediterrâneo na redução da mortalidade/risco de DCV. Há evidências muito mais fortes e consistentes da relação entre alimentação e DCV (morbidade) e mortalidade quando o impacto da alimentação é mediado indiretamente por meio de seus efeitos sobre um fator causalmente relacionado com o desenvolvimento de DCV. Bons exemplos incluem os efeitos indiretos do sódio presente no sal sobre a pressão sanguínea e as propriedades dos AGSs da alimentação no aumento do colesterol sérico.

Alimentação, colesterol sérico e doença cardíaca coronária

Os macronutrientes, especialmente os ácidos graxos e carboidratos da alimentação, exercem efeitos significativos na concentração, na composição e no metabolismo dos lipídios e lipoproteínas do soro humano e, como tal, devem ser sempre um componente importante das estratégias de intervenção alimentar para a prevenção primária de DCC naqueles com risco aumentado, bem como para prevenção secundária em pessoas com doença coronária existente. Em 1953, Ancel Keys propôs que a DCC não era simplesmente consequência natural do envelhecimento, mas que a alimentação poderia contribuir para o seu desenvolvimento, tornando-a uma doença evitável. Keys demonstrou associação positiva significativa entre o nível de colesterol sérico e o risco de morte por DCC, e acreditava inicialmente que isso poderia ser explicado pela ingestão de gordura total da alimentação. A ingestão de açúcar também mostrou associação positiva, mas ligeiramente mais fraca, com o risco de DCC. Alguns anos mais tarde, após o início de seu estudo histórico dos Sete Países, em 1958, Keys avançou sua teoria ligando a associação entre o colesterol sérico elevado e o aumento da mortalidade por DCC à quantidade de energia derivada dos AGSs alimentares, afirmando, em 1959: "[...] *As gorduras saturadas nos alimentos comuns aumentam o nível de colesterol sérico, ao passo que as poli-insaturadas (principalmente o ácido linoleico) o diminuem.*" O efeito de aumento do colesterol mediado pelos AGSs foi descrito pela primeira vez em termos de colesterol sérico total, uma vez que o LDL-c e o HDL-c séricos, descobertos pelo físico atômico John Gofman, em 1949, ainda estavam engatinhando. De forma contraintuitiva, os AGSs da alimentação com comprimento de cadeia de 12 a 16 carbonos também aumentam a concentração de HDL-c sérico, um fenômeno que pode ocorrer como compensação para conter o aumento do LDL-c sérico. Com as descobertas, Keys foi capaz de formular equações para prever o impacto quantitativo dos AGSs e AGPIs no colesterol sérico – versões modificadas as quais ainda são usadas na prática clínica até hoje. Em retrospectiva, podemos avaliar que Ancel Keys estava correto em afastar-se da ideia de que era importante reduzir todos os tipos de gordura alimentar para prevenir DCC, e apoiar a restrição de AGSs, principalmente de fontes animais, em favor de gorduras insaturadas de plantas. Ele também foi um dos primeiros defensores dos benefícios do padrão alimentar do Mediterrâneo para a saúde e, em 1959, foi coautor de um dos primeiros livros de culinária mediterrânea.

Diretrizes alimentares para reduzir a ingestão de gordura saturada: controvérsia e confirmação

O conselho para reduzir a ingestão de AGSs tem sido a base das diretrizes alimentares para diminuir o risco de DCV desde o início da década de 1980, em grande parte devido ao fato de que esse conselho reduzirá o risco de DCV ao diminuir o LDL-c sérico. No entanto, apesar das evidências de associações entre alimentação, colesterol sérico e DCV em uma variedade de tipos de estudo, várias metanálises falharam em estabelecer relação direta entre a ingestão de AGSs alimentares e morte prematura por DCV. Esses estudos lançaram uma sombra de dúvida sobre a validade de tal diretriz alimentar e foram seguidos por acusações de que Ancel Keys havia manipulado os dados para produzir relação positiva entre a ingestão de AGSs e a mortalidade por DCC. Essas acusações foram posteriormente rejeitadas em um *White Paper*, que examinou os dados originais de Keys e ajudou a restaurar a confiança em suas descobertas originais (Pett et al., 2017). Logo depois, a Organização Mundial da Saúde (OMS) e o Scientific Advisory Committee on Nutrition (SACN), no Reino Unido, publicaram relatórios independentes que reexaminaram as evidências da relação entre AGSs alimentares e mortalidade por DCC/DCV, cujo resultado foi unânime em concluir que a recomendação existente para reduzir a ingestão de gordura saturada na alimentação para não mais do que 10% da ingestão total de energia (11% da energia alimentar) era cientificamente válida na redução do risco de DCV em crianças e adultos e, portanto, relevante para a saúde pública. Os relatórios aconselharam que os AGSs deveriam ser substituídos por ácidos graxos insaturados (AGPIs n-6, OMS; AGPIs e AGMIs, SACN), mas não carboidratos. A controvérsia sobre AGSs e DCV revelou que a relação entre as gorduras alimentares (AGSs) e o LDL-c sérico é complexa e depende de muitos fatores, incluindo os efeitos variáveis de diferentes tipos de ácidos graxos (AGSs, AGPIs e AGMIs) no LDL-c (Figura 9.15).

Observe que a natureza do macronutriente substituto para AGSs também é importante para se traduzir em efeitos positivos e negativos no risco de DCC (Figura 9.16).

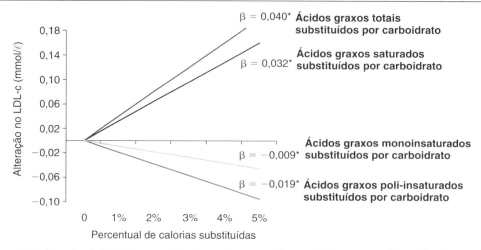

Figura 9.15 Efeitos da substituição isoenergética de carboidratos por diferentes ácidos graxos no LDL-c sérico. (Fonte: Micha e Mozaffarian, 2010.)

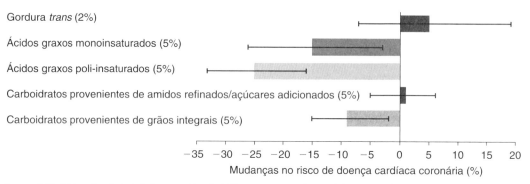

Figura 9.16 Efeitos da substituição isoenergética de ácidos graxos saturados por diferentes ácidos graxos e tipos de carboidratos no risco de DCC. (Fonte: Yanping Li et al. (2015) *J Am Coll Cardiol* 66, 1538-47.)

Fatores adicionais a serem considerados ao substituir AGSs alimentares são que nem todos eles exercem o mesmo efeito sobre o LDL-c sérico, por exemplo, o ácido esteárico, um ácido graxo abundante em nossa alimentação com relativamente pouco efeito no aumento do LDL-c sérico em comparação com as suas contrapartes principais, os ácidos palmítico, mirístico e láurico (Figura 9.17). Os efeitos dos AGSs também são fortemente influenciados pelo tipo de alimento que contém os AGSs, a partir do chamado efeito da "matriz alimentar" – um bom exemplo é o menor efeito de aumento do LDL-c em resposta ao consumo dos AGSs presentes no queijo, em comparação com a mesma quantidade e tipo de AGSs na manteiga.

Por último, a resposta do LDL-c sérico aos AGSs da alimentação também é altamente variável entre as pessoas. Embora esse fenômeno tenha confundido as tentativas de se estudar as inter-relações entre AGSs, LDL e DCV, ele cria a oportunidade para a adaptação de orientações nutricionais e alimentares sobre a redução de AGSs às necessidades de grupos de pessoas que apresentam tanto respostas de aumento quanto de diminuição do LDL-c às reduções em AGSs. A identificação das características metabólicas ou fenótipos subjacentes à responsividade variável do LDL aos AGSs é um bom exemplo do estudo do que se denomina nutrição "personalizada" ou "de precisão".

Ácidos graxos saturados e colesterol LDL

O mecanismo mais bem estabelecido para explicar como diferentes gorduras alimentares produzem efeitos variáveis no LDL-c sérico é por meio da via

Capítulo 9 ■ Nutrição e Metabolismo de Lipídios 229

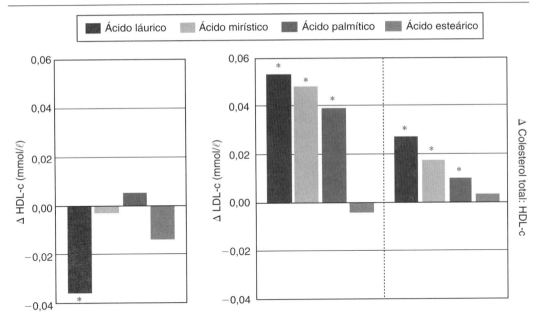

Figura 9.17 Efeitos diferenciais dos ácidos graxos saturados da alimentação sobre LDL-c e HDL-c séricos. (Adaptada de Mensink RP et al., 2003.)

do LDL-r, cujo controle foi descrito na Seção 9.5. A capacidade da célula de regular seu *pool* de colesterol livre depende, em grande parte, da natureza dos ácidos graxos disponíveis para esterificação pela enzima ACAT, um parente intracelular de LCAT. A ACAT favorece os ácidos graxos insaturados (monoinsaturados e poli-insaturados) como substratos para esterificação, que utiliza o colesterol livre dentro da célula. A redução resultante do colesterol livre intracelular estimula a transcrição do gene LDL-r e a produção de novos LDL-r, por meio do mecanismo SREBP, e queda no LDL-c circulante, conforme já descrito. Por outro lado, os AGSs são substratos fracos para ACAT, e sua presença na célula exerce o efeito oposto nos níveis de colesterol livre, aumentando assim o LDL-c circulante e o colesterol sérico total (Figura 9.18). Os ácidos graxos também podem exercer efeitos diretos sobre a atividade dos LDL-r, alterando a composição dos fosfolipídios da membrana e,

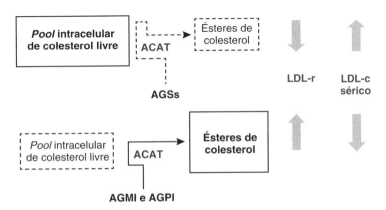

Figura 9.18 Influência dos ácidos graxos da alimentação no LDL-c sérico, a partir de efeitos diferenciais sobre o colesterol livre e a atividade do LDL-r. ACAT, acil-CoA-colesterol aciltransferase; AGMI, ácido graxo monoinsaturado; AGPI, ácido graxo poli-insaturado; AGSs, ácidos graxos saturados; LDL-c, colesterol LDL; LDL-r, receptor de LDL.

230 Introdução à Nutrição Humana

portanto, sua fluidez. De maneira alternativa, há evidências que sugerem que os AGPIs alimentares podem regular positiva e indiretamente os LDL-r, aumentando o conteúdo de colesterol (litogenicidade) da bile, e dessa forma acelerar a excreção de colesterol.

Oxidação de gordura: uma teoria falha para o desenvolvimento de doença cardiovascular em virtude da diferença importante entre a oxidação de ácidos graxos nos alimentos e no corpo

Há dois fenômenos químicos estabelecidos que envolvem a oxidação de ácidos graxos, os quais estão frequentemente associados para fornecer uma explicação errônea de como os ácidos graxos alimentares promovem ou previnem o desenvolvimento de aterosclerose cardiovascular. O primeiro é o fato de que a propensão de um ácido graxo em um alimento (p. ex., óleos e laticínios) oxidar no ar aquecido, também chamado de "índice de rancidez", quando aplicado a diferentes óleos, é diretamente proporcional ao número de duplas ligações em sua cadeia de carbono, uma vez que elas iniciam e "abastecem" a oxidação da gordura. Óleos e alimentos ricos em ácidos graxos, portanto, mostram tendência crescente de oxidar conforme a proporção relativa de AGSs para AGPIs diminui. O segundo fenômeno é que os ácidos graxos nos lipídios superficiais da LDL devem ser oxidados para modificar a ApoB na LDL, para que possam ser reconhecidos por receptores *scavengers* específicos na superfície dos macrófagos dentro das paredes das artérias. Esses macrófagos carregados de colesterol (células espumosas) formam placas ateroscleróticas que podem se romper, causando infarto do miocárdio ou ataque cardíaco. Essa modificação oxidativa da LDL ocorre, principalmente, quando ela é sequestrada na parede arterial e, então, reconhecida como pré-requisito na aterogênese. No entanto, apesar das alegações errôneas de que o consumo de grandes quantidades de AGSs ou AGPIs na alimentação protegerá ou contraporá o desenvolvimento de DCV, respectivamente, por meio desses processos de oxidação, não há evidências convincentes para apoiar a ideia de que os AGPIs aumentem e os AGSs diminuam a oxidação de LDL ou restos de lipoproteínas (que não precisam ser oxidados antes de entrarem nos macrófagos). A oxidação de um ácido graxo pelo ar, em um óleo ou alimento, não se traduz nas propriedades oxidativas dos ácidos graxos, uma vez que foram incorporados a uma membrana celular ou LDL no corpo. Se fosse esse o caso, AGSs e alimentos e óleos ricos em ácidos graxos altamente poli-insaturados estariam associados à prevenção e à promoção de DCV, quando o oposto é verdadeiro, porque a substituição de AGSs da alimentação por AGPIs é eficaz na redução do LDL-c sérico.

Colesterol proveniente dos ovos

Sob perspectiva histórica, as fontes alimentares de colesterol, principalmente nos ovos e, em menor grau, em certos moluscos, foram restringidas em razão da crença simplista de que o conteúdo de colesterol desses alimentos o aumentaria no sangue e, por consequência, o risco de DCV. No entanto, foi estabelecido que o colesterol alimentar exerce apenas pequeno impacto, clinicamente insignificante no LDL-c sérico, em uma faixa de consumo alimentar de 100 a 400 mg/dia (uma gema de ovo contém entre 150 e 250 mg de colesterol). Como resultado, a maioria dos países suspendeu as restrições à ingestão de ovos. Alegações persistentes de associações entre consumo de ovos e DCV no diabetes melito tipo 2, e aumento na incidência de diabetes melito, podem ser amplamente explicadas pelo fato de os ovos representarem um marcador de um padrão alimentar inerentemente mais alto em energia e AGSs, bem como pelo agrupamento de outros fatores de risco para DCV em consumidores de ovos. A opinião consensual é que até sete ovos por semana podem ser consumidos com segurança, com a ressalva de que esse conselho deve ser acompanhado por ênfase especial em um estilo de vida considerado saudável em pacientes com DCV estabelecida ou diabetes melito tipo 2.

"Dieta de Portfólio" para redução do colesterol LDL sérico

A "Dieta de Portfólio" inclui uma coleção de recomendações alimentares baseada em evidências que objetivam a redução do LDL-c sérico, proposta pela primeira vez por Jenkins (1999) e, posteriormente, aprimorada para o manejo clínico da hipercolesterolemia por órgãos como o HEART UK e outros. A alimentação baseia-se na utilidade combinada de perda de massa corporal, troca de ácidos graxos alimentares (AGSs por AGPIs/AGMIs), inclusão de fibras solúveis na alimentação (p. ex., betaglucana), estanóis ou esteróis vegetais e proteína de soja na redução do LDL-c sérico em até 30%. A lógica por trás da eficácia dessa abordagem baseia-se em mecanismos aditivos e/ou sinérgicos de ação de seus vários componentes, os quais incluem a interrupção da circulação êntero-hepática, por sequestro ativo de ácidos biliares e colesterol alimentar e biliar no intestino, e o aumento da regulação sistêmica dos LDL-r.

Esteróis vegetais e polissacarídeos não amiláceos solúveis

Esses compostos podem ser agrupados, pois, em certos níveis de ingestão, são ambos eficazes na redução do LDL-c sérico, limitando a reabsorção do colesterol alimentar e biliar, e dos ácidos biliares, respectivamente, no intestino. Tal ação interrompe a circulação êntero-hepática desses compostos, reduzindo o aporte de colesterol que retorna ao fígado, e do colesterol intracelular livre, que estimula a produção e a atividade de novos LDL-r. Esteróis vegetais e seus ésteres, como aqueles incorporados às margarinas (ésteres de estanol), apesar de serem quase idênticos em estrutura ao colesterol, são mal absorvidos e interferem na reabsorção do colesterol proveniente da bile (cerca de 1 g de colesterol biliar/dia) e de fontes alimentares (cerca de 300 mg/dia) por coprecipitação ou competição. Em estudos controlados, margarinas ou cremes vegetais (30 a 40 g/dia) com esteróis vegetais ou seus derivados mostraram reduzir o LDL-c sérico em até 14%. Fibras solúveis, por exemplo, betaglucanas encontradas na aveia e cevada, agem de forma semelhante, mas se ligando e evitando a absorção de ácidos biliares (uma forma modificada de colesterol), e têm se mostrado igualmente eficazes na redução do LDL-c no soro.

Para colocar as influências alimentares no colesterol sanguíneo na perspectiva de outras estratégias de redução do colesterol, uma metanálise de ensaios de intervenção alimentar realizados pela OMS revelou que a modificação alimentar poderia atingir reduções no colesterol sérico entre apenas 4% e 5%. Essa descoberta contrasta com a maior eficácia de uma abordagem direcionada com a "Dieta de Portfólio" (redução de cerca de 30% no LDL-c) e, especialmente, os efeitos dos medicamentos para baixar o colesterol (p. ex., estatinas,

inibidores da pró-proteína convertase subtilisina/kexina tipo 9 [PCSK9]), que podem reduzir o LDL-c sérico em excesso em cerca 50 a 60% e têm eficácia comprovada na redução da incidência de morte por DCV. Também destaca a necessidade de abordar outros fatores de risco que respondem melhor às mudanças alimentares.

Importância relativa do colesterol sanguíneo como distinta dos fatores de risco cardiometabólicos para doença cardiovascular

A maioria das pessoas com hipercolesterolemia moderada (colesterol total 5,2 a 6,2 mmol/ℓ, LDL-c 3,5 a 4 mmol/ℓ), o que representa até 60% de algumas populações, não sucumbe à DCC prematura. Por outro lado, a maioria daquelas que sofrem um evento cardíaco prematuro não apresenta aumento do colesterol no sangue. O colesterol total (5,2 a 6,2 mmol/ℓ) está associado a um risco absoluto de mortalidade por DCC de aproximadamente 20%; os 80% restantes do risco geral podem ser atribuídos a outros fatores de risco, uma grande parte dos quais é frequentemente de origem cardiometabólica. O risco cardiometabólico pode ser descrito como um conjunto de fatores de risco com origem metabólica comum que aumenta o risco de DCV. As sequelas podem ser explicadas, em parte, pela aquisição de excesso de gordura corporal na região visceral e ectópica, como o fígado. Embora isso destaque a importância da restrição de energia como sendo de suma importância como modalidade terapêutica, a qualidade dos macronutrientes pode ser crítica no desenvolvimento e na gestão do risco cardiometabólico associado à obesidade franca e à "obesidade metabólica" (índice de massa corporal > 30 e < 30, respectivamente).

Prioridades no manejo alimentar do risco cardiometabólico: quantidade versus qualidade de gordura e carboidratos alimentares

O excesso de massa corporal e a obesidade são os principais fatores que contribuem para o desenvolvimento do risco cardiometabólico. Ao contrário da crença popular, não há evidências que apoiem uma única teoria de macronutrientes para o ganho ou a perda sustentável de massa corporal, ou para o desenvolvimento e a prevenção de DCV em populações inteiras. Há evidências que sugerem que exclusões extremas de carboidratos ou gorduras alimentares podem ajudar na perda de massa corporal, talvez, em parte, aumentando o grau de prescrição e, portanto, a adesão a um plano alimentar com restrição calórica. Também há evidências que apoiam os efeitos fisiológicos da cetose leve induzida por uma alimentação rica em gorduras na ausência de carboidratos, na supressão do apetite e do tônus simpático, o que pode facilitar na redução na ingestão de energia a curto prazo. Uma vez que um excesso prolongado de gordura e carboidratos na alimentação contribui para o aumento da massa corporal e o desenvolvimento da obesidade, a redução *sustentada* da ingestão de energia e a manutenção da massa corporal exigirão redução da ingestão de ambos os nutrientes. O princípio subjacente para redução na ingestão total de gordura é diminuir a ingestão de energia proveniente do consumo do macronutriente mais denso em energia, a fim de prevenir o ganho de massa corporal e, em última instância, a obesidade. A recomendação no Reino Unido é consumir não mais do que 35% da energia total da gordura. Como o ganho de massa corporal está associado a TAGs plasmáticos elevados e anormalidades nas lipoproteínas circulantes, a redução da ingestão total de gordura deveria, em teoria, reduzir os lipídios no sangue. No entanto, na prática, há pouca evidência para apoiar tal efeito nas populações. Metanálises revelaram que pouco benefício deve ser obtido, pelo menos em termos de mudanças nos lipídios séricos, ao reduzir a gordura total sem alterar a qualidade da gordura alimentar, possivelmente porque diferentes ácidos graxos exercem variados efeitos no risco de DCV. O mesmo se aplica aos carboidratos em relação às influências opostas do excesso de açúcares livres e fibra alimentar no aumento e na redução do risco cardiometabólico, respectivamente.

A substituição de AGSs por ácidos graxos insaturados (AGPIs n-6 e AGMIs) e a inclusão de quantidades adequadas de AGPIs n-3 de cadeia longa mostraram produzir efeitos favoráveis sobre fatores de risco cardiometabólicos, especialmente em pessoas com uma deficiência desses ácidos graxos nos tecidos (baixo "índice n-3"). Isso inclui efeitos sobre a dislipidemia (p. ex., redução do TAG sérico nos períodos de jejum e pós-prandial), disfunção vascular, pressão sanguínea e redução dos depósitos de gordura ectópica, principalmente no fígado. Os açúcares simples da alimentação

(açúcares adicionados, principalmente sacarose e frutose) também podem contribuir para o risco cardiometabólico por meio dos efeitos metabólicos diretos dos açúcares quando ingeridos em grande quantidade ($> 20\%$ da energia total) e, indiretamente, por contribuir para massa corporal. Amidos resistentes e fibra alimentar também têm efeitos favoráveis na redução do risco cardiometabólico.

Ácidos graxos poli-insaturados n-3 de cadeia longa

Os AGPIs n-3 de cadeia longa foram associados a uma gama de propriedades cardioprotetoras que entram em vigor em diferentes níveis de exposição (Mozaffarian e Rimm, 2006). Muitos dos efeitos benéficos desses ácidos graxos impactam nos eventos finais mais agudos de DCC, como prevenção da tendência à formação de trombos, ruptura de placa e arritmia, e não são atribuídos aos benefícios a longo prazo nos depósitos de gordura corporal e lipídios no sangue. No entanto, também há evidências convincentes que mostram que a suplementação de óleo de peixe (1 g/dia, por 3 anos) reduz a incidência de morte por DCC em pessoas saudáveis, sob condição de vida livre. Esse benefício a longo prazo pode estar relacionado com os efeitos do ácido eicosapentaenoico (EPA)/ ácido docosaexaenoico (DHA) em uma série de outros fatores de risco cardiometabólicos, incluindo TAGs plasmáticos e lipoproteínas.

É importante ressaltar que os AGPIs n-3 de cadeia longa, tanto em suplementos quanto em peixes oleosos, não reduzem, mas aumentam, o LDL-c sérico entre 5% e 10% na maioria dos estudos de intervenção, especialmente em pessoas com TAG sérico moderadamente elevado. Esse não é necessariamente um efeito adverso desses ácidos graxos e pode ser explicado, em parte, por mudanças no tipo, no comportamento metabólico de VLDL, uma precursora de LDL, e no aumento no tamanho de partícula de LDL.

Os AGPIs n-3 de cadeia longa exercem vários efeitos no metabolismo lipídico, sendo o mais notável a capacidade de diminuir os níveis plasmáticos de jejum de TAG em 20 a 30%. Alimentações enriquecidas com óleo de peixe também mostraram atenuar a magnitude e a duração da resposta lipêmica pós-prandial, após a ingestão de uma refeição com gordura, estimulando a atividade da LPL no tecido adiposo. Esses efeitos são acompanhados por redução benéfica na concentração de lipoproteínas remanescentes, que podem levar o colesterol para a parede arterial e os lipídios para locais ectópicos, como o fígado, além de aumentar o tamanho das partículas e a composição de LDL e HDL circulantes, todas as quais favorecem a redução do risco de DCV. Os AGPIs n-3 de cadeia longa têm efeitos metabólicos potentes no fígado, onde suprimem a produção de TAG endógeno, ao inibir as enzimas ácido fosfatídico fosfatase e DGAT. Eles também podem aumentar seletivamente a degradação da ApoB-100, reduzindo ainda mais a produção de VLDLs ricas em TAG. Em estudos de intervenção, AGPIs n-3 de cadeia longa foram associados a perda relativamente maior de gordura hepática do que AGPIs n-6 e AGSs, na doença hepática gordurosa não alcoólica (DHGNA). Também há evidências sugerindo que as pessoas com DHGNA apresentam deficiência de AGPIs n-3 de cadeia longa no fígado e em outros tecidos.

A recomendação nutricional atual para a ingestão de AGPIs n-3 de cadeia longa (EPA/DHA) no Reino Unido é de 450 mg/dia (SACN, 2004). O objetivo dessa recomendação era aumentar a ingestão, ao consumir duas porções de peixe por semana, uma das quais deveria ser oleosa (p. ex., cavala, sardinha, salmão), embora, dependendo da origem e composição do peixe, duas porções de peixes oleosos (cerca de 120 g) seriam necessárias para atingir esse nível-alvo de ingestão. Tal recomendação baseou-se em uma série de estudos epidemiológicos e de intervenção que mostrou que o consumo regular de peixe pode reduzir o risco de morte cardíaca súbita.

Apesar dos efeitos estabelecidos dos AGPIs n-3 de cadeia longa nos fatores de risco cardiometabólicos, há pouca evidência do benefício direto desses ácidos graxos na redução da morbidade e dos desfechos cardiovasculares de DCC/DCV em populações, o que foi confirmado em uma metanálise de ensaios controlados e randomizados que concluíram:

Encontramos evidências de alta qualidade de que os ácidos graxos ômega-3 de cadeia longa não têm efeitos positivos ou negativos importantes sobre a mortalidade ou os eventos cardiovasculares, e evidências de qualidade moderada que demonstram que há pouco ou nenhum efeito sobre outras medidas de saúde cardiovascular, na prevenção primária ou secundária.

As possíveis explicações para esse aparente paradoxo são que os resultados dessa metanálise aplicada a suplementos em cápsulas, e não a peixe

como alimento, o estudo não foi capaz de avaliar. Os AGPIs n-3 de cadeia longa produziram benefícios claros em desfechos de DCV para alguns grupos de pessoas e nenhum em outros, mas, como esses resultados efetivamente se anulam, não há efeito geral. Isso também é visto em estudos populacionais, em que uma resposta direcionada a AGPIs n-3 de cadeia longa é diluída por falta de resposta em outros membros da população, sem que essa condição particular exija o tratamento. Isso é análogo em alguns aspectos a tratar uma população de pessoas doentes e não doentes com um medicamento que não exerce nenhum efeito sobre aquelas sem a doença. Os benefícios dos AGPIs n-3 de cadeia longa na redução de DCV são mediados por efeitos nos fatores de risco cardiometabólicos que podem surgir, em parte, de uma deficiência desses ácidos graxos, conforme mensurado por baixas quantidades de EPA e DHA nas membranas celulares ("índice n-3" %EPA + DHA em membranas de eritrócitos). Pode-se argumentar que, uma vez que as metanálises estão usando desfechos clínicos de DCV/DCC que não discriminam entre a origem metabólica da doença, isso ajuda a explicar por que os resultados são ambíguos e podem potencialmente prejudicar aqueles que poderiam se beneficiar desses ácidos graxos. Felizmente, a recomendação de ingerir todos os peixes, não apenas os com maior teor de gordura, se deve às evidências epidemiológicas, mas também por outros componentes potencialmente benéficos dentro dos peixes além dos AGPIs n-3 de cadeia longa (minerais, peptídeos bioativos).

Carboidratos alimentares: amidos resistentes, açúcares e fibras

Os carboidratos produzem efeitos significativos no metabolismo dos lipídios, na saúde e na doença. Um importante relatório do SACN, no Reino Unido, intitulado *Carbohydrates and Health* (2015), não demonstrou nenhuma evidência que ligasse a ingestão de carboidratos ou açúcares da alimentação à DCV ou ao diabetes melito tipo 2. As bebidas adoçadas com açúcar mostraram estar significativamente associadas ao desenvolvimento de diabetes melito tipo 2, e a ingestão de açúcares demonstrou contribuir significativamente para a ingestão de energia e, portanto, para a massa corporal. A ingestão de fibra alimentar mostrou associações negativas impressionantemente fortes e significativas com a incidência de DCV e diabetes

234 Introdução à Nutrição Humana

melito tipo 2. Essa evidência foi usada para definir duas recomendações: reduzir a ingestão de açúcares (adicionados) para não mais do que 5% da ingestão total de energia (ingestão atual no Reino Unido: cerca de 12%) e aumentar a ingestão de fibra alimentar para 20 e 30 g/dia para mulheres e homens, respectivamente (ingestão atual: cerca de 12 g/dia).

Açúcares, mais especificamente a frutose, foram difamados, apresentados como potencialmente "tóxicos" para a saúde, "o novo tabaco" e "álcool sem alarde". Essas afirmações bizarras baseiam-se, em grande parte, em evidências de estudos a curto prazo, nos quais os participantes foram alimentados com quantidades extremamente altas de frutose (20 a 25% da energia total), geralmente na forma líquida. Embora o resultado desses estudos tenha sido dramático, com efeitos adversos agudos, em decorrência da elevada ingestão de frutose, no aumento de TAG sérico pós-prandial, tecido adiposo visceral, síntese de gordura no fígado e resistência à insulina, também foi enganoso ao exagerar os possíveis resultados para a saúde das populações que consomem níveis muito mais baixos de frutose e sacarose. Os dados de ingestão alimentar no Reino Unido e nos EUA indicam que a maioria das pessoas consome algo próximo a 12% como açúcares, dos quais apenas metade é frutose. Embora isso ainda possa ser um prejuízo para a saúde cardiometabólica, por meio de sua interferência sobre a massa corporal por prazo muito mais longo do que uma questão de semanas, é improvável que exerça os efeitos dramáticos mostrados nesses estudos. Os mesmos dados de ingestão alimentar revelam que grupos menores de pessoas consomem açúcares em níveis próximos a 20% e além, que podem ser suscetíveis aos efeitos metabólicos adversos diretos dos açúcares. Isso se aplica especialmente a crianças e adolescentes que, como tais, representam o grupo-alvo mais importante para a restrição de açúcares.

9.12 Perspectivas

Em retrospecto, é possível ver como as perspectivas das edições anteriores deste capítulo se saíram ao longo do tempo, para transformar e promover a prática nutricional ou para serem substituídas por novas evidências e novas perspectivas. O que se tornou mais claro nos anos que se passaram é o reconhecimento dos estágios críticos do ciclo de vida humano, nos quais a mudança na alimentação é de importância crescente na manutenção da saúde, alterando uma trajetória muitas vezes inevitável em direção à saúde precária. As primeiras origens das doenças que podem ser influenciadas pela alimentação começam antes da vida, como a impressão de assinaturas epigenéticas que podem ser herdadas por gerações e a influência da alimentação materna no desenvolvimento do feto. A infância e a adolescência são períodos em que existe propensão para desenvolver obesidade por meio de escolha alimentar inadequada e estilo de vida sedentário, e tornaram-se foco de preocupação para a prevenção da comorbidade na vida adulta. A meia-idade pode ser um período prolongado quando a alimentação e os hábitos de vida atingem um estado estável, mas a carga corporal de risco de uma exposição a longo prazo a "insultos" da alimentação se manifesta como o primeiro e frequentemente fatal desfecho de doenças crônicas não transmissíveis, como DCV. Os hábitos de alimentação e de estilo de vida podem, então, mudar radicalmente à medida que os humanos se aposentam da vida profissional e entram na velhice. Nesse estágio, qualquer disfunção no metabolismo lipídico decorrente do excesso de gordura corporal, especialmente gordura visceral e ectópica, será ainda agravada pela rápida perda de músculo esquelético relacionada com a idade e subsequente desenvolvimento de obesidade sarcopênica.

O que também surgiu nos anos seguintes é uma maior necessidade de compreender os efeitos biológicos e o impacto sobre a saúde dos nutrientes presentes em alimentos integrais, dentro dos padrões alimentares. O progresso nessa área deve ajudar a superar a dificuldade inerente de tentar traduzir as diretrizes alimentares baseadas em nutrientes em alimentações baseadas em alimentos integrais. Também chama a atenção para os efeitos do processamento de alimentos na redução do teor de nutrientes e na remoção da matriz alimentar. Este último representa um componente vital dos alimentos integrais que pode alterar a biodisponibilidade e prevenir a absorção e a entrada inadequadamente rápida de nutrientes (principalmente açúcar e gorduras) na circulação pós-prandial.

Outras perspectivas incluem a necessidade de melhorar a atual inadequação dos nossos métodos para mensurar a ingestão alimentar com maior exatidão e precisão. Nesse sentido, o crescimento exponencial e a aplicação da tecnologia digital produziram um salto quântico em nossa capacidade de autoavaliar e gerenciar nossa alimentação e hábitos de vida. Também é necessário abandonar o que se tornou moda de excluir nutrientes isolados, geralmente gorduras, para promover a perda de massa corporal. Embora haja evidências para apoiar os efeitos fisiológicos da exclusão de carboidratos – que podem influenciar o balanço energético e facilitar a perda de massa corporal –, a eliminação de gordura ou carboidrato é igualmente eficaz na promoção da perda de massa corporal e é menos provável de ser sustentada em populações em relação a padrões alimentares com ingestão equilibrada de macronutrientes. Por último, há necessidade contínua de se desenvolver novas tecnologias baseadas em fenômenos e biomarcadores para adaptar o manejo alimentar e nutricional de risco em pessoas com maior suscetibilidade e resiliência a doenças.

Resumo das prioridades em nutrição e metabolismo de lipídios

1. Aumentar o conhecimento, a partir de ensaios primários controlados e randomizados, dos efeitos biológicos dos ácidos graxos da alimentação, especialmente saturados e monoinsaturados, em alimentos de origem animal (p. ex., carne e laticínios) e fontes vegetais e alimentação composta por alimentos integrais. Otimizar a ingestão de macronutrientes para reduzir o impacto dos ácidos graxos e carboidratos da alimentação no metabolismo lipídico pós-prandial.

2. Para obter melhor compreensão do significado fisiopatológico dos depósitos de gordura corporal: a flexibilidade metabólica do TAS e TAV como determinantes da deposição de gordura ectópica nos principais órgãos metabólicos (fígado, pâncreas) e músculo esquelético. Como esses depósitos de gordura são influenciados pela alimentação e determinam diferentes fenótipos de obesidade (p. ex., metabólicos ou benignos).

3. Desenvolver biomarcadores de variação nos fenótipos metabólicos ou "metabotipos" da responsividade alimentar. Aumentar a aplicação da metabolômica e de técnicas de avaliação fenotípica para melhor compreender características qualitativas e quantitativas, incluindo métodos clínicos, metabólicos, bioquímicos e de imagem para o refinamento e caracterização de um fenótipo.

4. Compreender a diferença na variação da relação entre a alimentação e o metabolismo lipídico em homens e mulheres e em diferentes grupos étnicos.

5. Aumentar a pesquisa interdisciplinar entre o metabolismo nutricional e lipídico e: (i) psicologia comportamental para compreender as interações psicobiológicas entre as origens metabólicas e comportamentais de escolha e ingestão de alimentos; (ii) crononutrição e horário das refeições e importância dos ritmos biológicos e comportamentais incompatíveis e da restrição de sono para o controle da ingestão e gasto de energia em estágios críticos do ciclo de vida humano; (iii) eixo cérebro-intestino; ligações bidirecionais entre (i) e (ii) por meio de interações entre a alimentação e a microbiota intestinal (função de barreira intestinal), o cérebro e o metabolismo lipídico.

Considerações

Este capítulo foi revisado e atualizado por Bruce Griffin com base no capítulo da segunda edição (2009) de Bruce Griffin e Stephen Cunnane.

Referências bibliográficas

Bloomfield(1960). The formation of Δ^9-unsaturated fatty acids. *J Biol Chem* **235**: 337–345.

Burr, M.M. and Burr, G.O. (1929). A new deficiency disease produced by the rigid exclusion of fat from the diet. *J Biol Chem* **82**: 345–367.

Goldstein, J.L. and Brown, M.S. (1977). Atherosclerosis: the LDL receptor hypothesis. *Metabolism* **26**: 1257–1275.

Hegsted, D.M., McGrandy, R.B., Myers, M.L. *et al.* (1965). Quantitative effects of dietary fat on serum cholesterol in man. *Am J Clin Nutr.* **17**: 281–295.

Keys, A., Anderson, J.T. and Grande, F. (1977). Prediction of serum cholesterol responses of man to changes in fats in the diet. *Lancet* **2**: 959–966.

Pett, K.D., Kahn, J., Willett, W.C. *et al.* (2017). Ancel Keys and the Seven Countries Study: *An Evidence-based Response to Revisionist Histories*. White Paper Commissioned by The True Health Initiative http://www.truehealthinitiative.org/

Ponticorvo, L., Rittenberg, D. and Bloch, K. (1949). The utilisation of acetate for the synthesis of fatty acids, cholesterol and protoporphyrin. *J Biol Chem* **179**: 839–842.

Scientific Advisory Committee on Nutrition (SACN) (2004). Report published for the Food Standards Agency and the Department of Health by TSO. ISBN 0-11-243083-X.

236 Introdução à Nutrição Humana

Willet, W.C., Stamfer, M.J., Manson, J.E. *et al.* (1993). Intake of trans fatty acids and risk of coronary heart disease among women, *Lancet* **341**: 581–585.

Zilversmit, D.B. (1979). Atherogenesis is a postprandial phenomenon. *Circulation.* **60**: 473–485.

Leitura complementar

Cunnane, S.C. (1995). Alpha-linolenate acid in human nutrition. In: (Ed. S.C. Cunnane, L.U. Thompson) *Flaxseed in Human Nutrition.* Champaign, IL: AOCS Press, 99–127.

Dolecek, T.A. (1992). Epidemiological evidence of relationships between dietary polyunsaturated fatty acids and mortality in the Multiple Risk Factor Intervention Trial. *Proc Soc Exp Biol Med.* **200**: 177–182.

Durrington, P.N. (1995). *Hyperlipidaemia Diagnosis and Management*, 2e. Oxford: Elsevier Science.

Griffin, B.A. (2001). The effects of n-3 PUFA on LDL subfractions. *Lipids* **36**: S91–S97.

Griffin, B.A. (2008). How relevant is the ratio of dietary n-6 to n-3 polyunsaturated fatty acids to cardiovascular disease risk? Evidence from the OPTILIP Study. *Curr Opin Lipidol* **19**: 57–62.

Lands, W.E.M. (2001). Impact of daily food choices on health promotion and disease prevention. In: Hamazaki H, Okuyama H, eds. *Fatty Acids and Lipids: New Findings.* Basel, Karger. 1–5.

Lee, A. and Griffin, B.A. (2006). Dietary cholesterol, eggs and coronary heart disease in perspective. *Br Nutr Found Bull* **31**: 21–27.

Mangiapane, E.H. and Salter, A.M. (Eds). (1999). *Diet, Lipoproteins and Coronary Heart Disease. A Biochemical Perspective.* Nottingham: Nottingham University Press.

Simopoulos, A.P. (2001). Evolutionary aspects of diet and essential fatty acids. In: Hamazaki H, Okuyama H, eds. *Fatty Acids and Lipids: New Findings.* Basel: Karger. 18–27.

Willett, W.C. (2001). *Eat, Drink and Be Healthy: The Harvard Medical School Guide to Healthy Eating.* New York: Simon and Schuster.

10

Vitaminas

David A. Bender

Pontos-chave

- As vitaminas são um grupo quimicamente diferente de compostos com uma variedade de funções no corpo
- Em comum, elas possuem os compostos orgânicos, necessários para a manutenção da saúde e integridade metabólica
- As vitaminas são necessárias em quantidades muito pequenas, da ordem de miligramas ou microgramas por dia; portanto, podem ser distinguidas dos ácidos graxos essenciais e dos aminoácidos essenciais, necessários em grandes quantidades de gramas por dia

- Quando relevante, este capítulo tratará de cada uma das vitaminas sob os seguintes títulos:
  - Vitâmeros
  - Absorção e metabolismo
  - Funções metabólicas e outros usos
  - Deficiência
  - Necessidades
  - Avaliação do estado nutricional
  - Toxicidade e interações medicamentosas.

10.1 Introdução

A fim de demonstrar que um composto é uma vitamina, é necessário mostrar que a privação experimental a pessoas levará ao desenvolvimento de uma doença de deficiência clínica mais ou menos específica e sinais metabólicos anormais, e que a restauração do composto ausente prevenirá ou curará a doença causada de deficiência e normalizará prejuízos metabólicos. Não basta simplesmente demonstrar que um composto possui uma função no corpo, já que normalmente pode ser sintetizado em quantidades adequadas para atender às necessidades, ou que um composto cura uma doença, pois isso pode simplesmente refletir uma ação farmacológica e não indicar que o composto é um alimento essencial.

As vitaminas, e suas principais funções e sinais de deficiência, são apresentadas na Tabela 10.1; a curiosa nomenclatura é consequência da forma como foram descobertas, no início do século XX. Os primeiros estudos mostraram que havia algo essencial no leite, em quantidades muito pequenas, para o crescimento dos animais nutridos com uma alimentação composta de gordura purificada, carboidratos, proteínas e sais minerais. Dois fatores foram considerados essenciais: um foi encontrado na nata e o outro na parte aquosa do leite. Logicamente, eram chamados de fator A (solúvel em gordura, no creme) e fator B (solúvel em água, na parte aquosa do leite). O fator B foi identificado quimicamente como uma amina e, em 1913, o nome "vitamina" foi cunhado para essas "aminas vitais".

Estudos posteriores demonstraram que a "vitamina B" era uma mistura de vários compostos, com diferentes ações no corpo, e por isso também recebiam números: vitamina B_1, vitamina B_2 e assim por diante. Existem lacunas na ordem numérica das vitaminas B. Quando o que poderia ser chamado de vitamina B_3 foi descoberto, descobriu-se que era um composto químico já conhecido, o ácido nicotínico. Portanto, não foi fornecido um número. Outras lacunas são porque compostos que foram considerados vitaminas e receberam números, como B_4 e B_5, mais tarde foram mostrados como não sendo vitaminas, ou como vitaminas já descritas por outros pesquisadores e com outros nomes.

238 Introdução à Nutrição Humana

Tabela 10.1 Vitaminas.

Vitamina		Funções	Doença de deficiência
A	Retinol Betacaroteno	Pigmentos visuais na retina; regulação da expressão gênica e diferenciação celular (betacaroteno é um antioxidante)	Cegueira noturna, xeroftalmia; queratinização de pele
D	Calciferol	Manutenção do equilíbrio de cálcio; aumenta a absorção intestinal de Ca^{2+} e mobiliza o mineral ósseo	Raquitismo = mineralização óssea deficiente; osteomalacia = desmineralização óssea
E	Tocoferóis tocotrienóis	Antioxidante, especialmente nas membranas celulares	Extremamente rara – disfunção neurológica grave
K	Filoquinona menaquinonas	Coenzima na formação de gamacarboxiglutamato em proteínas de coagulação do sangue e matriz óssea	Coagulação sanguínea prejudicada, doença hemorrágica
B_1	Tiamina	Coenzima em piruvato e alfacetoglutarato desidrogenases e transcetolase; papel na condução nervosa	Danos nos nervos periféricos (beribéri) ou lesões do sistema nervoso central (síndrome de Wernicke-Korsakoff)
B_2	Riboflavina	Coenzima em reações de oxidação e redução; grupo prostético de flavoproteínas	Lesões no canto da boca, lábios e língua, dermatite seborreica
Niacina	Ácido nicotínico nicotinamida	Coenzima em reações de oxidação e redução, parte funcional de nicotinamida adenina dinucleotídio (NAD) e nicotinamida adenina dinucleotídio fosfato (NADPH)	Pelagra – dermatite fotossensível, psicose depressiva
B_6	Piridoxina piridoxal piridoxamina	Coenzima na transaminação e descarboxilação de aminoácidos e na glicogênio fosforilase; papel na ação dos hormônios esteroides	Distúrbios do metabolismo de aminoácidos, convulsões
B_{12}	Cobalamina	Coenzima na transferência de fragmentos de um carbono e metabolismo do folato	Anemia perniciosa = anemia megaloblástica com degeneração da medula espinal
	Ácido fólico	Coenzima na transferência de fragmentos de um carbono	Anemia megaloblástica
H	Biotina	Coenzima em reações de carboxilação na gliconeogênese e síntese de ácidos graxos	Metabolismo de gorduras e carboidratos prejudicado, dermatite
	Ácido pantotênico	Parte funcional da coenzima A (CoA) e envolvida na síntese de ácidos graxos como grupo prostético da proteína transportadora de acila	Danos nos nervos periféricos (síndrome da queimação nos pés)
C	Ácido ascórbico	Coenzima na hidroxilação de prolina e lisina na síntese de colágeno; antioxidante; aumenta a absorção de ferro	Escorbuto – cicatrização prejudicada de feridas, redução da ossificação dos dentes, hemorragia subcutânea

As vitaminas C, D e E foram nomeadas na ordem em que foram descobertas. O nome *vitamina F* já foi usado para o que hoje chamamos de ácidos graxos essenciais; mais tarde, descobriu-se que a *vitamina G* era o que já se conhecia como vitamina B_2. A biotina ainda é às vezes chamada de vitamina H. A vitamina K foi descoberta por Henrik Dam, na Dinamarca, como resultado de estudos de distúrbios da coagulação do sangue, e ele a batizou por sua função: *koagulation*, em dinamarquês.

Como a química das vitaminas foi elucidada, elas também receberam nomes, conforme demonstrado na Tabela 10.1. Quando apenas um composto químico tem a atividade biológica da vitamina, isso é muito fácil. Assim, a vitamina B_1 é tiamina, a vitamina B_2 é riboflavina etc. Com várias das vitaminas, vários compostos quimicamente relacionados encontrados nos alimentos podem ser interconvertidos no corpo, e todos mostram a mesma atividade biológica. Esses compostos quimicamente relacionados são chamados de vitâmeros, e um nome geral (um descritor genérico) é usado para incluir todos os compostos que exibem a mesma atividade biológica.

Há muito se sabe que as bactérias intestinais sintetizam quantidades relativamente grandes de algumas das vitaminas solúveis em água; na verdade, elas podem sintetizar quantidades de folato e biotina quase iguais à ingestão alimentar normal, e a síntese bacteriana de tiamina, riboflavina, ácido nicotínico, biotina e folato pode ser aumentada quando a alimentação contém quantidades relativamente grandes de carboidratos não glicêmicos fermentáveis (fibra alimentar). Essa contribuição bacteriana para a nutrição a partir das vitaminas tem sido amplamente ignorada, uma vez que a sabedoria convencional diz que a absorção ocorre no intestino delgado, e não no intestino grosso. No entanto, sistemas de transporte específicos mediados por carreadores de alta afinidade para tiamina, riboflavina, ácido nicotínico, biotina e folato foram identificados no cólon, sugerindo que a síntese bacteriana intestinal pode, de fato, contribuir significativamente para a nutrição mediada pelas vitaminas.

Alguns compostos têm funções metabólicas importantes, mas não são considerados vitaminas, pois, até onde se sabe, podem ser sintetizados no organismo em quantidades adequadas para atender às necessidades. Estes incluem carnitina, colina, inositol, taurina e ubiquinona.

Dois compostos geralmente considerados vitaminas podem ser sintetizados no corpo, normalmente em quantidades adequadas para atender às necessidades: vitamina D, que é sintetizada a partir do 7-desidrocolesterol na pele por exposição à luz solar; e niacina, que é sintetizada a partir do aminoácido essencial triptofano. No entanto, ambos foram descobertos como resultado de estudos de doenças de deficiência que foram, durante o início do século 20, problemas significativos de saúde pública: raquitismo (devido à deficiência de vitamina D e exposição solar inadequada) e pelagra (devido à deficiência de triptofano e niacina pré-formada).

10.2 Vitamina A

A vitamina A foi a primeira a ser descoberta, inicialmente como um fator alimentar essencial para o crescimento. Ela possui um papel na visão, como o grupo prostético das proteínas sensíveis à luz na retina, além de atuar de maneira importante na regulação da expressão gênica e diferenciação dos tecidos. A deficiência é um grande problema de saúde pública em grandes áreas do mundo, sendo a prevenção da deficiência de vitamina A uma das três prioridades de micronutrientes da Organização Mundial da Saúde (OMS) (os outros dois são ferro e iodo).

Vitâmeros e unidades internacionais

Dois grupos de compostos, demonstrados na Figura 10.1, têm atividade de vitamina A: retinol, retinaldeído e ácido retinoico (vitamina A *pré-formada*); e uma variedade de carotenos e compostos relacionados (conhecidos coletivamente como carotenoides), que podem ser clivados oxidativamente para produzir retinaldeído e, portanto, retinol e ácido retinoico. Os carotenoides que podem ser clivados para produzir retinaldeído são conhecidos como carotenoides provitamina A.

A vitamina A pré-formada (principalmente como ésteres de retinila) é encontrada apenas em alimentos de origem animal. De longe, a fonte mais rica é o fígado, que pode conter vitamina A suficiente para representar um problema potencial para mulheres grávidas, uma vez que o retinol em excesso é teratogênico. Os carotenos são encontrados em frutas e vegetais verdes, amarelos e vermelhos, bem como no fígado, na margarina, no leite e em produtos lácteos. Além do papel

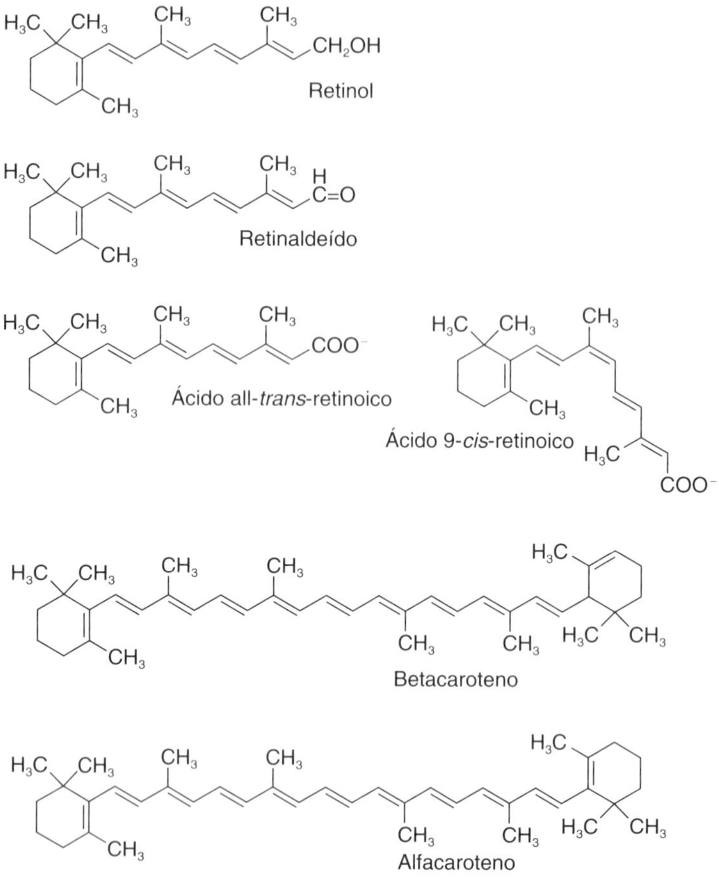

240 Introdução à Nutrição Humana

Figura 10.1 Principais vitâmeros da vitamina A e carotenoides com atividade de vitamina A.

como precursores da vitamina A, os carotenoides têm ação antioxidante potencialmente útil, e há evidências epidemiológicas de que padrões alimentares ricos em carotenoides (tanto os que são vitamina A ativa quanto os que não são) estão associadas a menor incidência de câncer e doenças cardiovasculares. No entanto, os estudos de intervenção com betacaroteno foram decepcionantes e não é possível determinar a ingestão desejável de caroteno, a não ser como um precursor da vitamina A.

O ácido retinoico é um metabólito do retinol; ele tem atividades biológicas importantes por si só e favorece o crescimento em animais com deficiência de vitamina A. A oxidação do retinaldeído em ácido retinoico é irreversível, de modo que o ácido retinoico não pode ser convertido *in vivo* em retinol e não sustenta a visão nem a fertilidade em animais deficientes.

Cerca de 50 ou mais carotenoides alimentares são potenciais fontes de vitamina A: alfa, gama e betacarotenos e criptoxantina são quantitativamente os mais importantes. Embora pareça, por sua estrutura, que uma molécula de betacaroteno produzirá duas de retinol, isso não é assim na prática. Nutricionalmente, 6 a 12 µg de betacaroteno são equivalentes a 1 µg de retinol pré-formado. Para outros carotenos com atividade de vitamina A, 12 a 24 µg são equivalentes a 1 µg de retinol pré-formado.

De maneira convencional, a quantidade total de vitamina A nos alimentos é expressa como µg de equivalentes de retinol, calculada a partir da soma de µg de vitamina A pré-formada + 1/6 × µg de betacaroteno + 1/12 × µg de outros carotenoides provitamina A. Estudos recentes sobre a absorção de carotenos e sua bioeficácia como precursores da vitamina A levaram à definição de equivalentes de atividade de retinol: 1 µg de equivalente de atividade de retinol = 1 µg de retinol pré-formado, 12 µg de betacaroteno ou 24 µg de outros carotenoides provitamina A.

Antes de a vitamina A pura estar disponível para análise química, o conteúdo de vitamina A dos alimentos foi determinado por ensaios biológicos e os resultados foram expressos em unidades internacionais (UI): 1 UI = 0,3 µg de retinol, ou 1 µg de retinol = 3,33 UI. Embora obsoletos, às vezes ainda são usados na rotulagem de alimentos.

Metabolismo e armazenamento de vitamina A e carotenoides provitamina A

O retinol é absorvido pelo intestino delgado dissolvido em lipídios. Cerca de 70 a 90% do retinol alimentar é normalmente absorvido e, mesmo em altos níveis de ingestão, isso cai apenas ligeiramente. No entanto, em pessoas com ingestão muito baixa de gordura (menos de cerca de 10% da energia proveniente dela), a absorção de retinol e caroteno é prejudicada e os padrões alimentares com baixo teor de gordura estão associados à deficiência de vitamina A.

Os ésteres de retinila alimentares são hidrolisados por lipases no lúmen intestinal e na membrana da borda em escova da mucosa, absorvidos em micelas lipídicas e então reesterificados para formar palmitato de retinila antes de serem liberados na circulação em quilomícrons. Presumindo uma ingestão adequada de gordura, 70 a 90% do retinol alimentar é absorvido.

Os tecidos podem absorver os ésteres de retinila dos quilomícrons, mas a maior parte do retinol está nos remanescentes dos quilomícrons absorvidos pelo fígado. Aqui, os ésteres de retinila são hidrolisados e a vitamina pode ser secretada pelo fígado, ligada à proteína ligadora de retinol (PLR), ou transferida para células estreladas no fígado, onde é armazenada como ésteres de retinila em gotículas de lipídios intracelulares. Cerca de 50 a 80% do conteúdo corporal total de retinol está nas células estreladas do fígado, mas uma quantidade significativa também pode ser armazenada no tecido adiposo.

A principal via para o catabolismo do retinol é a oxidação em ácido retinoico, que possui atividades biológicas importantes por si só, distintas das atividades do retinol. O principal produto excretor do retinol e do ácido retinoico é o glicuronídeo de retinoil, que é secretado na bile.

À medida que a ingestão de retinol aumenta e a concentração hepática sobe acima de 70 µmol/kg, uma via diferente torna-se cada vez mais importante para o catabolismo do retinol no fígado. Essa é uma oxidação microssomal dependente do citocromo P_{450}, levando a uma série de metabólitos polares que são excretados na urina e na bile. Em altas doses, essa via torna-se saturada e o excesso de retinol é tóxico, pois não há capacidade adicional para seu catabolismo e sua excreção.

Caroteno dioxigenase

Como o retinol, os carotenoides são absorvidos dissolvidos nas micelas lipídicas. A disponibilidade biológica e a absorção do caroteno alimentar variam entre 5 e 60%, dependendo da natureza do alimento, se cozido ou cru, e da quantidade de gordura da refeição.

Como demonstrado na Figura 10.2, betacaroteno e outros carotenoides provitamina A são clivados na mucosa intestinal pela enzima caroteno dioxigenase, produzindo retinaldeído, que é reduzido a retinol, então esterificado e secretado em quilomícrons juntamente com ésteres de retinila formados a partir do retinol alimentar.

Apenas uma parte do caroteno sofre oxidação na mucosa intestinal e uma quantidade significativa entra na circulação em quilomícrons. O caroteno nos quilomícrons remanescentes é eliminado pelo fígado; alguns são clivados pela caroteno dioxigenase hepática, novamente dando origem a retinaldeído e ésteres de retinila; o restante é secretado em lipoproteína de densidade muito baixa (VLDL) e pode ser captado e clivado pela caroteno dioxigenase em outros tecidos.

A clivagem oxidativa central do betacaroteno, conforme demonstrado na Figura 10.2, deve produzir duas moléculas de retinaldeído, que podem ser reduzidas a retinol. No entanto, como observado anteriormente, a atividade biológica do betacaroteno, em uma base molar, é consideravelmente menor do que a do retinol, não duas vezes maior, como seria de se esperar. Além da má absorção de caroteno, três fatores podem ser responsáveis por isso:

- A atividade intestinal da caroteno dioxigenase é relativamente baixa, de modo que uma proporção relativamente grande de betacaroteno ingerido pode ser absorvida inalterada

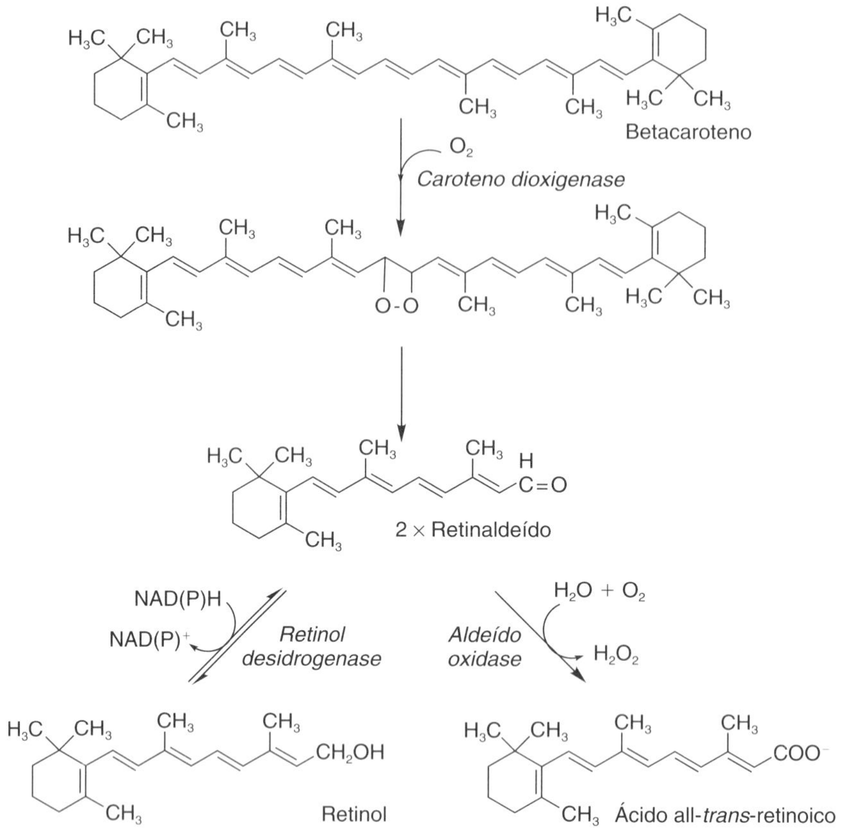

242 Introdução à Nutrição Humana

Figura 10.2 Clivagem oxidativa do caroteno para produzir retinol e ácido retinoico. Caroteno dioxigenase (EC 1.13.11.21), retinol desidrogenase (EC 1.1.1.105), retinaldeído oxidase (EC 1.2.3.11).

- Outros carotenoides na alimentação podem inibir a caroteno dioxigenase e reduzir a formação de retinol
- O principal local de ação da caroteno dioxigenase é a ligação central do betacaroteno, mas a clivagem assimétrica também ocorre, levando à formação de 8′, 10′ e 12′-apocarotenais, que são oxidados para produzir ácido retinoico, mas não são precursores de retinol ou retinaldeído.

Proteína ligadora de retinol plasmático

O retinol é liberado do fígado ligado a uma alfa-globulina, a PLR; isso serve para manter a vitamina em solução aquosa, protege-a contra a oxidação e disponibiliza a vitamina aos tecidos-alvo. A PLR é secretada pelo fígado como um complexo 1:1 com a pré-albumina ligadora de tiroxina, a trans-tirretina (TTR). Isso é importante para evitar a perda urinária de retinol ligado à PLR relativamente pequena, que de outra forma seria filtrado pelo rim, com uma perda considerável de vitamina A do corpo.

Os receptores de superfície celular nos tecidos-alvo absorvem retinol do complexo PLR-TTR, transferindo-o para uma PLR intracelular. Os receptores também removem o resíduo de arginina da carboxila terminal da PLR, inativando-a, reduzindo sua afinidade tanto para a TTR quanto para o retinol. Como resultado, a apo-PLR é filtrada no glomérulo; a maioria é reabsorvida nos túbulos renais proximais e hidrolisada e a apoproteína não é reciclada.

Durante o desenvolvimento da deficiência de vitamina A em animais de experimentação, a concentração plasmática de PLR cai, enquanto o conteúdo hepático de apo-PLR aumenta. A administração de retinol resulta na liberação de holo-PLR do fígado. Isso fornece a base do teste de dose-resposta relativa (DRR) para as reservas hepáticas de vitamina A.

Funções metabólicas da vitamina A e dos carotenos

A primeira função da vitamina A a ser definida foi na visão, onde o retinaldeído é importante; o ácido retinoico tem função importante na regulação da expressão gênica e diferenciação tecidual. A vitamina A também atua como um transportador de unidades manosil na síntese de glicoproteínas hidrofóbicas. O ácido retinoico também tem papel na modulação das ações dos hormônios e neurotransmissores que atuam na superfície celular, agindo sobre proteínas quinases dependentes de monofosfato cíclico de adenosina.

Vitamina A na visão

Na retina, o retinaldeído funciona como o grupo prostético das proteínas opsinas sensíveis à luz, formando a rodopsina (nos bastonetes) e a iodopsina (nos cones). Qualquer célula cone contém apenas um tipo de opsina e, portanto, é sensível a apenas uma cor de luz. O daltonismo resulta da perda ou mutação de uma ou outra das opsinas do cone.

No epitélio pigmentar da retina, o all-*trans*-retinol é isomerizado em 11-*cis*-retinol e, então, oxidado em 11-*cis*-retinaldeído. Este reage com um resíduo de lisina na opsina, formando a holoproteína rodopsina. Conforme mostrado na Figura 10.3, a absorção de luz pela rodopsina causa isomerização do retinaldeído ligado à opsina de 11-*cis* para all-*trans* e uma mudança conformacional na opsina. Isso resulta na liberação de retinaldeído da proteína e no início de um impulso nervoso. O processo geral é conhecido como branqueamento, pois resulta na perda da cor da rodopsina. O all-*trans*-retinaldeído liberado da rodopsina é reduzido a all-*trans*-retinol e se junta ao *pool* de retinol no epitélio do pigmento para isomerização em 11-*cis*-retinol e regeneração da rodopsina. A chave para o início do ciclo visual é a disponibilidade de 11-*cis*-retinaldeído e, portanto, da vitamina A. Na deficiência, tanto o tempo necessário para se adaptar à escuridão quanto a capacidade de ver com pouca luz são prejudicados.

A forma ativa da rodopsina (metarrodopsina II) inicia uma cascata de proteína G levando à hiperpolarização da membrana da seção externa do bastão ou cone, causada pelo fechamento dos canais de sódio através da membrana e pelo início de um impulso nervoso.

Ácido retinoico e regulação da expressão gênica

O ácido retinoico tem papel geral no crescimento e papel morfogênico específico no desenvolvimento e na diferenciação dos tecidos. Essas funções são o resultado de ações nucleares, modulando a expressão gênica a partir da ativação de receptores proteicos nucleares que se ligam a elementos de resposta (regiões de controle) do DNA e regulam a transcrição de genes específicos. Tanto a deficiência quanto o excesso de ácido retinoico causam graves anormalidades de desenvolvimento. Tanto o ácido all-*trans*-retinoico quanto o ácido 9-*cis*-retinoico estão envolvidos; eles têm diferentes ações em variados tecidos.

Existem duas famílias de receptores nucleares de retinoides: os receptores de ácido retinoico (RARs), que se ligam ao all-*trans*-ácido retinoico ou 9-*cis*-retinoico; e os receptores dos retinoides X (RXRs), que se ligam ao ácido 9-*cis*-retinoico e a alguns dos outros retinoides fisiologicamente ativos. RXR pode formar dímeros com RARs, RXRs (homodímeros) e os receptores para calcitriol (o metabólito ativo da vitamina D), hormônio da tireoide, derivados de ácidos graxos poli-insaturados (AGPIs) de cadeia longa [o receptor ativado por proliferadores de peroxissoma (PPAR)], e dois receptores "órfãos" para os quais os ligantes fisiológicos ainda não foram identificados (os receptores COUP).

O resultado disso é que um grande número de genes é sensível ao ácido retinoico em diferentes tecidos e estágios de desenvolvimento, e o ácido retinoico também é essencial para as respostas normais à vitamina D, ao hormônio tireoidiano e aos derivados AGPIs de cadeia longa. A ativação dos receptores PPAR pela ligação ao RXR ocupado leva ao aumento da expressão de genes que regulam o metabolismo de lipídios e carboidratos, resultando em aumento da lipólise, assim como da capacidade de resposta à insulina.

RXRs desocupados podem formar homodímeros e heterodímeros com calcitriol e outros receptores; estes se ligam a elementos de resposta hormonal no DNA, mas não apenas não levam à ativação da transcrição, como também a regulam negativamente. Isso significa que a deficiência de vitamina A tem efeito mais acentuado do que simplesmente falta de receptores ocupados. Ela prejudicará as respostas à vitamina D e ao

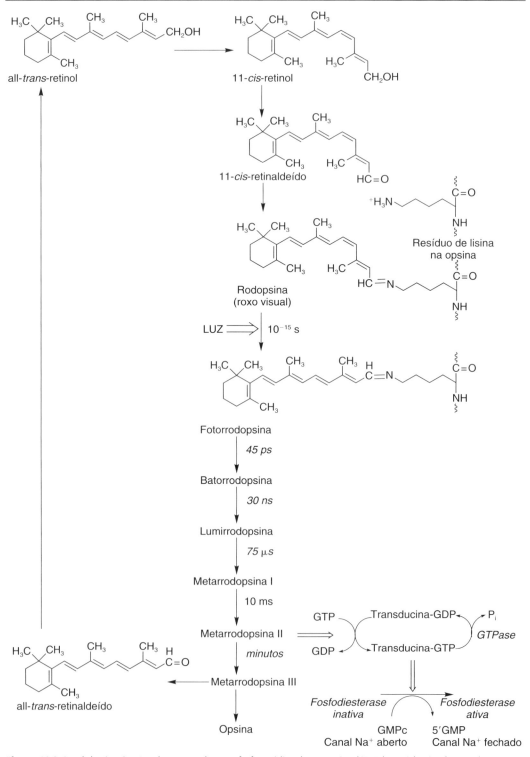

Figura 10.3 Papel da vitamina A e da cascata do monofosfato cíclico de guanosina (GMPc) no ciclo visual. Retinol isomerase (EC 5.2.1.3), fosfodiesterase (EC 3.1.4.35). GDP, difosfato de guanosina; GTP, trifosfato de guanosina.

hormônio tireoidiano de forma mais marcante do que se poderia esperar simplesmente pela falta de ácido 9-*cis*-retinoico para formar heterodímeros ativos.

A vitamina A em excesso também pode prejudicar a capacidade de resposta à vitamina D e a outros hormônios, uma vez que altas concentrações de ácido 9-*cis*-retinoico levarão à formação de hemodímeros RXR-RXR, restando poucos RXRs para formar heterodímeros com vitamina D e outros receptores. Há evidências epidemiológicas de que altas ingestões habituais de vitamina A estão associadas a problemas ósseos mais tarde na vida, como resultado da capacidade de resposta prejudicada à vitamina D.

Função antioxidante dos carotenos

Pelo menos *in vitro*, e sob condições de baixa disponibilidade de oxigênio, os carotenos podem atuar como antioxidantes sequestradores de radicais. Há evidências epidemiológicas de que a alta ingestão de caroteno está associada a uma baixa incidência de doenças cardiovasculares e a algumas formas de câncer, embora os resultados dos ensaios de intervenção com betacaroteno tenham sido decepcionantes, com aumento da incidência de câncer de pulmão entre aqueles que fizeram uso de suplementos de caroteno.

O problema é que, apesar de o caroteno ser antioxidante a uma baixa pressão parcial de oxigênio, como ocorre na maioria dos tecidos, a uma alta pressão parcial de oxigênio, como ocorre nos pulmões, é um pró-oxidante autocatalítico, atuando como fonte de radicais de oxigênio. Também é possível que a associação epidemiológica entre alta ingestão de caroteno e menor incidência de doença seja epifenomenal, uma vez que alimentos vegetais que são fonte de carotenos também o são de uma variedade de fitonutrientes potencialmente protetores.

Deficiência de vitamina A: cegueira noturna e xeroftalmia

Em todo o mundo, a deficiência de vitamina A é um grande problema de saúde pública e a mais importante causa evitável de cegueira; a OMS estimou, em 2005, que cerca de 190 milhões de crianças com menos de 5 anos apresentam deficiência subclínica (baixo retinol sérico), 5,2 milhões sofrem de cegueira noturna e 2,7 milhões têm xeroftalmia. Globalmente, 19,1 milhões de mulheres grávidas apresentam retinol sérico baixo e 9,8 milhões sofrem de cegueira noturna.

Os primeiros sinais de deficiência clínica estão associados à visão. Inicialmente, há perda de sensibilidade à luz verde, seguida de um comprometimento da capacidade de adaptação à luz fraca e, em seguida, incapacidade de enxergar com pouca luz: cegueira noturna. Uma deficiência mais prolongada ou grave leva à condição chamada xeroftalmia: queratinização da córnea, seguida de ulceração – lesão irreversível do olho que causa cegueira. Ao mesmo tempo, ocorrem alterações na pele, com formação excessiva de tecido queratinizado.

A vitamina A também desempenha papel importante na diferenciação das células do sistema imunológico, e uma deficiência leve, não grave o suficiente para causar qualquer distúrbio da visão, leva ao aumento da suscetibilidade a uma variedade de doenças infecciosas. Uma série de testes de suplementação de vitamina A em áreas de deficiência endêmica mostrou que ela leva à redução de 20 a 35% na mortalidade infantil.

A síntese de PLR é reduzida em resposta à infecção (é uma proteína de fase aguda negativa), de forma que há redução na concentração circulante da vitamina e, portanto, maior comprometimento das respostas imunológicas; uma infecção leve pode desencadear o desenvolvimento de xeroftalmia em crianças cujo nível de vitamina A é limítrofe. Também pode haver perda urinária de vitamina A devido ao aumento da permeabilidade epitelial renal e proteinúria, permitindo a perda da vitamina ligada à PLR-TTR.

Sinais de deficiência de vitamina A também ocorrem na desnutrição proteico-energética, independentemente de a ingestão da vitamina ser adequada ou não. Isso se deve ao comprometimento da síntese de PLR plasmática; a deficiência funcional de vitamina A pode ocorrer de forma secundária à desnutrição proteico-energética; mesmo que as reservas de vitamina do fígado sejam adequadas, ela não pode ser mobilizada.

Vários epitélios são afetados pela deficiência de vitamina A, mais cedo do que as alterações diagnósticas mais facilmente observadas no olho. Há aumento da permeabilidade intestinal aos dissacarídeos e, posteriormente, redução do número de células caliciformes e, consequentemente, da secreção de muco. Também há atrofia do epitélio respiratório, com perda de células caliciformes e queratinização.

A deficiência de vitamina A também está associada à redução da incorporação de ferro na hemoglobina e, portanto, à anemia por deficiência de ferro, com aumento da deposição desse mineral no fígado e no baço. Por outro lado, a deficiência de ferro leva à redução das concentrações plasmáticas de retinol e ao aumento dos estoques hepáticos de vitamina A não adequadamente mobilizados.

Necessidades de vitamina A e ingestão de referência

Existem relativamente poucos estudos sobre as necessidades de vitamina A nos quais as pessoas tenham sido submetidas à depleção da vitamina por tempo suficiente para permitir o desenvolvimento de sinais claros de deficiência. As estimativas atuais das necessidades baseiam-se na ingestão necessária para manter concentração no fígado de 70 μmol retinol/kg, determinada pela mensuração da taxa de metabolismo da vitamina A marcada isotopicamente. Isso é adequado para manter as concentrações plasmáticas normais da vitamina, e as pessoas com esse nível de reservas hepáticas podem ser mantidas com uma alimentação livre de vitamina A por muitos meses antes de desenvolverem quaisquer sinais detectáveis de deficiência.

O requisito médio para manter uma concentração de 70 μmol/kg de fígado é de 6,7 μg de equivalentes de retinol/kg de massa corporal, sendo essa a base para o cálculo da ingestão de referência.

Avaliação do estado nutricional de vitamina A

A única avaliação direta do *status* da vitamina A é por biopsia hepática e mensuração das reservas de ésteres de retinila. Por ser um procedimento invasivo, não pode ser considerado para investigações de rotina e levantamentos populacionais. O estado nutricional também pode ser avaliado por testes clínicos e funcionais; concentrações plasmáticas de retinol e PLR; e a resposta a uma dose-teste de vitamina A, o teste de DRR.

Em pesquisas de campo, os sinais clínicos de deficiência de vitamina A, incluindo manchas de Bitot, xerose e ulceração da córnea, e ceratomalacia, podem ser usados para identificar aqueles

que sofrem de deficiência de vitamina A. Os primeiros sinais de dano na córnea são detectados por citologia de impressão conjuntival; no entanto, as anormalidades só se desenvolvem quando as reservas do fígado estão seriamente reduzidas.

A capacidade de adaptação à luz fraca é prejudicada no início da deficiência, e o tempo de adequação ao escuro às vezes é usado para avaliar o estado nutricional relacionado com a vitamina A. No entanto, o teste não é adequado para uso em crianças (o grupo com maior risco de deficiência) nem o aparelho é apropriado para uso em campo.

A concentração plasmática de retinol em jejum permanece constante ao longo de uma ampla gama de ingestões e só cai significativamente quando as reservas do fígado estão quase esgotadas. Portanto, embora menos sensível a mudanças sutis dentro da faixa normal do que alguns métodos de avaliação do estado nutricional, a mensuração do retinol plasmático fornece um meio conveniente e sensível para detectar pessoas cuja ingestão de vitamina A é inadequada para manter as reservas normais do fígado.

O teste de DRR avalia a capacidade da dose de retinol em aumentar a concentração plasmática várias horas após os quilomícrons terem sido eliminados da circulação. Depende do fato de que apo-PLR se acumula no fígado na deficiência de vitamina A. A DRR é a razão entre a concentração plasmática de retinol 5 horas após a dose e a imediatamente antes de ser administrada. Uma DRR maior que 20% indica depleção de retinol hepático para menos de 70 μmol/kg.

Toxicidade da vitamina A

Existe apenas capacidade limitada de metabolizar a vitamina A. Ingestão excessivamente elevada leva ao acúmulo no fígado e em outros tecidos, além da capacidade das proteínas de ligação, de modo que a vitamina A livre – não ligada – se torne presente. Isso causa danos ao fígado e aos ossos, perda de cabelo, vômitos e dores de cabeça. Doses únicas de 60 mg de retinol são administradas a crianças em países em desenvolvimento como profilático contra a deficiência de vitamina A (quantidade adequada para atender às necessidades da criança por 4 a 6 meses). Cerca de 1% das crianças assim tratadas apresenta sinais transitórios de toxicidade, mas isso é considerado um risco aceitável em vista da alta prevalência e dos efeitos devastadores da deficiência.

A toxicidade crônica da vitamina A é um motivo de preocupação mais geral; a ingestão prolongada e regular de mais de aproximadamente 7,5 a 9 mg/dia para adultos (e significativamente menos para crianças) causa sinais e sintomas de toxicidade que afetam:

- O sistema nervoso central: dor de cabeça, náuseas, ataxia e anorexia, todos associados ao aumento da pressão do líquido cefalorraquidiano
- O fígado: hepatomegalia, com alterações histológicas no órgão, aumento da formação de colágeno e hiperlipidemia
- Os ossos: dores nas articulações, espessamento dos ossos longos, hipercalcemia e calcificação dos tecidos moles
- A pele: ressecamento excessivo, descamação e rachaduras, descamação e alopecia (queda de cabelo).

Os limites superiores recomendados da ingestão habitual de retinol, em comparação com as doses de referência, são demonstrados na Tabela 10.2. A ingestão habitual de vitamina A em torno de 1.500 μg/dia, embora abaixo dos níveis prudentes superiores de ingestão, pode estar associada à capacidade de resposta prejudicada à vitamina D, à mineralização deficiente do osso e ao desenvolvimento precoce de osteoporose e fratura óssea, como resultado da formação de homodímeros RXR e consequente falta deste para se dimerizar com o receptor de vitamina D.

Os carotenoides não causam hipervitaminose A, devido à oxidação limitada em retinol. Mesmo o acúmulo de quantidades anormalmente grandes de caroteno parece não ter efeitos adversos a curto prazo, embora o plasma, a gordura corporal e a pele possam adquirir forte cor amarelo-alaranjada (hipercarotenemia) após ingestão elevada prolongada.

Teratogenicidade da vitamina A

Os retinoides sintéticos (análogos da vitamina A) utilizados em dermatologia são altamente teratogênicos. Depois de as mulheres terem sido tratadas com eles, recomenda-se que as precauções contraceptivas sejam continuadas por 12 meses, devido à sua retenção no corpo. Por extrapolação, foi assumido que o retinol também é teratogênico. Em estudos de caso-controle, ingestões entre 2.400 μg/dia e 3.300 μg/dia, durante a gravidez, foram associadas a defeitos congênitos. Outros estudos não demonstraram nenhum efeito teratogênico nesse nível de ingestão, e foi sugerido que o limiar de concentração plasmática associado aos efeitos teratogênicos é improvável de ser alcançado com ingestão abaixo de 7.500 μg/dia. No entanto, as mulheres grávidas são aconselhadas a não consumir mais do que 3.000 μg/dia (recomendação da Associação Americana de Pediatria) ou 3.300 μg (recomendação do Departamento de Saúde do Reino Unido).

Interações da vitamina A com drogas e outros nutrientes

Historicamente, havia confusão considerável entre as vitaminas A e D, e por muitos anos não estava claro quem atuava em qual sistema. Na década de 1950, acreditava-se que o problema havia sido solucionado, com funções claramente definidas da vitamina A na visão e da vitamina D na homeostase do cálcio e no desenvolvimento ósseo.

Tabela 10.2 Níveis superiores toleráveis de ingestão habitual de retinol pré-formado.

	Limite superior tolerável (UL)	Ingestão de referência	
	μg/dia	μg/dia	Razão
Bebês	900	350	2,6
1 a 3 anos	1.800	400	4,5
4 a 6 anos	3.000	500	6
6 a 12 anos	4.500	500	9
13 a 20 anos	6.000	600 a 700	8,6 a 10
Homem adulto	9.000	700	12,9
Mulher adulta	7.500	600	12,5
Mulher gestante	3.000	700	4,3

No entanto, ambas têm efeitos sobrepostos em vários sistemas, incluindo o metabolismo ósseo e a função do sistema imunológico. Sabe-se atualmente que esse é o resultado da formação de heterodímeros do receptor de RXR-vitamina D, de modo que em alguns sistemas ambas são necessárias em quantidades adequadas para a regulação normal da expressão gênica.

O consumo excessivo de álcool pode precipitar a deficiência de vitamina A, reduzindo suas reservas hepáticas como resultado de lesão hepática alcoólica e também da indução do citocromo P_{450}, que catalisa a degradação do retinol. O uso habitual de barbitúricos também pode levar à deficiência como resultado da indução do citocromo P_{450}.

Os hidrocarbonetos clorados, presentes nos defensivos agrícolas, esgotam o retinol do fígado. Os metabólitos dos bifenilos policlorados ligam-se ao sítio de ligação da tiroxina presente na TTR e, ao fazê-lo, prejudicam a ligação da PLR. Como resultado, há PLR livre no plasma, que é filtrada no glomérulo e, portanto, perdida na urina.

10.3 Vitamina D

A vitamina D não é estritamente uma vitamina, uma vez que pode ser sintetizada na pele e, de fato, na maioria das condições (exceto em regiões temperadas), a síntese endógena é a principal fonte da vitamina – apenas quando a exposição à luz solar é inadequada que uma fonte alimentar passa a ser necessária. Sua principal função é a regulação da absorção e homeostase do cálcio; a maioria de suas ações é mediada por receptores nucleares que regulam a expressão gênica. A deficiência, que causa raquitismo em crianças e osteomalacia em adultos, continua a ser um problema nas latitudes setentrionais, onde a exposição à luz solar é insuficiente.

Existem relativamente poucas fontes alimentares de vitamina D, as quais são, principalmente, peixes oleosos, enquanto ovos, fígado e manteiga fornecem quantidades modestas; leite fortificado com ergocalciferol está disponível em alguns países, sendo alguns outros alimentos fortificados com a vitamina. Nenhum alimento vegetal comum contém vitamina D, exceto cogumelos cultivados na luz; a maioria é cultivada no escuro e, portanto, não forma vitamina D a partir do ergosterol. Como resultado, os vegetarianos estritos estão sob risco de deficiência, especialmente nas latitudes do norte, onde há pouca exposição à luz solar.

Embora a carne forneça quantidades aparentemente desprezíveis de vitamina D, pode ser uma fonte importante, uma vez que o que está presente é, em grande parte, o metabólito ativo final, o calcidiol, cinco vezes mais potente em uma base molar do que o colecalciferol.

Vitâmeros e unidades internacionais

A forma normal de vitamina D na alimentação é o colecalciferol. Este também é o composto formado na pele pela irradiação ultravioleta (UV) do 7-desidrocolesterol. Alguns alimentos são enriquecidos ou fortificados com ergocalciferol (sintético), que sofre o mesmo metabolismo que o colecalciferol e tem a mesma atividade biológica. Os primeiros estudos atribuíram o nome de vitamina D_1 a uma mistura impura de produtos derivados da irradiação de ergosterol; quando o ergocalciferol foi identificado, foi denominado vitamina D_2, e quando o composto fisiológico foi identificado como colecalciferol, foi denominado vitamina D_3.

Assim como a vitamina A, antes de o composto puro ser isolado, a vitamina D foi mensurada em unidades internacionais de atividade biológica: 1 UI = 25 ng de colecalciferol; 1 µg de colecalciferol = 40 UI.

Absorção e metabolismo

A vitamina D é absorvida em micelas lipídicas e incorporada aos quilomícrons; portanto, as pessoas com alimentação com níveis baixos de gordura absorverão pouco da vitamina disponível na alimentação. É digno de nota que, na época em que o raquitismo era um grande problema de saúde pública na Escócia, o arenque (uma fonte rica) era parte significativa da alimentação: só se pode presumir que a alimentação era tão pobre em gordura que a absorção da vitamina foi prejudicada.

Síntese de vitamina D na pele

Conforme demonstrado na Figura 10.4, o esteroide 7-deisdrocolesterol (um intermediário na síntese do colesterol que se acumula na pele, mas não em outros tecidos) sofre uma reação não enzimática na exposição à luz UV, produzindo a pré-vitamina D, que sofre uma reação adicional durante um período de horas para formar colecalciferol, que é absorvido pela corrente sanguínea.

Em climas temperados, há variação sazonal marcante na concentração plasmática de vitamina D;

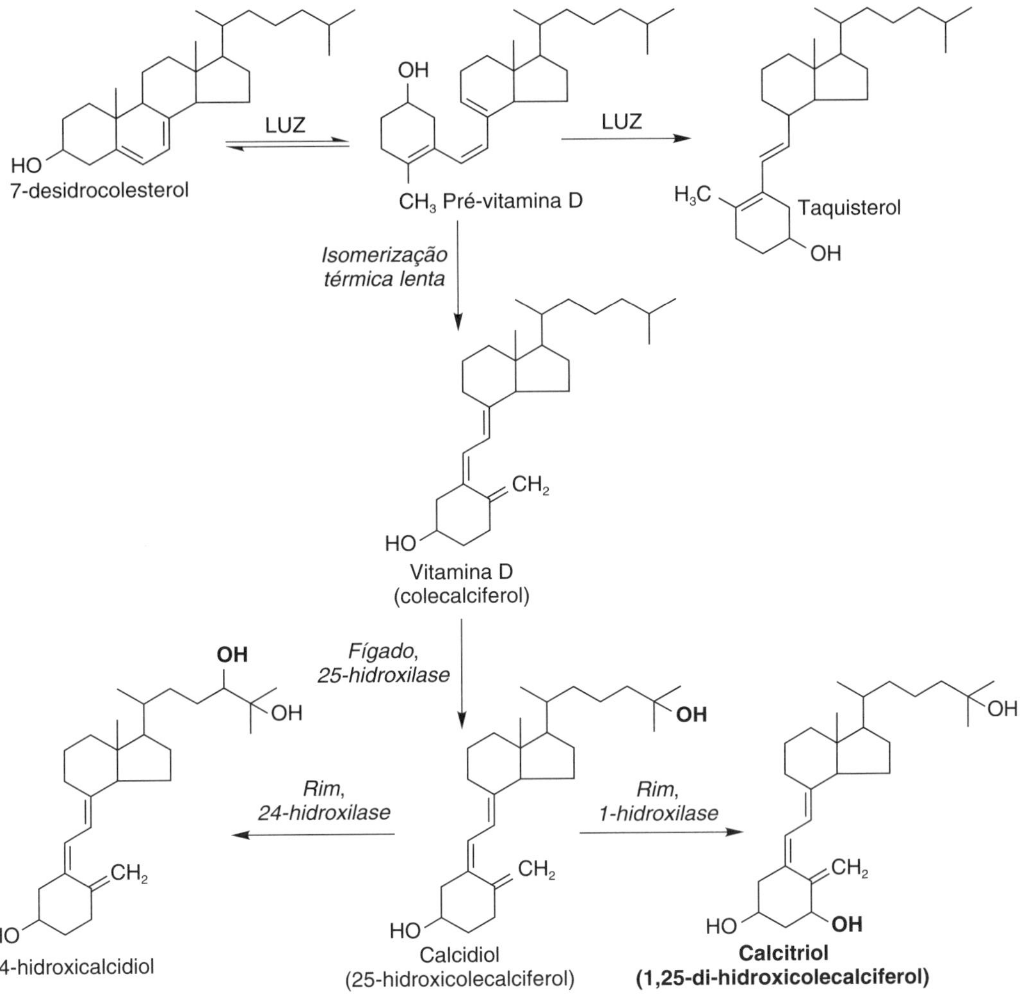

Figura 10.4 Síntese e metabolismo da vitamina D.

é mais alta no final do verão e mais baixa no final do inverno. Embora possa haver luz solar intensa no inverno, além de cerca de 40° N ou S, há bem pouca radiação UV do comprimento de onda apropriado para a síntese do colecalciferol quando o sol está baixo no céu. Em contraste, no verão, quando o sol está mais ou menos no alto, há quantidade considerável de luz UV, mesmo em um dia moderadamente nublado, podendo penetrar em roupas finas o suficiente para resultar na formação significativa de vitamina D.

Em climas mais ao norte, e especialmente em cidades industriais poluídas com pouca luz solar, as pessoas podem não ser expostas a luz UV suficiente para atender às necessidades de vitamina D e dependerão de suplementos e das poucas fontes alimentares dessa vitamina.

Metabolismo do colecalciferol

O colecalciferol, sintetizado na pele ou a partir de alimentos, sofre duas hidroxilações para produzir o metabólito ativo 1,25-di-hidroxivitamina D (ou também chamado de calcitriol), conforme mostrado na Figura 10.4. O ergocalciferol de alimentos fortificados sofre hidroxilação semelhante para produzir ercalcitriol.

A nomenclatura dos metabólitos da vitamina D é demonstrada na Tabela 10.3.

O primeiro estágio do metabolismo da vitamina D ocorre no fígado, onde é hidroxilada para

Introdução à Nutrição Humana

Tabela 10.3 Nomenclatura dos metabólitos da vitamina D.

Nome comum	Nome recomendado	Abreviação
Vitamina D_3		
Colecalciferol	Calciol	–
25-hidroxicolecalciferol	Calcidiol	$25(OH)D_3$
1 alfa-hidroxicolecalciferol	1(S)-hidroxicalciol	1 alfa$(OH)D_3$
24,25-di-hidroxicolecalciferol	24(R)-hidroxicalcidiol	$24,25(OH)_2D_3$
1,25-di-hidroxicolecalciferol	Calcitriol	$1,25(OH)_2D_3$
1,24,25-tri-hidroxicolecalciferol	Calcitetrol	$1,24,25(OH)_3D_3$
Vitamina D_2		
Ergocalciferol	Ercalciol	–
25-hidroxiergocalciferol	Ercalcidiol	$25(OH)D_2$
24,25-di-hidroxiergocalciferol	24(R)-hidroxiercalcidiol	$24,25(OH)_2D_2$
1,25-di-hidroxiergocalciferol	Ercalcitriol	$1,25(OH)_2D_2$
1,24,25-tri-hidroxiergocalciferol	Ercalcitetrol	$1,24,25(OH)_3D_2$

As abreviações na terceira coluna não são recomendadas, mas são frequentemente usadas na literatura.

formar o derivado 25-hidroxicalcidiol. Este é liberado na circulação ligado a uma globulina de ligação à vitamina D. Há pouco armazenamento dessa vitamina nos tecidos; o calcidiol plasmático é a principal forma de armazenamento dela, e é o calcidiol plasmático que mostra a variação sazonal mais significativa nas regiões temperadas. No fígado humano, as concentrações de vitamina D não excedem aproximadamente 25 nmol/kg; embora o tecido adiposo contenha quantidades relativamente grandes dela, não está prontamente disponível e pode representar o sequestro da vitamina em vez do armazenamento, pois existe relação inversa entre a concentração sérica de calcidiol e a adiposidade. Há algumas evidências de armazenamento de calcidiol nos músculos.

O segundo estágio do metabolismo da vitamina D ocorre no rim, onde o calcidiol sofre hidroxilação para produzir o metabólito ativo 1,25-di-hidroxivitamina D (calcitriol) ou um metabólito aparentemente inativo, a 24,25-di-hidroxivitamina D (24-hidroxicalcidiol). Existem algumas evidências de estudos com animais que demonstram que a 24,25-di-hidroxivitamina D pode ter função metabólica na consolidação óssea.

O catabolismo da vitamina D ocorre por oxidação adicional em ácido calcitroico, que é o principal produto de excreção da vitamina.

Vários tecidos além do rim, incluindo osso, pele, placenta, mama, células endoteliais, ilhotas pancreáticas e glândulas paratireoides, também expressam calcidiol 1-hidroxilase e, portanto, podem captar calcidiol da circulação e produzir o hormônio ativo intracelularmente, sem depender do calcitriol circulante. Ao contrário do rim, a hidroxilação na posição 1 nesses tecidos não contribui para a concentração plasmática de calcitriol, servindo para fornecer calcitriol para ações autócrinas ou parácrinas do hormônio. Essa formação extrarrenal de calcitriol pode ser importante no que diz respeito a muitos dos efeitos metabólicos da insuficiência de vitamina D, uma vez que a concentração circulante de calcitriol é mantida em deficiência moderada, enquanto a concentração de calcidiol cai.

Regulação do metabolismo da vitamina D

A principal função da vitamina D é o controle da homeostase do cálcio e, por sua vez, o metabolismo dessa vitamina no rim é regulado, no nível hidroxilação nas posições 1 ou 24, por fatores que respondem às concentrações plasmáticas de cálcio e fosfato. Em outros tecidos, além do rim, que hidroxilam calcidiol em calcitriol, a enzima não é regulada em resposta ao cálcio plasmático.

- O calcitriol atua reduzindo sua própria síntese e aumentando a formação de 24-hidroxicalcidiol, regulando a expressão dos genes para as duas hidroxilases
- O hormônio da paratireoide é secretado em resposta à queda no cálcio plasmático. No rim, atua aumentando a atividade da calcidiol

1-hidroxilase e diminuindo a da 24-hidroxilase. Por sua vez, tanto o calcitriol quanto as altas concentrações de cálcio reprimem a síntese do hormônio da paratireoide; o cálcio também inibe a secreção do hormônio pela glândula paratireoide

- O cálcio exerce seu principal efeito na síntese e secreção do hormônio da paratireoide. No entanto, os íons de cálcio também têm efeito direto no rim, reduzindo a atividade da calcidiol 1-hidroxilase
- O fosfato também afeta o metabolismo do calcidiol; ao longo do dia, há flutuação inversa de fosfato e calcitriol plasmáticos; assim, a alimentação pobre em fosfato resulta em aumento das concentrações circulantes de calcitriol.

Funções metabólicas da vitamina D

O calcitriol atua aumentando a concentração plasmática de cálcio, potencializando a absorção intestinal de cálcio, reduzindo a excreção urinária e aumentando a reabsorção no túbulo renal distal, além de mobilizar o mineral do osso.

O calcitriol se liga e ativa os receptores nucleares que modulam a expressão gênica. Para atividade, o receptor de vitamina D tem que se dimerizar com o receptor RXR ocupado de vitamina A. Os dímeros formados com o receptor RXR desocupado atuam diminuindo a expressão do gene; por essa razão, a deficiência de vitamina A leva ao comprometimento da função da vitamina D. O excesso de vitamina A também pode prejudicar a função da vitamina D, uma vez que, na presença de grandes quantidades de ácido 9-*cis*-retinoico, homodímeros RXR são formados, deixando RXR insuficiente para formar heterodímeros com o receptor de vitamina D.

Existem vários polimorfismos do gene do receptor da vitamina D, que ocorrem com frequência diferente em diversos grupos populacionais. Muitos desses polimorfismos afetam o estado funcional da vitamina D; duas variantes foram associadas ao aumento do risco de fraturas ósseas por estresse.

Sabe-se que mais de 50 genes são regulados pelo calcitriol, incluindo: calcidiol 1 e 24-hidroxilases; calbindina, uma proteína de ligação de cálcio na mucosa intestinal e outros tecidos; proteína osteocalcina dependente da vitamina K, no osso; osteopontina, que permite a fixação de osteoclastos às superfícies ósseas; e proteína integrina da membrana dos osteoclastos. Além disso, o calcitriol afeta a secreção de insulina e a síntese e secreção dos hormônios da paratireoide e da tireoide – essas ações podem ser secundárias a alterações nas concentrações de cálcio intracelular resultantes da indução de calbindina ou alterações no cálcio citosólico.

O calcitriol também possui papel na regulação da proliferação e diferenciação celular, regulação do ciclo celular e apoptose. Devido ao papel da vitamina D na diferenciação celular, o estado nutricional da vitamina D materno, na gestação, é importante no desenvolvimento fetal. A atividade do calcidiol 1-hidroxilase no rim aumenta durante o primeiro trimestre da gravidez, e a placenta também expressa 1-hidroxilase, formando calcitriol a partir do calcidiol circulante. Há também expressão reduzida da 24-hidroxilase na placenta, garantindo, assim, suprimento adequado de calcitriol para o feto em desenvolvimento. Devido ao papel da vitamina D na secreção de insulina (e possivelmente também na função e sensibilidade a ela), o baixo nível de vitamina D na gravidez está associado ao risco aumentado de diabetes melito gestacional.

Macrófagos ativados, linfócitos T e células apresentadoras de antígenos expressam o receptor de vitamina D e possuem calcidiol 1-hidroxilase e, portanto, podem sintetizar calcitriol a partir de calcidiol, sugerindo que, além de seu papel endócrino, o calcitriol pode ter papel parácrino ou autócrino no sistema imunológico. Há algumas evidências de que a vitamina D afeta a capacidade de resposta imunológica, e o baixo nível de vitamina D está associado ao risco aumentado de infecção. No entanto, não há evidências de estudos de intervenção de que a suplementação de vitamina D reduza a infecção.

Os receptores de calcitriol foram identificados em uma variedade de células tumorais. Em baixas concentrações, é um promotor de crescimento, enquanto em altas concentrações tem ações antiproliferativas e pró-apoptóticas em células cancerosas em cultura. Há associação epidemiológica entre baixo nível de vitamina D e câncer de próstata e colorretal, mas não há evidências de um efeito protetor da suplementação de vitamina D.

Evidências epidemiológicas sugerem ligação entre obesidade e insuficiência de vitamina D, embora seja possível que a obesidade reduza o estado nutricional da vitamina D devido ao

252 Introdução à Nutrição Humana

sequestro da vitamina no tecido adiposo, tendo em vista que os adipócitos têm receptores dessa vitamina. Há evidências de que a vitamina D suprime o desenvolvimento de adipócitos a partir dos pré-adipócitos, tanto por meio da inibição da expressão gênica quanto pela competição com PPAR-gama, o regulador-mestre da adipogênese, pelo RXR disponível para dimerização. É provável que a inadequação de vitamina D seja um fator no desenvolvimento da síndrome metabólica (a combinação de resistência à insulina, hiperlipidemia e aterosclerose associada à obesidade abdominal). Estudos epidemiológicos mostram relação inversa entre estado nutricional de vitamina D e diabetes melito, e estudos de intervenção mostraram que o calcitriol melhora a sensibilidade à insulina. A exposição à luz solar, e, portanto, o estado nutricional da vitamina D, podem ser um fator na diferença na incidência da síndrome metabólica e aterosclerose entre os países do norte e do sul da Europa.

Além de suas ações no núcleo celular, o calcitriol tem duas ações não genômicas:

- Nas células da mucosa intestinal, atua para recrutar proteínas de transporte de cálcio da membrana das vesículas intracelulares para a superfície celular, resultando em rápido aumento na absorção de cálcio, antes que haja indução de calbindina
- Em uma variedade de células, atua por meio de receptores de superfície celular, levando à abertura dos canais de cálcio intracelular e à ativação da proteinoquinase C e proteinoquinases ativadas por mitógenos (MAP quinases), cujo efeito é a inibição da proliferação celular e a indução da diferenciação. O calcitriol afeta a proliferação, a diferenciação e a função imunológica de linfócitos e monócitos.

Deficiência de vitamina D: raquitismo e osteomalacia

Historicamente, o raquitismo é uma doença que atinge crianças, especialmente nas cidades industriais do Norte. Os ossos delas são pouco mineralizados, como resultado da má absorção de cálcio na ausência de quantidades adequadas de calcitriol. Quando a criança começa a andar, os ossos longos das pernas ficam deformados, levando a pernas arqueadas ou joelhos doloridos. Em casos mais sérios, o raquitismo também pode levar ao

colapso da caixa torácica e a deformidades dos ossos da pelve. Problemas semelhantes também podem ocorrer em adolescentes com deficiência de vitamina D durante o surto de crescimento do adolescente, quando há novamente alta demanda de cálcio para a formação de osso novo.

A osteomalacia é o equivalente do raquitismo no adulto, ou seja, resulta da desmineralização do osso, e não da falha na sua mineralização em primeiro lugar, como é o caso do raquitismo. Mulheres com pouca exposição à luz solar estão especialmente sob risco de osteomalacia após várias gestações, devido à pressão que a gravidez exerce sobre a reserva marginal de cálcio.

A osteomalacia também ocorre em pessoas idosas. Aqui, novamente, o problema pode ser a exposição inadequada à luz solar, mas também há evidências de que a capacidade de formar 7-desidrocolesterol na pele diminui com o avançar da idade, de modo que os idosos dependem mais das poucas fontes alimentares de vitamina D.

Embora a vitamina D seja essencial para a prevenção e o tratamento da osteomalacia em pessoas idosas, há menos evidências de que seja benéfica no tratamento de outra doença óssea degenerativa comum do avanço da idade, a osteoporose, que se deve a uma perda da matriz óssea, em vez de intensificada liberação de cálcio do osso sem efeito na matriz orgânica, como ocorre na osteomalacia. O resultado é balanço de cálcio negativo e perda de mineral ósseo, mas secundário à perda de matriz orgânica, devido à perda progressiva de estrógenos e andrógenos, em vez de falha do sistema de vitamina D.

Necessidades de vitamina D e ingestão de referência

Antes que as deformidades anatômicas estejam aparentes em crianças com deficiência de vitamina D, a densidade óssea é menor do que o normal – raquitismo radiológico. Em um estágio inicial da deficiência, há elevação acentuada da fosfatase alcalina plasmática liberada pela atividade dos osteoclastos – raquitismo bioquímico.

A concentração plasmática de calcidiol é o índice mais sensível do estado nutricional da vitamina D e está correlacionada com o paratormônio plasmático elevado e a atividade da fosfatase alcalina. O intervalo de referência do calcidiol plasmático está entre 20 nmol/ℓ e 150 nmol/ℓ, com variação sazonal de duas vezes nas regiões temperadas. As concentrações abaixo de 25 nmol/ℓ são consideradas indicativas de deficiência, e a osteomalacia é observada em adultos quando o calcidiol plasmático cai abaixo de 10 nmol/ℓ. A concentração plasmática desejável de calcidiol é > 25 nmol/ℓ em qualquer época do ano.

As primeiras estimativas das necessidades de vitamina D basearam-se na quantidade necessária para que os idosos que moram em casa mantenham a mesma concentração plasmática de calcidiol observada em pessoas mais jovens no final do inverno. Presumiu-se que a exposição à luz solar atendia aos requisitos para adultos mais jovens. A visão atual é que a síntese de vitamina D na pele, por meio da exposição à luz solar no verão, é insuficiente para atender às necessidades da população do Reino Unido durante o inverno. Revisões recentes mostram que a vitamina D é importante para outros aspectos da saúde musculoesquelética além da redução do risco de raquitismo e osteomalacia, o que é refletido pelas recomendações para ingestão. Tendo em vista a importância da vitamina D para a saúde musculoesquelética, além da prevenção do raquitismo e da osteomalacia, doses de referência entre 10 µg/dia e 15 µg/dia para todas as pessoas com mais de 4 anos foram propostas por muitos países, o que manterá uma concentração plasmática de calcidiol acima de 25 nmol/ℓ ao longo do ano. Não há evidências suficientes para fazer recomendações com base em outros resultados de saúde. É muito improvável que essas ingestões sejam alcançadas por meio da alimentação, sem a fortificação generalizada de alimentos ou o uso de suplementos; a ingestão média de vitamina D de alimentos não fortificados é inferior a 4 µg/dia.

O teor de vitamina D do leite humano é provavelmente inadequado para atender às necessidades de bebês amamentados sem exposição à luz solar, especialmente durante o inverno, quando as reservas de vitamina da mãe são baixas. Portanto, é improvável que um lactente exclusivamente amamentado mantenha concentração de calcidiol sérico acima de 25 nmol/ℓ. A ingestão segura de 8,5 µg/dia para bebês não amamentados também é recomendada desde o nascimento para bebês exclusivamente amamentados.

Há evidências crescentes de que o alto nível de vitamina D está associado a menor incidência de vários tipos de câncer, diabetes melito e síndrome metabólica, sugerindo que a ingestão desejável é maior do que a ingestão de referência atual. A fortificação generalizada de alimentos melhoraria o nível de vitamina D, mas também poderia colocar uma proporção significativa da população em risco de hipervitaminose e hipercalcemia. O aumento da exposição à luz solar melhorará o estado nutricional da vitamina D, sem os riscos de toxicidade, mas a exposição excessiva é uma causa do câncer de pele.

Toxicidade da vitamina D

A toxicidade é observada quando o calcidiol plasmático excede 500 nmol/ℓ. Em crianças, os sinais clínicos de raquitismo são observados quando o calcidiol plasmático cai abaixo de 20 nmol/ℓ. A intoxicação com vitamina D causa fraqueza, náuseas, perda de apetite, dor de cabeça, dores abdominais, cãibras e diarreia. Em casos mais sérios, também causa hipercalcemia, com concentrações plasmáticas de cálcio entre 2,75 mmol/ℓ e 4,5 mmol/ℓ, em comparação com o intervalo normal de 2,2 a 2,5 mmol/ℓ, que resulta em calcinose (deposição de cálcio nos tecidos moles, incluindo rins, coração, pulmões e vasos sanguíneos), desmineralização difusa dos ossos e toxicidade renal e cardiovascular irreversível. A hipercalcemia também pode causar hipercalciúria, que pode resultar na precipitação de fosfato de cálcio nos túbulos renais e no desenvolvimento de cálculos urinários. Acima da concentração sérica de cálcio de 3,75 mmol/ℓ, o músculo vascular liso pode se contrair de forma anormal, levando à hipertensão. A hipercalcemia foi relatada em concentrações plasmáticas acima de 375 a 500 nmol/ℓ.

Durante a década de 1950, o raquitismo foi quase totalmente erradicado na Grã-Bretanha e em outros países de clima temperado. Isso ocorreu devido ao enriquecimento de um grande número de alimentos infantis com vitamina D. No entanto, um pequeno número de bebês sofreu envenenamento por vitamina D, cujo efeito mais sério é uma concentração plasmática elevada de cálcio, o que pode levar à contração dos vasos sanguíneos e, portanto, à pressão sanguínea perigosamente alta e à calcinose.

Alguns bebês são sensíveis à ingestão de vitamina D de até 45 µg/dia. Para evitar esse sério problema, a fortificação com vitamina D nos alimentos infantis foi reduzida de maneira considerável. Infelizmente, isso significa que uma proporção de bebês (cerca de 10%), com necessidades relativamente altas, está agora em risco de desenvolver raquitismo. O problema é identificar aqueles que têm requisitos mais elevados e fornecer-lhes suplementos.

O nível máximo tolerável de ingestão é de 100 μg/dia para adultos e 25 μg/dia para bebês. Foi relatado um pequeno número de bebês que desenvolveram hipercalcemia em níveis normais de ingestão de vitamina D; eles possuíam falhas na 24-hidroxilase que inativa o calcitriol. Os relatos de hipercalcemia em adultos envolveram ingestões superiores a 1.000 μg/dia.

Embora o excesso de vitamina D na alimentação seja tóxico, a exposição excessiva à luz solar não leva ao envenenamento por ela. Existe capacidade limitada de formação de 7-desidro-colesterol na pele, bem como de absorção do colecalciferol. Além disso, a exposição prolongada de pré-vitamina D à luz UV resulta em outras reações para produzir lumisterol e outros compostos biologicamente inativos.

Interações com drogas e outros nutrientes

Como discutido, os receptores da vitamina D formam heterodímeros com RXR, de modo que as funções dependentes da vitamina D requerem um estado nutricional de vitamina A adequado, mas não excessivo. Uma série de drogas, incluindo barbitúricos e outros anticonvulsivantes, induz o citocromo P_{450}, resultando em aumento do catabolismo de calcidiol (e retinol) e causa osteomalacia induzida por drogas. O medicamento antituberculose isoniazida inibe o colecalciferol 25-hidroxilase no fígado, e a administração prolongada pode levar ao desenvolvimento de osteomalacia.

O estrôncio é um potente inibidor da 1-hidroxilase renal, e a intoxicação por esse elemento pode levar ao desenvolvimento de raquitismo resistente à vitamina D ou à osteomalacia. Embora haja pouca exposição à ingestão potencialmente tóxica de estrôncio, seus sais às vezes são usados para tratar a intoxicação crônica por chumbo.

10.4 Vitamina E

Embora a vitamina E tenha sido identificada como um componente essencial na alimentação para animais, na década de 1920, foi somente em 1983

que foi claramente demonstrado ser essencial para os seres humanos. Por muito tempo, considerou-se que, ao contrário das outras vitaminas, a vitamina E não possuía funções específicas; em vez disso, era o principal antioxidante de captura de radicais solúveis em lipídios nas membranas. Muitas de suas funções podem ser atendidas por antioxidantes sintéticos; entretanto, alguns dos efeitos da deficiência de vitamina E em animais experimentais não respondem aos antioxidantes sintéticos. Estudos mais recentes têm mostrado que a vitamina E também tem papéis na sinalização celular, pela inibição ou inativação da proteinoquinase C, e na modulação da expressão gênica, inibição da proliferação celular e agregação plaquetária. Esses efeitos são específicos para o alfatocoferol e são independentes das propriedades antioxidantes da vitamina.

Os óleos vegetais são fontes ricas em vitamina E, mas quantidades significativas também são encontradas em nozes e sementes, na maioria dos vegetais de folhas verdes e em uma variedade de peixes.

Vitâmeros e unidades de atividade

A vitamina E é o descritor genérico para duas famílias de compostos: os tocoferóis e os tocotrienóis (Figura 10.5). As diferentes vitaminas possuem variadas potências biológicas – é comum o mais ativo, o alfatocoferol, expressar a ingestão de vitamina E em termos de mg de equivalente de alfatocoferol. Essa é a soma de mg alfatocoferol + 0,5 × mg betatocoferol + 0,1 × mg gamatocoferol + 0,3 × mg alfatocotrienol. Os outros vitâmeros têm atividade vitamínica insignificante.

A obsoleta UI de atividade da vitamina E ainda é algumas vezes usada: 1 UI = 0,67 mg de alfatocoferol equivalente; 1 mg de alfatocoferol = 1,49 UI.

O alfatocoferol sintético não possui a mesma potência biológica que o composto de ocorrência natural. Isso ocorre porque a cadeia lateral do tocoferol possui três centros de assimetria e, quando sintetizada quimicamente, o resultado é uma mistura de vários isômeros. No composto de ocorrência natural, todos os três centros de assimetria possuem a configuração *R*, e o alfatocoferol de ocorrência natural é chamado de all-*R* ou *RRR*-alfatocoferol.

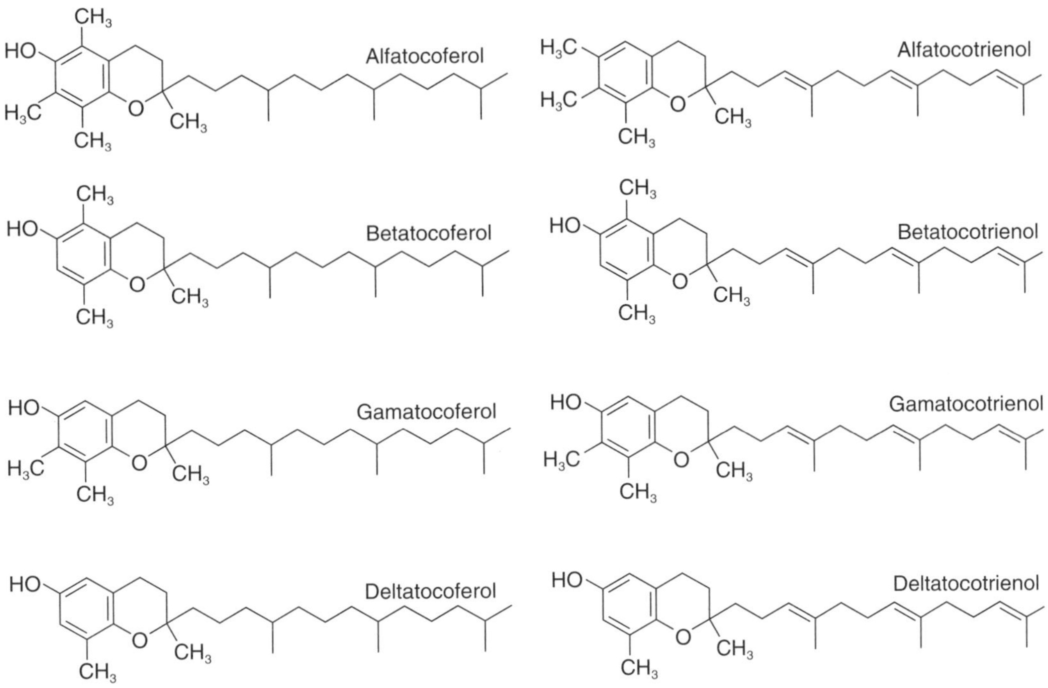

Figura 10.5 Vitâmeros da vitamina E, tocoferóis e tocotrienóis.

Absorção e metabolismo

A vitamina E é absorvida nas micelas com outras gorduras da alimentação, mas apenas 20 a 40% da dose de teste é absorvida pelo intestino delgado. Os ésteres são hidrolisados no lúmen intestinal pela esterase pancreática e também por esterases intracelulares presentes nas células da mucosa. Nas células da mucosa intestinal, todos os vitâmeros da vitamina E são incorporados aos quilomícrons, e os tecidos captam parte da vitamina E dos quilomícrons. A maioria, entretanto, vai para o fígado em remanescentes de quilomícrons. O alfatocoferol, que se liga à proteína de transferência de alfatocoferol do fígado, é então exportado a partir da VLDL e fica disponível para captação pelos tecidos. As outras vitaminas não se ligam bem à proteína de transferência de alfatocoferol, e muito não é incorporado à VLDL, mas metabolizado no fígado a partir da reação de ômega-oxidação mediada para citocromo P_{450}, seguida de betaoxidação, então conjugada e excretada.

O tocoferol pode sofrer oxidação reversível a um epóxido, seguida de clivagem do anel para produzir uma quinona, que é reduzida a hidroquinona e conjugada com ácido glicurônico e, então, excretada na bile. Também pode haver excreção significativa da vitamina pela pele.

Funções metabólicas da vitamina E

A principal função da vitamina E é como um antioxidante que sequestra os radicais nas membranas celulares e nas lipoproteínas plasmáticas. É especialmente importante para limitar os danos dos radicais resultantes da oxidação de AGPIs, reagindo com os radicais peróxidos de lipídios, antes que eles possam estabelecer uma reação em cadeia. O radical tocoferoxila formado a partir da vitamina E é relativamente não reativo e persiste por tempo suficiente para sofrer reação que produza produtos não radicais. Comumente, o radical da vitamina E em uma membrana ou lipoproteína é reduzido de volta a tocoferol pela reação com a vitamina C no plasma. O radical monodesidroascorbato resultante então sofre reação enzimática ou não enzimática para produzir ascorbato e desidroascorbato, nenhum dos quais é um radical.

A estabilidade do radical tocoferoxila significa que ele pode penetrar mais nas células ou mais profundamente nas lipoproteínas plasmáticas e potencialmente propagar uma reação em cadeia. Portanto, embora seja considerada um antioxidante, a vitamina E pode, como outros, também ter ações pró-oxidantes, quando em altas concentrações. Além disso, grande parte da sinalização celular para apoptose é por meio de radicais, cuja eliminação excessiva pode permitir a sobrevivência de células seriamente danificadas. Isso pode explicar por que, embora os estudos epidemiológicos tenham mostrado associação clara entre as altas concentrações de vitamina E no sangue e menor incidência de aterosclerose, os resultados dos ensaios de intervenção geralmente têm sido decepcionantes.

Em muitos ensaios, houve aumento da mortalidade por todas as causas entre aqueles que fazem uso de vitamina E e outros suplementos antioxidantes.

Os tocotrienóis possuem menor atividade vitamínica do que os tocoferóis e, de fato, é convencional considerar apenas o gamatocotrienol como parte significativa da ingestão de vitamina E. No entanto, em razão de sua cadeia lateral insaturada, os tocotrienóis também têm ação hipocolesterolêmica não compartilhada pelos tocoferóis. Eles agem para reduzir a atividade da 3-hidroxi-3-metilglutaril-coenzima A (HMG-CoA) redutase, a enzima limitadora da taxa na via de síntese do colesterol, reprimindo a síntese da enzima.

Ações não antioxidantes da vitamina E

O alfatocoferol (mas não outros vitâmeros) inibe a agregação plaquetária e a proliferação do músculo liso vascular. Em monócitos, reduz a formação de espécies reativas de oxigênio, adesão celular ao endotélio e liberação de interleucinas e fator de necrose tumoral.

O alfatocoferol modula a transcrição de uma série de genes, incluindo o receptor *scavenger* de LDL oxidada em macrófagos e músculo liso. Até o momento, nenhum elemento de resposta para a proteína de ligação à vitamina E intracelular foi identificado em nenhum dos genes-alvo propostos. Em animais experimentais, a deficiência de vitamina E deprime a função do sistema imunológico, com redução da mitogênese dos linfócitos B e T, da fagocitose e quimiotaxia e da produção de anticorpos e interleucina-2, sugerindo papel de sinalização no sistema imunológico.

A vitamina E modula a atividade de várias enzimas de transdução de sinal, levando a alterações na expressão gênica. Ela pode se ligar diretamente às enzimas, competir com substratos ou alterar sua atividade por um mecanismo redox. A translocação de algumas dessas enzimas para a membrana plasmática também é regulada pela vitamina E.

Há uma semelhança estrutural entre alfa e gamatocoferóis e as drogas à base de tiazolidinediona, que são utilizadas para tratar a resistência à insulina e atuam para aumentar a sensibilidade à insulina mediante a ativação de PPAR-gama, levando ao aumento da síntese de adiponectina.

Deficiência de vitamina E

Em animais experimentais, a deficiência de vitamina E resulta em várias condições diferentes:

- Em fêmeas, na morte e reabsorção dos fetos, o que forneceu a base do ensaio biológico original da vitamina E
- Em machos, atrofia testicular e degeneração do epitélio germinativo dos túbulos seminíferos
- Acometimento dos músculos esquelético e cardíaco. Essa miopatia necrosante é às vezes chamada de distrofia muscular nutricional – um termo infeliz, uma vez que não há evidências de que a distrofia muscular humana esteja relacionada com a vitamina E
- Acometimento da integridade das paredes dos vasos sanguíneos, com vazamento de plasma sanguíneo para os tecidos subcutâneos e acúmulo sob a pele de um fluido verde: diátese exsudativa
- Acometimento do sistema nervoso, com o desenvolvimento de necrose do sistema nervoso central e distrofia axonal, exacerbado pela alimentação de altas quantidades de AGPIs.

Em seres humanos, a deficiência alimentar de vitamina E é desconhecida, embora os pacientes com grave má absorção de gordura, fibrose cística, algumas formas de doença hepática crônica ou (muito rara) falta congênita de betalipoproteína plasmática sofram de deficiência porque são incapazes de absorver a vitamina ou transportá-la pelo corpo. Eles sofrem graves danos às membranas nervosas e musculares.

Bebês prematuros correm o risco de deficiência de vitamina E, pois muitas vezes nascem com reservas inadequadas da vitamina. As membranas dos eritrócitos de bebês com a deficiência dessa vitamina são anormalmente frágeis, como resultado de um ataque de radical oxidativo não controlado, o que pode levar à anemia hemolítica, se não receberem suplementos da vitamina.

Animais experimentais com depleção de vitamina E tornam-se estéreis. No entanto, não há evidências de que o estado nutricional de vitamina E esteja de alguma forma associado à fertilidade humana, e certamente não há evidências de que os suplementos da vitamina aumentem a potência sexual, a habilidade ou o vigor.

Necessidades de vitamina E

É difícil estabelecer as necessidades de vitamina E, em parte porque a deficiência é mais ou menos desconhecida, mas também porque a necessidade depende da ingestão de AGPIs. É geralmente aceito, embora com poucas evidências experimentais, que uma ingestão aceitável de vitamina E seja de 0,4 mg de equivalente de alfatocoferol/g de AGPI da alimentação.

Índices de estado nutricional da vitamina E

A concentração plasmática de alfatocoferol é utilizada para avaliar o estado nutricional da vitamina E; como a maior parte dela é transportada nas lipoproteínas plasmáticas, é a concentração por grama de lipídio plasmático total, ou melhor, por mol de colesterol, que é útil, e não a simples concentração.

Os eritrócitos são incapazes da síntese lipídica *de novo*, de modo que o dano peroxidativo resultante do estresse oxidativo tem efeito sério, encurtando a vida útil das hemácias e possivelmente precipitando anemia hemolítica na deficiência de vitamina E. Isso foi explorado como um método de avaliação do estado, mensurando a hemólise das hemácias induzida por peróxido de hidrogênio diluído em relação ao observado na incubação em água, o que fornece um meio de avaliar a adequação funcional da ingestão de vitamina E, embora seja afetado por outros fatores não relacionados. As concentrações plasmáticas de alfatocoferol abaixo de 2,2 mmol/mol de colesterol ou 1,1 μmol/g de lipídio plasmático total estão associadas ao aumento da suscetibilidade dos eritrócitos à hemólise induzida *in vitro*.

Um método alternativo de avaliação do estado antioxidante funcional, novamente aquele que é afetado pela vitamina E e outros antioxidantes, é mensurando-se a exalação de pentano decorrente do catabolismo dos produtos da peroxidação de AGPIs n-6 ou etano proveniente de AGPIs n-3.

Níveis mais altos de ingestão

Há boas evidências epidemiológicas de que a maior ingestão de vitamina E esteja associada a menor risco de aterosclerose e doença isquêmica do coração. Altas concentrações de vitamina E inibem a oxidação dos AGPIs nas lipoproteínas plasmáticas, sendo essa oxidação responsável pelo desenvolvimento da aterosclerose.

As concentrações plasmáticas de alfatocoferol que parecem ser benéficas exigiriam ingestão de 17 a 40 mg/dia, o que está acima do que poderia ser alcançado com a alimentação considerada normal. Testes de intervenção com suplementos individuais de vitamina E geralmente têm sido decepcionantes, e a metanálise mostra um aumento significativo na mortalidade por todas as causas entre pessoas que fazem uso de suplementos de vitamina E (e outros antioxidantes). Isso reflete o papel dos radicais na sinalização de apoptose e a indesejável eliminação excessiva desses radicais. No entanto, também é possível que a concentração plasmática de alfatocoferol seja um marcador substituto para algum outro fator protetor na dieta.

Interações com outros nutrientes

A vitamina C no plasma e no fluido extracelular é importante na redução do radical tocoferoxila nas membranas celulares e nas lipoproteínas plasmáticas de volta ao tocoferol. Também há evidências de que uma variedade de antioxidantes lipossolúveis pode ser importante na ação antioxidante da vitamina E em membranas e lipoproteínas, incluindo ubiquinona e antioxidantes sintéticos usados no processamento de alimentos, como hidroxitolueno butilado e hidroxianisol butilado. Os antioxidantes sintéticos vão prevenir ou curar vários sinais de deficiência de vitamina E em animais experimentais.

Existe uma sobreposição considerável entre as funções da vitamina E e do selênio. A vitamina E reduz os radicais de peróxido de lipídio em ácidos graxos hidroxilados não reativos; a enzima glutationa peroxidase dependente de selênio reduz o peróxido de hidrogênio em água, diminuindo assim a concentração intracelular de peróxido potencialmente prejudicial aos lipídios. Uma isoenzima específica da membrana da glutationa peroxidase também reduzirá o radical tocoferoxila de volta a tocoferol. Assim, a vitamina E atua para remover

258 Introdução à Nutrição Humana

os produtos da peroxidação lipídica, enquanto o selênio atua tanto para remover a causa da peroxidação lipídica quanto para reciclar a vitamina E.

10.5 Vitamina K

A vitamina K foi descoberta como resultado de investigações sobre a causa de um distúrbio hemorrágico (doença hemorrágica) em bovinos alimentados com silagem feita de trevo doce e em galinhas submetidas a alimentação livre de gordura. O fator que faltava na alimentação destas era identificado como vitamina K, enquanto o problema do gado era que a ração continha dicumarol, um antagonista da vitamina.

Uma vez que o efeito da ingestão excessiva de dicumarol prejudicou seriamente a coagulação sanguínea, ele foi isolado e testado em baixas doses como anticoagulante, para uso em pacientes com risco de trombose. Embora tenha sido eficaz, apresentava efeitos colaterais indesejados, e antagonistas sintéticos da vitamina K foram desenvolvidos para uso clínico como anticoagulantes. O mais comumente utilizado é a varfarina, que também é usada, em quantidades maiores, como rodenticida.

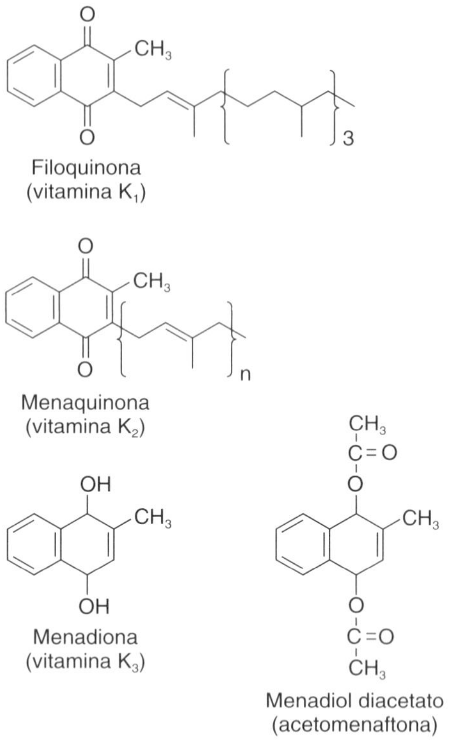

Vitâmeros

Três compostos possuem a atividade biológica da vitamina K (Figura 10.6):

- Filoquinona, a fonte alimentar normal, encontrada em vegetais de folhas verdes
- Menaquinonas, uma família de compostos relacionados sintetizados por bactérias intestinais, com diferentes comprimentos de cadeia lateral
- Menadiol e menadiol diacetato, compostos sintéticos que podem ser metabolizados em filoquinona.

Fontes alimentares, síntese bacteriana e metabolismo

A filoquinona tem um papel na fotossíntese e, portanto, é encontrada em todos os vegetais de folhas verdes; as fontes mais ricas são as folhas de couve, espinafre e couve-de-bruxelas. Além disso, os óleos de soja, colza, semente de algodão e oliva são relativamente ricos em vitamina K, embora outros óleos não o sejam.

Cerca de 80% da filoquinona da alimentação é normalmente absorvida pelo sistema linfático em

Figura 10.6 Os vitâmeros da vitamina K, filoquinona (vitamina K_1), menaquinona (vitamina K_2) e menadiona (um composto sintético, vitamina K_3).

quilomícrons e, então, captada pelo fígado a partir dos remanescentes de quilomícrons e liberada na circulação em VLDL.

As menaquinonas são sintetizadas pelas bactérias intestinais, mas não está claro o quanto elas contribuem para a nutrição mediada pela vitamina K, uma vez que são extremamente hidrofóbicas, e só serão absorvidas a partir de regiões do trato gastrintestinal, onde há a presença de sais biliares – principalmente o íleo terminal. No entanto, o uso prolongado de antibióticos pode levar à deficiência de vitamina K e ao desenvolvimento de hipoprotrombinemia responsiva à vitamina K, assim como a privação alimentar de filoquinona. Muitas vezes, é sugerido que cerca de metade da necessidade de vitamina K é atendida pela síntese bacteriana intestinal, mas há pouca evidência nesse sentido, além do fato de que cerca de metade da vitamina K no fígado é filoquinona e o restante uma variedade de menaquinonas. Não está claro até que ponto as menaquinonas são biologicamente ativas.

O composto sintético menadiona é amplamente absorvido no sistema portal hepático e sofre alquilação no fígado para produzir menaquinona-4, que é liberada com a filoquinona e outras menaquinonas em VLDLs.

Funções metabólicas da vitamina K

Embora se saiba desde a década de 1920 que a vitamina K era necessária para a coagulação do sangue, foi somente na década de 1970 que sua função precisa foi estabelecida. É o cofator para a carboxilação de resíduos de glutamato na modificação de proteínas, após a sua síntese, para formar o aminoácido incomum gamacarboxiglutamato, abreviado para Gla (Figura 10.7).

Na presença de varfarina, o epóxido de vitamina K não pode ser reduzido de volta à hidroquinona ativa, mas se acumula e é excretado como uma variedade de conjugados. No entanto, se vitamina K suficiente for fornecida na alimentação, a quinona pode ser reduzida à hidroquinona ativa, pela enzima insensível à varfarina, e a carboxilação pode continuar, com utilização estequiométrica de vitamina K e excreção do epóxido. Altas doses de vitamina K são utilizadas para tratar pessoas que receberam superdosagem de varfarina, e pelo menos parte da resistência de algumas populações de ratos à ação dessa substância se deve ao alto consumo de vitamina K do capim-marram, embora haja também populações de roedores geneticamente resistentes.

A protrombina e várias outras proteínas do sistema de coagulação do sangue (fatores VII, IX e X, e proteínas C e S) contêm cada uma entre quatro e seis resíduos de gamacarboxiglutamato por mol. Este quela íons de cálcio e, assim, permite a ligação das proteínas de coagulação do sangue às membranas lipídicas. Na deficiência de vitamina K, ou na presença de um antagonista, como a varfarina, um precursor anormal da protrombina (pré-protrombina) com pouco ou nenhum gamacarboxiglutamato é liberado na circulação. A pré-protrombina não pode quelar o cálcio ou se ligar às membranas fosfolipídicas e, portanto, é incapaz de iniciar a coagulação do sangue. A pré-protrombina é às vezes conhecida como PIVKA: a proteína induzida pela ausência de vitamina K.

Uma proteína de ligação à vitamina K específica foi identificada no núcleo dos osteoblastos, sugerindo que a vitamina também pode ter ações nucleares diretas. A filoquinona, mas não as

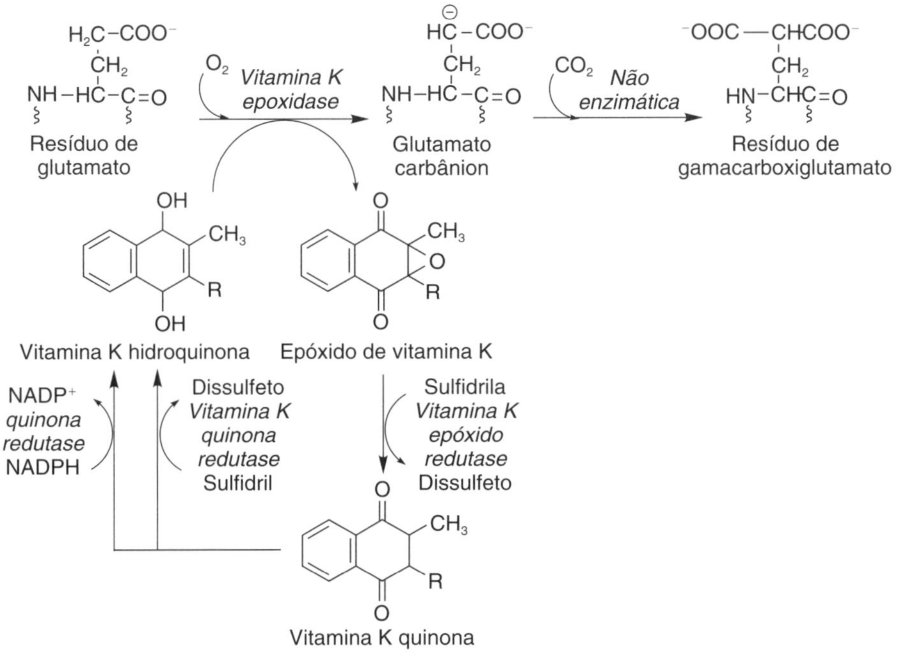

Figura 10.7 Papel da vitamina K na carboxilação do glutamato. Vitamina K epoxidase (EC 1.14.99.20), epóxido/quinona redutase sensível à varfarina (EC 1.1.4.1), quinona redutase insensível à varfarina (EC 1.1.4.2).

260 Introdução à Nutrição Humana

menaquinonas, regula negativamente a reabsorção óssea osteoclástica, induzindo a apoptose nos osteoclastos.

Há muito se sabe que o tratamento de mulheres grávidas com varfarina pode causar anomalias ósseas na criança: a síndrome da varfarina fetal. Duas proteínas na matriz óssea contêm gamacarboxiglutamato: a osteocalcina e uma proteína menos caracterizada, simplesmente conhecida como proteína Gla da matriz óssea. A osteocalcina é interessante porque, além do gamacarboxiglutamato, também contém hidroxiprolina, portanto sua síntese depende das vitaminas K e C; além disso, sua síntese é induzida pela vitamina D, e a liberação da osteocalcina na circulação fornece um índice sensível de ação da vitamina D. Constitui cerca de 1 a 2% da proteína óssea total e modifica a cristalização do mineral ósseo. A proteína Gla da matriz é encontrada em uma variedade de tecidos e atua na prevenção da mineralização do tecido conjuntivo.

O produto do gene 6 específico de interrupção do crescimento (Gas6) é uma proteína que contém gamacarboxiglutamato, importante na regulação do crescimento e desenvolvimento. A região gamacarboxiglutamato do Gas6 é necessária para a ligação à fosfatidilserina nas membranas celulares antes de interagir com um receptor tirosinoquinase, levando à indução da MAP quinase. A fosfatidilserina é normalmente profunda na bicamada de fosfolipídios da membrana, mas é exposta na superfície da célula em eritrócitos senescentes e células apoptóticas, sugerindo que Gas6 tem papel no reconhecimento de células que devem sofrer fagocitose e, portanto, regulação da apoptose e sobrevivência celular.

A síndrome da varfarina fetal envolve anormalidades neurológicas e ósseas. A carboxilase dependente da vitamina K é expressa em várias regiões do cérebro, em diversos momentos durante o desenvolvimento embriológico, e o produto do *Gas6* é um fator de crescimento que contém Gla, importante na regulação do crescimento e desenvolvimento e na regulação da apoptose e sobrevivência celular.

Deficiência e necessidades de vitamina K

A deficiência de vitamina K resulta em tempo de protrombina prolongado e doença hemorrágica, devido à síntese prejudicada das proteínas de coagulação sanguínea dependentes de vitamina K. A síntese da osteocalcina é igualmente prejudicada e há evidências de que a formação de osteocalcina pouco carboxilada se dá em pessoas com ingestão marginal de vitamina K, que não apresentam comprometimento da coagulação do sangue. No entanto, além da manipulação experimental deliberada, a deficiência de vitamina K é desconhecida e a determinação das necessidades é complicada pela falta de informações sobre a importância das menaquinonas sintetizadas por bactérias intestinais.

O método usual de avaliação do estado nutricional da vitamina K, ou monitoramento da eficácia da terapia anticoagulante, consiste em mensurar o tempo necessário para a formação de um coágulo de fibrina no plasma citratado, após a adição de íons de cálcio e tromboplastina, para ativar o sistema de coagulação extrínseca – o tempo de protrombina. O tempo normal de protrombina é de 12 a 13 segundos; superior a 25 segundos, está associado a sangramento grave. Uma medida alternativa é a razão normalizada internacional (RNI), que é o tempo de protrombina da pessoa/tempo de uma amostra de controle, elevado à potência da sensibilidade (padronizada) do lote de tromboplastina usado. Na ausência de tratamento anticoagulante, a RNI é 0,8 a 1,2.

A mensuração da pré-protrombina plasmática, mais comumente por imunoensaio usando anticorpos contra a pré-protrombina que não reagem com a protrombina, fornece um índice de estado, mas a avaliação da osteocalcina pouco carboxilada no plasma é mais sensível – é detectável e responde a suplementos de vitamina K em pessoas com tempo de coagulação normal e sem pré-protrombina detectável. A excreção urinária de gamacarboxiglutamato, tanto no aminoácido livre quanto em pequenos peptídeos, também reflete o estado funcional da vitamina K, uma vez que o gamacarboxiglutamato liberado pelo catabolismo das proteínas não é reutilizado nem metabolizado.

O *pool* corporal total de vitamina K é 150 a 200 nmol (70 a 100 mg), com meia-vida de 17 horas, sugerindo necessidade de reposição de 50 a 70 mg/dia. A pré-protrombina é elevada em ingestões entre 40 mg/dia e 60 mg/dia, mas não em ingestões acima de 80 mg/dia. A ingestão de 1 μg/kg de massa corporal por dia é considerada adequada, o que constitui a base das doses de referência entre 65 μg/dia e 80 μg/dia para adultos.

Os recém-nascidos apresentam baixos níveis plasmáticos de protrombina e outros fatores de coagulação dependentes da vitamina K (cerca de 30 a 60% das concentrações do adulto, dependendo da idade gestacional). Em grande parte, é resultado do desenvolvimento relativamente tardio da glutamato carboxilase hepática, mas eles também têm falta de vitamina K, como resultado da barreira placentária que limita a absorção fetal da vitamina. Essa é provavelmente uma forma de regular a atividade do Gas6 e de outras proteínas dependentes da vitamina K no desenvolvimento e na diferenciação celular. Durante as primeiras 6 semanas de vida pós-natal, as concentrações plasmáticas de fatores de coagulação aumentam gradualmente até o nível adulto; entretanto, os bebês estão em risco de hemorragia potencialmente fatal, anteriormente designada doença hemorrágica do recém-nascido, e atualmente conhecida como hemorragia por deficiência de vitamina K na infância. É comum administrar a todos os recém-nascidos vitamina K profilática, por via oral ou por injeção intramuscular. Houve um tempo em que a menadiona era usada, mas, devido a uma possível associação dela com a leucemia infantil, dá-se preferência à filoquinona.

Toxicidade e interações medicamentosas

Não há evidências de que a filoquinona tenha alguma toxicidade significativa. No entanto, altas doses podem superar os efeitos da varfarina e outros anticoagulantes. Isso significa que as pessoas em tratamento com varfarina podem superar os efeitos benéficos de seus medicamentos se fizerem uso de suplementos de vitamina K. O perigo é que, se a dose de varfarina for aumentada para neutralizar os efeitos dos suplementos vitamínicos – e então elas os interromperem –, estariam recebendo varfarina em excesso considerável e, portanto, em risco de hemorragia.

É improvável que uma alimentação considerada normal forneça excesso suficiente de vitamina K para causar problemas, mas o consumo habitual de fontes especialmente ricas pode resultar em ingestões próximas àquelas que antagonizam a varfarina terapêutica. Uma alimentação com quantidades relativamente grandes de alimentos preparados com óleos ricos em vitamina K pode representar um risco.

10.6 Tiamina (vitamina B₁)

Historicamente, a deficiência de tiamina, com acometimento do sistema nervoso periférico (beribéri), foi um grande problema de saúde pública no Sudeste Asiático após a introdução do moinho movido a vapor, que tornou o arroz altamente polido (e, portanto, pobre em tiamina) amplamente disponível. É provável que isso se deva não apenas à perda de tiamina no farelo de arroz descartado, mas também à perda de carboidratos fermentáveis no farelo que promovem o crescimento das bactérias intestinais. Ainda existem surtos esporádicos de deficiência entre pessoas cuja alimentação é rica em carboidratos e pobre em tiamina. Mais comumente, a deficiência de tiamina, com acometimento do coração e do sistema nervoso central, é um problema em pessoas que consomem álcool em excesso, a tal ponto que houve séria sugestão na Austrália de que a tiamina deveria ser adicionada à cerveja. As estruturas da tiamina e da coenzima tiamina difosfato são demonstradas na Figura 10.8.

A tiamina é amplamente distribuída nos alimentos, sendo a carne de porco uma fonte especialmente rica nela; batatas, cereais integrais, carne e peixe são as principais fontes na maioria dos padrões alimentares. Como outras vitaminas solúveis em água, a tiamina é facilmente perdida por lixiviação na água de cozimento; além disso, é instável à luz e, embora o pão e a farinha contenham quantidades significativas dela, grande parte pode ser perdida quando os produtos de panificação são expostos à luz solar na vitrine de uma loja.

A tiamina também é destruída pelos sulfitos, restando pouca ou nenhuma nos produtos de batata branqueados por imersão em solução de sulfito.

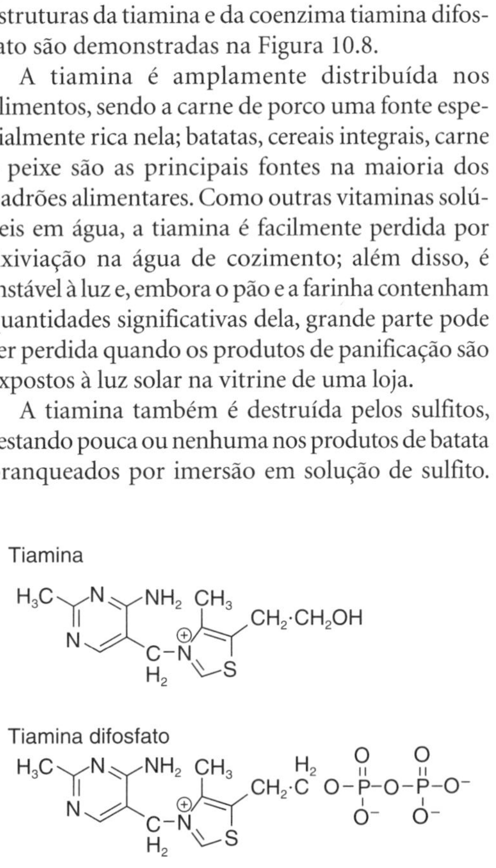

Figura 10.8 Tiamina (vitamina B₁) e a coenzima tiamina difosfato.

262 Introdução à Nutrição Humana

Os polifenóis, incluindo o ácido tânico presente no chá e nas nozes-de-betel, também destroem a tiamina e têm sido associados à sua deficiência.

As tiaminases que catalisam a troca de base ou hidrólise da tiamina são encontradas em microrganismos (incluindo alguns que colonizam o intestino), uma variedade de plantas e peixes crus. Acredita-se que a presença de tiaminase em peixes fermentados seja um fator significativo no desenvolvimento da deficiência de tiamina em partes do Sudeste Asiático.

Absorção e metabolismo da tiamina

Os fosfatos de tiamina da alimentação são hidrolisados pelas fosfatases intestinais, e a tiamina é absorvida por transporte ativo no duodeno e jejuno proximal e por transporte mediado por carreador no cólon. O sistema de transporte ativo é saturado em concentrações relativamente baixas, limitando assim a quantidade que pode ser absorvida. Também há transporte ativo das células intestinais para a corrente sanguínea, o que é inibido pelo álcool, levando à deficiência de tiamina entre as pessoas que o consomem em alta quantidade. Grande parte da tiamina absorvida é fosforilada no fígado, e tanto a tiamina livre quanto a tiamina monofosfato circulam no plasma, ligadas à albumina. Todos os tecidos podem absorver tanto a tiamina quanto a tiamina monofosfato e são capazes de fosforilá-las em di e trifosfatos ativos.

Os tecidos absorvem tanto a tiamina quanto a tiamina monofosfato livre e, em seguida, as fosforilam ainda mais para produzir tiamina difosfato (a coenzima ativa) e, no sistema nervoso, tiamina trifosfato.

Parte da tiamina livre é excretada na urina, aumentando com a diurese, e uma quantidade significativa também pode ser perdida no suor. A maior parte da excreção urinária é como tiocromo, o resultado da ciclização não enzimática, bem como uma variedade de produtos da oxidação da cadeia lateral e clivagem do anel.

Há pouco armazenamento de tiamina no corpo, podendo-se observar sinais bioquímicos de deficiência alguns dias após o início de uma alimentação sem ela.

Funções metabólicas da tiamina

A tiamina possui papel central no metabolismo energético, especialmente no metabolismo dos carboidratos. A tiamina difosfato (também conhecida como tiamina pirofosfato; ver Figura 10.8) é a coenzima para três reações de descarboxilação oxidativa: piruvato desidrogenase, no metabolismo de carboidratos; alfacetoglutarato desidrogenase, no ciclo do ácido cítrico; e a desidrogenase de cetoácidos de cadeia ramificada, envolvida no metabolismo da leucina, da isoleucina e da valina. Essas três enzimas são complexos multienzimáticos que catalisam a descarboxilação oxidativa do substrato ligada à redução da lipoamida ligada à enzima e, eventualmente, de nicotinamida adenina nucleotídio (NAD^+), a NADH.

A tiamina difosfato também é a coenzima para a transcetolase, na via da pentose fosfato do metabolismo dos carboidratos, a principal via de metabolismo dos carboidratos em alguns tecidos e uma importante alternativa à glicólise em todos eles, sendo a fonte da metade da nicotinamida adenina nucleotídio fosfato (NADPH) necessária para a síntese de ácidos graxos.

A tiamina trifosfato tem papel na condução nervosa, como doadora de fosfato para a fosforilação de uma proteína de transporte de sódio da membrana nervosa.

Deficiência de tiamina

A meia-vida biológica da tiamina é de 10 a 20 dias, e a deficiência pode se desenvolver rapidamente durante seu esgotamento proveniente da alimentação. A diurese aumenta a excreção da vitamina, e as pessoas tratadas com diuréticos correm o risco de deficiência.

A deficiência de tiamina pode resultar em três síndromes distintas:

- Neurite periférica crônica, beribéri, que pode ou não estar associada a insuficiência cardíaca e edema
- Beribéri (*shoshin* beribéri) pernicioso (fulminante) agudo, em que predominam a insuficiência cardíaca e as anormalidades metabólicas, com pouca evidência de neurite periférica
- Encefalopatia de Wernicke com psicose de Korsakoff, uma condição responsiva à tiamina associada especialmente ao abuso de álcool e narcóticos.

Em geral, uma deficiência relativamente aguda está envolvida nas lesões do sistema nervoso central da síndrome de Wernicke-Korsakoff, e uma alta ingestão de energia, como em resposta ao uso abusivo de álcool, também é um fator predisponente. O beribéri seco está associado a deficiência mais prolongada e presumivelmente menos grave, e a ingestão geralmente baixa de alimentos, enquanto a ingestão elevada de carboidratos e a atividade física predispõem ao beribéri úmido.

O papel da tiamina difosfato na piruvato desidrogenase mostra que, na sua deficiência, há conversão prejudicada do piruvato em acetil CoA e, portanto, entrada prejudicada do piruvato no ciclo do ácido cítrico. Especialmente em pessoas com alimentação relativamente rica em carboidratos, resulta em aumento das concentrações plasmáticas de lactato e piruvato, o que pode levar a acidose láctica, com risco de vida. O aumento do lactato e do piruvato plasmático, após uma dose-teste de glicose, tem sido usado como meio de avaliar o estado nutricional da tiamina.

Beribéri seco

A deficiência crônica de tiamina, especialmente associada à alimentação rica em carboidratos, resulta em beribéri, que é uma neurite periférica ascendente simétrica. Inicialmente, a pessoa queixa-se de fraqueza, rigidez e cãibras nas pernas, sendo incapaz de caminhar mais do que uma curta distância. Pode haver dormência no dorso dos pés e tornozelos e diminuição da sensação de vibração. À medida que a doença progride, o reflexo aquileu é perdido e a fraqueza muscular se espalha para cima, envolvendo primeiro os músculos extensores do pé, depois os músculos da panturrilha e, finalmente, os extensores e flexores do joelho. Nesse estágio, ocorre queda acentuada dos pés e dos respectivos dedos – a pessoa é incapaz de manter o dedo do pé ou todo ele estendido no chão. Quando os braços são afetados, ocorre incapacidade semelhante de manter a mão estendida – queda de punho.

Os músculos acometidos ficam sensíveis, entorpecidos e hiperestésicos. A hiperestesia se estende em forma de faixa ao redor do membro, a chamada distribuição em meia e luva, e é seguida de anestesia. Há dores musculares profundas e, nos estágios terminais, quando a pessoa está acamada, mesmo uma leve pressão como a da roupa de cama causa considerável dor.

Beribéri úmido

O coração também pode ser afetado no beribéri, com dilatação das arteríolas, fluxo sanguíneo acelerado e aumento da frequência cardíaca, levando a insuficiência cardíaca direita e edema – o chamado beribéri úmido. Os sinais de insuficiência cardíaca crônica podem ser vistos sem neurite periférica. A dilatação arteriolar provavelmente resulta de altas concentrações circulantes de lactato e piruvato resultantes da atividade prejudicada da piruvato desidrogenase.

Beribéri pernicioso (fulminante) agudo: *shoshin* beribéri

A insuficiência cardíaca, sem aumento do débito cardíaco nem edema periférico, também pode ocorrer de forma aguda, associada à acidose láctica grave. Essa era uma apresentação comum de deficiência no Japão, onde era chamada de *shoshin* (que significa beribéri agudo); na década de 1920, foram registradas cerca de 26 mil mortes por ano.

Com maior conhecimento da causa e melhor estado nutricional, a doença tornou-se mais ou menos desconhecida, embora na década de 1980 tenha reaparecido entre os adolescentes japoneses que consumiam alimentação baseada principalmente em alimentos ricos em carboidratos e baixo teor de nutrientes, como bebidas doces gaseificadas, macarrão "instantâneo" e arroz polido. Também ocorre entre aqueles com alto consumo de álcool, quando a acidose láctica pode ser fatal, sem sinais claros de insuficiência cardíaca. O beribéri agudo também foi relatado quando pessoas anteriormente famintas receberam glicose intravenosa.

Síndrome de Wernicke-Korsakoff

Enquanto a neurite periférica, o beribéri cardíaco agudo e a acidose láctica ocorrem na deficiência de tiamina associada ao abuso de álcool, a apresentação mais comum é como síndrome de Wernicke-Korsakoff, devido a lesões do sistema nervoso central.

Inicialmente, há um estado confuso, a psicose de Korsakoff, caracterizada por confabulação e perda de memória recente, embora a memória de eventos passados pareça intacta. Mais tarde, surgem sinais neurológicos claros: encefalopatia de Wernicke, caracterizada por nistagmo e paralisia extraocular. O exame *post mortem* demonstra lesões cerebrais características.

Da mesma forma que o *shoshin* beribéri, a encefalopatia de Wernicke pode se desenvolver de maneira aguda, sem o desenvolvimento mais gradual da psicose de Korsakoff, entre pessoas

264 Introdução à Nutrição Humana

anteriormente famintas que receberam glicose intravenosa e aquelas gravemente enfermas que receberam hiperalimentação parenteral.

Necessidades de tiamina

Como a tiamina tem papel central na produção de energia, especialmente no metabolismo de carboidratos, as necessidades dependem principalmente da ingestão de carboidratos e têm sido relacionadas com "calorias sem gordura". Na prática, as necessidades e a ingestão de referência são calculadas com base na ingestão total de energia, assumindo que a alimentação média fornece 40% da energia da gordura. Para alimentações com baixo teor de gordura e, portanto, maior teor de carboidratos, as necessidades de tiamina podem ser um pouco maiores.

De acordo com estudos de depleção/repleção, é necessária a ingestão de pelo menos 40 μg de tiamina/MJ (0,2 mg/1.000 kcal) para prevenir o desenvolvimento de sinais de deficiência e manter a excreção urinária normal, assim como a de 46 μg/MJ para um coeficiente de ativação da transcetolase normal.

As ingestões de referência são calculadas com base em 100 μg/MJ (0,5 mg/1.000 kcal) para adultos que consomem mais de 2.000 kcal (8 MJ)/dia, com necessidade mínima para aqueles com baixo consumo de energia de 0,8 a 1 mg/dia, para permitir o metabolismo de substratos endógenos.

Avaliação do estado nutricional da tiamina

O comprometimento da piruvato desidrogenase, na deficiência de tiamina, resulta em aumento considerável nas concentrações plasmáticas de lactato e piruvato, o que foi explorado como meio de avaliar o estado nutricional da tiamina, medindo-se as alterações nas concentrações plasmáticas de lactato e piruvato após dose oral de glicose e exercícios físicos leves. O teste não é específico para a deficiência de tiamina, pois uma variedade de outras condições também pode resultar em acidose metabólica. Embora possa ser útil em estudos de depleção/repleção, é pouco utilizado atualmente na avaliação do estado nutricional.

A tiamina total no sangue abaixo de 150 nmol/ℓ é considerada indicador de deficiência. No entanto, as mudanças observadas nos estudos de depleção são pequenas. Mesmo em pessoas com beribéri franco, a concentração total de tiamina nos eritrócitos é apenas 20% menor do que o normal, de modo que a tiamina no sangue total não é um índice sensível de estado nutricional.

Embora existam vários metabólitos urinários de tiamina, uma proporção significativa é excretada inalterada ou como tiocromo e, portanto, a excreção urinária da vitamina (medida como tiocromo) pode fornecer informações sobre o estado nutricional. A excreção diminui proporcionalmente com a ingestão em pessoas nutridas de maneira adequada, mas em baixas ingestões há limite abaixo do qual uma redução adicional na ingestão tem pouco efeito sobre a excreção.

A ativação da apotranscetolase no lisado de eritrócitos pela tiamina difosfato adicionada *in vitro* tornou-se o índice mais amplamente usado e aceito do estado nutricional da tiamina. A apotranscetolase é instável tanto *in vivo* quanto *in vitro*, portanto podem surgir problemas na interpretação dos resultados, especialmente se as amostras tiverem sido armazenadas por tempo considerável. Um coeficiente de ativação > 1,25 é indicativo de deficiência e < 1,15 é considerado para refletir o estado adequado de tiamina.

10.7 Riboflavina (vitamina B$_2$)

A deficiência de riboflavina é um problema significativo de saúde pública em muitas áreas do mundo. A vitamina tem papel central como coenzima no metabolismo energético, mas a deficiência raramente, ou nunca, é fatal, uma vez que há conservação e reciclagem muito eficientes da riboflavina em deficiência.

As estruturas da riboflavina e das coenzimas derivadas da riboflavina são demonstradas na Figura 10.9.

Leite e produtos lácteos são fontes importantes, fornecendo 25% ou mais da ingestão total de riboflavina na maioria dos padrões alimentares, e é digno de nota que o estado nutricional médio de riboflavina em diferentes países reflete o consumo de leite em uma extensão considerável. Outras fontes ricas são ovos, carne e peixe. Além disso, devido à sua cor amarela intensa, a riboflavina é amplamente utilizada como corante alimentar (E101).

A fotólise da riboflavina leva à formação de lumiflavina (em solução alcalina) e lumicromo (em solução ácida ou neutra), ambos biologicamente inativos. A exposição do leite em garrafas de vidro transparente à luz solar ou fluorescente

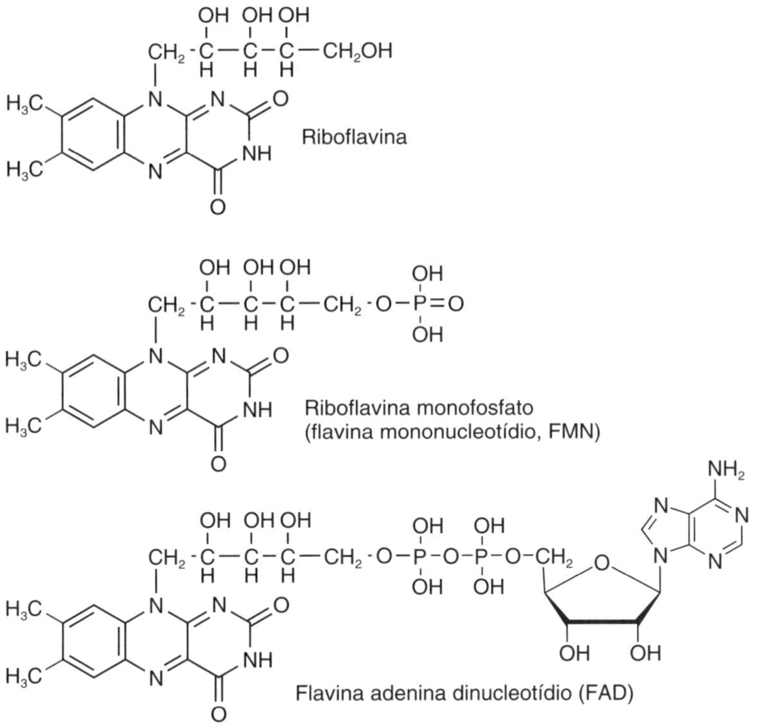

Figura 10.9 Riboflavina (vitamina B$_2$) e as coenzimas de flavina, riboflavina monofosfato e flavina adenina dinucleotídio.

pode resultar na perda de quantidades significativas de riboflavina, o que é potencialmente importante do ponto de vista nutricional. A lumiflavina e o lumicromo catalisam a oxidação de lipídios (em peróxidos lipídicos) e a metionina (em metional), resultando no desenvolvimento de um sabor desagradável, conhecido como sabor de "luz solar".

Absorção e metabolismo

Com exceção do leite e dos ovos, que contêm quantidades relativamente grandes de riboflavina livre ligada a proteínas de ligação específicas, a maioria das vitaminas nos alimentos são coenzimas de flavina ligadas a enzimas, que são liberadas quando a proteína é hidrolisada. A seguir, as fosfatases intestinais hidrolisam as coenzimas para liberar a riboflavina, que é absorvida na parte superior do intestino delgado. A absorção da riboflavina é limitada e, após doses moderadamente altas, apenas pequena proporção é absorvida. A riboflavina sintetizada por bactérias intestinais é absorvida no cólon por um sistema mediado por carreadores.

Grande parte da riboflavina absorvida é fosforilada na mucosa intestinal e entra na corrente sanguínea como riboflavina fosfato, embora isso não seja essencial para a absorção da vitamina.

Cerca de 50% da riboflavina plasmática é riboflavina livre, a principal forma de transporte: 44% como flavina adenina dinucleotídio (FAD) e o restante como riboflavina fosfato. A vitamina é amplamente ligada às proteínas no plasma – a riboflavina livre liga-se à albumina e a alfa e beta-globulinas; tanto a riboflavina quanto as coenzimas também se ligam às imunoglobulinas.

A captação pelos tecidos ocorre por transporte passivo de riboflavina livre mediado por transportadores, seguido de captura metabólica por fosforilação em riboflavina fosfato e posterior metabolismo em FAD.

A riboflavina fosfato e a FAD que não estão ligadas às proteínas são rapidamente hidrolisadas em riboflavina, que se difunde dos tecidos para a corrente sanguínea. A riboflavina e a riboflavina fosfato que não estão ligadas às proteínas plasmáticas são filtradas no glomérulo; a reabsorção tubular renal é saturada em concentrações

266 Introdução à Nutrição Humana

plasmáticas normais. Também há secreção tubular ativa da vitamina – a excreção urinária de riboflavina após doses moderadamente altas pode ser duas a três vezes maior do que a taxa de filtração glomerular.

Em condições normais, aproximadamente 25% da excreção urinária de riboflavina ocorre na forma de vitamina inalterada, com pequena quantidade na forma de glicosídeos de riboflavina e seus metabólitos.

Equilíbrio de riboflavina

Não há armazenamento significativo de riboflavina; além da limitação da absorção, qualquer ingestão excedente é excretada rapidamente, de modo que, uma vez que as necessidades metabólicas tenham sido atendidas, a excreção urinária de riboflavina e de seus metabólitos reflete a ingestão até que a absorção intestinal esteja saturada. Em animais submetidos à depleção de riboflavina, a resposta máxima de crescimento é alcançada com ingestões que promovem aproximadamente 75% de saturação dos tecidos, e a ingestão para atingir a saturação tecidual é aquela em que há excreção quantitativa da vitamina.

Há conservação muito eficiente da riboflavina na condição de deficiência, e quase a única perda dos tecidos será a pequena quantidade ligada covalentemente às enzimas, que não pode ser recuperada para reutilização. Existe apenas diferença de quatro vezes entre a concentração mínima de flavinas no fígado em deficiência e o nível em que ocorre a saturação. No sistema nervoso central, há apenas diferença de 35% entre deficiência e saturação.

Funções metabólicas das coenzimas de flavina

A função metabólica das coenzimas de flavina é de transportadoras de elétrons em ampla variedade de reações de oxidação e redução centrais para todas as vias metabólicas, incluindo a cadeia de transporte de elétrons mitocondrial e enzimas-chave na oxidação de ácidos graxos e aminoácidos e o ciclo do ácido cítrico. As coenzimas de flavina permanecem ligadas à enzima ao longo do ciclo catalítico. A maioria das flavoproteínas tem FAD como grupo prostético, em vez de riboflavina fosfato; alguns possuem ambas as coenzimas flavinas e outras, também outros grupos prostéticos.

As flavinas podem sofrer redução de um elétron para o radical semiquinona ou redução de dois elétrons para di-hidroflavina. Em algumas enzimas, a formação de di-hidroflavina ocorre por duas etapas de um único elétron, com formação intermediária do radical semiquinona. A di-hidroflavina pode ser oxidada por reação com um substrato, $NAD(P)^+$, ou citocromos em uma variedade de desidrogenases, ou pode reagir com o oxigênio molecular em oxigenases e oxidases de função mista (hidroxilases).

Flavinas e estresse oxidativo

A reoxidação da flavina reduzida nas oxigenases e oxidases de função mista procede por meio da formação do radical flavina e hidroperóxido de flavina, com a geração intermediária de radicais superóxido e peridroxila e peróxido de hidrogênio. Devido a esse fato, as flavinas oxidases contribuem de maneira significativa para o estresse oxidativo total do corpo. No geral, cerca de 3 a 5% do consumo diário de cerca de 30 mol de oxigênio por um adulto é convertido em oxigênio singleto, peróxido de hidrogênio e radicais superóxido, peridroxila e hidroxila, em vez de sofrer redução completa em água na cadeia de transporte de elétrons. Há, portanto, produção total de aproximadamente 1,5 mol de espécies reativas de oxigênio todos os dias, potencialmente capazes de causar danos aos lipídios de membrana, proteínas e ácidos nucleicos.

Deficiência de riboflavina

Embora a riboflavina esteja envolvida em todas as áreas do metabolismo e a deficiência seja generalizada em escala global, a deficiência não é fatal. Parece haver duas razões para isso: uma é que, embora a deficiência seja comum, a vitamina é disseminada nos alimentos e a maioria das alimentações fornecerá quantidades minimamente adequadas para permitir a manutenção das vias metabólicas centrais; a outra, mais importante, é que na deficiência há reutilização extremamente eficiente da riboflavina liberada pelo *turnover* das flavoproteínas, de modo que apenas pequena quantidade é metabolizada ou excretada.

A deficiência de riboflavina é caracterizada por lesões na margem dos lábios (queilose) e nos cantos da boca (estomatite angular), uma descamação dolorosa da língua, de forma que fica vermelha, seca e atrófica (língua magenta), e uma dermatite seborreica, com excrescências filiformes, acometendo principalmente os sulcos nasolabiais, pálpebras e orelhas.

Também pode haver conjuntivite com vascularização da córnea e opacidade do cristalino. Esta última é a única lesão da ariboflavinose para a qual a base bioquímica é conhecida: a glutationa é importante para manter a clareza normal do cristalino, e a glutationa redutase é uma flavoproteína particularmente sensível à depleção da riboflavina.

O principal efeito metabólico da deficiência de riboflavina é no metabolismo lipídico. Animais com deficiência de riboflavina apresentam taxa metabólica mais baixa e necessitam da ingestão de alimentos 15 a 20% maior para manter a massa corporal. A alimentação rica em gordura leva a um comprometimento mais acentuado do crescimento e a maior necessidade de riboflavina para restaurar o crescimento.

A hiperbilirrubinemia neonatal é geralmente tratada por fototerapia. O pico de comprimento de onda da fotólise da bilirrubina é o mesmo da fotólise da riboflavina. Bebês submetidos à fototerapia apresentam evidências bioquímicas de depleção de riboflavina, mas, como os produtos da fotólise da riboflavina podem causar danos ao DNA, os suplementos de riboflavina não são fornecidos durante a fototerapia.

Resistência à malária na deficiência de riboflavina

Vários estudos observaram que, em áreas onde a malária é endêmica, as pessoas com deficiência de riboflavina são relativamente resistentes e têm carga parasitária menor do que aquelas nutridas de maneira adequada. A base bioquímica dessa resistência à malária na deficiência de riboflavina não é conhecida, mas dois mecanismos possíveis foram propostos:

- Os parasitas da malária podem ter necessidade particularmente alta de riboflavina; alguns análogos da flavina têm ação antimalárica
- Como resultado da atividade antioxidante prejudicada nos eritrócitos, pode haver aumento da fragilidade das membranas eritrocitárias ou redução da fluidez da membrana. Como no traço falciforme, que também protege contra a malária, isso pode resultar na exposição dos parasitas ao sistema imunológico do hospedeiro

em um estágio vulnerável de seu desenvolvimento, resultando na produção de anticorpos protetores.

Necessidades de riboflavina

As estimativas das necessidades de riboflavina baseiam-se em estudos de depleção/repleção para determinar a ingestão mínima na qual há excreção significativa da vitamina. Na deficiência, praticamente não há excreção da vitamina; à medida que os requisitos são atendidos, qualquer excesso é excretado na urina. Com base nisso, a necessidade mínima de riboflavina para adultos é de 0,5 a 0,8 mg/dia. Com a ingestão de 1,1 a 1,6 mg/dia, a excreção urinária aumenta de maneira acentuada, sugerindo que as reservas de tecido estão saturadas.

Uma estimativa mais generosa das necessidades, e a base das doses de referência, baseia-se no coeficiente de ativação da glutationa redutase eritrocitária. Os valores normais do coeficiente de ativação são observados em pessoas cuja ingestão habitual de riboflavina está entre 1,2 mg/dia e 1,5 mg/dia.

Devido ao papel central das coenzimas de flavina no metabolismo energético, as ingestões de referência às vezes são calculadas com base na ingestão de energia: 0,14 a 0,19 mg/MJ (0,6 a 0,8 mg/1.000 kcal). No entanto, em vista da ampla gama de reações dependentes da riboflavina, além daquelas do metabolismo produtor de energia, é difícil justificar essa base para o cálculo das necessidades.

Avaliação do estado nutricional da riboflavina

A excreção urinária de riboflavina e seus metabólitos (seja a excreção basal, seja após uma dose-teste) pode ser usada como índice de estado nutricional. No entanto, a excreção de riboflavina está apenas correlacionada com a ingestão em pessoas que estão em equilíbrio nitrogenado. Naquelas com balanço nitrogenado negativo, pode haver mais excreção urinária do que seria esperado, como resultado do catabolismo das flavoproteínas teciduais e perda de seus grupos prostéticos. A ingestão mais elevada de proteína do que a necessária para manter o equilíbrio do nitrogênio não afeta a necessidade de riboflavina ou os índices do estado nutricional dela.

A glutationa redutase é especialmente sensível à depleção da riboflavina. A atividade da enzima nos eritrócitos pode, portanto, ser usada como um índice do estado nutricional da riboflavina. A interpretação dos resultados pode ser complicada pela anemia, e é mais comum se utilizar a ativação da glutationa redutase eritrocitária por FAD adicionada *in vitro*. Um coeficiente de ativação de 1 a 1,4 reflete o estado nutricional adequado, enquanto > 1,7 indica deficiência.

Interações com drogas e outros nutrientes

As fenotiazinas, como a clorpromazina, usada no tratamento da esquizofrenia, e os antidepressivos tricíclicos, como a imipramina, são análogos estruturais da riboflavina e inibem a flavoquinase. Em animais experimentais, a administração dessas drogas em doses equivalentes às usadas clinicamente resulta em aumento no coeficiente de ativação da glutationa redutase eritrocitária e aumento da excreção urinária de riboflavina, com concentrações reduzidas de riboflavina fosfato e FAD nos tecidos, apesar de a alimentação fornecer mais riboflavina do que o necessário para atender as necessidades. Embora não haja evidências de que as pessoas tratadas com esses medicamentos por período prolongado desenvolvam sinais clínicos de deficiência de riboflavina, o uso de clorpromazina a longo prazo está associado a redução na taxa metabólica.

A deficiência de riboflavina às vezes está associada à anemia hipocrômica, como resultado da absorção prejudicada de ferro. Uma proporção maior de uma dose-teste de ferro é retida nas células da mucosa intestinal ligadas à ferritina e, portanto, perdida nas fezes, em vez de ser absorvida, porque a mobilização do ferro ligado à ferritina nas células da mucosa para transferência para a transferrina requer oxidação por uma enzima dependente de flavina.

A depleção de riboflavina diminui a oxidação da vitamina B_6 a piridoxal; a piridoxina oxidase é uma flavoproteína muito sensível à depleção da riboflavina. Não está claro até que ponto há deficiência funcional de vitamina B_6 na deficiência de riboflavina. Isso ocorre em parte porque o estado nutricional da vitamina B_6 é geralmente avaliado pelo metabolismo de uma dose-teste de triptofano, e a quinurenina hidroxilase, na via oxidativa do triptofano, é uma flavoproteína; a deficiência de riboflavina pode, portanto, perturbar o metabolismo do triptofano de forma bastante separada de seus efeitos no estado nutricional da vitamina B_6.

O distúrbio do metabolismo do triptofano na deficiência de riboflavina, devido ao comprometimento da quinurenina hidroxilase, também pode resultar na redução da síntese de NAD a partir do triptofano e, portanto, pode ser um fator na ocorrência da pelagra.

10.8 Niacina

A niacina não é estritamente uma vitamina, pois pode ser sintetizada no corpo a partir do aminoácido essencial triptofano. Apenas quando a ingestão deste é inadequada ou seu metabolismo está prejudicado a niacina pré-formada na alimentação se torna importante. No entanto, desde que a niacina foi descoberta como um nutriente durante os estudos de deficiência da pelagra – o que foi um grande problema de saúde pública no sul dos EUA durante a primeira metade do século 20 e continuou a ser em partes da Índia e regiões da África Subsaariana até a década de 1990 –, era considerada uma vitamina.

Vitâmeros e equivalentes da niacina

Dois compostos, o ácido nicotínico e a nicotinamida, têm a atividade biológica da niacina. Quando o ácido nicotínico foi descoberto como o fator curativo e preventivo da pelagra, ele já era conhecido como um composto químico e, portanto, jamais foi atribuído um número entre as vitaminas B. O nome niacina foi cunhado nos EUA quando se decidiu enriquecer a farinha de milho com a vitamina para prevenir a pelagra; considerou-se que o nome ácido nicotínico não era desejável devido à sua semelhança com a nicotina. Nos EUA, o termo *niacina* é comumente utilizado para significar especificamente ácido nicotínico, e a nicotinamida é conhecida como niacinamida; em outros lugares, "niacina" é usada como um descritor genérico para ambas as vitaminas. A Figura 10.10 mostra as estruturas de ácido nicotínico e nicotinamida, bem como coenzimas, NAD e NADPH.

O anel de nicotinamida da NAD pode ser sintetizado no corpo a partir do aminoácido essencial triptofano. Em adultos, quase toda a ingestão alimentar de triptofano, exceto a pequena quantidade usada para a síntese líquida de novas proteínas e síntese de melatonina e do neurotransmissor

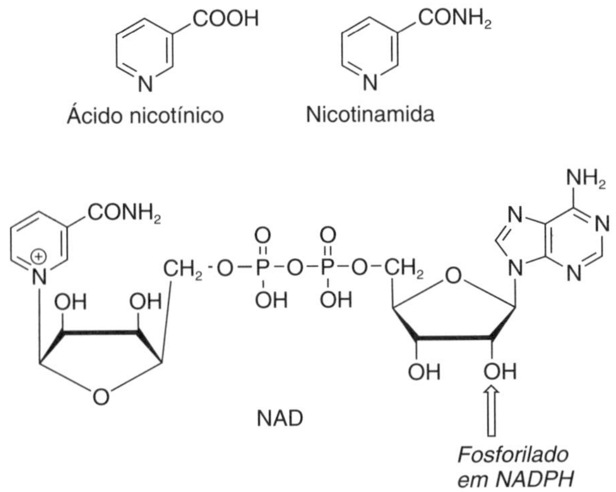

Figura 10.10 Os vitâmeros da niacina, ácido nicotínico e nicotinamida, e a coenzima nicotinamida adenina dinucleotídio (NAD). NADPH, nicotinamida adenina nucleotídio fosfato.

serotonina, é metabolizada por essa via e, portanto, está potencialmente disponível para a síntese de NAD.

Vários estudos investigaram a equivalência de triptofano alimentar e niacina pré-formada como precursores dos nucleotídios de nicotinamida, geralmente determinando a excreção de metabólitos de niacina em resposta a doses-teste dos precursores, em pessoas mantidas em padrões alimentares deficientes. O estudo mais extenso foi o de Horwitt et al., em 1956, que descobriram que havia variação considerável entre as pessoas na resposta ao triptofano e à niacina e, para permitir essa variação individual, propuseram a proporção de 60 mg de triptofano equivalente a 1 mg de niacina pré-formada. Mudanças no estado hormonal podem resultar em mudanças consideráveis nessa proporção: entre 7 e 30 mg de triptofano proveniente da alimentação equivalente a 1 mg de niacina pré-formada no final da gravidez.

O conteúdo de niacina dos alimentos é geralmente expresso em mg de equivalentes de niacina; 1 mg de equivalente de niacina = mg de niacina pré-formada + 1/60 × mg de triptofano. Como a maior parte da niacina nos cereais não está biologicamente disponível, é convencional ignorá-la nesses produtos.

Como a síntese endógena do triptofano é mais importante do que a niacina alimentar pré-formada, as principais fontes alimentares de niacina são geralmente aquelas que também são fontes ricas em proteínas. Somente quando o alimento básico é um cereal como o milho, com notável falta de triptofano, é que ocorrem os problemas de deficiência. A trigonelina (ácido N^1-metilnicotínico) em grãos de café é desmetilada em ácido nicotínico durante a torra, e o consumo moderado dessa bebida pode atender a uma proporção significativa das necessidades de niacina.

Niacina indisponível em cereais

A análise química revela niacina em cereais (principalmente no farelo), mas não biologicamente disponível, uma vez que está ligada na forma de ésteres de niacitina-nicotinoil a uma variedade de macromoléculas. No farelo de trigo, cerca de 60% são esterificados a polissacarídeos e o restante a polipeptídeos e glicopeptídeos.

O tratamento de cereais com álcali (p. ex., imersão durante a noite em solução de hidróxido de cálcio, a exemplo do método tradicional para a preparação de tortilhas, no México) e o cozimento com fermento em pó alcalino liberam muito do ácido nicotínico. Isso pode explicar por que a pelagra sempre foi rara no México, apesar de o milho ser o alimento básico nesse país. Até 10% da niacina na niacitina pode estar biologicamente disponível como resultado da hidrólise pelo ácido gástrico.

Absorção e metabolismo

A niacina está presente nos tecidos e, portanto, nos alimentos, principalmente como os nucleotídios de nicotinamida NAD e NADPH. A hidrólise *post mortem* de NAD(PH) é extremamente rápida em tecidos animais, então é provável que grande parte da niacina da carne (uma importante fonte alimentar da vitamina pré-formada) seja nicotinamida livre.

Os nucleotídios da nicotinamida presentes no lúmen intestinal não são absorvidos como tal, mas hidrolisados para liberar nicotinamida. Muitas bactérias intestinais têm atividade desamidase da nicotinamida, e uma proporção significativa da nicotinamida da alimentação pode ser desamidada no lúmen intestinal. Tanto o ácido nicotínico quanto a nicotinamida são absorvidos no intestino delgado por um processo saturável tanto dependente quanto independente de sódio, no cólon.

As coenzimas de nucleotídio de nicotinamida podem ser sintetizadas a partir de qualquer uma das vitaminas da niacina e do ácido quinolínico, um intermediário no metabolismo do triptofano. No fígado, a síntese das coenzimas se eleva com o aumento da ingestão de triptofano, mas não de niacina pré-formada. O fígado exporta nicotinamida, derivada do *turnover* de coenzimas, para absorção por outros tecidos.

Catabolismo de NAD(PH)

O catabolismo de NAD^+ é c atalisado por quatro enzimas:

- NAD glico-hidrolase, que libera nicotinamida e ADP-ribose
- NAD pirofosfatase, que libera a nicotinamida mononucleotídio; esta pode ser hidrolisada pela NAD glico-hidrolase, para liberar nicotinamida, ou reutilizada, para formar NAD
- ADP-ribosiltransferases
- Poli(ADP-ribose) polimerase (PARP).

A ativação da ADP-ribosiltransferase e PARP por toxinas, estresse oxidativo ou dano ao DNA pode resultar em considerável depleção de NAD(P) intracelular e, de fato, fornecer um mecanismo de proteção para garantir que as células que sofreram muitos danos no DNA morram como resultado da depleção de NAD(P). A administração de carcinógenos que quebrem o DNA a animais experimentais resulta na excreção de grandes quantidades de metabólitos de nicotinamida e depleção de NAD(P) tecidual; a adição dos compostos às células em cultura tem um efeito semelhante. A exposição crônica a esses carcinógenos e micotoxinas pode ser um fator que contribui na etiologia da pelagra, quando a ingestão alimentar de triptofano e niacina é marginal.

Excreção urinária de niacina e metabólitos

Em condições normais, há pouca ou nenhuma excreção urinária de nicotinamida ou ácido nicotínico. Isso ocorre porque ambos os vitâmeros são ativamente reabsorvidos do filtrado glomerular. Somente quando a concentração é tão alta, a ponto de o mecanismo de reabsorção estar saturado, é que ocorre excreção significativa de niacina.

A nicotinamida que excede os requisitos para a síntese de NAD é metilada pela nicotinamida *N*-metiltransferase. A N^1-metilnicotinamida é secretada ativamente na urina pelos túbulos renais proximais e também pode ser metabolizada posteriormente para produzir *N*-metil-2-piridona-5-carboxamida e *N*-metil-4-piridona-5-carboxamida.

A nicotinamida também pode sofrer oxidação em *N*-óxido nicotinamida, quando grandes quantidades são ingeridas. O ácido nicotínico pode ser conjugado com glicina para formar ácido nicotinúrico ou metilado em trigonelina (ácido N^1-metilnicotínico). Não está claro até que ponto a excreção urinária de trigonelina reflete a metilação endógena do ácido nicotínico, uma vez que há quantidade significativa de trigonelina nos alimentos que pode ser absorvida, mas que não pode ser utilizada como fonte de niacina, sendo excretada inalterada.

Funções metabólicas da niacina

O papel mais bem definido da niacina está no metabolismo dos substratos energéticos, como a porção nicotinamida funcional das coenzimas NAD e NADPH, que desempenham papel importante nas reações de oxidação e redução. As coenzimas oxidadas têm carga positiva no nitrogênio do anel da nicotinamida e sofrem redução de dois elétrons. As formas oxidadas são convencionalmente mostradas como $NAD(P)^+$ e as formas reduzidas, como $NAD(P)H_2$, ou, mais corretamente, como $NAD(P)H + H^+$, pois, embora seja uma redução de dois elétrons, apenas um próton é incorporado ao anel, o outro permanecendo associado à coenzima.

Em geral, o NAD^+ atua como aceitador de elétrons no metabolismo energético, sendo oxidado pela cadeia de transporte de elétrons mitocondrial, enquanto a principal coenzima para reações sintéticas redutivas é o NADPH.

Uma exceção a essa regra geral é a via da pentose fosfato do metabolismo da glicose, que resulta na redução de $NADP^+$ a NADPH e é a fonte de metade do redutor para a síntese de ácidos graxos.

Além de seu papel de coenzima, NAD é a fonte de ADP-ribose para a ADP-ribosilação de uma variedade de proteínas e poli(ADP-ribosilação) e, portanto, ativação de nucleoproteínas envolvidas no mecanismo de reparo do DNA.

No núcleo, a PARP é ativada pela ligação a pontos de quebra no DNA. A enzima está envolvida na ativação do mecanismo de reparo do DNA em resposta à quebra da fita causada pelo ataque de radicais ou radiação UV. Em células que sofreram danos consideráveis ao DNA, a ativação da PARP pode esgotar a NAD intracelular, a tal ponto que a formação de ATP é prejudicada, levando à morte celular.

A ADP-ribose ciclase catalisa a formação de ADP-ribose cíclica a partir da NAD e de ácido nicotínico adenina dinucleotídio fosfato a partir da NADPH (catalisando a troca de nicotinamida por ácido nicotínico). Ambos os compostos agem para aumentar as concentrações de cálcio citosólico, liberando cálcio dos estoques intracelulares, agindo como segundos mensageiros em resposta ao óxido nítrico, acetilcolina e outros neurotransmissores.

As sirtuínas são uma família de enzimas que catalisam a desacetilação dos resíduos de lisina nas histonas e outras proteínas e, portanto, na regulação epigenética da expressão gênica. A reação envolve a hidrólise de NAD^+ e a formação de O-acetil ADP-ribose e nicotinamida. A atividade da sirtuína é limitada pela disponibilidade de NAD^+ e, portanto, depende do estado nutricional da niacina e da proporção de NAD^+: NADH e, assim, do estado de energia da célula. Há evidências de estudos com animais de que a expressão elevada de algumas sirtuínas está associada ao aumento da expectativa de vida.

Pelagra: uma doença causada pela deficiência de triptofano e niacina

A pelagra tornou-se comum na Europa quando o milho foi introduzido do Novo Mundo como um alimento básico conveniente de alto rendimento e, no final do século 19, estava espalhado por todo o sul da Europa, norte e sul da África e sul dos EUA. As proteínas do milho são particularmente carentes em triptofano e, como com outros cereais, pouca ou nenhuma niacina pré-formada está biologicamente disponível, a menos que o cereal seja tratado com álcali antes do cozimento, como na produção tradicional de tortilhas, no México.

A pelagra é caracterizada por uma dermatite fotossensível, que se assemelha a uma queimadura solar grave, tipicamente com um padrão de distribuição em forma de borboleta sobre o rosto, acometendo todas as partes da pele expostas ao sol. Lesões de pele semelhantes também podem ocorrer em áreas não expostas à luz solar, mas sujeitas a pressão, como joelhos, cotovelos, punhos e tornozelos. A pelagra avançada também é acompanhada por demência (mais corretamente uma psicose depressiva) e pode haver diarreia (quando não tratada, a pelagra é fatal).

A psicose depressiva é superficialmente semelhante à esquizofrenia e às psicoses orgânicas, mas clinicamente distinguível por fases lúcidas repentinas que se alternam com os sinais psiquiátricos mais produtivos. É provável que esses sintomas mentais possam ser explicados por um déficit relativo do aminoácido essencial triptofano e, portanto, pela síntese reduzida do neurotransmissor 5-hidroxitriptamina (serotonina), e não por uma deficiência de niacina por si só.

Fatores adicionais na etiologia da pelagra

A pelagra também ocorre na Índia entre pessoas cujo alimento básico é o sorgo (*Sorghum vulgare*), embora a proteína desse cereal contenha triptofano suficiente para permitir a síntese adequada de NAD. Aqui, o problema parece ser o excesso relativo de leucina na proteína, que pode inibir a captação de triptofano pelo tecido e, portanto, a síntese de NAD a partir dele. É provável que a leucina seja um fator na etiologia da pelagra apenas quando a ingestão alimentar de triptofano e niacina é baixa, uma condição que pode ocorrer quando o sorgo é o alimento básico, especialmente em momentos de escassez alimentar.

Embora a etiologia nutricional da pelagra esteja bem estabelecida e o triptofano ou a niacina previnam ou curem a doença, fatores adicionais, incluindo a deficiência de riboflavina ou vitamina B_6, ambas necessárias para a síntese de NAD a partir do triptofano, podem ser importantes quando a ingestão de triptofano e niacina é apenas marginalmente adequada.

Durante a primeira metade do século XX, das 87 mil pessoas que morreram de pelagra nos EUA, havia duas vezes mais mulheres do que homens.

272 Introdução à Nutrição Humana

Relatos de surtos individuais de pelagra, tanto nos EUA quanto, mais recentemente, em outros lugares, mostram proporção de sexo biológico semelhante. Isso pode muito bem ser o resultado da inibição do metabolismo do triptofano pelos metabólitos do estrogênio e, portanto, da síntese reduzida de NAD a partir do triptofano.

Várias toxinas bacterianas, fúngicas e ambientais ativam a ADP-ribosiltransferase ou PARP, e é possível que a exposição crônica a tais toxinas esgote o NAD(P) do tecido e, portanto, seja um fator que contribua no desenvolvimento da pelagra quando a ingestão de triptofano e niacina é marginal.

Necessidades de niacina

Com base em estudos de depleção/repleção, em que a excreção urinária de metabólitos de niacina foi medida após a alimentação com triptofano ou niacina pré-formada, a necessidade média de niacina é de 1,3 mg de equivalentes de niacina/gasto de energia MJ, e as doses de referência baseiam-se em 1,6 mg/MJ. A ingestão média de triptofano na alimentação ocidental mais do que atenderá às necessidades, sem que se precise de uma fonte alimentar de niacina pré-formada.

Avaliação do estado nutricional da niacina

Embora as coenzimas de nucleotídio de nicotinamida funcionem em grande número de reações de oxidação e redução, isso não pode ser explorado como um meio de avaliar o estado das reservas de niacina do corpo, porque as coenzimas não estão firmemente ligadas às suas apoenzimas, assim como a tiamina pirofosfato, a riboflavina e o piridoxal fosfato, mas atuam como cossubstratos das reações, ligando-se e deixando a enzima à medida que a reação prossegue. Nenhuma lesão metabólica específica associada à depleção de NAD(P) foi identificada.

Os dois métodos de avaliação do estado nutricional da niacina são a medição da proporção de NAD/NADPH nas hemácias e a excreção urinária de metabólitos de niacina, nenhum dos quais totalmente satisfatório.

Toxicidade da niacina

O ácido nicotínico tem sido usado para diminuir o triacilglicerol e o colesterol no sangue em pessoas com hiperlipidemia. No entanto, são necessárias quantidades relativamente grandes (da ordem de 1 a 6 g/dia, em comparação com a ingestão de referência de 18 a 20 mg/dia). Nesse nível de ingestão, o ácido nicotínico causa dilatação dos vasos sanguíneos e rubor, com irritação da pele, coceira e sensação de queimação. Esse efeito desaparece após alguns dias.

A alta ingestão de ácido nicotínico e nicotinamida, acima de 500 mg/dia, causa danos ao fígado e o uso prolongado pode resultar em insuficiência hepática, o que é um problema, especialmente com preparações de liberação sustentada de niacina, que permitem que nível alto no sangue seja mantido por tempo relativamente longo.

10.9 Vitamina B$_6$

Além de um surto na década de 1950, devido ao leite infantil superaquecido, a deficiência de vitamina B$_6$ é desconhecida, exceto em condições experimentais. No entanto, há um corpo considerável de evidências de que o estado marginal e a deficiência bioquímica podem ser relativamente comuns em países desenvolvidos.

A vitamina B$_6$ é amplamente distribuída em uma variedade de alimentos. No entanto, uma proporção considerável da vitamina em alimentos vegetais pode estar presente como glicosídeos, que provavelmente não estão disponíveis biologicamente, embora uma proporção possa ser hidrolisada por bactérias intestinais.

Quando os alimentos são aquecidos, o piridoxal e o piridoxal fosfato podem reagir com os grupos épsilon-amino da lisina para formar uma base de Schiff (aldimina), o que torna a vitamina B$_6$ e a lisina biologicamente indisponíveis; mais importante, a piridoxil-lisina liberada durante a digestão é absorvida e tem atividade antivitamina B$_6$ antimetabólica. No geral, estima-se que cerca de 70 a 80% da vitamina B$_6$ da alimentação esteja disponível.

Vitâmeros

O descritor genérico vitamina B$_6$ inclui seis vitâminas: o álcool piridoxina, o aldeído piridoxal, a amina piridoxamina e seus 5′-fosfatos. Há alguma confusão na literatura mais antiga, porque em certa época "piridoxina", atualmente usada especificamente para o álcool, era usada como um descritor genérico, com "piridoxol" como o nome específico para o álcool. Os vitâmeros são metabolicamente interconversíveis e, tanto quanto se sabe, têm igual atividade biológica; eles são todos convertidos no corpo na forma metabolicamente ativa, piridoxal fosfato. O ácido 4-piridóxico é um produto biologicamente inativo do metabolismo da vitamina B_6.

Absorção e metabolismo

Os vitâmeros fosforilados são desfosforilados pela fosfatase alcalina ligada à membrana na mucosa intestinal; piridoxal, piridoxamina e piridoxina são todos absorvidos rapidamente por difusão passiva. As células da mucosa intestinal têm piridoxina quinase e piridoxina fosfato oxidase (Figura 10.11), de modo que há acúmulo líquido de piridoxal fosfato por aprisionamento metabólico. Grande parte da piridoxina ingerida é liberada na circulação portal como piridoxal, após desfosforilação na membrana serosa. Ao contrário de outras vitaminas B, parece não haver limite para a quantidade de vitamina B_6 que é absorvida.

A maior parte da vitamina absorvida é captada pelo fígado por difusão passiva, seguida de aprisionamento metabólico como ésteres de fosfato, que não atravessam as membranas celulares, e então a oxidação em piridoxal fosfato. O fígado exporta piridoxal fosfato (ligado à albumina) e piridoxal (que se liga à albumina e à hemoglobina). O piridoxal livre que permanece no fígado é rapidamente oxidado em ácido 4-piridóxico, que é o principal produto excretor.

Os tecidos extra-hepáticos absorvem o piridoxal fosfato e o piridoxal do plasma. O fosfato é hidrolisado em piridoxal, que pode atravessar as membranas celulares, por fosfatase alcalina extracelular e, em seguida, aprisionado no meio intracelular por fosforilação. As concentrações de piridoxal fosfato nos tecidos são controladas pelo equilíbrio entre a fosforilação e a desfosforilação.

Cerca de 80% do total de vitamina B_6 do corpo é piridoxal fosfato presente no músculo esquelético, principalmente associado a glicogênio fosforilase. Isso não funciona como uma reserva de vitamina e não é liberado do músculo em tempos de deficiência, mas, sim, na circulação (como piridoxal) na inanição, quando as reservas de glicogênio reduzem

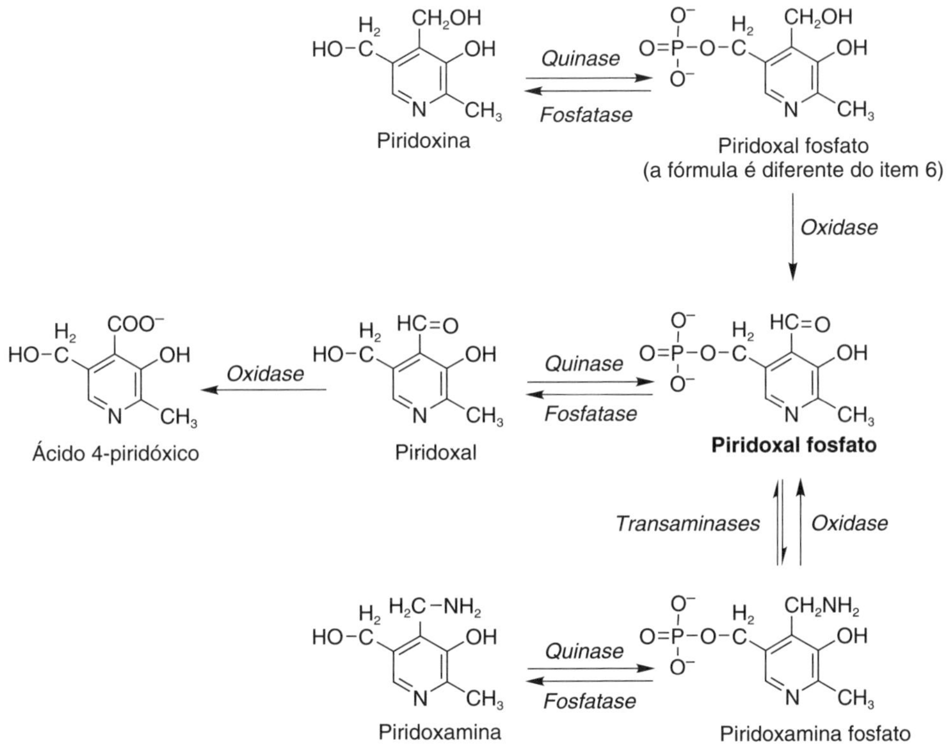

Figura 10.11 Interconversão dos vitâmeros da vitamina B_6. Piridoxal quinase (EC 2.7.1.38), piridoxina fosfato oxidase (EC 1.1.1.65), piridoxamina fosfato oxidase (EC 1.4.3.5).

drasticamente e há menos necessidade de atividade de fosforilase. Nessas condições, ele está disponível para redistribuição para outros tecidos, especialmente fígado e rins, para atender à maior necessidade de transaminação de aminoácidos para fornecer substratos para a gliconeogênese.

Funções metabólicas da vitamina B_6

O piridoxal fosfato é uma coenzima em três áreas principais do metabolismo:

* Em uma ampla variedade de reações de aminoácidos, especialmente a transaminação, na qual funciona como o transportador intermediário do grupo amino, e a descarboxilação para formar aminas
* Como o cofator da glicogênio fosforilase no músculo esquelético e no fígado, onde é o grupo fosfato que é importante, do ponto de vista catalítico
* Na regulação da ação dos hormônios esteroides. O piridoxal fosfato atua removendo o complexo hormônio-receptor da ligação ao DNA, encerrando assim a ação dos hormônios. Na deficiência de vitamina B_6, há aumento da sensibilidade e capacidade de resposta dos tecidos-alvo a baixas concentrações de hormônios esteroides, incluindo estrogênios, andrógenos e cortisol.

Deficiência de vitamina B_6

A deficiência de vitamina B_6 grave o suficiente para levar a sinais clínicos é extremamente rara, e a deficiência inequívoca foi relatada apenas em um surto, durante a década de 1950, quando bebês foram alimentados com uma preparação de leite que havia sido demasiadamente superaquecida durante a fabricação. Muitos dos bebês afetados sofreram convulsões, que cessaram rapidamente após a administração de vitamina B_6.

A causa das convulsões foi o comprometimento grave da atividade da enzima glutamato descarboxilase dependente de piridoxal fosfato, que catalisa a síntese do neurotransmissor inibitório ácido gama-aminobutírico (GABA), juntamente com o acúmulo de hidroxiquinurenina como resultado da atividade prejudicada da quinureninase, que também é dependente de piridoxal fosfato.

A deficiência moderada de vitamina B_6 resulta em uma série de anormalidades no metabolismo dos aminoácidos, especialmente de triptofano e metionina. Em animais experimentais, um grau moderado de deficiência leva ao aumento da sensibilidade dos tecidos-alvo à ação do hormônio esteroide. Isso pode ser importante no desenvolvimento de câncer de mama, útero e próstata dependente de hormônio e, portanto, afetar o prognóstico. A suplementação de vitamina B_6 pode ser um complemento útil para outra terapia nesses cânceres comuns; certamente, há evidências de que o baixo estado nutricional de vitamina B_6 está associado a um mau prognóstico em mulheres com câncer de mama.

A depleção de vitamina B_6 pode resultar da administração prolongada de medicamentos capazes de formar adutos biologicamente inativos com o piridoxal, como a penicilamina e o fármaco antituberculose isoniazida. A deficiência de vitamina B_6 induzida por medicamentos costuma se manifestar como pelagra da doença de deficiência de triptofano-niacina, porque a síntese das coenzimas nucleotídicas de nicotinamida a partir do triptofano é piridoxal fosfato-dependente.

Necessidades de vitamina B_6

A maioria dos estudos sobre as necessidades de vitamina B_6 acompanhou o desenvolvimento de anormalidades no metabolismo do triptofano e da metionina durante a depleção, e normalização durante a reposição com ingestão gradativa da vitamina. Embora o teste de carga de triptofano não seja confiável como índice do estado nutricional da vitamina B_6 em estudos de campo, sob condições controladas de estudos de depleção/repleção, ele fornece uma indicação útil do estado nutricional da vitamina B_6.

Uma vez que o papel principal da vitamina B_6 é no metabolismo dos aminoácidos, é provável que a ingestão de proteínas afete as necessidades de vitamina B_6. Adultos mantidos com alimentação deficiente em vitamina B_6 desenvolvem anormalidades no metabolismo de triptofano e metionina mais rapidamente, com queda mais célere de vitamina B_6 no sangue, quando a ingestão de proteína é relativamente alta (80 a 160 g/dia em vários estudos) do que quando baixa (30 a 50 g/dia). Da mesma forma, durante a reposição em pessoas com deficiência, o metabolismo do triptofano e da metionina e a vitamina B_6 do sangue são normalizados mais rapidamente em níveis baixos do que altos de ingestão de proteínas.

Com base nesses estudos, a necessidade média de vitamina B_6 é estimada em 13 μg/g de proteína alimentar, e a ingestão de referência é baseada em 15 a 16 μg/g de proteína alimentar.

Necessidades em bebês

A estimativa das necessidades de vitamina B_6 em bebês apresenta um problema e há clara necessidade de pesquisas adicionais. O leite humano, que deve ser considerado adequado para a nutrição infantil, fornece apenas 2,5 a 3 μg de vitamina B_6/g de proteína, o que é muito menor do que a necessidade dos adultos, embora não haja razão para que os bebês tenham necessidade menor.

Com base no conteúdo corporal de 3,7 μg (15 nmol) de vitamina B_6/g de massa corporal e na taxa de ganho de massa corporal, o requisito mínimo para bebês nos primeiros 6 meses de vida é de 100 μg/dia para estabelecer as reservas de tecido e um adicional de 20% para permitir a renovação metabólica. Mesmo que a mãe receba suplementos diários de 2,5 mg de vitamina B_6 durante a lactação, mais do que o dobro de sua ingestão normal, a ingestão do bebê varia de 100 a 300 μg/dia durante os primeiros 6 meses de vida. Em 1 mês, isso é apenas 8,5 μg/g de proteína, aumentando para 15 μg/g em 2 meses.

Avaliação do estado nutricional da vitamina B_6

Existem vários índices de estado de vitamina B_6 disponíveis: concentrações plasmáticas da vitamina, concentração plasmática e excreção urinária de ácido 4-piridóxico, ativação de transaminases eritrocitárias por piridoxal fosfato adicionado *in vitro* e a capacidade de metabolizar doses-teste de triptofano e metionina. Houve pouca concordância entre os diferentes métodos quando mais de um índice foi usado em estudos populacionais.

A vitamina B_6 total do plasma, em jejum (medida microbiologicamente), ou mais especificamente o piridoxal fosfato, é amplamente utilizada como índice do estado nutricional da vitamina B_6. Apesar da queda do piridoxal fosfato plasmático durante a gravidez, que tem sido amplamente interpretada como indicando depleção de vitamina B_6 ou um aumento da necessidade, a concentração plasmática de piridoxal fosfato mais piridoxal permanece inalterada. Isso sugere que a determinação de piridoxal fosfato plasmático, por si só, pode não ser um índice confiável do estado nutricional da vitamina B_6.

A albumina sérica baixa levará a concentração plasmática baixa de piridoxal fosfato, porque este é transportado ligado à albumina, e uma alta atividade circulante da fosfatase alcalina também levará a baixas concentrações de piridoxal fosfato, pois é hidrolisado em piridoxal. Em doenças crônicas, há também baixa concentração plasmática de piridoxal fosfato devido à redução da albumina sérica; não há evidência de aumento do catabolismo da vitamina na doença inflamatória. Também há redistribuição de vitamina B_6 para locais de inflamação, para permitir o aumento da atividade do catabolismo do triptofano (iniciado pela indoleamina dioxigenase) e metabolismo de esfingolipídios imunomoduladores, bem como aumento da atividade da serina hidroximetiltransferase para proliferação de células imunes. Em contraste, o fosfato inorgânico plasmático elevado leva a um aumento da concentração de piridoxal fosfato devido à inibição da fosfatase alcalina pelo fosfato.

Cerca de metade da ingestão normal de vitamina B_6 na alimentação é excretada como ácido 4-piridóxico, cuja excreção urinária refletirá amplamente a ingestão recente da vitamina, em vez do estado nutricional subjacente.

Saturação de coenzima de transaminases

O método mais amplamente utilizado para avaliar o estado da vitamina B_6 é pela ativação das transaminases eritrocitárias por piridoxal fosfato adicionado *in vitro*. Um coeficiente de ativação para alanina transaminase $> 1,25$, ou para aspartato transaminase $> 1,8$, é considerado um indicador de deficiência.

Teste de carga de triptofano

O teste de carga de triptofano para avaliação do estado nutricional de vitamina B_6 (a capacidade de metabolizar uma dose de teste de triptofano) é um dos exames metabólicos mais antigos para avaliação da funcionalidade da vitamina, desenvolvido a partir da observação da excreção de um composto de cor anormal, posteriormente identificado como o metabólito do triptofano, o ácido xanturênico, na urina de animais com a defiência dessa vitamina.

A quinureninase (Figura 10.12) é uma enzima dependente de piridoxal fosfato, cuja atividade cai de maneira acentuada na deficiência de vitamina B_6, pelo menos em parte, porque sofre uma lenta inativação dependente de mecanismo que deixa a piridoxamina fosfato cataliticamente inativa no local ativo da enzima. A enzima só pode ser reativada se

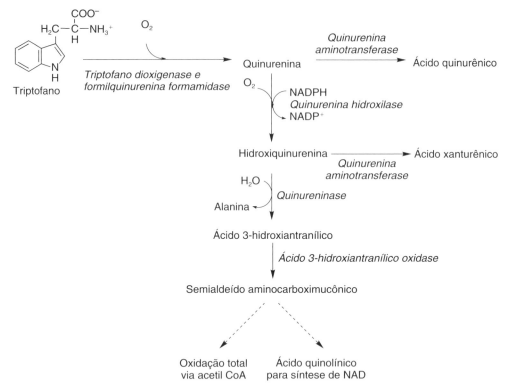

Figura 10.12 Via oxidativa do triptofano: a base do teste de carga de triptofano. Triptofano dioxigenase (EC 1.13.11.11), formilquinurenina formamidase (EC 3.5.1.9), quinurenina hidroxilase (EC 1.14.13.9), quinureninase (EC 3.7.1.3).

houver suprimento adequado de piridoxal fosfato. Isso significa que, na deficiência de vitamina B_6, há acúmulo considerável de hidroxiquinurenina e quinurenina, suficiente para permitir fluxo metabólico maior do que o normal a partir da quinurenina transaminase, resultando em formação aumentada de ácidos quinurênico e xanturênico.

Como os ácidos xanturênico e quinurênico e quinurenina e hidroxiquinurenina são fáceis de serem mensurados na urina, o teste de carga de triptofano [a capacidade de metabolizar uma dose de teste de 2 a 5 g (150 a 380 μmol/kg de massa corporal) de triptofano] foi amplamente adotado como índice conveniente e sensível do estado nutricional da vitamina B_6. No entanto, como os hormônios glicocorticoides induzem o triptofano dioxigenase, especialmente em condições de estresse, os resultados anormais do teste de carga de triptofano devem ser considerados com cautela e não podem necessariamente ser interpretados como indicativos de deficiência de vitamina B_6. O aumento da entrada de triptofano na via sobrecarregará a capacidade da quinureninase, levando ao aumento da formação dos ácidos xanturênico e quinurênico. Da mesma forma, os metabólitos do estrogênio inibem a quinureninase, levando a resultados que foram mal interpretados como deficiência de vitamina B_6.

Teste de carga de metionina

O metabolismo da metionina inclui duas etapas dependentes do piridoxal fosfato: cistationina sintetase e cistationase (ver Figura 10.16). A atividade da cistationase cai de maneira acentuada na deficiência de vitamina B_6 e, como resultado, há aumento na excreção urinária de homocisteína e cistationina, tanto após uma dose de ataque de metionina quanto em condições basais. No entanto, o metabolismo da homocisteína é mais afetado pelo estado de folato do que pelo de vitamina B_6 e, como o teste de carga de triptofano, o teste de carga de metionina provavelmente não é confiável como índice do estado de vitamina B_6 em estudos de campo.

Utilizações não nutricionais da vitamina B_6

Vários estudos sugeriram que os anticoncepcionais orais causam deficiência de vitamina B_6. Como resultado, suplementos de vitamina B_6 de 50 a 100 mg/dia, e às vezes mais, têm sido usados para superar os efeitos colaterais dos anticoncepcionais orais. Suplementos semelhantes também foram recomendados para o tratamento da síndrome pré-menstrual, embora haja pouca evidência de eficácia em estudos controlados com placebo.

Todos os estudos que sugeriram que os anticoncepcionais orais causam deficiência de vitamina B_6 utilizaram o metabolismo do triptofano como meio de avaliar o estado nutricional dessa vitamina. Quando outros marcadores bioquímicos do estado também foram avaliados, eles não foram afetados pelo uso de anticoncepcionais orais. Além disso, a maioria desses estudos foi realizada utilizando-se pílulas anticoncepcionais de alta dosagem, agora obsoletas. Os anticoncepcionais orais não causam deficiência de vitamina B_6. O problema é que os metabólitos do estrogênio inibem a quinureninase e reduzem a atividade da quinurenina hidroxilase, o que resulta na excreção de quantidades anormais de metabólitos de triptofano, semelhante ao observado na deficiência de vitamina B_6, mas por um motivo diferente.

Doses de 50 a 200 mg de vitamina B_6/dia possuem efeito antiemético, e a vitamina é amplamente utilizada, isolada ou em conjunto com outros antieméticos, para minimizar náuseas associadas à radioterapia e para tratar o enjoo da gravidez. Não há evidências de que a vitamina B_6 tenha algum efeito benéfico no enjoo da gravidez, ou que mulheres que sofrem de enjoo matinal tenham estado nutricional de vitamina B_6 mais baixo do que outras mulheres grávidas.

Foi relatado que doses de vitamina B_6 de 100 mg/dia são benéficas no tratamento da síndrome do túnel do carpo ou tenossinovite. No entanto, a maioria dos relatos se origina de um centro e parece haver pouca confirmação independente da utilidade da vitamina nessa condição.

Toxicidade da vitamina B_6

Em animais experimentais, doses de vitamina B_6 de 50 mg/kg de massa corporal causam danos histológicos às raízes nervosas dorsais, e doses de 200 mg/kg de massa corporal levam ao desenvolvimento de sinais de neuropatia periférica, com ataxia, fraqueza muscular e perda de equilíbrio. Os sinais clínicos de toxicidade da vitamina B_6 em animais regridem 3 meses após a retirada dessas doses massivas, mas a velocidade de condução nervosa sensorial, que diminui durante o desenvolvimento da neuropatia, não se recupera totalmente.

Foi relatada neuropatia sensorial em pacientes que fazem uso de 2 a 7 g de piridoxina/dia. Embora tenha havido algum dano residual, a retirada dessas doses extremamente altas resultou em recuperação considerável da função do nervo sensorial. Outros relatórios sugeriram que ingestões tão baixas quanto 50 mg/dia estão associadas a danos neurológicos, embora esses estudos tenham sido baseados em pacientes que relataram sintomas, em vez de exames neurológicos objetivos. Não houve relatos de danos aos nervos em crianças com homocistinúria dependente de vitamina B_6 ou outros erros inatos do metabolismo, que ingerem 200 a 300 mg/dia.

10.10 Vitamina B_{12}

A deficiência alimentar de vitamina B_{12} ocorre apenas em veganos estritos, uma vez que a vitamina é encontrada quase exclusivamente em alimentos de origem animal. No entanto, a deficiência funcional (anemia perniciosa, com degeneração da medula espinal) como resultado da absorção prejudicada é relativamente comum, especialmente em idosos com gastrite atrófica.

Estrutura e vitâmeros

A estrutura da vitamina B_{12} é demonstrada na Figura 10.13. O termo corrinoide é utilizado como descritor genérico para compostos que contêm cobalto dessa estrutura geral, que, dependendo dos substituintes nos anéis de pirrol, podem ou não ter atividade vitamínica. O termo *vitamina B_{12}* é utilizado como descritor genérico para as cobalaminas, ou seja, aqueles corrinoides que possuem a atividade biológica da vitamina, alguns dos quais são fatores de crescimento para microrganismos não apenas não têm atividade da vitamina B_{12}, como também podem ser antimetabólitos da vitamina.

Embora a cianocobalamina tenha sido a primeira forma em que a vitamina B_{12} foi isolada, não é um vitâmero natural importante, mas sim um artefato devido à presença de cianeto no carvão usado no procedimento de extração. Por ser mais estável à

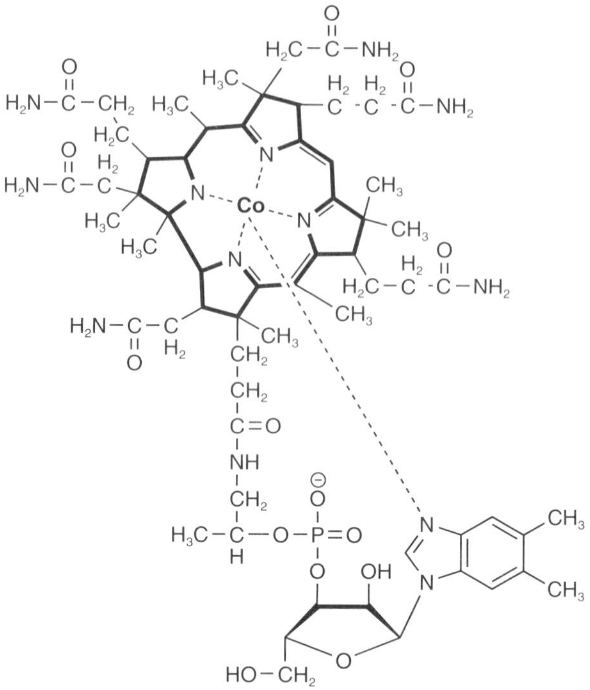

278 Introdução à Nutrição Humana

Figura 10.13 Vitamina B_{12}. Quatro sítios de coordenação no átomo do cobalto central são ocupados por átomos de nitrogênio do anel e um pelo nitrogênio da cadeia lateral do dimetilbenzimidazol. O sexto local de coordenação pode ser ocupado por cianeto (cianocobalamina), um íon hidroxila (hidroxocobalamina), água (aquocobalamina) ou um grupo metil (metilcobalamina).

luz do que os outros vitâmeros, é usado em preparações farmacêuticas. A fotólise da cianocobalamina em solução leva à formação de aquocobalamina ou hidroxocobalamina, dependendo do pH. A hidroxocobalamina também é utilizada em preparações farmacêuticas e é mais bem retida após a administração parenteral do que a cianocobalamina.

A vitamina B_{12} é encontrada apenas em alimentos de origem animal, embora também seja formada por bactérias. Não existem fontes vegetais dessa vitamina. Isso significa que vegetarianos estritos, que não comem alimentos de origem animal, correm o risco de desenvolver deficiência de vitamina B_{12} na alimentação, embora as pequenas quantidades dessa vitamina formadas por bactérias na superfície das frutas possam ser adequadas para atender às necessidades. As preparações de vitamina B_{12} feitas por fermentação bacteriana, que são eticamente aceitáveis para os veganos, estão prontamente disponíveis.

Há alegações de que o fermento e algumas plantas (especialmente algumas algas) contêm vitamina B_{12}, o que parece estar incorreto. O problema é que o método oficialmente reconhecido e legalmente exigido para determinar a vitamina na análise de alimentos é um ensaio microbiológico que utiliza organismos para os quais a vitamina B_{12} é um fator de crescimento essencial. No entanto, esses organismos também podem usar alguns corrinoides que não possuam atividade vitamínica. Portanto, a análise revela a presença de algo que parece ser a vitamina B_{12}, mas na verdade não é a vitamina ativa e é inútil na nutrição humana. A vitamina B_{12} biologicamente ativa foi identificada em algumas preparações de algas, mas isso parece ser o resultado da contaminação bacteriana fecal dos lagos onde as algas foram colhidas.

Absorção e metabolismo da vitamina B_{12}

Quantidades muito pequenas de vitamina B_{12} podem ser absorvidas por difusão passiva através da mucosa intestinal, o que é insignificante em condições normais; a principal via de absorção da vitamina B_{12} é por ligação a uma proteína de ligação específica no lúmen intestinal.

Essa proteína de ligação é o fator intrínseco, assim chamado porque nos primeiros estudos de anemia perniciosa foi descoberto o envolvimento de dois fatores curativos: um fator extrínseco ou alimentar, agora conhecido como vitamina B_{12}; e um fator intrínseco ou produzido endogenamente. O fator intrínseco é uma pequena glicoproteína secretada pelas células parietais da mucosa gástrica, que também secretam ácido clorídrico.

O ácido gástrico e a pepsina desempenham papel na nutrição mediada pela vitamina B_{12}, servindo para liberar a vitamina da ligação às proteínas, disponibilizando-a. A gastrite atrófica é um problema relativamente comum do avanço da idade; nos estágios iniciais, ocorre falha na secreção de ácido, mas secreção mais ou menos normal do fator intrínseco. Isso pode resultar em deficiência de vitamina B_{12} devido à falha em liberar a vitamina das proteínas alimentares, embora a absorção da vitamina B_{12} livre (como em suplementos ou alimentos fortificados) não seja afetada. No estômago, a vitamina B_{12} se liga à cobalofilina, uma proteína de ligação secretada na saliva.

No duodeno, a cobalofilina é hidrolisada, liberando vitamina B_{12} para se ligar ao fator intrínseco. A insuficiência pancreática pode, portanto, ser um fator no desenvolvimento da deficiência de vitamina B_{12}, uma vez que a falha na hidrólise da cobalofilina resultará na excreção da vitamina B_{12} ligada à cobalofilina em vez de na transferência para o fator intrínseco, que liga as várias vitaminas B_{12}, mas não outros corrinoides.

A vitamina B_{12} é absorvida a partir do terço distal do íleo. Existem sítios de ligação do fator intrínseco à vitamina B_{12} na borda em escova das células da mucosa nessa região; nem o fator intrínseco livre nem a vitamina B_{12} livre interagem com esses receptores.

No plasma, a vitamina B_{12} circula ligada à transcobalamina II, necessária para a absorção da vitamina pelo tecido; embora seja o reservatório metabolicamente importante de vitamina B_{12} plasmática, ela é responsável por apenas 10 a 15% do total de vitamina circulante. A maioria está ligada à haptocorrina (transcobalamina I). A função da haptocorrina não é bem compreendida; não parece estar envolvida na captação pelos tecidos ou no transporte interórgãos da vitamina. Uma terceira proteína plasmática de ligação à vitamina B_{12}, a transcobalamina III, fornece um mecanismo para o retorno da vitamina B_{12} e seus metabólitos dos tecidos periféricos para o fígado.

Circulação êntero-hepática de vitamina B_{12}

Existe uma circulação êntero-hepática considerável de vitamina B_{12}. A transcobalamina III é rapidamente eliminada pelo fígado, com meia-vida plasmática da ordem de 5 minutos. Isso fornece um mecanismo para a vitamina B_{12} e seus metabólitos retornarem dos tecidos periféricos para o fígado, bem como para a depuração de outros corrinoides sem atividade da vitamina, que podem surgir de alimentos ou produtos da ação bacteriana intestinal e ser absorvidos passivamente através do intestino grosso.

Esses corrinoides são então secretados na bile, ligados às cobalofilinas; 3 a 8 μg (2,25 a 6 nmol) de vitamina B_{12} podem ser secretados na bile a cada dia, aproximadamente o mesmo que a ingestão alimentar. Tal qual a vitamina B_{12} da alimentação ligada à cobalofilina salivar, as cobalofilinas biliares são hidrolisadas no duodeno, e a vitamina se liga ao fator intrínseco, permitindo assim a reabsorção no íleo. Embora as cobalofilinas e a transcobalamina III tenham baixa especificidade e se liguem a uma variedade de corrinoides, o fator intrínseco liga-se apenas às cobalaminas e, portanto, apenas a vitamina biologicamente ativa é reabsorvida.

Funções metabólicas da vitamina B_{12}

Existem duas enzimas dependentes da vitamina B_{12} em tecidos humanos: metionina sintase, que catalisa a transferência do grupo metil de metiltetraidrofolato para homocisteína; e metilmalonil-CoA mutase, que catalisa o rearranjo de metilmalonil-CoA, um intermediário no metabolismo de valina, colesterol e ácidos graxos de carbono ímpar, para succinil-CoA.

Deficiência de vitamina B_{12}: anemia perniciosa

A deficiência de vitamina B_{12} causa anemia perniciosa, a liberação na corrente sanguínea de precursores imaturos de eritrócitos (anemia megaloblástica). A deficiência de vitamina B_{12} causa deficiência funcional de folato, e é isso que perturba a rápida multiplicação dos eritrócitos, fazendo com que precursores imaturos sejam liberados na circulação.

A outra característica clínica da deficiência de vitamina B_{12}, que raramente é observada na deficiência de ácido fólico, é a degeneração da medula espinal; daí a denominação "perniciosa" para a anemia por deficiência de vitamina B_{12}. A degeneração da medula espinal se deve a uma falha na metilação de um resíduo de arginina na proteína básica da mielina. Cerca de um terço das pessoas que apresentam anemia megaloblástica devido à deficiência de vitamina B_{12} também apresenta degeneração da medula espinal, e cerca de um terço das pessoas deficientes apresenta sinais neurológicos, mas sem anemia.

Embora a deficiência moderada de vitamina B_{12} seja relativamente comum em pessoas idosas, estudos de intervenção de suplementação dessa vitamina em pessoas sem sinais clínicos de anemia ou dano neurológico não mostram nenhuma melhora na função neurológica ou cognitiva.

A causa mais comum de anemia perniciosa é a falha na absorção de vitamina B_{12}, e não a deficiência alimentar. A anemia perniciosa clássica ocorre devido à falha na secreção do fator intrínseco, comumente o resultado de doença autoimune, com produção de anticorpos contra as células parietais gástricas ou o fator intrínseco. A gastrite atrófica com o aumento da idade também leva à insuficiência progressiva da absorção da vitamina B_{12}.

A deficiência alimentar de vitamina B_{12} raramente ocorre em vegetarianos estritos. A raridade da deficiência da vitamina entre pessoas sem nenhuma fonte alimentar aparente de vitamina na dieta sugere que a contaminação bacteriana da água e dos alimentos com organismos produtores de vitamina B_{12} pode fornecer quantidades minimamente adequadas da vitamina. O morcego frugívoro desenvolve deficiência de vitamina B_{12} quando alimentado com frutas lavadas em condições de laboratório, mas na natureza a contaminação microbiana da parte externa da fruta fornece uma ingestão adequada da vitamina.

Deficiência de vitamina B_{12} induzida por drogas

O óxido nitroso inibe a metionina sintase, por meio da oxidação do cobalto da metilcobalamina. Pacientes com deficiência de vitamina B_{12} até agora não diagnosticada podem desenvolver sinais neurológicos após a cirurgia quando o óxido nitroso é usado como agente anestésico, havendo vários relatos de danos neurológicos devido à depleção de vitamina B_{12} entre cirurgiões-dentistas e outros ocupacionalmente expostos a esse agente.

Os antagonistas do receptor H_2 da histamina e inibidores da bomba de prótons utilizados para tratar úlceras gástricas e refluxo gastresofágico atuam reduzindo a secreção de ácido gástrico e podem resultar no comprometimento da absorção da vitamina B_{12} ligada às proteínas. No entanto, vários estudos mostraram que mesmo o uso prolongado dessas drogas não leva à depleção significativa das reservas de vitamina B_{12}.

Necessidades de vitamina B_{12}

A maioria das estimativas das necessidades de vitamina B_{12} baseia-se nas quantidades administradas por via parenteral para manter a saúde normal em pessoas com anemia perniciosa, devido à falha na absorção dessa vitamina. Isso superestima as necessidades consideradas normais, porque a circulação êntero-hepática de vitamina B_{12} excretada na bile em pessoas sem fator intrínseco ou que secretam anticorpos antifator intrínseco será perdida nas fezes, enquanto normalmente é quase completamente reabsorvida.

O *pool* corporal total de vitamina B_{12} é da ordem de 2,5 mg (1,8 μmol), com *pool* corporal mínimo desejável de cerca de 1 mg (0,3 μmol). A perda diária é de aproximadamente 0,1% do *pool* corporal em pessoas com circulação êntero-hepática adequada da vitamina; nessa base, os requisitos são cerca de 1 a 2,5 μg/dia e as doses de referência para adultos variam entre 1,4 μg e 2 μg.

Avaliação do estado nutricional da vitamina B_{12}

A vitamina B_{12} sérica total, mensurada por ensaio de ligação de radioligante, foi utilizada para avaliar seu estado nutricional. Concentração sérica abaixo de 110 pmol/ℓ está associada a medula óssea megaloblástica, anemia incipiente e danos à mielina. Abaixo de 150 pmol/ℓ, há alterações precoces da medula óssea, anormalidades do teste de supressão com desoxiuridina monofosfato (dUMP) e acidúria metilmalônica após carga de valina. Esse é considerado o limite inferior de adequação. No entanto, a maior parte da vitamina B_{12} sérica está presente ligada à haptocorrina, que não tem função conhecida. A holotranscobalamina II é a forma da vitamina disponível para absorção pelos tecidos e contém cerca de 6 a 20% da vitamina B_{12} do plasma. A transcobalamina II é depletada de vitamina B_{12} antes do desenvolvimento da deficiência, e a medição da holotranscobalamina II fornece índice de depleção ou balanço negativo.

Teste de Schilling para absorção de vitamina B_{12}

A absorção da vitamina B_{12} pode ser determinada pelo teste de Schilling. Uma dose oral de $[^{57}Co]$ ou $[^{58}Co]$-vitamina B_{12} é administrada com uma dose parenteral de 1 mg de vitamina não radioativa para saturar as reservas corporais, e a excreção urinária de radioatividade é seguida como um índice de absorção da dose oral. Pessoas normais excretam 16 a 45% da radioatividade em 24 horas, enquanto as que não possuem o fator intrínseco, menos de 5%.

O teste pode ser repetido administrando-se o fator intrínseco por via oral com a vitamina B_{12} radioativa; se a absorção prejudicada tiver decorrido de uma simples falta de fator intrínseco, e não de anticorpos antifator intrínseco na saliva ou no suco gástrico, então a quantidade normal do material radioativo deverá ser absorvida e excretada.

Acidúria metilmalônica

O metilmalonil-CoA é formado como um intermediário no catabolismo da valina e pela carboxilação do propionil-CoA que surge no catabolismo da isoleucina, do colesterol e (em casos raros) dos ácidos graxos com número ímpar de átomos de carbono. Normalmente, ele sofre um rearranjo dependente da vitamina B_{12} para succinil-CoA, catalisado pela metilmalonil-CoA mutase. A deficiência de vitamina B_{12} leva ao acúmulo de metilmalonil-CoA, que é hidrolisado em ácido metilmalônico excretado na urina. A excreção dele, especialmente após uma dose de ataque de valina, fornece um meio de avaliar o estado nutricional da vitamina B_{12}. No entanto, até 25% dos pacientes com anemia perniciosa confirmada excretam quantidades normais de ácido metilmalônico, mesmo após uma dose de valina.

10.11 Ácido fólico e folatos

Os derivados do ácido fólico atuam na transferência de fragmentos de um carbono em ampla variedade de reações biossintéticas e catabólicas, estando, portanto, em termos metabólicos, intimamente relacionados com a vitamina B_{12}. A deficiência de qualquer um dos dois causa anemia megaloblástica, e os efeitos hematológicos da deficiência de vitamina B_{12} são devidos ao distúrbio do metabolismo do folato.

Além do fígado, as principais fontes alimentares de folato são frutas e vegetais. Embora ele seja amplamente distribuído nos alimentos, a deficiência alimentar não é incomum, e vários medicamentos comumente usados podem causar depleção do folato. O mais importante é que há boas evidências de que a ingestão de folato consideravelmente maior do que os níveis alimentares normais reduz o risco de defeitos do tubo neural; nos locais em que, por lei, os produtos à base de cereais não são fortificados com ácido fólico, as mulheres grávidas são recomendadas a ingerir suplementos. Também há evidências de que a ingestão elevada de folato pode ser eficaz na redução da homocisteína plasmática em pessoas com risco genético de hiper-homocistinemia (cerca de 10 a 20% da população), o que pode reduzir o risco de doença cardíaca isquêmica e acidente vascular encefálico.

Vitaminas e equivalência alimentar

Conforme mostrado na Figura 10.14, o ácido fólico consiste em uma pterina reduzida ligada ao ácido p-aminobenzoico, formando ácido pteroico. O grupo carboxila da porção ácido p-aminobenzoico está ligado por uma ligação peptídica ao grupo alfa-amino do glutamato, formando o pteroilglutamato (PteGlu). As coenzimas podem ter até sete resíduos de glutamato adicionais ligados por ligações gamapeptídeo, formando pteroildiglutamato (PteGlu$_2$), pteroiltriglutamato (PteGlu$_3$) etc., conhecidos coletivamente como folato ou conjugados de pteroil poliglutamato (PteGlu$_n$).

"Folato" é o nome trivial preferido para o pteroilglutamato, embora tanto "folato" quanto "ácido fólico" possam ser usados como um descritor genérico para incluir vários poliglutamatos. PteGlu$_2$ às vezes é referido como ácido fólico diglutamato, PteGlu$_3$, como ácido fólico triglutamato, e assim por diante.

O tetraidrofolato (THF) pode carregar fragmentos de um carbono ligados a N-5 (grupos formil, formimino ou metil), N-10 (formil) ou N-5-N-10 (grupos metileno ou metenil). O 5-formil-THF é mais estável à oxidação atmosférica do que o folato e, portanto, é comumente utilizado em preparações farmacêuticas; também é conhecido como ácido folínico, e o composto sintético (racêmico), como leucovorina.

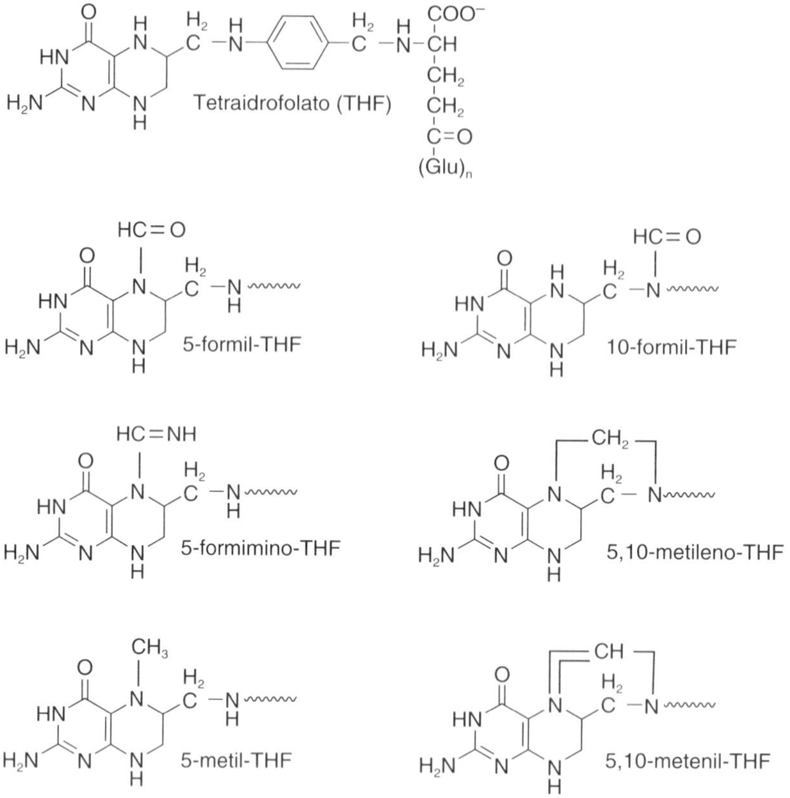

282 Introdução à Nutrição Humana

Figura 10.14 Tetraidrofolato (ácido fólico) e derivados de folato substituídos com um carbono.

A extensão em que as diferentes formas de folato podem ser absorvidas varia; em média, apenas cerca de metade do folato da alimentação está disponível, em comparação com a disponibilidade mais ou menos completa do monoglutamato. Para permitir o cálculo da ingestão de folato, o equivalente de folato na alimentação foi definido como 1 μg de folatos alimentares mistos ou 0,6 μg de ácido fólico livre. Com base nisso, equivalentes de folato alimentar total = μg de folato alimentar + 1,7 × ácido fólico sintético (livre).

Absorção e metabolismo do folato

Cerca de 80% do folato alimentar é poliglutamato; uma quantidade variável pode ser substituída por vários fragmentos de um carbono ou estar presente como derivados de di-hidrofolato. Os conjugados de folato são hidrolisados no intestino delgado pela conjugase (pteroilpoliglutamato hidrolase), uma enzima dependente de zinco do suco pancreático, da bile e da borda em escova da mucosa;

a deficiência de zinco pode prejudicar a absorção de folato.

O folato livre, liberado pela ação da conjugase, é absorvido por transporte ativo no jejuno. O folato no leite está principalmente ligado a uma proteína de ligação específica; o complexo proteína-THF é absorvido intacto, principalmente no íleo, por um mecanismo distinto do sistema de transporte ativo para a absorção do folato livre. A disponibilidade biológica de folato do leite é consideravelmente maior do que a de folato não ligado. O folato sintetizado por bactérias intestinais é absorvido por difusão mediada por transportadores no cólon.

Muito do folato alimentar sofre metilação e redução na mucosa intestinal, de modo que o que entra na corrente sanguínea portal é, em grande parte, 5-metil-THF. Outros monoglutamatos de folato substituídos e não substituídos, e di-hidrofolato, também são absorvidos; eles são reduzidos e metilados no fígado e, em seguida, secretados na bile. O fígado também absorve vários folatos liberados pelos tecidos; novamente, estes são reduzidos, metilados e secretados na bile.

O ácido fólico, utilizado na fortificação de alimentos e suplementos, é um substrato pobre para redução na mucosa intestinal e sofre redução e metilação, principalmente no fígado.

A circulação êntero-hepática diária total de folato é equivalente a cerca de um terço da ingestão alimentar. Apesar disso, há bem pouca perda fecal de folato; a absorção jejunal de metil-THF é um processo muito eficiente, e a excreção fecal de cerca de 450 nmol (200 µg) de folatos por dia representa a síntese pela microbiota intestinal e não reflete a ingestão em qualquer extensão significativa.

Captação tecidual de folato

O metil-THF circula ligado à albumina e está disponível para absorção pelos tecidos extra-hepáticos, onde fica preso pela formação de poliglutamatos, que não atravessam as membranas celulares.

O principal folato circulante é o metil-THF, que é um substrato pobre para poliglutamilação; a desmetilação pela ação da metionina sintase é necessária para o aprisionamento metabólico eficaz do folato. Na deficiência de vitamina B_{12}, quando a atividade da metionina sintase está prejudicada, haverá, portanto, o comprometimento da captação de folato pelos tecidos.

Excreção de folato

Há bem pouca perda urinária de folato, correspondendo a cerca de 5 a 10 nmol/dia. Não apenas a maior parte do folato no plasma está ligada às proteínas (às proteínas de ligação ao folato, para folatos não substituídos, à albumina, para metil-THF) e, portanto, protegida da filtração glomerular, mas também a borda em escova renal tem alta concentração de proteína de ligação ao folato, que age para reabsorver qualquer filtrado na urina.

O catabolismo do folato ocorre em grande parte pela clivagem da ligação C-9-N-10, catalisada pela carboxipeptidase G. A porção do ácido p-aminobenzoico é amidada e excretada na urina como p-acetamidobenzoato e p-acetamidobenzoil-glutamato; a pterina é excretada inalterada ou como uma variedade de compostos biologicamente inativos.

Funções metabólicas do folato

O papel metabólico do folato é o de transportador de fragmentos de um carbono, tanto no catabolismo quanto nas reações biossintéticas. Estes podem ser transportados como resíduos de formil, formimino, metil ou metileno. As principais fontes desses fragmentos de um carbono e seus principais usos, bem como as interconversões dos folatos substituídos, são mostradas na Figura 10.15.

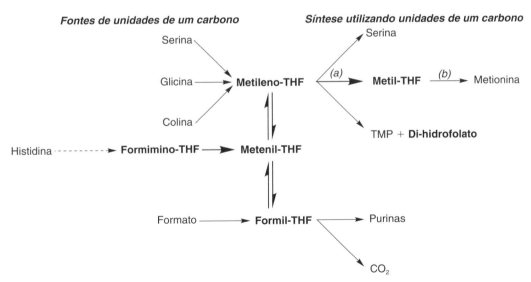

Figura 10.15 Interconversão dos principais folatos substituídos com um carbono; fontes de fragmentos de um carbono são mostradas à esquerda, e caminhos nos quais unidades de um carbono são usadas e o THF livre é regenerado, à direita. (a) Metileno-THF redutase (EC 1.5.1.20); (b) metionina sintase (EC 2.1.1.13).

O principal ponto de entrada para fragmentos de um carbono nos folatos substituídos é o metileno-THF, que é formado pelo catabolismo da glicina, serina e colina. A serina é a fonte mais importante de folatos substituídos para reações biossintéticas, e a atividade da serina hidroximetiltransferase é regulada pelo estado de substituição de folato e por sua disponibilidade. A reação é livremente reversível e, sob condições apropriadas no fígado, funciona para formar serina a partir da glicina como substrato para a gliconeogênese.

Os THF de metileno, metenil e 10-formil são livremente interconversíveis, o que significa que, quando os folatos de um carbono não são necessários para as reações sintéticas, a oxidação do formil-THF a dióxido de carbono (CO_2) e folato fornece um meio de manter um estoque adequado de folato livre no tecido.

Em contraste, a redução do metileno-THF a metil-THF é irreversível, e a única maneira pela qual o folato livre pode ser formado a partir do metil-THF é pela reação da metionina sintase.

Timidilato sintase e di-hidrofolato redutase

A metilação de dUMP a timidina monofosfato (TMP), catalisada pela timidilato sintase, é essencial para a síntese de DNA, embora TMPs pré-formadas oriundas do catabolismo de DNA possam ser reutilizadas. O doador de metila para a timidilato sintase é o metileno-THF; a reação envolve a redução do fragmento de um carbono a um grupo metila à custa do folato, que é oxidado a di-hidrofolato, então reduzido a THF pela di-hidrofolato redutase.

A timidilato sintase e a di-hidrofolato redutase são especialmente ativas em tecidos com alta taxa de divisão celular e, portanto, alta taxa de replicação de DNA e alta necessidade de timidilato. Por essa razão, os inibidores da di-hidrofolato redutase têm sido explorados como drogas anticâncer (p. ex., metotrexato). A quimioterapia consiste em períodos alternados de administração de metotrexato, para inibir o crescimento do tumor, e folato (normalmente como 5-formil-THF, leucovorina), para repor os tecidos e evitar a deficiência dessa vitamina, o que é conhecido como resgate de leucovorina.

Metionina sintase e sequestro de metilfolato

Além de seu papel na síntese de proteínas, a metionina, como o derivado *S*-adenosil, atua como doador de metil em ampla variedade de reações biossintéticas. Conforme demonstrado na Figura 10.16, a homocisteína resultante pode ser metabolizada para produzir cisteína ou remetilada para produzir metionina.

Duas enzimas catalisam a metilação da homocisteína em metionina:

- A metionina sintase é uma enzima dependente da vitamina B_{12}, para a qual o doador de metil é o metil-THF
- A homocisteína metiltransferase utiliza a betaína (um intermediário no catabolismo da colina) como doador de metil, e não é dependente da vitamina B_{12}.

Ambas as enzimas são encontradas na maioria dos tecidos, mas apenas a metionina sintase dependente da vitamina B_{12} o é no sistema nervoso central.

A redução de metileno-THF a metil-THF é irreversível, e a principal fonte de folato para os tecidos é metil-THF. O único papel metabólico do metil-THF é a metilação da homocisteína em metionina, a única maneira pela qual o metil-THF pode ser desmetilado para produzir folato livre nos tecidos. A metionina sintase, portanto, fornece a ligação entre as funções fisiológicas do folato e da vitamina B_{12}. A diminuição da atividade da metionina sintase na deficiência de vitamina B_{12} resultará no acúmulo de metil-THF, que não pode ser utilizado para nenhuma outra reação de transferência de um carbono nem ser desmetilado para fornecer folato livre.

Essa deficiência funcional de folato é exacerbada por baixas concentrações de metionina nos tecidos e um acúmulo de homocisteína, uma vez que a via de transulfuração para formar cisteína a partir da homocisteína é regulada pela disponibilidade de cisteína: é uma via biossintética, em vez de uma via para o descarte de metionina e homocisteína.

Metileno-tetra-hidrofolato redutase e hiperhomocisteinemia

A homocisteína sanguínea elevada é um fator de risco significativo para aterosclerose, trombose e hipertensão, independente de fatores como os lipídios da alimentação e as lipoproteínas plasmáticas. Cerca de 10 a 15% da população, e quase 30% das pessoas com doença isquêmica do coração, apresentam uma variante anormal da metileno-THF redutase, que é instável e perde a atividade mais rapidamente do que o normal. Como resultado,

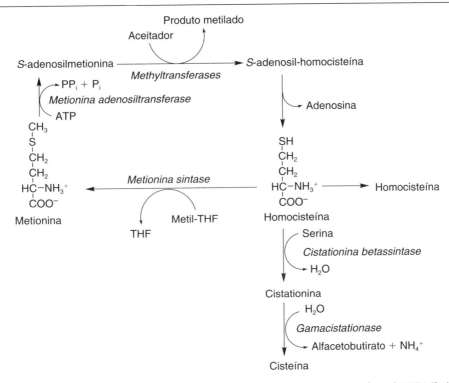

Figura 10.16 Metabolismo da metionina. Metionina sintase (EC 2.1.1.13), metionina adenosiltransferase (EC 2.5.1.6), cistationina sintetase (EC 4.2.1.22), cistationase (EC 4.4.1.1).

as pessoas com a forma anormal da enzima têm uma capacidade prejudicada de formar metil-THF (a principal forma na qual o folato é captado pelos tecidos) e sofrem de deficiência funcional de folato. Portanto, elas são incapazes de remetilar a homocisteína em metionina de forma adequada e desenvolver hiper-homocisteinemia.

Pessoas com a variante anormal da metileno-THF redutase não desenvolvem hiper-homocisteinemia se tiverem uma ingestão relativamente alta de folato. Isso parece ser devido à metilação do folato na mucosa intestinal durante a absorção; as células da mucosa intestinal têm uma rápida renovação (aproximadamente 48 h entre a proliferação nas criptas e a eliminação na ponta das vilosidades) e, portanto, não é importante que a metileno-THF redutase seja menos estável do que o normal, pois ainda há uma atividade adequada da enzima na mucosa intestinal para manter um nível circulante normal de metil-THF. Além disso, como muitas enzimas, a metileno-THF redutase pode ser mais estável na presença de seu substrato. Portanto, é possível que altos níveis teciduais de metileno-THF (resultante do alto estado nutricional de folato) possam proteger a enzima e aumentar sua estabilidade.

Isso levou à sugestão de que os suplementos de folato reduzirão a incidência de doenças cardiovasculares. No entanto, uma série de estudos de intervenção com suplementos de folato não demonstrou redução na morte por infarto do miocárdio nem qualquer diminuição na mortalidade por todas as causas, apesar de diminuição significativa na homocisteína plasmática. Da mesma forma, em países onde há enriquecimento obrigatório da farinha com folato há alguns anos, não há evidências de redução da mortalidade por doenças cardiovasculares. É possível que a homocisteína plasmática elevada não seja tanto uma causa de aterosclerose (embora existam bons mecanismos para explicar por que ela possa ser aterogênica) quanto resultado da função renal prejudicada devido à aterosclerose precoce. Se for assim, não se espera que a redução da homocisteína plasmática pelo aumento da ingestão de folato afete o desenvolvimento da aterosclerose.

Folato na gravidez

O desenvolvimento do cérebro e da medula espinal começa por volta do 18º dia de gestação; o fechamento do tubo neural se inicia por volta do 21º dia e termina no 24º. Isso ocorre antes que a mulher saiba que está grávida. O tubo neural fechado estimula o desenvolvimento das estruturas ósseas que se tornarão a medula espinal e o crânio. O osso não se forma sobre regiões não fechadas, levando aos defeitos congênitos conhecidos coletivamente como defeitos do tubo neural, anencefalia e espinha bífida, que afetam entre 0,5 e 8 por mil nascidos vivos, dependendo de fatores genéticos e ambientais.

Durante a década de 1980, um corpo considerável de evidências se acumulou indicando que a espinha bífida e outros defeitos do tubo neural (que ocorrem em aproximadamente 0,75 a 1% das gestações) estavam associados à baixa ingestão de folato e que o aumento da sua ingestão durante a gravidez pode ser protetor. Está agora estabelecido que os suplementos de folato iniciados durante o período conceptivo resultam em redução significativa na incidência de defeitos do tubo neural, e é recomendado que a ingestão seja aumentada em 400 µg/dia antes da concepção. Os estudos foram conduzidos usando folato monoglutamato, e é improvável que um aumento equivalente na ingestão pudesse ser alcançado com alimentos não fortificados. Em muitos países, há enriquecimento obrigatório da farinha com ácido fólico, com redução de 25 a 50% no número de bebês nascidos com defeitos do tubo neural desde a introdução da fortificação. O verdadeiro benefício é maior do que isso, uma vez que alguns fetos acometidos abortam de maneira espontânea e há poucos dados sobre o número de interrupções terapêuticas da gravidez para defeitos do tubo neural detectados pela triagem pré-natal. Quando o enriquecimento com folato não é obrigatório, o conselho é que todas as mulheres que planejam engravidar devam ingerir suplementos de 400 µg/dia.

Folato e câncer

Grande parte da regulação e do silenciamento da expressão gênica subjacente à diferenciação do tecido envolve a metilação das ilhas CpG no DNA, e há evidências de que alguns cânceres (especialmente o colorretal) estão associados à submetilação das ilhas CpG como resultado do baixo estado de folato. Uma série de pequenos estudos sugeriu que os suplementos de folato podem ser protetores contra o câncer colorretal, mas nenhum resultado de ensaios clínicos randomizados em grande escala foi relatado, e até o momento não há evidência de diminuição no câncer colorretal em países onde o enriquecimento com folato de farinha é obrigatório. Na verdade, há alguma evidência de aumento transitório no câncer colorretal como resultado da transformação induzida por folato de pólipos pré-cancerosos.

Deficiência de folato: anemia megaloblástica

A deficiência alimentar de ácido fólico não é incomum (cerca de 8 a 10% da população dos países desenvolvidos tem baixos estoques de folato) e, como observado anteriormente, a deficiência de vitamina B_{12} também leva à deficiência funcional de ácido fólico. Em ambos os casos, são as células que estão se dividindo rapidamente e, portanto, têm grande necessidade de timidina para a síntese de DNA, que são mais gravemente afetadas. Essas são as células da medula óssea que formam os eritrócitos, as células da mucosa intestinal e os folículos pilosos. Clinicamente, a deficiência de folato leva à anemia megaloblástica, a liberação na circulação de precursores imaturos dos eritrócitos.

Também pode haver contagem baixa de leucócitos e plaquetas, bem como neutrófilos hipersegmentados. A deficiência é frequentemente acompanhada por depressão, insônia, esquecimento e irritabilidade e, às vezes, comprometimento cognitivo e demência. O estado insuficiente de folato também está associado ao aumento da incidência de defeitos do tubo neural, hiper-homocisteinemia levando ao aumento do risco de doença cardiovascular e alteração da metilação do DNA, o que pode aumentar o risco de câncer.

A anemia megaloblástica também é observada na deficiência de vitamina B_{12}, devida à deficiência funcional de folato como resultado da retenção deste como metil-THF. No entanto, a degeneração neurológica da anemia perniciosa raramente é observada na deficiência de folato e, de fato, sua alta ingestão pode mascarar o desenvolvimento de anemia megaloblástica na deficiência de vitamina B_{12}, de modo que o sinal de apresentação é lesão irreversível do nervo.

Necessidades de folato

Estudos de depleção/repleção para determinar as necessidades de folato usando folato monoglutamato sugerem necessidade da ordem de 80 a

100 μg (170 a 220 nmol)/dia. O *pool* corporal total de folato em adultos é de aproximadamente 17 μmol (7,5 mg), com meia-vida biológica de 101 dias. Isso sugere necessidade mínima para reposição de 37 μg (85 nmol)/dia. Estudos sobre a excreção urinária de metabólitos do folato em pessoas mantidas com padrões alimentares livres de folato sugerem que há catabolismo de cerca de 80 μg (170 nmol) de folato/dia.

Devido aos problemas na determinação da disponibilidade biológica dos vários conjugados de folato poliglutamato encontrados nos alimentos, as doses de referência permitem ampla margem de segurança e são baseadas em uma tolerância de 3 μg (6,8 nmol)/kg de massa corporal.

Avaliação do estado nutricional do folato

A mensuração da concentração de folato no soro ou nos eritrócitos é o método de escolha, tendo sido desenvolvidos ensaios de ligação de radioligante. Existem problemas envolvidos nos ensaios de ligação de radioligantes para folato e, em alguns centros, dá-se preferência à determinação microbiológica de folatos no plasma ou no sangue total. O folato sérico abaixo de 7 nmol/ℓ ou o folato eritrocitário abaixo de 320 nmol/ℓ indica balanço negativo de folato e depleção precoce das reservas corporais. Nessa fase, as primeiras alterações da medula óssea são detectáveis.

Metabolismo de histidina: o teste de formiminoglutamato

A capacidade de metabolizar uma dose de teste de histidina fornece um teste funcional sensível do estado nutricional do folato; formiminoglutamato (FIGLU) é um intermediário no catabolismo da histidina, metabolizado pela enzima dependente do folato FIGLU formiminotransferase. Na deficiência de folato, a atividade dessa enzima é prejudicada, com acúmulo e excreção de FIGLU na urina, especialmente após uma dose de teste de histidina: o chamado teste FIGLU.

Embora o teste FIGLU dependa do estado nutricional do folato, o metabolismo da histidina também estará prejudicado e, portanto, será obtido um resultado positivo, na deficiência de vitamina B$_{12}$, devido à deficiência secundária de folato livre. Cerca de 60% das pessoas com deficiência de vitamina B$_{12}$ apresentam aumento da excreção de FIGLU após carga de histidina.

Teste de supressão com desoxiuridina monofosfato

As células que se dividem rapidamente podem usar TMP pré-formada para a síntese de DNA ou sintetizá-la *de novo* a partir do dUMP. Linfócitos estimulados incubados *in vitro* com [^{3}H]-TMP incorporarão o marcador no DNA. Na presença de quantidades adequadas de metileno-THF, a adição de dUMP como substrato para a timidilato sintase reduz a incorporação de [^{3}H]-TMP, como resultado da diluição do *pool* de material marcado por TMP recém-sintetizada e inibição da timidilato quinase por TMP.

Em células normais, a incorporação de [^{3}H]-timidina no DNA após a pré-incubação com dUMP é 1,4 a 1,8% daquela sem pré-incubação. Em contraste, as células deficientes em folato formam pouca ou nenhuma timidina de dUMP e, portanto, incorporam quase tanto [^{3}H]-timidina após incubação com dUMP quanto sem pré-incubação.

Tanto a deficiência primária de ácido fólico quanto a deficiência funcional secundária à deficiência de vitamina B$_{12}$ terão o mesmo efeito. Na deficiência de folato, a adição de qualquer forma biologicamente ativa de folato, mas não de vitamina B$_{12}$, normalizará a supressão de dUMP da incorporação de [^{3}H]-timidina. Na deficiência de vitamina B$_{12}$, a adição de vitamina B$_{12}$ ou metileno-THF, mas não metil-THF, normalizará a supressão de dUMP.

Interações fármaco-nutriente do folato

Vários antimetabólitos de folato são utilizados clinicamente como quimioterapia do câncer (p. ex., metotrexato) e agentes antibacterianos (trimetoprima) e antimaláricos (pirimetamina). Drogas como trimetoprima e pirimetamina agem inibindo a di-hidrofolato redutase e devem sua utilidade clínica a uma afinidade consideravelmente maior pela di-hidrofolato redutase do organismo-alvo do que pela enzima humana; no entanto, o uso prolongado pode resultar em deficiência de folato.

Vários anticonvulsivantes usados no tratamento da epilepsia, incluindo difenil-hidantoína (fenitoína) e, às vezes, fenobarbital e primidona, também podem causar deficiência de folato. Embora a anemia megaloblástica evidente afete apenas 0,75% das pessoas tratadas, há algum grau de macrocitose em 40%. A megaloblastose responde a suplementos

288 Introdução à Nutrição Humana

de ácido fólico, mas em cerca de 50% dessas pessoas tratadas com suplementos relativamente altos por 1 a 3 anos há um aumento na frequência de ataques epilépticos.

Toxicidade do folato

Há algumas evidências de que suplementos de folato em excesso de 400 µg/dia podem prejudicar a absorção de zinco. Além disso, existem dois problemas potenciais que devem ser considerados ao defender o uso generalizado de suplementos de folato ou o enriquecimento de alimentos com ele para proteção contra defeitos do tubo neural e, possivelmente, doenças cardiovasculares e câncer.

Suplementos de folato mascararão a anemia megaloblástica da deficiência de vitamina B_{12}, de modo que o sinal de apresentação é uma lesão nervosa irreversível. Esse é um problema especialmente para pessoas idosas, que podem sofrer absorção prejudicada de vitamina B_{12} como resultado de gastrite atrófica, o qual pode ser superado adicionando-se vitamina B_{12} aos alimentos, bem como ácido fólico. Enquanto o ácido gástrico é essencial para a liberação da vitamina B_{12} ligada às proteínas alimentares, a vitamina B_{12} cristalina usada no enriquecimento de alimentos é livre para se ligar à cobalofilina sem a necessidade de ácido gástrico. A ingestão de 1.000 µg/dia é considerada improvável para mascarar o desenvolvimento de anemia megaloblástica em idosos, o que pode ser considerado um nível superior da ingestão habitual.

O antagonismo entre o ácido fólico e os anticonvulsivantes utilizados no tratamento da epilepsia faz parte do seu mecanismo de ação; cerca de 2% da população tem epilepsia (controlada por drogas). Suplementos com alta dosagem de ácido fólico (acima de 5.000 µg/dia) podem antagonizar os efeitos benéficos de alguns anticonvulsivantes e levar ao aumento na frequência de ataques epilépticos. No entanto, não há evidências de um problema significativo em países onde o enriquecimento da farinha é obrigatório há alguns anos.

10.12 Biotina

A biotina foi descoberta originalmente como parte do complexo chamado *bios*, que promoveu o crescimento de leveduras e, separadamente, como vitamina H, o fator protetor ou curativo na "lesão da clara do ovo", doença causada em seres humanos e animais experimentais nutridos com alimentações que contêm grandes quantidades de clara de ovo não cozida. As estruturas de biotina, biocitina e carboxi-biocitina (o intermediário metabólico ativo) são mostradas na Figura 10.17.

A biotina é amplamente distribuída em muitos alimentos. É sintetizada pela microbiota intestinal e, em estudos de equilíbrio, a liberação total de biotina na urina mais fezes é três a seis vezes maior do que a ingestão, refletindo a síntese bacteriana; pode ser absorvida no cólon. No entanto, há algumas evidências de que o estado nutricional de biotina abaixo do ideal pode ser relativamente comum.

Absorção e metabolismo da biotina

A maior parte da biotina nos alimentos está presente como biocitina (épsilon-amino-biotinil-lisina), que é liberada na proteólise e então hidrolisada pela biotinidase no suco pancreático e nas secreções da mucosa intestinal, para produzir biotina livre. Não se sabe até que ponto a biotina ligada aos alimentos está biologicamente disponível.

A biotina livre é absorvida do intestino delgado por transporte ativo e circula na corrente sanguínea livre e ligada a uma glicoproteína sérica que possui atividade biotinidase, catalisando a hidrólise da biocitina.

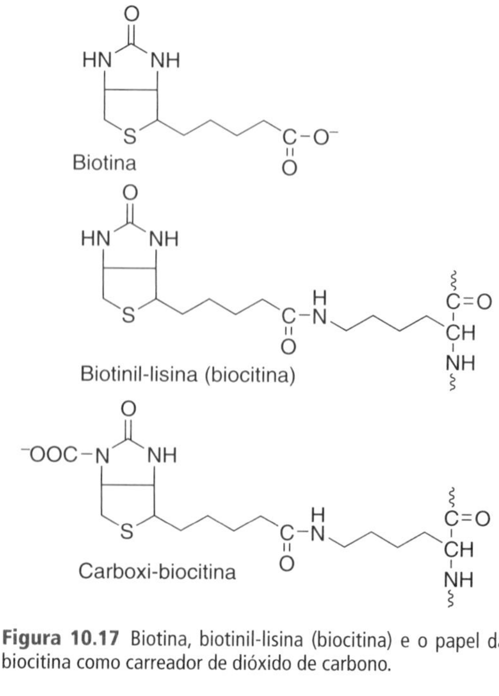

Figura 10.17 Biotina, biotinil-lisina (biocitina) e o papel da biocitina como carreador de dióxido de carbono.

A biotina entra nos tecidos por meio de um sistema de transporte saturável e, então, é incorporada às enzimas dependentes de biotina como o peptídeo épsilon-amino-lisina, a biocitina. Ao contrário de outras vitaminas B, em que a captação pelos tecidos pode ser alcançada por difusão facilitada, seguida de aprisionamento metabólico, a incorporação da biotina nas enzimas é relativamente lenta. No catabolismo das enzimas, a biocitina é hidrolisada pela biotinidase, permitindo sua reutilização.

Funções metabólicas da biotina

A biotina atua transferindo CO_2 em um pequeno número de reações de carboxilação. O intermediário reativo é 1-N-carboxi-biocitina (ver Figura 10.17), formado a partir de bicarbonato, em uma reação dependente de ATP. Uma única enzima atua nas apoenzimas de acetil CoA carboxilase, piruvato carboxilase, propionil-CoA carboxilase e metilcrotonil-CoA carboxilase para formar as holoenzimas ativas de apoenzimas (inativas) e biotina livre.

A biotina possui papel no controle do ciclo celular e atua por meio de receptores de superfície celular para regular a expressão de enzimas-chave envolvidas no metabolismo da glicose. Em resposta a estímulos mitogênicos, há aumento considerável na captação de biotina pelos tecidos, grande parte da qual é usada para biotinilar histonas e outras proteínas nucleares.

Deficiência e necessidades de biotina

A biotina é amplamente distribuída nos alimentos e a deficiência é desconhecida, exceto entre pessoas mantidas por muitos meses com nutrição parenteral total e um número muito pequeno daquelas que comem quantidades anormalmente grandes de ovo cru. A avidina, uma proteína da clara do ovo, se liga à biotina com extrema firmeza, indisponibilizando-a para absorção. A avidina é desnaturada pelo cozimento e, em seguida, perde sua capacidade de se ligar à biotina. A quantidade de avidina na clara de ovo não cozida é relativamente pequena, e há alguns anos os problemas de deficiência de biotina só ocorrem em pessoas que comem uma dúzia ou mais de ovos crus por dia.

Os poucos relatos iniciais de deficiência de biotina humana são todos de pessoas que consumiram grandes quantidades de ovos crus. Elas desenvolveram uma dermatite escamosa fina e queda de cabelo (alopecia). A histologia da pele mostrou ausência de glândulas sebáceas e atrofia dos folículos pilosos. O fornecimento de suplementos de biotina contendo 200 a 1.000 μg/dia resultou na cura das lesões da pele e crescimento do cabelo, apesar de a alimentação anormal continuar a fornecer grandes quantidades de avidina. Não houve estudos sobre o fornecimento de doses modestas de biotina a essas pessoas, e nenhum em que a alta ingestão de ovos crus não fosse substituída por ingestão equivalente de ovos cozidos (em que a avidina foi desnaturada pelo calor, sendo as gemas uma boa fonte de biotina) ou continuou inalterada, não havendo, portanto, informações desses relatos de caso sobre as quantidades de biotina necessárias para uma saúde normal. Mais recentemente, sinais semelhantes de deficiência de biotina foram observados em pessoas recebendo nutrição parenteral total por períodos prolongados após ressecção importante do intestino. Os sinais desaparecem após o fornecimento de biotina, mas, novamente, não houve estudos sobre as quantidades de biotina necessárias; a ingestão variou entre 60 μg/dia e 200 μg/dia.

Metabolismo da glicose na deficiência de biotina

A biotina é a coenzima da piruvato carboxilase, uma das principais enzimas da gliconeogênese, cuja deficiência pode levar à hipoglicemia de jejum. Além disso, a biotina atua por meio de receptores de superfície celular para induzir a síntese de fosfofrutoquinase e piruvato quinase (enzimas-chave da glicólise), fosfoenolpiruvato carboxiquinase (uma enzima-chave da gliconeogênese) e glicoquinase.

Em lugar da hipoglicemia esperada, a deficiência de biotina pode algumas vezes estar associada à hiperglicemia como resultado da síntese reduzida de glicoquinase, isoenzima de alto K_m da hexoquinase responsável pela captação de glicose no fígado para a síntese de glicogênio quando as concentrações sanguíneas são altas. Também atua como sensor de hiperglicemia nas células beta das ilhotas pancreáticas; o metabolismo do aumento da glicose 6-fosfato formado pela glicoquinase leva à secreção de insulina. Existem algumas evidências de que os suplementos de biotina podem melhorar a tolerância à glicose no diabetes melito.

290 Introdução à Nutrição Humana

Metabolismo lipídico na deficiência de biotina

As lesões cutâneas de deficiência de biotina são semelhantes às observadas na deficiência de ácidos graxos essenciais, e o ácido linoleico sérico é menor do que o normal em pessoas com deficiência de biotina devido ao comprometimento do alongamento dos AGPIs, como resultado da atividade reduzida da acetil CoA carboxilase.

O comprometimento da lipogênese também afeta a composição de ácidos graxos teciduais, com aumento da proporção de ácido palmitoleico, principalmente em detrimento do ácido esteárico, aparentemente em decorrência do aumento da atividade da dessaturase de ácidos graxos na deficiência de biotina. Embora a ingestão de proteína e gordura na alimentação também afete a composição de ácidos graxos do tecido, a proporção de ácido palmitoleico para ácido esteárico pode fornecer um índice útil do estado nutricional da biotina em algumas circunstâncias.

A deficiência de biotina também resulta em aumento nas quantidades normalmente pequenas de ácidos graxos de cadeia ímpar (principalmente C15:0 e C17:0) em triacilglicerídeos, fosfolipídios e ésteres de colesterol, resultado da atividade prejudicada da propionil-CoA carboxilase, levando ao acúmulo de propionil-CoA, que pode ser incorporado aos lipídios, em competição com a acetil CoA.

Níveis de ingestão seguros e adequados

Não há evidências para estimar as necessidades de biotina. A ingestão média está entre 10 e 200 µg/dia. Uma vez que não ocorre deficiência alimentar, tais ingestões são obviamente mais do que adequadas para atender às necessidades.

10.13 Ácido pantotênico

O ácido pantotênico (às vezes conhecido como vitamina B_5 e também chamado de vitamina B_3) tem papel central no metabolismo produtor de energia como a porção funcional da CoA e na biossíntese de ácidos graxos como o grupo prostético da proteína transportadora de acila. As estruturas do ácido pantotênico e CoA são mostradas na Figura 10.18.

O ácido pantotênico é amplamente distribuído em todos os alimentos; o nome deriva do grego "de todos os lugares", ao contrário de outras vitaminas que foram originalmente isoladas de fontes individuais especialmente ricas. Como resultado, a deficiência não foi inequivocamente relatada em seres humanos, exceto em estudos de depleção específicos, a maioria dos quais usaram o antagonista ômega-metil- ácido pantotênico.

Absorção, metabolismo e funções metabólicas do ácido pantotênico

Aproximadamente 85% do ácido pantotênico da alimentação está presente como CoA e fosfopanteteína, que são hidrolisados em panteteína no lúmen

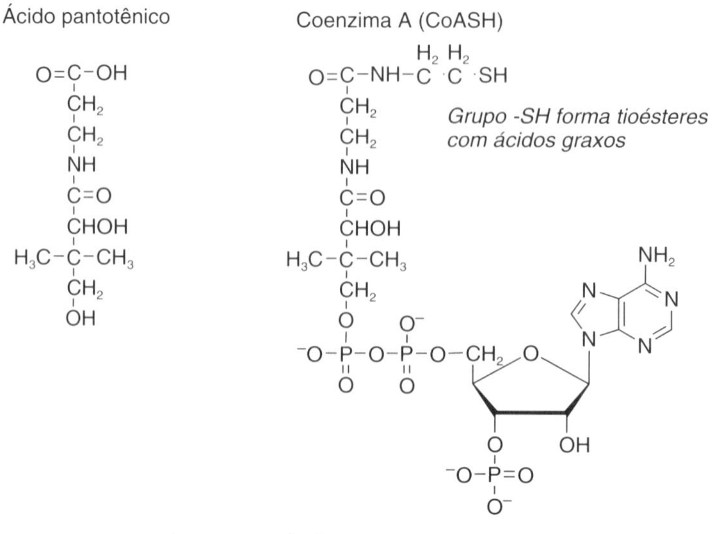

Figura 10.18 Ácido pantotênico e coenzima A.

intestinal; as células da mucosa intestinal têm alta atividade da panteteinase e rapidamente hidrolisam a panteteína em ácido pantotênico. A absorção intestinal do ácido pantotênico parece ocorrer por difusão simples e a uma taxa constante em todo o intestino delgado; a síntese bacteriana pode contribuir para a nutrição do ácido pantotênico.

O primeiro passo na utilização do ácido pantotênico é a sua fosforilação. A pantotenato quinase é taxa limitante, de modo que, ao contrário das vitaminas que são acumuladas por aprisionamento metabólico, pode haver acúmulo significativo de ácido pantotênico livre nos tecidos. É então usado para a síntese de CoA e do grupo prostético da proteína transportadora de acila. O ácido pantotênico decorrente do *turnover* da CoA e da proteína carreadora de acila pode ser reutilizado ou excretado inalterado na urina.

Coenzima A e proteína carreadora de acila

Todos os tecidos são capazes de formar CoA a partir do ácido pantotênico, a qual funciona como transportadora de ácidos graxos, como tioésteres, nas reações de betaoxidação e esterificação mitocondrial. Na oxidação de ácidos graxos, os fragmentos de dois carbonos resultantes, como acetil CoA, sofrem oxidação no ciclo do ácido cítrico. A CoA também funciona como carreadora na transferência de frações acetil (e outros acil graxos) em uma variedade de reações biossintéticas e catabólicas, incluindo:

- Síntese de colesterol e hormônio esteroide
- Síntese de ácidos graxos de cadeia longa de palmitato e alongamento mitocondrial de AGPIs
- Acilação de resíduos de serina, treonina e cisteína em proteolipídios e acetilação de ácido neuramínico.

A síntese de ácidos graxos é catalisada por um complexo multienzimático citosólico, no qual a crescente cadeia de acil graxo é ligada por ligação tioéster a um resíduo de $4'$-fosfopanteteína ligado à enzima, em vez de CoA livre, como na betaoxidação. Esse componente do complexo sintase de ácidos graxos é a proteína transportadora de acila.

Deficiência de ácido pantotênico e níveis seguros e adequados de ingestão

Prisioneiros da Guerra do Extremo Oriente, na década de 1940, gravemente desnutridos, apresentavam, entre outros sinais e sintomas de doenças por deficiência de vitaminas, um novo quadro de parestesia e fortes dores nos pés e nos respectivos dedos, denominado "síndrome da queimação nos pés". Embora tenha sido temporariamente atribuído à deficiência de ácido pantotênico, nenhum ensaio específico de ácido pantotênico foi conduzido, mas, em vez disso, as pessoas receberam extrato de levedura e outras fontes ricas em todas as vitaminas B como parte de um programa urgente de reabilitação nutricional.

A depleção experimental de ácido pantotênico, juntamente com a administração de ácido ômega-metil-pantotênico, resulta nos seguintes sinais e sintomas após 2 a 3 semanas:

- Distúrbios neuromotores, incluindo parestesia das mãos e dos pés, reflexos tendíneos profundos hiperativos e fraqueza muscular, o que pode ser explicado pelo papel da acetil CoA na síntese do neurotransmissor acetilcolina e pela formação prejudicada de treonina acil éster na mielina. A desmielinização pode explicar a persistência e recorrência de problemas neurológicos muitos anos após a reabilitação nutricional em pessoas que sofreram da síndrome de queimação nos pés
- Depressão mental, que novamente pode estar relacionada com o déficit de acetilcolina ou com a síntese prejudicada de mielina
- Queixas gastrintestinais, incluindo vômito intenso e dor, com diminuição da secreção de ácido gástrico em resposta à gastrina
- Aumento da sensibilidade à insulina e curva de tolerância à glicose achatada, o que pode refletir diminuição do antagonismo pelos glicocorticoides
- Diminuição do colesterol sérico, bem como da excreção urinária de 17-cetosteroides, refletindo o comprometimento da esteroidogênese
- Diminuição da acetilação de ácido *p*-aminobenzoico, sulfonamidas e outras drogas, refletindo a disponibilidade reduzida da acetil CoA para essas reações
- Aumento da suscetibilidade a infecções do trato respiratório superior.

Não há evidências para estimar as necessidades de ácido pantotênico. A ingestão média está entre 3 e 7 mg/dia e, como não ocorre deficiência, ela é obviamente mais do que adequada para atender aos requisitos.

292 Introdução à Nutrição Humana

Utilizações não nutricionais do ácido pantotênico

Foi relatado que a concentração sanguínea de ácido pantotênico é baixa em pacientes com artrite reumatoide; efeitos aparentemente benéficos da suplementação de ácido pantotênico foram postulados, mas esses achados permanecem não confirmados e não há usos farmacológicos estabelecidos da vitamina.

A deficiência de ácido pantotênico em ratos leva a uma perda da cor do pelo, o qual, em certa época, era conhecido como o "fator anticabelo grisalho". Não há evidências de que o envelhecimento normal do cabelo esteja relacionado com a nutrição com ácido pantotênico nem que os suplementos desse ácido tenham algum efeito sobre a cor do cabelo. O uso em xampu não é baseado em evidência de eficácia.

O ácido pantotênico tem toxicidade muito baixa; ingestões de até 10 g/dia de pantotenato de cálcio (em comparação com a ingestão alimentar normal de 2 a 7 mg/dia) foram administradas por até 6 semanas sem efeitos nocivos aparentes.

10.14 Vitamina C (ácido ascórbico)

O ácido ascórbico é uma vitamina para apenas um número limitado de espécies de vertebrados: seres humanos e outros primatas, porquinho-da-índia, morcegos, pássaros passeriformes e a maioria dos peixes. O ascorbato é sintetizado como um intermediário na via da gulonolactona do metabolismo da glicose; nas espécies de vertebrados para as quais é uma vitamina, uma enzima da via, a gulonolactona oxidase, está ausente.

A doença por deficiência de vitamina C, o escorbuto, é conhecida há muitos séculos e foi descrita no Papiro de Ebers, de 1500 a.C., e por Hipócrates. Diz-se que o período das Cruzadas foi marcado por perdas de mais homens em razão do escorbuto do que mortos em batalha, enquanto em algumas das longas viagens de exploração dos séculos 14 e 15 até 90% da tripulação morreu de escorbuto. A expedição de Cartier a Quebec, em 1535, foi atingida pelo escorbuto; os nativos americanos locais ensinaram-no a usar uma infusão de folhas de pinheiro do pântano para prevenir ou curar a doença.

O reconhecimento de que o escorbuto decorria da deficiência alimentar veio relativamente cedo. James Lind demonstrou, em 1757, que o suco tanto de laranja quanto de limão era protetor, e Cook manteve sua tripulação em boa saúde durante a circunavegação do globo (1772-1775), parando frequentemente para comer frutas e vegetais frescos. Em 1804, a marinha britânica decretou uma ração diária de limão ou suco de lima para todas as classificações, uma exigência que foi estendida à marinha mercante, em 1865.

A estrutura da vitamina C é demonstrada na Figura 10.19; tanto o ácido ascórbico quanto o ácido deidroascórbico têm atividade vitamínica. O monodesidroascorbato é um radical estável formado pela reação do ascorbato com espécies reativas de oxigênio e pode ser reduzido a ascorbato pela monodesidroascorbato redutase. De maneira alternativa, 2 mols de monodesidroascorbato podem reagir juntos para render 1 mol cada de ascorbato e desidroascorbato, que pode ser reduzido a ascorbato ou sofrer hidratação para dicetogulonato e metabolismo progressivo.

A vitamina C é encontrada em frutas e vegetais. Perdas muito significativas ocorrem quando os vegetais murcham ou são cortados, como resultado da liberação de ascorbato oxidase do tecido vegetal. Perdas significativas de vitamina também ocorrem no cozimento, tanto por meio da lixiviação na água do cozimento quanto pela oxidação atmosférica, que continua quando os alimentos são deixados repousar antes de servir.

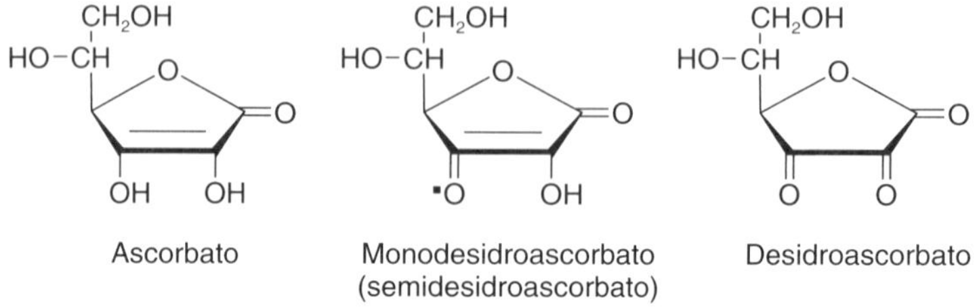

Figura 10.19 Vitamina C (ácido ascórbico, monodesidroascorbato e desidroascorbato).

Absorção e metabolismo da vitamina C

Há transporte ativo da vitamina na membrana da borda em escova da mucosa intestinal. Tanto o ascorbato quanto o desidroascorbato são absorvidos pela mucosa bucal por processos passivos mediados por carreadores. A absorção intestinal de desidroascorbato é mediada por carreadores, seguida de redução para ascorbato antes do transporte através da membrana basolateral.

Cerca de 80 a 95% do ascorbato alimentar é absorvido nas doses normais (até cerca de 100 mg/dia). A absorção fracionada de grandes quantidades da vitamina é menor, e o ascorbato não absorvido em doses muito altas é um substrato para o metabolismo bacteriano intestinal, causando desconforto gastrintestinal e diarreia.

Cerca de 70% do ascorbato sanguíneo está no plasma e nos eritrócitos, que não concentram a vitamina do plasma. O restante está nos leucócitos, que têm acentuada capacidade de concentrá-lo. Tanto o ascorbato quanto o desidroascorbato circulam em solução livre e se ligam à albumina. Cerca de 5% da vitamina C plasmática é normalmente desidroascorbato. Ambas as vitaminas são transportadas para as células por transportadores de glicose, e as concentrações de glicose da ordem das observadas na hiperglicemia diabética inibem a captação de ascorbato pelos tecidos.

Não há órgão de armazenamento específico para ascorbato; além dos leucócitos (que representam apenas 10% do ascorbato sanguíneo total), os únicos tecidos que mostram concentração significativa da vitamina são as glândulas suprarrenais e hipófise. Embora a concentração de ascorbato no músculo seja relativamente baixa, o músculo esquelético contém grande parte da reserva corporal de 900 a 1.500 mg (5 a 8,5 mmol).

O dicetogulonato decorrente do desidroascorbato pode ser metabolizado em xilose, proporcionando assim uma rota de entrada nas vias metabólicas centrais dos carboidratos pela via da pentose fosfato. No entanto, a oxidação em CO_2 é apenas um destino menor do ascorbato nos seres humanos. Na ingestão normal da vitamina, menos de 1% da radioatividade do $[^{14}C]$-ascorbato é recuperada como CO_2. Embora mais $^{14}CO_2$ seja recuperado de pessoas que recebem altas ingestões da vitamina, esse é o resultado do metabolismo bacteriano da vitamina não absorvida no lúmen intestinal.

O destino da maior parte do ácido ascórbico é a excreção na urina, inalterada ou como desidroascorbato e dicetogulonato. Tanto o ascorbato quanto o desidroascorbato são filtrados no glomérulo e então reabsorvidos. Quando a filtração glomerular de ascorbato e desidroascorbato excede a capacidade dos sistemas de transporte, a uma concentração plasmática de ascorbato entre 70 μmol/ℓ e 85 μmol/ℓ, a vitamina é excretada na urina em quantidades proporcionais à ingestão.

Funções metabólicas da vitamina C

O ácido ascórbico tem papéis específicos em dois grupos de enzimas: as hidroxilases que contêm cobre e as hidroxilases que contêm ferro ligadas ao 2-oxoglutarato. Também aumenta a atividade de várias outras enzimas *in vitro*, embora seja uma ação redutora não específica, em vez de refletir qualquer função metabólica da vitamina. Além disso, possui uma série de efeitos não enzimáticos devido à sua ação como agente redutor e supressor de radical de oxigênio.

Hidroxilases que contêm cobre

A dopamina beta-hidroxilase é uma enzima que contém cobre envolvida na síntese das catecolaminas norepinefrina (noradrenalina) e epinefrina (adrenalina), a partir da tirosina, na medula adrenal e no sistema nervoso central. A enzima contém Cu^+, que é oxidado a Cu^{2+} durante a hidroxilação do substrato; a redução de volta a Cu^+ requer especificamente ascorbato, que é oxidado a monodesidroascorbato.

Alguns hormônios peptídicos têm uma amida carboxi-terminal que é hidroxilada no carbono alfa por uma enzima que contém cobre, a peptidilglicina hidroxilase. O resíduo de alfa-hidroxiglicina então se decompõe de forma não enzimática para produzir o peptídeo amidado e o glioxilato.

O grupo prostético de cobre é oxidado na reação e, como na dopamina beta-hidroxilase, o ascorbato é especificamente necessário para a redução de volta a Cu^+.

Hidroxilases que contêm ferro ligadas ao oxoglutarato

Várias hidroxilases que contêm ferro compartilham um mecanismo de reação comum, no qual a hidroxilação do substrato está ligada à descarboxilação do 2-oxoglutarato. Muitas dessas enzimas estão envolvidas na modificação de proteínas precursoras para produzir a proteína madura final. Esse é um processo de modificação pós-sintética de um resíduo de aminoácido após ter sido incorporado à proteína durante a síntese no ribossomo

- A prolina e a lisina hidroxilases são necessárias para a modificação pós-sintética do pró-colágeno na formação de colágeno maduro e insolúvel, e a prolina hidroxilase também é necessária para a modificação pós-sintética das proteínas precursoras da osteocalcina e do componente C1q do complemento
- A aspartato beta-hidroxilase é necessária para a modificação pós-sintética do precursor da proteína C, a protease dependente da vitamina K, que hidrolisa o fator V ativado na cascata de coagulação do sangue
- Trimetil-lisina e gamabutirobetaína hidroxilases são necessárias para a síntese de carnitina.

O ascorbato é oxidado durante a reação dessas enzimas, mas não estequiometricamente com a descarboxilação do 2-oxoglutarato e hidroxilação do substrato. A enzima purificada é ativa na ausência de ascorbato, mas, após cerca de 5 a 10 s (aproximadamente 15 a 30 ciclos de ação enzimática), a taxa de reação começa a cair. Nessa fase, o ferro no sítio catalítico foi oxidado a Fe^{3+}, que é cataliticamente inativo; a atividade é restaurada apenas pelo ascorbato, que a reduz de volta a Fe^{2+}. A oxidação do Fe^{2+} é a consequência de uma reação colateral, em vez da reação principal da enzima, o que explica como 15 a 30 ciclos de atividade enzimática podem ocorrer antes que haja perda significativa de atividade na ausência de ascorbato e por que o consumo de ascorbato não é estequiométrico.

Funções pró-oxidantes e antioxidantes do ascorbato

O ascorbato pode atuar como antioxidante que aprisiona os radicais, reagindo com o superóxido e um próton, para produzir peróxido de hidrogênio, ou com o radical hidroxila, para produzir água. Em cada caso, o produto é o radical monodesidroascorbato. Assim, além de reduzir o radical tocoferoxila (vitamina E) formado pela interação do alfatocoferol nas membranas com peróxidos lipídicos, o ascorbato atua prendendo os radicais de oxigênio que, de outra forma, reagiriam para formar peróxidos lipídicos.

Em altas concentrações, o ascorbato pode reduzir o oxigênio molecular a superóxido, sendo oxidado a monodesidroascorbato. Em concentrações fisiológicas de ascorbato, os íons Fe^{3+} e Cu^{2+} são reduzidos pelo ascorbato, produzindo monodesidroascorbato. Fe^{2+} e Cu^+ são facilmente reoxidados por reação com peróxido de hidrogênio para produzir íons hidróxido e radicais hidroxila. O Cu^+ também reage com o oxigênio molecular para produzir superóxido. Assim, além de seu papel antioxidante, o ascorbato tem potencial atividade pró-oxidante. No entanto, como em altos níveis de ingestão a vitamina é excretada quantitativamente, é improvável que as concentrações nos tecidos aumentem o suficiente para que haja formação significativa de radicais de oxigênio.

Deficiência de vitamina C: escorbuto

Historicamente, o escorbuto causado por deficiência de vitamina C era um problema comum no final do inverno, quando não havia frutas e vegetais frescos por muitos meses.

Embora não haja nenhum órgão específico para o armazenamento de vitamina C no corpo, os sinais de deficiência não se desenvolvem em pessoas previamente nutridas de forma adequada até que tenham sido privadas da vitamina por 4 a 6 meses, quando as concentrações plasmáticas e teciduais caíram consideravelmente. Os primeiros sinais de escorbuto em pessoas mantidas com alimentação livre de vitamina C são alterações na pele, começando com obstrução dos folículos capilares por material córneo, seguido do aumento dos folículos hiperqueratóticos e hemorragia petequial com extravasamento significativo de eritrócitos, presumivelmente como resultado do aumento da fragilidade dos capilares sanguíneos.

Em estágio posterior, há também hemorragia das gengivas, começando nas papilas interdentais, progredindo para um tecido gengival com característica esponjosa generalizada e sangramento. Isso é frequentemente acompanhado por infecção bacteriana secundária e saída considerável da gengiva do colo dos dentes. À medida que a condição progride, há redução da ossificação dos dentes e, assim, ficam frouxos no osso alveolar e podem cair.

As feridas demonstram apenas cicatrização superficial no escorbuto, com pouca ou nenhuma formação de tecido cicatricial (rico em colágeno), de forma que a cicatrização é retardada e as feridas podem ser reabertas prontamente. O tecido da cicatriz escorbútica tem apenas cerca de metade da resistência à tração do normalmente formado.

O escorbuto avançado é acompanhado por dor intensa nos ossos, que pode ser atribuída a alterações na mineralização óssea como resultado da síntese anormal de colágeno. A formação óssea cessa e o osso existente torna-se rarefeito, de modo que os ossos se fraturam com trauma mínimo.

O nome escorbuto deriva do italiano *scorbutico*, que significa uma pessoa irritável, neurótica, descontente, chorona e irritadiça. A doença está associada à apatia e ao mal-estar geral e, às vezes, a mudanças na personalidade e no desempenho psicomotor, assim como à diminuição do nível geral de excitação. Esses efeitos comportamentais podem ser atribuídos à síntese prejudicada de neurotransmissores catecolaminas, como resultado da baixa atividade da dopamina beta-hidroxilase.

A maioria dos outros sinais clínicos de escorbuto pode ser explicada pelos efeitos da deficiência de ascorbato na síntese de colágeno, como resultado da atividade prejudicada da prolina e da lisina hidroxilase. A depleção da carnitina muscular, devido à atividade prejudicada da trimetilisina e gamabutirobetaína hidroxilases, pode ser responsável pela lassitude e fadiga que precedem os sinais clínicos de escorbuto.

Anemia no escorbuto

A anemia está frequentemente associada ao escorbuto e pode ser macrocítica, indicativa de deficiência de folato, ou hipocrômica, indicativa de deficiência de ferro.

A deficiência de folato pode ser epifenomenal, uma vez que as principais fontes alimentares de folato são as mesmas do ascorbato. Entretanto, algumas pessoas com anemia megaloblástica clara respondem à administração de vitamina C isolada, sugerindo que pode haver papel do ascorbato na manutenção de *pools* normais de folatos reduzidos, embora não haja evidência de que qualquer uma das reações do folato seja ascorbato-dependente.

A deficiência de ferro no escorbuto pode ser secundária à absorção reduzida de ferro inorgânico e à mobilização prejudicada das reservas de ferro nos tecidos. Ao mesmo tempo, as hemorragias de escorbuto avançado causam perda significativa de sangue.

Também há evidências de que os eritrócitos têm meia-vida mais curta do que o normal no escorbuto, possivelmente como resultado do dano peroxidativo aos lipídios da membrana devido ao comprometimento da redução do radical tocoferoxila pelo ascorbato.

Necessidade de vitamina C

A vitamina C ilustra muito bem como diferentes critérios de adequação e variadas interpretações de dados experimentais podem levar a diversas estimativas de necessidades e a consumos de referência que variam entre 30 mg/dia e 90 mg/dia para adultos.

A necessidade de vitamina C para prevenir o escorbuto clínico é inferior a 10 mg/dia. No entanto, nesse nível de ingestão, as feridas não cicatrizam de maneira adequada devido à necessidade de vitamina C para a síntese de colágeno. A ingestão de 20 mg/dia é necessária para a cicatrização ideal da ferida. Permitindo-se variação individual nas necessidades, isso dá uma ingestão de referência para adultos de 30 mg/dia, que era a dose diária recomendada (RDA) britânica, até 1991.

A ingestão de nutrientes de referência (INR) britânica, de 1991, para a vitamina C baseia-se no nível de ingestão em que a concentração plasmática aumenta drasticamente, mostrando que os requisitos agora foram atendidos, os tecidos estão saturados e há vitamina C sobressalente sendo transportada entre os tecidos, disponível para excreção. Esse critério de adequação dá uma INR de 40 mg/dia para adultos.

A abordagem alternativa para determinar as necessidades é estimar o conteúdo corporal total de vitamina C e, em seguida, mensurar a taxa na qual ela é metabolizada, administrando-se uma dose-teste de vitamina radioativa. Essa é a base tanto da antiga RDA, dos EUA, de 60 mg/dia para adultos como da RDA da Holanda, de 80 mg/dia. Na verdade, também fornece uma base alternativa para a INR, de 40 mg/dia.

O problema está em decidir qual é o conteúdo corporal adequado de vitamina C. Os estudos foram realizados em pessoas cujo total de vitamina C corporal foi estimado em 1.500 mg, no início de um estudo de depleção. No entanto, não há evidências de que este seja um conteúdo corporal necessário, ou mesmo desejável, da vitamina. É simplesmente o conteúdo corporal da vitamina de um pequeno grupo de pessoas que autosselecionam a alimentação, relativamente rica em frutas e vegetais. Há boas evidências de que um conteúdo corporal total de 900 mg é mais do que adequado. É três vezes maior do que o conteúdo corporal no qual os primeiros sinais de deficiência são observados e protegerá contra o desenvolvimento de quaisquer sinais de deficiência por vários meses com uma alimentação totalmente livre de vitamina C.

Existe outro problema na interpretação dos resultados: a taxa de metabolização da vitamina C varia com a quantidade consumida. Isso significa que, à medida que as pessoas avaliadas apresentavam depleção de vitamina C, a taxa de metabolização da vitamina diminuía. Assim, o cálculo da quantidade necessária para manter o conteúdo corporal depende da maneira como os resultados obtidos durante os estudos de depleção são extrapolados para a taxa em pessoas que consomem uma alimentação normal e a quantidade de vitamina C nessa alimentação.

A ingestão de 40 mg/dia é mais do que adequada para manter um conteúdo corporal total de 900 mg de vitamina C (a INR britânica). Em nível mais alto de ingestão habitual, 60 mg/dia são adequados para manter um conteúdo corporal total de 1.500 mg (a antiga RDA dos EUA). Levando em consideração as mudanças na taxa de metabolismo com diferentes níveis de ingestão, e permitindo a absorção incompleta da vitamina, a RDA da Holanda é de 80 mg/dia.

A ingestão de referência atual dos EUA (75 mg/dia para mulheres e 90 mg/dia para homens) baseia-se na ingestão necessária para saturar leucócitos com vitamina C.

Avaliação do estado nutricional da vitamina C

A excreção urinária de ascorbato cai para níveis indetectavelmente baixos na deficiência e, portanto, excreção muito baixa indica deficiência. Todavia, não foram estabelecidas diretrizes para a interpretação do ascorbato urinário.

É relativamente fácil avaliar o estado das reservas corporais de vitamina C medindo-se a excreção após uma dose-teste. Uma pessoa que está saturada excretará mais ou menos a totalidade de uma dose-teste de 500 mg de ascorbato ao longo de 6 h. Um método mais preciso envolve repetir o teste de carga diariamente até que a recuperação mais ou menos completa seja alcançada, dando assim indicação do quão esgotados os estoques corporais estavam.

A concentração plasmática de vitamina C cai de forma relativamente rápida durante os estudos experimentais de depleção para níveis indetectavelmente baixos dentro de 4 semanas do início de uma alimentação livre de vitamina C, embora os sinais clínicos de escorbuto possam não se desenvolver por mais 3 a 4 meses, e as concentrações de tecido da vitamina podem chegar a 50% da saturação. Em estudos e pesquisas de campo, pessoas com ascorbato plasmático abaixo de 11 μmol/ℓ são consideradas em risco de desenvolver escorbuto, e qualquer pessoa com concentração plasmática abaixo de 6 μmol/ℓ deve apresentar sinais clínicos.

A concentração de ascorbato em leucócitos está correlacionada com as concentrações em outros tecidos e cai mais lentamente do que a concentração plasmática em estudos de depleção. O intervalo de referência do ascorbato leucocitário é 1,1 a 2,8 pmol/10^6 células; uma perda significativa de ascorbato leucocitário coincide com o desenvolvimento de sinais clínicos claros de escorbuto.

Sem contagem diferencial de leucócitos, a concentração de ascorbato de leucócitos não pode ser considerada um reflexo significativo do estado nutricional da vitamina C. Os diferentes tipos de leucócitos têm diversas capacidades de acumular ascorbato. Isso significa que uma alteração na proporção de granulócitos, plaquetas e leucócitos mononucleares resultará em modificação na concentração total de células ascorbato/10^6, embora possa muito bem não haver alteração no estado nutricional da vitamina. Estresse, infarto do miocárdio, infecção, queimaduras e trauma cirúrgico resultam em alterações na distribuição de leucócitos, com aumento na proporção de granulócitos e, portanto, alteração aparente no ascorbato de leucócitos. Isso tem sido amplamente mal interpretado para indicar aumento na necessidade de vitamina C nessas condições.

A excreção urinária de peptídeos que contêm hidroxiprolina é reduzida em pessoas com estado nutricional inadequado de vitamina C, mas uma série de outros fatores que afetam a renovação óssea e o tecido conjuntivo confunde a interpretação dos resultados. A excreção de compostos derivados de ligações cruzadas de colágeno fornece um índice mais útil, mas é afetada pelo estado nutricional do cobre. Há aumento da formação de 8-hidroxiguanina (um marcador de dano do radical oxidativo) no DNA durante a depleção de vitamina C, sugerindo que a medição da excreção de 8-hidroxiguanina pode ser um meio de estimar as necessidades e, assim, um biomarcador de estado nutricional ideal.

Possíveis benefícios da alta ingestão de vitamina C

Há evidências de uma variedade de estudos de que o estado nutricional elevado de vitamina C e uma alta concentração plasmática da vitamina estão associados à redução da mortalidade por todas as causas.

Em ingestões acima de cerca de 100 a 120 mg/dia, a capacidade do corpo de metabolizar a vitamina C é saturada e qualquer ingestão adicional é excretada inalterada na urina. Portanto, não parece justificável recomendar níveis mais elevados de ingestão. Porém, além de seu papel antioxidante e na redução do radical tocoferoxila, poupando assim a vitamina E, a vitamina C é importante na absorção do ferro e na prevenção da formação de nitrosaminas. Ambas as ações dependem da presença da vitamina no intestino com os alimentos, e a ingestão de mais de 100 mg/dia pode ser benéfica.

Absorção de ferro

O ferro inorgânico da alimentação é absorvido como Fe^{2+}, e não como Fe^{3+}; o ácido ascórbico no lúmen intestinal vai manter o ferro no estado reduzido e quelá-lo, aumentando assim a quantidade absorvida. Uma dose de 25 mg de vitamina C tomada juntamente com uma refeição aumenta a absorção de ferro em aproximadamente 65%, enquanto uma dose de 1 g aumenta em nove vezes. Isso ocorre apenas quando o ácido ascórbico está presente com a refeição-teste; nem a administração intravenosa de vitamina C nem a ingestão várias horas antes da refeição-teste têm qualquer efeito sobre a absorção de ferro, podendo a ideal, portanto, exigir significativamente mais do que 100 mg de vitamina C/dia.

Inibição da formação de nitrosamina

A segurança dos nitratos e nitritos usados na cura da carne, método tradicional de preservação, tem sido questionada devido à formação de nitrosaminas por reação entre nitrito e aminas naturalmente presentes nos alimentos em condições ácidas no estômago. Em animais de experimentação, as nitrosaminas são potentes cancerígenas, e algumas autoridades limitaram as quantidades permitidas desses sais, embora não haja evidências de nenhum perigo para os seres humanos com a formação de nitrosaminas endógenas. O ascorbato pode prevenir a formação de nitrosaminas ao reagir de forma não enzimática com nitrito e outros reagentes nitrosantes, formando NO, NO_2 e N_2. Novamente, esse é um efeito do ascorbato presente no estômago, ao mesmo tempo que os nitritos e as aminas da alimentação, em vez de um efeito do estado nutricional da vitamina C.

Utilizações farmacológicas da vitamina C

Vários estudos relataram baixo estado nutricional de ascorbato em pessoas com câncer avançado, o que talvez seja um achado não surpreendente em pessoas gravemente enfermas. Com evidências experimentais bastante limitadas, foi sugerido que a ingestão muito elevada de vitamina C (da ordem de 10 g/dia ou mais) pode ser benéfica para aumentar a resistência do hospedeiro ao câncer e prevenir o desenvolvimento da síndrome da imunodeficiência adquirida (AIDS) em pessoas positivas para o vírus da imunodeficiência humana (HIV). Em estudos controlados com pacientes pareados por idade, sexo biológico, local e estágio dos tumores primários e metástases, e quimioterapia prévia, não houve efeito benéfico do ácido ascórbico em altas doses no tratamento do câncer avançado.

Altas doses de vitamina C têm sido recomendadas para a prevenção e o tratamento do resfriado comum, com algumas evidências de que a vitamina reduz a duração dos sintomas. No entanto, as evidências de estudos controlados não são convincentes.

Toxicidade da vitamina C

Independentemente de saber se a ingestão elevada de ascorbato tem ou não algum efeito benéfico, um grande número de pessoas faz uso, habitualmente, entre 1 e 5 g/dia de suplementos de vitamina C (em comparação com a ingestão de referência de 40 a 90 mg/dia), e algumas consideravelmente mais. Há poucas evidências de toxicidade significativa dessas altas doses, mas, uma vez que a concentração plasmática de ascorbato atinge o limiar renal, ele é excretado mais ou menos de forma quantitativamente equivalente conforme o aumento da ingestão, e não há evidências de que uma ingestão mais elevada aumente o *pool* corporal acima de 110 μmol/kg de massa corporal. O ascorbato não absorvido no lúmen intestinal é um substrato para a fermentação bacteriana e pode causar diarreia e desconforto intestinal.

O ascorbato pode reagir de forma não enzimática com grupos amino em proteínas e glicá-los, da mesma forma como ocorre em com o diabetes melito mal controlado, condição na qual há alguma evidência de aumento da mortalidade cardiovascular associada aos suplementos de vitamina C.

Até 5% da população corre o risco de desenvolver cálculos renais de oxalato, tanto do ingerido quanto daquele formado de maneira endógena, principalmente do metabolismo da glicina. A alta ingestão de ascorbato leva à acidificação da urina, o que aumenta o risco de formação de cálculos renais de oxalato e urato, mas reduz o risco de formação de cálculos de fosfato.

10.15 Perspectivas

As estimativas atuais das necessidades e dos consumos de referência de vitaminas baseiam-se nas quantidades necessárias para prevenir ou reverter os índices sutis de deficiência e, portanto, podem ser consideradas quantidades necessárias para prevenir a deficiência, mas possivelmente não para promover o estado nutricional e a saúde ideais. Atualmente, há evidências muito limitadas para basear a ingestão de referência acima das necessárias para prevenir a deficiência (bioquímica sutil), mas os índices de função do sistema imunológico aprimorada e estresse oxidativo de corpo inteiro, assim como outros biomarcadores, podem fazê-lo no devido tempo.

Existem vários compostos com funções claramente definidas no organismo, mas que podem ser sintetizados em quantidades aparentemente adequadas, de modo que não sejam considerados essenciais na alimentação. Essas substâncias vêm recebendo cada vez mais atenção e, além de outros compostos, provavelmente continuarão a estimular o interesse e a discussão no futuro.

Bioflavonoides

Os flavonoides mais estudados são a hesperitina e a quercetina. Por serem biologicamente ativos, são comumente chamados de bioflavonoides. A maioria das frutas e dos vegetais com folhas verdes contém quantidades relativamente grandes de flavonoides; ao todo, cerca de 2 mil foram identificados, sendo a ingestão média de flavonoides em uma alimentação mista da ordem de 1 g/dia.

Não há evidências de que os bioflavonoides sejam essenciais na alimentação, mas eles têm ações antioxidantes potencialmente úteis. A oxidação de flavonoides pode servir para proteger os nutrientes suscetíveis a danos nos alimentos e no lúmen intestinal, bem como agir como antioxidantes no plasma e nos tecidos. A evidência epidemiológica sugere que a ingestão de flavonoides está inversamente correlacionada com a mortalidade por doença coronária.

Carnitina

A carnitina possui papel central no transporte de ácidos graxos através da membrana mitocondrial. É sintetizada no fígado e no músculo esquelético pela metilação da lisina, seguida de duas hidroxilações dependentes da vitamina C. Em animais experimentais, a deficiência de lisina tem pouco efeito sobre as concentrações plasmáticas e teciduais, mas a deficiência de metionina pode levar à depleção da carnitina, que tem efeito poupador de metionina em animais com deficiência de metionina. A deficiência de vitamina C pode resultar em síntese prejudicada de carnitina em espécies para as quais o ascorbato é uma vitamina.

A administração do anticonvulsivante ácido valproico pode levar à depleção da carnitina. Isso resulta em prejuízo da betaoxidação de ácidos graxos e cetogênese e, portanto, hipoglicemia não cetótica, com ácidos graxos não esterificados e triglicerídeos plasmáticos elevados. Também pode haver sinais de disfunção hepática, com hiperamonemia e encefalopatia. A administração de suplementos de carnitina nessas condições tem efeito benéfico.

Embora, em geral, a carnitina não seja nutricionalmente importante, ela pode ser necessária para bebês prematuros, uma vez que eles têm capacidade limitada de sintetizá-la. Existem algumas evidências de que bebês a termo também podem ter necessidade aumentada de carnitina em relação a que pode ser satisfeita pela síntese endógena; bebês alimentados com fórmula de leite de soja sem carnitina têm maiores concentrações plasmáticas de ácidos graxos não esterificados e triglicerídeos do que aqueles que recebem suplementos de carnitina. A depleção da carnitina, com metabolismo lipídico perturbado, também foi relatada em adultos mantidos por períodos prolongados com nutrição parenteral total. Há algumas evidências de que os suplementos de carnitina podem aumentar a capacidade do músculo esquelético de oxidar ácidos graxos e, assim, aumentar a capacidade de trabalho físico, embora outros estudos não tenham mostrado nenhum efeito.

Colina

A colina é importante como base nos fosfolipídios: tanto a fosfatidilcolina (lecitina), em todas as membranas celulares, quanto a esfingomielina, no sistema nervoso. Além disso, a acetilcolina é um transmissor nos sistemas nervosos central e parassimpático e nas junções neuromusculares. Há algumas evidências de que a disponibilidade de colina pode ser limitante para a síntese de acetilcolina no sistema nervoso central em algumas condições. Em animais, a deficiência de colina resulta em infiltração gordurosa do fígado, aparentemente como resultado do comprometimento da exportação de lipoproteínas dos hepatócitos; a deficiência prolongada pode resultar em cirrose. O rim também pode ser afetado, com necrose tubular e hemorragia intersticial, provavelmente como resultado de ruptura da membrana lisossomal.

Não há evidências de que a colina seja essencial na alimentação para seres humanos, não tendo sido relatada nenhuma condição semelhante aos efeitos da deficiência de colina em animais experimentais. Uma vez que a fosfatidilcolina é encontrada em todas as membranas biológicas, é improvável que ocorra deficiência alimentar, exceto quando as pessoas são mantidas em padrões alimentares definidamente sem fosfolipídios. As concentrações plasmáticas caem durante a nutrição parenteral total a longo prazo, e é possível que o comprometimento da função hepática observada em tais pessoas seja parcialmente o resultado da depleção de colina.

Inositol

A principal função do inositol é nos fosfolipídios; o fosfatidilinositol constitui cerca de 5 a 10% dos fosfolipídios totais da membrana. Além de seu papel estrutural nas membranas, o fosfatidilinositol tem função importante nas respostas intracelulares aos hormônios e neurotransmissores, produzindo dois segundos mensageiros intracelulares: o inositol trifosfato e o diacilglicerol.

Não há evidências de que o inositol seja um componente essencial na alimentação. Os bebês podem ter necessidade maior do que pode ser satisfeito pela síntese endógena. As pessoas com diabetes melito não tratado apresentam altas concentrações plasmáticas de inositol livre e alta excreção urinária de inositol, associadas a concentrações intracelulares relativamente baixas, sugerindo que a glicose plasmática elevada pode inibir a captação tecidual de inositol. Há algumas evidências de que a velocidade de condução nervosa prejudicada na neuropatia diabética, tanto em seres humanos quanto em animais experimentais, está associada a baixas concentrações intracelulares de inositol, cujos suplementos podem melhorar a velocidade de condução nervosa. No entanto, altas concentrações intracelulares de inositol também prejudicam a velocidade de condução nervosa e os suplementos podem ter efeito deletério.

Taurina

Até meados de 1976, presumia-se que a taurina era um produto do metabolismo da cisteína, cuja única função era a conjugação dos ácidos biliares. A ocorrência de mudanças na atividade elétrica da retina em crianças mantidas em nutrição parenteral total a longo prazo, sem adição de taurina, mostrou que ela tem funções fisiológicas e levantou a questão a respeito da necessidade ou não de ser considerada essencial na alimentação, especialmente sob condições de baixa disponibilidade dos aminoácidos sulfurados.

Ubiquinona (coenzima Q, "vitamina Q")

Ubiquinona é um dos carreadores de elétrons presentes nas mitocôndrias. Portanto, ela tem função essencial em todo o metabolismo produtor de energia e também pode ter papel antioxidante geral nas membranas. Como a vitamina E, ela pode ser ancorada nas membranas pela cauda hidrofóbica, com o grupo quinona reativo na superfície da membrana. A ubiquinona é prontamente sintetizada no corpo e não há evidências de que seja um item essencial na alimentação, ou que os suplementos sirvam para qualquer propósito útil, embora possam ter ações antioxidantes não específicas e, portanto, poupar vitamina E.

"Fitocêuticos"

Além dos compostos com funções metabólicas claramente definidas discutidos anteriormente, vários compostos naturalmente presentes nos alimentos, especialmente em alimentos de origem vegetal, possuem efeitos potencialmente benéficos, embora não sejam nutrientes. Coletivamente, são conhecidos como fitocêuticos (substâncias de origem vegetal com potencial ação farmacêutica) ou nutracêuticos. A seguir, estão exemplos de fitocêuticos:

- Muitos glicosinolatos e glicosídeos inibem as enzimas da fase I do metabolismo de compostos estranhos (as reações que ativam muitos carcinógenos potenciais) ou induzem as reações que levam à conjugação e à excreção de compostos estranhos
- Os terpenos encontrados nos óleos voláteis (essenciais) de ervas e especiarias são potencialmente ativos como antioxidantes lipossolúveis, assim como muitos dos carotenoides que não são ativos como precursores da vitamina A
- O esqualeno, um precursor da síntese do colesterol, pode ter ação hipocolesterolêmica, reduzindo a atividade da enzima limitadora da taxa de síntese do colesterol, a HMG-CoA redutase. No entanto, o esqualeno também pode ser metabolizado para produzir colesterol adicional

- Vários compostos solúveis em água, incluindo polifenóis, antocianinas e flavonoides, têm ações antioxidantes
- Várias plantas (especialmente soja) contêm compostos com ação estrogênica (fitoestrogênios) e também antiestrogênica, que parecem ser protetores contra o desenvolvimento de câncer de mama e útero dependente de hormônio.

Leitura complementar

Bender, D.A. (2003). *Nutritional Biochemistry of the Vitamins*, 2e. Cambridge University Press.

Food Safety Authority of Ireland. (2018). The Safety of Vitamins and Minerals in Food Supplements – Establishing Tolerable Upper Intake Levels and a Risk Assessment Approach for Products Marketed in Ireland.

Institute of Medicine (IOM). (1998). Dietary Reference Intakes for Thiamin, Riboflavin, Niacin, Vitamin B6, Folate, Vitamin B12, Pantothenic Acid, Biotin, and Choline.

Institute of Medicine (IOM). (2001). Dietary Reference Intakes for Vitamin C, Vitamin E, Selenium, and Carotenoids.

Institute of Medicine (IOM). (2001). Dietary Reference Intakes for Vitamin A, Vitamin K, Arsenic, Boron, Chromium, Copper, Iodine, Iron, Manganese, Molybdenum, Nickel, Silicon, Vanadium, and Zinc.

Institute of Medicine (IOM). (2011). Dietary Reference Intakes for Calcium and Vitamin D. Washington, DC: The National Academies Press.

11

Minerais e Oligoelementos

JJ. Strain, Alison J. Yeates e Kevin D. Cashman

Pontos-chave

- Este capítulo define os minerais essenciais e oligoelementos
- Descreve as funções e rotas do metabolismo dentro do corpo de cada um dos minerais e oligoelementos
- As necessidades e fontes alimentares são discutidas para cada mineral

- São descritos os efeitos e sintomas para a saúde de ingestão inadequada e tóxica
- Métodos de avaliação do estado nutricional para cada mineral e oligoelemento são revisados.

11.1 Introdução

Os minerais essenciais, incluindo os oligoelementos, são elementos inorgânicos (Figura 11.1) que têm uma função fisiológica dentro do corpo. Eles devem ser fornecidos na alimentação (alimentos e líquidos) e variam de gramas por dia para os principais (macro) minerais, passando por miligramas a microgramas por dia para os oligoelementos.

Foi proposto que o ambiente (muito provavelmente no mar primordial em torno das aberturas hidrotermais) em que os organismos vivos evoluíram era determinante primário de quais elementos se tornaram essenciais para a vida, fornecendo integridade estrutural e capacidade catalítica às primeiras moléculas orgânicas complexas. À medida que a vida evoluiu dos oceanos para a terra, um processo de seleção natural pode ter resultado em alguns elementos terem se tornado relativamente mais importantes devido às habilidades catalíticas superiores sobre outros. Em qualquer caso, a distribuição desigual dos elementos em um ambiente terrestre significava que mecanismos homeostáticos eficientes tinham que estar no local para conservar os elementos essenciais e eliminar o excesso dos essenciais e não essenciais. Os processos de absorção pelo trato gastrintestinal e pela excreção com fluidos corporais, portanto, são as principais formas pelas quais a concentração e a quantidade de um elemento podem ser controladas no corpo. Além disso, o armazenamento em locais inativos, ou de forma não reativa, pode evitar que um elemento cause efeitos adversos no corpo, e a liberação do conteúdo armazenado pode ser importante em tempos de insuficiência alimentar.

Todos os elementos têm o potencial de causar sintomas tóxicos, enquanto alguns, os elementos essenciais conhecidos na Figura 11.1, têm a capacidade de causar sintomas de deficiência em animais. Mesmo assim, sabe-se que as deficiências de apenas quatro desses elementos inorgânicos prevalecem nas populações humanas. Duas delas, iodo e ferro, são as mais comuns, enquanto as outras duas, zinco e selênio, ocorrem apenas em alguns grupos populacionais sob condições especialmente definidas. Os sinais clínicos evidentes de deficiência de qualquer um dos outros elementos inorgânicos são excepcionais em humanos e ocorrem principalmente secundários a outras condições clínicas. Essas observações não excluem a possibilidade de que o estado nutricional subótimo da grande maioria dos elementos indicados na Figura 11.1 seja importante na nutrição humana. De fato, há consciência crescente do papel potencial dos estados nutricionais subótimo e

302 Introdução à Nutrição Humana

Figura 11.1 Tabela periódica dos elementos. Os elementos essenciais amplamente aceitos ou putativos são circundados.

supraótimo de minerais e oligoelementos no desenvolvimento de doenças degenerativas relacionadas com a idade, como doença cardíaca coronária, câncer e osteoporose. Além disso, outros elementos, que atualmente não têm recomendações alimentares publicadas, mas são destacados na Figura 11.1, podem provar ser essenciais para a saúde e o bem-estar ideais dos seres humanos, os quais são discutidos brevemente na seção 11.16.

As principais restrições para a elucidação dos papéis potenciais dos minerais e oligoelementos no início de doenças crônicas não transmissíveis incluem dificuldades na avaliação do estado nutricional e, assim, na definição das necessidades e inúmeras interações entre minerais e outros nutrientes e não nutrientes na alimentação. Às vezes, experimentos naturais de doenças genéticas podem lançar luz sobre os papéis potenciais dos minerais nos processos de doenças, e as questões genéticas também serão discutidas conforme apropriado nas seções seguintes.

11.2 Cálcio

O cálcio é um metal, o quinto em abundância na crosta terrestre (mais de 3%). O cálcio jamais é encontrado na natureza de forma livre, mas abundantemente como giz, granito, casca de ovo, conchas do mar, água dura, osso e calcário. O cálcio foi um dos primeiros materiais considerados essenciais na alimentação, uma vez que todos os alimentos de origem vegetal contêm pequenas, mas úteis, quantidades dele. Os animais concentram cálcio no leite, e o leite e seus derivados são as fontes alimentares mais importantes de cálcio para muitas populações humanas.

Absorção, transporte e distribuição tecidual

O corpo humano adulto contém cerca de 1.000 a 1.200 g de cálcio, o que equivale a cerca de 1 a 2% da massa corporal, tornando-o, portanto, o mineral mais abundante do corpo. Desse total, 99% é encontrado em tecidos mineralizados, como ossos e dentes, onde está presente principalmente como hidroxiapatita de cálcio $[Ca_{10}(PO_4)_6(OH)_2]$, proporcionando rigidez e estrutura. O 1% restante é encontrado no sangue, no fluido extracelular (FEC), no músculo e em outros tecidos, mas, embora seja quantitativamente baixo, esse cálcio desempenha papéis críticos nesses tecidos moles (ver a seguir). Devido ao envolvimento do cálcio nessas funções metabólicas críticas, as concentrações dele nos tecidos moles são mantidas pelo osso (ver a seguir). O cálcio está presente no sangue como íons Ca^{2+} livres (cálcio ionizado) e ligado às proteínas, em proporções aproximadamente iguais, e cerca de 10% complexado com citrato, fosfato, sulfato e carbonato.

Está sob estreito controle homeostático, com processos como absorção, excreção e secreção e o armazenamento ósseo envolvidos na manutenção da concentração de cálcio ionizado no plasma em uma faixa rigidamente regulada (entre 1,1 mmol/ℓ e 1,4 mmol/ℓ). Essa regulação rígida da concentração de cálcio plasmático é alcançada por meio de um sistema fisiológico complexo que compreende a interação dos hormônios calciotrópicos, como o hormônio da paratireoide (PTH, *parathyroid hormone*), a 1,25-di-hidroxicolecalciferol [1,25(OH)$_2$D$_3$] e a calcitonina, com tecidos-alvo específicos (rins, ossos e intestino) que servem para aumentar ou diminuir a entrada de cálcio no plasma (Figura 11.2). Apenas em circunstâncias extremas, como desnutrição grave ou hiperparatireoidismo, a concentração de cálcio ionizado sérico está abaixo ou acima da faixa normal. A secreção desses hormônios é governada total ou parcialmente pela concentração plasmática de cálcio ionizado, formando assim um sistema de *feedback* negativo. O PTH e a 1,25(OH)$_2$D$_3$ são secretados quando o cálcio plasmático está baixo, enquanto a calcitonina o é quando o cálcio plasmático está alto.

Nos alimentos, o cálcio ocorre na forma de sais ou associado a outros constituintes da alimentação, na forma de complexos de íons de cálcio. Ele deve ser liberado em uma forma solúvel, e provavelmente ionizada, antes de ser absorvido no intestino por duas vias: transcelular (ou seja, através da célula) e paracelular (ou seja, entre as células) (Figura 11.3). A via transcelular envolve o transporte ativo de cálcio pela proteína transportadora deste da mucosa, calbindina, saturável e sujeita a regulação fisiológica e nutricional via 1,25(OH)$_2$D$_3$. A via paracelular envolve o transporte passivo de cálcio por meio das junções firmes (*tight junctions*) entre as células da mucosa; é não saturável, essencialmente independente

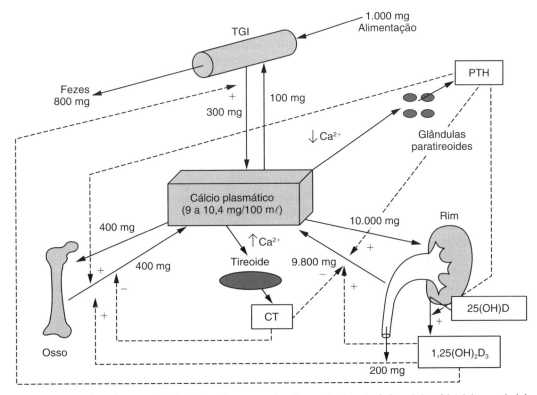

Figura 11.2 Regulação homeostática do cálcio sérico mostrando a integração da ação do hormônio calciotrópico no nível do tecido. 1,25(OH)$_2$D$_3$ = 1,25-di-hidroxicolecalciferol (para converter cálcio de mg/dia em mmol/dia, multiplique por 40). CT, calcitonina; PTH, hormônio da paratireoide; TGI, trato gastrintestinal.

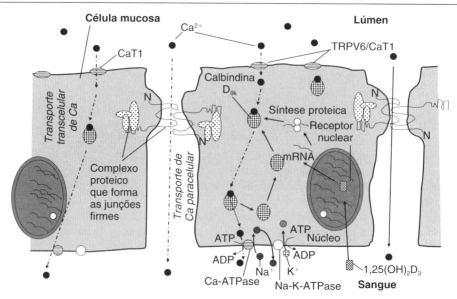

Figura 11.3 Transporte de cálcio através do revestimento da mucosa intestinal: transporte paracelular de cálcio (entre as células da mucosa) e transporte transcelular de cálcio (através da célula mucosa). ADP, adenosina difosfato; ATP, adenosina trifosfato; RNAm, RNA mensageiro.

da regulação nutricional e fisiológica e dependente da concentração. A maior parte da absorção de cálcio em seres humanos ocorre no intestino delgado, mas há algumas evidências de um pequeno componente do cólon. A absorção transcelular de cálcio responde às necessidades dele, conforme refletido pelas mudanças na concentração de cálcio no plasma, pela regulação para cima ou para baixo da calbindina nas células da mucosa mediada por hormônios; por exemplo, o cálcio plasmático reduzido resulta em aumento de 1,25(OH)$_2$D$_3$ plasmático mediado pelo PTH, que estimula o aumento da síntese de calbindina, mas também provavelmente do receptor potencial transiente vaniloide 6 (TRPV6), localizado na membrana apical, e da bomba de cálcio-ATPase (PMCA1b), localizada na membrana basolateral das células da mucosa intestinal, facilitando, assim, a captação, o transporte e a extrusão de cálcio da célula da mucosa.

Em média, cerca de 25% do cálcio é absorvido da alimentação mista por adultos saudáveis. No entanto, a absorção fracionada de cálcio varia conforme a ingestão do mineral e também consideravelmente ao longo da vida, sendo maior durante os períodos de crescimento rápido e menor na fase idosa. A eficiência da absorção do cálcio também é influenciada por uma série de outros fatores fisiológicos e alimentares (Tabela 11.1).

O cálcio alimentar não absorvido é eliminado nas fezes, enquanto as principais vias de excreção endógena desse mineral são a urina, as fezes, a pele e o suor (às vezes referidas como perdas dérmicas) (ver Figura 11.2). Essas perdas endógenas chegam a cerca de 240 mg de cálcio por dia, precisando tais perdas basais ser repostas para manter a homeostase (ou níveis constantes de cálcio no corpo).

Função metabólica e essencialidade

O cálcio é necessário para o crescimento e desenvolvimento normal do esqueleto. Durante o crescimento do esqueleto nas primeiras duas décadas, ele se acumula no esqueleto a uma taxa média de 150 mg/dia. Estima-se que 40% da massa óssea total seja acumulada apenas durante o período puberal e, a partir daí, na segunda década de vida, a quantidade máxima geneticamente programada de massa óssea é atingida (o chamado pico de massa óssea [PMO]). Durante a maturidade, o corpo, e, portanto, o esqueleto, está mais ou menos em equilíbrio de cálcio. A partir dos 50 anos, nos homens, e da menopausa, nas mulheres, o equilíbrio ósseo torna-se negativo e há perda óssea de todos os locais do esqueleto, associada a um aumento acentuado nas taxas de fratura em ambos os sexos biológicos, principalmente nas mulheres. A ingestão adequada de cálcio é crítica para atingir

Tabela 11.1 Fatores que afetam a absorção de cálcio.

Absorção aumentada	Absorção diminuída
Fatores fisiológicos	
Adequação de vitamina D	Deficiência de vitamina D
Massa mucosa aumentada	Massa mucosa diminuída
Deficiência de cálcio	Menopausa
Deficiência de fósforo	Em idosos
Gestação	Diminuição do ácido gástrico (sem uma refeição)
Lactação	Tempo de trânsito intestinal rápido
Estados patológicos (p. ex., hiperparatireoidismo, sarcoidose, hipercalciúria idiopática)	Condições clínicas (p. ex., síndrome de má absorção, doença celíaca, doença de Crohn, insuficiência renal crônica, *diabetes* melito, hipoparatireoidismo, cirrose biliar primária)
Fatores alimentares	
Lactose (em bebês)	Fitato
Fosfopeptídeos de caseína (?)[1]	Oxalato
Oligossacarídeos não digeríveis	Alta carga de cálcio
Baixa carga de cálcio	Alta ingestão habitual de cálcio
Baixa ingestão habitual de cálcio	Ingestão sem refeição
Ingestão com uma refeição	

[1]Dados conflitantes na literatura.

o PMO ideal e modifica a taxa de perda óssea associada ao envelhecimento. O cálcio extraesquelético (embora represente apenas cerca de 1% do cálcio corporal total) atua como um mensageiro intracelular essencial nas células e nos tecidos e desempenha papel fundamental na mediação da contração vascular e vasodilatação, na contração muscular, na ativação enzimática, no transporte de membrana, na transmissão nervosa, na secreção glandular, entre outros. O cálcio ionizado é o elemento de transdução de sinal mais comum no corpo humano.

Sintomas de deficiência

Em razão do pequeno *pool* metabólico de cálcio (menos de 0,1% no compartimento do FEC) em relação à grande reserva esquelética, para todos os efeitos práticos, é provável que jamais haja deficiência metabólica de cálcio, pelo menos não como distúrbio nutricional. Uma ingestão inadequada ou má absorção intestinal de cálcio faz com que a concentração de cálcio ionizado circulante diminua de maneira intensa, o que desencadeia um aumento na síntese e na liberação de PTH, que

atua em três órgãos-alvo (direta ou indiretamente) para restaurar a concentração de cálcio circulante ao normal (ver Figura 11.2). No rim, o PTH promove a reabsorção de cálcio no túbulo distal. Ele afeta o intestino indiretamente, estimulando a produção de $1,25(OH)_2D_3$ (nos rins), que, por sua vez, leva ao aumento da absorção de cálcio. O PTH também induz a reabsorção óssea (sinalizando os osteoclastos ou células de reabsorção óssea), liberando cálcio no sangue. Devido à ação do PTH e da $1,25(OH)_2D_3$ nos tecidos-alvo, as concentrações plasmáticas de cálcio são restauradas em minutos a horas.

Se, no entanto, houver ingestão inadequada contínua ou má absorção intestinal de cálcio (p. ex., em razão da deficiência de vitamina D), a concentração de cálcio circulante é mantida em grande parte pela massa esquelética, isto é, de uma taxa aumentada de reabsorção óssea. Esse aumento mediado pelo PTH na reabsorção óssea é uma das várias causas importantes de redução da massa óssea e osteoporose. O efeito cumulativo da depleção de cálcio (por qualquer mecanismo) no esqueleto, ao longo de muitos anos, contribui para

306 Introdução à Nutrição Humana

o aumento da frequência de fraturas osteo-poróticas com a idade. A ingestão inadequada e prolongada de cálcio em pessoas mais jovens reduz a taxa de acréscimo da massa esquelética e pode impedir a obtenção do PMO máximo determinado geneticamente. Isso pode aumentar o risco de osteoporose, pois o PMO na idade adulta é preditivo de massa óssea mais tarde na vida. A ingestão inadequada crônica ou a má absorção intestinal de cálcio também podem desempenhar algum papel nas etiologias de outros resultados adversos potenciais à saúde, como aumento do risco de câncer colorretal, doença cardiovascular (embora a suplementação de cálcio tenha sido associada a risco aumentado), hipertensão, pré-eclâmpsia, bem como obesidade. A base de evidências para esses efeitos não esqueléticos para a saúde é menos desenvolvida do que para a saúde óssea e, em alguns casos, é necessário mostrar a relação de causa e efeito.

Toxicidade

Os dados disponíveis sobre os efeitos adversos da ingestão elevada de cálcio em humanos provêm principalmente da ingestão de cálcio de suplementos nutricionais. Os três mais amplamente estudados e biologicamente importantes são:

- A formação de cálculos renais (nefrolitíase)
- A síndrome de hipercalcemia e insuficiência renal, com ou sem alcalose (conhecida historicamente como síndrome leite-álcali associada a tratamentos de úlcera péptica)
- O efeito na absorção de outros minerais essenciais, como ferro e zinco.

Algumas evidências relacionam a ingestão mais alta de cálcio (principalmente por suplementação) com risco aumentado de câncer de próstata, bem como calcificação vascular e de tecidos moles, mas não são conclusivas. A alta ingestão de cálcio também pode causar constipação intestinal.

Avaliação de estado nutricional do cálcio

Não há, ainda, nenhum indicador bioquímico que reflita o estado nutricional do cálcio. Sua concentração no sangue, por exemplo, não é bom indicador porque é rigidamente regulada. As estimativas da deficiência de cálcio baseiam-se amplamente na adequação da ingestão alimentar em relação às necessidades. Em particular, a proporção da

população, ou subgrupo populacional, com ingestão de cálcio abaixo da necessidade média estimada (EAR, *Estimated Average Requirement*; o valor de ingestão de nutrientes estimado para atender a necessidade de 50% das pessoas de acordo com o estágio de vida e sexo biológico; as estimativas variam entre 750 mg/dia e 1.000 mg/dia, dependendo da idade e do sexo biológico [grupo]) tem sido usada como um padrão de inadequação da ingestão. Com base nisso, foi estimado que 3,5 bilhões de pessoas correm o risco de deficiência de cálcio globalmente devido ao suprimento alimentar inadequado, estando cerca de 90% delas na África e na Ásia, onde a ingestão inadequada de cálcio é generalizada. Em países industrializados, proporções significativas de alguns grupos populacionais não conseguem atingir a ingestão recomendada de cálcio. Por exemplo, nos EUA, 38% da população com idade ≥ 2 anos apresenta ingestão inadequada de cálcio, sendo mais baixa em relação às necessidades em adolescentes mulheres e adultos mais velhos. O cálcio é um dos quatro nutrientes deficitários de interesse para a saúde pública, conforme designado no *Guia Alimentar para Americanos, de 2015-2020*.

O conteúdo mineral ósseo (CMO, que é a quantidade de mineral em determinado local do esqueleto, como o colo femoral, a coluna lombar ou o corpo total) e a densidade mineral óssea (DMO, que é o CMO dividido pela área da região digitalizada) podem ser utilizados para avaliar a resposta às mudanças na ingestão durante um período relativamente longo (> 1 ano), mas não para medir o estado de cálcio em si.

Fontes alimentares e necessidades nutricionais

Leite e produtos lácteos são as fontes alimentares mais importantes de cálcio para a maioria das pessoas nos países ocidentais, com produtos à base de cereais e frutas e vegetais com contribuição muito menor (Tabela 11.2). Por exemplo, a contribuição dos produtos lácteos para a ingestão total de cálcio foi estimada em 73% na Holanda, 72% nos EUA, 51 a 52% na Alemanha, 44% no Reino Unido e 38% na Irlanda. Peixes enlatados, como a sardinha, são fontes ricas em cálcio, mas não contribuem de maneira significativa para a ingestão da maioria das pessoas. Em geral, os alimentos de origem vegetal não são fontes muito ricas em cálcio.

Capítulo 11 ■ Minerais e Oligoelementos **307**

Tabela 11.2 Teores de cálcio e fósforo de alguns alimentos mais comuns.

Fonte alimentar	Descrição	Faixa (mg/100 g)	
		Ca	P
Queijo	Duro, de leite (p. ex., Cheddar/Gouda)	739/773	505/498
Queijo	Macio, de leite (p. ex., Cottage/Feta)	127/360	171/280
Leite	Vaca (3,5, 1 e 0,1% de gordura)	120 a 125	94 a 96
Iogurte	Leite integral, com fruta	122	96
Sorvete	Laticínio, baunilha	104	85
Ovos	Galinha, crus, inteiros	46	179
Frango, pato, peru	Crus	5 a 12	160 a 220
Carne, cordeiro, porco	Crus	5 a 12	79 a 200
Bacalhau, solha	Crus	1.217	157-169-180
Sardinhas	Enlatadas, em óleo	500	520
Farinha de trigo	Integral	32	281
Farinha de trigo	Branca	96 a 280	114 a 463
Pão	Branco	121 a 177	89 a 101
Pão	Marrom/grãos integrais moídos	186/106	157/202
Espinafre	Cru	170	45
Agrião	Cru	170	52
Brócolis	Verde, cru	48	81
Cenouras	Maduras, cruas	26	16
Arroz	Cru, branco	1 a 16	101 a 117
Batatas	Cruas, maduras	7	34
Tofu	Soja, cozida no vapor ou frita	Variável; depende da utilização do coagulante	95 a 270

Dados provenientes de Finglas et al., 2015. Reproduzida com autorização da Royal Society of Chemistry.

No entanto, devido ao nível de consumo, os alimentos de origem vegetal contribuem notadamente para a ingestão total de cálcio. Por exemplo, nos EUA, os cereais contribuem com cerca de 25 a 27% da ingestão total de cálcio, enquanto no Reino Unido os cereais e os produtos à base deles auxiliam com cerca de 29 a 31% em adultos, com cerca de 16 a 17% provenientes do pão, devido à fortificação da farinha branca com cálcio. O aumento da disponibilidade de alimentos fortificados com cálcio e suplementos alimentares com seus sais está levando a uma gama mais ampla de fontes alimentares ricas nesse mineral. As contribuições de suplementos alimentares ou medicamentos podem ser significativas para algumas pessoas.

Dadas a alta proporção de cálcio corporal presente no osso e a importância deste como o principal reservatório de cálcio, o desenvolvimento e a manutenção do osso são os principais determinantes das necessidades de cálcio. Assim, ao contrário de outros nutrientes, a necessidade de cálcio é considerada não relacionada com a manutenção da função metabólica do nutriente, mas com a de uma reserva ótima e o suporte da função da reserva (*i. e.*, integridade óssea). As necessidades de cálcio, portanto, variam ao longo da vida de uma pessoa, com maiores necessidades durante os períodos de rápido crescimento na infância e adolescência, durante a gestação e lactação e na vida adulta. Existem importantes influências genéticas e ambientais nas necessidades de cálcio. Influências genéticas incluem fatores como arquitetura e geometria óssea e capacidade de resposta dos ossos aos hormônios que medeiam a função do osso como reserva de cálcio do corpo. As influências ambientais incluem fatores como constituintes da

308 Introdução à Nutrição Humana

alimentação e o grau de carga mecânica imposta ao esqueleto na vida cotidiana. Em razão de seus efeitos nas perdas urinárias de cálcio, a alta ingestão de sódio e proteína aumenta as necessidades alimentares de cálcio.

Há discordância considerável sobre as necessidades de cálcio humano, o que se reflete na grande variação nas estimativas das necessidades diárias de cálcio feitas por diferentes autoridades especializadas. Por exemplo, comitês de especialistas nos EUA, no Reino Unido e na União Europeia estabeleceram recomendações muito diferentes para a ingestão de cálcio (Tabela 11.3). Muitas dessas divergências surgem em decorrência de diferentes interpretações dos dados de balanço de cálcio humano disponíveis para idades de 1 a 50 anos, bem como as recomendações dos EUA também usarem dados de perda óssea de evidências de ensaios clínicos e observacionais para grupos de mais de 50 anos.

Baseado principalmente nos dados relativos à associação de ingestão elevada de cálcio com hipercalcemia e insuficiência renal em adultos, o Instituto de Medicina dos EUA estabeleceu, em 2011, níveis de ingestão máxima tolerável (*Tolerable Upper Intake Level* (UL) de cálcio de 2.000, 2.500 e 3.000 mg/dia para adultos idosos ($\geq$ 51 anos), crianças (1 a 8 anos) e adultos (19 a 50 anos, incluindo gestantes e lactentes) e adolescentes (9 a 18 anos), respectivamente. Em 2012, a Autoridade Europeia para a Segurança Alimentar (EFSA) estabeleceu como UL para o cálcio o valor de 2.500 mg/dia para adultos e para gestantes e lactantes, e considerou que os dados disponíveis são insuficientes para definir ULs para bebês, crianças ou adolescentes.

Interações entre micronutrientes

Há evidências consideráveis de estudos em animais experimentais de que a ingestão excessiva de cálcio pode prejudicar o estado nutricional de outros

Tabela 11.3 Ingestão recomendada de cálcio no Reino Unido, nos EUA e na Europa.

RNI, do Reino Unido (1998)[1]		RDA, dos EUA (2011)[2]		PRI, da Europa (2015)[3]	
Faixa etária (anos)	mg/dia	Faixa etária (anos)	mg/dia	Faixa etária (anos)	mg/dia
0 a 1	525	0 a 0,5	200[4]	7 a 11 meses	280[5]
1 a 3	350	0,5 a 1	260[4]	1 a 3	450
4 a 6	450	1 a 3	700	4 a 10	800
7 a 10	550	4 a 8	1.000		
11 a 14 H	1.000	9 a 13	1.300	11 a 17	1.150
15 a 18 H	1.000	14- 18	1.300		
11 a 14 M	800	19 a 30	1.000		
15 a 18 M	800	31 a 50	1.000		
19 a 50	700	51 a 70 (H)	1.000	$\geq$ 25	950
> 50	700	51 a 70 (M)	1.200		
		> 70	1.200		
		Gestação		Gestação	
Gestação	SI	14 a 18	1.300	18 a 24	1.000
		19 a 50	1.000	$\geq$ 25	950
Lactação	+550	Lactação		Lactação	
		14 a 18	1.300	18 a 24	1.000
		19 a 50	1.000	$\geq$ 25	950

[1]Departamento de Saúde do Reino Unido (1991). [2]Instituto de Medicina dos EUA (2011). [3]Autoridade Europeia para a Segurança Alimentar (2015). [4]Reflete a *adequate intake* (AI), e não os valores de RDA. [5]Reflete a *adequate intake* (AI), e não um valor de PRI. As estimativas das necessidades de cálcio referem-se a homens e mulheres, a menos que seja indicado o contrário. H, necessidades para homens; M, necessidades para mulheres; SI, sem incremento; RNI, *reference nutrient intake*; RDA, *recommended Dietary Allowance*; PRI, *population reference intake*.

nutrientes, particularmente ferro, zinco e magnésio, mas os dados em humanos não são claros. Embora o cálcio interaja com o magnésio e o fósforo e reduza sua absorção, não há evidências de que a ingestão elevada de cálcio esteja associada à depleção do nutriente afetado. O cálcio inibe a absorção do ferro de forma dependente da dose e de sua saturação. No entanto, os dados humanos disponíveis não mostram casos de deficiência de ferro ou mesmo diminuição dos estoques deste como resultado da alta ingestão de cálcio. Há algumas evidências de que a ingestão elevada de cálcio na alimentação reduza a absorção e o equilíbrio do zinco em seres humanos e possa aumentar a necessidade de zinco. Em geral, os dados disponíveis sobre a interação do cálcio com esses nutrientes não mostram nenhuma depleção clínica ou funcionalmente significativa do nutriente afetado em seres humanos e, no contexto da avaliação de risco, essas interações provavelmente não devem ser consideradas como efeitos adversos do cálcio. No entanto, elas merecem investigação mais aprofundada. Está bem estabelecido que a deficiência de vitamina D (decorrente de falta de exposição à luz solar, ingestão alimentar inadequada ou ambas) pode resultar em redução da eficiência da absorção intestinal de cálcio, que, por sua vez, pode levar à diminuição da concentração sérica do cálcio ionizado.

11.3 Magnésio

Assim como o cálcio, o magnésio é um metal alcalino-terroso. Além disso, é o oitavo elemento mais abundante na crosta terrestre, sendo seu estado de oxidação $+2$. Devido à sua forte reatividade, não ocorre no estado metálico nativo, mas sim como o cátion livre (Mg^{2+}) em solução aquosa ou como parte mineral de grande variedade de compostos, incluindo cloretos, carbonatos e hidróxidos.

O magnésio foi demonstrado pela primeira vez como um componente essencial da alimentação de ratos em 1932 e, mais tarde, de seres humanos. Tal essencialidade é reflexo do papel que esse mineral desempenha na estabilização da adenosina trifosfato (ATP) e de outras moléculas. Desde então, os nutricionistas começaram a perceber que a deficiência estabelecida de magnésio é rara e que só ocorre em ambientes clínicos, como consequência secundária de outra doença. Mais recentemente, a deficiência moderada ou marginal foi proposta como fator de risco para doenças crônicas, como osteoporose, doenças cardiovasculares, *diabetes* melito e câncer, embora tais associações ainda sejam controversas.

Absorção, transporte e distribuição tecidual

O magnésio é o segundo cátion mais comum encontrado no corpo (cerca de 25 g). É distribuído uniformemente entre o esqueleto (50 a 60% do total) e os tecidos moles (40 a 50% do total). No esqueleto, cerca de um terço do magnésio está na superfície do osso, e acredita-se que esse *pool* de magnésio seja intercambiável e, portanto, pode servir para manter suas concentrações no soro ou nos tecidos moles em momentos de necessidade. O magnésio corporal está mais intimamente associado às células; apenas 1% do magnésio corporal total é extracelular. Dentro da célula, o magnésio é encontrado em todos os compartimentos.

A homeostase do magnésio é mantida pelo controle da eficiência da absorção intestinal e das perdas desse mineral pela urina. O último processo é um mecanismo de controle regulatório mais forte para o magnésio. Presume-se que sua absorção ocorra em todo o intestino delgado dos seres humanos. Em pessoas consideradas saudáveis, a absorção varia entre 40 e 50%, mas números de 10 a 70% também já foram relatados. O magnésio atravessa o epitélio intestinal por três mecanismos diferentes: difusão passiva, transporte de soluto por convecção (*i. e.*, seguindo o movimento da água via paracelular) e transporte ativo. Presume-se que a regulação da absorção intestinal de nutrientes geralmente ocorra apenas para o componente ativo de absorção, mas os mecanismos que controlam a absorção intestinal de magnésio não são claros neste momento. Devido à semelhança química do magnésio com o cálcio, os cientistas examinaram se o estado nutricional da vitamina D regula a absorção de magnésio, e parece que apenas grandes mudanças nele levam a alterações na absorção de magnésio. Apenas informações limitadas estão disponíveis sobre a influência dos componentes da alimentação no magnésio em seres humanos. O fosfato pode ser um inibidor da absorção de magnésio. O fosfato livre pode se complexar com o magnésio e formar sais insolúveis; os grupos fosfato presentes no fitato também podem inibir a absorção do magnésio.

310 Introdução à Nutrição Humana

Alimentos ricos em fibras demonstraram reduzir a biodisponibilidade do magnésio, mas não está claro se foi um efeito independente da fibra ou um reflexo do conteúdo de fitato desses alimentos. Proteína e frutose podem aumentar a absorção de magnésio.

Como mencionado, o rim é o principal órgão envolvido na homeostase do magnésio, por meio de um processo de filtração-reabsorção. Aproximadamente 70% do magnésio sérico é ultrafiltrável, e o rim saudável normal reabsorve cerca de 95% do magnésio filtrado. Quando a alimentação de uma pessoa é pobre em magnésio, a eliminação renal desse mineral é reduzida. A perda excessiva de magnésio pela urina é uma condição clínica que contribui para a depleção de magnésio em pessoas com disfunção renal.

Função metabólica e essencialidade

O magnésio é essencial para uma ampla gama de reações celulares fundamentais e é cofator para mais de 300 reações enzimáticas, agindo tanto no substrato quanto na própria enzima, como componente estrutural ou catalítico. Como a utilização da ATP está envolvida em muitas vias metabólicas, o magnésio é essencial no metabolismo intermediário para a síntese de carboidratos, lipídios, ácidos nucleicos e proteínas. O magnésio desempenha um papel importante tanto na modulação da permeabilidade da membrana e nas características elétricas quanto no desenvolvimento e na manutenção dos ossos – cerca de 60% do magnésio corporal total está presente no osso. O magnésio também demonstrou aumentar a condensação da cromatina e, dado o papel da condensação cromossômica na regulação da atividade dos genes, a sua depleção pode afetar indiretamente a transcrição gênica.

Sintomas de deficiência

A homeostase do magnésio pode ser mantida em ampla faixa de ingestão alimentar em pessoas consideradas saudáveis, não se tornando sua deficiência um problema nesse público. A deficiência estabelecida de magnésio só é observada em seres humanos sob duas condições: como complicação secundária de um estado de doença primária (doenças da função cardiovascular e neuromuscular, distúrbios endócrinos, síndromes de má absorção, perda de massa muscular esquelética)

ou resultante de raras anormalidades genéticas da homeostase do magnésio. Os sintomas de deficiência estabelecida de magnésio incluem:

- Redução progressiva no magnésio plasmático (10 a 30% mais baixo em comparação a sujeitos-controle) e no magnésio eritrocitário (mais lento e menos extremo do que a queda no magnésio plasmático)
- Hipocalcemia e hipocalciúria
- Hipopotassemia resultante da excreção excessiva de potássio, causando balanço negativo de potássio
- Todos os quais podem levar a sintomas neurológicos e cardíacos.

Todos esses sintomas são reversíveis com a reposição alimentar de magnésio. Prejuízos sobre o metabolismo do cálcio também são evidentes pelo efeito da depleção do magnésio nas concentrações séricas de PTH e $1,25(OH)_2D_3$.

Os cientistas tentaram demonstrar que a ingestão subótima de magnésio (p. ex., abaixo da ingestão dietética recomendada [RDA, *recommended dietary allowance*; o valor da ingestão de nutrientes suficiente para atender às necessidades de quase todas as pessoas [97 a 98%], de acordo com o estágio de vida e sexo biológico], mas não deficiência estabelecida) contribui para o desenvolvimento de doenças crônicas, como doenças cardiovasculares, *diabetes* melito tipo 2, hipertensão arterial, síndrome metabólica, eclâmpsia e pré-eclâmpsia, câncer e osteoporose. No entanto, os resultados dos estudos nessa área são ambíguos. A falta de resultados positivos consistentes pode refletir a falta de ferramentas sensíveis e confiáveis para avaliar o estado nutricional do magnésio, a falha em contabilizar a ingestão de magnésio proveniente da água (em estudos alimentares anteriores) ou a dificuldade em atribuir causalidade a um único nutriente devido à aparente heterogeneidade das causas decorrentes dos dados epidemiológicos relativos à maioria das doenças crônicas.

Toxicidade

Doses muito altas de laxantes e antiácidos que contenham magnésio (normalmente mais de 5.000 mg de magnésio/dia) foram associadas à toxicidade causada por esse mineral, cujos sintomas podem incluir hipotensão, náuseas, vômito, rubor facial, retenção urinária, íleo paralítico, depressão

Capítulo 11 ■ Minerais e Oligoelementos

e letargia – antes de progredir para fraqueza muscular –, dificuldade respiratória, hipotensão extrema, batimento cardíaco irregular e parada cardíaca. O risco de toxicidade por magnésio aumenta com a diminuição da função renal ou falência renal, pois a capacidade de remover o excesso de magnésio é reduzida ou perdida.

Avaliação do estado nutricional relacionado com o magnésio

A estimativa das necessidades de magnésio e o estabelecimento das relações magnésio-doença dependem de indicadores precisos e específicos do estado nutricional do magnésio. Muitos desses indicadores foram descritos, os quais são baseados na medição do teor de magnésio em vários *pools* corporais. A análise do magnésio total no soro costuma ser utilizada como indicador do estado nutricional do magnésio, embora apenas cerca de 1% do magnésio corporal total esteja presente no FEC. Foi sugerido que a concentração de magnésio ionizado no soro pode ser um determinante mais confiável e relevante da deficiência de magnésio. Além disso, a concentração intracelular de magnésio (geralmente medida em tecidos acessíveis, como eritrócitos e linfócitos) fornece uma avaliação mais precisa do estado nutricional do magnésio corporal do que a concentração de magnésio no soro. A abordagem do equilíbrio alimentar é considerada o melhor método disponível para estimar as necessidades de magnésio. Embora esse método seja uma ferramenta de pesquisa poderosa para o estudo da homeostase do magnésio, exige muito tempo, recursos e mão de obra, o que limita sua aplicação a grandes populações. Nenhum dos procedimentos atualmente disponíveis é perfeito para todas as circunstâncias e nenhum método isolado é considerado satisfatório. A porcentagem da população ou subgrupos populacionais com ingestão de magnésio abaixo da EAR (265 e 350 mg/dia para mulheres e homens adultos, respectivamente) pode ser usada como índice de inadequação da ingestão. Por exemplo, nos EUA, 44,8% da população com idade $\geq$ 2 anos ingere magnésio abaixo da EAR, o que também parece ser o caso de várias populações europeias. No entanto, embora a relevância dessas observações para a saúde pública esteja sendo debatida, o fato de não haver uma ferramenta de avaliação do estado nutricional do magnésio que seja considerada confiável e universalmente aceita dificulta a determinação da consequência real dessa aparente baixa ingestão.

Necessidades nutricionais e fontes alimentares

A RDA atual, estabelecida em 1997 nos EUA, para mulheres adultas é de 320 mg/dia, enquanto para homens adultos é de 420 mg/dia. Mais recentemente, a EFSA, em 2015, estabeleceu a Ingestão Adequada (AI, *Adequate Intake*; normalmente estabelecida quando uma EAR e Ingestão de Referência da População [*Population Reference Intake* (PRI), que é uma RDA equivalente] não pode ser derivada) de 300 mg/dia para mulheres adultas e 350 mg/dia para homens adultos.

Para aqueles que desejam aumentar a ingestão de magnésio, uma série de alimentos ricos em magnésio e práticas alimentares poderão resultar em ingestão adequada. Alimentos com alto teor de magnésio incluem grãos integrais, legumes, vegetais de folhas verdes; carnes, frutas e lácteos têm conteúdo intermediário de magnésio (Tabela 11.4).

Cereais e produtos derivados deles são as fontes alimentares mais importantes de magnésio (contribuindo com 28 a 29%) para adultos e idosos no Reino Unido, ao passo que as fontes mais pobres são os alimentos refinados. Embora altos níveis de cálcio, fosfato ou fibra possam reduzir a biodisponibilidade do magnésio, as diferenças de várias fontes alimentares não parecem ser uma barreira significativa para atingir o nível adequado desse mineral. A água potável também pode ser fonte de magnésio, embora sua concentração varie de acordo com a fonte (de 1 a 120 mg/ℓ).

O magnésio, quando ingerido como substância contida naturalmente nos alimentos, não demonstrou exercer quaisquer efeitos adversos em pessoas com função renal adequada. No entanto, efeitos adversos da ingestão excessiva de magnésio (p. ex., diarreia, náuseas, cólicas abdominais) foram observados com a ingestão de fontes não alimentares, como vários sais de magnésio usados para fins farmacológicos. Por esse motivo, o Conselho de Alimentação e Nutrição dos EUA estabeleceu 350 mg de magnésio não alimentar como o UL para adolescentes e adultos. Em 2006, a EFSA estabeleceu como UL para magnésio o valor de 250 mg/dia para adultos, incluindo mulheres

312 Introdução à Nutrição Humana

Tabela 11.4 Conteúdo de magnésio de alguns alimentos comuns.

Fonte alimentar	Descrição	Teor de Mg (mg/100 g)
Carne bovina	Média, crua, gorda/magra	9/22
Cordeiro	Média, crua, gorda/magra	9/22
Porco	Média, crua, gorda/magra	9/24
Frango	Carne, média, crua	26
Peixe branco	Cru, bacalhau/solha	25/21
Ovos	De galinha, inteiros, crus	13
Queijo	Variedades moles e duras	7 a 41
Farinha de trigo	Marrom/integral	72/83
Farinha de trigo	Branca	23 a 26
Leite	De vaca (3,5, 1 e 0,1% de gordura)	11 a 12
Iogurte	Leite integral, de fruta	13
Cenouras	Cruas	9
Brócolis	Cru	22
Repolho	Cru	14
Arroz	Cru, branco	21 a 25
Batatas	Cruas, maduras, sem pele	21

Fonte: Dados provenientes de Finglas et al., 2015. (Reproduzida com autorização da Royal Society of Chemistry.)

grávidas e lactantes, e crianças a partir dos 4 anos, mas considerou que os dados disponíveis são insuficientes para definir um UL para bebês ou crianças de 1 a 3 anos; portanto, nenhum UL pode ser estabelecido para essas faixas etárias; esse UL não inclui o magnésio normalmente presente em alimentos e bebidas.

Interações entre micronutrientes

Como mencionado, o fósforo, na forma de fosfato, especialmente presente no fitato, pode diminuir a absorção intestinal de magnésio. Em geral, a ingestão de cálcio na faixa alimentar adequada não afeta a absorção de magnésio, mas a ingestão de cálcio em quantidades elevadas, equivalentes a 2,6 g, já foi apontada como capaz de reduzir o equilíbrio de magnésio. A ingestão de magnésio na faixa alimentar adequada não parece alterar o equilíbrio do cálcio.

11.4 Fósforo

O fósforo é o 11º elemento mais abundante na crosta terrestre, jamais sendo encontrado livre na natureza em razão de sua alta reatividade, mas é amplamente distribuído em combinação com minerais. A rocha fosfática, que contém o mineral apatita, um fosfato tricálcico impuro, é uma fonte importante do elemento. O fósforo é mais comumente encontrado na natureza em sua forma pentavalente, em combinação com o oxigênio, na forma de fosfato (PO_4^{3-}). O fósforo (como fosfato) é um constituinte essencial de todos os protoplasmas conhecidos e é uniforme na maioria dos tecidos vegetais e animais. Uma consequência prática é que, à medida que os organismos consomem outros organismos inferiores na cadeia alimentar (sejam animais, sejam vegetais), eles automaticamente obtêm seu fósforo.

Absorção, transporte e distribuição tecidual

O fósforo constitui cerca de 0,65 a 1,1% do corpo adulto (cerca de 600 g). Neste, 85% do fósforo está nos ossos e dentes (na forma de hidroxiapatita) e os 15% restantes estão distribuídos nos tecidos moles, onde é parte integrante de diversas funções, que vão desde a transferência de informações genéticas até a utilização de energia. A concentração total de fósforo em todo o sangue é de 13 mmol/ℓ; a maioria é encontrada nos fosfolipídios dos eritrócitos e das lipoproteínas plasmáticas, com aproximadamente 1 mmol/ℓ presente como fosfato inorgânico. Esse componente inorgânico, embora constitua apenas pequena porcentagem do fósforo corporal (< 0,1%), é de importância crítica. Em adultos, representa cerca de 15 mmol no total e está localizado principalmente no sangue e no FEC. É no compartimento inorgânico que o fosfato é adicionado a partir da absorção proveniente da alimentação e da reabsorção óssea, e é desse compartimento que deriva a maior parte do fósforo urinário e do fósforo mineral da hidroxiapatita (Figura 11.4). Esse compartimento também é a fonte primária da qual as células de todos os tecidos derivam tanto o fosfato estrutural quanto o de alta energia.

O fósforo alimentar é uma mistura de formas inorgânicas e orgânicas. As fosfatases intestinais hidrolisam as formas orgânicas contidas no protoplasma ingerido e, portanto, a maior parte da absorção do fósforo ocorre como fosfato inorgânico. Em uma alimentação mista, a absorção de fósforo total varia de 55 a 80% em adultos. Não há evidências de que essa absorção varie com a ingestão alimentar. Além disso, parece não haver mecanismo de adaptação aparente que melhore a absorção de fósforo em baixas ingestões. Essa situação está em nítido contraste com o cálcio, para o qual a eficiência de absorção aumenta à medida que a ingestão alimentar diminui, além da presença de mecanismos adaptativos que melhoram ainda mais a absorção diante de baixas ingestões habituais. Embora uma porção da absorção de fósforo seja por meio de um transporte ativo saturável, facilitado por $1,25(OH)_2D_3$, o fato de a fração de absorção do fósforo ser praticamente constante, em ampla faixa de ingestão, sugere que a maior parte da sua absorção ocorre por processos passivos, dependentes da concentração. A absorção de fósforo é reduzida pela ingestão de antiácidos que contêm alumínio e por doses farmacológicas de carbonato de cálcio. No entanto, não há interferência significativa na absorção de fósforo em função da presença de cálcio em quantidades dentro da faixa tipicamente encontrada em adultos. A excreção de fósforo endógeno se dá principalmente pelos rins, local em que o fosfato sérico inorgânico é filtrado no glomérulo e reabsorvido no túbulo proximal; no adulto saudável, o fósforo urinário é essencialmente igual ao fósforo absorvido da alimentação, subtraindo-se as pequenas quantidades de fósforo perdidas nas células excretadas da pele e da mucosa intestinal.

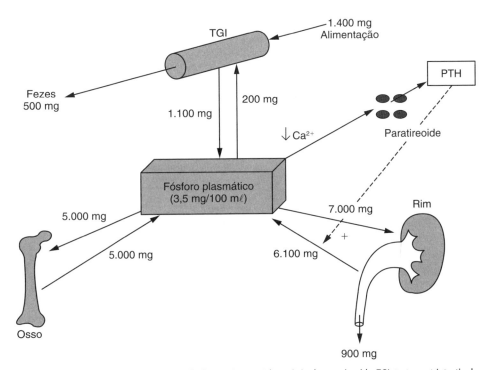

Figura 11.4 Regulação homeostática do fósforo sérico. PTH, hormônio da paratireoide; TGI, trato gastrintestinal.

Função metabólica e essencialidade

Estruturalmente, o fósforo ocorre como hidroxiapatita, em tecidos calcificados, como fosfolipídios (que são o principal componente da maioria das membranas biológicas) e como nucleotídios e ácido nucleico. Outros papéis funcionais do fósforo incluem:

- Tamponamento de excessos ácidos ou alcalinos, ajudando, assim, a manter o pH normal
- Como componente integral da ATP, o local de armazenamento temporário e de transferência da energia derivada dos substratos energéticos
- Por fosforilação de açúcares, proteínas e enzimas e, portanto, ativação de muitas proteínas catalíticas e outras moléculas
- Processos de sinalização intracelular, por meio de compostos que contêm fósforo.

Como o fósforo não é irreversivelmente consumido nesses processos e pode ser reciclado de maneira indefinida, suas funções reais na alimentação são, primeiro, para apoiar o crescimento do tecido (seja durante o desenvolvimento individual, seja durante a gestação e a lactação) e, segundo, para substituir os níveis excretórios e dérmicos. Em ambos os processos, é necessário manter nível normal de fosfato inorgânico no FEC, que, de outra forma, teria o fósforo depletado pelo crescimento e pela excreção.

Sintomas de deficiência

A ingestão inadequada de fósforo é expressa como hipofosfatemia (*i. e.*, concentrações séricas de fósforo abaixo de 0,8 mmol/ ℓ em adultos). Apenas quantidades limitadas de fosfato são armazenadas nas células, e a maioria dos tecidos depende do fosfato inorgânico do FEC para seu fosfato metabólico. Quando os níveis de fosfato inorgânico do FEC estão baixos, segue-se a disfunção celular. Em todo o organismo, os efeitos da hipofosfatemia incluem anorexia, anemia, fraqueza muscular, dor óssea, raquitismo e osteomalacia, debilidade geral, suscetibilidade aumentada a infecções, parestesia, ataxia, confusão e até mesmo morte. O esqueleto exibirá raquitismo em crianças ou osteomalacia em adultos. Em ambos os grupos, o distúrbio consiste em falha na: (1) formação da placa epifisária de crescimento, com áreas não mineralizadas; ou (2) matriz óssea, juntamente com comprometimento da função dos condroblastos

e osteoblastos. Essas manifestações graves de hipofosfatemia são geralmente reservadas a situações em que as concentrações de fosfato sérico caem abaixo de aproximadamente 0,3 mmol/ ℓ. O fósforo é tão onipresente em vários alimentos que a ausência quase completa da ingestão de alimentos, por longo período, é necessária para produzir sua deficiência. Assim, a hipofosfatemia ocorre apenas raramente devido à ingestão inadequada de fósforo na alimentação, quase sempre devida a distúrbios metabólicos. Nos EUA, apenas 5,3% da população com idade $\geq$ 2 anos ingere fósforo abaixo da EAR.

Toxicidade

O fosfato inorgânico sérico aumenta conforme a ingestão total de fósforo também se eleva. O excesso de ingestão de fósforo de qualquer fonte é expresso como hiperfosfatemia e, essencialmente, todos os efeitos adversos oriundos desse excesso são devidos ao fosfato inorgânico elevado no FEC. Os principais efeitos atribuídos à hiperfosfatemia são:

- Ajustes no sistema de controle hormonal, regulando a economia de cálcio
- Calcificação ectópica (metastática), particularmente dos rins
- Em alguns modelos animais, aumento da porosidade do esqueleto
- A sugestão de que a ingestão elevada de fósforo pode diminuir a absorção de cálcio, a partir da complexação entre os dois minerais no quimo.

Avaliação do estado nutricional relacionado com o fósforo, necessidades nutricionais e fontes alimentares

Historicamente, as recomendações de fósforo na alimentação têm sido vinculadas às recomendações do cálcio, geralmente em base equimolar, abordagem essa usada nos EUA, na União Europeia e no Reino Unido para estabelecer as RDAs, as PRIs e a Ingestão de Nutrientes de Referência (*Reference Nutrient Intake* [RNIs]), respectivamente, para fósforo. No entanto, em 1997, o Conselho de Alimentação e Nutrição dos EUA sugeriu que o conceito de cálcio-fósforo para definir as necessidades de fósforo é de valor seriamente limitado, no qual há pouco mérito em ter a proporção "correta" se as quantidades absolutas de ambos os nutrientes forem insuficientes para apoiar o crescimento ideal. Portanto, como a ingestão de fósforo afeta diretamente o fosfato inorgânico sérico, e porque tanto a hipofosfatemia quanto a hiperfosfatemia resultam diretamente em disfunção ou doença, o Conselho de Alimentação e Nutrição dos EUA considerou que o indicador mais lógico de adequação nutricional da ingestão de fósforo em adultos é o fosfato inorgânico. Se o fosfato inorgânico sérico estiver acima dos limites inferiores do normal para a idade, a ingestão de fósforo pode ser considerada adequada para atender às necessidades de formação celular e óssea de pessoas saudáveis. As RDAs dos EUA para fósforo, estabelecidas em 1997, são: 100 mg (primeiros 6 meses), 275 mg (7 a 12 meses), 460 mg (1 a 3 anos), 500 mg (4 a 8 anos), 1.250 mg (9 a 18 anos), 700 mg (adultos), 1.250 mg (gestantes < 18 anos), 700 mg (gestantes com 19 a 50 anos), 1.250 mg (lactantes < 18 anos) e 700 mg (lactantes de 19 a 50 anos). Mais recentemente, a EFSA, em 2015, considerou que, como não havia biomarcador confiável de ingestão de fósforo e do seu estado nutricional, usou a razão molar aproximada de cálcio para fósforo em todo o corpo (1,4:1) para derivar uma AI para fósforo (em função de os dados terem sido insuficientes para derivar uma EAR ou PRI). A razão molar usada em combinação com as PRIs para cálcio rendeu AIs de 640 e 550 mg/dia para adolescentes e adultos, respectivamente.

Os fosfatos são encontrados nos alimentos como componentes naturais de moléculas biológicas e como aditivos alimentares na forma de vários sais de fosfato. O conteúdo de fósforo do leite de vaca e outros produtos lácteos é maior do que a maioria dos outros alimentos em uma alimentação típica (ver Tabela 11.2). O mesmo é verdadeiro para padrões alimentares ricos em bebidas à base de cola e alguns outros refrigerantes que usam ácido fosfórico como acidulante. Embora a preocupação com a alta ingestão de fósforo tenha crescido nos últimos anos, devido a um provável aumento na ingestão de fósforo por meio de fontes como bebidas à base de cola e aditivos alimentares com fosfato, a EFSA, em 2006, concluiu que os dados disponíveis não são suficientes para estabelecer um UL para o fósforo.

Interações entre micronutrientes

Foi relatado que a ingestão de polifosfatos, como os encontrados em aditivos alimentares, pode interferir na absorção de ferro, cobre e zinco.

11.5 Sódio e cloreto

O sódio é o sexto elemento mais abundante na crosta terrestre e o sal (cloreto de sódio) constitui cerca de 80% da matéria dissolvida na água do mar. Embora haja grande variedade de sais de sódio, muitos dos quais são usados como aditivos no processamento de alimentos (p. ex., nitrato de sódio e glutamato monossódico), o cloreto de sódio é a principal fonte de sódio nos alimentos. Como o consumo de sódio e cloreto pelos humanos é tão parecido, ambos serão considerados juntos. Um grama (17 nmol) de sal fornece 0,4 g de sódio e 0,6 g de cloreto.

O sal foi de grande importância nas primeiras civilizações e na Pré-História. Os seres humanos possuem paladar especial e sistemas de apetite ao sal, o que levou ao seu uso culinário singular e o tornou uma mercadoria muito procurada. Hoje em dia, o sal ainda é amplamente utilizado para modificar o sabor, para alterar a textura e consistência dos alimentos e para controlar o crescimento microbiano (Tabela 11.5).

Tabela 11.5 Aditivos que contêm sódio usados no processamento de alimentos.

Aditivo	Utilização
Citrato de sódio	Aromatizante, conservante
Cloreto de sódio	Aromatizante, textura, conservante
Nitrato de sódio	Conservante, fixador de cor
Nitrito de sódio	Conservante, fixador de cor
Tripolifosfato de sódio	Ligante
Benzoato de sódio	Conservante
Eritorbato de sódio	Antioxidante
Propionato de sódio	Conservante
Glutamato monossódico	Realçador de sabor
Aluminossilicato de sódio	Agente antiaglomerante
Alumínio fosfato de sódio ácido	Regulador de acidez, emulsificante
Ciclamato de sódio	Edulcorante artificial
Alginato de sódio	Espessante e goma vegetal
Caseinato de sódio	Emulsificante
Bicarbonato de sódio	Substituto de levedura

Absorção, transporte e distribuição tecidual

O sódio, o principal eletrólito extracelular, existe como o cátion totalmente solúvel em água. O cloreto também é encontrado principalmente no FEC e é totalmente solúvel em água como o ânion cloreto. Ambos os íons são facilmente absorvidos pelo trato digestório. Glicose e ânions como citrato, propionatos e bicarbonato aumentam a absorção de sódio. Um homem de cerca de 70 kg possui cerca de 90 g de sódio, com até 75% contidos na apatita mineral do osso. O sódio plasmático é rigidamente regulado por um sistema hormonal, que também regula o equilíbrio da água, o pH e a pressão osmótica. A angiotensina e a aldosterona atuam para conservar o sódio, aumentando sua reabsorção pelos rins. A depleção de sódio estimula a produção renal de renina, que gera angiotensina ativa na circulação. Este último estimula a vaso-constrição, que aumenta a pressão arterial, diminui a perda de água e estimula a liberação de aldoste-rona do córtex adrenal. O hormônio natriurético atrial neutraliza os mecanismos de retenção de sódio, suprimindo a liberação de renina e aldos-terona e induzindo a excreção de água e sódio, além de diminuir a pressão arterial e antagonizar a ação da angiotensina. A concentração plasmática elevada de sódio estimula a reabsorção renal de água e diminui o débito urinário via hormônio antidiurético, da hipófise posterior. Em contraste com o sódio, o cloreto é distribuído passivamente por todo o corpo e se move para substituir os ânions perdidos pelas células por meio de outros processos.

A principal via excretora tanto do sódio quanto do cloreto é a urina. A perda desses íons no suor tende a ser muito baixa, exceto com esforços intensos realizados em climas quentes. As perdas fecais também são baixas em pessoas saudáveis.

Função metabólica e essencialidade

O cátion sódio é um participante ativo na regu-lação dos balanços osmótico e eletrolítico, enquanto o ânion cloreto é um participante passivo desse sistema regulatório. Cada íon, entre-tanto, tem outras funções dentro do corpo.

O sódio está envolvido na condução nervosa, no transporte celular ativo e na formação de apatita mineral do osso. Fundamental para seu papel no equilíbrio hídrico, na condução nervosa e no transporte ativo é a enzima da membrana plasmática sódio/potássio-ATPase (Na^+/K^+-ATPase). Essa enzima bombeia o sódio para fora da célula e, ao mesmo tempo, retorna o potássio ao ambiente intracelular enquanto a ATP é hidrolisada. A transmissão de sinais ao longo das células nervosas, o transporte ativo de nutrientes para o enterócito e a contração/relaxamento muscular dependem da bomba Na^+/K^+-ATPase. No músculo, há uma bomba adicional, o sistema sódio-cálcio. A ATP utilizada pela bomba de sódio constitui uma parte substancial da atividade meta-bólica total e da termogênese.

Entre as principais funções do ânion cloreto, destacam-se o ácido clorídrico dissociado no estô-mago e o deslocamento do cloreto na membrana plasmática dos eritrócitos, em troca com o íon bicarbonato.

Sintomas de deficiência

As perdas obrigatórias de sódio são muito baixas, e a depleção plasmática de sódio ou cloreto é difícil de induzir. O baixo teor de sódio ou cloreto plas-mático normalmente não está relacionado com a alimentação, mas é causado por uma variedade de condições clínicas, incluindo grande trauma, caquexia e uso excessivo de diuréticos. A perda de sódio também pode ocorrer devido à ingestão excessiva de água, anorexia nervosa, colite ulcera-tiva, doença hepática, insuficiência cardíaca congestiva com edema e infecção grave e diarreia. A diarreia aguda é a causa mais comum de defici-ência de sódio, e a reidratação oral depende da absorção entérica eficiente de sódio com soluções isotônicas que contenham glicose/salina, as quais salvam muitas vidas em todo o mundo. Vômito, doença renal crônica, insuficiência renal e acidose respiratória crônica podem resultar em depleção de cloreto. A deficiência de sódio ou hiponatremia, definida como concentração sérica < 135 nmol/ℓ, produz sintomas neurológicos graves, que vão desde mal-estar, náuseas, vômitos e cefaleia até letargia, comprometimento da consciência, convulsões e coma.

Toxicidade

Em geral, a ingestão excessiva de sal é excretada de forma eficiente em pessoas saudáveis, enquanto os níveis elevados de sódio e cloreto plasmáticos são comumente causados por diabetes insípido, lesão do tronco cerebral e desidratação por suor excessivo ou baixa ingestão de água. Há dados acumulados de estudos epidemiológicos e ensaios clínicos controlados indicativos de efeito adverso da ingestão de sódio sobre a pressão arterial, sendo até 50% dos pacientes com hipertensão essencial sensíveis ao sódio ou ao sal. A redução da pressão arterial reduz a morbidade e a mortalidade das doenças cardiovasculares. O mecanismo que liga a ingestão de sal à pressão arterial não é claro, mas provavelmente está relacionado com a homeostase do sódio. As concentrações extracelulares de sódio podem afetar de maneira adversa a reatividade vascular e o crescimento e estimular a fibrose miocárdica. Padrões alimentares com baixo teor de sódio diferem na composição de nutrientes da alimentação prevalecente, e a experimentação animal indica que a baixa ingestão de potássio ou cálcio favorece o aumento da pressão arterial induzido pelo sal, assim como a alimentação com carboidratos simples (sacarose, glicose ou frutose). A deficiência de cobre em ratos demonstrou aumentar a pressão arterial independentemente da ingestão de sódio. Diversos estudos, incluindo os epidemiológicos, indicam que metais pesados, como chumbo e mercúrio, também podem contribuir para o aumento da pressão arterial.

Mecanismos eficientes de conservação de sódio significam que sua ingestão atual em muitas populações é desnecessariamente alta e provavelmente muito maior do que as alimentações geralmente com baixo teor de sódio consumidas durante o longo período da evolução humana. Estudos clínicos indicam que a alimentação rica em sódio aumenta a excreção de cálcio e os marcadores de reabsorção óssea, sugerindo, assim, possível papel para a alta ingestão de sal na osteoporose.

A epidemiologia transcultural sugere que a ingestão elevada de sal está associada ao câncer gástrico, enquanto a alimentação pobre nele é considerada potencialmente favorável a pessoas com asma.

Genética

As respostas da pressão arterial decorrentes da ingestão alimentar de sódio variam entre as pessoas e a hipertensão arterial resulta de interações complexas entre fatores ambientais e genéticos. Variantes genéticas comuns podem afetar a resposta da pressão arterial diante de intervenções alimentares com diferentes quantidades de sódio,

a exemplo dos polimorfismos no gene da enzima conversora de angiotensina (ECA), nos genes do receptor de angiotensina, do canal epitelial de sódio, do receptor beta, enzima da óxido nítrico sintase endotelial e da adiponectina. A base genética que leva à sensibilidade ao sódio ou ao sal, portanto, parece ser complexa.

Avaliação do estado nutricional relacionado com o sódio

A regulação rígida do sódio plasmático e, por sua vez, do cloreto garante que as flutuações na concentração plasmática desses íons sejam minimizadas e as alterações ocorram apenas em certas circunstâncias patológicas. As medidas de sódio plasmático, portanto, são de pouca importância no que diz respeito ao seu estado nutricional. O sódio corporal total (excluindo o osso), entretanto, está aumentado na desnutrição e no trauma, e esse sódio total permutável pode ser medido, com alguma dificuldade técnica, por meio de radioisótopos.

A ingestão de sal é notoriamente difícil de medir, e a excreção urinária de sódio é considerada uma medida válida da ingestão de sódio em circunstâncias em que pouco sódio é perdido no suor. O sódio na urina é facilmente mensurado, mas a coleta de amostras urinárias completas de 24 horas é difícil devido à cooperação do avaliado, e a integridade dessas coletas deve ser validada usando-se um marcador como o ácido para-aminobenzoico. O lítio (como carbonato) fundido com cloreto de sódio pode atuar como marcador confiável para estimar a ingestão de uso voluntário de sal (para preparação de refeições e do disponível à mesa). Amostras pontuais de urina geralmente não são confiáveis.

Necessidades e fontes alimentares

A ingestão normal de sódio (principalmente de sal) varia de cerca de 2 g/dia a 14 g/dia, com a ingestão de cloreto (principalmente de sal) ligeiramente acima da do sódio (Tabela 11.6). Lanches e alimentos processados têm mais sal adicionado do que alimentos não processados. A quantidade de sal voluntariamente adicionada para preparação de refeições, assim como do disponível à mesa, é muito diversa, podendo variar entre < 10% e 20 a 30% da ingestão total de sal, cujos números enfatizam o principal efeito dos alimentos

318 Introdução à Nutrição Humana

Tabela 11.6 Ingestão de sal como cloreto de sódio (g/dia).

Antes de 1982	Ano	Ingestão	A partir de 1988	Ano	Ingestão
Comunidades que não utilizam sal adicionado					
Brasil (Índios Ianomâmis)	1975	0,06			
Papua-Nova Guiné (Chimbus)	1967	0,40			
Ilhas Salomão (Kwaio)		1,20			
Botsuana (Bosquímanos)		1,80			
Polinésia (Pukapuka)		3,60			
Alasca (Esquimós)	1961	4			
Ilhas Marshall, no Pacífico		7			
Comunidades que utilizam sal					
Quênia (nômades Samburu)		5 a 8	México (Índios Tarahumaras)		3 a 10
México (índios Tarahumaras)	1978	5 a 8	México, rural (Malinalco)	1992	5,7
			México, urbano (Tlalpan)	1991	7,18
Dinamarca		9,8	Dinamarca	1988	8
Canadá (Terra Nova)		9,9	Canadá		8 a 10
Nova Zelândia		10,1			
Suécia (Gotemburgo)		10,2			
EUA (Condado de Evans, Geórgia)		10,6	EUA (Chicago)		7,7
Irã		10,9			
Bélgica	1966	11,4	Bélgica	1988	8,4
Reino Unido (Escócia)		11,5			
Austrália		12			
Índia (norte)		12 a 15	Índia		9 a 11,4
República Federal da Alemanha		13,1			
Finlândia (leste)		14,3	Finlândia		10,6
Bahamas		15 a 30			
Quênia (Samburus, exército)	1969	18,6			
Coreia		19,9			
Japão					
Japão (agricultores)	1955	60,3	Japão	1988	8 a 15
Japão (Akita)		27 a 30			
Japão	1964	20,9			

processados na ingestão total de sal na maioria das populações (Tabela 11.7). O UL definido pelo Instituto de Medicina dos EUA é de 2,3 g/dia.

Interações entre micronutrientes

As principais interações entre o sódio (e o cloreto) e outros micronutrientes são com relação ao potássio e ao cálcio. Dados provenientes de animais (e alguns ensaios clínicos) indicam que ambos na alimentação potencializam os aumentos da pressão arterial em modelos experimentais sensíveis ao sal. Há evidências que sugerem que a relação sódio/potássio se correlaciona mais fortemente à pressão arterial do que a qualquer um dos nutrientes isoladamente. Conforme indicado, o metabolismo do sódio, do cloreto e do potássio está intimamente relacionado, e os íons sódio e cálcio têm relação metabólica próxima dentro das células.

Capítulo 11 ■ Minerais e Oligoelementos 319

Tabela 11.7 Salga (mg/100 g de peso fresco) de alimentos nas sociedades ocidentais.

	Na	K	Ca	Mg
Produtos à base de milho				
Milho	4	284	55	41
Tortillas, rural	11	192	177	65
Cereais matinais	866	101	3	11
Lanches processados	838	197	102	56
Produtos à base de trigo				
Cereais naturais	39	1.166	94	343
Tortillas, trigo	622	73	11	17
Cereais matinais	855	869	81	236
Pão processado (urbano)	573	126	47	31
Pão salgado, feito localmente (rural)	410	92	10	74
Pão doce, feito localmente (rural)	97	93	87	18
Pão processado (rural)	344	79	213	18
Biscoitos processados	582	80	16	17
Leguminosas				
Não processada, cozida	53	373	50	41
Processada, enlatada	354	371	27	79

Reproduzida, com autorização, de Sánchez-Castillo e James, em Sadler et al. Encyclopedia of human nutrition. 1999.

11.6 Potássio

Potássio, sódio e cloreto constituem os principais eletrólitos do corpo. Em contraste com o sódio e o cloreto, as questões nutricionais relacionadas com o potássio estão principalmente pautadas na possibilidade de subconsumo.

Absorção, transporte e distribuição tecidual

O potássio, o principal eletrólito intracelular, existe como o cátion totalmente solúvel em água. Mais de 90% do potássio da alimentação é absorvido pelo trato digestório e poucos componentes alimentares afetam sua absorção, embora o azeite de oliva possa aumentar e as fibras alimentares diminuírem a absorção, até certo ponto. Um homem com cerca de 70 kg comporta cerca de 120 g de potássio, dependendo da massa muscular esquelética, visto que o sexo masculino tem massa muscular esquelética proporcionalmente maior e, portanto, mais potássio do que o sexo feminino. Quase todo o potássio corporal é permutável, sendo a concentração intracelular mais de 30 vezes a do FEC. O potássio é distribuído no corpo em resposta à redistribuição de sódio dependente de energia. Aspectos hormonais e vários outros fatores regulam a homeostase do potássio, tanto dentro quanto fora das células. A hiperpotassemia (excesso de potássio no FEC) estimula as secreções de insulina, aldosterona e epinefrina (adrenalina), que promovem a captação de potássio pelas células do corpo. O hormônio aldosterona também estimula a excreção de potássio pelos rins e, ao mesmo tempo, conserva o sódio. A hipopotassemia tem efeitos opostos, de modo que mais potássio é liberado das células. Tal como acontece com o sódio, os rins regulam o equilíbrio do potássio e a urina é a principal via excretora desse mineral em pessoas saudáveis, com apenas pequenas quantidades perdidas nas fezes e quantidades mínimas no suor.

Função metabólica e essencialidade

Potássio, sódio e cloreto são os principais determinantes da pressão osmótica e do equilíbrio eletrolítico. A diferença de concentração de potássio e sódio através das membranas celulares é mantida pela bomba Na^+/K^+–ATPase e é crítica para a transmissão nervosa e função muscular.

A importância fisiológica do potássio no corpo abrange muitos sistemas, incluindo o cardiovascular, o respiratório, o digestivo, o renal e o endócrino. Além disso, o potássio é um cofator para enzimas envolvidas no metabolismo energético, na glicogênese, no crescimento e na divisão celular, entre outros.

Sintomas de deficiência

A concentração de potássio no plasma é rigidamente regulada, mas a hipopotassemia, entretanto, pode resultar da sua captação excessiva pelas células ou da depleção desse mineral do corpo. Excesso de insulina, aumento de catecolaminas, doença de Cushing, diuréticos que aumentam a perda de potássio, doença renal crônica, diarreia, vômito e abuso de laxantes podem resultar em hipopotassemia. É improvável que a baixa ingestão de potássio leve à depleção clínica de potássio e à hipopotassemia, exceto durante a inanição e a anorexia nervosa.

A atividade dos nervos e músculos é afetada na depleção de potássio, e outras sequelas clínicas envolvem alterações cardíacas (incluindo parada cardíaca), renais e metabólicas. A suplementação de potássio pode ter papel no tratamento da insuficiência cardíaca crônica, e o aumento da ingestão de potássio pode diminuir a pressão arterial por meio de interações metabólicas antagônicas com o sódio, resultando em aumento da excreção de sódio e, também, por meio de um efeito vasodilatador direto. O aumento da ingestão de potássio é potencialmente benéfico para a maioria das pessoas para a prevenção e o controle da hipertensão arterial e acidente vascular encefálico, e não prejudica o controle renal do equilíbrio de potássio. A administração oral de sais de potássio demonstrou melhorar o equilíbrio do cálcio e do fósforo, reduzir a reabsorção óssea e aumentar a taxa de formação óssea.

Toxicidade

A hiperpotassemia, como resultado de uma mudança de potássio das células para o FEC ou retenção excessiva desse mineral, pode ser causada por grande trauma e infecção, acidose metabólica, doença de Addison (insuficiência de aldosterona) e insuficiência renal crônica. O uso excessivo de suplementos de potássio também pode resultar em excesso de potássio. Tal como acontece com a depleção de potássio, a consequência clínica mais importante do excesso desse mineral é a parada cardíaca.

Genética

Fatores genéticos podem contribuir para a resposta da pressão arterial à ingestão de potássio na alimentação. Variantes de genes para quinases que controlam a homeostase eletrolítica podem modular o efeito da ingestão alimentar de potássio sobre a pressão arterial. É provável que os genes que modulam a resposta da pressão arterial à ingestão de sódio da alimentação também desempenhem papel no que diz respeito à ingestão de potássio.

Avaliação do estado nutricional relacionado com o potássio

A concentração plasmática de potássio não é um índice confiável do estado nutricional desse mineral em todo o corpo. O potássio corporal total pode ser mensurado pela diluição de ^{42}K ou pela contagem corporal total do ^{40}K, de ocorrência natural, para determinar a quantidade de tecido corporal magro. Medidas mais diretas do potássio tecidual podem ser obtidas por biopsias musculares.

Necessidades e fontes alimentares

Devido aos potenciais efeitos antagonistas benéficos contra a alta ingestão de sal, a ingestão de potássio de cerca de 3,5 g/dia é considerada ótima, embora a ingestão crônica acima de 5,9 g/dia possa ser perigosa para pessoas com comprometimento da função renal. O potássio, assim como o sódio e o cloreto, é natural e amplamente distribuído nos alimentos (Tabela 11.8). O processamento de alimentos (por lixiviação) pode diminuir o teor de potássio e aumentar o de sal. Leguminosas, nozes, frutas secas e frutas frescas, especialmente banana, melão, abacate e kiwi, são fontes ricas de potássio. As principais fontes vegetais são a batata e o espinafre, embora os cereais e os lácteos, que possuem menor teor de potássio, mas são consumidos em grandes quantidades, também sejam importantes fontes alimentares. Além disso, a carne e o peixe contêm quantidades apreciáveis de potássio, cuja ingestão alimentar por pessoas que comem grandes quantidades de frutas e vegetais pode ser superior a 6 g/dia.

Tabela 11.8 Conteúdo de sódio e potássio de vários alimentos (mg/100 g de porção comestível).

Alimentos	Na	K
Leguminosas		
Feijão-vermelho	18	1.370
Soja	5	1.730
Lentilhas	12	940
Frutas secas		
Passas	60	1.020
Figos	62	970
Oleaginosas		
Nozes	7	450
Amêndoas	14	780
Frutas e vegetais		
Banana	1	400
Melão	5 a 32	100 a 210
Batata	11	320
Espinafre	140	500
Carnes e peixes		
Carne, vitela, cordeiro	52 a 110	230 a 260
Frango	81	320
Arenque	120	320
Linguado	60	410
Atum	47	400
Mexilhões	290	320
Diversos		
Leite de vaca	55	140
Chocolate	11	300

Reproduzida, com autorização, de Sánchez-Castillo e James, em Sadler et al. Encyclopedia of human nutrition. 1999.

Interações entre micronutrientes

Assim como se poderia esperar devido às interações metabólicas próximas entre os principais eletrólitos, aquelas entre potássio e sódio provenientes da alimentação são importantes na determinação do risco de doença arterial coronária e acidente vascular encefálico. Outra interação potencialmente importante diz respeito ao cálcio, uma vez que o potássio parece ter efeitos positivos no equilíbrio dele, regulando o equilíbrio ácido-base e melhorando quaisquer efeitos do sódio na depleção do cálcio.

11.7 Ferro

Acredita-se que o núcleo da Terra seja amplamente composto de ferro, este que constitui 4,7% da crosta terrestre, colocando-o em 4º lugar em termos de elementos mais abundantes. Como o ferro é fácil de se obter, sua descoberta se perdeu na história do homem, há muitos milhares de anos. Os primeiros gregos estavam cientes das propriedades do ferro à saúde, tendo sido utilizado há séculos como tônico à saúde. É, portanto, paradoxal que, embora a necessidade de ferro tenha sido descoberta há muito tempo, e embora seja o mais comum e mais barato de todos os metais, a deficiência de ferro é o distúrbio de deficiência mais frequente no mundo e a principal deficiência nutricional remanescente na Europa. O ferro pode existir em estados de oxidação que variam de -2 a $+6$. Em sistemas biológicos, eles ocorrem principalmente nas formas ferrosa (Fe^{2+}) e férrica (Fe^{3+}) e são intercambiáveis.

Absorção, transporte e distribuição tecidual

O teor de ferro de um homem adulto típico de 75 kg e de uma mulher de 55 kg é de aproximadamente 4,5 g e 3 g, respectivamente. Desse conteúdo, aproximadamente dois terços são utilizados como ferro funcional, como hemoglobina (60%), mioglobina (5%) e várias enzimas heme (citocromos e catalase) e não heme (NADH desidrogenase, succinato desidrogenase, aconitase) (5%). O ferro restante é encontrado nos estoques corporais, na forma de ferritina e, em menor extensão, hemossiderina, as duas principais proteínas de armazenamento de ferro. Apenas quantidades muito pequenas de ferro ($< 0,1\%$) são encontradas associadas à transferrina, a principal proteína transportadora de ferro no corpo.

O metabolismo do ferro difere dos outros minerais em um aspecto importante: não há mecanismo fisiológico para sua excreção. O corpo tem três mecanismos exclusivos para manter o equilíbrio de ferro e prevenir a deficiência e a sobrecarga desse mineral:

- Armazenamento do ferro (sendo a ferritina uma importante proteína de armazenamento reversível para o ferro)
- Reutilização do ferro (especialmente do ferro eritrocitário): cerca de 25 mg de ferro sistêmico são reciclados diariamente
- Regulação da absorção de ferro.

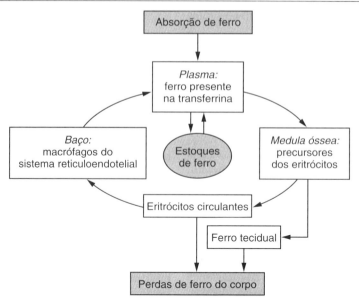

Figura 11.5 Metabolismo do ferro. Existe um circuito interno principal com reutilização contínua do ferro e um circuito externo representado pelas perdas de ferro do corpo e absorção da alimentação. (Adaptada, com autorização, de Hallberg et al., 1993.)

Em teoria, portanto, quando o corpo precisa de mais ferro, a absorção é aumentada e, quando tem o suficiente, a absorção é reduzida. Esse controle não é perfeito, mas ainda é de grande importância para a prevenção da deficiência e do excesso de ferro. O ferro dos alimentos é absorvido principalmente no duodeno, por um processo ativo que o transporta do lúmen intestinal para a célula da mucosa. Quando exigido pelo corpo para processos metabólicos, o ferro passa diretamente através da célula da mucosa para a corrente sanguínea, onde Fe^{3+} é transportado pela transferrina com o ferro liberado de células sanguíneas velhas (i. e., o sistema eficiente de reciclagem de ferro, Figura 11.5) para a medula óssea (80%) e outros tecidos (20%). Se o ferro não for requerido pelo corpo, aquele na célula da mucosa é armazenado como ferritina e excretado nas fezes quando a célula da mucosa é esfoliada (removida). Qualquer ferro absorvido além do necessário é armazenado como ferritina ou hemossiderina no fígado, no baço ou na medula óssea. O ferro pode ser liberado dessas reservas para utilização em momentos de grande necessidade, como durante a gestação.

O ferro proveniente da alimentação consiste em ferro heme (formado quando o ferro se combina com a protoporfirina IX; Figura 11.6) e ferro não heme. O ferro heme é absorvido por mecanismo diferente do ferro não heme. A molécula heme é absorvida intacta pela célula da mucosa, onde o ferro é liberado pela enzima heme oxigenase. Sua absorção é pouco influenciada pela composição da refeição, variando de 15 a 35%, dependendo do estado nutricional relacionado com o ferro da pessoa (Tabela 11.9). Embora o ferro heme represente apenas 10 a 15% da ingestão de ferro na alimentação em populações com alto consumo de carne, ele pode contribuir com 40% ou mais do ferro total absorvido (Figura 11.7). Muitas regiões mais pobres do mundo consomem pouco tecido animal e dependem inteiramente de

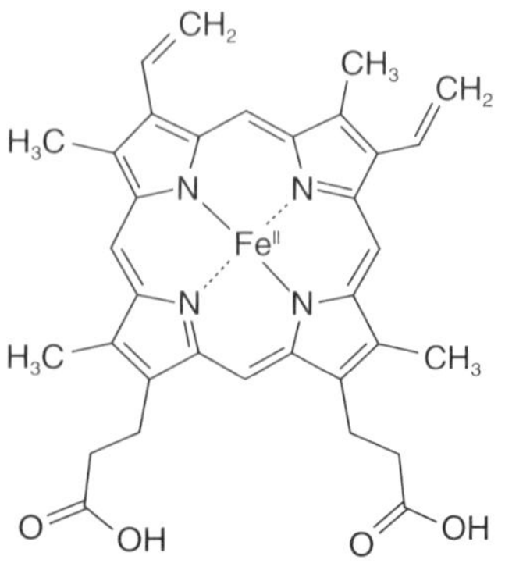

Figura 11.6 Estrutura do ferro heme.

Tabela 11.9 Fatores que influenciam a absorção de ferro (a) heme e (b) não heme.

Absorção aumentada	Absorção diminuída
(a) Heme	
Fatores fisiológicos	
Estado nutricional de ferro baixo	Estado nutricional de ferro alto
Fatores alimentares	
Baixa ingestão de ferro heme	Alta ingestão de ferro heme
Carne	Cálcio
(b) Não heme	
Fatores fisiológicos	
Estado nutricional de ferro depletado	Estado nutricional de ferro repleto
Gestação	Acloridria (baixo ácido gástrico)
Doenças (anemia aplásica, anemia hemolítica, hemocromatose)	
Fatores alimentares	
Ácido ascórbico	Fitato
Carne, peixe, frutos do mar	Compostos fenólicos que se ligam ao ferro
	Cálcio

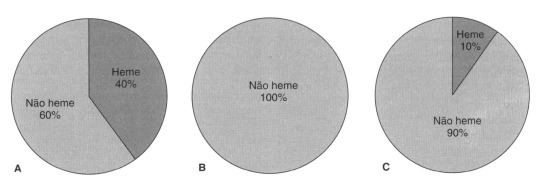

Figura 11.7 Ferro heme e não heme em alimentos: **A.** Alimentos de origem animal. **B.** Alimentos de origem vegetal. **C.** Ingestão de ferro a partir de todos os alimentos, média diária.

ferro não heme. A absorção de ferro não heme é fortemente influenciada pelos componentes da alimentação, que se ligam ao ferro no lúmen intestinal – os complexos formados podem ser insolúveis ou tão fortemente ligados que o ferro é impedido de ser absorvido. De maneira alternativa, os complexos podem ser solúveis e a absorção de ferro é facilitada (sob condições experimentais, a absorção de ferro não heme pode variar de menos de 1 a mais de 90%, mas, sob condições alimentares mais típicas, varia em cerca de 1 a 20%). As principais substâncias inibidoras e potencializadoras da absorção de ferro são mostradas na Tabela 11.9.

Função metabólica e essencialidade

O ferro atua como um centro catalítico para amplo espectro de funções metabólicas. Como está presente na hemoglobina, ele é necessário para o transporte de oxigênio, fundamental para a respiração celular; já na mioglobina, é necessário para o armazenamento de oxigênio a curto prazo nos músculos. O ferro também é um componente de várias enzimas teciduais, como os citocromos, que são essenciais para a produção de energia, e as enzimas necessárias para o funcionamento do sistema imunológico. Portanto, essas moléculas que contêm ferro garantem que os substratos energéticos do corpo, como carboidratos, gorduras e proteínas,

324 Introdução à Nutrição Humana

sejam oxidados para fornecer a energia necessária para todos os processos fisiológicos e movimentos. A importância do ferro como elemento necessário para a vida deriva de sua reatividade redox, pois existe em duas formas estáveis e intercambiáveis: Fe^{2+} e Fe^{3+}. Essa reação é parte essencial da cadeia de transporte de elétrons, responsável pela geração de ATP durante a oxidação de energéticos no metabolismo intermediário e pelas reduções necessárias na síntese de moléculas maiores a partir de seus componentes.

Sintomas de deficiência

A progressão do nível adequado de ferro para a anemia por deficiência de ferro se desenvolve em três estágios sobrepostos. O primeiro consiste na depleção do ferro armazenado, que é caracterizado por diminuição da ferritina sérica, que, por sua vez, reflete os estoques de ferro no fígado, na medula óssea e no baço; o segundo é a diminuição no ferro transportado e é caracterizado por declínio no ferro sérico e aumento na capacidade total de ligação do ferro, pois a transferrina tem mais locais de ligação livres do que no estado nutricional normal desse mineral; e o terceiro se desenvolve quando o suprimento de ferro é insuficiente para a síntese de hemoglobina suficiente para novos eritrócitos e insuficiente para cumprir outras funções fisiológicas. Durante o último estágio, a protoporfirina livre, destinada à hemoglobina, aumenta no plasma de duas a cinco vezes, indicando falta de ferro nos tecidos. As consequências prejudiciais da deficiência de ferro ocorrem principalmente em conjunto com a anemia. A anemia por deficiência de ferro é mais comum em bebês, crianças em idade pré-escolar, adolescentes e mulheres em idade reprodutiva, particularmente em países em desenvolvimento. Globalmente, a Organização Mundial da Saúde (OMS) estimou que a anemia por deficiência de ferro atinge 1,62 bilhão de pessoas, o que corresponde a 24,8% da população. A maior prevalência é em crianças em idade pré-escolar (47,4%) e a menor é em homens (12,7%). No entanto, o grupo populacional com o maior número de pessoas afetadas são as mulheres não gestantes (468,4 milhões) (Figura 11.8). Como era de se esperar, as metas globais de nutrição da OMS para 2025 são de reduzir a anemia em mulheres em idade reprodutiva em 50%.

Os efeitos funcionais da anemia por deficiência de ferro resultam tanto da redução da hemoglobina circulante quanto da redução das enzimas que contêm ferro e da mioglobina. Ambos os fatores presumivelmente têm participação na fadiga, na inquietação e no desempenho prejudicado no trabalho, associados à anemia por deficiência de ferro. Outros prejuízos funcionais incluem distúrbios na termorregulação normal e comprometimento de certas etapas importantes da resposta imune. Por exemplo, há evidências de que a anemia por deficiência de ferro está associada à função reduzida de linfócitos T e B, macrófagos e neutrófilos. Embora a capacidade fagocitária de neutrófilos seja, de modo geral, normal, o mecanismo de morte intracelular é, em geral, defeituoso. Acredita-se que essa anormalidade seja devida a um defeito na geração de intermediários reativos de oxigênio, resultante da diminuição na enzima mieloperoxidase que contém ferro. A anemia por deficiência de ferro também pode ter efeito adverso no desenvolvimento psicomotor e mental das crianças e na mortalidade e morbidade da mãe e do bebê durante a gestação.

Toxicidade

A regulação muito eficaz da absorção de ferro evita a sobrecarga dos tecidos pelo ferro proveniente de um padrão alimentar convencional, exceto em pessoas com falhas genéticas, a exemplo da hemocromatose idiopática primária. Esse distúrbio hereditário do metabolismo do ferro é caracterizado por absorção de ferro anormalmente alta devido à falha no mecanismo de controle da absorção de ferro no intestino. Altos depósitos de ferro no fígado e no coração podem levar a cirrose, câncer hepatocelular, insuficiência cardíaca congestiva e eventual morte. Pessoas que sofrem desse distúrbio podem desenvolver sobrecarga de ferro por meio do consumo de um padrão alimentar comum, mas correm risco muito maior se consumirem alimentos enriquecidos com ferro. Assim, a detecção precoce da doença por meio de triagem genética, seguida de coleta regular de sangue, provou ser um tratamento bem-sucedido.

O excesso de ferro, devido ao uso excessivo de suplementos dele, pode representar possível risco à saúde, mas o mecanismo de lesão celular e tecidual resultante do excesso de ferro não é totalmente compreendido, embora possa incluir riscos aumentados de infecção bacteriana, neoplasia, artropatia, cardiomiopatia e disfunções endócrinas. No entanto, ainda há muito debate quanto

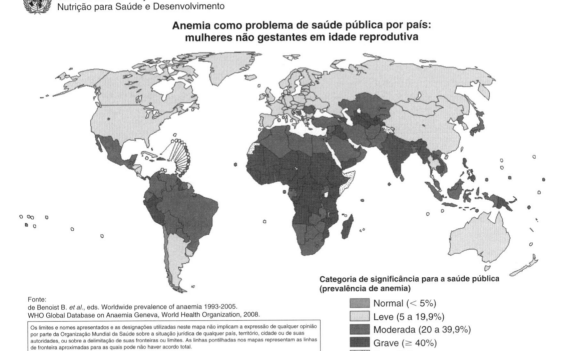

Figura 11.8 Prevalência mundial de anemia em mulheres não gestantes de acordo com a Organização Mundial da Saúde (OMS). (Fonte: de Benoist B et al., editors. Worldwide prevalence of anaemia 1993-2005. WHO Global Database on Anaemia Geneva, World Health Organization; 2008.)

à força das evidências para apoiar a relação entre ingestão de ferro na alimentação e câncer ou doença cardiovascular.

O desconforto gastrintestinal não ocorre devido ao consumo de uma alimentação com ferro natural ou fortificado, mas pessoas que fazem uso dele em níveis elevados (> 45 mg/dia) podem apresentar efeitos colaterais gastrintestinais (constipação intestinal, náuseas, vômitos e diarreia), especialmente quando ingerido com o estômago vazio.

Avaliação do estado nutricional relacionado com o ferro

Vários métodos laboratoriais diferentes devem ser utilizados em combinação para diagnosticar de maneira correta a anemia por deficiência de ferro. Os mais comumente usados para avaliar o estado nutricional de ferro incluem:

- Ferritina sérica
- Saturação de transferrina
- Protoporfirina eritrocitária
- Volume corpuscular médio
- Receptor de transferrina sérica
- Hemoglobina ou hematócrito

A anemia por deficiência de ferro é geralmente definida pelo nível de hemoglobina abaixo do valor de corte para idade e sexo biológico (normalmente 12 g/100 mℓ para mulheres e 13 g/100 mℓ para homens), acompanhado por pelo menos dois outros marcadores do estado nutricional de ferro em níveis anormais. Em geral, os mais utilizados são provavelmente ferritina sérica baixa (15 μg/ℓ como limite), protoporfirina alta e receptor de transferrina sérico alto.

Necessidades nutricionais e fontes alimentares

As necessidades diárias de ferro (absorvido ou fisiológico) são calculadas a partir da quantidade de ferro alimentar necessária para cobrir as perdas

326 Introdução à Nutrição Humana

basais de ferro (células da pele e das superfícies internas do corpo), perdas menstruais e necessidades para o crescimento. Elas variam de acordo com a idade e o sexo biológico e, em relação à massa corporal, são mais elevadas para o lactente. Um homem adulto tem perdas obrigatórias de ferro de cerca de 1 mg/dia, principalmente a partir do trato gastrintestinal (esfoliação de células epiteliais e secreções), da pele e do trato urinário. Assim, para permanecer repleto de ferro, um homem adulto médio precisa absorver (i. e., internalizar) apenas 1 mg de ferro da alimentação diariamente. As perdas obrigatórias de ferro são semelhantes para as mulheres e chegam a cerca de 0,8 mg/dia. No entanto, mulheres adultas em idade reprodutiva experimentam perda adicional de ferro devido à menstruação, o que aumenta a necessidade mediana diária desse mineral para absorção para 1,4 mg, ao passo que, no percentil 90, a necessidade é de pelo

menos 2,4 mg de ferro (para compensar as altas perdas menstruais). A gestação cria demanda adicional de ferro, especialmente durante o segundo e terceiro trimestres, levando a necessidades diárias de 4 a 6 mg. Crianças e adolescentes em crescimento necessitam de 0,5 mg de ferro/dia a mais, tendo em vista as perdas corporais para sustentar o crescimento. As necessidades fisiológicas de ferro podem ser traduzidas em necessidades alimentares a partir do momento em que é levada em conta a eficiência de absorção do ferro proveniente da alimentação (normalmente em torno de 10 a 18%). Essas necessidades alimentares, estratificadas por sexo biológico e grupo etário, das autoridades dos EUA, do Reino Unido e da Europa, são mostradas na Tabela 11.10.

Com base principalmente nos dados sobre os efeitos gastrintestinais após a ingestão de ferro elementar de forma suplementar em adultos aparentemente saudáveis, o Conselho de Alimentação e

Tabela 11.10 Ingestão de ferro recomendada no Reino Unido, nos EUA e na Europa.

RNI, do Reino Unido (1991)[1]		RDA, dos EUA (2001)[2]		PRI, da Europa (2015)[3]	
Faixa etária	mg/dia	Faixa etária (anos)	mg/dia	Faixa etária (anos)	mg/dia
0 a 3 meses	1,7	0 a 0,5	0,27[4]	7 a 11 meses	11
4 a 6 meses	4,3	0,5 a 1	11	1 a 6	7
7 a 12 meses	7,8	1 a 3	7	7 a 11	11
1 a 3 anos	6,9	4 a 8	10	12 a 17 (H)	11
4 a 6 anos	6,1	9 a 13 (H)	8	12 a 17 (M)	13
7 a 10 anos	8,7	9 a 13 (M)	8	≤ 18 (H)	11
11 a 14 anos (H)	11,3	14 a 18 (H)	11	≤ 18 (M)	11
11 a 14 anos (M)	14,8	14 a 18 (M)	15	Pré-menopausa	16
15 a 18 anos (H)	11,3	> 19 (M)	8	Pós-menopausa	11
15 a 18 anos (M)	14,8	19 a 50 (M)	18		
19 a 50 anos (H)	8,7	> 50 (M)	8		
19 a 50 anos (M)	14,8				
> 50 anos	8,7				
		Gestação			
Gestação	SI	< 18	27	Gestação	SI
		19 a 50	27		
Lactação	SI	Lactação		Lactação	SI
		< 18	10		
		19 a 50	9		

[1]Departamento de Saúde do Reino Unido (1991). [2]Instituto de Medicina dos EUA (2011). [3]Autoridade Europeia para a Segurança Alimentar (2015). [4]Reflete a *adequate intake* (AI), e não os valores de RDA. As estimativas das necessidades de ferro referem-se a homens e mulheres, a menos que seja indicado o contrário. H, necessidades para homens; M, necessidades para mulheres; SI, sem incremento; RNI, *reference nutrient intake*; RDA, *recommended dietary allowance*; PRI, *population reference intake*.

Nutrição dos EUA estabeleceu 45 mg/dia de ferro como UL. A EFSA, em 2006, concluiu que os dados disponíveis não são suficientes para estabelecer um UL para o ferro.

O ferro é amplamente distribuído na carne (especialmente miúdos), nos ovos, nos vegetais e nos cereais, mas as concentrações no leite, nas frutas e nos vegetais são baixas (Tabela 11.11). No entanto, além do teor de ferro em si contido no alimento, a biodisponibilidade do ferro desses alimentos também precisa ser levada em consideração.

Interações entre micronutrientes

O fato de o cobre sérico se apresentar baixo em alguns casos de anemia por deficiência de ferro sugere que o nível de ferro tem efeito sobre o metabolismo do cobre. A deficiência de cobre interfere no metabolismo do ferro, causando uma anemia que não responde à suplementação de ferro. As interações entre o ferro e o cobre parecem se dever à utilização prejudicada de um na ausência do outro. Como mencionado, o cálcio pode inibir a absorção de ferro em certas circunstâncias. Em soluções aquosas, o ferro prejudica a absorção de zinco, mas essa interação não ocorre quando é adicionado a uma refeição que contém proteína animal, indicando a presença de diferentes mecanismos de absorção para os minerais quando presentes em soluções ou provenientes de alimentos sólidos.

11.8 Zinco

A abundância natural de zinco na crosta terrestre é de 0,02%. Os principais minérios de zinco são esfalerita ou blenda (sulfeto), smithsonita (carbonato), calamina (silicato) e franklinita (óxido de zinco e ferro). O zinco é usado para formar várias ligas com outros metais, sendo o latão, o níquel, a prata, o metal da máquina de escrever, o bronze comercial, a mola em latão, a prata alemã, a solda macia e a solda de alumínio algumas das ligas mais importantes. Grandes quantidades de zinco são usadas para produzir peças fundidas, amplamente utilizadas pelas indústrias automotiva, elétrica e de *hardware*. O zinco também é amplamente utilizado para galvanizar outros metais, como o ferro, para prevenir a corrosão; o óxido de zinco é bastante empregado na fabricação de tintas, produtos de borracha, cosméticos, produtos farmacêuticos, revestimentos para pisos, plásticos, tintas de impressão, sabão, baterias de armazenamento, têxteis, equipamentos elétricos e outros produtos;

Tabela 11.11 Conteúdo de ferro de alguns alimentos comuns.

Fonte alimentar	Descrição	Teor de ferro (mg/100 g)
Fígado	Frito, bezerro/cordeiro	12,2/7,7
Carne	Magra, média, crua	2,7
Salsicha preta (sangue)	Seco e frito	12,3
Frango	Carne, média, crua	0,7
Peixe branco	Cru, bacalhau/solha	0,1/0,1
Ovos	De galinha, inteiros, crus	1,7
Feijão cozido	Enlatado em molho de tomate	1,4
Feijão-vermelho	Seco, cru	6,4
Farinha de trigo	Marrom/integral	2,4/2,5
Farinha de trigo	Branca	1,7 a 1,9
Leite	De vaca (3,5, 1 e 0,1% de gordura)	0,02 a 0,03
Brócolis	Cru	1,1
Cenouras	Cruas, maduras	0,2
Couve-flor	Crua	0,4
Arroz	Cru, branco	0,3 a 1,7
Batatas	Cruas, sem pele	0,3

Dados de Finglas et al., 2015. (Reproduzida com autorização da Royal Society of Chemistry.)

328 Introdução à Nutrição Humana

o sulfeto de zinco é usado na fabricação de mostradores luminosos, raios X, telas de televisão e lâmpadas fluorescentes; o cloreto e o cromato também são compostos importantes. Em sistemas biológicos, o zinco está quase sempre no estado divalente ($+2$) e, ao contrário do ferro, não exibe nenhuma química redox direta.

Absorção, transporte e distribuição tecidual

O zinco é onipresente no corpo e é o oligoelemento intracelular mais abundante, com mais de 3 mil proteínas corporais conhecidas por conterem esse mineral ou dele dependerem. Há cerca de 2 g de zinco em um ser humano adulto, dos quais cerca de 60 e 30% estão no músculo esquelético e no osso, respectivamente, e 4 a 6%, na pele (Tabela 11.12). Por sua renovação nesses tecidos ser lenta, o zinco tecidual não está acessível nos momentos de privação. Como o zinco é essencial para a síntese de tecido magro, é durante sua ocorrência que ele pode se tornar um nutriente limitante. Embora algum zinco oriundo do *pool* hepático móvel possa estar disponível em condições agudas de privação de zinco, é geralmente assumido que o corpo não tem nenhuma reserva de zinco específica e é dependente do suprimento regular desse elemento.

Com papéis essenciais em muitos processos celulares fundamentais (ver a seguir), não é surpreendente que o conteúdo de zinco em todo o corpo seja rigidamente controlado. O sistema gastrintestinal desempenha papel central na homeostase do zinco, que é absorvido a partir dos alimentos por intermédio de um transportador que, em condições fisiológicas normais, parece não estar saturado. O zinco exógeno é absorvido por todo o intestino delgado e, embora a absorção intestinal proximal seja eficiente, há grande circulação enteropancreática – a absorção intestinal líquida de zinco é alcançada pelo intestino delgado distal. O zinco é transportado no plasma pela albumina e alfa$_2$-macroglobulina, mas apenas 0,1% do zinco corporal é encontrado nele. O conteúdo corporal de zinco é regulado por mecanismos homeostáticos em ampla gama de ingestões, fruto de mudanças na fração de absorção (normalmente 20 a 40%) e na excreção urinária (0,5 mg/dia) e intestinal (1 a 3 mg/dia). Por exemplo, durante os períodos de baixa ingestão de zinco, a absorção é aumentada e a secreção de zinco endógeno para o lúmen gastrintestinal é suprimida. Em contraste, a alta ingestão de zinco está associada à diminuição da absorção e ao aumento da secreção de zinco endógeno. Dentro das células, as flutuações no conteúdo de zinco são moduladas por mudanças na quantidade de metalotioneínas, uma classe de proteínas com alta afinidade por metais, e por uma variedade de proteínas transportadoras de zinco (ZnT) encontradas nas células. Embora a ZnT seja muito importante para gerar e manter gradientes de zinco através das membranas e dentro dos compartimentos celulares, pouco se sabe sobre suas funções e seus modos de ação regulatórios.

A biodisponibilidade do zinco alimentar depende de intensificadores e inibidores alimentares e de fatores relacionados com o hospedeiro (Tabela 11.13). A alimentação pode ser grosseiramente classificada como tendo biodisponibilidade baixa, média ou alta, de acordo com o conteúdo de zinco, fitato e proteína animal. A partir de uma

Tabela 11.12 Conteúdo aproximado de zinco dos principais órgãos e tecidos no homem adulto.

Tecido	Conteúdo total de zinco (g)	Porcentagem de zinco corporal (%)
Músculo esquelético	1,53	Cerca de 57
Ossos	0,77	29
Pele	0,16	6
Fígado	0,13	5
Cérebro	0,04	1,5
Rins	0,02	0,7
Coração	0,01	0,4
Cabelo	< 0,01	Cerca de 0,1
Sangue (plasma)	< 0,01	Cerca de 0,1

Adaptada de Mills CF, editor. Zinc in human biology. 1998. Com permissão da Springer Science + Business Media.

Tabela 11.13 Fatores que afetam a absorção de zinco.

Absorção aumentada	Absorção diminuída
Fatores fisiológicos	
Estado de zinco depletado	Estado de zinco repleto Estado da doença (acrodermatite enteropática)
Fatores alimentares	
Baixa ingestão de zinco	Alta ingestão de zinco
Certos ácidos orgânicos	Fitato
Certos aminoácidos	Certos metais
Leite humano	

alimentação mista com alimentos de origem animal e vegetal, pode-se esperar absorção de zinco de 20 a 30% – a absorção mais baixa (10 a 15%) é observada em alimentações prevalentes em países em desenvolvimento, que são baseadas em cereais e leguminosas com alto teor de fitato e com quantidades insignificantes de proteína animal.

Função metabólica e essencialidade

O zinco possui três principais funções no corpo humano: catalítica, estrutural e reguladora. A maioria dos papéis bioquímicos reflete seu envolvimento no enovelamento e na atividade de um grande número (até 10%) de proteínas, com a identificação de mais de 100 metaloenzimas que contêm zinco, incluindo as polimerases de RNA I e II, a fosfatase alcalina e as anidrases carbônicas. Os papéis estruturais importantes do zinco estão na formação de "proteínas dedo de zinco", mas também nas metaloenzimas, incluindo a enzima antioxidante cobre/zinco superóxido dismutase (Cu/Zn-SOD). O zinco também é necessário para as proteínas quinases que participam dos processos de transdução de sinal e como estimulador de fatores responsáveis pela regulação da expressão gênica. O zinco adequado é necessário para manter a funcionalidade ideal das respostas imunes inata e adaptativa.

Sintomas de deficiência

As manifestações clínicas da deficiência grave de zinco em humanos são retardo do crescimento, imaturidade sexual e esquelética, distúrbios neuropsiquiátricos, dermatite, alopecia, resposta imunológica prejudicada e perda de apetite. Muitas

dessas características, em geral, representam a dependência do zinco de tecidos com alta taxa de renovação. No entanto, a deficiência grave de zinco em seres humanos é rara, com particular interesse na deficiência marginal de zinco. Por ser mais difícil de diagnosticar, tem características não específicas e quase sempre ocorre com outras deficiências de micronutrientes, incluindo ferro. O entendimento atual da deficiência de zinco é amplamente baseado nas respostas à suplementação de zinco, que, segundo relatos, estimula o crescimento e o desenvolvimento em bebês e crianças pequenas e reduz a morbidade (diarreia e infecções respiratórias) em crianças, principalmente em países em desenvolvimento, e pode aumentar a imunidade inata e adaptativa. Nas mulheres, a baixa concentração sérica de zinco durante a gravidez foi considerada preditora significativa de baixa massa corporal ao nascer, e a baixa ingestão materna desse mineral foi associada ao risco aproximadamente duas vezes maior de baixa massa corporal ao nascer e ao aumento do risco de parto prematuro em mulheres pobres de regiões urbanas. Além disso, também há evidências de que o baixo nível de zinco materno está associado à redução da capacidade cognitiva das crianças. A deficiência de zinco, por meio da redução da atividade antioxidante e da resposta imune prejudicada (incluindo produção diminuída de certas citocinas), resulta em aumento da suscetibilidade a doenças infecciosas; mais evidente quando manifestada como diarreia, pneumonia e malária entre crianças que sofrem de deficiência de zinco e o ciclo de má nutrição-infecção nos países em desenvolvimento. Evidências recentes sugerem que pessoas com doenças autoimunes são mais propensas a apresentar baixo estado nutricional de zinco do que os controles saudáveis, indicando ligação adicional entre a deficiência de zinco e a imunidade alterada. Aqueles em risco de deficiência incluem bebês, mulheres grávidas e lactantes, aqueles submetidos a padrões alimentares com baixo teor de zinco e proteína (p. ex., planos alimentares vegetarianos), incluindo pessoas que recebem nutrição parenteral e aquelas com condições que podem prejudicar a absorção intestinal de zinco (p. ex., doenças celíaca e de Crohn).

Toxicidade

A toxicidade aguda do zinco foi descrita após a ingestão de água armazenada em recipientes galvanizados ou após o uso dessa água para diálise renal.

330 Introdução à Nutrição Humana

Os sintomas incluem náuseas, vômitos e febre e são aparentes após a ingestão aguda de 2 g ou mais. Os efeitos mais sutis da ingestão moderadamente elevada, não incomum em algumas populações, são de maior preocupação, porque não são facilmente detectados. A deglutição prolongada de ingestão suprafisiológica de zinco (75 a 300 mg/dia) foi associada à utilização prejudicada do cobre (produção de características como anemia microcítica e neutropenia), resposta imunológica prejudicada e declínio das lipoproteínas de alta densidade; porém, cabe destacar, alguns dados sugerem que, mesmo a ingestão a curto prazo de cerca de 25 a 50 mg de zinco/dia pode interferir no metabolismo do ferro e do cobre.

Genética

Polimorfismos em genes que codificam vários transportadores de zinco foram associados ao seu estado nutricional reduzido em vários tecidos. No entanto, não há evidências suficientes para sugerir relação clara entre a variação genética nesses genes com os resultados clínicos.

A acrodermatite enteropática, uma doença rara, inata, autossômica recessiva, é um distúrbio de má absorção primária de zinco e caracterizada por alopecia, lesões cutâneas vesiculares, pustulosas e/ou eczematosas, especificamente de boca, face, mãos, pés e virilha; retardo de crescimento; apatia mental; diarreia e má absorção secundária, defeitos na função imune celular e fagocítica; e infecções intercorrentes. Acredita-se que um polimorfismo de nucleotídio único no transportador de zinco SLC39A4 desempenhe um papel na patogênese dessa condição. O distúrbio responde muito bem à terapia com zinco.

Avaliação do estado nutricional relacionado com o zinco

A mensuração do zinco no plasma é o biomarcador mais comumente utilizado para mensurar o estado nutricional relacionado com o zinco. No entanto, a alta heterogeneidade nas concentrações plasmáticas de zinco entre os estudos exige certo grau de cautela na interpretação dos valores, pois outros fatores, incluindo gravidez, inflamação e hora do dia, são conhecidos por influenciar as concentrações plasmáticas de zinco. Em pessoas saudáveis, a excreção urinária de zinco ao longo de 24 horas e as concentrações de zinco no cabelo estão correlacionadas com o zinco da alimentação, mas podem não ser úteis entre aquelas com estado nutricional inadequado de zinco. O desenvolvimento da deficiência de zinco é diferente de muitos outros nutrientes, porque uma reserva funcional ou armazenamento de zinco parece não estar disponível quando sua ingestão é inadequada. Os mecanismos homeostáticos respondem à ingestão alimentar e ajudam a preservar as perdas endógenas por meio dos rins e do trato gastrintestinal. Quando os mecanismos homeostáticos falham, devido a concentrações inadequadas e sustentadas de zinco no tecido, há o desenvolvimento de sintomas clínicos de deficiência desse mineral. A tecnologia de isótopos estáveis pode ser útil para avaliar potenciais biomarcadores em estudos futuros de larga escala. A evidência atual também indica que a expressão de metalotioneína em células mononucleares do sangue periférico (CMOs) pode ser um indicador sensível da ingestão de zinco da alimentação.

Necessidades nutricionais e fontes alimentares

Em vista da ausência de biomarcadores específicos e sensíveis do estado nutricional relacionado com o zinco, a RDA dos EUA para o zinco foi originalmente baseada em dados derivados de estudos de equilíbrio metabólico, os quais são tecnicamente difíceis de realizar, e é incerto se as informações que dele constam refletem os verdadeiros requerimentos. Uma abordagem diferente, usando o método fatorial, foi proposta para estimativas das necessidades de zinco e futuras RDAs pela OMS. Cálculos fatoriais para estimar as necessidades de zinco requerem conhecimento das perdas obrigatórias, da composição do tecido e das necessidades de crescimento e reparo do tecido. As RDAs atuais para zinco (recomendadas pelo Instituto de Medicina dos EUA, em 2001, são: 3 mg (bebês de 7 meses a 3 anos de idade), 5 mg (crianças de 4 a 8 anos), 8 mg (meninos e meninas de 9 a 13 anos), 11 mg (meninos adolescentes de 14 a 18 anos), 11 mg (homens adultos de 19 anos e mais), 9 mg (meninas adolescentes de 14 a 18 anos), 8 mg (mulheres adultas de 19 anos ou mais), 13 e 11 mg (mulheres grávidas menores de 18 anos e de 19 a 50 anos, respectivamente) e 14 e 12 mg (lactantes menores de 18 anos e de 19 a 50 anos, respectivamente). Mais recentemente, a EFSA, em 2015, estabeleceu recomendações para o zinco alimentar necessário para atender aos requisitos fisiológicos, que levou em consideração o efeito inibitório do fitato alimentar na absorção de zinco. Foram estabelecidas recomendações para níveis de ingestão de fitato de 300, 600, 900 e 1.200 mg/dia, que cobrem a faixa de ingestão média/mediana observada em populações europeias. Para homens adultos, as PRIs foram 9,4, 11,7, 14 e 16,3 mg/dia, com níveis de ingestão de fitato de 300, 600, 900 e 1.200 mg/dia, respectivamente, enquanto as PRIs equivalentes para mulheres adultas nos mesmos níveis de ingestão de fitato foram 7,5, 9,3, 11 e 12,7 mg/dia, respectivamente.

O Conselho de Alimentação e Nutrição dos EUA relatou que não havia evidências de efeitos adversos da ingestão de zinco naturalmente encontrados nos alimentos; no entanto, eles derivaram um UL tolerável de 40 mg/dia para adultos com mais de 19 anos, que se aplica à ingestão total de zinco de alimentos, água e suplementos (incluindo alimentos fortificados). Dados sobre o estado nutricional reduzido do cobre em seres humanos foram usados para derivar esse UL para o zinco.

Ao usar dados semelhantes, mas diferentes fatores de incerteza, o UL para a ingestão total de zinco foi estabelecido em 25 mg/dia na União Europeia.

O conteúdo de zinco de alguns alimentos comuns encontra-se na Tabela 11.14, enquanto a Tabela 11.15 classifica os alimentos com base na densidade energética associada do zinco. A biodisponibilidade do zinco em diferentes alimentos varia amplamente, de 5 a 50%. Carne, frutos do mar (em particular ostras) e fígado são boas fontes de zinco biodisponível. Estima-se que aproximadamente 70% do zinco da alimentação dos EUA seja fornecido por produtos de origem animal. Nos produtos cárneos, o teor de zinco segue, em certa medida, a cor da carne, de modo que o maior teor, aproximadamente 50 mg/kg, é encontrado na carne vermelha magra (pelo menos o dobro do frango). No entanto, em muitas partes do mundo, a maior parte do zinco é fornecida por cereais. O mineral é encontrado na parte externa do grão, rica em fibras. O grau de refinamento, portanto, determina o conteúdo total. Produtos integrais fornecem 30 a 50 mg/kg, mas uma farinha de trigo

Tabela 11.14 Conteúdo de zinco de alguns alimentos comuns.

Fonte alimentar	Descrição	Teor de zinco (mg/100 g)
Fígado	Cru, bezerro	7,8
Carne	Magra (de seis cortes diferentes)	4,3
Cordeiro	Magro (de seis cortes diferentes)	4
Porco	Carne magra (de três cortes diferentes)	2,4
Frango	Cru, apenas carne	1,1
Bacalhau, solha, badejo	Cru	0,3 a 0,5
Músculos	Cozidos	2,1
Ostras	Cruas	90 a 200
Caranguejo	Cozido	5,5
Ovos	De galinha, inteiros, crus	1,3
Queijo	Variedades moles e duras	0,5 a 5,3
Leguminosas	Cruas	0,2 a 5
Farinha de trigo	Integral	2,9
Farinha de trigo	Branca	0,6 a 0,9
Leite	De vaca (3,9, 1,6 e 0,1% de gordura)	0,4
Iogurte	Leite integral	0,5 a 0,7
Vegetais de folhas verdes	Crus	0,2 a 0,6
Arroz	Cru, branco, polido	1,8
Batatas	Cruas	0,2 a 0,3

Dados de Holland et al., 1995. (Reproduzida com autorização da HMSO.)

332 Introdução à Nutrição Humana

Tabela 11.15 Classificação dos alimentos com base na densidade energética associada ao zinco (Zn).

Energia associada à presença do zinco	mg Zn/1.000 kcal	Alimentos
Muito pobre	0 a 2	Gorduras, óleos, manteiga, *cream cheese*, confeitaria, refrigerantes/bebidas alcoólicas, açúcar, conservas
Pobre	1 a 5	Peixes, frutas, produtos de cereais refinados, biscoitos, bolos, tubérculos, linguiça
Rica	4 a 12	Grãos integrais, porco, aves, leite, queijo desnatado, iogurte, ovos, nozes
Muito rica	12 a 882	Cordeiro, vegetais com folhas e raízes, crustáceos, rim bovino, fígado, coração, moluscos

Adaptada de Solomons, N. W. (2001) Dietary sources of zinc and factors affecting its bioavailability. *Food and Nutrition Bulletin*, 22, 138-54.

de baixa taxa de extração contém 8 a 10 mg/kg. A biodisponibilidade do zinco pode ser baixa em padrões alimentares baseados em vegetais, em particular em cereais integrais e leguminosas, devido ao alto teor de ácido fítico, um potente inibidor da absorção de zinco.

Interações entre micronutrientes

Relatou-se diminuição na absorção de cobre na presença de zinco em excesso, com dados indicando que o nível necessário para prejudicar a biodisponibilidade deve ser > 40 a 50 mg/dia; a oferta proveniente de suplementos alimentares, com fins terapêuticos (150 mg/dia) e por longos períodos, produz sintomas de deficiência de cobre. Como mencionado, o ferro, em certas circunstâncias, prejudica a absorção de zinco (p. ex., a suplementação de ferro, na gravidez, poder impactar de maneira negativa as concentrações plasmáticas de zinco). Estudos em animais sugeriram interação entre cálcio e zinco em resposta à alimentação rica em fitato, o que não foi confirmado em estudos em seres humanos.

11.9 Cobre

O cobre ocorre no meio ambiente em três estados de oxidação. O cobre (0) metal é amplamente utilizado na indústria de construção (p. ex., tubos de água, fios elétricos) em razão de suas propriedades de maleabilidade, ductilidade e alta condutividade térmica e elétrica. O latão, uma liga de cobre e zinco, é usado para utensílios de cozinha e instrumentos musicais, e o bronze, uma liga de cobre e estanho,

é usado em fundições desde os primeiros tempos. Ligas e amálgamas à base de cobre são usados em pontes e coroas dentárias, e o cobre é um constituinte de dispositivos anticoncepcionais intrauterinos. Os compostos de cobre são amplamente utilizados no meio ambiente como fertilizantes e suplementos alimentares e, devido às suas propriedades microbicidas, são usados como fungicidas, algicidas, inseticidas e preservantes de madeira. Outros usos industriais incluem fabricação de corantes, refino de petróleo, tratamento de água e acabamento de metais. Os compostos de cobre no estado cuproso (1) são facilmente oxidados ao estado cúprico (2) mais estável, que é encontrado com mais frequência em sistemas biológicos.

Os minérios de cobre mais importantes são calcocita (Cu_2S), calcopirita ($CuFeS_2$) e malaquita [$CuCO_3 \cdot Cu(OH)_2$]. As concentrações de cobre no solo variam de 5 a 50 mg/kg e, na água natural, de 4 a 10 $\mu g/\ell$. As concentrações de cobre na água, no entanto, dependem da acidez, da maciez e da extensão dos tubos de cobre, e os suprimentos de água municipais podem conter concentrações consideravelmente mais altas. O limiar de sabor do cobre varia de 1 a 5 mg/ℓ, produzindo leve cor azul-esverdeada em concentrações > 5 mg/ℓ. Os sintomas de toxicidade aguda do cobre, principalmente náuseas e irritação gastrintestinal, podem ocorrer em concentrações > 4 mg/ℓ.

Absorção, transporte e distribuição tecidual

Cerca de 50 a 75% do cobre alimentar é absorvido, principalmente pela mucosa intestinal, a partir de um padrão alimentar típico. A quantidade de cobre na alimentação parece ser o principal fator que influencia sua absorção, com diminuições nessa porcentagem à medida que a quantidade de cobre ingerida aumenta. A alta ingestão de vários nutrientes também pode influenciar a biodisponibilidade do cobre, incluindo os efeitos antagônicos causados pelo zinco, pelo ferro, pelo molibdênio, pelo ácido ascórbico, pela sacarose e pela frutose, embora a evidência para alguns deles seja principalmente de estudos em animais. Drogas e medicamentos, como penicilamina e tiomolibdatos, restringem o acúmulo de cobre no corpo e o uso excessivo de antiácidos pode inibir a absorção de cobre. Embora a alta ingestão de aminoácidos de enxofre possa limitar a absorção de cobre, esta é promovida com a alimentação rica em proteínas.

O cobre iônico pode ser liberado de partículas de alimentos parcialmente digeridas no estômago, mas forma imediatamente complexos com aminoácidos, ácidos orgânicos ou outros quelantes. Complexos solúveis dessas e de outras espécies altamente solúveis do metal, como o sulfato ou o nitrato, são prontamente absorvidos. A regulação da absorção em baixos níveis de ingestão de cobre é provavelmente por um mecanismo de transporte ativo saturável, enquanto a difusão passiva desempenha papel em níveis elevados de ingestão de cobre. O principal regulador da eliminação do cobre do corpo é a excreção biliar, o qual não é reabsorvido e, portanto, eliminado nas fezes.

O efeito geral desses mecanismos reguladores é uma homeostase rígida do nutricional de cobre corporal. Pouco cobre é perdido na urina, na pele, nas unhas e no cabelo.

Após a absorção do trato intestinal, o cobre iônico (2) é transportado fortemente ligado à albumina e à transcupreína para o fígado, via corrente sanguínea portal, com parte indo diretamente para outros tecidos, especialmente os rins. O cobre hepático é principalmente incorporado à ceruloplasmina, que é então liberada no sangue e distribuída para outros tecidos. A captação de cobre pelos tecidos pode ocorrer a partir de várias fontes, incluindo ceruloplasmina, albumina, transcupreína e compostos de cobre de baixo peso molecular. As proteínas chaperonas ligam-se ao cobre e transferem o cobre ligado através da membrana celular para as proteínas-alvo intracelulares, como citocromo c oxidase. As proteínas ATPase podem fazer parte do processo de transferência.

O corpo de um adulto saudável de 70 kg contém um pouco mais de 0,1 g de cobre, com as maiores concentrações encontradas no fígado, no cérebro, no coração, nos ossos, no cabelo e nas unhas. Mais de 25% do cobre corporal reside nos músculos esqueléticos, que formam grande parte do tecido corporal total. A Figura 11.9 fornece uma visão geral dos fluxos e *pools* de cobre de todo o corpo. O armazenamento de cobre é muito importante para o recém-nascido; ao nascimento, as concentrações

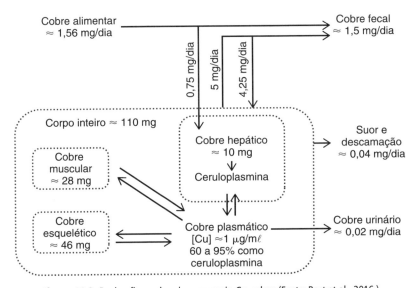

Figura 11.9 *Pools* e fluxos de cobre corporais. Cu, cobre; (Fonte: Bost et al., 2016.)

hepáticas são cerca de cinco a dez vezes a concentração do adulto, estoques esses usados durante a infância, quando a ingestão de cobre do leite é baixa.

Funções metabólicas e essencialidade

O cobre é um componente de várias enzimas, cofatores e proteínas do corpo. Essas enzimas e proteínas têm funções importantes em processos fundamentais para a saúde humana (Tabela 11.16), incluindo a necessidade de cobre para o funcionamento adequado dos sistemas imunológico, nervoso e cardiovascular, para a saúde óssea, para o metabolismo do ferro e a formação de eritrócitos e na regulação da expressão gênica mitocondrial, assim como de outros genes. Em particular, o cobre funciona como intermediário de transferência de elétrons em reações redox e como cofator em várias metaloenzimas que o contêm. Além de ter papel direto na manutenção da atividade da cuproenzima, as mudanças no estado nutricional de cobre podem ter efeitos indiretos em outros sistemas enzimáticos que não contêm cobre.

Sintomas de deficiência

Devido a mecanismos homeostáticos notáveis, os sintomas clínicos de deficiência de cobre ocorrem em seres humanos apenas em circunstâncias excepcionais. Os bebês são mais suscetíveis a sintomas evidentes de deficiência de cobre do que qualquer outro grupo populacional. Entre os fatores predisponentes dessa deficiência estão prematuridade, baixa massa corporal ao nascer e desnutrição, especialmente quando combinados com práticas alimentares, como uso do leite de vaca ou nutrição parenteral total. A alimentação rica em sacarose ou frutose em modelos animais aumenta a gravidade dos sintomas de deficiência de cobre, sendo os mais frequentes em seres humanos anemia, neutropenia e fraturas ósseas, ao passo que os menos frequentes são hipopigmentação, crescimento prejudicado, aumento da incidência de infecções e anormalidades em eletrocardiogramas e nos metabolismos de glicose e de colesterol. Várias tentativas foram feitas para relacionar esses sintomas a alterações nas metaloenzimas de cobre (Tabela 11.16) e nas enzimas que não o possuem, mas que podem ser responsivas a ele, bem como para identificar seu papel como antioxidante, no metabolismo de carboidratos, função imunológica, saúde óssea e mecanismos cardiovasculares. Apesar da raridade

da deficiência franca de cobre em populações humanas, alguns especularam que a ingestão subótima de cobre por longos períodos pode estar envolvida na precipitação de doenças crônicas, como doenças cardiovasculares e osteoporose. A significância patológica de mudanças sutis, a longo prazo, nos sistemas que respondem à deficiência de cobre ainda não foi definida para os seres humanos.

Toxicidade

A toxicidade aguda do cobre em seres humanos é rara e geralmente ocorre pela contaminação da água potável, das bebidas e de alimentos oriundos de tubos ou recipientes compostos por cobre ou pela ingestão acidental ou deliberada de grandes quantidades de sais de cobre. Os sintomas incluem vômitos, diarreia, anemia hemolítica, danos renais e hepáticos, às vezes (em cerca de 100 g ou mais), seguidos de coma e morte. Os sintomas clínicos de toxicidade crônica do cobre aparecem quando a capacidade protetora de ligação a esse mineral, no fígado, é excedida; incluem hepatite, cirrose hepática e icterícia.

O consumo de leite em pó, excessivamente contaminado com cobre após fervura ou armazenamento em recipientes de latão, é, em geral, uma característica da cirrose infantil indiana, que ocorre em bebês desmamados precocemente em idades de 6 meses a 5 anos. Os sintomas incluem distensão abdominal, febre irregular, choro excessivo e alteração do apetite, seguidos de icterícia e, quase sempre, morte. Alguns acreditam que um distúrbio genético aumente a suscetibilidade a essa síndrome de toxicidade, associada à exposição alimentar excessiva ao cobre e a seu acúmulo demasiado no fígado.

Genética

Vários distúrbios resultam em deficiência ou toxicidade em resposta à exposição a doses de cobre adequadas ou toleradas pela população em geral. Os mais importantes deles são a síndrome de Menkes, uma deficiência de cobre ligada ao cromossomo X, geralmente fatal na primeira infância; a doença de Wilson, um distúrbio autossômico recessivo que resulta em sobrecarga de cobre; e a aceruloplasminemia, um distúrbio autossômico recessivo do metabolismo do ferro. Todos os três distúrbios são caracterizados por baixos níveis séricos de cobre e ceruloplasmina.

Capítulo 11 ■ Minerais e Oligoelementos **335**

Tabela 11.16 Proteínas de ligação ao cobre.

Proteína	Função
Enzimas que demandam cobre	
Extracelular	
Cp	Atividade cobre-oxidase necessária para a mobilização de ferro; ligação e transporte de cobre no plasma
Cu/Zn-SOD3 extracelular	Envolvida na defesa contra espécies reativas de oxigênio
PAM	Peptídeo envolvido na modificação de muitos neuropeptídeos importantes
Amina oxidases	Um grupo de enzimas que oxidam monoaminas primárias, diaminas e histamina
Lisil oxidase	Desamina resíduos de lisina e hidroxilisina no colágeno ou na elastina; envolvida na formação de ligações cruzadas
Intracelular	
CCO	Proteína mitocondrial e componente da cadeia transportadora de elétrons
Tirosinase	Enzima envolvida na síntese de melanina e de outros pigmentos
Dopamina betamono-oxigenase	Envolvida no metabolismo da catecolamina, catalisa a oxidação de 3,4-di-hidroxifeniletilamina para produzir norepinefrina
Cu/Zn-SOD1 intracelular	Envolvida na defesa contra espécies reativas de oxigênio
Fenilalanina hidroxilase	Catalisa a oxidação da fenilalanina em tirosina
Hefestina	É uma ferro-oxidase intracelular dependente de cobre
Proteínas que se ligam ou transportam o cobre	
Extracelular	
Albumina	Ligação de cobre no plasma
Transcupreína	Ligação de cobre e transporte no plasma
Fatores de coagulação do sangue V e VIII	Coagulação do sangue
Intracelular	
Metalotioneína	Armazenamento de cobre e eliminação de superóxido
Glutationa	Desintoxicação de metais
Glicoproteína da matriz cartilaginosa	Contribui para a integridade estrutural dos tecidos conjuntivos
ATP7A	Transportador de cobre
ATP7B	Transportador de cobre
Ctr	Transportador de cobre da membrana plasmática
Chaperonas de cobre intracelulares	
ATOX1	Disponibiliza cobre para a Cu ATPase ATP7A (proteína Menkes) e ATP7B (proteína Wilson)
CCS	Disponibiliza cobre à SOD1
Cox17	Disponibiliza cobre à mitocôndria (chaperona para CCO)

CCO, citocromo c oxidase; CCS, chaperona de cobre para superóxido dismutase; Cp, ceruloplasmina; Ctr, transportadores de cobre; PAM, peptidil glicina alfa-amidante mono-oxigenase; SOD, superóxido dismutase.

A síndrome de Menkes, que afeta 1 em 300 mil na maioria das populações, é causada por mutações no gene que codifica um novo membro da família das ATPases do tipo P transportadoras de cátions. O gene é expresso em tecidos extra-hepáticos, e os sintomas resultam da incapacidade de exportar cobre das células, particularmente das células intestinais e através da placenta. A síndrome tem três formas: clássica, leve e síndrome do corno occipital. Entre os sintomas da síndrome de Menkes clássica (mais grave), estão a mielinização anormal, com degeneração cerebelar (causando deficiência intelectual progressiva), cabelo anormal (endurecido e crespo), hipotermia, hipopigmentação, crises epilépticas, convulsões, deficiência de crescimento e anormalidades do tecido conjuntivo, resultando em deformidades no crânio, ossos longos e costelas e artérias retorcidas e tortuosas. A morte geralmente ocorre nas formas graves antes dos 3 anos.

A doença de Wilson, que afeta 1 em 30 mil na maioria das populações, é causada por numerosas mutações no gene para uma ATPase transportadora de cobre (mais de 100 já são conhecidas). O defeito resulta em excreção biliar prejudicada de cobre e acúmulo dele no fígado e no cérebro de pessoas homozigóticas ou heterozigóticas compostas. Anormalidades na homeostase do cobre, no entanto, também podem ocorrer em pessoas heterozigóticas, que podem representar 1 a 2% da população. A idade de início se dá na infância, podendo se apresentar de três maneiras diferentes: com sintomas hepáticos (cirrose hepática e infiltração gordurosa nos estágios finais); com sintomas neurológicos (degeneração dos gânglios da base, resultando em movimento defeituoso, fala arrastada, dificuldade de deglutição, espasmos faciais e musculares, distonia e controle motor deficiente); ou com problemas psiquiátricos e comportamentais (incluindo depressão e esquizofrenia, perda de controle emocional, acessos de raiva e insônia). Os anéis de Kayser-Fleischer (depósitos de cobre na córnea) nos olhos geralmente estão presentes em manifestações neurológicas ou psiquiátricas. As diferenças fenotípicas entre a doença de Wilson e a síndrome de Menkes são provavelmente devido à expressão dos genes ATPase específicos do tecido.

Se a doença de Wilson for diagnosticada precocemente, a terapia de quelação de cobre, em geral com penicilamina, pode ser benéfica, embora os sintomas neurológicos costumem ser irreversíveis e a doença hepática possa estar avançada no momento do diagnóstico. Os suplementos de zinco limitam a absorção de cobre e seu subsequente acúmulo, sendo esse o tratamento de escolha para a terapia de manutenção.

A aceruloplasminemia, que afeta cerca de 1 em 2 milhões de pessoas, é causada por mutações no gene da ceruloplasmina, que está envolvida no metabolismo do ferro e, nessa doença, há acúmulo de ferro ferroso no sistema reticuloendotelial, com a patogênese ligada principalmente ao acúmulo lento desse mineral no cérebro, em vez de outros tecidos. Os sintomas incluem demência, problemas de fala, degeneração da retina, tônus muscular fraco e *diabetes* melito. A terapia precoce com desferoxamina quelante de ferro de alta afinidade pode aliviar alguns dos sintomas.

A interrupção do metabolismo do cobre pode estar envolvida em outras doenças neurodegenerativas, como o acúmulo de proteína beta-amiloide na doença de Alzheimer e de proteína príon modificada na doença príon, em seres humanos.

Cerca de 10% dos casos de doenças do neurônio motor são familiares e 20% destes são devido à herança autossômica dominante de mutações no gene Cu/Zn-SOD 1 (*SOD1*). Não está claro como as mudanças na atividade dessa enzima de cobre podem estar envolvidas na fraqueza muscular progressiva e atrofia da doença do neurônio motor ou na síndrome de Down, em que a atividade adicional de Cu/Zn-SOD 1 resulta da presença do gene *SOD1* no cromossomo extra do par 21.

Avaliação do estado nutricional relacionado com o cobre

É possível diagnosticar deficiência de cobre grave em bebês a partir do cobre plasmático ou sérico, da proteína ceruloplasmina e dos neutrófilos. Essas medidas, no entanto, não podem ser usadas para detectar o estado nutricional de cobre abaixo do ideal, pois tais medidas são insensíveis a pequenas mudanças no estado nutricional de cobre, resultando em problemas de interpretação. A ceruloplasmina, a principal proteína de cobre no plasma ou soro, é um reagente de fase aguda e é aumentada por tabagismo, anticoncepcionais orais, estrogênios, gravidez, infecções, inflamação, doenças hematológicas, hipertensão arterial, diabetes melito, doenças cardiovasculares, câncer e cirrose,

Capítulo 11 ▪ Minerais e Oligoelementos

bem como após cirurgia e exercícios físicos. Embora os efeitos da inflamação no aumento do cobre plasmático ou sérico sejam bem conhecidos, há relatos contínuos na literatura que indicam suposta causalidade entre alto teor de cobre corporal e câncer e outras doenças crônicas, enquanto a possibilidade de causa reversa seria uma conclusão mais lógica a partir de tais observações.

Atualmente, não há nenhuma medida adequada do estado nutricional de cobre subótimo (ou supraótimo), o que é uma barreira importante para determinar as necessidades alimentares precisas de cobre e o possível papel dos estados nutricionais de cobre subótimo ou supraótimo na etiologia da doença crônica. A Tabela 11.17 fornece alguns dos índices funcionais (classificados como moleculares, bioquímicos e fisiológicos) que podem ser usados para definir os estados sub ou supraótimo em seres humanos. Um índice funcional válido do estado nutricional do cobre em seres humanos deve apresentar adequada sensibilidade, especificidade e previsibilidade às mudanças na concentração e na oferta de cobre na alimentação ou em estoques de cobre, ser acessível para medição e mensurável, além de impactar diretamente na saúde. Como tal, os índices da Tabela 11.17 não foram validados e muitos carecem de sensibilidade e especificidade. Talvez a melhor maneira de avançar seja usar uma combinação de medidas.

Necessidades nutricionais e fontes alimentares

Embora o cobre seja o terceiro oligoelemento mais abundante no corpo, depois do ferro e do zinco, as necessidades alimentares precisas desse mineral ainda estão sujeitas a conjecturas devido à dificuldade em avaliar seu estado nutricional. As estimativas atuais sugerem que as necessidades de cobre para a grande maioria dos adultos estejam abaixo de aproximadamente 1,5 mg de cobre/dia, enquanto a maioria das pessoas pode tolerar 3 mg de cobre/dia ou mais a longo prazo e 8 a 10 mg de cobre/dia ou mais em prazo mais curto (ao longo de vários meses). Ao usar dados provenientes de testes de suplementação de cobre, em que houve ausência de quaisquer efeitos adversos na função hepática, o UL para cobre foi calculado em 10 mg/dia nos EUA e 5 mg/dia na União Europeia – a diferença se deve ao uso de diferentes fatores de incerteza na derivação.

Tabela 11.17 Supostos índices funcionais do estado nutricional relacionado com o cobre.

Índices moleculares

Mudanças na atividade/concentração de metaloproteínas de cobre

Ceruloplasmina oxidase

Proteína ceruloplasmina

Superóxido dismutase

Citocromo c oxidase

Lisil oxidase

Diamina oxidase

Dopamina betamono-oxigenase

Peptidil glicina alfa-amidante mono-oxigenase

Tirosinase

Fator V

Fator VIII

Transcupreína

Índices bioquímicos

Ligações cruzadas de piridínio do colágeno

Várias medidas de estresse oxidativo (TBARS)

Catecolaminas

Encefalinas

Poliaminas

Índices fisiológicos

Função imune

Hemostasia

Metabolismo do colesterol

Tolerância à glicose

Pressão sanguínea

Complacência arterial

Placa arterial

Dano e reparo de DNA

Densidade óssea

As estimativas de ingestão média de cobre variam entre 1,5 mg e 1,2 mg de cobre/dia para homens e mulheres, respectivamente, em alimentações mistas, com maior ingestão para os vegetarianos ou para aqueles que consomem água com concentrações apreciáveis de cobre. Fontes alimentares particularmente ricas em cobre incluem vísceras, frutos do mar, nozes, sementes, leguminosas, cereais integrais e chocolate. Leite e produtos lácteos têm muito baixo teor de cobre, e as crianças correm o risco de deficiência desse mineral se forem alimentadas exclusivamente com leite de vaca.

Interações entre micronutrientes

As principais interações dos micronutrientes com o cobre são aquelas que envolvem zinco e ferro, cuja ingestão elevada pode restringir a utilização do cobre em bebês e adultos. O mecanismo pelo qual o zinco parece exercer um efeito antagônico sobre o estado do cobre é por meio da indução da síntese de metalotioneína, nas células da mucosa intestinal. A metalotioneína tem afinidade particularmente forte pelo cobre, o qual, quando ligado a ela, não está disponível para transporte na circulação e é eventualmente perdido nas fezes quando as células da mucosa são eliminadas. O molibdênio também tem forte interação com o cobre e os tiomolibdatos são potentes antagonistas sistêmicos do cobre. Embora tanto o cádmio quanto o chumbo possam inibir a utilização do cobre, essa inibição ocorre apenas na ingestão desses metais pesados na alimentação acima da normalmente consumida pelos seres humanos. A vitamina E, o selênio e o manganês interagem metabolicamente com o cobre na função de antioxidantes, mas os dados a respeito de tais interações benéficas sobre os sintomas da deficiência de cobre são amplamente restritos a estudos em animais. A deficiência de cobre exerce efeito sobre o metabolismo do iodo, resultando em hipotireoidismo, pelo menos em modelos animais.

11.10 Selênio

O selênio é um elemento não metálico que possui propriedades químicas semelhantes ao enxofre e quatro estados de oxidação natural (0, -2, $+4$, $+6$). Combina-se com outros elementos para formar selenetos inorgânicos [seleneto de sódio (-2) Na_2Se], selenitos [selenito de sódio ($+4$) Na_2SeO_3] e selenatos [selenato de sódio ($+6$) Na_2SeO_4] e com oxigênio para formar óxidos [dióxido de selênio ($+4$) SeO_2] e oxiácidos [ácido selênico ($+6$) H_2SeO_4]. O selênio substitui o enxofre para formar muitos compostos orgânicos, particularmente como selenocisteína, o vigésimo primeiro aminoácido. O selênio é um componente das selenoproteínas, onde também ocorre como selenetos nas cadeias laterais da selenocisteína, em pH fisiológico, além de deslocar o enxofre para formar o aminoácido selenometionina. O selênio elementar é estável e tem três formas alotrópicas: cristais vermelhos profundos, pó amorfo vermelho e forma vítrea preta.

O selênio possui muitos usos industriais; por exemplo, em eletrônica, vidro, cerâmica, pigmentos, como ligas de aço, como catalisadores na produção farmacêutica, na vulcanização da borracha e na agricultura, como suplementos alimentares e fertilizantes. Devido ao seu uso crescente, o selênio tornou-se perigo potencial para a saúde e o meio ambiente. A principal via de exposição ao selênio para a população em geral é a alimentação, seguida da água (predominantemente selenato inorgânico e selenito) e do ar (principalmente como selênio elementar particulado derivado da combustão de combustíveis fósseis e de gás vulcânico).

Absorção, transporte e distribuição tecidual

A absorção do selênio da alimentação ocorre principalmente no intestino delgado, onde cerca de 50 a 80% são absorvidos. Suas formas orgânicas (com selenometionina e selenocisteína constituindo as principais formas nos alimentos) são mais facilmente absorvidas do que as formas inorgânicas, e os compostos de selênio presentes nas plantas são, em geral, mais biodisponíveis do que os dos animais (particularmente, dos peixes). Os suplementos que contêm selênio geralmente fornecem uma mistura de várias espécies de selênio orgânico. Alguns compostos orgânicos e inorgânicos de selênio, de ocorrência natural, são apresentados na Tabela 11.18.

A biodisponibilidade do selênio da água (principalmente selenatos inorgânicos) e suplementos é menor do que a dos alimentos. A biodisponibilidade geral da alimentação depende de vários fatores, incluindo o estado nutricional, a composição lipídica e os metais.

Tabela 11.18 Alguns compostos orgânicos e inorgânicos à base de selênio, de ocorrência natural.

Selenito {SeO_3^{2-}}
Selenato {SeO_4^{2-}}
Metilselenol (CH_3SeH)
Dimetil seleneto (C_2H_6Se)
Íon trimetiselênio [($CH_3)_3$-Se^+]
Selenocisteína
Selenometionina
Se-metilselenocisteína

As formas inorgânicas de selênio são transportadas passivamente através da borda em escova do intestino, enquanto as formas orgânicas (selenometionina e, provavelmente, selenocisteína) são transportadas de forma ativa. Ao chegar à corrente sanguínea, o selênio é transportado amplamente, ligado à proteína (principalmente betalipoproteína de densidade muito baixa (beta-VLDL), com pequena quantidade ligada à albumina) para deposição em vários órgãos. O fígado e os rins são os principais órgãos-alvo quando a ingestão de selênio é elevada, mas, sob ingestão mais baixa, o conteúdo de selênio no fígado diminui. Os tecidos cardíaco e muscular esquelético são outros órgãos-alvos, sendo o último, devido ao seu volume total, responsável pela maior proporção do selênio corporal, cujo conteúdo total pode variar de cerca de 3 a 15 mg, dependendo da ingestão alimentar, e evidências crescentes apontam para a necessidade de determinar as espécies de selênio em alimentos, a fim de caracterizar a ingestão alimentar e o estado nutricional, embora isso represente um desafio analítico.

No corpo, o selênio proveniente da alimentação pode ser ligado às proteínas de ligação a esse mineral, mas também pode ser diretamente incorporado às selenoproteínas durante o processo de tradução proteica, no complexo ribossômico, usando um RNA de transferência específico para o aminoácido selenocisteína; assim, esta pode ser considerada como o vigésimo primeiro aminoácido em termos de síntese proteica mediada pelo ribossomo.

As principais vias de excreção de selênio são urina (principalmente como íon trimetilselenônio), fezes (via biliar pancreática e secreções intestinais, juntamente com selênio alimentar não absorvido) e respiração (como dimetil seleneto volátil). Ao contrário do cobre, e particularmente do ferro, que tem mecanismos de excreção ineficientes, o selênio é rapidamente excretado na urina. A Figura 11.10 dá uma visão geral de seu metabolismo e sua excreção.

Função metabólica e essencialidade

A selenocisteína é um componente de pelo menos 30 selenoproteínas, algumas das quais têm papéis estruturais, e outras têm funções enzimáticas importantes (Tabela 11.19). A selenocisteína está geralmente no sítio ativo dessas selenoproteínas com atividade catalítica e funciona como centro

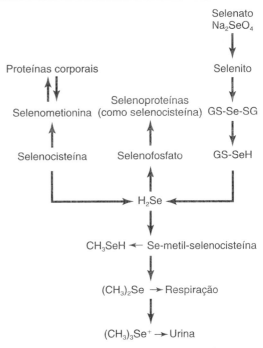

Figura 11.10 Metabolismo e excreção de selênio.

redox para as glutationas peroxidases dependentes de selênio (GPx1, GPx2, GPx3, GPx4 e GPx6), iodotironinas deiodinases (DIO tipos I, II e III) e tiorredoxinas redutases (TXNRD1, TXNRD2 e TXNRD3). As isoenzimas glutationa peroxidase, que respondem por aproximadamente 36% do selênio corporal total, diferem em sua expressão tecidual (citosólica, extracelular e gastrintestinal) e no mapeamento para diferentes cromossomos. A selenoproteína P (SELENOP) e a metionina sulfóxido redutase B (MSRB1) também atuam como enzimas antioxidantes, com a SELENOP servindo para fornecer selênio aos tecidos extra-hepáticos. Funções adicionais das selenoproteínas incluem metabolismo do hormônio tireoidiano, homeostase do cálcio, regeneração do músculo esquelético, manutenção celular e imunidade. A biossíntese e, portanto, a função das selenoproteínas depende da disponibilidade de selênio a partir da alimentação.

Sintomas de deficiência

A doença de Keshan é uma cardiomiopatia que afeta crianças e mulheres em idade reprodutiva e ocorre em áreas da China, onde o solo é deficiente

340 Introdução à Nutrição Humana

Tabela 11.19 Selenoproteínas.

Selenoproteína	Função
Glutationas peroxidases (GPx1, GPx2, GPx3, GPx4 e GPx6; citosólica, gastrintestinal, extracelular e fosfolipídio hidroperóxido, respectivamente)	Enzimas antioxidantes: removem o peróxido de hidrogênio e os hidroperóxidos de lipídios e fosfolipídios (mantendo, assim, a integridade da membrana, modulando a síntese de eicosanoides, modificando a inflamação e a probabilidade de propagação de danos oxidativos adicionais às biomoléculas, como lipídios, lipoproteínas e DNA)
Selenoproteína da cápsula mitocondrial do espermatozoide	Forma de glutationa peroxidase: GPx4; função de proteger os espermatozoides em desenvolvimento do dano oxidativo e, posteriormente, se polimeriza para formar proteína estrutural necessária à estabilidade/motilidade do espermatozoide maduro
Iodotironina deiodinases (três isoformas: DIO1, DIO2 e DIO3)	Produção e regulação do nível de hormônio tireoidiano ativo (T_3), a partir da tiroxina (T_4)
Tiorredoxinas redutases (três isoformas: TXNRD1, TXNRD2 e TXNRD3)	Redução de nucleotídios na síntese de DNA; regeneração dos sistemas antioxidantes; manutenção do estado redox intracelular, crítico para a viabilidade e proliferação celular; regulação da tiorredoxina
Selenofosfato sintetase, SPS2	Necessária para a biossíntese de selenofosfato, o precursor da selenocisteína e, portanto, para a síntese de selenoproteína
Selenoproteína P (SELENOP)	Encontrada no plasma e associada às células endoteliais; parece protegê-las contra danos de hidroperóxidos lipídicos; transporte de selênio
Selenoproteína W	Necessária para a função dos músculos esquelético e cardíaco
Selenoproteína N	Encontrada na maioria dos tecidos, mas sua função principal ainda é bastante desconhecida; possível papel no desenvolvimento muscular
Selenoproteína S	Proteína de membrana amplamente expressa; envolvida na resposta inflamatória e regulação de citocinas
Selenoproteína K	Proteína de membrana localizada no retículo endoplasmático; possível papel antioxidante
Selenoproteína R	Amplamente expressa; papel antioxidante; envolvida no reparo de proteínas
Selenoproteína H	Amplamente expressa; proteína de ligação ao DNA, com funções na regulação dos genes envolvidos na síntese de glutationa
Selenoproteína I	Amplamente desconhecida

Reproduzida, com autorização, de Rayman, MP Lancet, 2000, *356*, pp. 233-241, com adaptações de Fairweather-Tait SJ, Collings R e Hurst R, 2010, AJCN 91 (suppl):1484S-91S.

em selênio. Apesar da forte evidência do papel etiológico desse mineral nessa doença, certas características epidemiológicas não são facilmente explicadas apenas com base na deficiência de selênio. Uma situação semelhante ocorre com a doença de Kashin-Beck, uma doença osteoarticular crônica que mais comumente afeta crianças em crescimento e ocorre em partes da Rússia Siberiana e na China, onde se sobrepõe à doença de Keshan. Embora a suplementação oral com selênio seja eficaz na prevenção da doença, é provável que outros fatores, além da deficiência de selênio, estejam envolvidos na etiologia da

doença de Kashin-Beck. Existem também algumas condições responsivas ao selênio com sintomas semelhantes à doença de Keshan que ocorrem em pacientes que recebem nutrição parenteral total.

Uma explicação para a complexa etiologia das doenças responsivas ao selênio em seres humanos é que o baixo nível desse mineral pode predispor a outras condições deletérias, mais notavelmente o aumento da incidência, virulência ou progressão de uma série de infecções virais. Por exemplo, em um modelo animal com deficiência de selênio, o vírus de Coxsackie inofensivo pode se tornar virulento e causar miocardite, não apenas no hospedeiro com a deficiência desse mineral, mas também quando isolado e injetado em animais repletos dele. Um vírus de Coxsackie foi isolado do sangue e dos tecidos de pessoas com doença de Keshan, podendo a infecção ser responsável pela cardiomiopatia dessa doença. Especulou-se que eventos semelhantes ligados a outros vírus de RNA podem explicar o surgimento de novas cepas do vírus da influenza na China e o cruzamento postulado do vírus da imunodeficiência humana (HIV) para humanos, na população deficiente de selênio do Zaire. Muitos patógenos virais humanos (p. ex., HIV, Coxsackie, hepatite e vírus do sarampo) podem sintetizar selenoproteínas virais e, assim, diminuir o selênio disponível para o hospedeiro. Em qualquer caso, a deficiência de selênio é acompanhada por perda de imunocompetência, com o comprometimento da imunidade mediada por células e da função das células B.

O estado subótimo oculto de selênio pode ser muito difundido em populações humanas, uma vez que a suplementação desse mineral em pessoas com adequado estado nutricional para o selênio apresentou efeitos imunoestimulantes marcantes, incluindo aumento da proliferação de células T ativadas. A melhor evidência do efeito do selênio na responsividade imunológica em seres humanos é proveniente de estudos de suplementação de doses que variaram entre 100 μg/dia e 400 μg/dia, em idosos com a competência imune comprometida e em pessoas com câncer. Foi encontrada uma gama de efeitos imunoestimulantes, mais notavelmente no aumento dos subconjuntos de linfócitos T CD4+, bem como da citotoxicidade de células *natural killer*. Em geral, acredita-se que a alimentação rica em selênio favoreça a diferenciação de linfócitos CD4+ em células T auxiliares 1 (Th1) em vez de células T auxiliares 2 (Th2), que podem beneficiar uma pessoa diante de uma infecção ativa.

A revisão e meta-análise mais recente de estudos observacionais prospectivos relatou menor incidência de câncer e mortalidade associada a maior ingestão de selênio, particularmente de estudos de câncer de estômago, bexiga e próstata. No entanto, as revisões das evidências de ensaios clínicos randomizados são menos claras. Os resultados de dois grandes ensaios clínicos – o *Nutritional Prevention of Cancer Trial* (NPCT) e o *Selenium and Vitamin E Cancer Trial* (SELECT) – sugerem efeitos potencialmente prejudiciais da alta exposição ao selênio. No último ensaio, que

contou com 35.533 homens americanos, a suplementação com 200 μg/dia de selênio, em combinação à vitamina E, não mostrou nenhuma redução significativa do risco de câncer de próstata. Apesar de muitas críticas sobre seu desenho metodológico, é claro que mais pesquisas são necessárias para melhor entender a explicação para os resultados nulos desses grandes ensaios que contrastam com as evidências observacionais. Os mecanismos propostos para o efeito quimioprotetor do selênio contra o câncer incluem proteção antioxidante e redução da inflamação; inativação da proteinoquinase C; metabolismo carcinogênico alterado; redução no dano ao DNA, estimulação do reparo do DNA (p53) e alteração na metilação do DNA; efeitos do ciclo celular; apoptose aumentada e inibição da angiogênese.

A evidência de que o nível de selênio subótimo aumenta o risco de doença cardiovascular é mais fragmentada, mas foi proposto que otimizar a atividade das glutationas peroxidases dependentes de selênio e, portanto, aumentar a atividade antioxidante pode ser um fator. Como o selênio tem funções antioxidantes e anti-inflamatórias bem reconhecidas, outras condições condizentes com estresse oxidativo e inflamatórias (p. ex., artrite reumatoide, colite ulcerativa, pancreatite e asma) podem se beneficiar da suplementação de selênio. Além disso, alguns estudos, mas certamente não todos, sugeriram efeitos benéficos (possivelmente antioxidantes) do selênio no humor e na reprodução em seres humanos. Há algumas evidências de que o baixo nível de selênio materno na gravidez pode afetar o desenvolvimento cognitivo do bebê.

A evidência, entretanto, que apoia a participação do estado nutricional ideal de selênio, seja na prevenção, seja na melhora da maioria das condições inflamatórias, não é forte e pode ser confundida por outros antioxidantes contidos na alimentação, particularmente vitamina E, compensando o baixo nível de selênio.

Toxicidade

Foi sugerido que existe relação em forma de U entre a ingestão de selênio e a toxicidade em seres humanos, possivelmente devido à estreita faixa de ingestão de selênio necessária para saturar a atividade do selenoenzima. Na verdade, há uma margem estreita, talvez não muito mais do que três ou quatro vezes, entre a ingestão benéfica e prejudicial de selênio. A dose necessária para causar selenose crônica em seres humanos não está bem definida, mas a OMS recomenda que a ingestão diária não deva exceder 70 μg e sugere que a ingestão acima de 400 a 700 μg/dia pode ser tóxica. O consumo excessivo pode estimular os radicais livres e danos ao DNA, além de interferir na função tireoidiana. Os sintomas de toxicidade crônica do selênio incluem cabelos e unhas quebradiças, lesões na pele com infecções secundárias e hálito com odor de alho, resultante da expiração do dimetil seleneto. A toxicidade pode depender da forma química do selênio (a maioria das formas apresenta baixa toxicidade), mas também do genótipo e da presença de outros compostos, os quais podem ter efeitos sinérgicos ou antagônicos. Os dados de estudos com animais indicam que o selenito e a selenocisteína são um pouco mais tóxicos do que a selenometionina e muito mais do que outros compostos orgânicos de selênio (dimetil seleneto, íon trimetiselenônio, selenoéteres, selenobetaína). A metilação no corpo é importante para a desintoxicação do elemento.

Genética

Embora não seja aparente nenhuma doença genética importante que afete o selênio, polimorfismos nas sequências gênicas de algumas selenoenzimas podem determinar a utilização do selênio e as necessidades metabólicas, as necessidades alimentares e, portanto, o risco de doenças. Esses polimorfismos podem explicar a variação significativa entre pessoas no que se refere à atividade de selenoenzimas em resposta à suplementação de selênio. Por exemplo, a variação genética na SELENOP e nas glutationas peroxidases pode influenciar o estado nutricional de selênio ou a resposta à suplementação, enquanto as pessoas com polimorfismo no gene que codifica a indoletilamina-N-metiltransferase (*INMT*) são conhecidas por excretar quantidades superiores de selênio pelos rins, como íon trimetiselenônio. Há algumas evidências de que, para atender suas necessidades, as pessoas com algumas dessas variantes genéticas podem demandar selênio adicional.

Avaliação do estado nutricional relacionado com o selênio

As concentrações de selênio no plasma ou sangue total, no cabelo e nas unhas do pé podem indicar alterações no estado nutricional desse mineral em seres humanos. As concentrações plasmáticas e séricas de selênio respondem rapidamente às mudanças na ingestão dele (Figura 11.11), enquanto as concentrações de selênio nos eritrócitos e, de fato, nas unhas dos pés são índices de ingestão crônica ou a longo prazo. O método mais sensível para medir o conteúdo de selênio nos tecidos é por espectrometria de massa com fonte de plasma indutivamente acoplado (ICP-MS). Os dados de ingestão alimentar, entretanto, são insuficientes para determinar o nível de selênio nas pessoas devido às incertezas sobre a biodisponibilidade e as variações no conteúdo e na forma de selênio presente nos alimentos.

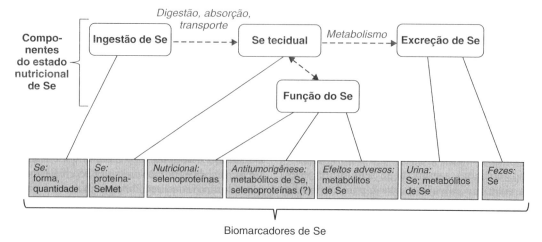

Figura 11.11 Biomarcadores de selênio e relações com seu estado nutricional. Se, selênio. (Fonte: Combs et al., 2015.)

Embora a atividade da glutationa peroxidase plasmática (ou preferencialmente das plaquetas) tenha sido usada como índices funcionais para estimar a suficiência de selênio, não foi estabelecido como essas avaliações se relacionam com outras funções bioquímicas do selênio, como o metabolismo da tireoide ou a função imunológica e suas sequelas à saúde. Por exemplo, em níveis mais elevados de ingestão de selênio (90 a 100 $\mu g/\ell$), a atividade da glutationa peroxidase se estabiliza, mas a imunoestimulação pode ser evidente em níveis de suplementação superiores aos necessários para otimizar a atividade da selenoenzima. A concentração plasmática de SELENOP foi sugerida como marcador mais adequado do que a atividade de GPx plasmática.

Apesar de a alimentação ser a fonte mais importante de selênio, outros fatores, como sexo biológico, idade, índice de massa corporal, educação, tabagismo e nível socioeconômico, também podem ser importantes na determinação do estado nutricional de selênio.

Necessidades nutricionais e fontes alimentares

A ingestão de selênio proveniente da alimentação varia amplamente conforme a distribuição geográfica, sendo a China conhecida por ter a maior ingestão em algumas regiões. As necessidades de selênio foram estimadas em ingestões necessárias para saturar a atividade da glutationa peroxidase plasmática (que corresponde ao estado nutricional e à ingestão mais baixos do que o necessário para saturar a atividade da glutationa peroxidase plaquetária) na grande maioria (97,5%) das pessoas em uma população. As RDAs para homens e mulheres são 55 $\mu g/dia$, nos EUA. No Reino Unido, a RNI foi, então, estabelecida em 75 e 60 $\mu g/dia$ de selênio para homens e mulheres, respectivamente. As concentrações de selênio no sangue na população do Reino Unido diminuíram em aproximadamente 50% nos últimos 30 anos, sendo a ingestão atual nessa nação de apenas cerca de 50% da RNI. Mais recentemente, a EFSA (em 2014) reavaliou suas recomendações para o selênio e concluiu que não havia evidências suficientes para derivar as necessidades médias e PRIs, então, em vez disso, usou a ingestão de selênio – dados relacionados com a atividade da glutationa peroxidase plasmática

para derivar as AIs. A EFSA também considerou desnecessário fornecer valores específicos para cada sexo biológico; a AI para selênio foi fixada em 70 $\mu g/dia$ e não alterada para a gravidez, mas aumentou para 85 $\mu g/dia$ durante o período de lactação. Conforme explicado anteriormente, no entanto, há incerteza quanto ao que constitui o estado nutricional ideal referente ao selênio, bem como a respeito de sua ingestão em vários modelos alimentares necessária para atingir o estado nutricional ideal, que pode não se refletir necessariamente na atividade da glutationa peroxidase saturada. O UL para adultos é estabelecido em 400 $\mu g/dia$, nos EUA, e em 300 $\mu g/dia$, na União Europeia. A Tabela 11.20 mostra a ingestão estimada de selênio de diferentes alimentos presentes no Reino Unido (2006).

O selênio entra na cadeia alimentar por meio das plantas que, em geral, refletem amplamente as concentrações do elemento no solo em que elas foram cultivadas. A absorção de selênio pelas plantas, entretanto, não depende apenas do conteúdo desse mineral no solo, mas também do pH, da atividade microbiana, da precipitação fluvial e da forma química do selênio. A selenometionina é a forma predominante nos cereais, com o trigo sendo a principal contribuição para a ingestão geral devido às altas quantidades consumidas na forma de pão e outros produtos de panificação. O trigo é o acumulador mais eficiente de selênio nas safras de cereais comuns (trigo > arroz > milho > cevada > aveia). A castanha-do-brasil contém altas concentrações de selênio, como selenometionina, em razão dos solos seleníferos – os quais, inclusive, variam de região para região –, mas também pela eficiência de acúmulo de selênio pela planta. As principais formas de selênio em alimentos vegetais "não acumuladores" desse mineral são o selenito e, em menor extensão, a selenocisteína. Existem diferenças importantes na captação e retenção de selênio, a depender do alimento; para trigo, tomate, soja e cebola, há diferenças de até quatro vezes na captação de selênio do solo entre os cultivares. A capacidade das plantas de acumular selênio tem sido útil para a biofortificação agronômica, que difere da fortificação de alimentos, à qual o nutriente é adicionado durante o processamento destes. A Política Finlandesa (1984) levou a um aumento de dez vezes na concentração de selênio em grãos de cereais, bem como a aumentos marcantes nas concentrações em frutas, vegetais e carne resultantes da adição de

344 Introdução à Nutrição Humana

Tabela 11.20 Estimativa de ingestão de selênio de diferentes alimentos no Reino Unido.

Alimento	Contribuição estimada para ingestão total de selênio μg/dia (%)	Conteúdo de selênio (μg/100 g de peso fresco)
Cereais diversos	9 (16)	7
Produtos cárneos	8,5 (15)	14
Pão	6,4 (11)	6
Bebidas	6,3 (11)	< 0,5
Peixe	5,9 (10)	42
Leite	3,4 (6)	1,4
Aves	3,2 (6)	17
Carcaça	2,8 (50)	14
Ovos	2,5 (4)	19
Laticínios	2,5 (4)	3
Açúcares e preservativos	1,7 (3)	< 3
Outros vegetais	1,36 (3)	1,8
Batatas	1,1 (2)	< 1
Nozes	0,9 (2)	30
Vísceras	0,8 (1)	77
Óleos e gorduras	0,7 (1)	< 3
Vegetais enlatados	0,5 (1)	1,4
Frutas frescas	0,4 (1)	< 0,5
Produtos derivados de frutas	0,3 (< 1)	< 0,5
Vegetais verdes	0,2 (< 1)	0,7
Total	39 (100)	–

Adaptada da planilha da Food Standards Agency Survey, do Estudo de Dieta Total (2009) de 2006.

selênio a fertilizantes usados para produção de grãos, horticultura, coleta de forragem e produção de feno. O aumento resultante no estado nutricional de selênio da população é, em grande parte, devido ao consumo de trigo (pão), mas a biofortificação de vegetais também pode ter impacto na saúde pública, pois, em contraste com o trigo, cujo principal selenocomposto é a selenometionina, a Se-metilselenocisteína é a forma predominante em vegetais. A Se-metilselenocisteína pode ter importantes efeitos quimioprotetores para o câncer (ver também Figura 11.12).

Peixes, crustáceos e vísceras (fígado, rim) são fontes ricas de selênio, seguidos de carne e ovos. Fontes animais, no entanto, têm menor biodisponibilidade de selênio do que as vegetais. As principais formas de selênio na alimentação animal são a selenometionina e a selenocisteína. No entanto, há grandes variações como resultado da prática agrícola, onde a suplementação de alimentos para animais e fertilizantes são a principal fonte da alimentação animal. Em geral, a suplementação da alimentação animal com espécies orgânicas de selênio resulta em carne com maior concentração desse mineral.

Interações entre micronutrientes

O selênio é um nutriente antioxidante e tem interações importantes com outros micronutrientes antioxidantes, especialmente a vitamina E (Figura 11.12), que pode amenizar alguns dos sintomas da deficiência de selênio em animais. A deficiência de cobre também aumenta o estresse oxidativo, e a expressão dos genes da glutationa peroxidase está diminuída no animal com deficiência desse mineral.

As interações metabólicas entre o selênio e outros micronutrientes, entretanto, vão além daquelas entre selênio, vitamina E e outros antioxidantes.

Capítulo 11 ■ Minerais e Oligoelementos   **345**

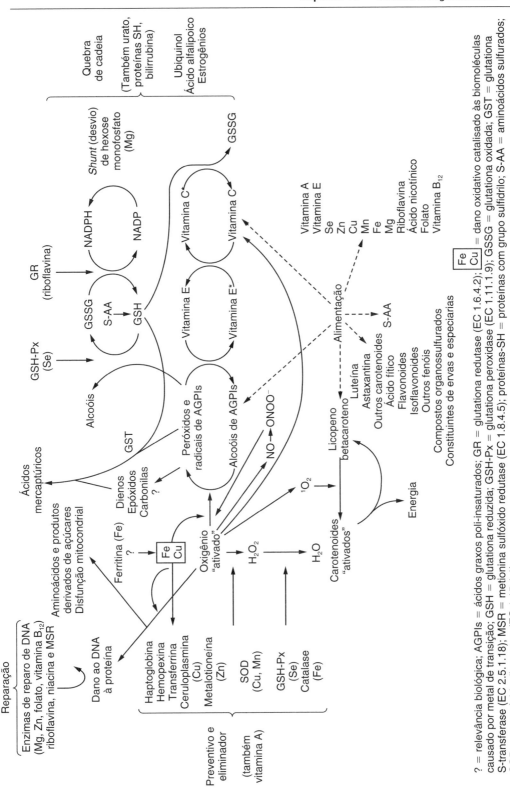

Figura 11.12 Sistema de defesa antioxidante. (Fonte: Strain e Benzie, 1999.)

? = relevância biológica; AGPIs = ácidos graxos poli-insaturados; GR = glutationa redutase (EC 1.6.4.2); Cu = dano oxidativo catalisado às biomoléculas causado por metal de transição; GSH = glutationa reduzida; GSH-Px = glutationa peroxidase (EC 1.11.1.9); GSSG = glutationa oxidada; GST = glutationa S-transferase (EC 2.5.1.18); MSR = metionina sulfóxido redutase (EC 1.8.4.5); proteínas-SH = proteínas com grupo sulfidril; S-AA = aminoácidos sulfurados; SOD = superóxido dismutase (EC 1.15.1.1).

A deiodinização periférica da tiroxina (T_4), o hormônio predominante secretado pela tireoide, para a tri-iodotironina (T_3) mais biologicamente ativa nos tecidos extratireoidianos, é realizada por meio das enzimas deiodinases dependentes de selênio. A deficiência de selênio, portanto, pode contribuir para distúrbios de deficiência de iodo, sendo observadas complicações decorrentes do bócio em até 80% das vítimas da doença de Keshan após a necropsia. Além disso, concentrações séricas de T_4 mais elevadas foram encontradas em pacientes com doença de Keshan subaguda e em crianças com a doença latente em comparação aos respectivos controles. Nesses estudos, as concentrações de todos os hormônios tireoidianos estavam dentro dos limites referenciais, sugerindo que a deficiência de selênio, ou mesmo seu nível abaixo do ideal, estava bloqueando o metabolismo ideal da tireoide e do iodo.

A ingestão excessiva de selênio interfere na biodisponibilidade do zinco, diminui os estoques de ferro nos tecidos e aumenta as concentrações de cobre no coração, fígado e rins. As vitaminas C e E, os aminoácidos sulfurados e o sulfato podem diminuir a toxicidade do selênio. Por outro lado, esse mineral modifica a toxicidade de muitos metais pesados. A interação entre selênio e arsênio é particularmente bem conhecida, com evidências de que o primeiro pode diminuir a toxicidade do último. Em frutos do mar, o selênio é combinado com mercúrio inorgânico ou metil-mercúrio orgânico (MeHg), interação essa que pode ser um dos fatores que diminuem a biodisponibilidade de selênio nesses alimentos. Sabe-se que ambas as espécies de mercúrio podem se ligar prontamente ao selênio e, subsequentemente, reduzir a quantidade disponível para a síntese e atividade das selenoproteínas. O impacto mais óbvio dessa ligação é o comprometimento à homeostase redox e o aumento do estresse oxidativo. Entretanto, o aumento da ingestão de selênio, a partir da alimentação, pode superar essa biodisponibilidade diminuída. As interações antagônicas bem conhecidas do selênio com o mercúrio e o arsênio sugerem que o selênio pode promover efeitos de desintoxicação sobre essas toxinas. O selenito é administrado como antídoto nos casos de exposição excessiva ao mercúrio inorgânico por meio de fontes industriais, a fim de prevenir os efeitos neurotóxicos desse metal.

11.11 Iodo

O iodo é um elemento não metálico pertencente ao grupo dos halogênios, com estados de oxidação comuns de -1 (iodetos), $+5$ (iodatos) e $+7$ (periodatos) e menos comuns de $+1$ (monocloreto de iodo) e $+3$ (tricloreto de iodo). O iodo elementar (0) é um sólido macio azul-escuro, que sublima prontamente para formar um gás violeta.

Os principais usos industriais do iodo são farmacêuticos, clínicos e sanitários (p. ex., sal iodado, tratamento de água, desinfetantes e proteção contra iodo radioativo), como catalisadores (borracha sintética, síntese de ácido acético) e em rações para animais, herbicidas, tinturas, tintas, corantes, equipamentos fotográficos, *lasers*, metalurgia, polímeros condutores e estabilizadores (náilon). Os minerais de iodo de ocorrência natural são raros e, em geral, se dão na forma de iodatos de cálcio. A produção comercial de iodo é amplamente restrita à extração de depósitos chilenos de nitratos (salitre) e iodo no caliche (sais solúveis precipitados por evaporação) e de salmoura concentrada no Japão. O iodo é o halogênio menos abundante na crosta terrestre, em concentrações de 0,005%.

A concentração de iodo (como iodeto e iodato) nos oceanos é alta: aproximadamente 0,06 mg/ℓ. O iodo se volatiliza da superfície dos oceanos e se pulveriza como partículas de sal, vapor de iodo ou vapor de iodeto de metila e é depositado de volta à terra pela chuva (0,0018 a 0,0085 mg de iodo/ℓ). O conteúdo de iodo nos solos varia amplamente conforme a localização geográfica e é um determinante da prevalência da deficiência de iodo em muitas populações. Solos com deficiência desse mineral são comuns em áreas interiores e montanhosas e em regiões com inundações frequentes. O pH e a composição orgânica do solo também podem afetar a mobilização de iodo na cadeia alimentar. Existe grande variação de seu conteúdo na água potável (0,0001 a 0,1 mg de iodo/ℓ).

Absorção, transporte e distribuição tecidual

O iodo, em geral como um iodeto ou composto de iodato na comida e na água, é rapidamente absorvido no intestino e circula no sangue para todos os tecidos do corpo. O cotransportador de sódio/iodeto (NIS) é uma glicoproteína da membrana plasmática expressa nas células epiteliais intestinais que medeiam a absorção de iodo, mas também regula a captação ativa de iodo da circulação pela glândula tireoide, que retém a maior parte (cerca de 80%) do iodo ingerido, embora as glândulas salivares, a mucosa gástrica, o plexo coroide e a glândula mamária (durante a lactação) também concentrem o elemento por um mecanismo de transporte ativo semelhante. Vários compostos que contêm enxofre, tiocianato, isotiocianato e goitrina inibem esse transporte ativo, competindo pela captação com iodeto no NIS. Esses agentes goitrogênicos ativos são liberados por enzimas vegetais de tioglicosídeos ou glicosídeos cianogênicos encontrados na mandioca, na couve, no repolho, nos brotos, no brócolis, na couve-rábano, no nabo, na colza e na mostarda. O mais importante desses alimentos que contêm substâncias goitrogênicas é a mandioca, que pode ser desintoxicada por imersão em água. A fumaça do tabaco também contribui com tiocianato e outros compostos antitireoidianos para a circulação. Esses agentes goitrogênicos são mais preocupantes entre as populações com ingestão subótima de iodo; entretanto, sua atividade goitrogênica pode ser superada pela suplementação de iodo.

Funções metabólicas e essencialidade

O iodo é um micronutriente essencial que não pode ser substituído por nenhum outro nutriente no corpo e deve ser obtido por meio da alimentação, além de ser um constituinte dos hormônios tireoidianos, T_4 e T_3, que têm papéis modificadores ou permissivos importantes no desenvolvimento e no crescimento. Embora T_4 seja quantitativamente predominante, T_3 é o mais ativo. Quantidades adequadas de hormônios da tireoide são necessárias para a função reprodutiva, a regulação metabólica, o crescimento fetal e o desenvolvimento cerebral. O mecanismo de ação dos hormônios tireoidianos parece envolver a ligação a receptores nucleares em todo o corpo, que, por sua vez, alteram a expressão gênica na hipófise, no fígado, no coração, nos rins e, o que é mais importante, nas células cerebrais. Em geral, os hormônios tireoidianos estimulam a síntese enzimática, o consumo de oxigênio e a taxa metabólica basal e, assim, afetam as frequências cardíaca e respiratória, o metabolismo lipídico e de carboidratos, a lipogênese e uma ampla variedade de outras atividades fisiológicas. É provável que o iodo tenha

papéis adicionais aos da atividade do hormônio tireoidiano, como na atividade antibiótica e anticâncer, os quais são mal compreendidos.

Uma vez que o iodeto (-1) é preso da circulação e ativamente transportado para as células da glândula tireoide pelo NIS, ele é oxidado pelas enzimas tireoperoxidase (TPO) e hidrogênio peroxidase (H_2O_2) para I_2 (O) e reage com a tirosina na proteína tireoglobulina (Tg) para formar os precursores do hormônio monoiodotirosina (MIT) e di-iodotirosina (DIT). Os compostos iodados, por sua vez, se acoplam para formar T_3 e T_4, que são secretados da tireoide para a circulação (Figura 11.13).

Os flavonoides, encontrados em muitas plantas, incluindo o milheto e os derivados do fenol, liberados na água do húmus do solo, inibem a TPO e a organificação do iodo. A concentração de iodo na glândula tireoide também afeta a captação de iodeto pelo folículo, a razão de T_3 para T_4 e a taxa de liberação desses hormônios na circulação. Esse processo também está sob controle hormonal pelo hipotálamo, que produz o hormônio estimulador de tireotrofina (TRH), que, então, estimula a glândula hipófise a secretar o hormônio tireoestimulante (TSH), que, por sua vez, atua na tireoide para produzir mais hormônios tireoidianos.

Quase todos os hormônios tireoidianos liberados pela tireoide estão ligados às proteínas de transporte, principalmente à globulina ligadora de tiroxina. A meia-vida mais longa da T_4 garante que haja reservatório para conversão para a T_3 mais ativa, com meia-vida muito mais curta de um dia. A deiodinização de T_4 em T_3 ocorre nos tecidos extratireoidianos (principalmente no fígado) pelas deiodinases. A excreção de iodo é predominantemente na urina.

Sintomas de deficiência

A deficiência de iodo causa um amplo espectro de distúrbios, desde bócio leve (uma glândula tireoide maior do que o normal) até as formas mais graves de hipotireoidismo congênito, levando ao cretinismo (deficiência intelectual grave e irreversível e retardo de crescimento). Coletivamente, essas manifestações de deficiência de iodo são denominadas distúrbios de deficiência de iodo (DDIs), cujos sintomas diferem a depender do estágio da vida em que ela ocorre. As crianças são mais vulneráveis a seus efeitos, mas o surgimento dos distúrbios mais graves (hipotireoidismo congênito) se

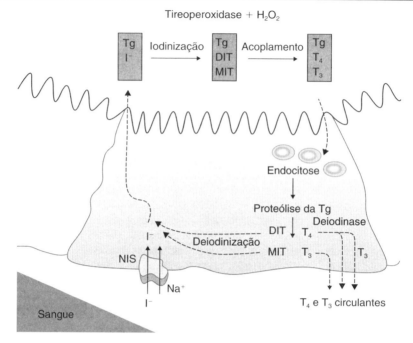

Figura 11.13 Metabolismo do iodo na célula tireoidiana. (Fonte: Zimmermann, 2008.)

dá caso o feto em desenvolvimento sofra dessa deficiência. Esse aumento da gravidade ocorre porque os hormônios tireoidianos em níveis adequados são necessários para os processos de migração neuronal e mielinização do cérebro fetal no início da gestação – o feto depende totalmente da mãe para que os hormônios tireoidianos atravessem a placenta. Um suprimento inadequado, como resultado da ingestão insuficiente de iodo pela mãe, pode causar mudanças estruturais irreversíveis no córtex cerebral durante o processo de desenvolvimento do cérebro. O hipotireoidismo materno é a causa mais comum de hipotireoidismo congênito.

As características clínicas do hipotireoidismo congênito endêmico são uma síndrome neurológica predominante com deficiência intelectual grave a profunda, incluindo prejuízos na audição e na fala, estrabismo e distúrbios de postura e marcha em vários graus (hipotireoidismo neurológico congênito) ou características predominantes de hipotireoidismo e crescimento atrofiado com deficiência intelectual menos grave (hipotireoidismo mixedematoso congênito). O hipotireoidismo franco é bioquimicamente definido como TSH sérico alto e T_4 e T_3 muito baixos, acompanhado por taxa metabólica basal baixa, apatia, tempo de relaxamento e movimentos lentos, intolerância ao frio e mixedema (pele e tecido subcutâneo espessados em razão do acúmulo de mucina, tornando-se secos e inchados). Embora o hipotireoidismo congênito seja a forma mais grave de DDI, vários graus de deficiência intelectual ou de crescimento são aparentes quando da ocorrência de deficiência de iodo no feto, na primeira infância ou infância e na adolescência. Na idade adulta, as consequências da deficiência de iodo são mais graves nas mulheres, especialmente durante a gravidez, em comparação aos homens.

A forma mais branda de DDI, o bócio, varia desde aquele detectável apenas pelo toque (palpação) até o muito grande, que pode causar problemas respiratórios. O aumento da glândula tireoide para gerar bócio decorre da estimulação das células tireoidianas pelo TSH, a qual, sem a capacidade de aumentar a produção de hormônios devido à deficiência de iodo, torna-se hiperplásica.

Além do hipotireoidismo congênito, do hipotireoidismo e do bócio, outras características associadas aos DDIs são a diminuição das taxas de fertilidade e o aumento das de natimortos e de aborto espontâneo, bem como da mortalidade perinatal e infantil. A importância da deficiência de iodo para a saúde pública não pode ser subestimada, com mais de 1 bilhão de pessoas (em todo o mundo, mas principalmente na Ásia e na África) vivendo em áreas com essa condição e, portanto, em risco de DDI. Nos últimos anos, a deficiência de iodo ressurgiu em países industrializados, incluindo muitos países europeus. A Figura 11.14 mostra a incidência global e a gravidade da nutrição inadequada com iodo em países onde existe monitoramento nacional de dados de concentração de iodo na urina para crianças em idade escolar e adultos.

As estimativas das pessoas com DDIs demonstram a escala do problema, com 200 a 300 milhões delas com bócio, mais de 40 milhões acometidas por algum grau de deficiência mental e cerca de 7 milhões com hipotireoidismo congênito. A erradicação da deficiência de iodo continua sendo um desafio significativo para a saúde pública e requer abordagem multidisciplinar. Felizmente, a implementação de programas de saúde pública que introduzem formas sintéticas de iodo na alimentação, predominantemente por meio da adição de iodeto de potássio ao sal, tem se mostrado amplamente bem-sucedida na redução da incidência global de deficiência de iodo nas últimas décadas.

O tratamento com suplementação de iodo em crianças mais velhas e adultos pode reverter muitas das manifestações clínicas dos DDIs, incluindo deficiência mental, hipotireoidismo e bócio. A iodação do sal é a estratégia mais recomendada para controlar a deficiência de iodo e o meio mais econômico de melhorar o desenvolvimento infantil e a cognição adulta em uma população. No entanto, nem todas as indústrias alimentícias dos países adicionam iodo ao sal por motivos que podem entrar em conflito com os conselhos nacionais de saúde pública sobre seu consumo. Além disso, mesmo em países que adotaram a Iodação Universal do Sal, há evidências de que a deficiência de iodo continua sendo um problema. A avaliação mais recente dos dados de monitoramento global das concentrações urinárias de iodo de crianças em idade escolar mostra que 111 países apresentam ingestão suficiente de iodo e 30, ainda deficiência leve a moderada.

Fatores goitrogênicos, incluindo exposição a disruptores endócrinos ambientais, que limitam a biodisponibilidade parecem agravar a deficiência de iodo, particularmente em regiões com baixas concentrações desse mineral no solo. Além disso, variação genética, fatores imunológicos, sexo biológico, idade e fatores de crescimento parecem

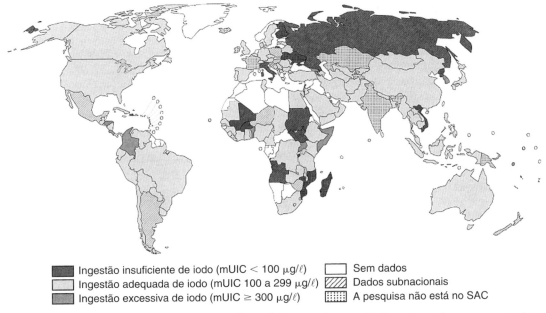

Figura 11.14 Estado nutricional relacionado com o iodo em adultos e em crianças em idade escolar, com base nas concentrações medianas de iodo na urina (mUIC), em 2017. (Fonte: Iodine Global Network www.ign.org.)

350 Introdução à Nutrição Humana

modificar a expressão das condições, produzindo ampla gama de sintomas e gravidade de DDIs com ingestão semelhante de iodo.

Toxicidade

Uma ampla gama de ingestão de iodo é tolerada pela maioria das pessoas, devido à capacidade da tireoide em regular o iodo corporal total. O consumo de mais de 2 mg de iodo/dia durante longos períodos deve ser considerado excessivo ou potencialmente prejudicial para a maioria das pessoas, mas é improvável que tais ingestões elevadas surjam de alimentos naturais, exceto em alimentações muito ricas em frutos do mar e/ou algas marinhas ou que contenham alimentos contaminados com iodo. Em contraste com as pessoas que apresentam adequado estado nutricional relacionado com o iodo, aquelas com DDIs ou previamente expostos a alimentações deficientes em iodo podem reagir a aumentos moderados súbitos na ingestão de iodo, como sal iodado. A tireotoxicose induzida por iodo (hipertireoidismo) e o bócio nodular tóxico podem resultar da exposição excessiva ao iodo nessas pessoas. O hipertireoidismo é amplamente restrito a pessoas com mais de 40 anos, cujos sintomas são frequência cardíaca acelerada, tremores, sudorese excessiva, falta de sono e perda de massa corporal e de força.

Pessoas sensíveis ao iodo apresentam, em geral, sintomas leves na pele, mas muito raramente podem ocorrer febre, aumento das glândulas salivares, problemas visuais e de pele e, em casos graves, colapso cardiovascular, convulsões e morte. A ocorrência de sintomas alérgicos, por exemplo, a medicamentos com iodo ou antissépticos, entretanto, é rara.

Em populações com deficiência de iodo, a introdução da fortificação com esse mineral coincidiu com o aumento na incidência de distúrbios da tireoide. Também existe a preocupação de que a ingestão excessiva de iodo possa aumentar a presença de anticorpos antitireoidianos, o que pode elevar o risco de doença autoimune da tireoide entre as pessoas suscetíveis.

Genética

A síndrome de Pendred é uma doença hereditária autossômica recessiva com frequência de 100, ou menos, por 100 mil. É caracterizada por bócio e surdez profunda na infância e causada por mutações no gene *Pendrin*, localizado no cromossomo 7. O gene codifica a pendrina, a proteína transportadora de cloreto/iodo através da membrana apical da tireoide, resultando em iodação defeituosa da Tg. Mutações em outro gene, o NIS, podem ocasionalmente causar transporte defeituoso de iodeto e bócio, enquanto polimorfismos de nucleotídio único no gene do receptor de TSH podem predispor as pessoas ao hipertireoidismo de bócio multinodular tóxico e à doença de Graves. Existem também algumas evidências de que polimorfismos em genes que codificam selenoproteínas específicas da tireoide, as iodotironinas deiodinases e as tiorredoxinas redutases, podem influenciar a homeostase do iodo. No entanto, permanece desconhecido o quão importante essas diferenças genéticas são em nível populacional.

Avaliação do estado nutricional relacionado com o iodo

A importância crítica do iodo para a tireoide indica que o estado nutricional relacionado com o iodo é avaliado pela função da tireoide. Um conjunto-padrão de indicadores (taxa de bócio por palpação ou volume da tireoide por ultrassom, iodo urinário médio, TSH sérico e Tg sérica) é usado para determinar a prevalência em países com deficiência endêmica. A taxa de bócio, que reflete o estado nutricional para o iodo a longo prazo, pode ser avaliada pela palpação da tireoide no pescoço. Em populações com deficiência leve a moderada, recomenda-se a medição do volume da tireoide por ultrassom.

A avaliação dos hormônios tireoidianos séricos (TSH, T_4 e T_3) fornece indicadores úteis do estado funcional de iodo. No entanto, o TSH sérico não é uma medida tão sensível de deficiência em crianças mais velhas e adultos, pois os valores de TSH e T_3 podem estar dentro da faixa de referência, apesar da deficiência. Em recém-nascidos, o TSH é uma medida mais sensível do estado, usado na prática clínica de rotina para detectar hipotireoidismo congênito.

Mais recentemente, a medição da Tg sérica tem sido recomendada como medida funcional do estado de iodo em crianças e mulheres grávidas, visto que pode ser mais sensível do que o TSH sérico, refletindo o estado nutricional por período de semanas a meses. Também é possível analisar a Tg por coleta de amostra de sangue seco, embora

Capítulo 11 ▪ Minerais e Oligoelementos **351**

haja sugestão de que a avaliação combinada com anticorpos anti-Tg seja garantida ao avaliar esse biomarcador.

Ingestão e necessidades nutricionais

As necessidades na infância e em adolescentes de até 18 anos variam de 50 a 150 µg de iodo/dia. As necessidades de adultos são estimadas em 150 µg de iodo/dia, com a RNI do Reino Unido em 140 µg/dia. A EFSA, o Instituto de Medicina dos EUA e a OMS recomendam ingestões incrementais de 200, 220 a 290 e 250 µg/dia para gravidez e lactação. No entanto, não há ingestão incremental estabelecida recomendada para mulheres grávidas e lactantes no Reino Unido. A razão para o aumento das necessidades de iodo na gravidez é o resultado da elevação do estrogênio e da gonadotrofina coriônica humana, transferência de hormônio tireoidiano para o feto e aumento da taxa de filtração glomerular. Os ULs para a ingestão de iodo na gravidez não estão bem definidos, mas é importante que o hipotireoidismo materno seja monitorado de modo rotineiro na prática clínica.

O UL para adultos é estabelecido em 600 µg/dia (União Europeia) e 1,1 mg/dia (EUA).

Em circunstâncias normais, cerca de 90% da ingestão de iodo vem dos alimentos e cerca de 10%, da água. A concentração de iodo na maioria dos alimentos é baixa e, em geral, reflete seu conteúdo do solo, da água e dos fertilizantes usados na produção vegetal e animal na região de produção. Na maioria dos países, outras fontes, como sais iodados ou alimentos, são necessárias. Frutos do mar e algas marinhas concentram iodo da água do mar e são as fontes alimentares mais ricas disponíveis. No entanto, em muitas populações europeias, o leite tornou-se importante fonte de iodo, devido ao uso, na prática agrícola, de desinfetantes que o contêm e de ração enriquecida com ele para o gado. Nas regiões em que o leite e seus derivados são comumente consumidos, há o fornecimento de até um terço da ingestão diária de iodo. No entanto, as contribuições do leite e dos laticínios podem ser sazonais, como resultado direto de variações nas práticas agrícolas.

Interações entre micronutrientes

Do ponto de vista da saúde pública, a interação metabólica mais importante do iodo com outros micronutrientes se dá com o selênio, cujo nível adequado é essencial para o metabolismo dos hormônios tireoidianos e, portanto, para o desenvolvimento normal do crescimento, garantindo suprimento suficiente de T_3 aos tecidos extratireoidianos. A maior parte da T_3 é formada a partir da T_4, pelas deiodinases dependentes de selênio, que também é um componente das enzimas antioxidantes tiorredoxina redutase e glutationa peroxidase, que ajudam a prevenir o acúmulo de peróxidos na tireoide. As deficiências de iodo e selênio se sobrepõem em várias partes do mundo e as simultâneas podem contribuir para as etiologias da doença de Kashin-Beck, na Rússia, na China e no Tibete, e hipotireoidismo congênito mixedematoso, no Zaire. Além disso, ambos os nutrientes são necessários para a reprodução e a expressão gênica normais, a síntese de enzimas xenobióticas e metabolizadoras no fígado e a tolerância normal contra o estresse gerado pelo frio. É possível que o hipotireoidismo associado ao nível de selênio abaixo do ideal possa explicar parte da etiologia das doenças cardiovasculares e de certos tipos de câncer.

O hipotireoidismo está associado a deficiências de outros oligoelementos, incluindo zinco, ferro e cobre, enquanto também há relação bastante íntima, tanto do ponto de vista molecular quanto de transporte, entre o iodo e a vitamina A. Por outro lado, as deficiências desses micronutrientes também podem afetar a função da tireoide e potencialmente a eficácia da profilaxia com iodo.

11.12 Manganês

O manganês é amplamente distribuído na biosfera: constitui aproximadamente 0,085% da crosta terrestre, tornando-se o décimo segundo elemento mais abundante. É um componente de vários minerais complexos, incluindo pirolusita, rodocrosita, rodonita, braunita, pirocroíta e manganita. As formas químicas de manganês em seus depósitos naturais incluem óxidos, sulfetos, carbonatos e silicatos. Suas fontes antropogênicas são predominantemente da fabricação de aço, ligas e produtos de ferro. O manganês também é amplamente utilizado como agente oxidante, como componente de fertilizantes e fungicidas e em baterias de células secas. O permanganato é um poderoso agente oxidante usado em análises quantitativas e na medicina.

352 Introdução à Nutrição Humana

O manganês é um elemento de transição e pode existir em 11 estados de oxidação (de -3 a $+7$), sendo as valências mais comuns $+2$, $+4$ e $+7$; a valência $+2$ é a forma predominante em sistemas biológicos, a $+4$ ocorre no MnO_2 e a $+7$ é encontrada no permanganato.

Absorção, transporte e distribuição tecidual

A quantidade total de manganês no ser humano adulto é de aproximadamente 15 mg. Até 25% das reservas corporais totais podem estar localizadas no esqueleto e não estar prontamente acessíveis para uso nas vias metabólicas, mas concentrações relativamente altas foram relatadas no fígado, no pâncreas, no intestino e nos ossos.

A absorção intestinal de manganês ocorre em toda a porção do intestino delgado, mediada por dois mecanismos: um saturável e outro não saturável. A absorção de manganês, provavelmente como Mn^{2+}, é relativamente ineficiente (em geral, menos de 5%), mas há alguma evidência de melhora diante de baixas ingestões. Altos níveis de cálcio, fósforo e fitato na alimentação prejudicam a absorção intestinal do manganês, mas são provavelmente de importância limitada porque, até o momento, não foi relatado nenhum caso bem documentado de deficiência desse mineral em seres humanos.

A regulação homeostática sistêmica do manganês é realizada principalmente pela excreção hepatobiliar, em vez da regulação da absorção (p. ex., a eficiência da retenção de manganês não parece depender da dose dentro dos níveis alimentares normais). O manganês é retirado do sangue pelo fígado e transportado para os tecidos extra-hepáticos pela transferrina e, possivelmente, pela alfa$_2$-macroglobulina e pela albumina, sendo excretado principalmente nas fezes. Sua excreção urinária é baixa e não foi considerada sensível ante a ingestão alimentar de manganês.

Função metabólica e essencialidade

O manganês é necessário como cofator catalítico para a superóxido dismutase mitocondrial, arginase e piruvato carboxilase, além de ser um ativador de glicosiltransferases, fosfoenolpiruvato carboxilase e glutamina sintetase.

Sintomas de deficiência

Indícios de deficiência de manganês foram demonstrados em várias espécies animais. Os sintomas incluem crescimento prejudicado, anormalidades esqueléticas, função reprodutiva suprimida e prejuízos no metabolismo de lipídios e carboidratos. A evidência de deficiência de manganês em seres humanos é pobre e parece jamais ter sido observada em pessoas não institucionalizadas, devido ao suprimento abundante de manganês em materiais vegetais comestíveis em comparação às necessidades relativamente baixas dos mamíferos. Há apenas um relato de deficiência aparente de manganês humano, no qual um homem foi alimentado com uma alimentação purificada deficiente em vitamina K, mas que também foi acidentalmente deficiente em manganês; essa alimentação causou perda de massa corporal, dermatite, retardo de crescimento de cabelos e unhas, vermelhidão dos cabelos pretos e diminuição das concentrações de lipídios no sangue. Cabe ressaltar também que a deficiência de manganês pode ser mais frequente em lactentes devido a sua baixa concentração no leite materno e às concentrações variáveis nas fórmulas infantis.

Toxicidade

A toxicidade do manganês de origem alimentar não foi bem documentada, tendo sido observada apenas em trabalhadores expostos a altas concentrações de pó ou fumaça de manganês no ar. Por exemplo, os mineiros no Chile expostos ao pó de minério de manganês desenvolveram, possivelmente como resultado da inalação em vez da ingestão, "loucura mangânica", manifestada por psicose, alucinações e danos extrapiramidais com características de parkinsonismo.

Genética

Mutações na superfamília do gene do transportador de soluto (SLC) podem levar à hipermanganesemia, com sintomas neurológicos semelhantes, e variantes em alguns desses genes podem prejudicar a função de enzimas dependentes de manganês. Há interesse em polimorfismos na enzima Mn-SOD, que desintoxica espécies reativas de oxigênio na mitocôndria, e no papel que esses polimorfismos pode desempenhar na regulação do estresse oxidativo e no aparecimento de algumas doenças crônicas, particularmente o câncer.

Avaliação do estado nutricional relacionado com o manganês

O progresso no campo da nutrição relacionado com o manganês foi prejudicado devido à falta de um método prático para avaliar o estado nutricional relacionado com o próprio. As concentrações de manganês no sangue parecem refletir o estado de manganês corporal de ratos alimentados com quantidades insuficientes ou adequadas de manganês, mas alterações consistentes no sangue ou no plasma não foram observadas em seres humanos depletados ou repletos. Os pesquisadores estão investigando ativamente se as atividades das enzimas dependentes do manganês, como o Mn-SOD nos linfócitos sanguíneos e a arginase sanguínea, podem ser úteis na detecção da baixa ingestão de manganês; no entanto, há evidências de que essas enzimas podem ser influenciadas por certas condições clínicas.

Necessidades nutricionais e fontes alimentares

Concentrações relativamente altas de manganês foram relatadas em cereais (20 a 30 mg/kg), pão marrom (100 a 150 mg/kg), nozes (10 a 20 mg/kg), gengibre (280 mg/kg) e chá (350 a 900 mg/kg de chá seco). As concentrações de manganês nas lavouras dependem das características inerentes ao solo, a exemplo do pH – seu aumento culmina em redução da absorção de manganês pelas plantas. Produtos de origem animal, como ovos, leite, peixe, aves e carne vermelha, contêm pequenas quantidades desse mineral (Tabela 11.21), cuja ingestão alimentar pode estar diminuindo em parte devido à transição nutricional nos países em desenvolvimento. Muitos suplementos multivitamínicos e minerais para adultos fornecem 2,5 a 5 mg de manganês.

Atualmente, não há valor de RDA definido para o manganês na alimentação; em vez disso, há um valor de AI [estabelecido pelo Conselho de Alimentação e Nutrição dos EUA, em 2001]: 0,003 mg (para os primeiros 6 meses de vida); 0,6 mg (7 a 12 meses); 1,2 e 1,5 mg (para crianças de 1 a 3 e 4 a 8 anos, respectivamente); 1,9 e 2,2 mg (meninos adolescentes de 9 a 13 e 14 a 18 anos, respectivamente); 2,3 mg (homens de 19 anos ou mais); 1,6 mg (meninas adolescentes, de 9 a 18 anos); 1,8 mg (mulheres de 19 anos ou mais); 2 mg (gestantes); e 2,6 mg (mulheres lactantes). A AI foi estabelecida com base na ingestão média relatada no *Total Diet Study*, do *Food and Drug Administration* (FDA), dos EUA.

Em 2001, o Conselho de Alimentação e Nutrição dos EUA definiu o UL para manganês em 11 mg/dia para adultos (19 anos ou mais). Concentrações elevadas de manganês no sangue e neurotoxicidade foram selecionadas como os efeitos adversos críticos para definir seu UL.

Interações entre micronutrientes

A interação entre ferro e manganês foi demonstrada mediante o fato de a deficiência de ferro resultar em aumento da absorção de manganês, assim como a de altas quantidades de ferro na alimentação inibirem a absorção de manganês, possivelmente pela competição por locais de ligação e absorção semelhantes entre o ferro não heme e o manganês.

11.13 Molibdênio

O molibdênio não existe naturalmente no estado metálico puro, mas em associação a outros elementos, ou predominantemente em solução como o ânion molibdato. Os compostos insolúveis de molibdênio incluem dióxido de molibdênio e dissulfeto de molibdênio. O metal tem cinco estados de oxidação (2 a 6), dos quais +4 e +6 são as espécies predominantes. Os principais minérios que contêm molibdênio são os sulfitos de molibdênio e os minérios de molibdênio férrico, geralmente produzidos como subprodutos das

Tabela 11.21 Fontes alimentares de manganês.

Fontes ricas (> 20 mg/kg)	Fontes intermediárias (1 a 5 mg/kg)	Fontes pobres (< 1 mg/kg)
Nozes	Vegetais de folhas verdes	Tecido animal
Cereais integrais	Frutas secas	Aves
Leguminosas secas	Frutas frescas	Laticínios
Chá	Vegetais não folhosos	Frutos do mar

354 Introdução à Nutrição Humana

operações de mineração de cobre, enquanto outros sais de molibdênio são subprodutos da mineração de urânio. O molibdênio é usado principalmente em aplicações metalúrgicas, como aço inoxidável e ligas de ferro fundido, e em compósitos metalocerâmicos. Os compostos de molibdênio possuem propriedades anticorrosivas e lubrificantes e podem atuar como catalisadores químicos.

A absorção de molibdênio pelas plantas e, portanto, na cadeia alimentar ocorre principalmente em solos alcalinos ou neutros. A água geralmente contém pouco molibdênio, exceto perto das principais operações de mineração.

Absorção, transporte e distribuição tecidual

O molibdênio é prontamente absorvido (40 a 100%) dos alimentos e amplamente distribuído nas células e no FEC. Pode ocorrer algum acúmulo no fígado, nos rins, nos ossos e na pele. Sua principal via excretora após a ingestão é a urina, com quantidades significativas também excretadas na bile.

Funções metabólicas e essencialidade

O molibdênio funciona como um cofator para as enzimas que contêm ferro e flavina, as quais catalisam a hidroxilação de vários substratos. Como exemplo, as enzimas aldeído oxidase (oxida e detoxifica purinas e pirimidinas), xantina oxidase/hidrogenase (produção de ácido úrico a partir de hipoxantina e xantina) e sulfito oxidase (conversão de sulfito em sulfato) têm molibdênio incorporado como parte da molécula.

Sintomas de deficiência

Embora haja base bioquímica clara para a essencialidade do molibdênio, os sinais de deficiência em seres humanos e animais são difíceis de induzir. A deficiência de ocorrência natural, não complicada pelos antagonistas do molibdênio, não é conhecida com certeza. Em experimentos com animais, em que grandes quantidades de tungstênio, um antagonista do molibdênio, foram administradas, os sinais de deficiência foram diminuição do consumo alimentar e crescimento, prejuízo na reprodução e concentrações elevadas de cobre no fígado e no cérebro.

Toxicidade

Em seres humanos, a ingestão elevada de molibdênio ocorre com exposição industrial ou por meio de alimentos. Está associada ao aumento da atividade da xantina desidrogenase, uricemia, uricosúria e maior incidência de gota. Em áreas com altos níveis geológicos de molibdênio, o nível de xantina oxidase humana é aumentado. As alterações bioquímicas observadas foram hipoalbuminemia, bem como aumento das alfaglobulinas e da bilirrubina sérica, como sinal de hepatotoxicidade. Pode estar associado ao câncer esofágico.

Genética

Um raro erro inato do metabolismo, resultante na ausência do cofator molibdênio na pterina, pode fornecer alguma pista sobre a essencialidade do molibdênio, o que faz com que as pessoas apresentem disfunção neurológica grave, lentes oculares deslocadas, deficiência intelectual e anormalidades bioquímicas, incluindo aumento da excreção urinária de xantina e sulfito e diminuição desta de ácido úrico e sulfato.

Avaliação do estado nutricional relacionado com o molibdênio

É difícil determinar o estado nutricional para o molibdênio, pois seu controle homeostático garante que as concentrações plasmáticas não sejam elevadas, exceto após ingestão alimentar extremamente elevada. Concentrações urinárias diminuídas de sulfito, hipoxantina e outros metabólitos de enxofre, entretanto, são geralmente indicativas de atividades prejudicadas das molibdoenzimas. As necessidades de molibdênio em adultos foram estimadas em aproximadamente 45 µg/dia (Instituto de Medicina dos EUA, 2001), mas a ingestão média tende a ser consideravelmente acima desse valor. Leite, feijão, pão e cereais (especialmente o gérmen) são boas fontes de molibdênio, e a água também contribui com pequenas quantidades para a ingestão total da alimentação.

Em 2001, o Conselho de Alimentação e Nutrição dos EUA definiu o UL para molibdênio em 2 mg/dia para adultos (com 19 anos ou mais). Prejuízos na reprodução e no crescimento em animais foram selecionados como os efeitos adversos críticos nos quais basear seu UL para molibdênio.

Interações entre micronutrientes

As principais interações de micronutrientes com o molibdênio são aquelas que envolvem tungstênio e cobre. A suplementação de molibdênio esgota os níveis corporais de cobre e tem sido usada como agente quelante para condições como a doença de Wilson, que causa concentrações elevadas de cobre no corpo.

11.14 Fluoreto

O flúor, um halogênio gasoso, ocorre principalmente em sua forma aniônica (como fluoreto [F⁻]) em rochas e solo como fluorita e criolita, mas é amplamente distribuído em outros minerais. O fluoreto está presente em concentrações pequenas, mas amplamente variáveis, em praticamente todos os solos, fontes de água, plantas e animais, e é um constituinte de todas as alimentações.

Absorção, transporte e distribuição tecidual

O fluoreto parece ser solúvel e rapidamente absorvido, e é distribuído por todo o FEC de maneira semelhante ao cloreto. As concentrações de flúor no sangue, onde se liga à albumina, e nos tecidos são pequenas. A eliminação do fluoreto absorvido ocorre quase exclusivamente pelos rins, onde é livremente filtrado através dos capilares glomerulares e sofre reabsorção tubular em vários graus.

Cinquenta por cento do fluoreto ingerido por via oral é absorvido pelo trato gastrintestinal após aproximadamente 30 minutos e, na ausência de altas concentrações alimentares de cálcio e alguns outros cátions com os quais o fluoreto pode formar compostos insolúveis e pouco absorvidos, 80 a 90% são normalmente absorvidos. As concentrações de fluoreto corporal e tecidual são proporcionais ao nível de ingestão a longo prazo, ou seja, elas não são reguladas homeostaticamente. Aproximadamente 99% do fluoreto presente no corpo é encontrado em tecidos calcificados (ossos e dentes), aos quais está fortemente ligado, mas não de maneira irreversível.

Em geral, a biodisponibilidade do fluoreto é alta, mas pode ser influenciada até certo ponto pelo veículo com o qual é ingerido. Quando um composto solúvel como o fluoreto de sódio é ingerido com água, a absorção é quase completa. Se o for com leite, fórmula para bebês ou alimentos, especialmente aqueles com altas concentrações de cálcio e alguns outros íons divalentes ou trivalentes que formam compostos insolúveis, a absorção pode ser reduzida em 10 a 25%. O fluoreto é absorvido passivamente pelo estômago, mas o flúor orgânico, ligado às proteínas, é menos facilmente absorvido.

A fração de retenção (ou equilíbrio) do fluoreto em qualquer idade depende tanto da quantidade absorvida quanto da excretada. Em adultos saudáveis, jovens ou de meia-idade, aproximadamente 50% do fluoreto absorvido é retido pela absorção em tecidos calcificados e 50% é excretado na urina. Em crianças pequenas, até 80% podem ser retidos devido ao aumento da absorção pelo esqueleto em desenvolvimento e pelos dentes. Mais tarde, é provável que a fração excretada seja maior do que a fração retida. No entanto, essa possibilidade precisa ser confirmada.

Função metabólica e essencialidade

Embora não haja nenhum papel metabólico conhecido no corpo para o flúor, ele está principalmente associado a tecido calcificado (ossos e dentes). Embora o estado nutricional de flúor (fluoreto) como nutriente essencial tenha sido debatido, o Conselho de Alimentação e Nutrição dos EUA estabeleceu, em 1997, a ingestão de referência na alimentação para o íon, que pode sugerir sua intenção de considerar o flúor como um elemento benéfico para os seres humanos, se não um "nutriente essencial". Da mesma forma, e mais recentemente, a EFSA, em 2013, estabeleceu AIs para fluoreto, embora afirme que não seja um nutriente essencial

A função do fluoreto parece estar na estrutura cristalina dos ossos; o fluoreto forma a fluorapatita de cálcio, nos dentes e nos ossos, cuja incorporação nesses tecidos é proporcional à sua ingestão total. Há aceitação geral do papel do fluoreto no cuidado dos dentes, com a ação cariostática (redução do risco de cárie dentária) do fluoreto nos dentes erupcionados de crianças e adultos devendo-se ao seu efeito no metabolismo das bactérias na placa dentária (*i. e.*, redução da produção de ácido) e na dinâmica da desmineralização e remineralização do esmalte durante um desafio acidogênico. A ingestão de fluoreto durante o desenvolvimento pré-eruptivo dos dentes também tem efeito cariostático devido a sua captação pelo cristalito do esmalte e formação de fluoridroxiapatita, que é menos solúvel em ácido do que a hidroxiapatita. Quando a água potável contém 1 mg/ℓ, ocorre redução coincidente de 50% na cárie dentária em

356 Introdução à Nutrição Humana

crianças. O acúmulo de fluoreto no osso aumenta a densidade óssea ao estimular a formação de um novo osso, mas a ingestão excessiva a longo prazo reduz a resistência óssea e aumenta o risco de fratura e fluorose esquelética.

Sintomas de deficiência

Nenhum sinal de deficiência de fluoreto foi identificado em seres humanos. A falta de exposição ao fluoreto, ou a ingestão de quantidades inadequadas em qualquer idade, aumenta o risco de cárie dentária, embora o desenvolvimento dentário em si não seja alterado. Muitos estudos conduzidos antes da disponibilidade de produtos odontológicos com fluoreto demonstraram que a exposição ao fluoreto alimentar é benéfica, devido à sua capacidade de inibir o desenvolvimento de cárie dentária em crianças e adultos. Isso foi particularmente evidente no passado, quando a prevalência de cárie dentária em comunidades sem fluoretação mostrou ser muito maior do que naquelas com fluoretação da água. Tanto o transporte intercomunitário de alimentos e bebidas quanto o uso de produtos odontológicos fluoretados ofuscaram a diferença histórica na prevalência de cárie dentária entre comunidades com e sem fluoretação da água, o que é conhecido como efeito de difusão. A diferença geral na prevalência de cárie entre regiões fluoretadas e não fluoretadas nos EUA foi relatada como sendo de 18% (dados de uma pesquisa nacional de 1986-1987), enquanto a maioria dos estudos anteriores relatou diferenças de aproximadamente 50%. Portanto, a ingestão de quantidades adequadas de flúor é importante no controle da cárie dentária.

Toxicidade

O flúor, como outros oligoelementos, é tóxico quando consumido em quantidades excessivas. Os principais efeitos adversos associados à ingestão cronicamente excessiva de fluoreto são fluorose do esmalte e do esqueleto. A fluorose do esmalte é um efeito dose-dependente causado pela ingestão de fluoreto durante o desenvolvimento pré-eruptivo dos dentes. Depois que o esmalte completou sua maturação pré-eruptiva, ele não é mais suscetível. Visto que a fluorose do esmalte é considerada um efeito cosmético, os dentes anteriores são os mais preocupantes.

A maturação pré-eruptiva das coroas dos dentes permanentes anteriores termina e o risco de fluorose acaba por volta dos 8 anos. Portanto, a ingestão de fluoreto até essa idade é de grande interesse. A fluorose leve (não imediatamente aparente) não tem efeito sobre a função dentária e pode tornar o esmalte mais resistente à cárie. Em contraste, as formas moderada e grave de fluorose do esmalte são caracterizadas, em geral, por mudanças esteticamente questionáveis na cor do dente e nas irregularidades da superfície.

A fluorose esquelética tem três estágios: o estágio 1 é caracterizado por rigidez ou dor ocasional nas articulações e alguma osteosclerose da pelve e vértebras, enquanto os sinais clínicos nos estágios 2 e 3, que podem ser incapacitantes, incluem calcificação dos ligamentos relacionada com a dose, osteosclerose, exostoses e, possivelmente, osteoporose de ossos longos, perda de massa muscular esquelética e defeitos neurológicos, devido à hipercalcificação das vértebras. O desenvolvimento da fluorose esquelética e sua gravidade estão diretamente relacionados com o nível e a duração da exposição. A maioria das pesquisas epidemiológicas indicou que a ingestão de pelo menos 10 mg/dia, por 10 ou mais anos, é necessária para produzir os sinais clínicos da forma mais branda da doença. A fluorose esquelética incapacitante é extremamente rara – por exemplo, apenas cinco casos foram confirmados nos EUA desde meados da década de 1960.

Avaliação do estado nutricional relacionado com o fluoreto

Uma alta proporção da ingestão alimentar de fluoreto aparece na urina, e a produção urinária, em geral, reflete a ingestão alimentar.

Necessidades nutricionais e fontes alimentares

A maioria dos alimentos tem concentrações de fluoreto bem abaixo de 0,05 mg/100 g. As exceções a essa observação incluem água fluoretada, bebidas e algumas fórmulas infantis feitas ou reconstituídas com água fluoretada, chás e alguns peixes marinhos. Devido à capacidade das folhas de chá de acumular fluoreto em concentrações superiores a 10 mg/100 g de massa seca, o chá fermentado contém concentrações de fluoreto que variam de

Capítulo 11 ■ Minerais e Oligoelementos **357**

1 a 6 mg/ℓ, dependendo da quantidade de chá seco usado, da concentração de fluoreto da água e do tempo de preparação.

A ingestão de produtos odontológicos fluoretados pode adicionar fluoreto considerável, muitas vezes se aproximando ou excedendo a ingestão a partir da alimentação, particularmente em crianças pequenas que têm controle insuficiente do reflexo de deglutição. Os principais produtos que contribuem para a ingestão não alimentar de fluoreto são cremes dentais, enxaguantes bucais e suplementos alimentares à base de fluoreto.

Em 1997, o Conselho de Alimentação e Nutrição dos EUA estabeleceu valores de AI para fluoreto: para bebês, 0,01 mg/dia (nos primeiros 6 meses) e 0,5 mg/dia (7 a 12 meses); para crianças e adolescentes, 0,7 mg/dia (de 1 a 3 anos), 1 mg/dia (4 a 8 anos) e 2 mg/dia (9 a 13 anos); 3 mg/dia para adolescentes do sexo biológico masculino, de 14 a 18 anos; e 4 mg/dia para homens adultos com 19 anos ou mais; 3 mg/dia para mulheres adolescentes e adultas, com mais de 14 anos, incluindo grávidas e lactantes. A AI é o valor de ingestão de fluoreto (de todas as fontes) que reduz ao máximo a ocorrência de cárie dentária em um grupo de pessoas, sem causar efeitos colaterais indesejados. Com o fluoreto, os dados sobre a redução do risco de cárie são sólidos, mas as evidências sobre as quais basear uma necessidade real são escassas, levando-se, assim, à decisão de adotar uma AI como valor de referência. Mais recentemente, a EFSA, em 2013, sugeriu que, como o fluoreto não é um nutriente essencial, a EAR não poderia ser definida, mas sim a AI, o que era mais apropriado. A AI de fluoreto de todas as fontes para crianças e adultos pode ser estabelecida em 0,05 mg/kg de massa corporal/dia; assim, para adolescentes e adultos, as AIs de todas as fontes variam de 2,2 a 3,4 mg/dia, a depender do sexo biológico e da faixa etária.

Com base principalmente nos dados sobre a associação de alta ingestão de flúor com risco de fluorose esquelética em crianças (> 8 anos) e adultos, o Conselho de Alimentação e Nutrição dos EUA estabeleceu um UL de flúor de 10 mg/dia para crianças (> 8 anos), adolescentes e adultos, bem como para mulheres grávidas e lactantes. A EFSA definiu UL de flúor de 5 mg/dia para crianças (9 a 14 anos) e 7 mg/dia para aqueles com idade ≥ 15 anos (incluindo grávidas e lactantes).

Interações entre micronutrientes

A taxa e a extensão da absorção de fluoreto pelo trato gastrintestinal são reduzidas pela ingestão de alimentos particularmente ricos em cálcio (como leite ou fórmulas infantis).

11.15 Outros elementos

Além dos elementos essenciais discutidos neste capítulo, outros da tabela periódica podem surgir como essenciais para a nutrição humana. Para 15 desses elementos – alumínio, arsênio, boro, bromo, cádmio, cromo, flúor, germânio, chumbo, lítio, níquel, rubídio, silício, estanho e vanádio –, reações bioquímicas específicas não foram definidas, e sua essencialidade especulada baseia-se nas evidências circunstanciais de dados provenientes de modelos animais, de funções essenciais em formas inferiores de vida ou de ações bioquímicas compatíveis com papel biológico ou ação benéfica em seres humanos. Dois elementos, flúor e lítio, têm ações benéficas quando ingeridos em altas quantidades (farmacológicas). O lítio é usado para tratar o transtorno bipolar, e o flúor (como fluoreto) é discutido na Seção 11.14, devido a suas importantes ações benéficas na prevenção da cárie dentária em grupos populacionais suscetíveis. Há indícios de que os efeitos benéficos observados do cromo em modelos animais (roedores) de resistência à insulina e diabetes melito são mais bem interpretados em termos de um papel farmacológico para o cromo, em vez de um papel baseado na essencialidade. A EFSA não mais propôs um Valor Dietético de Referência (DRV, *Dietary Reference Value*) para o cromo, em virtude da sua falta geral de efeito em estudos humanos. A necessidade estimada – ou provável – de todos esses elementos (incluindo os oligoelementos essenciais iodo, selênio e molibdênio) é geralmente inferior a 1 mg/dia, e eles são definidos como elementos "ultratraços". O cobalto não está incluído na lista de elementos ultratraços porque sua única demanda é como constituinte da vitamina B_{12} pré-formada.

Esses elementos não são discutidos em detalhes neste capítulo, e é sugerido que o leitor seja encaminhado para outro material de leitura. Para completar, três tabelas estão incluídas aqui: sobre absorção, transporte e características de armazenamento (Tabela 11.22); excreção, retenção e possíveis papéis biológicos dos elementos ultratraços (Tabela 11.23); e conteúdo no corpo humano e fontes alimentares (Tabela 11.24).

Tabela 11.22 Características de absorção, transporte e armazenamento dos elementos ultratraços.

Elemento	Principal(is) mecanismo(s) na manutenção da homeostase	Meios de absorção	Porcentagem de absorção a partir do conteúdo ingerido	Veículos de transporte e armazenamento
Alumínio	Absorção	Incerto; alguma evidência de difusão passiva através da via paracelular; também há evidências de absorção ativa por meio de processos compartilhados com processos ativos do cálcio; provavelmente ocorre no duodeno proximal; citrato combinado com alumínio aumenta a absorção	< 1%	A transferrina transporta o alumínio no plasma; os ossos são um possível local de armazenamento
Arsênio	Excreção urinária; arsênio inorgânico, principalmente ácido dimetilarsínico, e arsênio orgânico, principalmente arsenobetaína	O arsenato inorgânico é sequestrado dentro da mucosa tecidual ou sobre ela; então, a absorção envolve um movimento simples de acordo com o gradiente de concentração; arsênio orgânico é absorvido principalmente por difusão simples através das regiões lipídicas do limite intestinal	Formas inorgânicas solúveis: > 90%; formas inorgânicas ligeiramente solúveis: 20 a 30%; formas inorgânicas com alimentos: 60 a 75%; formas metiladas: 45 a 90%	Antes da excreção, o arsênio inorgânico é convertido em ácido monometilarsônico e ácido dimetilarsínico; a arsenobetaína não é biotransformada; a arsenocolina é transformada em arsenobetaína
Boro	Excreção urinária	O boro ingerido é convertido em $B(OH)_3$ e, em seguida, absorvido, provavelmente por difusão passiva	> 90%	O boro é transportado pelo corpo na forma de $B(OH)_3$ indissociado; os ossos são um possível local de armazenamento
Cádmio	Absorção	Pode compartilhar mecanismo de absorção comum com outros metais (p. ex., zinco), mas seu mecanismo é menos eficiente	5%	Incorporado na metalotioneína, que, provavelmente, é um veículo tanto de armazenamento quanto de transporte
Germânio	Excreção urinária	Não foram determinados de forma conclusiva, mas provavelmente se dão por difusão passiva	> 90%	Nenhum foi identificado
Chumbo	Absorção	Incerto; inicialmente, pensou-se ser por difusão passiva, no intestino delgado, mas as evidências têm sido apresentadas em direção a um transporte ativo, talvez envolvendo o sistema de cálcio	Em adultos: 5 a 15%; em crianças: 40 a 50%	O osso é um local de armazenamento de chumbo

(continua)

Tabela 11.22 Características de absorção, transporte e armazenamento dos elementos ultratraços. *(continuação)*

Elemento	Principal(is) mecanismo(s) na manutenção da homeostase	Meios de absorção	Porcentagem de absorção a partir do conteúdo ingerido	Veículos de transporte e armazenamento
Lítio	Excreção urinária	Difusão passiva por transporte paracelular através das junções firmes e espaços pericellulares	O cloreto de lítio é altamente absorvido: > 90%	O osso pode servir como local de armazenamento de lítio
Níquel	Absorção e excreção urinária	Incerto; há evidências para difusão passiva (talvez como um aminoácido ou outro complexo de baixo peso molecular) e transporte favorecido por energia; ocorre no intestino delgado	< 10%, com alimentos	Transportado no sangue principalmente ligado à albumina, com pequenas quantidades ligadas a L-histidina e alfa$_2$-macroglobulina; nenhum órgão acumula quantidades fisiológicas de níquel
Rubídio	Excreção pelos rins e intestino	Assemelha-se ao potássio em seu padrão de absorção; acredita-se que o rubídio e o potássio compartilhem o mesmo sistema de transporte	Altamente absorvido	Nenhum identificado
Silício	Absorção e excreção urinária	Não foram descritos mecanismos envolvidos na absorção intestinal	O silício alimentar é próximo a 50%; silicatos insolúveis ou fracamente solúveis: cerca de 1%	Acredita-se que o silício no plasma seja encontrado como ácido silícico monomérico indissociado
Estanho	Absorção	Não foram descritos mecanismos envolvidos na absorção intestinal	Aproximadamente 3%; a porcentagem aumenta quando quantidades muito baixas são ingeridas	Nenhum identificado; os ossos podem ser um local de armazenamento
Vanádio	Absorção	Foi sugerido que o vanadato é absorvido por meio de sistemas de transporte de fosfato ou de outros ânions; há indícios de que o vanadil utiliza sistemas de transporte de ferro; a absorção ocorre no duodeno	< 10%	Convertido em vanadil transferrina e vanadil ferritina; se a transferrina é o veículo de transporte e a ferritina é o de armazenamento do vanádio, ainda não foi determinado; os ossos são um local de armazenamento para o excesso de vanádio

Reproduzida de Nielsen (1999), em Sadler *et al. Encyclopaedia of Human Nutrition, copyright*, 1999, com permissão da Elsevier.

Tabela 11.23 Excreção, retenção e possíveis papéis biológicos dos elementos ultratraços.

Elemento	Órgãos com conteúdo elevado (concentração típica)	Principal via excretora após a ingestão	Moléculas de importância biológica	Possível papel biológico
Alumínio	Osso (1 a 12 μg/g) Pulmão (35 μg/g)	Urina; quantidades significativas também são excretadas na bile	O alumínio se liga às proteínas, aos nucleotídios e aos fosfolipídios; a transferrina ligada ao alumínio parece ser uma molécula de transporte	Ativador de enzima
Arsênio	Cabelo (0,65 μg/g) Unhas (0,35 μg/g) Pele (0,1 μg/g)	Urina	A metilação de ânions óxido arsênicos inorgânicos ocorre em organismos que variam de microbianos a mamíferos; produtos finais metilados incluem arsenocolina, arsenobetaína, ácido dimetilarsínico e ácido metilarsônico; uso de metiltransferase de arsenito e ácido monometilarsônico S-adenosilmetionina para doação de metil	Metabolismo da metionina, ou envolvido no metabolismo lábil do grupamento metil; regulação da expressão gênica
Boro	Ossos (1,6 μg/g) Unhas das mãos (15 μg/g) Cabelo (1 μg/g) Dentes (5 μg/g)	Urina	A bioquímica do boro é essencialmente a do ácido bórico, que forma complexos de ésteres com grupos hidroxilas, de preferência os adjacentes e *ds*, em compostos orgânicos; foram caracterizados cinco ésteres de boro de ocorrência natural (todos antibióticos) sintetizados por várias bactérias	Função ou estabilidade da membrana celular, de modo que influencie a resposta à ação hormonal, sinalização transmembrana ou movimento transmembrana de cátions ou ânions reguladores
Bromo	Cabelo (30 μg/g) Fígado (40 μg/g) Pulmão (6 μg/g) Testículos (5 μg/g)	Urina	Existe como íon Br– *in vivo*, liga-se a proteínas e aminoácidos	Balanço eletrolítico
Cádmio	Rim (14 μg/g) Fígado (4 μg/g)	Urina e trato gastrintestinal	Metalotioneína, uma proteína que contém alto teor de sulfidrila envolvida na regulação da distribuição de cádmio	Envolvido no metabolismo e na utilização da metalotioneína
Germânio	Osso (9 μg/g) Fígado (0,3 μg/g) Pâncreas (0,2 μg/g) Testículos (0,5 μg/g)	Urina	Nenhum identificado	Papel na função imunológica
Chumbo	Aorta (1 a 2 μg/g) Ossos (25 μg/g) Rim (1 a 2 μg/g) Fígado (1 a 2 μg/g)	Urina; quantidades significativas também estão presentes na bile	O chumbo plasmático se liga principalmente à albumina; o chumbo no sangue liga-se principalmente à hemoglobina, mas alguns se ligam a uma proteína de baixo peso molecular, nos eritrócitos	Facilita a absorção e/ou a utilização de ferro

(continua)

Tabela 11.23 Excreção, retenção e possíveis papéis biológicos dos elementos ultratraços. (*continuação*)

Elemento	Órgãos com conteúdo elevado (concentração típica)	Principal via excretora após a ingestão	Moléculas de importância biológica	Possível papel biológico
Lítio	Glândula adrenal (60 ng/g) Ossos (100 ng/g) Linfonodos (200 ng/g) Hipófise (135 ng/g)	Urina	Nenhum identificado	Regulação de alguma função endócrina
Níquel	Glândulas adrenais (25 ng/g) Ossos (33 ng/g) Rins (10 ng/g) Tireoide (30 ng/g)	Urina, como complexos de baixo peso molecular	Ligação do Ni^{2-} por vários ligantes, incluindo aminoácidos (especialmente histidina e cisteína), proteínas (especialmente albumina) e uma macroglobulina chamada níquelplasmina, importante no transporte e na excreção; Ni^{2+} é componente da urease; Ni^{3+} é essencial para reações de hidrogenação, dessulfuração e carboxilação enzimática em microrganismos principalmente anaeróbios	Cofator ou componente estrutural em metaloenzimas específicas; papel em uma via metabólica envolvendo vitamina B_{12} e ácido fólico; papel semelhante ao do potássio; função neurofisiológica
Rubídio	Cérebro (4 μg/g) Rins (5 μg/g) Fígado (6,5 μg/g) Testículos (20 μg/g)	Urina; quantidades significativas também são excretadas pelo trato intestinal	Nenhum identificado	Papel semelhante ao do potássio; função neurofisiológica
Silício	Aorta (16 μg/g) Ossos (18 μg/g) Pele (4 μg/g) Tendão (12 μg/g)	Urina	O ácido silícico $[Si(OH)_4]$ é a forma que se acredita existir no plasma; ortossilicato de magnésio é provavelmente a forma de silício presente na urina. A forma ligada do silício jamais foi rigorosamente identificada	Papel estrutural em alguns mucopolissacarídeos ou colágeno; papel no início da calcificação e na formação de colágeno
Estanho	Osso (0,8 μg/g) Rins (0,2 μg/g) Fígado (0,4 μg/g)	Urina; quantidades significativas também estão presentes na bile	Sn^{2+} é absorvido e excretado mais prontamente do que Sn^{4+}	Papel em algumas reações redox
Vanádio	Ossos (120 ng/g) Rins (120 ng/g) Fígado (120 ng/g) Baço (120 ng/g) Testículos (200 ng/g)	Urina; quantidades significativas também estão presentes na bile	Vanadil (V_{O2}^+), vanaclato $(H_2VO_4^-$ ou $VO_3^-)$ e peroxovanadil [V-OO]; V_{O2}^+ se complexa com proteínas, especialmente aquelas associadas ao ferro (p. ex., transferrina e hemoglobina)	As formas inferiores de vida possuem haloperoxidases que requerem vanádio para sua atividade; um papel semelhante pode existir em formas superiores de vida

Nenhuma das funções ou papéis biológicos sugeridos de qualquer um dos elementos ultratraços foi conclusiva ou inequivocamente identificada em formas superiores de vida. (Reproduzida de Nielsen (1999), em Sadler *et al. Encyclopaedia of Human Nutrition, copyright,* 1999, com permissão da Elsevier.)

Tabela 11.24 Conteúdo no corpo humano e fontes de elementos ultratraços de ingestão consideradas deficientes, típicas e ricas.

Elemento	Ingestão aparentemente deficiente (espécies)	Conteúdo no corpo humano	Ingestão alimentar diária tipicamente encontrada em seres humanos	Fontes ricas
Alumínio	160 μg/kg (cabra)	30 a 50 mg	2 a 10 mg	Produtos de padaria preparados com agentes de fermentação química (p. ex., fermento em pó), queijo processado, grãos, vegetais, ervas, chá, antiácidos, analgésicos tamponados
Arsênio	< 25 μg/kg (pintinhos) < 35 μg/kg (cabra) < 15 μg/kg (hamste r) < 30 μg/kg (rato)	1 a 2 mg	12 a 60 μg	Marisco, peixe, grãos, produtos à base de cereais
Bromo	0,8 mg/kg (cabra)	200 a 350 mg	2 a 8 mg	Grãos, nozes, peixe
Cádmio	< 5 μg/kg (cabra) < 4 μg/kg (rato)	5 a 20 mg	10 a 20 μg	Mariscos, grãos, especialmente aqueles cultivados em solos com alto teor de cádmio; vegetais folhosos
Germânio	0,7 mg/kg (rato)	3 mg	0,4 a 3,4 mg	Farelo de trigo, vegetais, sementes de leguminosas
Chumbo	< 32 μg/kg (porco) < 45 μg/kg (rato)	Crianças com menos de 10 anos: 2 mg; adultos: 120 mg	15 a 100 μg	Frutos do mar, alimentos vegetais cultivados sob condições com alto teor de chumbo
Lítio	< 1,5 mg/kg (cabra) < 15 μg/kg (rato)	350 μg	200 a 600 μg	Ovos, carnes, carnes processadas, peixes, leite, laticínios, batatas, vegetais (o conteúdo varia de acordo com a origem geológica)
Níquel	< 100 μg/kg (cabra) < 20 μg/kg (rato)	1 a 2 mg	70 a 260 μg	Chocolate, nozes, feijão e ervilha, grãos
Rubídio	180 μg/kg (cabra)	360 mg	1 a 5 mg	Café, chá preto, frutas e vegetais (especialmente aspargos), aves, peixes
Silício	< 20 mg/kg (pintinhos) < 4,5 mg/kg (rato)	2 a 3 g	20 a 50 mg	Grãos não refinados com alto teor de fibras, produtos à base de cereais
Estanho	< 20 μg/kg (rato)	7 a 14 mg	1 a 40 mg	Comida enlatada
Vanádio	< 10 μg/kg (cabra)	100 μg	10 a 30 μg	Marisco, cogumelos, salsa, endro, semente, pimenta-do-reino, alguns alimentos preparados

Reproduzida de Nielsen (1999), em Sadler et al. Encyclopaedia of Human Nutrition, copyright, 1999, com permissão da Elsevier.

11.16 Perspectivas

As partes anteriores deste capítulo destacaram algumas questões na área de minerais e oligoelementos, para as quais não temos entendimento completo. No futuro, os cientistas da área de nutrição, nutricionistas e outros profissionais de saúde terão que:

* Obter maior compreensão dos processos moleculares e celulares envolvidos na absorção intestinal e captação de certos minerais e oligoelementos pelos tecidos
* Identificar marcadores funcionais de estado nutricional aos minerais e oligoelementos, os quais podem ser definidos como fator fisiológico/bioquímico que: 1) está relacionado com a função ou o efeito do nutriente no(s) tecido(s)-alvo(s); e 2) é afetado pela ingestão alimentar ou estoques do nutriente (que podem incluir marcadores de risco de doença). Exemplos de tais indicadores ou marcadores são aqueles relacionados com o risco de doenças crônicas, como osteoporose, doença cardíaca da coronária, hipertensão arterial ou diabetes melito. No entanto, para muitos nutrientes ainda não há indicadores funcionais que respondam à ingestão alimentar e, nesses casos, as necessidades de nutrientes são estabelecidas com o uso de abordagens mais tradicionais, como dados de balanço. A falta de marcadores funcionais do estado de minerais e oligoelementos é uma desvantagem significativa para estudos que relacionam sua ingestão ou seu estado nutricional a resultados de saúde, como hipertensão arterial, doenças cardiovasculares, osteoporose, diabetes melito e outros distúrbios. Por exemplo, indicadores bioquímicos amplamente usados do estado nutricional para oligoelementos essenciais geralmente não têm sensibilidade e especificidade necessárias para definir a ingestão ideal em vários estágios do ciclo de vida. Uma série de potenciais "sensores" de cobre celular, zinco e manganês foram propostos e merecem avaliação adicional. A aplicação criteriosa de métodos em biologia molecular (incluindo genômica e proteômica) e técnicas de imagem não invasivas provavelmente proporcionará novos e mais rápidos avanços na nutrição e biologia de oligoelementos
* Avaliar mais detalhadamente os riscos específicos à saúde associados a deficiências marginais de vários minerais e oligoelementos. É necessário determinar relações confiáveis entre o estado relacionado com cada mineral e a doença e, então, demonstrar que a incidência ou gravidade de doenças específicas é reversível pela reposição do estado mineral. O desenvolvimento e a validação de ferramentas de avaliação confiáveis, bem como de marcadores funcionais do estado nutricional para cada mineral, são a maior prioridade para esse campo
* Definir os efeitos adversos de altas ingestões agudas e crônicas de alguns minerais e oligoelementos. O interesse na fortificação de alimentos com minerais é maior do que nunca. Em todo o mundo, os governos estão cada vez mais combatendo as deficiências comuns de ferro e iodo, adicionando esses minerais a alimentos básicos amplamente consumidos, como farinhas de cereais, açúcar ou sal. A indústria de alimentos nos países industrializados está fabricando um número crescente de alimentos funcionais projetados para fornecer ao consumidor proteção contra doenças de grande importância para a saúde pública, como osteoporose, câncer e doenças cardíacas, e fortificados com minerais, como cálcio, selênio, zinco, magnésio e cobre. Os mesmos minerais são adicionados a produtos alimentares, incluindo alimentos infantis, alimentos para mulheres grávidas e lactantes e alimentos enterais para pacientes hospitalares, todos projetados para atender às necessidades nutricionais de consumidores específicos. Foi demonstrado que as práticas de fortificação voluntária aumentam a ingestão e melhoram o estado de minerais importantes em grupos populacionais e não parecem contribuir de maneira significativa para o risco de efeitos adversos
* Elucidar o impacto dos polimorfismos de nucleotídio único no genoma humano nas necessidades alimentares de minerais e oligoelementos. A chave para futuras aplicações dos polimorfismos de DNA será explorar o genoma humano em busca de informações da sequência de DNA que possam ser usadas para definir a biovariação na absorção e no uso de nutrientes. Mais pesquisas em biologia nutricional são necessárias para correlacionar o polimorfismo do gene com os resultados nutricionais
* Explorar como as políticas de sustentabilidade influenciarão a ingestão e o estado nutricional de minerais e oligoelementos. Os países com

364 Introdução à Nutrição Humana

deficiências de micronutrientes identificadas se beneficiariam da diversificação alimentar sustentável, que poderia ser introduzida por meio da biofortificação e da diversificação agrícola. Em combinação, melhorias na educação e no fornecimento de conhecimento nutricional são essenciais para lidar de forma sustentável com a desnutrição.

Referências bibliográficas

Aburto, N.J., Ziolkovska, A., Hooper, L. *et al.* (2013). Effect of lower sodium intake on health: systematic review and meta analyses. *BMJ.* **346**: f1326

Beal, T., Massiot, E., Arsenault, J.E. *et al.* (2017). Global trends in dietary micronutrient supplies and estimated prevalence of inadequate intakes. *PLoS ONE.* **12**(4), e0175554.

Bjorklund, G. (2015). Selenium as an antidote in the treatment of mercury intoxication. *Biometals* **28**, 605–614.

Bost M, Houdart S, Oberli M *et al.* (2016). Dietary copper and human health: Current evidence and unresolved issues. *Journal of Trace Elements in Medicine and Biology.* **35**, 107–115.

Combs, G.F. (2015). Biomarkers of selenium status. *Nutrients* **7**, 2209–2236

Committee on Medical Aspects of Food Policy. (1991). *Report on Health and Social Subjects 41.* Dietary Reference Values for Food Energy and Nutrients in the UK. London: HMSO, Department of Health, London.

Danzeisen, R., Araya, M., Harrison, B. *et al.* (2007). How reliable and robust are current biomarkers for copper status? *British Journal of Nutrition.* **98**, 676–683.

Day, K., Adamski, M.M., Dordevic, A.L. *et al.* (2015). *Genetic* variations as modifying factors to dietary zinc requirements – A systematic review. *Nutrients.* **9**, 148; doi:10.3390/nu9020148

Dhar, S.K. and St. Clair, D.K. (2012). Manganese superoxide dismutase regulation and cancer. *Free Radical Biology and Medicine.* **52**, 2209–2222.

European Food Safety Authority (2006). *Tolerable upper intake levels for vitamins and minerals.* European Food Safety Authority, Parma, Italy. http://www.efsa.europa.eu/sites/default/files/efsa_rep/blobserver_assets/ndatolerableuil.pdf.

EFSA NDA Panel (EFSA Panel on Dietetic Products, Nutrition and Allergies). (2015a). Scientific Opinion on Dietary Reference Values for calcium. *EFSA Journal.* **13**(5):4101, 82 pp. doi:10.2903/j.efsa.2015.4101

EFSA NDA Panel (EFSA Panel on Dietetic Products, Nutrition and Allergies). (2015b). Scientific Opinion on Dietary Reference Values for magnesium. *EFSA Journal.* **13**(7):4186, 63 pp. doi:10.2903/j.efsa.2015.4186

EFSA NDA Panel (EFSA Panel on Dietetic Products, Nutrition and Allergies). (2015c). Scientific Opinion on Dietary Reference Values for phosphorus. *EFSA Journal.* **13**(7):4185, 54 pp. doi:10.2903/j.efsa.2015.4185

EFSA NDA Panel (EFSA Panel on Dietetic Products, Nutrition and Allergies). (2015d). Scientific Opinion on Dietary Reference Values for iron. *EFSA Journal.* **13**(10):4254, 115 pp. doi:10.2903/j.efsa.2015.4254

EFSA NDA Panel (EFSA Panel on Dietetic Products, Nutrition and Allergies). (2014a). Scientific Opinion on Dietary Reference Values for zinc. *EFSA Journal.* **12**(10):3844, 76 pp. doi:10.2903/j.efsa.2014.3844

EFSA NDA Panel (EFSA Panel on Dietetic Products, Nutrition and Allergies). (2014b). Scientific Opinion on Dietary Reference Values for selenium. *EFSA Journal.* **12**(10):3846, 67 pp. doi:10.2903/j.efsa.2014.3846

EFSA NDA Panel (EFSA Panel on Dietetic Products, Nutrition and Allergies). (2015e). Scientific Opinion on Dietary Reference Values for calcium. *EFSA Journal.* **13**(5):4101, 82 pp. doi:10.2903/j.efsa.2015.4101

Fairweather-Tait, S.J., Collings, R., and Hurst, R. (2010). Selenium bioavailability: current knowledge and future research requirements. *American Journal of Clinical Nutrition.* **91** (suppl): 1484S–91S.

Finglas, P.M., Roe, M.A., Pinchen, H.M. *et al.* (2015). *McCance & Widdowson's The Composition of Foods,* 7e. Cambridge: Royal Society of Chemistry.

Freeland-Graves, J.H., Mousa, T.Y., and Kim, S. (2016). International variability in diet and requirements of manganese: Causes and consequences. *Journal of Trace Elements in Medicine and Biology.* **38**, 24–32.

Gibson, R.S., King, J.C., and Lowe, N. (2016). A review of dietary zinc recommendations. *Food and Nutrition Bulletin.* **37** (4), 443–460.

Hallberg, L., Sandstrom, B., Aggett, P.J. (1993). Iron, Zinc, and Other Trace Elements. In: (Eds) J.S. Garrow, W.P.T. James, and A. Ralph. *Human Nutrition and Dietetics,* 9e. London: Churchill Livingstone.

Harding, K.B., Pena-Rosas, J.P., Webster, A.C. *et al.* (2017). Iodine supplementation for women during the preconception, pregnancy and postpartum period (Review). *Cochrane Database of Systematic Reviews.* (3). DOI: 10.1002/14651858.cd011761.pub2

Holland, B., Welch, A.A., Unwin, I.D. *et al.* (Eds). (1995). *McCance & Widdowson's The Composition of Foods,* 5e. Royal Society of Chemistry and Ministry of Agriculture, Fisheries and Food. London: HMSO.

Institute of Medicine (USA). (1997). *Dietary Reference Intakes for Calcium, Phosphorus, Magnesium, Vitamin D, and Fluoride.* Washington, DC: National Academy Press.

Institute of Medicine (USA). (2001). *Dietary Reference Intakes for Vitamin A, Vitamin K, Arsenic, Boron, Chromium, Copper, Iodine, Iron, Manganese, Molybdenum, Nickel, Silicon, Vanadium, and Zinc.* Washington, DC: National Academy Press.

Institute of Medicine. (2011). *Dietary reference intakes for calcium and vitamin D.* Washington, DC: National Academy Press.

Maret, W. (2009). Molecular aspects of human cellular zinc homeostasis: redox control of zinc potentials and zinc signals. *Biometals.* **22**: 149–157.

Mills, C.F. (Ed.) (1989). *Zinc in Human Biology.* London: Springer-Verlag.

Nielsen, F. (1999). In: (Ed. M.J. Sadler, J.J. Strain, and B. Caballero) *Encyclopedia of Human Nutrition.* London: Academic Press.

Nicastro, H.L., Dunn, B.K. (2013). Selenium and prostate cancer prevention: Insights from the Selenium and Vitamin E Cancer Prevention Trial (SELECT). *Nutrients.* **5**, 1122–1148.

Pearce, E.N., Lazarus, J.H., Moreno-Reyes, R. *et al.* (2016). Consequences of iodine deficiency and excess in pregnant women: an overview of current knowns and unknowns. *American Journal of Clinical Nutrition*. **104** (suppl): 918S–23S.

Rayman, M.P. (2000). The importance of selenium to human health. *Lancet*. **356**: 233–241.

Ristic-Medic, D., Piskackova, Z., Hooper, L. *et al.* (2009). Methods of assessment of iodine status in humans: a systematic review. *American Journal of Clinical Nutrition*. **89**(suppl): 2052S–69S.

Reilly, C. (1996). *Selenium in Food and Health*. London: Blackie.

Reilly, C. (2006). *The Nutritional Trace Metals*. Oxford: Blackwell Publishing.

Sánchez-Castillo, C.P. and James, W.P.T. (1999). In: (Ed. M.J. Sadler, J.J. Strain, and B. Caballero) *Encyclopedia of Human Nutrition*. London: Academic Press.

Sanna, A., Firinu, D., Zavattari, P. *et al.* (2018). Zinc status and autoimmunity: a systematic review and meta-analysis. *Nutrients*. **10**, 68; doi:10.3390/nu10010068.

Steinbrenner, H., Speckmann, B., and Klotz, L.-O. (2016). Selenoproteins: Antioxidant selenoenzymes and beyond. *Archives of Biochemistry and Biophysics*. **595**, 113–119.

Strain, J.J., Benzie, I.F.F. (1999). In: (Ed. M.J. Sadler, J.J. Strain, and B. Caballero) *Encyclopedia of Human Nutrition*. London: Academic Press.

Tripathi, D.K., Singh, V., Gangwar, S. *et al.* (2015). Micronutrients and their diverse role in agricultural crops: advances and future perspectives. *Acta Physiologiae Plantarum*. **37**, 139.

Velasco, I., Bath, S.C., and Rayman, M.P. (2018). Iodine as essential nutrient during the first 1000 days of life. *Nutrients*. **10**, 290; doi:10.3390/nu10030290.

Vincent, J. (2014). Is chromium pharmacologically relevant? *Journal of Trace Elements in Medicine and Biology*. **28**, 397–405.

Vinceti, M., Filippini, T., Del Giovane, C. *et al.* (2018). Selenium for preventing cancer (Review). *Cochrane Database of Systematic Reviews*. (1). DOI: 10.1002/14651858.CD005195.pub4.

WHO. (2014). *Comprehensive implementation plan on maternal, infant and young child nutrition (WHO/NMH/NHD/14.1)*. Geneva: World Health Organization.

WHO. (2015). *The global prevalence of anaemia in 2011*. Geneva: World Health Organization.

Zimmermann, M.B., Jooste, P.L., and Pandav, C.S. (2008). Iodine-deficiency disorders. *Lancet*. **372**, 1251–62.

Leitura complementar

Bowman, B., Russel, R. (Eds). (2001). *Present Knowledge in Nutrition*, 8e. Washington, DC: ILSI Press.

Passmore, R., Eastwood, M.A. (Eds). (1986). *Davidsons and Passmore Human Nutrition and Dietetics*, 8e. London: Churchill Livingstone.

Optimal Nutrition Symposium. (1999). A series of papers. *Proceedings of the Nutrition Society*, **58**: 395–512.

Sadler, M.J., Strain, J.J., and Caballero, B. (Eds). (1999). *Encyclopedia of Human Nutrition*, Vol. 3, Parts 1–3. London: Academic Press.

Websites

Online Mendelian Genetics in Man (OMIM) website at the National Institute for Biotechnology Information: http://www. ncbi.nlm.nih.gov/Omim

12

Fitoquímicos

Gary Williamson

Pontos-chave

- Os fitoquímicos comumente estudados (polifenóis, carotenoides e glicosinolatos) são derivados de plantas e consumidos regularmente na alimentação
- As vias de absorção e metabolismo estão bem estabelecidas e envolvem a digestão de grupos químicos associados, seguida pela absorção tanto no intestino delgado quanto após o catabolismo desempenhado pela microbiota intestinal

- Os fitoquímicos atuam por mecanismos específicos e o consumo regular em alimentos reduz o risco de algumas doenças crônicas: polifenóis contra diabetes melito tipo 2; polifenóis e carotenoides contra doenças cardiovasculares; glicosinolatos contra o câncer de cólon; carotenoides contra degeneração macular relacionada à idade (DMRI) e câncer de próstata.

12.1 Introdução aos fitoquímicos

O que são?

O termo *fitoquímicos* significa, literalmente, produtos químicos de plantas, mas às vezes contempla metabólitos secundários de plantas de ocorrência natural, presentes em alimentos e bebidas, que têm possíveis atividades biológicas e efeitos na saúde quando consumidos por via oral. Muitos tipos diferentes estão presentes em alimentos e bebidas, mas aqui o foco estará nos mais abundantes e bem estudados, ou seja, os polifenóis, carotenoides e glicosinolatos. Os fitoquímicos protegem as plantas contra a luz ultravioleta, pragas, infecções e estresse oxidativo. Nos alimentos, contribuem para a nutrição, mas também podem conferir cor e propriedades sensoriais adstringentes/amargas, e esses fatores influenciam a nutrição por meio da preferência e da escolha alimentar.

Por que os fitoquímicos não são classificados como vitaminas?

Os fitoquímicos não são estritamente classificados como vitaminas ou nutrientes, uma vez que não são armazenados no corpo, mas exercem efeito por meio de uma ação de tipo farmacológico suave, regular e sustentada. São metabolizados no corpo por enzimas que metabolizam os xenobióticos, pela microbiota intestinal ou por vias que são normalmente consideradas como metabolismo primário. Eles fazem parte de uma alimentação saudável, pois estão presentes em frutas, vegetais e produtos derivados, como café, chá e cacau. Normalmente, são consumidos todos os dias e a quantidade na alimentação depende muito dos alimentos específicos ingeridos. Não há valores de ingestão recomendados para fitoquímicos como há para vitaminas, mas existem muitas reivindicações, feitas por profissionais de diversas partes do mundo, em relação aos seus benefícios para a saúde. Há, no entanto, algumas comparações com vitaminas. Por exemplo: embora quantidades essenciais de vitamina C sejam necessárias para prevenir o escorbuto, os benefícios de ingerir grandes quantidades na alimentação ou em suplementos não estão bem estabelecidos (ver Capítulo 10, *Vitaminas*). É esse tipo de papel que os fitoquímicos desempenham, em que suas ações biológicas atuam na neutralização dos efeitos do estresse, no seu sentido mais amplo, seja quando sua oferta ocorre em quantidades além das necessidades, seja em situações de estado de insuficiência. Nesse caso, por exemplo, o estresse pode derivar de processos relacionados ao envelhecimento a mudanças bioquímicas decorrentes do metabolismo pós-prandial de nutrientes.

Fitoquímicos não abordados neste capítulo

Os fitoquímicos consistem em uma ampla gama de compostos, mas as três classes principais que serão consideradas aqui são polifenóis, glicosinolatos e carotenoides não precursores de vitamina A (Figura 12.1), pois são os mais amplamente consumidos na alimentação ocidental. Outros fitoquímicos presentes em pequenas quantidades não serão cobertos aqui, pois são consumidos em pequenas quantidades de alimentos específicos. Os terpenoides são um grupo diversificado de compostos que geralmente têm propriedades sensoriais potentes, mas estão presentes apenas em pequenas quantidades nos alimentos, embora possam estar presentes em níveis elevados nos medicamentos fitoterápicos. Os diterpenos, como o cafestol e o caveol, estão presentes em alguns tipos de café e, em algumas situações, podem aumentar os níveis de colesterol; além disso, o carnosol está presente no alecrim, tendo seu consumo indícios de efeitos na saúde. Os alcaloides são encontrados em algumas plantas e incluem drogas e toxinas, mas seu nível é baixo em alimentos de boa qualidade consumidos regularmente; por exemplo, os glico-alcaloides são compostos tóxicos presentes principalmente nas partes da batata que ficaram verdes ou germinaram. Os sulfetos de alila são encontrados em vegetais *Allium* e podem propiciar alguns benefícios para a saúde, conforme é possível observar no alho. As saponinas em feijões e grãos têm ação semelhante a um detergente suave e podem levar à formação de espumas fracas, mas quaisquer efeitos na saúde não foram devidamente estudados.

12.2 Nomenclatura e estruturas químicas

Polifenóis

Na alimentação, os polifenóis consistem em três subgrupos principais: os ácidos/derivados fenólicos, a ampla classe dos flavonoides e as isoflavonas (Figura 12.1). Costuma-se afirmar que existem milhares de flavonoides produzidos por plantas e,

embora isso seja verdade do ponto de vista químico, o número presente em alimentos e bebidas comumente consumidos, relevante para a saúde, é muito menor. Quimicamente, flavonoides e isoflavonas consistem em uma estrutura básica de três anéis na qual o anel B é um anel benzeno ligado a grupos hidroxila. Os ácidos fenólicos são anéis fenólicos únicos e contêm uma cadeia lateral alifática com um grupo carboxila terminal. Vários ácidos fenólicos podem ser ligados entre si para formar mais estruturas semelhantes a taninos, como ácido elágico ou curcumina. Algumas estruturas comuns são mostradas na Figura 12.1.

A nomenclatura dos polifenóis é altamente complicada, uma vez que eles foram nomeados historicamente de várias maneiras, principalmente após as primeiras espécies das quais foram obtidos. Por exemplo, a hesperidina foi isolada de árvores cítricas pela primeira vez no século XIX e recebeu o nome da palavra *hesperidium*, que se refere à fruta produzida por árvores cítricas. A quercetina também foi relatada pela primeira vez no século XIX, em carvalhos do gênero *Quercus*. O pigmento laranja pelargonidina, uma antocianina, foi isolado pela primeira vez de flores de gerânio, do gênero *Pelargonium*. Por outro lado, a palavra *antocianina* é derivada não de sua fonte, mas de suas propriedades: do grego para flor (ἄνθός) e azul (κυάνός). Os ácidos clorogênicos foram nomeados de forma a descrever suas propriedades, mas somente após um tratamento químico: o grego χλωρός (verde) e -γένος (derivado de), que descreve a cor verde obtida após a oxidação. A União Internacional de Química Pura e Aplicada (IUPAC) tem nomes para as mais diferentes substâncias, mas muitas vezes pouco memoráveis e úteis – como os nomes comuns existem há muito tempo, é improvável que mudem, mas podem aumentar a confusão, pois existem alguns nomes muito semelhantes que se referem a compostos diferentes. A hesperidina é hesperetina-7-O-ramnoglicosídeo, em que a própria porção flavonoide é chamada de hesperetina e, quando sozinha, é frequentemente referida como uma "aglicona" (literalmente sem o açúcar anexado). Isso também causa confusão à nomenclatura, uma vez que, por exemplo, a palavra *rutina* é comumente usada para quercetina-3-O-ramnoglucosídeo, que é a porção da quercetina quimicamente ligada a dois açúcares: ramnose e glicose. Quando ligados a açúcares ou ácidos orgânicos, os polifenóis são principalmente

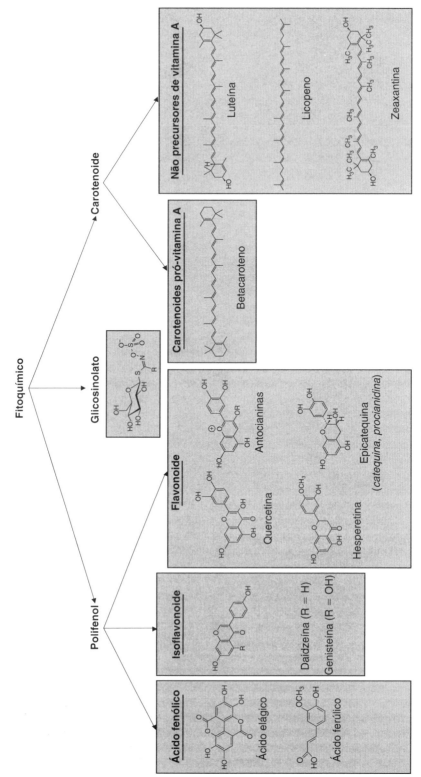

Figura 12.1 Famílias e estruturas fitoquímicas.

solúveis em água e incapazes de atravessar passivamente as membranas biológicas. As formas de aglicona são um pouco menos solúveis em água e podem se difundir por meio das membranas. Os flavonoides, como as epicatequinas do chá, são solúveis em água em suas formas agliconas de ocorrência natural e têm capacidade limitada, mas significativa, de cruzar as membranas biológicas.

Carotenoides

Os carotenoides são uma grande classe de moléculas hidrofóbicas encontradas em uma variedade de plantas, particularmente em vegetais. Eles podem ser divididos em dois tipos: xantofilas, que contêm átomos de oxigênio, e carotenos, que são puramente hidrocarbonetos sem oxigênio (ver Figura 12.1). Um ponto particularmente notável é que alguns carotenoides, como alfa e betacaroteno, podem ser convertidos em vitamina A, assunto abordado no Capítulo 10, sobre vitaminas. Somente os aspectos dos carotenoides que não estão relacionados à atividade da pró-vitamina A serão abordados neste capítulo. Conforme já mencionado sobre os polifenóis, a nomenclatura dos carotenoides também não foi sistematizada. O nome zeaxantina é derivado de milho (*Zea mays*) e *xanthos* (palavra grega para "amarelo"), enquanto a luteína é derivada da palavra *luteus*, que significa "amarelo". O licopeno é derivado da palavra latina para tomate (*Lycopersicum*) e caroteno, do latim para cenoura (*carota*). Exemplos comuns de xantofilas são zeaxantina e luteína, e de carotenos são alfa e betacaroteno; estes estão presentes em várias frutas e vegetais, geralmente em poucos miligramas. Muitos outros carotenoides existem, mas apenas os principais representantes bem estudados da alimentação regular serão discutidos aqui. Os carotenoides são altamente lipofílicos; o licopeno é insolúvel em água; e a zeaxantina, embora contenha vários grupos hidroxila, também é efetivamente insolúvel em meio aquoso. Quimicamente, os carotenoides naturais *in planta* estão na forma totalmente trans, mas são prontamente isomerizados em isômeros cis durante o processamento e a passagem no trato gastrintestinal.

Glicosinolatos

Os glicosinolatos de ocorrência natural são ésteres de (Z)-cis-N-hidroximinosulfato, com uma porção de beta-D-glucopiranose ligada ao enxofre e uma cadeia lateral derivada de aminoácido (ver Figura 12.1). Há mais de 100 exemplos conhecidos definidos pela cadeia lateral. Na alimentação, eles se restringem aos vegetais crucíferos, que incluem a família das Brassicaceae. Deve-se notar que o conteúdo de glicosinolato é frequentemente maior nas sementes e nos brotos jovens em comparação com a planta madura. Da mesma forma que os polifenóis, a porção glicose deve ser removida para que o glicosinolato seja ativado para a defesa da planta. Isso ocorre pela enzima mirosinase, presente na planta e ativada durante o ataque ou dano, por exemplo, por insetos, durante a mastigação ou processamento de alimentos. Os produtos da hidrólise do glicosinolato exercem propriedades antifúngicas, antimicrobianas e inseticidas, contribuindo para os mecanismos de defesa da planta. Os principais glicosinolatos da alimentação podem ser classificados pela natureza e comprimento da cadeia lateral. Eles são bastante solúveis em água, embora a cadeia lateral possa ser aromática (benzila, benzila substituída), heterocíclica (indólico) ou alifática (alquila, alquenila, hidroxialquenila ou o-metiltioalquila). Na última classe, a sinigrina, a glicoiberina e a glicoiberverina têm três cadeias laterais de carbono, a glicorafanina, a progoitrina e a gliconapina têm quatro cadeias laterais de carbono e a glicobrassicanapina tem cinco cadeias laterais. Na alimentação, os glicosinolatos são mais comumente encontrados distribuídos em *Brassica rapa* (nabo e couve chinesa), *B. oleraceae* (repolho branco, couve roxa, brócolis, couve-flor, couve kale, couve-de-bruxelas e couve-rábano) e *B. napus* (colza e nabo). Certos tipos também são abundantes no agrião e na mostarda, por cujo sabor picante os produtos da hidrólise dos glicosinolatos são responsáveis.

12.3 Distribuição de fitoquímicos em alimentos e bebidas

Conteúdo em alimentos crus

O conteúdo de algumas plantas comumente consumidas pode ser visto na Figura 12.2. Muitas frutas contêm dezenas ou centenas de miligramas de polifenóis por porção, enquanto os carotenoides são encontrados, sobretudo, em poucos miligramas. Os glicosinolatos são encontrados apenas em vegetais crucíferos, e seus componentes

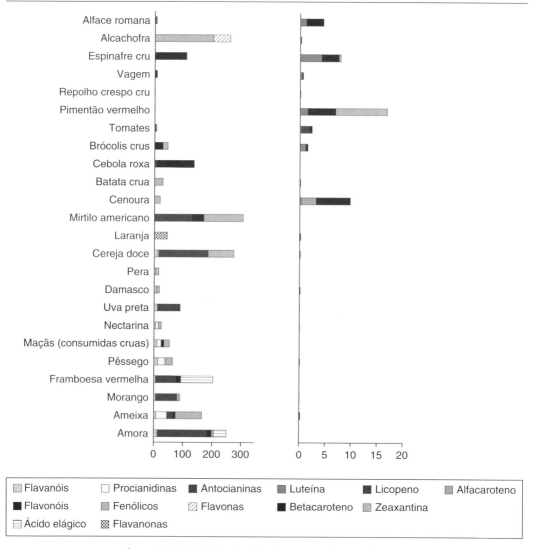

Figura 12.2 Distribuição de polifenóis e carotenoides nos alimentos.

ativos são produto da decomposição dos glicosinolatos que dependem de vários fatores; portanto, não é relevante fornecer uma quantidade geral de miligramas de fitoquímico ativo em uma porção de vegetais crucíferos. Alguns vegetais, como o brócolis, contêm quantidades substanciais de glicosinolatos, polifenóis e carotenoides, mas a maioria tem predominância de uma classe em uma porção comestível.

Embora não haja valores de ingestão recomendados como há para vitaminas, algumas alegações foram permitidas por governos em todo o mundo. No entanto, como fica evidente na seção 12.6, é muito difícil definir no momento a quantidade de fitoquímicos que deve ser consumida por dia para uma saúde ideal. Uma forma de começar a entender isso é calcular o tipo e a quantidade de várias classes fitoquímicas em uma alimentação "cinco por dia". Se a porção de cinco por dia consiste, por exemplo, em amoras, mirtilos, tomates, brócolis e uma maçã, mais um café e chá por dia, então é possível calcular o conteúdo médio de fitoquímicos nessa alimentação (Figura 12.3), e da mesma forma para morangos, cebolas roxas, laranja, cenoura e espinafre, com base em bancos de dados disponíveis publicamente. No entanto,

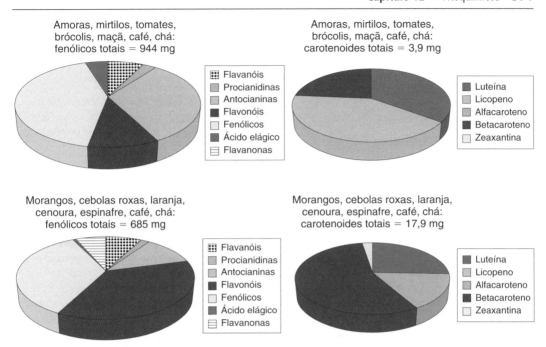

Figura 12.3 Distribuição e conteúdo de polifenóis e carotenoides nas alimentações.

essas alimentações também contêm outros componentes que podem influenciar a saúde, como fibras, vitamina C, minerais como magnésio (p. ex., cerca de 20 mg/100 g de brócolis e cerca de 10 mg/100 g de cebola) e potássio (153 mg/100 g de morangos). A consequência de tal complexidade é que é difícil apontar a contribuição de fitoquímicos ou nutrientes específicos para os benefícios à saúde, a menos que haja uma doença associada a deficiência.

O que acontece com os fitoquímicos durante o processamento?

Muitas frutas e vegetais são processados em produtos comercialmente disponíveis e isso afeta a quantidade e a qualidade dos fitoquímicos nos alimentos ou bebidas. Para polifenóis e glicosinolatos, em geral, quanto mais grave e extenso for o processamento, mais será degradado e perdido. Para os glicosinolatos, o método de cozimento é importante, pois eles podem ser facilmente perdidos, por exemplo, na água do cozimento durante a fervura. Mastigar e processar as hortaliças brássicas libera mirosinase, que então converte os glicosinolatos em produtos de degradação biologicamente ativos, como o sulforafano (do parente glicorafanina) ou outros isotiocianatos. Alguns polifenóis são instáveis durante o processamento: as antocianinas, por exemplo, são muito instáveis, razão pela qual os frutos cozidos perdem um pouco da cor. Por outro lado, a hesperidina da laranja é bastante estável e não se perde durante o processamento de frutas cítricas. Obviamente, se o processamento remover uma parte da fruta que contém fitoquímicos, isso será perdido para o produto final. Os polifenóis podem ser facilmente perdidos durante a fabricação de alimentos. Por exemplo, morangos crus não processados contêm aproximadamente 73 mg de antocianinas/100 g de fruta, enquanto se perdem principalmente durante o processamento em geleia de morango (menos de 2 mg de antocianinas/100 g de produto); maçãs cruas contêm alto nível de polifenóis (60 mg de polifenóis, incluindo flavanóis, flavonóis e ácidos fenólicos/100 g de fruta); suco de maçã fresco contém cerca de 50% disso, mas o suco de maçã altamente processado, a partir do concentrado, contém menos de 10% do teor de polifenóis da maçã original. Por outro lado, os carotenoides podem se beneficiar do processamento, uma vez que são altamente solúveis em gordura e requerem tal substância para absorção. A liberação do carotenoide da célula vegetal e na fase lipídica do alimento melhora a quantidade que está disponível para absorção no intestino e, portanto, o *ketchup* de tomate é considerado uma fonte melhor de licopeno do que os tomates crus.

12.4 Biodisponibilidade: absorção e metabolismo

Uma característica inerente às vitaminas e aos minerais é que eles têm transportadores específicos; por exemplo, a vitamina C é transportada por SVCT1 e SVCT2 (ver Capítulo 10), que disponibilizam os compostos por todo o corpo, em níveis molecular e celular. Embora os fitoquímicos possam ser absorvidos e exportados por transportadores, eles não são específicos e, em vez disso, pertencem a famílias que metabolizam xenobióticos. A especificidade é definida pela estrutura tridimensional da proteína transportadora, e não se o composto em questão é benéfico, tóxico ou neutro. O corpo não distingue entre drogas ou fitoquímicos que irão conferir benefício em comparação àqueles que não o farão, e assim excretará tudo que é quimicamente "estranho", mesmo que seja potencialmente benéfico. Consequentemente, os efeitos das drogas ou fitoquímicos são transitórios, embora algumas mudanças possam ser mais duradouras. As moléculas fitoquímicas, como para a maioria dos medicamentos convencionais, podem ser consideradas inofensivas, mas podem deixar efeitos e consequências duradouras.

Ao contrário dos minerais, em que a biodisponibilidade pode ser calculada pela "quantidade consumida" menos a "quantidade excretada", a situação com vitaminas e fitoquímicos é mais complexa. Isso ocorre porque qualquer fitoquímico (ou vitamina) que não seja absorvido no intestino delgado será transformado pela microbiota no cólon e, portanto, parecerá ter sido absorvido com base na equação acima para minerais. A estimativa da biodisponibilidade de fitoquímicos é complexa e pode envolver vários métodos e cálculos, todos comparativos. Os sistemas comumente usados para estimar a biodisponibilidade fitoquímica são a mensuração das concentrações pós-prandiais no sangue ao longo do tempo e a mensuração da quantidade excretada na urina ao longo de 24 a 72 horas. Dessa forma, é possível comparar fitoquímicos e estimar se determinado alimento ou tratamento pode modificar a biodisponibilidade.

Sujeitos ostomizados têm sido muito valiosos para compreender a absorção dos fitoquímicos. Como eles não têm cólon e sua microbiota associada, os pesquisadores estudaram a ingestão de alimentos e compararam isso ao fluxo de resíduos do intestino delgado para a bolsa de coleta. Dessa forma, a absorção do fitoquímico no intestino delgado pode ser calculada, desde que a estabilidade do composto no lúmen intestinal seja considerada.

Polifenóis

A via de absorção dos polifenóis envolve várias etapas bem definidas. Existem fatores-chave que precisam ser levados em consideração para definir a via exata de cada polifenol. Se o polifenol tiver uma ligação química, como um açúcar ou um ácido orgânico, isso terá enorme influência na via de absorção, na quantidade que será absorvida e na porção do trato gastrintestinal em que o composto será absorvido. Outros fatores importantes são a solubilidade em água e lipídios e seu tamanho molecular.

Um bom exemplo é o flavonoide quercetina, encontrado em alimentos ligados à glicose, como nas cebolas, ou a uma glicose e uma ramnose, como no chá. A "unidade" absorvível é a própria molécula de quercetina, a aglicona. Para que sejam absorvidos, os açúcares devem primeiro ser removidos, de modo semelhante aos processos digestivos que ocorrem no intestino. A lactose é um açúcar presente no leite e, como é um dissacarídeo da glicose ligado à galactose, essa molécula é muito solúvel em água e muito grande para ser absorvida. A primeira etapa da absorção é a hidrólise em glicose e galactose pela enzima lactase, que está ligada à membrana da borda em escova do intestino delgado, voltada para o lúmen. Ele tem acesso ao conteúdo do intestino e, portanto, pode acessar a lactose. A mesma enzima hidrolisa a ligação entre a quercetina e a glicose e, após essa reação na superfície dos enterócitos do intestino delgado, a quercetina resultante torna-se lipossolúvel o suficiente para passar pela membrana do enterócito por difusão passiva e entrar na célula (Figura 12.4). Por outro lado, como a lactase não pode hidrolisar o açúcar ramnose, a quercetina com glicose e ramnose associadas não é um substrato para essa enzima. A molécula é muito solúvel em água e muito grande para ser absorvida passivamente, não há transportadores para ela e, portanto, não será absorvida no intestino delgado. Tal processo é ilustrado na Figura 12.4. Essa passagem pela membrana para o

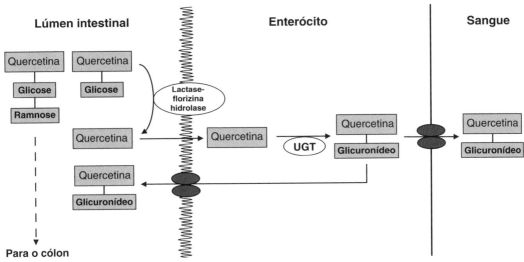

Figura 12.4 Vias de absorção dos polifenóis com utilização da quercetina como exemplo. UGT, uridina difosfato-glucuronosiltransferase.

enterócito é um processo-chave na absorção da maioria dos fitoquímicos, drogas e nutrientes. Nutrientes como glicose ou vitamina C têm seus próprios transportadores específicos, que levam as moléculas por meio da membrana celular. Muitos medicamentos e fitoquímicos são suficientemente pequenos e hidrofóbicos para se difundirem passivamente pela membrana e, portanto, dependem de um gradiente de concentração. O resultado dessa primeira etapa de absorção é a presença do composto de interesse dentro do enterócito. Ao avaliar pessoas com ostomia, é possível constatar que mais de 70% dos fitoquímicos presentes na maçã foram absorvidos no intestino delgado (Kahle et al., 2005) e 65 a 80% da quercetina das cebolas foi absorvida (Walle et al., 2000); 25 e 40% de betacaroteno e luteína, respectivamente, foram absorvidos de espinafre de folha inteira em óleo vegetal e iogurte (Faulks et al., 2004).

Uma vez dentro do enterócito, o polifenol é então conjugado com outro grupo químico, seja um ácido glicurônico, por meio da ação do grupo de enzimas chamadas de uridina difosfato-glucuronosiltransferases (UGTs), um grupo sulfato (por sulfotransferases) e/ou um grupo metil, a partir da ação da catecol-O-metil transferase (COMT). O conjugado resultante é exportado da célula para o sangue ou de volta para o lúmen intestinal por diferentes transportadores localizados nas membranas apical e basal dos enterócitos. O mecanismo descrito se aplica a outros polifenóis, como hesperidina e hesperetina-7-O-glicosídeo. A epicatequina e outros flavonoides não glicosilados também são absorvidos pela mesma via, mas sem a etapa da lactase.

Para alguns polifenóis que não são absorvidos no intestino delgado, a microbiota intestinal desempenha papel essencial no seu metabolismo e absorção. Polifenóis como a rutina e a hesperidina, que não são absorvidos no intestino delgado, são hidrolisados pelas bactérias no cólon e os açúcares são usados como substratos energéticos para os microrganismos. A aglicona restante é então absorvida intacta ou decomposta pela microbiota intestinal em compostos menores ou pode ser utilizada inteiramente. Os compostos menores, mostrados na Figura 12.4, podem ser absorvidos pelo cólon e entrar na corrente sanguínea. Em seguida, eles são eventualmente conjugados pelo fígado e excretados na urina. A concentração desses fenólicos no sangue pode atingir níveis muito mais elevados do que o composto "original"; além disso, eles também são mais persistentes, com meias-vidas mais longas. Como resultado das etapas de absorção, vários conjugados de polifenol são encontrados circulando no sangue, incluindo os compostos originais e compostos de baixo peso molecular produzidos por catabolismo microbiano. A absorção de isoflavonas segue um padrão semelhante, mas uma característica específica é que a microbiota intestinal pode converter daidzeína em equol.

374 Introdução à Nutrição Humana

Há diferença clara na produção de equol entre as pessoas, que podem ser classificadas como "produtoras de equol". Esse pode ser um metabólito importante, mas a relevância ainda é incerta.

Glicosinolatos

Os glicosinolatos são muito grandes e hidrofílicos para serem absorvidos intactos; além disso, não há transportadores de glicosinolatos no intestino. Os glicosinolatos que não foram decompostos pela enzima mirosinase presente no vegetal crucífero também podem atingir o cólon e estar sujeitos à degradação pela microbiota intestinal (Angelino *et al.*, 2015). Assim como para a enzima vegetal, as mirosinases bacterianas decompõem o glucosinolato em uma mistura de isotiocianatos, nitrilas, tiocianatos e epitionitrilas, dependendo da estrutura química dos glicosinolatos e das condições, e esses produtos são principalmente consumidos pelos microrganismos residentes. Um dos isotiocianatos mais estudados é o sulforafano, derivado da glicorafanina. Após o consumo de brócolis, o sulforafano é encontrado no sangue na forma livre ou conjugado com cisteína, cisteinil-glicina ou glutationa. Após o consumo da sopa de brócolis, esses metabólitos aparecem precocemente no sangue, mostrando absorção no intestino delgado, mas com pouca contribuição da microbiota intestinal (Al Janobi *et al.*, 2006). Para o sulforafano, a força motriz do transporte para as células é a rápida conjugação com tióis celulares, especialmente a glutationa.

Carotenoides

O primeiro passo essencial no lúmen intestinal é a solubilização do carotenoide na fase lipídica, e o fator mais significativo que afeta a absorção é a presença de gordura. Em algumas frutas e vegetais, como manga e abóbora, os carotenoides estão presentes na fruta em gotículas de óleo, enquanto em algumas plantas eles estão associados a cloroplastos em uma forma mais cristalina e, portanto, são menos propensos a se dissolverem, e isso afeta a absorção. No entanto, o processamento suave os libera na matriz alimentar e a absorção depende do teor de gordura. Os grupos hidroxila das xantofilas são frequentemente ligados aos ácidos graxos e essas porções precisam ser hidrolisadas antes da absorção do carotenoide, comparável à remoção dos açúcares dos polifenóis, ácidos orgânicos dos ácidos fenólicos ou glicose dos glicosinolatos.

A hidrólise dos ácidos graxos das xantofilas ocorre de forma eficiente no tubo gastrintestinal. As xantofilas são mais facilmente absorvidas do que os carotenos, uma vez que são mais hidrofílicas e facilmente incorporadas em micelas mistas no tubo gastrintestinal. Os carotenoides são, em sua maioria, absorvidos passivamente, pois são hidrofóbicos por natureza, mas há algumas evidências sugerindo contribuição, embora limitada, de transportadores específicos. A absorção de carotenoides alimentares envolve a transferência do carotenoide da matriz alimentar para as micelas, seguida pela captação pelos enterócitos por mecanismos passivos e ativos, como o receptor *scavenger* classe B tipo I (SR-BI). Foi sugerido que a expressão do transportador de membrana do tipo ATP-*binding cassette*, ABCA1, e a atividade aceptora de apoA1 contribuem para a captação intestinal de luteína e zeaxantina, por uma via dependente de HDL (Niesor *et al.*, 2014). Após a absorção pelo enterócito, os carotenoides são "empacotados" em quilomícrons, liberados no sistema linfático e, em seguida, secretados no plasma. Os carotenoides são reprocessados pelo fígado e aparecem no sangue como partículas de VLDL. Os carotenos são encontrados principalmente na LDL, enquanto as xantofilas tendem a ser mais elevadas na HDL, e ambas as classes são captadas pelos órgãos, especialmente no fígado e no tecido adiposo.

A biodisponibilidade e/ou concentração sérica de betacaroteno, licopeno e luteína é acentuadamente reduzida na presença de diferentes tipos de fibra alimentar e difere substancialmente entre vegetais contendo alto teor de carotenoides, como espinafre, vagem e brócolis. A captação de carotenoides também depende da presença de outros carotenoides (Marriage *et al.*, 2017). O nível de licopeno no plasma depende do padrão alimentar e é, em média, 0,4 μM na Europa do Norte e Central, até 1,3 μM no sul da Itália e, normalmente, menos de 0,13 μM na América do Norte (Muller *et al.*, 2016).

12.5 Biodisponibilidade: excreção urinária

Uma vez que os fitoquímicos, em sua maioria, não são armazenados no corpo, uma proporção do composto original, ou mais provavelmente dos produtos do seu metabolismo e catabolismo, aparece na urina após o consumo oral. A quantidade na urina e a natureza química dos metabólitos dependem do fitoquímico original. Para os glicosinolatos, nenhum composto original é encontrado na urina, mas os produtos de hidrólise e degradação são encontrados em níveis bastante elevados. O produto da hidrólise da glicorafanina, o sulforafano, está presente na urina principalmente como conjugados de N-acetilcisteína ou cisteína, 24 horas após o consumo de alimentos ricos em glucosinolato. Como os carotenoides são hidrofóbicos, muito pouco carotenoide intacto, se houver, é encontrado na urina. Para o licopeno, aproximadamente 20% da dose aparece na urina como produto do catabolismo (não o licopeno intacto), tendo sido decomposto pelo menos parcialmente por meio da betaoxidação e metabolismo microbiano. Para polifenóis, algum composto original intacto é encontrado na urina, junto com conjugados com grupos glicuronídeo ou sulfato, bem como metabólitos microbianos e conjugados. Por exemplo, até 5% da dose de quercetina de cebolas aparece na urina, principalmente como conjugados de glicuronídeo de quercetina (Mullen *et al.*, 2006). Além disso, há quantidades substanciais de produtos do catabolismo da quercetina também encontrados na urina. Nenhuma procianidina ou conjugado intacto são encontrados na urina, mas quando administrada na forma marcada, os produtos do catabolismo microbianos são absorvidos pelo sangue e representam mais de 80% da dose.

As quantidades de fitoquímicos, metabólitos e produtos da degradação podem ser utilizadas para estimar a quantidade mínima absorvida, uma vez que qualquer biomarcador encontrado na urina deve, por definição, ter sido absorvido. Biomarcadores específicos também podem ser usados como biomarcadores de consumo em intervenções e estudos populacionais. Por exemplo, a floretina urinária está correlacionada com o consumo de maçã, naringenina para toranja e hesperetina para laranjas. Para determinado fitoquímico, também pode indicar diferenças na absorção, metabolismo e excreção entre as pessoas, quando medido durante estudos de intervenção.

12.6 Efeitos biológicos

As informações sobre fitoquímicos nas seções 12.1 a 12.5 são baseadas em evidências analiticamente verificáveis e mensurações precisas de biomarcadores.

É possível medir o nível de fitoquímicos em alimentos e de metabólitos em fluidos biológicos de forma confiável, por técnicas analíticas altamente precisas e quantitativas, como espectrometria de massa, confirmadas em muitos casos utilizando-se padrões autênticos sintetizados quimicamente. No entanto, há maior grau de incerteza associado a estimativa e comprovação dos efeitos dos fitoquímicos na saúde. Em geral, os estudos epidemiológicos podem gerar hipóteses, em que o consumo de frutas e vegetais ricos em fitoquímicos está associado à melhora da saúde, marcada por redução na presença de doenças cardiovasculares ou diabetes melito tipo 2. Isso pode ser testado em estudos de intervenção, a partir do fornecimento de alimentos ou refeições ricas em fitoquímicos – ou mesmo fitoquímicos puros – a pessoas – às vezes com a saúde levemente prejudicada – e subsequente averiguação de biomarcadores substitutos correspondentes às condições clínicas avaliadas, cuja utilização tem como propósito indicar quaisquer efeitos protetores devido aos fitoquímicos. No entanto, esses tipos de estudos são caros e requerem grande número de voluntários para conferir poder à pesquisa, a fim de detectar mudanças sutis nos biomarcadores esperados. Para que qualquer efeito medido em humanos seja totalmente convincente, os estudos *in vitro*, ou menos comumente em um modelo animal adequado, devem indicar mecanismos de ação confiáveis. Para fazer afirmações nutricionais sobre fitoquímicos, todas as evidências precisam ser levadas em conta, de todos os tipos de estudos, para que uma se considere fundamentada. Isso significa que provar os benefícios dos fitoquímicos para a saúde é muito difícil, especialmente porque é provável que quaisquer efeitos sejam observados durante toda a vida ou pelo menos vários anos. Além disso, uma vez que os fitoquímicos não são considerados essenciais por não haver doenças deficientes oficiais, seu efeito preza pela correção e restauração do equilíbrio de um sistema estressado. Claramente, a consequência disso é que algumas pessoas em um mesmo estudo podem responder à alimentação ou ao tratamento rico em fitoquímicos, e outras não, causando "pesadelos" aos pesquisadores da ciência da Nutrição, em termos de impulsionar um estudo e escolher as populações de risco corretas.

Apesar dessas limitações, existe grande potencial para melhorar a saúde pelo consumo de alimentos ricos em fitoquímicos ou mesmo suplementos, e por isso as atividades biológicas dos fitoquímicos têm sido um assunto de interesse científico por várias décadas. Os fitoquímicos são compostos essenciais em frutas, vegetais e em muitas bebidas derivadas de plantas, e há muito tempo está estabelecido que os alimentos vegetais são componentes-chave de uma alimentação saudável e estão associados ao risco reduzido de doenças crônicas, de acordo com estudos epidemiológicos. Descobrir as funções de cada um dos fitoquímicos é, no entanto, muito mais difícil. A teoria do envelhecimento dos radicais livres levanta a hipótese de que os processos de envelhecimento ocorrem devido ao acúmulo de macromoléculas danificadas derivadas dos radicais livres, e a teoria ainda tem alguma validade. Por causa disso, pensava-se originalmente que os efeitos protetores dos fitoquímicos poderiam ser explicados pela ação antioxidante química geral e pela atividade de eliminação de radicais livres. Na década de 1990, em particular, era muito fácil e conveniente medir a atividade antioxidante em laboratório e se um composto fosse um antioxidante forte, ele seria considerado saudável. Medidas como Capacidade de Absorbância de Radicais de Oxigênio (ORAC), Potencial Antioxidante Reativo Total (TRAP) e Capacidade Antioxidante Equivalente ao Trolox (TEAC) eram fáceis de utilizar e permitiam que alimentos e compostos fossem facilmente classificados pelo seu "poder de beneficiar a saúde". No entanto, nas últimas duas décadas, as medições de antioxidantes químicos como indicadores de saúde foram amplamente desacreditadas porque os mecanismos envolvidos são muito mais complicados. A medida não leva em consideração a biodisponibilidade e o metabolismo e o resultado inclui vários componentes não relacionados.

A evidência de ações de fitoquímicos é derivada dos estudos epidemiológicos baseados em alimentos ou padrões alimentares contendo fitoquímicos e em estudos de intervenção em humanos, tanto saudáveis quanto aqueles com algum comprometimento à saúde, apoiados por estudos em células humanas *in vitro* e, em menor grau, em modelos animais. Os modelos animais têm várias limitações. É importante entender que os humanos são uma das poucas espécies de mamíferos que são, por exemplo, incapazes de sintetizar vitamina C e de metabolizar o ácido úrico (sem a enzima uricase). Como os modelos animais são

frequentemente usados em estudos direcionados à Nutrição, é importante interpretar corretamente os resultados com base nas diferenças metabólicas entre humanos e outras espécies.

Há muitos estudos que relatam a ação de alimentos ricos em fitoquímicos em biomarcadores de saúde, tanto em pessoas consideradas saudáveis quanto naquelas com algumas condições clínicas, muitos estudos epidemiológicos em populações e muitas revisões sistemáticas e metanálises. Um dos problemas é que a maioria dos estudos em humanos é sobre alimentos ricos em fitoquímicos, que também contêm vários outros componentes, incluindo nutrientes, minerais e vitaminas, exercendo seu próprio efeito. O brócolis, por exemplo, é rico em carotenoides, flavonoides e glicosinolatos, bem como rico em fibras e pobre em açúcar. Houve muito menos estudos sobre o papel dos fitoquímicos puros e eles têm a desvantagem de serem mais semelhantes aos estudos farmacêuticos. Além disso, muitos dos efeitos à saúde são evidentes somente quando o organismo está desequilibrado: a quercetina, por exemplo, reduziu a pressão arterial, mas apenas em homens hipertensos, de acordo com uma revisão sistemática (Rangel-Huerta *et al.*, 2015). A mesma revisão sistemática indicou que o consumo de isoflavonas na soja levou à melhora na inflamação crônica e na função endotelial, mas apenas em mulheres na pós-menopausa.

Uma vez que os alimentos ricos em fitoquímicos são, sem dúvida, bons para a saúde, suplementos contendo fitoquímicos tornaram-se disponíveis comercialmente, junto de suplementos de vitaminas e minerais. No entanto, os benefícios à saúde dos fitoquímicos como extratos enriquecidos ou produtos químicos puros não levam necessariamente aos mesmos efeitos que os alimentos ricos em fitoquímicos equivalentes. Foi relatado que o consumo excessivo de extratos de chá verde pode levar à toxicidade hepática em uma pessoa obesa e presumivelmente tomou os suplementos para aumentar a perda de massa corporal (Monliari *et al.*, 2006), mas uma revisão sistemática sugeriu que um consumo mais moderado de chá verde pode reduzir o risco de doença hepática (Jin *et al.*, 2008).

Efeitos dos polifenóis

Na década de 1930, um constituinte vegetal desconhecido, com qualidades "semelhantes à vitamina", foi investigado e originalmente chamado de "vitamina P", uma vez que os compostos dos cítricos agiam em sinergia com o ácido ascórbico contra os sintomas hemorrágicos e fragilidade capilar associada. Um componente cristalino, a "citrina", afetou a atividade da vitamina C na permeabilidade dos microvasos e, eventualmente, descobriu-se que eram os flavonoides hesperidina e eriodictiol-O-glicosídeo. Embora não tenha sido uma vitamina clássica, várias linhas de pesquisa indicaram um efeito benéfico dos polifenóis. A história da pesquisa de polifenóis é apresentada de forma abrangente em uma revisão (Williamson *et al.*, 2018). Hoje, um número substancial de estudos de intervenção em humanos e sobre os efeitos dos polifenóis na saúde, apoiados por evidências mecanísticas e epidemiológicas, foi publicado. Isso pode ser resumido: flavanóis e procianidinas ricos em cacau protegem contra a disfunção endotelial. O consumo de flavanóis no cacau, de acordo com estudos de intervenção, reduziu a pressão arterial, melhorou a disfunção endotelial, diminuiu o colesterol no sangue e os marcadores de estresse oxidativo. Diversas metanálises e revisões sistemáticas mostraram que alimentos ricos em flavanol, tanto como epicatequina pura ou em produtos à base de cacau, melhoraram a dilatação mediada pelo fluxo, como um benefício cardiovascular (Hooper *et al.*, 2012). O mecanismo ocorre por meio de efeitos no metabolismo do óxido nítrico e subsequente vasodilatação. Da mesma forma, os flavanóis do chá verde reduziram o risco de desenvolver doenças cardiovasculares, uma vez que a análise Cochrane mostrou algumas evidências (fracas a moderadas) de que o chá durante um período de 3 a 6 meses reduziu a pressão e diminuiu o colesterol LDL, mas não afetou o colesterol HDL. Há boas evidências epidemiológicas de que o café, tanto cafeinado quanto descafeinado, e os ácidos fenólicos constituintes reduzem de forma dose-dependente o risco de desenvolver diabetes melito tipo 2. O consumo de chá também tem esse benefício, mas seu efeito é mais fraco do que o do café.

Um dos mecanismos de ação dos polifenóis é influenciar o metabolismo pós-prandial, desacelerando a digestão de carboidratos e lipídios e, assim, atenuando os picos de glicose desfavoráveis no sangue e protegendo as células do endotélio vascular contra o estresse derivado de altas concentrações de nutrientes no sangue após uma refeição. As isoflavonas ajudam a atenuar a perda óssea por deficiência de estrogênio em mulheres na pós-menopausa (Lambert *et al.*, 2017) por meio de interações com o receptor de estrogênio alfa e beta. O consumo de isoflavona também está associado ao risco reduzido de câncer colorretal, com base em estudos epidemiológicos em populações asiáticas (Yu *et al.*, 2016). Algumas pessoas produzem equol como um metabólito colônico microbiano da daidzeína, e foi sugerido, mas não comprovado, que esses produtores de equol obtêm mais benefícios do consumo de soja em relação aos fatores de risco cardiovascular (Birru *et al.*, 2016).

Efeitos dos glicosinolatos

Os glicosinolatos foram originalmente estudados como fatores antinutricionais, devido ao alto consumo de colza por animais de fazenda. Outros glicosinolatos, no entanto, foram estudados quanto aos seus potenciais efeitos à saúde, mais notavelmente glicorafanina (como precursor do sulforafano) e gliconasturtiína (fenetilisotiocianato). Vários mecanismos possíveis foram relatados, mas o mais estabelecido é a indução das enzimas da fase II pelo sulforafano. Isso se deve à interação com o fator de transcrição expresso em resposta ao estresse, chamado fator nuclear eritroide 2 (Nrf2), e a proteínas celulares relacionadas (Kerimi e Williamson, 2017). As enzimas da fase dois aumentam a taxa de eliminação de carcinógenos e toxinas e, portanto, sua indução reduziria a exposição a esses tipos de compostos. Tais estudos experimentais são complementados por observações epidemiológicas, embora haja poucos estudos de intervenção sobre os efeitos dos glicosinolatos na saúde. O consumo de vegetais crucíferos reduziu o risco de desenvolver câncer de cólon, mas isso era dependente dos polimorfismos na glutationa S-transferase das pessoas afetadas (Tse e Eslick, 2014).

Efeitos dos carotenoides

A maioria das informações sobre os efeitos dos carotenoides na saúde deriva de estudos epidemiológicos. Há fortes evidências epidemiológicas que mostram risco reduzido de câncer de pulmão em resposta ao consumo de frutas e vegetais contendo altos níveis de betacaroteno, e acredita-se que isso seja verdade hoje. No entanto,

378 Introdução à Nutrição Humana

estudos sobre suplementos de betacaroteno mostraram que eles poderiam aumentar o risco de câncer de pulmão em fumantes e interromperam efetivamente as pesquisas sobre os efeitos benéficos dos suplementos de carotenoides. Outros estudos mostraram que a suplementação de betacaroteno foi associada a um maior risco de câncer de pulmão e estômago em fumantes e trabalhadores com amianto (Druesne-Pecollo *et al.*, 2010). Uma alta concentração de licopeno no sangue está associada a reduções no risco de acidente vascular cerebral e doenças cardiovasculares, de acordo com uma metanálise abrangente (Cheng *et al.*, 2017). Estudos de intervenção, com alta ingestão de tomate, mostraram redução no colesterol LDL, no marcador inflamatório interleucina-6 e melhorias na dilatação mediada pelo fluxo, enquanto a suplementação de licopeno reduziu a pressão arterial sistólica. Concentrações mais altas de licopeno na alimentação e na circulação estão inversamente associadas ao risco de desenvolver câncer de próstata, mas não a um risco reduzido de câncer de próstata avançado (Rowles *et al.*, 2017). A xantofila luteína é um carotenoide natural sintetizado por vegetais de folhas verde-escuras, como espinafre e couve. A maior ingestão alimentar, juntamente com maiores concentrações sanguíneas de luteína, está associada à melhor saúde cardiometabólica, mas sem efeito sobre o risco de diabetes melito (Leermakers *et al.*, 2016). A DMRI é a principal causa de cegueira em pessoas idosas nos países industrializados e afeta a mácula, que é a região intermediária da retina responsável pela visão central. Em uma metanálise, a luteína e a zeaxantina não foram significativamente associadas a um risco reduzido de DMRI precoce, mas foram protetoras contra a DMRI tardia (Ma *et al.*, 2012).

Referências bibliográficas

Angelino, D., Dosz, E.B., Sun, J. *et al.* (2015). Myrosinase-dependent and -independent formation and control of isothiocyanate products of glucosinolate hydrolysis, *Front Plant Sci.* 6, 831.

Al Janobi, A.A., Mithen, R.F., Gasper, A.V. *et al.* (2006). Quantitative measurement of sulforaphane, iberin and their mercapturic acid pathway metabolites in human plasma and urine using liquid chromatography-tandem electrospray ionisation mass spectrometry. *J Chromatogr B Analyt Technol Biomed Life Sci* 844, 223–234.

Birru, R.L., Ahuja, V., Vishnu, A. *et al.* (2016). The impact of equol-producing status in modifying the effect of soya isoflavones on risk factors for CHD: a systematic review of randomised controlled trials, *J Nutr Sci,* 5, e30.

Cheng, H.M., Koutsidis, G., Lodge, J.K. *et al.* (2019). Lycopene and tomato and risk of cardiovascular diseases: A systematic review and meta-analysis of epidemiological evidence, *Crit Rev Food Sci Nutr,* 59, 141–158.

Druesne-Pecollo, N., Latino-Martel, P., Norat, T. *et al.* (2010). Beta-carotene supplementation and cancer risk: a systematic review and metaanalysis of randomized controlled trials, *Int J Cancer,* 127, 172–184.

Faulks, R.M., Hart, D.J., Brett, G.M. *et al.* (2004). Kinetics of gastro-intestinal transit and carotenoid absorption and disposal in ileostomy volunteers fed spinach meals, *Eur J Nutr.* 43, 15–22.

Hooper, L., Kay, C., Abdelhamid, A. *et al.* (2012). Effects of chocolate, cocoa, and flavan-3-ols on cardiovascular health: a systematic review and meta-analysis of randomized trials, *Am. J. Clin. Nutr.* 95, 740–751.

Jin, X., Zheng, R.H., and Li, Y.M. (2008). Green tea consumption and liver disease: a systematic review, *Liver Int,* 28, 990–996.

Kahle, K., Kraus, M., Scheppach, W. *et al.* (2005). Colonic availability of apple polyphenols - A study in ileostomy subjects, *Mol Nutr Food Res.* 49, 1143–1150.

Kerimi, A. and Williamson, G. (2018). Differential impact of flavonoids on redox modulation, bioenergetics and cell signalling in normal and tumor cells: a comprehensive review, *Antioxid Redox Signal,* 29, 1633–1659.

Lambert, M.N.T., Hu, L.M., and Jeppesen, P.B. (2017). A systematic review and meta-analysis of the effects of isoflavone formulations against estrogen-deficient bone resorption in peri- and postmenopausal women, *Am J Clin Nutr.* 106, 801–811.

Leermakers, E.T., Darweesh, S.K., Baena, C.P. *et al.* (2016). The effects of lutein on cardiometabolic health across the life course: a systematic review and meta-analysis, *Am J Clin Nutr,* 103, 481–494.

Marriage, B.J., Williams, J.A., Choe, Y.S. *et al.* (2017). Mono- and diglycerides improve lutein absorption in healthy adults: a randomised, double-blind, cross-over, single-dose study, *Br J Nutr,* 118, 813–821.

Muller, L., Caris-Veyrat, C., Lowe, G. *et al.* (2016). Lycopene and Its Antioxidant Role in the Prevention of Cardiovascular Diseases-A Critical Review, *Crit Rev Food Sci Nutr* 56, 1868–1879.

Mullen, W., Edwards, C.A., and Crozier, A. (2006). Absorption, excretion and metabolite profiling of methyl-, glucuronyl-, glucosyl- and sulpho-conjugates of quercetin in human plasma and urine after ingestion of onions, *Br J Nutr* 96, 107–116.

Molinari, M., Watt, K.D., Kruszyna, T. *et al.* (2006). Acute liver failure induced by green tea extracts: case report and review of the literature, *Liver Transpl* 12, 1892–1895.

Ma, L., Dou, H.L., Wu, Y.Q. *et al.* (2012). M. Lin, Lutein and zeaxanthin intake and the risk of age-related macular degeneration: a systematic review and meta-analysis, *Br J Nutr.* 107, 350–359.

Niesor, E.J., Chaput, E., Mary, J.L. *et al.* (2014). Effect of compounds affecting ABCA1 expression and CETP activity on the HDL pathway involved in intestinal absorption of lutein and zeaxanthin, *Lipids*, 49, 1233–1243.

Rangel-Huerta, O.D., Pastor-Villaescusa, B., Aguilera, C.M. *et al.* (2015). A systematic review of the efficacy of bioactive compounds in cardiovascular disease: Phenolic compounds, *Nutrients*, 7, 5177–5216.

Rowles, J.L., 3rd, Ranard, K.M., Smith, J.W. *et al.* (2017). Increased dietary and circulating lycopene are associated with reduced prostate cancer risk: a systematic review and meta-analysis, *Prostate Cancer Prostatic Dis*, 20, 361–377.

Tse, G. and Eslick, G.D. (2014). Cruciferous vegetables and risk of colorectal neoplasms: a systematic review and meta-analysis, *Nutr Cancer*, 66, 128–139.

Walle, T., Otake, Y., Walle, U.K. *et al.* (2000). Quercetin glucosides are completely hydrolyzed in ileostomy patients before absorption, *J Nutr*, 130, 2658–2661.

Williamson, G.K., Kay, C.D., and Crozier, A. (2018). The bioavailability, transport, and bioactivity of dietary flavonoids: A review from a historical perspective, *Comprehensive Reviews in Food Science and Food Safety*, 17, 1054–1112.

Yu, Y., Jing, X., Li, H. *et al.* (2016). Soy isoflavone consumption and colorectal cancer risk: a systematic review and meta-analysis, *Sci Rep* 6, 25939.

13

Atividade Física: Conceitos, Métodos de Avaliação e Considerações de Saúde Pública

Angela Carlin, Marie H. Murphy e Alison M. Gallagher

Pontos-chave

- Atividade física é definida como qualquer movimento corporal produzido pelos músculos esqueléticos que requeira gasto de energia. Pode ser classificada segundo o tipo, a duração (tempo) e a intensidade com que é realizada
- Os termos "atividade física" e "exercício físico" são frequentemente utilizados como sinônimos; porém, exercício físico é um subconjunto da atividade física, cujo objetivo é melhorar a aptidão física. Esta, por sua vez, é definida como um conjunto de atributos que as pessoas têm ou desenvolvem e que determinam sua capacidade de realizar atividades físicas
- A intensidade das atividades físicas deve ser quantificada pelos equivalentes metabólicos (METs); 1 MET é o gasto energético associado à taxa metabólica de repouso (equivalente ao consumo de 3,5 mℓ de O2/kg/min). Todas as atividades físicas podem ser classificadas como múltiplos dessa taxa de gasto de energia
- O comportamento sedentário é definido como qualquer hábito em estado de vigília (acordado), caracterizado por um gasto de energia $\leq$ 1,5 METs (em uma posição sentada ou supina), enquanto a inatividade física se refere a alguém que está ou não envolvido em níveis suficientes de atividade física para atender às recomendações atuais para a saúde. As pessoas podem ser classificadas como fisicamente ativas mesmo com comportamento sedentário
- Para crianças/adolescentes, recomendam-se pelo menos 60 minutos por dia de atividade física de intensidade moderada a vigorosa, junto com atividades de fortalecimento muscular e ósseo em pelo menos 3 dias por semana
- Para adultos, recomendam-se 150 minutos por semana de atividade física de intensidade moderada a vigorosa ou 75 minutos por semana de atividade de intensidade vigorosa, junto com atividades de fortalecimento muscular e ósseo em pelo menos 2 dias por semana. As diretrizes atuais para idosos (65 anos ou mais) são semelhantes, mas incluem recomendações adicionais em relação a equilíbrio e coordenação
- A inatividade física (i. e., não alcançar os níveis recomendados para a saúde) foi destacada como o quarto principal fator de risco para a mortalidade global, com níveis de atividade física aumentando em muitos países
- É importante que as mensurações considerem o tipo de atividade física que está sendo realizado junto com duração, intensidade e frequência. No momento, nenhuma técnica de avaliação única é capaz de capturar todos os componentes da atividade física (i. e., tipo, frequência, intensidade e duração). Por isso, é necessário considerar as características dos estudos da população avaliada, do dispositivo e da atividade para a seleção dos métodos de avaliação de atividade física
- Dados os altos níveis de inatividade física na sociedade e os efeitos negativos bem estabelecidos na saúde, é importante que intervenções eficazes sejam desenvolvidas para mudar comportamentos e aumentar a atividade física em todas as fases do ciclo de vida.

13.1 Introdução

A nutrição e a atividade física têm sido tradicionalmente consideradas separadamente como disciplinas; no entanto, com a compreensão cada vez maior do impacto da alimentação e da atividade física na saúde, é importante considerar a importância de ambas. O equilíbrio energético é alcançado quando o gasto total de energia de uma pessoa é igual à ingestão total de energia proveniente da alimentação. Se a ingestão exceder o gasto, o resultado é um aumento no armazenamento de energia, principalmente como gordura corporal. Se a ingestão estiver abaixo do gasto, o conteúdo de energia corporal ou gordura corporal diminui. O gasto de energia de uma pessoa é determinado por três fatores: taxa metabólica de repouso, efeito térmico da alimentação e gasto energético relacionado à atividade física. Mais detalhes sobre a taxa metabólica de repouso e o efeito térmico da alimentação são fornecidos no Capítulo 6, *Metabolismo Energético*. Este capítulo introduzirá alguns conceitos-chave (atividade física, aptidão física, intensidade da atividade física e comportamento sedentário); e considerará as recomendações atuais para atividade física, os níveis atuais de atividade física/inatividade e os potenciais benefícios à saúde em virtude do aumento da atividade física. Abordagens para a avaliação da atividade física e esforços para promovê-la entre a população também serão introduzidos e considerados.

Atividade física

A atividade física é definida como qualquer movimento corporal produzido pelos músculos esqueléticos que requeira gasto de energia. O *continuum* do movimento humano está destacado na Figura 13.1.

A atividade física é o componente do gasto de energia com maior flexibilidade e o meio pelo qual grandes aumentos no gasto de energia podem ser alcançados. É importante notar que há uma distinção clara entre atividade física e gasto de energia; a atividade física descreve o movimento corporal, enquanto o gasto de energia resulta do movimento corporal.

A atividade física abrange todos os aspectos do movimento humano e é realizada em diferentes contextos ou domínios, incluindo ocupação, transporte pessoal, atividades domésticas e recreativas. A atividade física ocupacional refere-se a atividades relacionadas ao trabalho realizadas fora de casa, enquanto as atividades domésticas incluem trabalho doméstico e jardinagem. O transporte pessoal inclui viagens ativas de um lugar para outro, como caminhar ou andar de bicicleta, enquanto as atividades recreativas se referem àquelas realizadas durante o tempo de lazer, incluindo exercícios físicos e esportes.

Os termos "atividade física" e "exercício físico" são frequentemente utilizados como sinônimos, mas exercício físico é um subconjunto específico da atividade física, cujo objetivo é melhorar a aptidão física ou alguma competência. É definido como uma atividade física planejada, estruturada, repetitiva e intencional, objetivando primeiramente a melhora ou manutenção de um ou mais componentes da aptidão física. O exercício físico aeróbio envolve um período sustentado de atividade física rítmica, usando grandes grupos de músculos esqueléticos, que melhora a função do sistema cardiovascular (p. ex., correr ou andar de bicicleta). Ele também abrange o treinamento de força (ou com pesos) – que melhora a força e a resistência muscular por meio do movimento corporal contra uma resistência – e exercícios de flexibilidade, como alongamento, que mantém a amplitude de movimento em torno de uma articulação.

Aptidão física

A aptidão física é definida como um conjunto de atributos que as pessoas têm ou desenvolvem (por meio do exercício físico) e que as capacitam a realizar atividades físicas. Pode abranger aspectos da habilidade de uma pessoa relacionados com habilidade (p. ex., concentrar-se no desempenho de certas tarefas que requerem um elemento de habilidade motora, além da aptidão física). Vários componentes

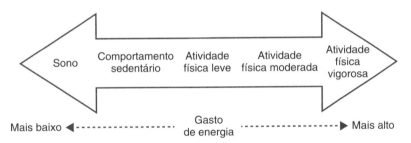

Figura 13.1 *Continuum* do movimento humano e gasto de energia.

382 Introdução à Nutrição Humana

da aptidão física estão associados à saúde, como flexibilidade, força e resistência muscular e aptidão cardiorrespiratória. A aptidão cardiorrespiratória se refere à capacidade dos sistemas circulatório, respiratório e musculoesquelético de fornecer oxigênio durante a atividade física sustentada. A mensuração precisa da aptidão cardiorrespiratória é importante dentro de um contexto de pesquisa, pois possibilita que associações entre a aptidão e uma série de resultados de saúde sejam traçadas, independentemente dos níveis de atividade física.

O consumo de oxigênio (VO_2) é a medida da capacidade de uma pessoa utilizar oxigênio para obtenção da energia necessária à contração musculoesquelética. Isso depende da capacidade de os sistemas cardiovascular e musculoesquelético captarem oxigênio, entregá-lo aos tecidos em funcionamento e usá-lo no metabolismo de gorduras, carboidratos e proteínas.

O consumo máximo de oxigênio ($VO_{2máx}$) é a quantidade máxima de oxigênio que uma pessoa pode utilizar durante o exercício físico intenso ou máximo. É medido como mililitros de oxigênio por quilograma de massa corporal por minuto (mℓ/kg/min) para atividades que demandem sustentação total do corpo (p. ex., corrida), ou em litros por minuto para exercícios físicos que não demandem a sustentação total do corpo (p. ex., andar de bicicleta). A medida do $VO_{2máx}$ é considerada padrão-ouro na avaliação da aptidão cardiorrespiratória, e tal método direto requer um teste máximo incremental, ou seja, que o participante se exercite progressivamente até a exaustão em uma esteira ou cicloergômetro. O uso de teste de aptidão máxima pode não ser adequado a certas populações clínicas, em que outros fatores, além do esforço, podem limitar o desempenho físico. Esse método de avaliação também consome muito tempo e recursos, impulsionando o desenvolvimento de vários testes com base em campo e submáximos que são amplamente usados para predizer o $VO_{2máx}$ e, assim, avaliar a aptidão cardiorrespiratória. Eles incluem caminhadas/corridas de distância cronometrada, testes de "subir e descer do degrau", testes no cicloergômetro e testes incrementais em esteira.

Intensidade do exercício físico

A intensidade do exercício físico pode ser considerada como um *continuum* desde o repouso até o esforço máximo (*all out*). A taxa de contração muscular esquelética, bem como a força exigida

pelo músculo esquelético a cada contração, determina as demandas de energia, as quais, por sua vez, determinam a taxa na qual o corpo deve ressintetizar trifosfato de adenosina (ATP). À medida que a demanda por energia aumenta, o corpo aumenta o transporte (débito cardíaco) e a utilização do oxigênio (VO_2) para ajudar a atendê-la, usando o metabolismo energético aeróbio. A intensidade do exercício físico é, portanto, muitas vezes definida em termos da resposta da frequência cardíaca induzida pela atividade ou pelo consumo de oxigênio requerido para sua execução – a intensidade pode ser descrita como leve, moderada ou vigorosa. A intensidade moderada foi definida como atividade que requer 40 a 50% do VO_2 de reserva de uma pessoa (*i. e.*, a diferença entre o $VO_{2máx}$ e o VO_2 em repouso), ou a frequência cardíaca de reserva (diferença entre a frequência cardíaca máxima e a de repouso), ou 55 a 69% da frequência cardíaca máxima (American College of Sports Medicine, 2017).

A intensidade das atividades físicas realizadas também pode ser quantificada em termos de energia despendida, ou equivalentes metabólicos (METs). Com a utilização desse sistema, 1 MET é considerado o gasto energético que ocorre na posição sentada e quieta, ou seja, taxa metabólica de repouso, e equivale à quantidade de oxigênio consumida em repouso, correspondente a 3,5 mℓ/kg/min. Todas as outras atividades podem ser classificadas como múltiplos dessa taxa de gasto de energia, com exemplos de valores de MET para várias atividades, expressos na Tabela 13.1 (Ainsworth *et al.*, 2011). Uma atividade de 4 MET (p. ex., caminhada rápida) gasta 4 vezes a energia usada pelo corpo em repouso; portanto, se uma pessoa faz uma atividade de 4 MET por 30 minutos, ela fez $4 \times 30 = 120$ MET-minutos (ou 2,0 MET-horas) de atividade física. Uma pessoa também pode atingir 120 MET-minutos com uma atividade de 8 MET (corrida) por 15 minutos. Um compêndio de atividades físicas foi desenvolvido para quantificar seus custos de energia (Ainsworth *et al.*, 2011). As atividades são classificadas em termos de seus valores MET, e o compêndio pode ser usado para quantificar as intensidades das atividades físicas realizadas: sedentário (1,0 a 1,5 METs), intensidade leve (1,6 a 2,9 METs), intensidade moderada (3,0 a 5,9 METs) e intensidade vigorosa (> 6 METs). Esse método para

Tabela 13.1 Exemplos de valores de equivalente metabólico (MET) para várias atividades físicas.

Atividades	MET
Deitado quieto, vendo televisão	1,0
Sentado, estudando, esforço leve	1,3
Lavar e encerar carro	2,0
Limpar, varrer, lentamente, esforço leve	2,3
Passear com o cachorro	3,0
Boliche interno, pista de boliche	3,8
Caminhar a 5,6 km/h em solo plano e ritmo rápido	4,3
Tênis	4,5 a 8,0
Cortar a grama, geral	5,5
Ciclismo, lazer, 15,1 km/h	5,8
Correr, 6,4 km/h	6,0
Futebol, competitivo	8,0

Fonte: Ainsworth *et al.*, 2011.

categorizar a atividade física não leva em consideração o condicionamento físico e, portanto, pode superestimar as demandas fisiológicas de atividade para uma pessoa jovem bem condicionada, ao mesmo tempo que as subestima para idosos ou para aqueles com níveis mais baixos de condicionamento físico.

Comportamento sedentário

O termo *comportamento sedentário* é cada vez mais utilizado na literatura de atividade física e tem sido definido como "qualquer comportamento em estado de vigília caracterizado por gasto de energia ≤ 1,5 METs durante a postura sentada ou reclinada" (Sedentary Behavior Research Network, 2012). O comportamento sedentário é, portanto, diferente da inatividade física, que se refere a alguém que não se envolve em níveis suficientes de atividade física para atender às recomendações atuais de atividade física para a saúde. Assim, as pessoas podem ser classificadas como fisicamente ativas, mas ainda assim se envolverem em múltiplos comportamentos sedentários.

Evidências históricas mostram que os ancestrais do ser humano tinham um estilo de vida caracterizado por atividade física (caçadores e coletores), com evidências sugerindo que caminhavam distâncias de até 22 km (ou 30.000 passos)

diariamente (Cordain *et al.*, 1998). Dado que a parte do genoma humano responsável pela anatomia e fisiologia básica permaneceu relativamente inalterada ao longo de dezenas de milhares de anos, as complexas relações que existiam entre a ingestão energética e o gasto energético, particularmente os requisitos de atividade física, permanecem semelhantes hoje, embora a atividade física não seja mais um requisito para a vida diária (Cordain *et al.*, 1998). Conforme a sociedade evoluiu mediante as revoluções agrícola e industrial, empregos e tarefas que antes exigiam o movimento humano foram substituídos por máquinas e tecnologia. Na sociedade moderna, tecnologias que economizam mão de obra, transporte motorizado e aumento nas atividades de lazer sedentárias, como ver televisão e usar *smartphones*, reduziram ainda mais os níveis de atividade física.

13.2 Recomendações de atividade física

As diretrizes de atividade física fornecem recomendações referentes a tipo, dose, intensidade e quantidade total diária necessária para a prevenção de doenças não transmissíveis. O relatório da Organização Mundial da Saúde (OMS), Recomendações Globais para Atividade Física e Saúde, publicado em 2010, forneceu aos formuladores de políticas nacionais e regionais orientações sobre atividade física para a saúde (OMS, 2010). Em decorrência disso, muitos países têm suas próprias diretrizes específicas desenvolvidas por órgãos de saúde do governo.

As diretrizes de atividade física podem atuar como uma ferramenta de conscientização, fornecendo ao público os níveis de atividade física necessários para alcançar os benefícios de saúde. Conforme descrito pelo Departamento de Saúde do Reino Unido, as diretrizes auxiliam os formuladores de políticas e profissionais de saúde em suas funções, mas também fornecem às pessoas a oportunidade de se responsabilizarem pelas próprias escolhas no que diz respeito ao estilo de vida (Department of Health, 2011). O desenvolvimento de diretrizes nacionais também possibilita que a adesão às recomendações de atividade física seja mensurada (vigilância da atividade física) e que as tendências nos níveis de atividade física ao longo do tempo sejam estabelecidas.

Introdução à Nutrição Humana

Recomendações atuais

As diretrizes de atividade física são pautadas em evidências e definidas a partir de extensas revisões da literatura científica (p. ex., Department of Health and Human Services, 2018). As Recomendações Globais para Atividade Física e Saúde da OMS (2010) abordam três grupos de idade ao longo do ciclo de vida: crianças e adolescentes (idades entre 5 e 17 anos), adultos (18 a 64 anos) e idosos (65 anos ou mais). Para crianças e adolescentes, recomendam-se pelo menos 60 minutos por dia de atividade física de intensidade moderada a vigorosa. Além disso, atividades físicas de intensidade vigorosa, inclusive aquelas que fortalecem músculos e ossos, devem ser incorporadas em pelo menos 3 dias por semana. Para adultos (18 a 64 anos), recomendam-se 150 minutos por semana de atividade aeróbia de intensidade moderada, ou 75 minutos por semana de atividade com intensidade vigorosa. As diretrizes para idosos (65 anos ou mais) são semelhantes, mas incluem recomendações adicionais em relação à mobilidade reduzida e às condições de saúde. Idosos com pouca mobilidade devem realizar atividades, em três ou mais dias por semana, para melhorar o equilíbrio e prevenir quedas, enquanto os idosos que não conseguem cumprir as recomendações devem ter como objetivo ser tão fisicamente ativos quanto suas condições permitirem.

As diretrizes de atividade física evoluíram desde seu início e são atualizadas regularmente, com o Departamento de Saúde atualmente revisando as diretrizes do Reino Unido (previamente atualizadas em 2011). Atualizações de diretrizes em outros países, como Canadá e Austrália, evoluíram recentemente para expressar a atividade física no contexto das diretrizes de movimento de 24 horas para crianças em idade pré-escolar e escolar.

Mensagem "Passos por dia"

Embora as diretrizes de atividade física resumidas prescrevam a atividade física em termos de intensidade, frequência e duração, elas foram traduzidas em índices fundamentados em passos, como na mensagem de saúde "meta de 10.000 passos por dia". Apesar de haver consenso entre os países e organizações de saúde sobre as diretrizes de atividade física, ainda há grande discrepância nas recomendações com base em passos e como elas são comunicadas (Tudor-Locke *et al.*, 2011). O acúmulo de passos diários para atingir os níveis recomendados de atividade física decorre dos clubes de caminhada japoneses, com a origem da mensagem "10.000 passos por dia" atribuídas a uma campanha de marketing japonesa na corrida até os Jogos Olímpicos de 1964, em Tóquio. Embora as diretrizes de passos diários sejam úteis para descrever o volume de atividade física, elas não podem ser facilmente utilizadas para descrever a intensidade, que é um componente importante da atividade física e que influencia a natureza e a extensão dos benefícios à saúde alcançados ao se tornar ativo.

Dados normativos mostraram que adultos saudáveis acumulam entre 4.000 e 18.000 passos/dia, com a meta acima de 10.000 passos/dia considerada um nível adequado de atividade física para essa população (Tudor-Locke *et al.*, 2011). Essa meta pode ser muito baixa para crianças e pode ser inatingível para adultos mais velhos, ou aqueles cuja capacidade de atividade física é impedida por doenças ou enfermidades. Em termos de comunicar quantos passos por dia são suficientes para a atividade física, a utilização de uma escala que leve em consideração diferentes subgrupos e forneça recomendações de cadência com o objetivo de ajudar as pessoas a selecionar uma velocidade de caminhada de intensidade moderada a vigorosa pode ser útil, tanto na pesquisa quanto na prática clínica (Tudor-Locke *et al.*, 2011).

13.3 Atividade física e saúde

A inatividade física, ou seja, o não cumprimento dos níveis recomendados de atividade física para a saúde, tem sido destacada como o quarto principal fator de risco para a mortalidade global, com mais de 5 milhões de mortes em todo o mundo. Os níveis de inatividade física estão aumentando em muitos países, com grandes implicações na prevalência de doenças não transmissíveis e na saúde geral da população em todo o planeta. Estima-se que a inatividade física seja a principal causa de aproximadamente 21 a 25% dos cânceres de mama e de cólon, 27% dos casos de diabetes melito e aproximadamente 30% do impacto negativo causado à sociedade em virtude das doenças isquêmicas do coração. Um breve panorama das evidências de atividade física e saúde é fornecido a seguir. Para um entendimento mais aprofundado, consulte a leitura recomendada (p. ex., Warburton *et al.*, 2006; Physical Activity Guidelines Advisory Committee Scientific Report, 2018).

Saúde cardiovascular

As primeiras constatações na relação entre atividade física e saúde foram estabelecidas no trabalho seminal de Jeremy Morris, na década de 1950, e Ralph Paffenbarger, na década de 1970. Morris *et al.* (1953) investigaram a incidência de mortes por doença coronariana entre os trabalhadores do transporte de Londres e descobriram que os condutores de ônibus que subiam escadas regularmente ao longo do dia tiveram menos da metade da incidência de ataques cardíacos quando comparados a motoristas de ônibus sedentários, que passavam a maioria de seus turnos de trabalho sentados (Morris *et al.*, 1953). Outros estudos ocupacionais conduzidos nos EUA confirmaram o efeito protetor do trabalho ocupacional sobre a doença coronariana, com Paffenbarger e Hale (1975) demonstrando que os homens que realizaram exercícios físicos leves ou moderados tinham duas vezes mais probabilidade de morrer do que seus colaboradores de trabalho que praticavam trabalho ocupacional pesado.

Investigações mais recentes demonstraram reduções ainda maiores no risco de morte por doença cardiovascular e observaram redução 50% maior no risco para pessoas classificadas como aptas ou ativas. Além disso, um aumento na capacidade de realizar exercícios (aptidão física) da unidade de 1 MET foi associado à mortalidade reduzida de aproximadamente 20%. Atualmente, há evidências epidemiológicas irrefutáveis de que a atividade física regular desempenha papel importante na prevenção primária e secundária de doenças cardiovasculares. Além disso, destaca-se a relação dose-resposta, com aqueles que apresentam os níveis mais altos de atividade e aptidão físicas com o menor risco de morte prematura. Embora o corpo de evidências epidemiológicas apoie a premissa de que o exercício físico deve ter pelo menos intensidade moderada para obter benefícios para a saúde cardiovascular, o que constitui intensidade, frequência, duração e tipo de atividade física ideais é muito menos claro (Warburton *et al.*, 2006).

Diabetes melito

A incidência de diabetes melito tipo 2 aumentou em muitos países, com evidências sugerindo ligação entre o aumento nas taxas de obesidade e o diabetes melito tipo 2. O envolvimento com exercícios físicos aeróbios e treinamento de força demonstrou reduzir o risco da doença em adultos (Warburton *et al.*, 2006). Um estudo importante do início da década de 1990 identificou relação inversa entre o gasto energético semanal e o risco de desenvolver diabetes melito tipo 2. Helmrich *et al.* (1991) evidenciaram que cada aumento de 500 kcal/semana no gasto energético (caminhada, subida de escadas e esportes) estava associado à redução de 6% na incidência da doença (Helmrich *et al.*, 1991). Tanto níveis moderadamente intensos de atividade física quanto o condicionamento cardiovascular protegem contra o risco de diabetes melito tipo 2 em homens, com mais benefícios observados naqueles que já apresentam risco aumentado, como os que apresentam índice de massa corporal (IMC) elevado. Revisões sistemáticas de intervenções no estilo de vida demonstraram que a redução modesta de massa corporal (alcançada por combinação de abordagens na alimentação e em exercícios físicos) pode reduzir a incidência de diabetes melito tipo 2 em cerca de 40 a 60% ao longo de 3 a 4 anos em pessoas sob risco (Warburton *et al.*, 2006). Ainda há incerteza quanto às contribuições relativas da alimentação e dos exercícios físicos em tais estudos, mas as intervenções por meio de atividade física são consideradas eficazes no controle da doença, uma vez que contribuem para melhora na homeostase da glicose. No entanto, mais pesquisas são necessárias para determinar o tipo ideal de exercício físico (p. ex., treinamento aeróbio *versus* treinamento de força) e seus níveis de intensidade para prevenção primária e secundária do diabetes melito tipo 2.

Câncer

O câncer é uma das principais causas de morbidade e mortalidade em todo o mundo. Pesquisas têm mostrado que níveis crescentes de atividade física estão associados a reduções no risco de vários tipos de câncer em locais específicos do corpo, em particular o câncer de mama e o de cólon (Department of Health and Human Services, 2018). Evidências epidemiológicas demonstraram que a atividade física de intensidade moderada ($> 4,5$ METs) foi associada a maior efeito protetor quando comparada a atividades de menor intensidade. Em comparação com pessoas inativas, homens e mulheres fisicamente ativos têm redução de 30 a 40% no risco de desenvolver câncer de cólon. Para o câncer de mama, a redução do risco é de 20 a 30% para mulheres fisicamente ativas em comparação às suas contrapartes inativas. Embora os dados disponíveis sejam esparsos, parece que 30 a 60 minutos de atividade física com intensidade moderada a vigorosa por dia são necessários para diminuir o risco desses cânceres em locais específicos. Uma relação dose-resposta também é evidenciada, com maiores reduções no risco observadas em níveis mais elevados de atividade física. As evidências sobre a quantidade ideal de atividade física para a prevenção do câncer são menos claras e justificam investigação mais aprofundada, mas já existem indícios de efeitos benéficos do exercício físico em pessoas com diagnóstico de câncer. Mais ensaios clínicos randomizados são necessários para determinar o papel da atividade física na prevenção secundária do câncer e, em particular, o papel que a atividade física pode desempenhar na melhoria do estado de saúde das pessoas com câncer.

Osteoporose

A osteoporose é um dos principais problemas de saúde em todo o mundo, sendo caracterizada por baixa massa óssea e deterioração da microarquitetura do tecido ósseo. Os exercícios físicos com cargas, em particular o treinamento de força, parecem ter maiores efeitos na densidade mineral óssea. Evidências demonstram que a atividade física rotineira pode aumentar o conteúdo mineral ósseo durante a infância e prevenir as perdas de massa óssea associadas ao envelhecimento, particularmente em mulheres após a menopausa. O treinamento físico também demonstrou reduzir o risco e a incidência de quedas, sendo que os benefícios da atividade física regular e dos exercícios físicos estruturados sobre a saúde óssea têm demonstrado compensar os riscos potenciais, especialmente em adultos mais velhos. Leituras adicionais sobre os efeitos do esporte/exercício físico na saúde óssea são fornecidas no Capítulo 19 do livro didático *Sport and Exercise Nutrition* (Bone Health, Sanborn *et al.*, 2011).

Obesidade

Estudos observacionais sugerem que existe associação entre o aumento dos níveis de inatividade física e o da prevalência de obesidade; no entanto, faltam evidências robustas de estudos de intervenção sobre o papel da atividade física na prevenção da obesidade. Estudos de coorte longitudinais mostraram que pessoas que relataram níveis mais elevados de atividade física tinham menos probabilidade de ganhar massa corporal, sendo essa relação mais pronunciada quando os níveis de atividade física estão acima de 150 minutos por semana. Fortes evidências também apoiam a relação significativa entre atividade física e ganho de massa corporal atenuado quando a atividade é de intensidade moderada a vigorosa; contudo, os dados sobre atividade física de intensidade leve são insuficientes. Embora a atividade física possa desempenhar papel no balanço energético, a combinação de ajustes na alimentação e na prática de exercícios físicos é provavelmente mais eficaz para a perda de massa corporal. Além disso, aqueles que são fisicamente ativos são mais propensos a manter a perda de massa corporal em comparação àqueles que são inativos.

Saúde mental

A atividade física tem sido associada a melhoras agudas e crônicas na saúde mental e no bem-estar, podendo desempenhar papel importante no gerenciamento de certas condições clínicas de ordem mental, incluindo transtornos de depressão e de ansiedade. As evidências mostram que as pessoas com depressão tendem a ser menos fisicamente ativas do que aquelas sem, ao passo que o treinamento aeróbio ou de força também já foi associado a reduções significativas nos sintomas depressivos, além do fato de que o exercício físico regular também apresenta papel benéfico na redução dos sintomas associados aos transtornos de ansiedade. Ainda assim, mais pesquisas são necessárias para estabelecer os mecanismos fisiológicos e psicológicos que explicam a ligação entre a atividade física e a saúde mental, assim como para avaliar os benefícios da atividade física para a saúde mental em subgrupos da população.

13.4 Níveis de atividade física
Tendências em atividade física

O custo da inatividade física para os sistemas de saúde em todo o mundo é estimado em aproximadamente 246 bilhões de reais por ano. Os governos e outras agências de saúde monitoram regularmente os níveis de atividade física das populações, visando averiguar a adesão às recomendações e o potencial impacto das mudanças nas políticas e práticas para melhorar a atividade física. A falta de dados longitudinais na população sobre a atividade física e, em particular, os dados coletados usando ferramentas de medição padronizadas limitam a identificação de tendências a longo prazo.

Com o tempo, o aumento na atividade física de lazer tem sido observado, enquanto a atividade física relacionada ao trabalho está diminuindo. Para os mais jovens, a evidência é menos clara, mas aponta para níveis mais baixos de atividade física durante a Educação Física nas escolas ao longo do tempo. Dados recentes de jovens em 32 países da Europa e dos EUA destacaram que, embora muitos deles relatassem níveis aumentados ou estáveis de atividade física geral, a proporção de jovens que atendem às diretrizes de atividade física (60 minutos por dia de atividade física moderada vigorosa) diminuiu em nove países e permanece baixa.

Prevalência de atividade física/inatividade

Muito progresso foi feito na vigilância da atividade física em todo o mundo, particularmente em adultos, com aproximadamente dois terços dos estados-membros da OMS coletando algum nível de dados de vigilância que pode contribuir para o quadro global dos níveis de participação e do risco de inatividade (Hallal et al., 2012).

Em uma escala global, os dados mais recentes divulgados em 2012 estimam que um em cada quatro adultos e três em cada quatro adolescentes (com idades entre 11 e 17 anos) não alcançam os níveis de atividade física recomendados pela OMS. Existem várias disparidades notáveis em relação à prevalência de inatividade física. A frequência de inatividade física varia entre as regiões da OMS, com 27,5% das pessoas na África classificadas como inativas, em comparação a 43,3 e 34,8% nas Américas e na Europa, respectivamente. Os níveis de atividade física diminuem com a idade em todas as regiões da OMS (Figura 13.2), com as mulheres mais propensas a serem classificadas como fisicamente inativas em comparação aos homens (33,9% *versus* 27,9%) em todas as idades. No Reino Unido, 39% dos adultos não cumprem as diretrizes recomendadas, sendo as mulheres 36% mais prováveis de serem classificadas como fisicamente inativas em comparação aos homens.

A pesquisa *Health Behaviour in School-aged Children* (HBSC) é realizada rotineiramente em 42 países na Região Europeia da OMS e na América

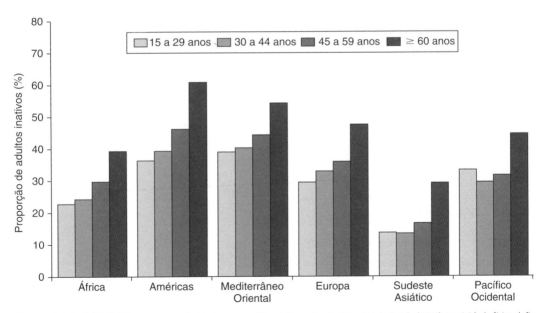

Figura 13.2 Inatividade física em grupos de idade e por regiões da Organização Mundial da Saúde (OMS). Inatividade física definida quando não atender a nenhum dos seguintes critérios: (a) 5 × 30 minutos de atividade física de intensidade moderada por semana; (b) 3 × 20 minutos de atividade física de intensidade vigorosa por semana; (c) uma combinação equivalente atingindo 600 MET-minutos por semana. (Fonte: Hallal et al., 2012.)

388 Introdução à Nutrição Humana

do Norte (Inchley *et al.*, 2016). Ela coleta dados de autorrelato sobre atividade física de meninos e meninas de 11, 13 e 15 anos. Os dados da pesquisa realizada em 2013/2014 destacaram que a proporção de crianças que praticaram pelo menos 60 minutos por dia de atividade física moderada a vigorosa era inferior a 50% em todos os países e regiões. A prevalência de participação variou entre os países, com a Finlândia relatando a maior participação entre os jovens de 11 anos (meninos: 47%; meninas: 34%) em comparação a países mais baixos, como Itália (meninos: 17%; meninas: 8%). Esses dados destacam a potencial influência da variação de políticas e diretrizes entre os países, com as recomendações de atividade física da Finlândia para crianças e jovens excedendo as diretrizes da OMS.

O *International Children's Accelerometry Database* reuniu dados sobre a atividade física das crianças de 20 estudos em 10 países, coletados a partir de acelerômetros. Embora os níveis de atividade física tenham diferido entre os países, as associações entre características demográficas, como idade e sexo, e atividade física foram observadas de maneira consistente (Cooper *et al.*, 2015). Esses dados corroboram ainda mais a observação de que os meninos tendem a ser fisicamente ativos e menos sedentários do que as meninas durante a infância e a adolescência. Um declínio relacionado à idade na atividade física também foi observado a partir dos 5 anos de idade, com cada ano associado a um declínio transversal de 4,2% na atividade física total (Cooper *et al.*, 2015). Os dados de autorrelato e de medidas do dispositivo também mostram que a inatividade física é mais prevalente entre as meninas. Além de gastar menos tempo se engajando em atividades físicas moderadas a vigorosas, as meninas também têm menos probabilidade de se envolver em esportes, que é uma fonte importante de atividade física de intensidade moderada a vigorosa durante a infância, em comparação aos meninos.

Lacunas na vigilância da atividade física

Os métodos de avaliação da atividade física variam, com muitas pesquisas em grande escala contando com o uso de medidas de autorrelato, que são reconhecidas como ferramentas imprecisas, sujeitas a desafios de memória e viés de desejabilidade social. Apesar do progresso realizado na vigilância global da atividade física, aproximadamente um terço dos países não tem dados que evidenciem uma lacuna nos dados de vigilância para países de baixa e média renda na Ásia Central e na África em particular. Até o momento, também há evidências limitadas sobre as tendências da atividade física ao longo do tempo (Hallal *et al.*, 2012). O desenvolvimento de ferramentas de mensuração, em particular dispositivos vestíveis, é promissor para vigilância futura.

13.5 Mensuração da atividade física

A mensuração da atividade física é importante por uma série de razões. Por exemplo, possibilita que dados populacionais sobre a participação e adesão às diretrizes sejam mensurados, permitindo que os pesquisadores avaliem as relações entre os níveis de atividade física e os benefícios de saúde associados. A mensuração da atividade física também é importante para a avaliação de intervenções voltadas para a promoção da atividade física. Para avaliar a atividade física com eficácia, é importante que as ferramentas de medição englobem o tipo de atividade que está sendo realizada, juntamente com duração, intensidade e frequência da atividade. Avanços recentes na tecnologia aceleraram o potencial para mensurar objetivamente a atividade física, particularmente com o aumento no desenvolvimento e propriedade de aplicativos de *smartphone* e tecnologias vestíveis para capturar nossos comportamentos de atividade física. As ferramentas de mensuração utilizadas para avaliar a atividade física podem ser distribuídas em três categorias principais: métodos primários ou de critério, medidas objetivas e medidas subjetivas. Vários fatores precisam ser considerados ao se avaliar a atividade física, incluindo o tipo de atividade física realizada, a duração/quantidade da atividade física (tempo) e a intensidade com que a atividade é realizada. Dadas as várias dimensões da atividade física que precisam ser consideradas, não existe uma ferramenta ou técnica de avaliação que seja capaz de captar todos os componentes, ou seja, tipo, frequência, intensidade e duração da atividade física. A seleção de uma ferramenta apropriada para avaliação da atividade física não é uma tarefa simples, e o pesquisador deve ter como objetivo selecionar uma ferramenta que diminua a probabilidade de erro de mensuração e aumente a precisão da avaliação. Pettee-Gabriel *et al.* (2012) identificaram quatro domínios que os pesquisadores devem considerar ao escolher uma ferramenta de medição apropriada, incluindo características do estudo, características da população, características do instrumento e características da atividade (Figura 13.3).

Uma visão geral dos métodos de avaliação da atividade física é fornecida a seguir. Mais detalhes podem ser encontrados no Capítulo 7 do *Public Health Nutrition Textbook* (Assessment of Physical Activity; Hansen and Ekelund, 2018).

Métodos de critério

Ao se avaliar a atividade física, os métodos propostos devem ser medidos em relação a um "padrão ouro" (validade de critério). Os métodos primários ou de critério para avaliar a atividade física incluem técnica da água duplamente marcada (ADM), observação direta e calorimetria direta ou indireta e são descritos resumidamente.

Técnica da água duplamente marcada

A ADM é considerada a medida mais confiável e válida de gasto de energia e possibilita aos pesquisadores medir a atividade física em condições de vida livre. Envolve a administração de uma dose oral de um isótopo radiomarcado ($^2H_2^{18}O$) na forma de água para beber e a medição da diferença entre as taxas de eliminação dos isótopos durante um período (1 a 3 semanas). A diferença na taxa de eliminação de ^2H e ^{18}O é equivalente à produção de CO_2, fornecendo, portanto, uma medida precisa do gasto de energia. ADM é um método não invasivo e pode ser aplicado em toda a população, entre crianças e adultos. Embora seja uma medida precisa do gasto de energia, sua aplicação a populações maiores pode não ser adequada devido ao alto custo e à logística envolvidos durante o período de medição. A precisão da ADM como estimativa do gasto de energia também depende

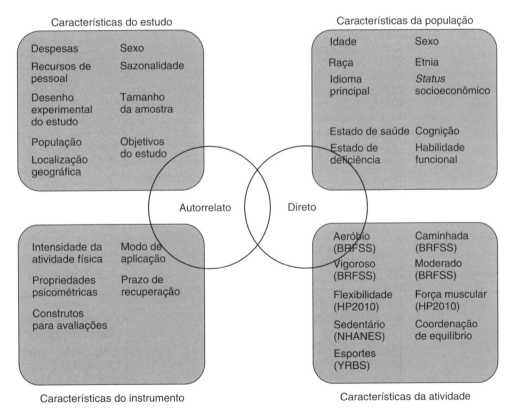

Figura 13.3 Questões metodológicas que impactam as medidas de atividade física e comportamento sedentário (Pettee-Gabriel et al., 2012). Características da atividade derivadas de uma série de pesquisas: *Behavioral Risk Factor Surveillance System* (BRFSS); *Healthy People 2010* (HP2010); *National Health and Nutrition Examination Survey* (NHANES); *Youth Risk Behavioral Surveillance System* (YRBS).

de os participantes fornecerem um registro alimentar detalhado de todo o período de medição, o que pode ser trabalhoso para os participantes e, em particular, para crianças e adolescentes. Além disso, a utilização desse método para avaliação da atividade física não fornece informações em relação à intensidade ou duração das atividades realizadas, e não pode captar dados qualitativos em relação ao gasto energético.

Observação direta

A observação direta envolve detectar e registrar qualquer comportamento relacionado com atividade física durante determinado período. Observar a atividade física em uma pequena localização geográfica, como *playground* escolar ou local de trabalho, pode fornecer informações detalhadas sobre os comportamentos de atividade física, incluindo o tipo, a quantidade e o contexto (quando, onde e com quem) em que ela é realizada. A observação direta é usada para avaliar a atividade física, mais comumente em crianças do que em adultos, e pode ser vantajosa para pesquisadores que trabalham com crianças, particularmente as mais novas, que podem não ser capazes de lembrar com precisão seus movimentos. Embora o método envolvido nessa ferramenta de medição possa ser trabalhoso e oneroso para os pesquisadores, a observação direta é vantajosa em relação a outros métodos, já que pode fornecer informações adicionais sobre fatores capazes de influenciar os comportamentos de atividade física observados (p. ex., as influências de outras pessoas, o meio ambiente e a disponibilidade de equipamentos e outros recursos).

Calorimetria

Mensurar o gasto energético por calorimetria direta envolve a medição do calor produzido por um participante fechado dentro de uma câmara. Já a calorimetria indireta refere-se à medição do gasto energético com o consumo de O_2 e a produção de CO_2 usando equipamento de análise de gás. Pode-se também usar salas para avaliação calorimétrica de corpo inteiro ou sistemas computadorizados de carrinho metabólico composto de analisadores de gás para medir o volume e o conteúdo de ar expirado. Embora não seja amplamente utilizada para medir a atividade física devido à portabilidade e custo do equipamento, a calorimetria indireta é um instrumento útil para a validação de outras ferramentas usadas para avaliar a atividade física, como monitores de frequência cardíaca e sensores de movimento (pedômetros, acelerômetros).

Métodos objetivos

Monitoramento de frequência cardíaca

O monitoramento da frequência cardíaca permite ao pesquisador avaliar os padrões de atividade física ao longo do tempo e, em particular, determinar a intensidade do exercício físico ao longo do tempo. A frequência cardíaca de um indivíduo aumentará em proporção a um aumento na intensidade do exercício físico. Como resultado, os pontos de corte podem ser usados para determinar o tempo gasto em diferentes intensidades de exercício físico (leve, moderado ou vigoroso) com base em certa porcentagem da frequência cardíaca máxima da pessoa.

A relação linear entre a frequência cardíaca e o consumo de oxigênio permite aos pesquisadores estimar o gasto de energia; entretanto, uma de suas principais limitações é que pode não estimar com precisão o gasto energético quando as atividades são realizadas em baixa intensidade. Além disso, outros fatores, como estressores ambientais e psicológicos, podem influenciar a frequência cardíaca ao longo do dia e reduzir a precisão do seu monitoramento.

Monitores de atividade física

Visto que atividade física é definida como qualquer tipo de movimento corporal, o uso de sensores de movimento, incluindo pedômetros e acelerômetros, para capturar diretamente esse movimento pode ser usado para estimar a atividade física. Esses dispositivos fornecem uma medida objetiva de movimento que pode ser analisada em seu formato bruto (p. ex., passos) ou convertida em estimativas de atividade física.

Pedômetros são dispositivos relativamente baratos, usados na cintura, que podem ser úteis para medir passos dados ou distâncias percorridas em determinado período. São empregados na pesquisa de atividade física, tanto como instrumento para medir a atividade física quanto como ferramenta de intervenção. São uma medida válida e confiável da quantidade de passos dados, podendo ser traduzidos em indicador do volume total de atividade física. A pesquisa também destacou os benefícios da utilização de pedômetros para promover a atividade física, com usuários demonstrando aumentos significativos nos níveis de atividade física e diminuições significativas no IMC e na pressão arterial. O fato de esses benefícios para a saúde serem mantidos a longo prazo ainda não é uma certeza no momento. Os pedômetros são uma boa medida de caminhada e, uma vez que a maior parte do movimento da atividade física capturada é uma atividade diária habitual, em oposição à atividade física estruturada, que é intermitente por natureza, eles representam a melhor solução para monitoramento objetivo e de baixo custo da atividade física. Uma das principais limitações ao usar pedômetros para medir a atividade física é sua incapacidade de fornecer informações sobre o tipo, a duração e a intensidade das atividades realizadas e sua incapacidade de detectar movimento, como andar de bicicleta e atividades em que há pouco ou nenhum deslocamento vertical (p. ex., alguns exercícios de força).

À medida que o desenvolvimento da tecnologia para medição da atividade física avança, os acelerômetros são cada vez mais usados para medir a atividade física dentro da pesquisa. Os acelerômetros são um modelo eletrônico mais sofisticado de captura de movimento em comparação com o pedômetro tradicional. O acelerômetro mensura as acelerações produzidas pelo corpo ao longo do tempo (*i. e.*, mudanças na velocidade) que são convertidas em "contagens", fornecendo uma medida legível de movimento que é coletada em períodos de amostragem de tempo definidos pelo pesquisador. Os acelerômetros capturam mudanças na velocidade ao longo de um, dois ou três eixos. Acelerômetros triaxiais (multidirecionais) podem ser mais adequados para avaliar a atividade física em crianças e adolescentes do que medições uniaxiais, dada a natureza esporádica da atividade física, particularmente entre crianças pequenas. Foi demonstrado que eles fornecem uma medida válida e confiável da atividade física. Os acelerômetros têm vantagens distintas sobre os outros métodos de avaliação mencionados anteriormente, pois viabilizam que uma série de componentes da atividade física seja medida, como intensidade, duração e frequência, que podem ser aferidas em determinado período (dias ou semanas).

A utilização de acelerômetros tem suas limitações. Seu uso pode não ser prático durante certos esportes organizados (eventos) ou de contato; a maioria não é à prova d'água; portanto, não pode ser usada durante atividades aquáticas. Eles também são inadequados para capturar certos tipos de atividade física (p. ex., andar de bicicleta) e não contabilizam o aumento dos custos de energia associados à realização de certas atividades em diferentes circunstâncias (p. ex., caminhar em terreno plano em comparação a subir uma colina). Embora os acelerômetros forneçam medida objetiva da atividade física, o pesquisador precisa tomar uma série de decisões durante a aquisição e o processamento dos dados que podem impactar na objetividade dos dados coletados. É necessário desenvolver um protocolo que inclua a colocação do dispositivo, a frequência de amostragem e os dias de uso. Após a coleta de dados, outras decisões precisam ser tomadas em relação à definição do tempo de uso válido, removendo os períodos sem uso e decidindo quais pontos de corte usar para quantificar a intensidade da atividade física – a atual falta de consenso na literatura sobre um protocolo padrão pode impedir comparações entre os estudos. Para obter mais detalhes, consulte o Capítulo 7 do Public Health Nutrition Textbook, livro-texto de Nutrição em Saúde Pública (Assessment of Physical Activity; Hansen and EkelundAvaliação da Atividade Física, Hansen e Ekelund, 2018).

Métodos subjetivos

As medidas subjetivas de atividade física incluem questionários (autoadministrados ou administrados pelo entrevistador), diários de atividade física e outras medidas substitutas.

Questionários

Os métodos de autorrelato (p. ex., questionários) são vantajosos para pesquisas populacionais em grande escala devido ao baixo custo e à conveniência na aplicação. Os questionários são o método de avaliação de atividade física mais comumente utilizado, embora os dados coletados variem em como são obtidos (p. ex., questionários com base em computador, entrevistas ou avaliação com papel e caneta), o que é mensurado (p. ex., modo, duração ou frequência), a qualidade dos dados (p. ex., medidas de intensidade, distinção entre tipos de atividade física) e como são relatados

392 Introdução à Nutrição Humana

(p. ex., como pontuações de atividade computadas, tempo gasto em atividade física ou gasto de energia) (Sylvia *et al.*, 2014).

Embora amplamente aplicado, o emprego de questionários para avaliar a atividade física tem suas limitações, algumas das quais são mais pronunciadas quando essas ferramentas são aplicadas a subgrupos (p. ex., crianças e adolescentes, em decorrência da falta de acurácia em lembrar fatos). Os questionários demonstraram ser menos robustos na mensuração de atividade física leve ou moderada e podem ser influenciados por outros fatores externos, como viés de desejabilidade social, ou seja, quando os participantes deliberadamente relatam dados em excesso para se apresentarem de maneira mais positiva para o pesquisador. Apesar dessas limitações, eles representam uma ferramenta útil de avaliação da atividade física, principalmente no nível de grupo (Sylvia *et al.*, 2014).

Diários de atividades

Os diários de atividade física exigem que os participantes registrem sua atividade física em tempo real, com diários frequentemente divididos em segmentos de tempo específicos, por exemplo, a cada 15 minutos. Eles têm mais vantagens em relação aos questionários, pois podem fornecer ao pesquisador informações muito mais detalhadas sobre o contexto em que a atividade é realizada, embora isso possa ser trabalhoso para o participante. Tradicionalmente, diários de papel têm sido usados; no entanto, aplicativos de *smartphone* e diários com base em computador vêm sendo mais comumente empregados. De modo semelhante às limitações dos questionários, os diários de atividades também dependem da capacidade dos participantes de recordar com precisão sua atividade física e também podem ser suscetíveis a viés de relato. Como resultado, o uso de diários é limitado nas populações de crianças e adolescentes, em parte devido à sobrecarga do local para os participantes terem que lembrar e registrar a atividade física diária.

Papel emergente da tecnologia

O desenvolvimento da tecnologia alterou o modo como os pesquisadores avaliam a atividade física, com uso de sensores de movimento, como acelerômetros, agora amplamente usados. Paralelamente, a criação e a disponibilidade de rastreadores *fitness*

comerciais e *smartwatches* aumentaram. Essa tecnologia possibilita que as pessoas monitorem sua atividade física individual e outros índices relacionados com a saúde, como a duração do sono e o gasto energético estimado, além de receberem *feedback* sobre os dados.

O aumento das propriedades desses dispositivos também pode apresentar oportunidades para pesquisadores, dada a riqueza de dados de atividade física gerados por tais dispositivos. A grande variedade de rastreadores *fitness* e *smartwatches* disponíveis significa que a tecnologia utilizada por esses dispositivos também varia muito, o que pode ter implicações para a avaliação da atividade física. Embora exista ampla gama de dispositivos, apenas uma minoria de marcas é usada com frequência na pesquisa, com ainda menos dispositivos totalmente validados (Henriksen *et al.*, 2018). Além disso, como o panorama dos dispositivos vestíveis está em constante mudança, os pesquisadores precisam ter critérios bem definidos ao selecionar esses dispositivos para projetos, pois os dispositivos atualmente considerados relevantes podem mudar com o tempo (Henriksken *et al.*, 2018).

13.6 Promoção de atividade física

Dados os altos níveis de inatividade física na sociedade e seus efeitos negativos bem estabelecidos na saúde, é importante que sejam desenvolvidas intervenções eficazes para mudar comportamentos e aumentar a atividade física em todas as fases do ciclo de vida. A promoção da atividade física para a saúde não é um fenômeno novo; afinal, a longevidade e a ideia de que ser fisicamente ativo pode melhorar a saúde têm sido observadas ao longo da história, com evidências que remontam à Grécia Antiga: "Apenas comer não mantém um homem bem; ele também deve fazer exercício. Para alimentação e exercícios, embora possuam qualidades opostas, trabalhem juntos para produzir saúde." (Hipócrates, 400 a.C.).

O plano de ação global da OMS publicado em 2018 visa reduzir a inatividade física em adultos e adolescentes em 15% até 2030 (WHO, 2018). Esse plano de ação descreve um conjunto de 20 áreas de política, com foco na criação de sistemas ativos, pessoas ativas, sociedades ativas e ambientes ativos.

A atividade física é um comportamento de saúde e muitas pesquisas têm buscado compreender os fatores que determinam o comportamento de atividade física (determinantes), os quais podem ser biológicos, comportamentais, psicológicos, socioculturais, ambientais construídos, econômicos e políticos. Identificar os principais determinantes do comportamento de atividade física em diferentes estágios do ciclo de vida pode melhorar o desenvolvimento de futuras intervenções de mudança de comportamento.

O desenvolvimento de intervenções eficazes para promover a atividade física é uma prioridade de saúde pública para pesquisadores e profissionais. A promoção da atividade física pode variar em relação aos grupos ou populações-alvo (ver Biddle *et al.*, 2012). Tradicionalmente, as intervenções para promover a atividade física eram direcionadas em nível individual, mas isso mudou drasticamente nos últimos 10 a 15 anos, com intervenções que se concentram apenas no nível individual (p. ex., que fornecem educação sobre atividade física) consideradas ineficazes.

Atualmente, cada vez mais se reconhece que, para alcançar mudanças eficazes e sustentáveis no comportamento da atividade física, as estratégias de mudança de comportamento devem incluir intervenções direcionadas a uma variedade de níveis. O modelo socioecológico, por exemplo, foi aplicado ao comportamento de atividade física e examina comportamentos em vários níveis (individual, interpessoal, organizacional, comunitário e de políticas públicas) e como as inter-relações entre esses níveis influenciam os comportamentos. Além de direcionar os diferentes níveis de comportamento, pesquisadores e profissionais que trabalham na mudança de comportamento de atividade física devem utilizar teorias e técnicas de mudança de comportamento apropriadas para informar o projeto de intervenção.

Promoção da atividade física em subgrupos da população
Crianças e adolescentes

Este subgrupo da população tem sido amplamente estudado, principalmente em relação aos fatores correlacionados à participação em atividades físicas nessa faixa etária (Biddle *et al.*, 2012). Tendo em vista que crianças e adolescentes passam mais tempo na escola do que em qualquer outro ambiente, além de casa, a escola muitas vezes é considerada um ambiente ideal para a promoção da atividade física e outros comportamentos

relacionados à saúde em nível populacional. As evidências de intervenções para promover a atividade física nesta faixa etária mostram que as intervenções na escola têm o potencial de aumentar a atividade física a curto prazo; no entanto, menos se sabe sobre os efeitos a longo prazo. As intervenções que visam ao ambiente escolar, ao lado da família ou da comunidade, parecem ter mais sucesso em adolescentes. Mais pesquisas são necessárias, particularmente em relatar os resultados da avaliação do processo de tais intervenções, para compreender completamente as razões por trás da eficácia ou da falta de efeito. Além disso, as abordagens de âmbito político, como legislar que todas as crianças devem ter 2 horas de educação física por semana, e a implementação de zonas sem carros perto das escolas, juntamente com melhorias na infraestrutura de ciclismo e caminhada também têm efeitos potencialmente benéficos sobre a atividade física de crianças e adolescentes.

Adultos

As estratégias de promoção da atividade física entre adultos incluem o fornecimento de informações, conselhos e aconselhamentos, programas de atividade física e redes sociais e infraestrutura. O uso de intervenções para aumentar o conhecimento e a conscientização, por exemplo, por meio de campanhas na mídia, tem mostrado pouco impacto nos comportamentos de atividade física. Aconselhamento e programas estruturados de exercícios físicos conduzidos por profissionais podem ser eficazes na promoção da atividade física nessa população. O ambiente de trabalho tem sido citado como tendo grande potencial para a promoção da saúde, com evidências crescentes indicando que as intervenções realizadas no local de trabalho podem influenciar positivamente o comportamento de atividade física em adultos.

Idosos

Promover a atividade física entre os idosos pode ser mais desafiador, visto que as barreiras para a participação na atividade física nessa faixa etária podem ser influenciadas pelo risco de prejuízo funcional e/ou limitação física resultantes de comorbidades existentes. A prática regular de atividades físicas deve ser fortemente defendida para essa população como a melhor forma de promover

394 Introdução à Nutrição Humana

a independência e aumentar a qualidade de vida. A orientação do Instituto Nacional de Saúde e Excelência Clínica identificou uma série de componentes-chave que devem ser integrados aos programas de atividade física direcionados a adultos mais velhos, incluindo aconselhamento e instrução de exercícios físicos, aulas estruturadas e atividades em grupo e atividades físicas que possam ser realizadas em ambiente mais caseiro, como caminhadas.

13.7 Perspectivas

O objetivo deste capítulo foi apresentar os conceitos-chave de atividade física, exercício físico, aptidão física e comportamento sedentário, além de considerar abordagens para a avaliação da atividade física. Muitos na população em geral não atendem às recomendações atuais de atividade física, o que demanda esforços para promover a atividade física e reduzir os comportamentos sedentários nessas pessoas/grupos. No entanto, é necessário mais trabalho para avaliar efetivamente os esforços atuais na promoção da atividade física na população e desenvolver ferramentas para monitorar a atividade física em nível populacional. Finalmente, como a interação entre alimentação e atividade física (e seus efeitos combinados) sobre a saúde é mais bem compreendida, há necessidade crescente de se adotar uma abordagem mais holística que vise aos múltiplos determinantes do comportamento de saúde ao desenvolver e implementar intervenções de saúde pública.

Referências bibliográficas

Ainsworth, B.E., Haskell, W.L.,Herrmann, S.D. *et al.* (2011). Compendium of Physical Activities: a second update of codes and MET values. *Medicine and Science in Sports and Exercise.* **43**(8):1575–1581. Available at: https://sites.google.com/site/compendiumofphysicalactivities/ [Last accessed on 01/08/18].

American College of Sports Medicine. (2017). *ACSM's Guidelines for Exercise Testing and Prescription,* 10e, Philadelphia, USA.

Biddle, S.J.H., Brehm, W., Verheijden, M. *et al.* (2012). Population physical activity behaviour change: A review for the European College of Sport Science. *European Journal of Sport Science*, **12**(4):367–383.

Buttriss, J.L., Welch, A.A., Kearney, J.M. & Lanham-New, S.A. (Eds.) (2019). Introduction to Human Nutrition, 3rd Edition. Wiley-Blackwell, Chichester. The Nutrition Society.

Cooper, A.R., Goodman, A., Page, A.S. *et al.* (2015). Objectively measured physical activity and sedentary time in youth: the International children's accelerometry database (ICAD). *The International Journal of Behavioral Nutrition and Physical Activity*, **12**:113.

Cordain, L., Gotshall, R.W., Eaton, S.B. *et al.* (1988). Physical activity, energy expenditure and fitness: an evolutionary perspective. *International Journal of Sports Medicine*, **19**(5):328–35.

Department of Health. (2011). *Start Active, Stay Active: A report on physical activity from the four home countries' Chief Medical Officers.* https://assets.publishing.service.gov.uk/government/uploads/system/uploads/attachment_data/file/216370/dh_128210.pdf [Last accessed 08/08/2018].

Department of Health and Human Services. (2018). Physical Activity Guidelines Advisory Committee Scientific Report https://health.gov/paguidelines/second-edition/report/pdf/PAG_Advisory_Committee_Report.pdf [Last accessed on 01/08/18].

Hallal, P.C., Andersen, L.B., Bull, F.C. *et al.* (2012). Lancet Physical Activity Series Working Group. (2012) Global physical activity levels: surveillance progress, pitfalls, and prospects. *Lancet.* **380**(9838):247–257.

Helmrich, S.P., Ragland, D.R., Leung, R.W. *et al.* (1991). Physical activity and reduced occurrence of non-inslin-dependent diabetes mellitus. *New England Journal of Medicine*, **325**(3):147–52.

Henriksen, A., Haugen Mikalsen, M., Woldaregay, A.Z. *et al.* (2018). Using fitness trackers and smartwatches to measure physical activity in research: analysis of consumer wrist-worn wearables. *Journal of Medical Internet Research*, **20**(3):e110.

Inchley, J., Currie, D., Young, T. *et al.* (Eds.) (2016). Growing up unequal: gender and socioeconomic differences in young people's health and well-being. Health Behaviour in School-aged Children (HBSC) study: international report from the 2013/2014 survey. *Health Policy for Children and Adolescents,* No. 7. Copenhagen: WHO Regional Office for Europe.

Lanham-New, S.A., Stear, S.J., Shirreffs, S.M. & Collins, A.L. (Eds.) (2011). Sport and Exercise Nutrition. Wiley-Blackwell, Chichester. The Nutrition Society.

Morris, J.N., Heady, J.A., Raffle, P.A. *et al.* (1953). Coronary heart-disease and physical activity of work. *Lancet*, **265**(6796):1111–1120.

Paffenbarger, R.S. and Hale, W.E. (1975). Work activity and coronary heart mortality. *New England Journal of Medicine*, **292**(11):545–50.

Pettee Gabriel, K.K., Morrow, J.R. Jr., and Woolsey, A.L. (2012). Framework for physical activity as a complex and multidimensional behavior. *Journal of Physical Activity and Health.* **9**(Suppl 1):S11–S18.

Sedentary Behaviour Research Network. (2012). Standardized use of the terms "sedentary" and "sedentary behaviours". *Applied Physiology, Nutrition, and Metabolism.* **37**:540–542.

Sylvia, L.G., Bernstein, E.E., Hubbard, J.L. *et al.* (2014). Practical guide to measuring physical activity. *Journal of the Academy of Nutrition and Dietetics*, **114**(2):199–208

Tudor-Locke, C., Craig, C.L., Brown, W.J. *et al.* (2011). How many steps/day are enough? For adults.

The International Journal of Behavioral Nutrition and Physical Activity, **8**:79.

Warburton, D.E., Nicol, C.W., and Bredin, S.S. (2006). Health benefits of physical activity: the evidence. *Canadian Medical Association Journal.* **174**(6):801–9.

World Health Organisation. (2010). *Global recommendations on physical activity for health.* Geneva: World Health Organization. Available at: http://www.who.int/ dietphysicalactivity/publications/9789241599979/en/ [Last accessed 01/08/18].

World Health Organisation. (2018). *Global action plan on physical activity 2018–2030: more active people for a healthier world.* Geneva: World Health Organization. Available at: http://www.who.int/ncds/prevention/ physical-activity/global-action-plan-2018-2030/en/ [Last accessed 01/08/18].

14

Metodologia de Pesquisa em Nutrição

J. Alfredo Martínez, Estefania Toledo e Miguel A. Martínez-González

---

Pontos-chave

- Este capítulo identifica aspectos e fatores críticos envolvidos em investigações com orientação nutricional, bem como medições valiosas em procedimentos de pesquisa
- Descreve como selecionar métodos e técnicas, bem como modelos *in vitro* e animais para avaliar as relações causais no campo da nutrição

- Define indicadores e marcadores de ingestão alimentar e metabolismo em estudos humanos
- Auxilia a escolher métodos para investigar as relações causais entre alimentação e doença.

14.1 Introdução

A pesquisa é um processo meticuloso para se descobrir novos fatos, ou comparar fatos antigos por meio do estudo científico ou de uma investigação crítica. Nesse contexto, a pesquisa em nutrição envolve avanços no conhecimento não apenas sobre as funções dos nutrientes e as influências do consumo de alimentos e nutrientes na saúde a curto ou longo prazo, mas também sobre avaliações da composição dos alimentos, ingestão alimentar e utilização de alimentos e nutrientes pelo organismo, bem como estudos de campo.

O delineamento de qualquer investigação requer a seleção do tema de pesquisa, acompanhado da formulação das hipóteses e dos objetivos, preparação de um protocolo de pesquisa com métodos adequados e detalhados e, eventualmente, a execução do estudo em condições controladas, além da análise das descobertas que levam a outra hipótese. Esses estágios de um programa de pesquisa são comumente seguidos pela interpretação dos resultados e subsequente formulação da teoria. Outros aspectos importantes relativos ao desenho do estudo são a seleção de análises estatísticas adequadas, bem como a definição dos compromissos éticos.

Este capítulo começa com uma revisão de algumas das questões importantes da análise estatística e do projeto experimental. As seções seguintes examinam técnicas *in vitro*, modelos animais e, finalmente, estudos em humanos. O objetivo principal é fornecer os fundamentos em métodos de pesquisa em nutrição para permitir revisão mais crítica dos muitos estudos que, de tempos em tempos, um investigador precisará considerar no curso de seu estudo e carreira.

14.2 Análise estatística e desenho experimental

Em todas as áreas de pesquisa, a análise estatística de resultados e dados desempenha papel fundamental. Esta seção tem como objetivo fornecer alguns conceitos básicos de estatística no que se refere à metodologia de pesquisa.

Validade

A validade descreve o grau em que a inferência extraída de um estudo é garantida quando são levados em consideração os métodos de estudo, a representatividade da amostra do estudo e a natureza de sua população de origem. Ela pode ser dividida em validade interna e externa. A validade interna se refere aos sujeitos realmente amostrados. A validade externa refere-se à extensão dos resultados da amostra para uma população-alvo.

Exatidão

Exatidão é um termo usado para descrever até que ponto uma mensuração está próxima do valor real e é comumente estimada como a diferença entre o resultado relatado e o valor real (Figura 14.1).

Confiabilidade

Confiabilidade ou reprodutibilidade refere-se à consistência ou repetibilidade de uma mensuração. Confiabilidade não implica validade. Uma medida confiável é obter os mesmos resultados de forma consistente, mas não necessariamente estimar seu valor real. Diz-se que uma medida tem alta confiabilidade quando produz resultados semelhantes em condições consistentes. Se ocorrer um erro de mensuração em duas medições separadas com exatamente a mesma magnitude e direção, ela pode ser totalmente confiável, mas inválida. A estatística kappa de concordância entre taxas (para variáveis categóricas) e o coeficiente de correlação intraclasse são frequentemente usados para avaliar a confiabilidade. Outras estatísticas usadas para avaliar a consistência ou confiabilidade incluem o alfa de Cronbach, que avalia a consistência interna dos itens incluídos em uma pontuação de vários itens, o coeficiente de variação em medições repetidas, o coeficiente de correlação de concordância de Lin e a análise de regressão não paramétrica de Passing-Blablok.

Precisão

A precisão é descrita como a qualidade de ser claramente definida ou declarada; assim, às vezes a precisão é indicada pelo número de dígitos significativos na medição (Figura 14.1).

Em um sentido estatístico mais restrito, precisão se refere à redução do erro aleatório. Ele pode ser melhorado aumentando o tamanho da amostra de um estudo ou usando um desenho com maior eficiência. Por exemplo, um melhor equilíbrio na alocação de sujeitos expostos e não expostos ou uma correspondência mais próxima em um estudo de caso-controle geralmente obtém uma precisão maior, sem aumentar o tamanho do estudo.

Sensibilidade e especificidade

As medidas de sensibilidade e especificidade estão relacionadas à validade de um valor. A sensibilidade é a proporção de pessoas com a doença que foram corretamente classificadas como portadoras da doença. A especificidade é a proporção de pessoas sem a condição que são corretamente classificadas como livres da condição pelo teste ou critérios. A sensibilidade reflete a proporção de pessoas afetadas com teste positivo, enquanto a especificidade se refere à proporção de pessoas não afetadas com teste negativo (Tabela 14.1).

Descrição de dados

As estatísticas podem ter papel descritivo ou inferencial na pesquisa em nutrição. Os métodos estatísticos descritivos são ferramentas poderosas para resumir grandes quantidades de dados. Essas finalidades descritivas são atendidas pelo cálculo de índices estatísticos, como média, mediana e

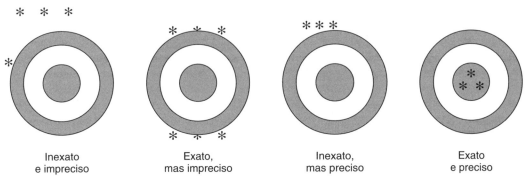

Figura 14.1 Exatidão e precisão.

398 Introdução à Nutrição Humana

Tabela 14.1 Estimativa de sensibilidade e especificidade.

	Condição verdadeira ou resultado presente	Condição verdadeira ou resultado ausente
Teste +	A	B
Teste −	C	D
	Sensibilidade = A/(A + C)	Especificidade = D/(D + B)

desvio padrão, ou pelo uso de procedimentos gráficos, como histogramas, gráficos de caixa e gráficos de dispersão. Alguns erros na coleta de dados são mais facilmente detectados pelo gráfico de histograma ou pelo gráfico de caixa (*box plot*). Esses dois gráficos são úteis para descrever a distribuição de uma variável quantitativa. Variáveis nominais, como sexo biológico, e variáveis ordinais, como nível educacional, podem ser apresentadas simplesmente tabuladas como proporções dentro de categorias (para variáveis nominais) ou classificações (para variáveis ordinais). Variáveis contínuas, como idade e massa corporal, são normalmente apresentadas por estatísticas resumidas que descrevem a distribuição dos dados. Essas estatísticas resumidas incluem medidas de tendência central (média, mediana) e medidas de dispersão (variância, desvio padrão, coeficiente de variação). O desvio padrão descreve a "dispersão" ou variação em torno da média da amostra.

Testando hipóteses

A primeira etapa do teste de hipótese é formular uma hipótese chamada de nula. Essa hipótese nula pode frequentemente ser definida como a negação da hipótese de pesquisa que o investigador está procurando ou a ausência de associação. Por exemplo, se estamos interessados em mostrar que, na população adulta europeia, a menor quantidade e intensidade de atividade física durante o tempo de lazer contribuíram para a maior prevalência de sobrepeso e obesidade, a hipótese da pesquisa pode demonstrar que há diferença entre adultos sedentários e ativos com relação ao índice de massa corporal (IMC). A negação dessa hipótese de pesquisa é chamada de hipótese nula. Essa hipótese nula sustenta que a diferença no IMC entre pessoas sedentárias e ativas é zero. Em uma segunda etapa, é calculada a probabilidade de que o resultado possa ter sido obtido caso a hipótese nula fosse verdadeira na população da qual a amostra foi extraída. Tal probabilidade geralmente é chamada de valor-p. Consequentemente, um valor-p é a probabilidade, sob um modelo estatístico especificado, de que um resumo estatístico dos dados (p. ex., a diferença média da amostra entre dois grupos comparados) seria igual ou mais extremo do que seu valor observado, dado que a hipótese nula era verdadeira. O valor máximo ou o valor-p é 1, e o mínimo é 0. O valor-p é uma probabilidade condicional:

> *Valor-p =*
> probabilidade (diferenças $\geq$ diferenças observadas encontradas | hipótese nula (H_0) era verdadeira

em que a barra vertical (|) significa "condicional para".

Em uma expressão matemática mais concisa:

> *Valor-p =* probabilidade (diferença $\geq$ dados | H_0)

A condição acima é que a hipótese nula fosse verdadeira na população que deu origem à amostra. O valor-p *de forma alguma* expressa a probabilidade da hipótese nula ser verdadeira. Esse é um erro frequente e infeliz na interpretação dos valores-p.

Um exemplo de teste de hipótese pode ser visto no Boxe 14.1. O teste de hipótese ajuda a decidir se a hipótese nula pode ou não ser rejeitada. Um valor-p baixo indica que os dados provavelmente não são compatíveis com a hipótese nula. Um valor-p elevado indica que os dados são compatíveis com a hipótese nula. Muitos autores aceitam que um valor-p inferior a 0,05 fornece evidência suficiente para rejeitar a hipótese nula. O uso de tal ponto de corte para p leva a tratar a análise como um processo de tomada de decisão. Dois erros possíveis podem ser cometidos ao tomar tal decisão (Tabela 14.2).

Capítulo 14 ■ Metodologia de Pesquisa em Nutrição **399**

Boxe 14.1 Exemplo de teste de hipótese.

Entre uma amostra representativa de 7.097 homens europeus, os autores descobriram que cada aumento de 10 unidades na atividade física de lazer estava associado a $-0,074$ kg/m^2 no IMC. A atividade física foi medida em unidades de MET-horas/semana (1 MET-hora é o gasto de energia durante 1 hora de repouso).

Qual é a probabilidade de encontrar, em tal amostra, um IMC 0,074 kg/m^2 menor (ou ainda menor) para aqueles cujo gasto energético é 10 MET-hora maior se não houvesse diferença real no IMC de acordo com a atividade física? Essa probabilidade é o valor-p; quanto menor for o valor-p, mais forte será a evidência para rejeitar a hipótese nula.

Neste exemplo, o valor-p foi 0,001, ou seja, o acaso explicaria um achado como este, ou ainda mais extremo na hipótese nula, em apenas uma em mil replicações do estudo. Conclui-se que rejeitamos a hipótese nula (diferença populacional no IMC = 0) e (provisoriamente) aceitamos a hipótese que afirma que a menor atividade física no lazer está associada a um maior IMC. Chamamos a última hipótese de hipótese alternativa.

Tabela 14.2 Decisões certas e erradas em testes de hipóteses.

		Verdade (população)	
		Hipótese nula	Hipótese alternativa
Decisão	Hipótese nula	Decisão certa (probabilidade = 1 − α)	Erro do tipo II (probabilidade = β)
	Hipótese alternativa	Erro Tipo I (probabilidade = α)	Decisão certa (poder = 1 − β)

Um erro do tipo I consiste em rejeitar a hipótese nula quando ela é de fato verdadeira. Por outro lado, um erro do tipo II ocorre se a hipótese nula for aceita quando ela não é verdadeira. As probabilidades de erros do tipo I e do tipo II são denominadas alfa (α) e beta (β), respectivamente.

Alguns cuidados importantes são necessários ao interpretar os valores-p. Embora possa ser útil, os valores-p têm sido frequentemente mal utilizados e mal interpretados. Algumas revistas científicas desencorajam o uso de valores-p e preferem o relato de estimativas do tamanho do efeito junto com seus intervalos de confiança. Alguns cientistas e estatísticos estão recomendando o abandono completo dos valores-p ou definindo um ponto de corte mais estrito de 0,005 em vez de 0,05 para o erro alfa (o limite para decidir que um achado é "estatisticamente significativo"). O comunicado divulgado em 2016 pela American Statistical Association propôs manter a utilização de valores-p com os seguintes cuidados ou princípios:

- Os valores-p podem indicar o quão incompatíveis os dados são com um modelo estatístico especificado
- Os valores-p não medem a probabilidade de a hipótese estudada ser verdadeira, ou a probabilidade de os dados terem sido produzidos apenas por acaso

- Conclusões científicas ou decisões de política não devem se basear apenas no fato de um valor-p ultrapassar um limite específico
- Um valor-p, ou significância estatística, não mede o tamanho de um efeito ou a importância de um resultado
- Por si só, um valor-p não fornece boa medida de evidência a respeito de um modelo ou hipótese
- Conduzir várias análises dos dados e relatar apenas aqueles com determinados valores-p (normalmente os que ultrapassam um limite de significância) torna os valores-p relatados essencialmente não interpretáveis.

Para inferência científica, os de valores-p sozinhos serão sempre menos úteis do que as estimativas do tamanho do efeito junto com seus intervalos de confiança, pois a estimativa da magnitude da associação é mais importante do que o uso dicotômico errôneo de valores-p. A estimativa dos intervalos de confiança fornece avaliação sobre a faixa de valores confiáveis para a associação. Isso é apresentado de forma mais significativa como um intervalo de confiança, que expressa, com certo grau de confiança, geralmente 95%, a faixa do menor ao maior valor plausível para o valor real da população, assumindo que apenas a variação aleatória criou discrepâncias entre o valor

400 Introdução à Nutrição Humana

verdadeiro na população e o valor observado na amostra de dados analisados. Um erro comum é dicotomizar esses intervalos de confiança de acordo com a inclusão ou não do valor nulo. Tal erro seria ainda mais diretamente contra a recomendação de 2016 da American Statistical Association, pois isso equivaleria a transformar os intervalos de confiança em valores-p dicotômicos para tomar decisões com base nessa dicotomia ou regra da "linha clara".

Cálculos de poder

O poder de um estudo é a probabilidade de obter um resultado estatisticamente significativo quando um efeito verdadeiro de um tamanho especificado realmente existe. O poder de um estudo não é um valor único, mas uma gama de valores, dependendo da suposição sobre o tamanho do efeito. O gráfico do poder, em relação ao tamanho do efeito, é chamado de curva de poder. Os cálculos do tamanho da amostra são baseados nos princípios de teste de hipóteses. Assim, o poder de um estudo para detectar um efeito de um tamanho especificado é o complementar do beta $(1 - \beta)$. Quanto menor for um estudo, menor será seu poder. O cálculo do tamanho ideal da amostra é muitas vezes visto como uma tarefa bastante difícil, mas é uma questão importante porque uma certeza razoável de que o estudo será grande o suficiente para fornecer uma resposta precisa é necessária antes de iniciar o processo de coleta de dados (Boxe 14.2).

O tamanho da amostra necessária para um estudo pode ser estimado levando em consideração pelo menos três entradas:

- A proporção esperada em cada grupo ou a diferença esperada entre os grupos e, consequentemente, a magnitude esperada do verdadeiro efeito
- O erro beta (ou o poder) necessário
- O erro alfa.

Opções para abordagens estatísticas para análise de dados

Diferentes procedimentos estatísticos são usados para descrever ou analisar dados em epidemiologia nutricional (Tabela 14.3). Os critérios de seleção do procedimento adequado baseiam-se na natureza da variável considerada como resultado ou

---

> **Boxe 14.2 Exemplo de cálculo do tamanho da amostra.**
>
> Vamos supor que queremos comparar a proporção de pessoas que desenvolvem um determinado resultado, dependendo se eles foram designados para a alimentação A ou a alimentação B. Esperamos que 5% das pessoas no grupo designadas à alimentação A e 25% daquelas atribuídas à alimentação B desenvolverão o resultado de interesse. Estamos dispostos a aceitar um erro do tipo I com 5% de probabilidade e um erro do tipo II com 10% de probabilidade. Uma equação simplificada* para o cálculo do tamanho da amostra (n) seria:
>
> $$n = \frac{(z_{\alpha/2} + z_{\beta})^2\, 2pq}{(p_A - p_B)^2}$$
>
> $$n = \frac{(1,96 + 1,28)^2\, 2 \times 0,15 \times 0,85}{(0,05 - 0,25)^2}$$
>
> $$n = 65$$
>
> em que $z_{\alpha/2}$ e z_{β} são os valores da distribuição normal correspondendo a alfa 0,05 ($z_{\alpha/2} = 1,96$) e beta 0,10 ($z_{\beta} = 1,28$), P_A e P_B são as proporções esperadas em cada grupo, p é a média de ambas as proporções ($(0,05 + 0,25)/2 = 0,15$) e $q = 1 - p$. Portanto, neste exemplo:
>
> $$z_{\alpha/2\,=\,0,05\,\text{(bicaudal)}} = 1,96$$
> $$z_{\beta\,=\,0,10\,\text{(unicaudal)}} = 1,28$$
> $$p_A = 0,05\ (q_1 = 0,95)$$
> $$p_B = 0,25\ (q_2 = 0,75)$$
>
> Esses valores são substituídos na equação e, assim, o tamanho de amostra necessário para cada grupo é obtido (65). Para isso, precisaremos de 130 participantes, 65 em cada grupo.
>
> ---
>
> *Quando o resultado é uma variável quantitativa, as médias da amostra (x_A e x_B) substituem as proporções no denominador, enquanto os termos do produto p_Aq_A e p_Bq_B são substituídos pelas respectivas variâncias (s^2) dos dois grupos no numerador:
>
> $$n = \frac{(z_{\alpha/2} + z_{\beta})^2 \left[s_A^2 + s_B^2 \right]}{(\overline{x}_A - \overline{x}_B)^2}$$

---

variável dependente. Podem ser considerados três tipos principais de variáveis dependentes: quantitativas (normais), qualitativas (muitas vezes dicotômicas) e variáveis de sobrevivência ou de tempo até o evento.

Dentro das comparações bivariadas, algumas modalidades merecem mais informações (Tabela 14.4).

Capítulo 14 ■ Metodologia de Pesquisa em Nutrição **401**

Tabela 14.3 Métodos estatísticos comuns utilizados em epidemiologia nutricional.

Variável dependente ("resultado")	Descrição univariada	Comparações bivariadas	Análise multivariável (Katz, 2006)
Quantitativo (normal)	Média, desvio padrão	Testes t (dois grupos) Análise de variação (mais de dois grupos) Regressão e correlação (duas variáveis quantitativas)	Regressão múltipla
Qualitativo (dicotômico)	Proporção, chance	Qui-quadrado Teste pareado de McNemar Teste exato de Fisher Tabelas cruzadas Razão de probabilidade Risco relativo	Regressão logística múltipla Regressão logística condicional (dados correspondentes)
Sobrevivência ou tempo para o evento	Estimativas e gráficos de Kaplan-Meier (produto-limite)	Teste *log-rank* (Mantel-Haenszel)	Modelo de risco proporcional (Regressão de Cox)

Tabela 14.4 Métodos estatísticos comuns para comparação de médias.

	Duas amostras		Mais de duas amostras	
	Paramétrico	Não paramétrico	Paramétrico	Não paramétrico
Amostras independentes	Teste-*t* de *student* Teste de Welch (variâncias desiguais) Teste Satterthwaite (variâncias desiguais)	Teste U de Mann-Whitney	Análise de variância Testes *post hoc* de Bonferroni, Scheffé, Tamhane, Dunnet, de Sidak ou Tukey Modelos lineares generalizados ANCOVA (análise de covariância)	Teste de Kruskal-Wallis
Amostras emparelhadas ou relacionadas	Teste-*t* pareado	Teste de Wilcoxon	Análise de variância para medidas repetidas Equações de estimativa generalizadas	Teste de Friedman

402 Introdução à Nutrição Humana

A validade da maioria dos testes padrão depende das suposições de que:

- Os dados seguem distribuição normal
- A variabilidade dentro dos grupos (se forem comparados) é semelhante.

Os testes desse tipo são denominados paramétricos e, em algum grau, são sensíveis a violações dessas suposições. Alternativamente, testes não paramétricos ou livres de distribuição, que não dependem da distribuição normal, podem ser usados. Os testes não paramétricos também são úteis para dados coletados como variáveis ordinais porque são baseados na classificação dos valores. Em relação às suas contrapartes paramétricas, os testes não paramétricos têm a vantagem da facilidade, mas a desvantagem de menor poder estatístico se uma distribuição normal pudesse ser assumida. Outra desvantagem adicional é que os testes não paramétricos não fornecem intervalos de confiança para os parâmetros a serem estimados.

Um problema comum na literatura da nutrição é o teste de significância múltipla. Alguns métodos a serem considerados nesses casos são a análise de variância junto aos de comparação múltipla especialmente concebidos para fazer várias comparações entre pares, como o método das diferenças menos significativas, os procedimentos de Bonferroni e Scheffé e o teste de Duncan.

A taxa de descoberta falsa (TDF) é a proporção de hipóteses nulas rejeitadas que não deveriam ter sido rejeitadas. Por exemplo, se um investigador conduziu 200 estudos e houve rejeição da hipótese nula (*i. e.*, obteve uma descoberta) em 100 estudos, mas 20 destas descobertas não eram verdadeiras, seu TDF seria de 20%. Não confunda isso com o erro alfa (Tabela 14.5).

Recentemente, métodos baseados no TDF, em vez do erro alfa, demonstraram ser mais eficientes para o controle de testes múltiplos. Os procedimentos de controle de TDF fornecem controle menos rigoroso de erros do Tipo I em comparação aos de controle da taxa de erro familiar (como as correções de Bonferroni ou Scheffé), que controlam a probabilidade de pelo menos um erro do Tipo I (com base no erro alfa). Assim, os procedimentos de controle de TDF têm maior poder e eficiência, ao custo de um número maior de erros do Tipo I. Esses métodos incluíram os métodos propostos por Benjamini-Hochberg, Benjamini–Hochberg–Yekutieli, Holm, Sidak e Simes. Eles são implementados em *softwares* estatísticos, como o pacote *p.adjust*, no *software* R e o comando *qvalue*, disponível para *download* no Stata.

Análise de variância com medidas repetidas, modelos mistos para análises de variância e equações de estimativa generalizadas também podem ser usados para replicar medições de uma variável contínua. O uso de equações de estimativa generalizada é mais poderoso e eficiente quando o projeto inclui medições repetidas da variável de resultado ao longo do tempo.

A correlação é o método estatístico a ser usado ao estudar a associação entre duas variáveis contínuas. O grau de associação é geralmente medido pelo coeficiente de correlação de Pearson, expresso com qualquer valor de -1 a $+1$. O coeficiente de correlação é positivo se valores mais altos de uma variável estão relacionados a valores mais altos da outra e é negativo quando uma variável tende a ser mais baixa enquanto a outra tende a ser mais alta. O coeficiente de correlação é uma medida da dispersão dos pontos quando as duas variáveis são plotadas. Quanto maior for a dispersão dos pontos, menor será o coeficiente de correlação. A correlação envolve uma estimativa da simetria entre as

Tabela 14.5 Explicação da taxa de descoberta falsa (TDF) com base em 200 estudos conduzidos por um pesquisador.

		Verdade (população)	
		A hipótese nula era verdadeira	A hipótese alternativa era verdadeira
Decisão	Hipótese nula	95 estudos nulos verdadeiros	5 estudos nulos falsos
	Hipótese alternativa: descoberta	20 descobertas falsas	80 descobertas verdadeiras

Erro alfa = 20/(20 + 95) = 0,17. TDF = 20/(20 + 80) = 0,20.

duas variáveis quantitativas e não tenta descrever sua relação. A contrapartida não paramétrica do coeficiente de correlação de Pearson é o coeficiente de correlação de correlação de postos de Spearman. É o único método não paramétrico que permite estimar intervalos de confiança.

Para descrever a relação entre duas variáveis contínuas, o modelo matemático mais frequentemente utilizado é o de linhas retas. Esse modelo mais simples é conhecido como análise de regressão linear simples. A análise de regressão é comumente usada não apenas para quantificar a associação entre duas variáveis, mas também para fazer previsões com base na relação linear. Hoje em dia, os epidemiologistas da ciência da nutrição frequentemente usam os métodos estatísticos de análise multivariável (ver Tabela 14.3). Esses métodos geralmente fornecem uma visão mais precisa da relação entre exposições alimentares e não alimentares e a ocorrência de uma doença ou outro resultado, enquanto ajustam simultaneamente para muitas variáveis e suavizam as irregularidades que subgrupos muito pequenos podem introduzir em procedimentos de ajuste alternativos, como análise estratificada (Katz, 2006).

A maioria dos métodos multivariados é baseada no conceito de regressão linear simples. Uma explicação da variação em uma variável dependente quantitativa (resultado) por várias variáveis independentes (exposições ou preditores) é a base de um modelo de regressão múltipla. No entanto, em muitos estudos, a variável dependente ou resultado é frequentemente dicotômico (doente/não doente) em vez de quantitativo e também pode ser explicado por vários fatores independentes (exposições alimentares e não alimentares). Nesse caso, o método estatístico multivariado que deve ser aplicado é a regressão logística múltipla. Em estudos de acompanhamento, o tempo até a ocorrência da doença também é levado em consideração. Mais peso pode ser dado a casos anteriores do que a casos posteriores. O método multivariado mais apropriado nesse cenário é o modelo de risco proporcional (regressão de Cox) usando uma variável de tempo até o evento como resultado (ver Tabela 14.3).

14.3 Estudos *in vitro*

A pesquisa científica envolve estudos em um espectro reducionista. À medida que os estudos se tornam mais reducionistas, mais fatores de confusão são eliminados. Os estudos *in vitro* representam parte da abordagem reducionista na pesquisa em nutrição. A gama de técnicas utilizadas é grande.

- Os estudos de análise química fornecem dados sobre o conteúdo de nutrientes e não nutrientes dos alimentos
- As técnicas de digestibilidade, nas quais um substrato é exposto a enzimas capazes de digeri-lo, ajudam a refinar os dados analíticos químicos brutos para prever o potencial nutricional
- Órgãos intactos, como fígado de animais experimentais, podem ser usados em estudos como pesquisas de órgãos perfundidos. Em tais estudos, o investigador pode controlar a composição do material que entra em um órgão isolado e examinar a saída. Cortes de órgãos também podem ser usados, em que, por exemplo, uma pequena seção do intestino é virada do avesso e colocada em uma solução contendo algum material de teste. A absorção do material de teste no intestino pode ser facilmente medida
- Outra abordagem é a construção de modelos mecânicos que imitam um órgão, geralmente o intestino (em pesquisas sobre nutrição). Muitos desses modelos predizem com sucesso o que é observado *in vivo* e apresentam vantagens como custo e flexibilidade em alterar as condições experimentais com grande precisão. A biologia de sistema é uma plataforma lançada recentemente para integrar vias metabólicas usando biologia computacional.

A aplicação de técnicas de biologia molecular a sistemas de cultura de tecidos e células proporcionou aos pesquisadores estratégias poderosas para avaliar e estabelecer vias metabólicas e papéis regulatórios de componentes nutricionais e não nutritivos dos alimentos. Assim, as técnicas de Northern, Southern e Western blotting para quantificar RNA, DNA e proteínas específicas em tecidos em resposta a nutrientes são ferramentas comuns no laboratório de nutrição. A influência de alguns nutrientes ou condições nutricionais na dinâmica ribossômica, bem como nos processos de hiperplasia ou hipertrofia celular, foi estimada por meio de valores de RNA, DNA ou proteína/DNA, respectivamente.

Além disso, as abordagens da biologia molecular permitiram inúmeras descobertas *in vitro* que ajudaram a nossa compreensão da base genética das funções dos nutrientes e dos estados metabólicos *in vivo*. A reação em cadeia da polimerase (RCP) pode ser usada para amplificação de DNA e/ou RNA mensageiro (RNAm) para determinar o *background* genético e/ou expressão gênica em amostras celulares muito pequenas. Os estudos de transfecção permitem a inserção de DNA nas células para examinar a função dos nutrientes. Assim, as linhas celulares que geralmente não apresentam a expressão de determinado gene podem ser transfectadas com DNA contendo o promotor do gene, bem como todo, ou parte, do gene transfectado de interesse, para estudar as interações de vários nutrientes com a expressão de um gene específico. Por outro lado, as linhas de células *knockout* nos permitem investigar as consequências da perda de um gene específico. Em ambos os casos, a função dos nutrientes no nível celular e no nível da célula-gene pode ser estudada e fornecer resultados definitivos. A regulação gênica por nutrientes foi avaliada em diferentes células e tecidos isolados usando indicadores e marcadores apropriados dos níveis de expressão gênica de RNA.

A integração de tecnologias bioquímicas e moleculares na pesquisa em nutrição aumenta o potencial de investigação sob perspectiva da biologia de sistemas integrados, a qual examina as interações entre DNA, proteína de RNA e metabólitos. Após a conclusão da sequência do genoma humano, novas descobertas sobre as funções dos genes individuais e seu envolvimento na homeostase corporal estão surgindo (consulte o livro-texto *Nutrition Research Methodolgy*, Capítulo 13). Assim, as tecnologias para alcançar uma avaliação simultânea de milhares de polimorfismos gênicos, a quantificação dos níveis de RNAm de um grande número de genes (transcriptômica), bem como proteínas (proteômica) ou metabólitos (metabolômica) está progredindo rapidamente. Avanços nas ferramentas baseadas em *microarray* de DNA e RNA, bem como na aplicação da eletroforese em gel bidimensional clássica, várias técnicas de cromatografia líquida acoplada à espectrometria de massa (CL-EM), varredura de imagens ou matrizes de anticorpos contribuem para desvendar os mecanismos envolvidos nos processos nutricionais. Os estudos epigenéticos constituem um método emergente a ser aplicado na pesquisa nutricional, bem como na metabolômica e metagenômica.

14.4 Modelos animais na pesquisa nutricional

Sistemas de animais inteiros têm sido usados para medir a utilização, a função e o destino dos nutrientes. Assim, parte do nosso conhecimento sobre os conceitos de nutrição vem de experimentos com animais, muitas vezes extrapolados para humanos e chamados de modelos animais. Existem muitas razões para escolher um estudo em animais em vez de um em humanos. Podemos, e de fato o fazemos, submeter os animais a condições experimentais que eticamente não seriam permitidas aos humanos. Por exemplo, para estudar a maneira pela qual um nutriente influencia a escala e a histopatologia da aterosclerose, são necessários estudos em animais. Assim como os estudos com humanos são regidos pelas regras dos comitês de ética, também o são os estudos com animais. Essas regras envolvem a regulamentação das instalações, acomodação e cuidados para com os animais, competência, alternativas para experimentação animal, procedimentos de anestesia e eutanásia, registro, fornecimento de animais e o envolvimento de um comitê de ética.

Em geral, a utilização de animais como modelos para pesquisas em nutrição humana pode ser examinada a partir de três aspectos:

- O modelo animal
- A alimentação experimental e sua oferta
- As técnicas experimentais disponíveis.

Modelo animal

Muitas espécies têm sido utilizadas no estudo da nutrição. Muitas são linhagens de raça pura, como o rato Wistar, o camundongo Charles River ou o coelho branco da Nova Zelândia. Alguns modelos animais foram especialmente selecionados para exibir características particulares, tornando-os modelos muito úteis para a pesquisa. O coelho Wattanable tem função defeituosa do receptor de lipoproteína de baixa densidade (LDL-r), tornando este modelo animal muito útil para estudar o papel da alimentação e sua influência na doença arterial mediada pelo LDL-r. O camundongo *ob/ob* desenvolve obesidade grave devido à alteração no perfil genético que afeta as funções da leptina, um aumento no uso de modelos animais transgênicos produzidos por meio de técnicas avançadas de genética molecular. Em tais modelos, genes específicos podem ser inseridos ou deletados para cumprir funções específicas. Por exemplo, o receptor ativado por proliferador de peroxissoma do tipo alfa (PPAR-α) não é expresso em um modelo de camundongo *knockout*, dando origem ao acúmulo de gordura. Outro exemplo de camundongo transgênico apresenta expressão excessiva da enzima Cu,Zn-superóxido dismutase.

Alimentação experimental e oferta conveniente

A natureza da alimentação e o modo de oferta são de importância central para a compreensão do papel dos modelos animais nas questões de nutrição humana. Existem vários tipos de alimentação oferecidos a animais de laboratório.

As alimentações comercialmente disponíveis feitas de acordo com as normas nutricionais internacionalmente aceitas são frequentemente chamadas de alimentação à base de ração ou ração de laboratório. Para a grande maioria dos animais de laboratório em estudos cuja ingestão de nutrientes não é a área central de interesse, a alimentação à base de ração é usada. No entanto, quando a nutrição é a área de pesquisa, alimentações especiais quase sempre terão que ser formuladas. O tipo de alimentação que precisa ser formulada dependerá da natureza da questão da pesquisa.

Termos como *alimentações semipurificadas, purificadas* e *quimicamente definidas* são frequentemente usados; porém, frequentemente é difícil saber exatamente que tipo de termo se encaixa em diferentes formulações. A alimentação experimental menos refinada usa ingredientes como cevada, soja e trigo. Um exemplo pode ser visto na Tabela 14.6, extraído de um estudo de glicosinolatos de colza no estado de iodo de leitões. O objetivo do estudo era avaliar os efeitos do glicosinolato derivado da semente de colza moída. Uma comparação direta entre a colza moída e o controle não é possível porque a colza moída contém o dobro de gordura em relação ao controle. Assim, a alimentação com óleo de colza é incluída porque não contém glicosinolato, mas a mesma quantidade de gordura da alimentação controle. Os ingredientes usados nessas alimentações geralmente contêm vários nutrientes. Dessa forma, o principal ingrediente básico, a cevada, contém proteínas, carboidratos e gorduras, bem como fibras e micronutrientes. Isso pode criar problemas quando é necessário examinar os efeitos de nutrientes específicos, como os ácidos graxos. Os ácidos graxos naturalmente presentes na cevada não podem ser ignorados. No caso da alimentação com óleo de colza, na Tabela 14.6, 40 dos 56 g de gordura por quilograma de alimentação vêm do óleo de colza, mas 16 g (ou 28,6%) vêm do lipídio da cevada.

Para lidar com isso, são utilizadas alimentações mais refinadas. Um exemplo de tal alimentação é dado na Tabela 14.7. Nesse caso, os autores estavam examinando como diferentes gorduras alimentares influenciam o colesterol no sangue em camundongos normais e em camundongos transgênicos que não

Tabela 14.6 Exemplos de alimentações experimentais menos refinadas para testar os efeitos do glicosinolato derivado de colza.

	Controle (g/kg)	Óleo de colza (g/kg)	Colza moída (g/kg)
Refeição com grão de soja[1]	220	240	195
Óleo de colza	5	40	–
Colza moída	–	–	100
Cevada	755	700	685
Mineral/vitamina	20	20	20
Total	1000	1000	1000
Energia (MJ/kg)[2]	12,6	13,3	13,0
Proteína (g/kg)	183	177	182
Gordura (g/kg)	29	56	58
Glicosinolato (mmol/kg)	0	0	1,9

[1]Farelo de soja extraído com solvente. [2]Energia metabolizável. (Reproduzida, com autorização, de Schone et al., 2001.)

406 Introdução à Nutrição Humana

Tabela 14.7 Exemplos de alimentações experimentais mais refinadas para examinar os efeitos colesterolêmicos das gorduras em camundongos transgênicos com a proteína de transferência de ésteres de colesterol (CETP).

	Alimentação controle		Alimentação pobre em gorduras		Alimentação com alto teor de gordura	
	(g/100 g)	(g/MJ)	(g/100 g)	(g/MJ)	(g/100 g)	(g/MJ)
Caseína	20	12	19	12	24	12
L-Cistina	0,03	0,18	0,28	0,18	0,36	0,18
Amido de milho	40	24	48	31	13	6
Amido dextrinizado	13	8	12	8	16	8
Sacarose	10	6	9	6	12	6
Celulose	5	3	5	3	6	3
Óleo de soja	7	4	0	0	0	0
Óleo de cártamo	0	0	2	1,2	2,4	1,2
Óleo experimental[1]	0	0	0	0	22	11
Mistura de minerais	3,5	2,1	3,3	2,1	4,2	2,1
Mistura de vitaminas	1	0,6	0,9	0,6	1,2	0,6
Energia (%)						
Gordura total	16,9		5,7		48,6	
Açúcar	10,1		10,9		10,5	
Amido	54,1		22,3		22,1	
Proteína	20,2		20,9		20,7	
MJ/kg	16,7		15,9		20,1	

[1]Três diferentes óleos experimentais foram usados (manteiga, cártamo, cártamo com alto teor de ácido oleico) para três diferentes alimentações com alto teor de gordura, variando em tipos de ácidos graxos. (Reproduzida, com autorização, de Chang e Snook, 2001.)

expressam o gene para a proteína de transferência de ésteres de colesterol (CETP), que é uma proteína-chave no metabolismo lipídico. Os ingredientes são quase todos puros. Assim, a caseína é proteína pura e nada mais. Da mesma forma, a sacarose é carboidrato puro e a celulose é fibra pura. As alimentações diferem apenas na fonte de gordura. A alimentação rica em gordura tem obviamente mais gordura e, portanto, mais energia por quilograma. É, portanto, extremamente importante notar que, conforme a densidade de energia aumenta, a maioria das outras variáveis também deve aumentar para garantir uma concentração comum, não baseada em massa por massa, mas em massa por energia. Uma ilustração simples é o nível da mistura de minerais utilizado: 2,5 g/100 g na alimentação controle, 3,2 g/100 g na alimentação com baixo teor de gordura e 4,2 g/100 g na alimentação com alto teor de gordura. Mas quando consideradas com base na massa para energia, todas

as cinco contêm 2,0 g/MJ. As únicas mudanças são na gordura e no amido de milho, que sempre variam em direções opostas.

As variações na composição da alimentação costumam ser a chave para o planejamento de experimentos de nutrição. Nesse contexto, diferentes modelos alimentares podem ser aplicados a animais de laboratório, dependendo de critérios científicos. Na alimentação *ad libitum*, os animais têm livre acesso à comida; na alimentação controlada, eles recebem quantidade limitada de comida (alimentação restrita) ou a quantidade de comida que pode ser dada a eles (alimentação forçada). Uma forma específica de alimentação restrita é a alimentação em pares, que envolve a medição da comida consumida por alguns animais para combinar ou igualar a ingestão de um grupo teste no dia seguinte. Existem muitas razões pelas quais a alimentação em pares é extremamente importante. Um experimento pode procurar examinar como uma nova fonte de proteína, rica em algum nutriente de interesse, influencia algum aspecto do metabolismo. Vamos considerar um composto na fonte de proteína que pode reduzir o colesterol LDL no sangue. Uma alimentação controlada é construída com base na caseína e, nas alimentações experimentais, essa caseína é substituída por uma fonte de proteína de teste, em quantidade isonitrogenada. Após várias semanas de alimentação *ad libitum*, uma amostra de sangue é coletada e os resultados mostram que o colesterol no sangue aumentou com a alimentação experimental. Em seguida, o pesquisador começa a olhar para outros dados e observa que as taxas de crescimento nos ratos controlados foram muito maiores do que no grupo experimental porque este último teve ingestão alimentar muito menor. A nova fonte de proteína era de sabor desagradável. O experimento agora terá que ser realizado por meio de alimentação pareada, com a ingestão alimentar dos ratos do grupo experimental devendo ser medida a cada dia. No dia seguinte, os ratos do grupo controle serão pareados para essa quantidade. A ingestão de alimentos e provavelmente as taxas de crescimento são idênticas, com apenas a fonte de proteína sendo diferente. Agora o pesquisador pode realmente chegar a conclusões sobre o efeito da nova fonte de proteína no metabolismo do colesterol LDL. A ingestão ou fornecimento de nutrientes pode ser administrada por via oral, intravenosa, intraperitoneal ou por meio de algumas ferramentas específicas (gavagem, estereotaxia etc.).

Técnicas experimentais disponíveis

O resultado ou variáveis de interesse a serem avaliados condicionam as técnicas experimentais a serem aplicadas, que podem incluir curvas de crescimento, balanço de nutrientes e energia, utilização e sinalização de nutrientes etc., usando estratégias celulares, moleculares ou outras.

Mais uma abordagem para investigar os processos nutricionais é aumentar a expressão, inativar ou manipular genes específicos que desempenham papel no metabolismo corporal (Campión et al., 2004). Essas tecnologias permitem o estudo da regulação e função de diferentes genes. Os métodos-padrão atuais de manipulação de genes na pesquisa em nutrição dependem do método de introdução/bloqueio de genes. Assim, a manipulação genética pode ser sustentada por gerações, criando-se a transmissão da linha germinativa.

Dessa forma, há exemplos de animais transgênicos, com genes submetidos à expressão aumentada ou com gene *knockout*, mas ainda controlando essa manipulação gênica de forma espacial ou temporal. No entanto, quando o objetivo não é transferir informações genéticas para as gerações subsequentes, o método mais comum é a transferência de genes para células somáticas. Diferentes vetores virais e não virais são usados para a transferência de genes *in vivo*, permitindo expressão aumentada transitória ou permanente do gene de interesse. A abordagem de RNAi (interferência) permite a criação de novos modelos *in vivo* por ablação transitória da expressão gênica pela degradação do RNAm-alvo. Além disso, inserindo sequências de codificação de RNAi no genoma, o silenciamento permanente do gene-alvo pode ser obtido. Sem dúvida, novos modelos de investigação serão desenvolvidos, combinando as diferentes técnicas de manipulação genética para alcançar a criação de novos modelos para entender a função e a regulação do metabolismo, nutrição e genes relacionados a doenças. De fato, pesquisas relacionadas à inibição/ativação da expressão de diferentes genes (animais transgênicos/*knockout*), transferência de genes e aplicação de RNAi estão nos permitindo investigar especificamente funções e metabolismo de processos regulatórios.

14.5 Estudos em humanos

Na nutrição humana, as pessoas representam a última instância de testes e geração de hipóteses. A epidemiologia nutricional, mediante estudos observacionais, demonstra possíveis ligações entre alimentação, atividade física e doença (Willett, 2012). Não é a única maneira pela qual essas possíveis ligações são geradas, mas os estudos observacionais são extremamente importantes na nutrição moderna. A nutrição humana experimental assume a hipótese e, por meio de vários experimentos, tenta compreender a natureza da ligação entre os nutrientes e a base metabólica da doença. Uma vez que haja um corpo razoável de evidências de que determinadas condições nutricionais estão relacionadas ao risco de doença, a epidemiologia nutricional experimental examina como as intervenções em nível populacional realmente influenciam a incidência da doença (ver Seção 14.6). Consequentemente, a nutrição humana experimental e a epidemiologia da nutrição experimental envolvem testes de hipóteses; no entanto, o primeiro destina-se mais frequentemente a compreender os mecanismos e geralmente envolve pequenos números, enquanto o segundo, em contraste, usa números muito grandes para examinar o impacto na saúde pública de uma intervenção nutricional que, sob as condições controladas do laboratório, mostrou-se promissora.

O objetivo final é definir recomendações de saúde pública que podem melhorar a saúde da população. Atualmente, há interesse crescente pela nutrição personalizada, que tem como objetivo adaptar as recomendações a características, condições ou objetivos pessoais específicos. Entretanto, os processos biológicos que sustentam essas recomendações são extremamente complexos. Assim, no contexto da nutrição de precisão, uma abordagem baseada na biologia de sistemas é necessária para melhor compreender a interação entre os diferentes mecanismos biológicos (van Ommen, 2017).

Experimentação de nutrição humana

A utilização de animais experimentais para pesquisa nutricional oferece muitas soluções possíveis para problemas experimentais. No entanto, os experimentos definitivos, sempre que possível, devem ser realizados em humanos. Estudos envolvendo humanos são mais difíceis de conduzir por duas razões principais: primeiro, os humanos variam enormemente em comparação aos animais de laboratório, tanto geneticamente quanto em seu estilo de vida, alimentação básica, saúde, atividade física, alfabetização e de muitas outras maneiras; em segundo lugar, é muito mais difícil manipular a alimentação humana, uma vez que não comemos alimentações purificadas ou semipurificadas.

Alimentações experimentais em estudos de intervenção em nutrição humana

Na década de 1950, um estudo epidemiológico em sete países apresentou dados que sugeriam que o principal determinante do colesterol plasmático era o equilíbrio dos ácidos graxos saturados, monoinsaturados e poli-insaturados. Para testar essa hipótese, uma série de estudos foi realizada em voluntários humanos usando alimentação à base de fórmulas. Leite em pó desnatado seco, óleo teste e água foram misturados para formar um leite de teste, com composições de ácidos graxos específicas. Os voluntários viviam quase exclusivamente com essas fórmulas e, embora esse tipo de estudo seja simples de conduzir, ele não representa as verdadeiras condições em que vive a maior parte dos seres humanos. Na outra ponta do espectro de opções para manipular a alimentação humana está o aconselhamento de que as pessoas verifiquem seu consumo alimentar por meio do registro alimentar. É difícil provar que as pessoas realmente comeram o que disseram comer, mas, às vezes, a adesão aos conselhos alimentares pode ser verificada usando amostras de tecido (sangue, saliva, cabelo, gordura) e biomarcadores. Por exemplo, a adesão ao conselho para aumentar a ingestão de peixes oleosos pode ser monitorada usando ácidos graxos presentes em fosfolipídios de plaquetas. Além disso, há interesse na identificação de novos biomarcadores de ingestão alimentar com base em novas técnicas de metabolômica. Essas novas técnicas podem permitir aferir milhares de metabólitos em uma única determinação e ser, assim, aplicadas em estudos de intervenção e observacionais.

Entre os extremos da alimentação baseada em fórmulas e o conselho alimentar, encontra-se uma série de opções nas quais a conveniência é geralmente correlacionada negativamente com a exatidão científica. No caso de minerais e vitaminas, é viável distribuir comprimidos para os voluntários tomarem e medirem a adesão, contando os comprimidos não consumidos e talvez usando biomarcadores; quando se trata de macronutrientes, geralmente isso não é possível. Enquanto pedir a alguém para tomar um suplemento mineral não deve alterar seus hábitos alimentares, pedir a alguém para consumir 1 ℓ de leite por dia ou uma tigela de farelo de arroz por dia alterará outros aspectos da alimentação dos voluntários. Não será possível, então, atribuir definitivamente um evento à intervenção (1 ℓ/dia de leite ou 1 tigela/dia de farelo de arroz). O evento pode ser causado por possível deslocamento de alguns outros alimentos pela intervenção. A única opção em experimentos de intervenção humana é preparar alimentos para os voluntários comerem, diferindo apenas no nutriente de teste. Se o objetivo é examinar o efeito dos ácidos graxos monoinsaturados em relação aos ácidos graxos saturados nos lipídios do sangue, podem ser preparados alimentos contendo gordura que são idênticos, exceto quanto à fonte de gordura.

Quanto mais alimentos e pratos puderem ser preparados dessa maneira, mais bem-sucedido será o experimento.

O dilema final é se os alimentos de teste serão consumidos. Um voluntário pode compartilhar os alimentos, que quase sempre são fornecidos gratuitamente, com amigos ou familiares. Para ter certeza do consumo, os voluntários podem ser solicitados a consumir a refeição-teste em algum espaço supervisionado, geralmente uma suíte metabólica. Essa, entretanto, é uma opção muito cara. Estudos de intervenção nutricional com diferentes distribuições de macronutrientes em planos alimentares restritos em calorias são comuns em pesquisas sobre nutrição (Abete et al., 2006).

Delineamento de estudos em nutrição humana

O ensaio clínico randomizado é o delineamento mais poderoso para demonstrar as relações de causa e efeito. É o único que representa uma abordagem completamente experimental em humanos e seu ponto forte é sua capacidade de controlar a maioria dos vieses e confundir, mesmo quando os fatores de confusão não podem ser mensurados. A declaração CONSORT estabeleceu o *CONsolidated Standards Of Reporting Trials* (*http://www.consort-statement.org/*). As diretrizes CONSORT incluem uma lista de verificação e um fluxograma que oferecem uma forma padrão de relatar a pesquisa e avaliar sua qualidade. As principais questões metodológicas a serem consideradas e relatadas em um ensaio clínico randomizado incluem os seguintes aspectos: inscrição, alocação, acompanhamento e inclusão na análise dos participantes, tamanho da amostra, procedimentos para a randomização, cegamento da alocação, avaliação cega do resultado, comparabilidade de grupos em relação às principais variáveis de prognóstico, averiguação e medição de pontos finais, análises estatísticas, análises de subgrupos, descrição de resultados, análises auxiliares, eventos adversos, interpretações, generalização e qualidade geral das evidências relatadas.

À medida que o pesquisador delineia as opções para alterar a ingestão do nutriente sob investigação, o delineamento do estudo também requer reflexão cuidadosa. O efeito metabólico do nutriente em questão pode ser influenciado pela idade, sexo biológico e outras variáveis, como altos níveis de ingestão de álcool ou atividade física, tabagismo,

estado de saúde, uso de fármacos e histórico familiar. Em uma base experimento a experimento, o pesquisador deve decidir quais atributos excluirão um voluntário (critérios de exclusão).

Os voluntários recrutados podem agora ser atribuídos aos vários tratamentos. Quando os números são pequenos, a atribuição aleatória das pessoas aos tratamentos pode levar a desequilíbrios capazes de confundir as conclusões. Por exemplo, se alguém tiver 45 voluntários para três tratamentos, é possível que os 15 designados para o tratamento A incluam as cinco pessoas com maior massa corporal e as cinco pessoas com menos massa corporal; outro tratamento pode incluir predominantemente homens. Em tais casos, um esquema de minimização pode ser usado, o qual representa uma técnica em que as pessoas são alocadas em grupos de tratamento, garantindo um equilíbrio ao minimizar as diferenças entre os grupos na distribuição de características importantes (idade, massa corporal, atividade física). Para aplicar a minimização, durante o processo de recrutamento os investigadores devem manter uma análise contínua das diferenças entre os grupos nas principais variáveis que podem afetar o resultado e adaptar as probabilidades de alocação para as novas pessoas ao grupo que resulte em distribuição mais equilibrada dessas características. Outra opção é a randomização estratificada, na qual os estratos são identificados e as pessoas são alocadas aleatoriamente em cada estrato. Embora a estratificação e a minimização sejam potencialmente muito úteis, é impraticável estratificar pessoas para muitas variáveis ao mesmo tempo ou tentar minimizar todas as variáveis concebíveis que podem afetar o resultado. Em uma extensão considerável, a necessidade de equilibrar os grupos torna-se menos importante quando todos os assuntos são alternados em todos os tratamentos (delineamentos cruzados). Para que isso aconteça, o número de períodos experimentais deve ser igual ao número de tratamentos. Para qualquer período determinado, todos os tratamentos devem ser representados. Um fator importante a considerar nesse tipo de desenho experimental é se um período de *washout* é necessário ou não entre os tratamentos, assim como sua duração.

Considere a situação acima se o estudo fosse examinar o efeito do óleo de peixe (tratamento A) *versus* azeite (tratamento B) na função dos linfócitos.

Se forem necessários 20 dias para alterar os fosfolipídios da membrana dos linfócitos, é provável que sejam necessários 30 dias para retornar aos valores basais. Se for preciso que cada tratamento comece na linha de base, então um período de *washout*, em que os voluntários retomam sua rotina normal, será necessário.

Uma consideração final é a ocasião em que não é possível equilibrar todos os fatores de confusão. Tome como exemplo um estudo para examinar o efeito da suplementação de cálcio na densidade mineral óssea em mulheres na pré-menopausa. O grupo de tratamento receberá um suplemento de 1.000 mg de cálcio na forma de comprimido e o controle receberá um comprimido de placebo. Quais fatores podemos desejar equilibrar em tal estudo? Entre as possibilidades estão idade, número de gestações, uso de anticoncepcionais orais, consumo de café, tabagismo e atividade física. Equilibrar esses fatores adequadamente é impossível. No entanto, se eles forem registrados, quando os dados estiverem sendo avaliados em uma base estatística, eles podem ser incluídos para verificar seu efeito no resultado mensurado, a densidade mineral óssea. Para atingir esse objetivo, métodos multivariados, como regressão múltipla ou regressão logística, devem ser usados (consulte a Seção 14.2, Análise estatística e desenho experimental).

14.6 Delineamentos epidemiológicos

A epidemiologia é uma ciência relacionada à saúde que lida com a distribuição e os determinantes da saúde e da doença nas populações. A epidemiologia nutricional integra o conhecimento derivado da pesquisa em nutrição para examinar as relações alimentação-doença no nível de populações de vida livre. A epidemiologia nutricional fornece evidências científicas para compreender o papel da nutrição na causa e na prevenção de doenças.

A comparação e a escolha de diferentes desenhos de estudos epidemiológicos dependem das medidas de exposição, medidas de resultados, custos e duração esperada de acompanhamento. A seleção de um método de estudo é frequentemente influenciada por questões pragmáticas, como viabilidade, bem como por questões éticas.

Os estudos epidemiológicos podem ser distribuídos em duas grandes categorias (Figura 14.2): estudos experimentais e não experimentais (observacionais). Em um sentido amplo, um experimento é um conjunto de observações, conduzidas sob circunstâncias controladas, nas quais o cientista manipula as condições para verificar seus efeitos nas observações. Os estudos observacionais podem ser distribuídos em estudos descritivos e analíticos. Ao contrário dos estudos experimentais, nos estudos observacionais o cientista não aloca a exposição aos participantes do estudo.

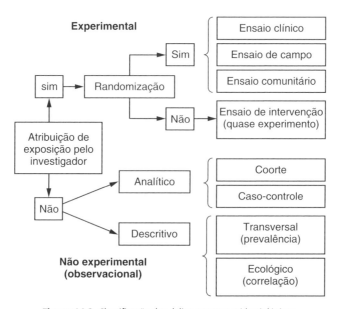

Figura 14.2 Classificação dos delineamentos epidemiológicos.

Estudos experimentais em epidemiologia nutricional

É preciso considerar que, na experimentação biológica, não é possível ao cientista controlar completamente todas as circunstâncias relevantes, e a manipulação consistirá em aumentar ao máximo o grau de variação do fator que o cientista está investigando. O ideal será obter dois conjuntos quase idênticos de circunstâncias onde todos os fatores são iguais, com a única diferença no fator a ser estudado. Se uma forte variação for introduzida nos últimos fatores, todas as diferenças observadas entre os dois conjuntos que ocorreram depois disso serão causalmente atribuídas ao único fator que o investigador havia manipulado.

Delineamentos epidemiológicos experimentais são aqueles em que o investigador atribui a exposição a cada pessoa. Nesses estudos, o tratamento (ou exposição) é atribuído com o objetivo de obter comparabilidade máxima entre os grupos tratados e não tratados em relação a todas as outras características das pessoas, exceto o tratamento ou exposição de interesse. Na pesquisa epidemiológica, a melhor maneira de obter conjuntos idênticos de circunstâncias é designar as pessoas aleatoriamente para a exposição (tratamento) ou grupos-controle. Esse processo é chamado de randomização, e todos os estudos randomizados são projetos experimentais.

A exposição, do ponto de vista epidemiológico, descreve o estilo de vida ou fatores ambientais que podem ser relevantes para a saúde. *Resultado* é outro termo genérico utilizado para descrever os eventos ou variáveis relacionadas à saúde que estão sendo estudadas em relação ao efeito de uma exposição. Na epidemiologia nutricional, a exposição primária de interesse é a ingestão alimentar, enquanto as medidas de desfecho geralmente envolvem a ocorrência de doenças ou indicadores do estado nutricional (antropometria, sinais clínicos de doença/estado de saúde, medidas biológicas ou fisiológicas ou hábitos alimentares).

Também é possível projetar estudos experimentais atribuindo grupos inteiros da população a diferentes exposições. Esses estudos são chamados de ensaios comunitários. Por exemplo, se uma cidade inteira for designada para receber um programa educacional sobre alimentação saudável e outra cidade vizinha for designada ao controle (sem programa educacional), isso seria um ensaio comunitário; quando a randomização é usada, ela é chamada de "randomização por *cluster*". No entanto, quando o número de unidades aleatórias é escasso, mesmo que cada unidade possa ser grande, não haveria garantia de que os grupos a serem comparados seriam idênticos. Por outro lado, se a randomização foi realizada individualmente e toda a amostra for grande o suficiente, um esquema aleatório geralmente alcançará seu objetivo de distribuir os participantes em grupos que são essencialmente homogêneos em todos os fatores medidos e não medidos. Esse equilíbrio torna os grupos diretamente comparáveis e garante a validade das inferências causais extraídas de um desenho randomizado (randomização individual).

Em geral, os estudos experimentais com randomização individual fornecem a evidência mais forte para o efeito de uma exposição em um resultado. Os estudos experimentais são os projetos inferencialmente mais fortes para demonstrar causalidade, mas podem levantar problemas éticos substanciais porque o esquema de atribuição aleatória é usado para ajudar não o voluntário, mas sim o experimento. As pessoas são expostas apenas para atender às necessidades do protocolo do estudo e não às necessidades individuais do participante. Portanto, experimentos randomizados com humanos podem ser conduzidos somente sob estritas condições éticas (Boxes 14.3 e 14.4). Não é permitido realizar estudos experimentais em que a exposição é potencialmente prejudicial. Portanto, sob essas condições, projetos de estudos não experimentais (observacionais) devem ser aplicados. As opções de desenho em epidemiologia nutricional devem levar em consideração o ambiente, os usos, as vantagens e as limitações (Tabela 14.8).

Delineamentos experimentais em epidemiologia

Epidemiologistas experimentais tentam conduzir estudos controlados e, nesses estudos, é o investigador quem atribui a exposição. Os estudos em humanos, no entanto, ao contrário dos estudos em animais, envolvem aspectos que o investigador não pode controlar. Isso é especialmente verdade quando são realizados em uma população de vida livre. Dois desenhos de estudo dominam esta área da epidemiologia: ensaios clínicos randomizados e ensaios cruzados. Nesses estudos, as pessoas são designadas aleatoriamente para um grupo exposto ou não exposto, comumente referido como o

412 Introdução à Nutrição Humana

> **Boxe 14.3 Modelo de formulário ético para preenchimento antes da pesquisa.**
>
> A proposta respeita os princípios éticos fundamentais, incluindo os direitos humanos, e englobará apenas com pessoas devidamente informadas e dispostas a participar. Além disso, todos os parceiros de dados de pesquisa obterão autorização nacional de um conselho de revisão institucional ou órgão equivalente antes de qualquer intervenção nas pessoas. O estudo não envolve nenhuma manipulação genética
>
> - Especificações solicitadas:
>   - Embriões ou fetos humanos   Não   Sim
>   - Uso de tecido embrionário ou fetal humano   Não   Sim
>   - Uso de outro tecido humano   Não   Sim
>   - Pesquisa sobre pessoas   Não   Sim
>   - Se sim, especifique melhor se envolve:
>   - Crianças   Não   Sim
>   - Pessoas incapazes de consentir   Não   Sim
>   - Mulheres grávidas   Não   Sim
>   - Voluntários saudáveis   Não   Sim
>   - Uso de primatas não humanos   Não   Sim
>   - Uso de animais transgênicos   Não   Sim
>   - Uso de outros animais   Não   Sim
>   - Modificação genética de animais   Não   Sim
>   - Modificação genética de plantas   Não   Sim
>
> - Outras especificações: os regulamentos, relativos à pesquisa humana e médica, serão respeitados com referência precisa às recomendações de comitês de Helsinque (1964), Tóquio (1975), Veneza (1983), Hong Kong (1989), Somerset West (1996), Edimburgo (2000), Washington DC (2002), Tóquio (2004), Seul (2008) e Fortaleza (2013), bem como outras regulamentações específicas do país.

> **Boxe 14.4 Amostra de um formulário de consentimento informado.**
>
> Este formulário abrangerá os seguintes aspectos:
>
> Eu .... (nome)
>
> Li as informações de voluntário
>
> Eu me senti à vontade para fazer perguntas sobre o estudo
>
> Recebi informações suficientes
>
> Falei com o seguinte pessoal responsável (nomes…)
>
> Entendo que minha participação é voluntária
>
> Entendo que posso me retirar do estudo:
>
> 1. Se eu desejar.
> 2. Sem mais explicações.
>
> Portanto, eu livremente confirmo minha disponibilidade para me envolver no estudo.
>
> Data
>
> Assinatura
>
> Além disso, todos os parceiros concordam com a seguinte declaração:
>
> Ao implementar a pesquisa proposta, devo respeitar estritamente todas as disposições nacionais e internacionais de ética e segurança aplicáveis nos países onde a pesquisa é realizada.
>
> Devo obedecer, em particular, aos regulamentos de segurança relevantes relativos à liberação deliberada no meio ambiente de organismos geneticamente modificados.

grupo de tratamento e o grupo de placebo, respectivamente. O placebo é uma substância indistinguível do tratamento e permite que tanto os voluntários quanto os pesquisadores fiquem cegos para o tratamento. Mudanças nos indicadores de estado de saúde ou doença são comparadas entre os dois grupos no final do experimento para identificar o efeito da exposição.

Os delineamentos cruzados em epidemiologia operam nos mesmos princípios que os projetos de medidas repetidas comuns à pesquisa científica básica. Todas as pessoas do estudo recebem o tratamento e o placebo por períodos iguais, com um período de *washout* entre eles, e a ordem do tratamento ou administração do placebo é selecionada aleatoriamente para cada pessoa do estudo. Os delineamentos cruzados são apropriados apenas para estudos de tratamentos que não têm efeitos a longo prazo, uma característica que limita sua utilidade na epidemiologia nutricional.

Em geral, os delineamentos de estudos epidemiológicos experimentais são adequados para a identificação de relações causais entre exposições específicas e indicadores de estado de saúde ou doença. A aplicação desses métodos é limitada, no entanto, pela dificuldade em controlar as exposições e pelo enorme gasto associado aos ensaios de intervenção de base populacional que visam modificar o risco ou doenças crônicas. Talvez seja mais viável aplicar desenhos de estudos experimentais para contrastar os efeitos de doses farmacológicas de nutrientes ou componentes alimentares específicos, cujas exposições podem ser mais facilmente controladas. Essa abordagem passou a ser cada vez mais selecionada a partir da década de 1990 para avaliar os efeitos de micronutrientes específicos (betacaroteno, alfatocoferol, ácido fólico e outros minerais e vitaminas) usando ensaios clínicos randomizados em grande escala.

Tabela 14.8 Opções de delineamento em epidemiologia nutricional.

Delineamento	Contexto	Utilizações	Vantagens	Limitações
Ensaio clínico	Prevenção secundária (participantes com doenças)	Associação tratamento-resultado	Evidência mais forte de causalidade Maior validade interna Potencial muito baixo para viés	Baixa validade externa Problemas éticos Alto custo
Ensaio de campo	Prevenção primária (participantes saudáveis)	Início da exposição de associação da doença	Forte evidência de causalidade Alta validade interna Baixo potencial para viés	Amostra muito grande e longo acompanhamento Baixa validade externa Custos mais altos
Ensaio comunitário	Randomização de grupo (cidades, locais de trabalho, escolas)	Avaliação de intervenções na comunidade ou atividades educacionais	Se vários e pequenos grupos forem randomizados, há as vantagens de um projeto experimental	Baixa validade interna se o número de unidades randomizadas for baixo
Quase experimento	Estudo de intervenção (não randomizado)	Avaliação de intervenções na comunidade ou atividades educacionais	Alta viabilidade Mais aplicável O investigador controla a exposição	Dificuldades em encontrar grupos comparáveis Alto potencial para viés Tendências subjacentes podem alterar os resultados
Coorte	Os participantes são inicialmente classificados como expostos ou não expostos e acompanhados a tempo de monitorar a incidência do desfecho Estudos retrospectivos ou de coorte históricos são conduzidos utilizando informações previamente coletadas (arquivos)	A ferramenta de observação mais poderosa em epidemiologia nutricional para estudar associações alimentação-saúde	Potencial muito baixo para viés Capacidade de estudar exposições raras, padrões alimentares complexos e vários resultados de uma única exposição Permite a estimativa direta de riscos e taxas Problemas éticos mínimos	Amostra grande e acompanhamento muito longo Sem capacidade de estudar resultados raros Viés por baixo acompanhamento (atrito) Requer participantes colaborativos

(continua)

Tabela 14.8 Opções de delineamento em epidemiologia nutricional. (*continuação*)

Delineamento	Contexto	Utilizações	Vantagens	Limitações
Caso-controle	A exposição é comparada entre as pessoas com e sem o resultado. Estudos de caso-controle aninhados são conduzidos dentro de uma coorte em andamento usando os dados de membros da coorte que desenvolvem a doença (casos) e uma amostra de membros não doentes (controles)	Ferramenta analítica prática em epidemiologia nutricional para estudar associações alimentação-saúde	Capacidade de estudar resultados raros Capacidade de estudar várias causas potenciais de um único resultado Sem problemas com perdas para acompanhamento Problemas éticos mínimos Baixo custo	Potencial para viés de lembrança à exposição e participação enviesada de controles Incapacidade de estudar exposições raras e vários resultados de uma única exposição Incapacidade de estimar riscos e taxas
Transversal	A exposição anterior e o resultado são avaliados simultaneamente em uma amostra representativa da população	Estimativa da prevalência de uma doença ou exposição Avaliação populacional em planejamento em saúde Monitorar tendências se for repetido periodicamente	Maior validade externa Custos relativamente baixos Problemas éticos mínimos Um amplo espectro de informações sobre alimentação e saúde pode ser coletado	Difícil de avaliar a sequência temporal: habilidade muito baixa para inferência causal Potencial de participação enviesada e resposta enviesada
Ecológico	A unidade de análise não é a pessoa, mas uma comunidade. A exposição e/ou doença não são medidas individualmente	Geração de novas hipóteses e análises contextuais ou multiníveis	Capacidade de avaliar exposições no nível da comunidade Custos relativamente baixos Problemas éticos mínimos	Validade interna muito baixa ("falácia ecológica")

Quando apenas um micronutriente é comparado a um placebo, o estudo é chamado de ensaio único, enquanto os ensaios múltiplos ou fatoriais envolvem projetos em que vários micronutrientes são comparados com um placebo. Em um planejamento fatorial 2 × 2, dois tratamentos são avaliados simultaneamente, formando quatro grupos (tratamento A, tratamento B, ambos os tratamentos e placebo).

Os estudos experimentais mantêm a maior validade interna entre os delineamentos epidemiológicos. No entanto, eles podem carecer de generalização (*i. e.*, podem ter baixa validade externa) e sua aplicabilidade a populações de vida livre pode ser pobre conforme os padrões de ingestão alimentar não correspondem a nutrientes isolados, mas à combinação de itens alimentares mais complexos. Além disso, o tempo de indução necessário para avaliar o efeito de uma causa postulada pode durar mais do que o período de observação de um estudo randomizado, impedindo, assim, a capacidade do estudo de determinar a relação causal.

Os estudos quase experimentais são aqueles em que a atribuição da exposição é controlada pelo investigador, mas os sujeitos não são alocados aleatoriamente. Às vezes, são chamados de ensaios de intervenção (ver Figura 14.2).

Alguns estudos randomizados são referidos como estudos de prevenção primária e outros como estudos de prevenção secundária. Os ensaios de prevenção primária são aqueles conduzidos entre pessoas saudáveis com o objetivo de prevenir o aparecimento de doenças. Por exemplo, na *Women's Health Initiative* (Howard et al., 2006), mais de 48 mil mulheres na pós-menopausa e saudáveis foram aleatoriamente designadas para receber alimentação com baixo teor de gordura ou um placebo para prevenir o aparecimento de doenças cardiovasculares (DCVs). Todas as participantes estavam livres dessa doença no início do estudo e foram acompanhadas por vários anos para avaliar a incidência de doença cardíaca coronária fatal e não fatal, acidente vascular cerebral fatal e não fatal e DCV (combinação de ambos). Esse é um exemplo de ensaio de prevenção primária. Os ensaios de prevenção primária também são chamados de ensaios de campo.

Os ensaios de prevenção secundária são conduzidos entre pacientes que já sofrem de uma doença específica e são aleatoriamente designados para grupos de tratamento ou placebo a fim de prevenir resultados adversos. Por exemplo, para estudar os benefícios de uma alimentação de estilo mediterrâneo, no *Lyon Diet Heart Study*, os pacientes foram randomizados para dois padrões alimentares diferentes após sofrerem um infarto do miocárdio (de Lorgeril et al., 1999). O resultado não foi o início da doença, mas a incidência de um novo infarto ou morte cardíaca durante o período de acompanhamento.

Estudos epidemiológicos não experimentais (observacionais)

Quando os experimentos não são viáveis ou são antiéticos, outros projetos não experimentais são usados. Em estudos não experimentais (observacionais), o investigador não tem controle sobre a exposição porque os participantes determinam livremente sua exposição ou não. Em estudos não experimentais, o investigador pode tirar vantagem de "experimentos naturais", em que a exposição aparece somente em alguns grupos definidos. Um exemplo disso seria um "experimento" em que a ingestão alimentar é culturalmente determinada, como na Indonésia, onde se consome arroz branco em vez de arroz integral, e o beribéri é comum como resultado da deficiência de vitamina B1.

Projetos não experimentais (observacionais) podem ser classificados em quatro subtipos principais:

* Estudos transversais
* Estudos de caso-controle
* Estudos de coorte
* Estudos ecológicos.

Entre os estudos observacionais, as principais diferenças entre os desenhos dos estudos dependem do tempo em que a exposição e o resultado são medidos. A iniciativa "STrengthening the Reporting of OBservational studies in Epidemiology (STROBE)" (*www.strobe-statement.org*) fornece uma lista de verificação para avaliar a qualidade metodológica dos três principais desenhos epidemiológicos: estudos de coorte, estudos de caso-controle e estudos transversais (Von Elm e Egger, 2004).

Estudos transversais (prevalência)

Estudos transversais ou de prevalência mensuram a exposição e o resultado no presente e simultaneamente. Os inquéritos transversais fornecem

416 Introdução à Nutrição Humana

dados epidemiológicos descritivos instantâneos sobre nutrição, identificando as necessidades nutricionais da população e informando os programas de promoção da saúde e prevenção de doenças em um único momento. Vários países realizam pesquisas transversais regulares em amostras representativas de suas populações, com foco em hábitos alimentares e frequências de doenças. Os fatores alimentares podem, então, ser correlacionados com a prevalência de doenças, o que pode ser útil para a política nutricional nacional.

Estudos de caso-controle

Em estudos de caso-controle, o resultado é medido no presente e a exposição passada é verificada. Normalmente, os padrões alimentares e de estilo de vida de pessoas com uma doença (casos) são comparados com aqueles de pessoas de mesma idade e sexo biológico sem doença (controles).

As pessoas são identificadas e recrutadas com base na presença ou ausência da doença ou na variável de desfecho de saúde de interesse. Idealmente, os controles são selecionados aleatoriamente na mesma base de estudo dos casos, e critérios de inclusão e exclusão idênticos são aplicados a cada grupo. A presença de exposições alimentares específicas ou outros fatores de interesse etiológico nas pessoas é geralmente estabelecida por meio de entrevistas, questionários ou revisões de prontuários médicos. Dentro da estrutura geral para estudos de caso-controle, existem várias opções para o desenho do estudo e seleção de controle.

Por exemplo, os controles podem ser combinados com casos em um nível individual com base em idade, sexo biológico ou outras variáveis que possivelmente afetam o risco de doença. O casamento elimina a variabilidade entre casos e controles com respeito às variáveis correspondentes e, portanto, leva à maior eficiência na análise. Os estudos de caso-controle são, de longe, os mais logisticamente viáveis dos projetos de estudo analítico em epidemiologia, mas sua aplicação a questões de interesse para nutricionistas é limitada pela natureza particular das relações alimentação-doença.

O conhecimento a ser obtido a partir de uma comparação das exposições alimentares entre casos e controles é limitado pela possibilidade de que os padrões alimentares das pessoas mudaram desde o momento em que a alimentação era mais importante para o processo de iniciação da doença. Os estudos de caso-controle tentam superar essa limitação avaliando a alimentação anterior, usando métodos de frequência ou histórico alimentar. Uma preocupação é que a lembrança da alimentação anterior pelos casos pode ser influenciada pelo estado atual da doença. Por exemplo, pessoas que tiveram um ataque cardíaco podem atribuir um nível injusto de importância à ingestão de alimentos específicos, com base em informações incorretas.

Um fator principal na escolha entre um projeto de caso-controle e um projeto de coorte é se a exposição ou o resultado é raro. Se o resultado for raro, estudos de caso-controle são preferíveis, pois uma coorte precisaria de uma amostra muito grande para observar um número suficiente de eventos. Se a exposição for rara, estudos de coorte são preferíveis.

Um delineamento de caso-controle aninhado consiste em selecionar como casos apenas os membros de uma coorte previamente definida que desenvolveram a doença durante o período de acompanhamento. Uma amostra aleatória ou uma amostra combinada de não casos também é selecionada da coorte para formar a série de controle como o grupo de comparação.

Estudos de coorte

Em estudos de coorte, a exposição é avaliada no presente e o resultado verificado no futuro.

Os estudos de coorte são mais comumente longitudinais ou prospectivos, com as pessoas sendo acompanhadas ao longo de algum período predefinido para avaliar o início da doença. Eles também podem ser retrospectivos (coortes históricas), com grupos identificados com base na exposição em algum momento no passado e seguidos desse momento até o presente para estabelecer a presença ou ausência do desfecho. A viabilidade de coortes retrospectivas depende da disponibilidade de dados de boa qualidade de arquivos preexistentes. Os custos de pesquisa associados aos desenhos de estudo de coorte significam que eles são menos comuns do que outras abordagens. No entanto, um esforço substancial para desenvolver grandes estudos de coorte em epidemiologia nutricional tem sido feito desde o início da década de 1980. Os estudos de coorte podem avaliar vários resultados, enquanto os estudos de caso-controle são restritos a avaliar um resultado, mas podem ser capazes de avaliar muitas exposições diferentes. Se uma medida absoluta do efeito da exposição sobre o desfecho for necessária, o único desenho apropriado é um estudo de coorte, uma vez que estudos de caso-controle não podem ser usados para estimar a incidência.

Por exemplo, para verificar a relação entre o consumo de azeite de oliva e a doença coronariana, um estudo caso-controle pode comparar o consumo anterior de azeite entre casos de infarto do miocárdio e controles saudáveis. Um estudo de coorte pode começar com uma lista de pessoas saudáveis cuja alimentação inicial seria registrada. Eles seriam então acompanhados por vários anos para comparar a ocorrência de novos casos de infarto do miocárdio entre aqueles que consumiam diferentes níveis de azeite de oliva, conforme registrado quando estavam saudáveis no início do estudo.

Estudos ecológicos

Os estudos epidemiológicos podem ser classificados de acordo com o fato das mensurações de exposição e desfecho serem feitas em populações ou pessoas. As investigações observacionais nas quais a unidade de observação e análise não é a pessoa, mas uma comunidade ou população inteira, são chamadas de estudos ecológicos. Em estudos ecológicos, as medidas de exposição coletadas rotineiramente e agregadas em nível domiciliar, local, distrital, regional, nacional ou internacional são comparadas a medidas de resultados agregadas no mesmo nível. Um exemplo de estudo ecológico seria traçar as taxas de mortalidade por câncer de cólon em vários países contra a ingestão média de gordura saturada nesses mesmos países e calcular a correlação entre as duas variáveis.

Estudos que considerem a pessoa (e não a população) como unidade de observação são sempre preferíveis, pois em um estudo de base individual é possível relacionar exposição e medidas de desfecho de forma mais direta, evitando muitas falhas que podem invalidar os achados de estudos ecológicos. Uma dessas falhas é conhecida como "falácia ecológica" e é o viés resultante porque uma associação observada entre variáveis em um nível agregado não representa necessariamente a associação que existe em um nível individual.

Os estudos ecológicos avaliam a alimentação com menos precisão porque usam a ingestão média da população como o valor de exposição para todas as pessoas nos grupos que são comparados, levando a um alto potencial para averiguação enviesada de associações alimentação-doença. Os estudos ecológicos, também chamados de estudos de correlação, podem comparar indicadores da alimentação e saúde ou doença dentro de uma única população ao longo do tempo para procurar tendências seculares ou para comparar as taxas de incidência de doenças e padrões de ingestão alimentar de grupos de migrantes com aqueles de populações comparáveis no país novo e original. As comparações ecológicas têm sido importantes na hipótese de associações entre alimentação e doenças. No entanto, eles não são capazes de estabelecer relações causais.

Definição de resultados e pontos-finais

Os resultados epidemiológicos devem ser claramente definidos no início de um estudo. Por exemplo, um estudo de alimentação e DCV pode especificar que o resultado (DCV) seja verificado por testes clínicos específicos, como nível de enzima cardíaca ou alterações eletrocardiográficas. Aceitar a palavra da pessoa ou do médico pode não ser suficiente. Duas medidas principais da frequência de um desfecho são usadas em epidemiologia: prevalência e incidência.

Prevalência

A prevalência de um resultado é a proporção de pessoas em uma população que apresentam esse resultado em determinado momento. O numerador de prevalência é o número de casos existentes e o denominador é toda a população:

$$\text{Prevalência} = \frac{\text{Casos existentes}}{\text{População total}}$$

Incidência

A incidência de um resultado é a proporção de novos casos que ocorrem em uma população durante um período de observação. O numerador de incidência é o número de novos casos que se desenvolvem durante o período de acompanhamento, enquanto o denominador é a população total em risco no início do tempo de acompanhamento:

$$\text{Incidência} = \frac{\text{Casos novos}}{\text{População inicialmente em risco}}$$

Quando calculada dessa forma, a incidência é uma proporção. No entanto, a incidência também pode ser expressa como uma taxa (velocidade ou

418 Introdução à Nutrição Humana

densidade), quando o tempo durante o qual cada pessoa é observada (*i. e.*, pessoa-tempo de observação) é incluído no denominador. Em seguida, é chamada de taxa de incidência ou densidade de incidência e é expressa como o número de novos casos por pessoa-tempo de observação.

Outros métodos epidemiológicos

Estudos epidemiológicos também foram conduzidos para avaliar: as atitudes e crenças dos consumidores sobre alimentos, nutrição, padrões de atividade física e saúde para fornecer aos formuladores de políticas, pesquisadores e a indústria de alimentos dados para promover mensagens de saúde sobre a relação entre a ingestão de alimentos ou nutrientes e doenças crônicas. Essas pesquisas buscam informações sobre influências na escolha de alimentos, determinantes de saúde, critérios sobre percepções de alimentação saudável, fontes regulares de informações nutricionais, benefícios esperados e barreiras para a implementação de alimentação saudável, a fim de identificar o conhecimento, as atitudes e as crenças dos consumidores em relação aos alimentos e às interações de saúde e para promover mensagens de educação nutricional mais focadas. O delineamento e a validação de questionários para avaliação de atividade física, depressão, qualidade de vida etc. estão surgindo como instrumentos úteis não apenas para a pesquisa nutricional, mas também para a avaliação do estado nutricional (Taberna, 2019).

Metanálise e análise conjunta

O papel da meta-análise para combinar sistematicamente os resultados de ensaios clínicos randomizados publicados tornou-se rotina, mas seu lugar na epidemiologia observacional tem sido controverso, apesar do uso difundido nas ciências sociais. Alguns argumentaram que a agregação de dados de estudos randomizados é apropriada porque o poder estatístico é aumentado sem preocupação com a validade, uma vez que os grupos de comparação foram randomizados, mas que em epidemiologia observacional a questão da validade é amplamente determinada por confusão e viés, em vez de limitações de poder estatístico. Assim, a maior precisão estatística obtida pela combinação de dados pode ser enganosa, pois os achados ainda podem ser inválidos. Uma alternativa para combinar dados epidemiológicos publicados é

reunir e analisar os dados primários de todos os estudos disponíveis sobre um tópico que atenda aos critérios especificados. Idealmente, isso deve envolver a colaboração ativa dos investigadores originais, que estão totalmente familiarizados com os dados e suas limitações. Esse tipo de estudo, conduzido com uma combinação dos dados originais de vários estudos, é a base de uma análise conjunta ou de projetos conjuntos. Em uma análise conjunta, a gama de fatores alimentares possíveis de serem abordados pode ser consideravelmente maior do que nas análises separadas, pois qualquer estudo terá poucas pessoas nos extremos de ingestão e, às vezes, os estudos irão variar na distribuição dos fatores alimentares. As vantagens das análises conjuntas em epidemiologia nutricional são tão substanciais que estão se tornando prática comum para questões importantes, como ingestão de álcool e câncer de mama, tamanho do corpo e câncer de mama ou bebidas alcoólicas e doenças coronarianas.

A análise de dados epidemiológicos requer consideração cuidadosa dos critérios para a qualidade aceitável dos dados, mas também a apresentação de variáveis independentes categorizadas ou contínuas e a aplicação de escores empíricos. O estudo da análise de subgrupos e interações e correção de erros são outras questões de interesse. Outras limitações são exigência de que a amostra seja considerada representativa, conformidade, imprecisões de informações em estudos retrospectivos e efeitos de confusão por fatores que estão simultaneamente associados à exposição e ao desfecho.

14.7 Perspectivas

A pesquisa nutricional futura desenvolverá novos métodos para estudar os processos pelos quais células, tecidos e todo o corpo obtêm e utilizam substâncias contidas na alimentação a fim de manter sua estrutura e função de maneira saudável. Será dada ênfase especial às estratégias de base molecular e celular concebidas para compreender melhor a base genética dos resultados nutricionais.

Também pode ser esperado que muitos grandes estudos de coorte em andamento com dezenas de milhares de participantes fornecerão informações valiosas sobre o papel da nutrição na prevenção de doenças e, ainda, sobre o manejo nutricional de um grande número de doenças por meio da

Capítulo 14 ■ Metodologia de Pesquisa em Nutrição 419

alimentação e dos nutrientes genéticos e interações gene-ambiente. Além disso, o agrupamento de dados de vários estudos de coorte pode fornecer ferramenta muito poderosa para avaliar os benefícios de uma alimentação saudável. Um interesse crescente em uma abordagem de padrão alimentar, em vez de uma abordagem de nutriente único, será visto na epidemiologia nutricional nas próximas décadas. Além disso, grandes estudos de prevenção primária usando a abordagem de avaliação do efeito de um padrão alimentar geral (Estruch et al., 2018; Howard et al., 2006) estão crescendo hoje em dia e seus resultados aumentarão durante a próxima década (Martinez-Gonzalez, 2004).

A epidemiologia nutricional também adotará uma abordagem mais ampla e multidisciplinar, com mais estudos sobre o impacto dos fatores que afetam os determinantes sociais dos padrões alimentares, suprimentos alimentares e utilização de nutrientes na saúde para facilitar as decisões dos formuladores de políticas, gerentes da indústria alimentar, investigadores e consumidores Além disso, as tecnologias "ômicas" estão surgindo como ferramentas importantes para a implementação de nutrição precisa.

Referências bibliográficas

Abete, I., Parra, M.D., Zulet, M.D. *et al.* (2006). Different dietary strategies of weight loss in obesity: role of energy and macronutrient content. *Nutr Res Rev.* **19**: 5–12.

Brouwer-Brolsma, E.M., Brennan, L., Drevon, C.A. *et al.* (2017). Combining traditional dietary assessment methods with novel metabolomics techniques: present efforts by the Food Biomarker Alliance. *Proc Nutr Soc.* **76**: 619–627.

Campión, J., Milagro, F.I., and Martinez, J.A. (2004). Genetic manipulation in nutrition, metabolism, and obesity research. *Nutr Rev.* **62**(8): 321–330. Review.

Chang, C.K. and Snook, J.T. (2001). The cholesterolaemic effects of dietary fats in cholesteryl ester transfer protein transgenic mice. *British Journal of Nutrition.* **85**: 643–648.

Estruch, R., Ros, E., Salas-Salvadó, J. *et al.* (2018). Primary prevention of cardiovascular disease with a Mediterranean diet supplemented with extra-virgin olive oil or nuts. *N Engl J Med.* 378:e34.

Howard, B.V., Van Horn, L., Hsia, J. *et al.* (2006). Low-fat dietary pattern and risk of cardiovascular disease. *JAMA.* **295**: 655–666.

Katz, M.H. (2006). *Multivariable Analysis: a Practical Guide for Clinicians,* 2e. Cambridge: Cambridge University Press.

Lorgeril de, M., Salen, P., Martin, J.L. *et al.* (1999). Mediterranean diet, traditional risk factors, and the rate of cardiovascular complications after myocardial infarction: final report of the Lyon Diet Heart Study. *Circulation.* **99**: 779–785.

Martínez-González, M.A. and Estruch, R. (2004). Mediterranean diet, antioxidants, and cancer: the need for randomised trials. *European Journal of Cancer Prevention.* **13**: 327–335.

Schone, F., Leiterer, M., Hartung, H. *et al.* (2001). Rapeseed glucosinolates and iodine in sows affect the milk iodine concentration and the iodine status of piglets. *British Journal of Nutrition.* **85**: 659–670.

Taberna, D.J., Navas-Carretero, S., and Martinez, J.A. (2019). Current nutritional status assessment tools for metabolic care and clinical nutrition. Curr Opin Clin Nutr Metab Care. Epub ahead of print.

van Ommen, B., van den Broek, T., de Hoogh, I. *et al.* (2017). Systems biology of personalized nutrition. *Nutr Rev.* **75**: 579–599.

Von Elm, M. and Egger, M. (2012). The scandal of poor epidemiological research. *BMJ.* **329**: 868–869.

Willett, W. (2012). *Nutritional Epidemiology,* 3e. New York: Oxford University Press.

Leitura complementar

Armitage, P. and Colton, T. (2007). *Encyclopaedia of Biostatistics,* 2e. New York: John Wiley and Sons.

Breslow, N.E. (2000). Statistics. *Epidemiologic Reviews.* **22**: 126– 130.

Corthésy-Theulaz, I., den Dunnen, J.T., Ferre, P. *et al.* (2005). Nutrigenomics: the impact of biomics technology on nutrition research. *Annals of Nutrition & Metabolism.* **49**: 355–365.

Fernandez-Jarne, J., Martínez, E., Prado, M. *et al.* (2002). Risk of non-fatal myocardial infarction negatively associated with olive oil consumption: a case-control study in Spain. *International Journal of Epidemiology.* **31**: 474–480.

Kussmann, M., Raymond, F., and Affolter, M. (2006). OMICS – driven biomarker discovery in nutrition and health. *Journal of Biotechnology.* **124**: 758–787.

Leedy, P.D. (1980). *Practical Research: Planning and Designs,* Vol. 2. New York: Macmillan.

Rosner, B. (2015). *Fundamentals of Biostatistics,* 8e. Boston: Cengage Learning.

Scheweigert, F.J. (2007). Nutritional proteomics: methods and concepts for research in nutritional science. *Annals of Nutrition & Metabolism.* **51**: 99–107.

15

Segurança Alimentar: Questão de Saúde Pública de Importância Crescente

Catherine M. Burgess, Cristina Arroyo, Declan J. Bolton, Martin Danaher, Lisa O'Connor, Patrick J. O'Mahony e Christina Tlustos

---

Pontos-chave

Depois de ler este capítulo, o estudante deverá compreender:
- Fatores que contribuem para questões de segurança alimentar
- Tipos e fontes de contaminação em alimentos
- Patógenos bacterianos de origem alimentar
- Vírus de origem alimentar

- Parasitas de origem alimentar
- Encefalopatias espongiformes transmissíveis e alimentos
- Contaminação química de alimentos
- Alergênios em alimentos
- Programas de controle de segurança alimentar
- Preocupações emergentes de segurança alimentar.

15.1 Introdução

Nos últimos anos, a incidência relatada de doenças transmitidas por alimentos continuou a aumentar em todo o mundo, com a ocorrência de uma série de surtos extremamente graves em todos os continentes. Além disso, vários problemas de segurança alimentar de alto perfil, incluindo *Escherichia coli* produtora de toxina de Shiga (p. ex., *E. coli* O157 e O104), melamina, encefalopatia espongiforme bovina (EEB), dioxinas, acrilamida, *Listeria monocytogenes* e o corante vermelho Sudan Red 1 se apresentaram a consumidores, indústria e reguladores.

As pessoas mais vulneráveis à intoxicação alimentar são geralmente os muito jovens e as pessoas cujas barreiras naturais de defesa foram afetadas pelo envelhecimento, doenças e/ou medicamentos. Em um contexto nutricional, as doenças de origem alimentar costumam estar associadas à desnutrição. Para transmitir mensagens nutricionais

positivas de saúde pública, os nutricionistas devem compreender a base científica dos "sustos alimentares" que afetam as atitudes em relação à alimentação, à nutrição e à saúde. Este capítulo tem como objetivo destacar os motivos de preocupação com a segurança dos alimentos, os tipos e as fontes de contaminantes e alergênios biológicos, químicos e físicos que podem estar presentes nos alimentos e as possíveis estratégias de controle e prevenção.

15.2 Fatores que contribuem para as preocupações com a segurança alimentar

Embora seja difícil determinar a incidência global de doenças transmitidas por alimentos com precisão, a Organização Mundial da Saúde (OMS) publicou recentemente um estudo sobre a carga global de 22 doenças transmitidas por alimentos de origem bacteriana, protozoária e viral e estimou

Capítulo 15 ■ Segurança Alimentar: Questão de Saúde Pública de Importância Crescente   **421**

que dois bilhões de casos e mais de um milhão de mortes ocorreram em 2010 (Kirk *et al.*, 2015). Só nos EUA foi relatado que 31 patógenos microbianos causam 9,4 milhões de episódios de doenças transmitidas por alimentos e 1.351 mortes a cada ano (Scallan *et al.*, 2011). O estudo da OMS incluiu três riscos químicos (aflatoxina, cianeto da mandioca e dioxina); no entanto, foram tiradas conclusões limitadas porque os efeitos dos riscos químicos na saúde podem não ser observados durante anos após a exposição (p. ex., aflatoxina e câncer de fígado; chumbo e doenças cardiovasculares; Havelaar *et al.*, 2015).

Mudança do sistema de abastecimento de alimentos

O aumento da incidência de doenças transmitidas por alimentos é devido a uma série de fatores, incluindo a globalização da cadeia de abastecimento de alimentos, mudanças na produção de alimentos na fazenda, novos sistemas de processamento de alimentos, cadeias de distribuição mais longas, novo preparo de alimentos, métodos de armazenamento e tendências de consumo. As mudanças no estilo de vida levaram a uma dependência muito maior de alimentos de conveniência preparados fora de casa e que podem ter um tempo de preparação mais longo para o consumo. Além disso, a cadeia alimentar tornou-se mais longa e complexa, dando maiores oportunidades de contaminação de alimentos. O comércio internacional de alimentos se expandiu de modo considerável: o comércio de produtos agrícolas quase triplicou de 2000 a 2016, de US$ 570 bilhões para US$ 1,6 trilhão (FAO, 2018). A globalização do comércio de alimentos representa um grande desafio para as autoridades de controle de segurança alimentar, pois os alimentos podem ser contaminados em um país e causar surtos de doenças transmitidas por alimentos em outro. Não é incomum que uma refeição habitual contenha ingredientes de muitos países que foram produzidos e processados sob diferentes padrões de segurança alimentar. Zoonoses de origem alimentar (*i. e.*, doenças que podem ser transmitidas entre seres humanos e animais por contato direto ou indireto) têm sido mais comumente associadas a alimentos de origem animal, incluindo carne e laticínios. Nos últimos anos, porém, aliado às mudanças nos padrões alimentares e à globalização da oferta de alimentos, houve aumento no número de surtos associados a produtos frescos em decorrência da contaminação direta e indireta dos produtos.

Efeitos agudos e crônicos de doenças transmitidas por alimentos

As doenças transmitidas por alimentos são classificadas como infecções ou intoxicações. As infecções de origem alimentar são causadas quando microrganismos patogênicos viáveis são ingeridos, podendo, então, multiplicar-se no corpo humano. As intoxicações são causadas quando toxinas microbianas ou toxinas de ocorrência natural (p. ex., de origem animal, como saxitoxinas produzidas por crustáceos ou de origem vegetal, como cianeto produzido por algumas árvores frutíferas) são consumidas em alimentos contaminados com microrganismos. As doenças relacionadas com o consumo de alimentos contaminados com toxinas ou microrganismos de ocorrência natural ou suas toxinas são chamadas coletivamente de intoxicação alimentar.

As consequências para a saúde de doenças transmitidas por alimentos causadas por microrganismos são variadas e dependem de fatores como o tipo de doença, a virulência do patógeno e a suscetibilidade da pessoa. Os sintomas costumam ser leves e autolimitados em pessoas saudáveis, que se recuperam em poucos dias dos efeitos agudos para a saúde. Eles incluem diarreia, dor de estômago e cólicas, vômitos, febre e icterícia. No entanto, em alguns casos, os microrganismos ou seus produtos estão direta ou indiretamente associados a efeitos de saúde a longo prazo, como artrite reativa e síndromes reumatoides, endocardite, síndrome de Reiter, síndrome de Guillain-Barré, doença renal, distúrbios cardíacos, neurológicos e nutricionais e outros distúrbios de má absorção. É geralmente aceito que doenças crônicas secundárias com efeitos posteriores podem ocorrer em 2 a 3% dos casos de infecções de origem alimentar e que as consequências a longo prazo para a saúde humana podem ser maiores do que a doença aguda (Lindsay, 1997).

Grupos vulneráveis

Os grupos vulneráveis tendem a ser mais suscetíveis às infecções de origem alimentar e, em geral, sofrem de doenças mais graves, porque o sistema imunológico deles está de alguma forma prejudicado. O sistema imunológico de bebês e crianças pequenas é imaturo. Em mulheres grávidas, níveis aumentados de progesterona levam à regulação negativa da imunidade mediada por células, aumentando a suscetibilidade da mãe e do feto à infecção por patógenos intracelulares (Smith, 1999). Em pessoas mais velhas, ocorre declínio geral na resposta imunológica do corpo com a idade, assim como diminuição na produção de ácido estomacal. As respostas imunológicas em pessoas idosas também são afetadas de maneira adversa se essa pessoa estiver desnutrida em razão de uma alimentação inadequada. Além disso, a perda de habilidades sensoriais relacionada com a idade, como visão e paladar, e até mesmo dificuldades de mastigação e deglutição (disfagia) podem levar a problemas na escolha e preparação dos alimentos. O envelhecimento da população é um fator influenciador no aumento da prevalência de doenças transmitidas por alimentos. É provável que essa tendência continue, visto que o número de pessoas com 65 anos ou mais está projetado para triplicar para quase 1,5 bilhão em 2050 (OMS, 2011). Outros grupos para os quais o sistema imunológico pode ser suprimido, tornando-os mais suscetíveis a infecções de origem alimentar, incluem pacientes com câncer, pacientes transplantados que recebem medicamentos imunossupressores e aqueles com síndrome da imunodeficiência adquirida (AIDS). Em países não industrializados, a agitação política, as guerras e a fome levam ao aumento da desnutrição e podem expor as populações mais pobres a um risco maior de doenças transmitidas por alimentos. Para grupos vulneráveis, o risco de intoxicação alimentar é muito maior com determinados tipos de alimento. Por essa razão, as autoridades nacionais de segurança alimentar costumam recomendar opções de alimentos mais seguras (FSAI, 2018).

Fiscalização aprimorada

Sistemas de fiscalização aprimorados levam a um aumento na incidência relatada de doenças transmitidas por alimentos. Ao usar a tecnologia da informação, muitos países desenvolveram sistemas de fiscalização aprimorados para obter imagem melhor da verdadeira incidência dessas doenças. Surtos internacionais são mais facilmente detectáveis com o uso de bancos de dados eletrônicos que compartilham dados de tipagem molecular (como o PulseNet International) e sistemas de alerta rápido (como a International Food Safety Authorities Network [INFOSAN]), *sites* ou lista de servidores. Nos últimos anos, houve avanços significativos na área de tecnologia de sequenciamento de ácido desoxirribonucleico (DNA) com o advento do sequenciamento de última geração (SUG), com redução concomitante de custo, o que tem permitido o rápido sequenciamento das cepas de surto, facilitando as investigações de rastreamento com maior precisão e a identificação de surtos que podem passar despercebidos de outra forma. O sequenciamento do genoma completo, um dos usos mais populares do SUG, fornece o mais alto grau de resolução de subtipagem, tendo sido, portanto, introduzido em laboratórios regulatórios em todo o mundo. Um documento da OMS sobre o uso do sequenciamento do genoma completo para fiscalização de doenças transmitidas por alimentos descreve o impacto público de seu uso, bem como as barreiras potenciais para a implementação em países de renda baixa e média (OMS, 2018). No entanto, mesmo com essas capacidades aprimoradas de fiscalização e tipagem, é improvável que as estatísticas reflitam a verdadeira incidência de doenças transmitidas por alimentos em todo o mundo.

Consequências econômicas de doenças transmitidas por alimentos

Assim como a morbidade e a mortalidade associadas às doenças transmitidas por alimentos, há custos econômicos diretos incorridos. Nos EUA, uma análise de estado por estado indicou que o custo nacional das doenças transmitidas por alimentos está na faixa de US$ 55,5 a 93,2 bilhões anualmente (Scharff, 2015). Estimou-se que o surto de *E. coli* O104 ocorrido na Europa em 2011 resultou em perdas econômicas de mais de dois bilhões de dólares. Um estudo recente de Tam e O'Brien (2016) relatou que *Campylobacter* e norovírus custaram ao Reino Unido £ 50 milhões e £ 81 milhões por ano, respectivamente.

No entanto, as verdadeiras estimativas de doenças transmitidas por alimentos e os prováveis custos econômicos são desconhecidos. Nos países industrializados, é relatada apenas uma pequena proporção de casos, e menos ainda são investigados. Bem poucos países não industrializados estabeleceram sistemas de notificação de tais enfermidades e, nos que o fizeram, apenas uma pequena fração é relatada.

15.3 Riscos físicos

Os perigos físicos incluem materiais sólidos que não se destinam a estar em um alimento específico, como vidro, borracha e fragmentos de metal, joias, sujeira e pedras. Eles podem ser o resultado de acidentes ou erros, mas geralmente estão associados a um controle de qualidade insatisfatório e a baixos padrões de produção, processamento e manuseio. Embora esses contaminantes não sejam, em geral, tóxicos, eles podem resultar em incidentes de asfixia ou lacerações internas.

15.4 Riscos biológicos

Patógenos bacterianos transmitidos por alimentos

Existem muitos tipos de patógenos bacterianos transmitidos por alimentos. As características das intoxicações e infecções bacterianas alimentares estão resumidas nas Tabelas 15.1 e 15.2, respectivamente.

Vírus de origem alimentar

Os alimentos podem estar contaminados com uma variedade de vírus capazes de infectar humanos, com sintomas que variam de diarreia leve a desfechos mais graves, incluindo gastrenterite, hepatite, miocardite, doença respiratória ou febre hemorrágica. Os vírus mais comuns em alimentos incluem norovírus (NoV), vírus da hepatite A (VHA) e vírus da hepatite E (VHE). A maioria dos casos envolve infecção por via fecal-oral. As pessoas infectadas liberam grande número de partículas virais que podem chegar a 10^{10} por grama de fezes e 10^7 no vômito (Teunis *et al.*, 2015; Hall *et al.*, 2014), com a eliminação atingindo o pico imediatamente antes do início dos sintomas. Embora muitos produtos diferentes possam estar contaminados, a maioria dos casos está associada a moluscos bivalves e frutas. Embora seja menos comum, os humanos também podem ser infectados pela ingestão de produtos de origem animal infectados com um vírus zoonótico. Os casos de VHE foram documentados, por exemplo, após o consumo de produtos de porco, javali ou veado produzidos de animais infectados (Ruggeri *et al.*, 2013; Van der Poel, 2014).

Vírus da hepatite A

VHA é um membro dos picornavírus. Ainda é a causa mais comum de hepatite aguda em todo o mundo e uma das doenças de origem alimentar mais graves. A doença resulta da destruição imunológica de células hepáticas infectadas, sendo recorrentes algumas semanas de debilidade (Tabela 15.3). Apesar de se considerar associado a países em desenvolvimento, o VHA ressurgiu em países desenvolvidos. Crianças infectadas com menos de 6 anos costumam ser assintomáticas. Posteriormente, a gravidade aumenta, tornando-se muito grave na faixa dos 60 anos. As cepas humanas são encontradas em três genótipos (I, II e III) e sete subgenótipos (IA, IB, IC, IIA, IIB, IIIA e IIIB). Os genótipos IA e IB são, em especial, frequentes em todo o mundo. O genótipo IIIA também é muito corriqueiro no Sul da Ásia, mas está se espalhando rapidamente, o que é de grande preocupação para a saúde pública, pois esse genótipo está associado a uma forma mais grave da doença. O vírus pode ser eliminado nas fezes por até 14 dias antes do início da doença. Portanto, é possível que um manipulador de alimentos infectado com higiene pessoal deficiente (lavagem das mãos, em particular) contamine-os durante esse período. O vírus pode ser eliminado nas fezes por 1 a 2 semanas após o início dos sintomas.

Os alimentos são contaminados com esse vírus por meio de pessoas infectadas ou de água contaminada com fezes, como ocorre frequentemente com os crustáceos. Exemplos de outros alimentos implicados nos surtos de hepatite A são ostras, mexilhões crus, água potável, produtos de panificação e frutos silvestres congelados. O VHA demonstrou ser mais resistente ao calor do que a maioria dos vírus entéricos e também bastante resistente à secagem. No entanto, o vírus é suscetível ao tratamento com cloração, e surtos de VHA transmitidos pela água foram associados à água não tratada.

Vírus da hepatite E

Tradicionalmente associado a países em desenvolvimento, o VHE agora é encontrado em muitos países desenvolvidos, e uma ligação com carne de porco malpassada e fígado pode ser responsável por parte desse aumento. O VHE pertence à família Hepeviridae e, embora a via de transmissão não seja totalmente compreendida, ele pode ser transmitido por transfusão sanguínea, mas também pode ser zoonótico, principalmente por produtos de origem suína, mas também foi isolado de uma variedade de mamíferos, bem como de aves e peixes (Smith *et al.*, 2014).

424 Introdução à Nutrição Humana

Tabela 15.1 Características das intoxicações bacterianas de origem alimentar.

Bactéria	Comentário	Doenças transmitidas por alimentos		(a) Temp. mínimo (b) Temp. ótimo (c) pH[1] mínimo (d) A_w[2] mínimo	Forma esporos	Resistência ao calor	(a) Coloração de Gram (b) Aeróbio/anaeróbio	(a) Fonte (b) Alimentos associados[2]
		(a) Início (b) Duração	(a) Sintomas (b) Dose infecciosa					
Bacillus cereus (Emética)	As células vegetativas (*i. e.*, células que estão crescendo de maneira ativa em vez de formar esporos) são inativadas pelas temperaturas normais de cozimento; no entanto, os esporos são bastante resistentes ao calor. A doença emética é causada pelo consumo de toxina emética estável ao calor produzida por células que crescem em grande número nos alimentos. Isso é mais provável de acontecer quando os alimentos cozidos não são servidos enquanto estão quentes ou não são resfriados rapidamente	(a) 1 a 5 h (b) 6 a 24 h	(a) Náuseas e vômito (b) > 10^5 células (12 a 32 μg de toxina/kg)	(a) 4°C (b) 30 a 35°C (c) 4,3 (d) 0,93	Sim	Sensível ao calor, mas pode formar esporos resistentes ao calor. Toxina emética: extremamente resistente ao calor	(a) Gram-positivo (b) Anaeróbio facultativo	(a) Solo, poeira e vegetação (b) Arroz cozido, cereais e produtos à base de cereais, ervas e especiarias

(continua)

Tabela 15.1 Características das intoxicações bacterianas de origem alimentar. (*continuação*)

Bactéria	Comentário	Doenças transmitidas por alimentos		(a) Temp. mínimo (b) Temp. ótimo (c) pH^1 mínimo (d) A_w^2 mínimo	Forma esporos	Resistência ao calor	(a) Coloração de Gram (b) Aeróbio/ anaeróbio	(a) Fonte (b) Alimentos associados[2]
		(a) Início (b) Duração	(a) Sintomas (b) Dose infecciosa					
Clostridium botulinum Grupo I (proteolítico) Grupo II (não proteolítico)	O botulismo de origem alimentar é causado quando o alimento é contaminado com esporos do meio ambiente, que não são destruídos pelo cozimento ou processamento inicial. Se o alimento for embalado anaerobicamente e fornecer ambiente adequado para o crescimento, os esporos germinarão, levando à produção de toxinas. A toxina é sensível ao calor, portanto um tratamento térmico adicional dos alimentos evitaria a doença. O chamado "cozimento botulínico" (tratamento térmico a 121°C por 3 min ou equivalente) é utilizado para produtos alimentícios enlatados com baixo teor de ácido para destruir esses esporos	(a) 12 a 36 h, mas pode levar dias (b) Variável (de dias a meses)	(a) Visão turva e/ou dupla, secura da boca seguida de dificuldade para engolir e, por fim, de respirar. Vômito e diarreia leve podem ocorrer nos estágios iniciais (b) 0,005 a 0,5 μg de toxina	Grupo I (a) 10°C (b) 30 a 40°C (c) 4,3 (d) 0,94 Grupo II (a) 3,3°C (b) 25 a 37°C (c) 5 (d) 0,97	Sim	Toxina: destruída por 5 min a 85 °C	(a) Gram-positivo (b) Obrigato-riamente anaeróbio	(a) Solo, sedimento, trato intestinal de peixes e mamíferos (b) Alimentos enlatados, peixes defumados e salgados, mel

(*continua*)

Tabela 15.1 Características das intoxicações bacterianas de origem alimentar. (*continuação*)

Bactéria	Comentário	Doenças transmitidas por alimentos		(a) Temp. mínimo (b) Temp. ótimo (c) pH[1] mínimo (d) A_w[2] mínimo	Forma esporos	Resistência ao calor	(a) Coloração de Gram (b) Aeróbio/ anaeróbio	(a) Fonte (b) Alimentos associados[2]
		(a) Início (b) Duração	(a) Sintomas (b) Dose infecciosa					
Staphylococcus aureus	Os manipuladores de alimentos desempenham papel importante na transmissão. *S. aureus* é transportado no nariz/ garganta de cerca de 40% das pessoas saudáveis e pode ser facilmente transferido para os alimentos pelas mãos. A maioria dos alimentos implicados foram os prontos para o consumo, contaminados por práticas de manuseio inadequadas e armazenados em temperaturas incorretas, permitindo que *S. aureus* cresça a níveis ($>10^5$ células/g) e produza toxina estafilocócica estável ao calor suficiente	(a) 1 a 6 h (b) 1 a 2 dias	(a) Náuseas intensa, vômito, dor abdominal e diarreia (b) $<$ 1 μg de toxina ($>10^5$ células/g necessárias para produzir toxina suficiente)	Sob condições aeróbicas: (a) 7°C (b) 40 a 45°C (c) 4 (d) 0,83	Não	Toxina: resistente ao calor	(a) Gram-positivo (b) Anaeróbio facultativo	(a) Lesões expostas em pele, nariz, garganta e mãos (b) Geralmente em alimentos de origem animal que foram manuseados fisicamente e não receberam tratamento bactericida subsequente

[1]Sob outras condições ideais; os limites variam de acordo com cepa, temperatura, tipo de ácido (no caso do pH), soluto (no caso do Aw) e outros fatores. [2]Não é uma lista completa. Aw, atividade de água (com base em uma solução saturada de NaCl).

Tabela 15.2 Características das infecções bacterianas de origem alimentar.

Bactéria	Comentário	Doenças transmitidas por alimentos (a) Início (b) Duração	(a) Sintomas (b) Dose infecciosa	(a) Tempo mínimo (b) Tempo ótimo (c) pH mínimo[1] (d)A_w mínimo	Resistência ao calor	(a) Coloração de Gram (b) Aeróbio/ anaeróbio	(a) Fonte (b) Alimentos associados[2]
Bacillus cereus (diarreica)	As células vegetativas são inativadas pelas temperaturas normais de cozimento; no entanto, os esporos são bastante resistentes ao calor. A enterotoxina diarreica é produzida quando os esporos germinam no intestino delgado após o consumo de alimentos contaminados	(a) 8 a 16 h (b) 12 a 14 h	(a) Dor abdominal e diarreia (b) > 10^5 células	(a) 4°C (b) 30 a 35°C (c) 4,3 (d) 0,93	Sensível, mas forma esporos resistentes ao calor (D_{121} = 0,03 a 2,35 min)	(a) Gram-positivo (b) Anaeróbio facultativo	(a) Solo e poeira (b) Carne, leite, vegetais, peixe e sopas
Clostridium perfringens	A doença resulta do consumo de alimentos com elevado número de células (> 10^6/g), seguido da produção de enterotoxina no intestino grosso. Quando o alimento contaminado é cozido, a esporulação é induzida. À medida que o alimento esfria, os esporos germinam e as células vegetativas continuam a se multiplicar, a menos que o alimento seja resfriado rapidamente e armazenado em condições refrigeradas	(a) 12 a 18 h (pode ser 8 a 22 h) (b) 24 h	(a) Diarreia e dor abdominal intensa (b) > 10^6 células/g	(a) 10°C (b) 43 a 45°C (c) 5,5 (d) 0,93	Sensível, mas forma esporos resistentes ao calor	(a) Gram-positivo (b) Anaeróbio obrigatório	(a) Solo e fezes de animais (b) Carne, aves, molhos, alimentos secos e pré-cozidos

(continua)

Tabela 15.2 Características das infecções bacterianas de origem alimentar. *(continuação)*

Bactéria	Comentário	Doenças transmitidas por alimentos		(a) Tempo mínimo (b) Tempo ótimo (c) pH mínimo[1] (d)A_w mínimo	Resistência ao calor	(a) Coloração de Gram (b) Aeróbio/ anaeróbio	(a) Fonte (b) Alimentos associados[2]
		(a) Início (b) Duração	(a) Sintomas (b) Dose infecciosa				
Clostridium difficile	*Clostridium difficile* causa diarreia infecciosa em seres humanos. Ocorre tradicionalmente em pessoas com mais de 65 anos e está associado a unidades de saúde e pessoas submetidas a tratamento com antibió-ticos, em que o tratamento permite a proliferação de *C. difficile* no cólon. No entanto, a incidência de infecções por *C. difficile* não relacionadas com a saúde e adquiridas na comunidade está aumentando e há suspeita de fontes de origem alimentar. Essas bactérias produzem enterotoxinas (toxinas A e B de *Clostridium difficile*), que produzem inflamação e diarreia em pessoas infectadas	(a) 5 a 10 dias após o início do uso de antibiótico e 2 a 3 dias após a exposição	Os sintomas incluem diarreia aquosa, febre, náuseas e dor abdominal, mas em pessoas suscetíveis podem ocorrer complicações, incluindo colite pseudomembranosa, perfuração do cólon e sepse	(a) 25°C (b) 30 a 37°C (c) 5 (d) 0,95	Sensível, mas forma esporos resistentes ao calor	(a) Gram-positivo (b) Anaeróbio obrigatório	Pode ser parte da microbiota intestinal normal, mas também pode ser transmitida por alimentos

(continua)

Tabela 15.2 Características das infecções bacterianas de origem alimentar. (*continuação*)

| Bactéria | Comentário | Doenças transmitidas por alimentos | | (a) Tempo mínimo (b) Tempo ótimo (c) pH mínimo[1] (d) A_w mínimo | Resistência ao calor | (a) Coloração de Gram (b) Aeróbio/ anaeróbio | (a) Fonte (b) Alimentos associados[2] |
		(a) Início (b) Duração	(a) Sintomas (b) Dose infecciosa				
Campylobacter	*C. jejuni* é uma das causas mais comuns de intoxicação alimentar bacteriana em muitos países industrializados. Embora as campilobactérias sejam organismos frágeis e não sobrevivam ou se multipliquem muito bem nos alimentos, a baixa dose infecciosa significa que um pequeno nível de contaminação pode resultar em doença. Em comparação com outras bactérias de origem alimentar com baixas doses infecciosas, foram identificados relativamente poucos surtos	(a) 2 a 5 dias (b) 1 a 7 dias	(a) Diarreia moderada a grave, às vezes diarreia com sangue. Dor abdominal intensa. O vômito é raro. As complicações são incomuns, mas incluem bacteriemia, artrite reativa e síndrome de Guillain-Barré (b) 500 células	(a) 32°C (b) 42 a 43°C (c) 4,9 (d) 0,98	Sensível ao calor	(a) Gram-negativo (b) Micro-aerófilo fastidioso	(a) Galinhas, pássaros, gado, moscas e água (b) Frango malcozido, leite cru, boi, porco, cordeiro, marisco e água
Escherichia coli verotoxigênica (VTEC). Também referida como *Escherichia coli* produtora de toxina Shiga (STEC)	VTEC/STEC é uma preocupação considerável devido à gravidade da doença. O organismo é facilmente morto pelo cozimento, mas a baixa dose infecciosa indica que os alimentos devem ser bem cozidos e protegidos de contaminação cruzada. A maioria dos casos está associada a seis sorogrupos; O157, O26, O103, O111, O145 e O104	(a) 1 a 6 dias (b) 4 a 6 dias	(a) Cólicas abdominais intensas, diarreia com sangue (colite hemorrágica), aprox. 5% (principalmente crianças) desenvolvem síndrome hemolítico-urêmica (SHU) (b) 10 a 100 células	(a) 7°C (b) 37°C (c) 3,6 (d) 0,95	Sensível ao calor	(a) Gram-negativo (b) Anaeróbio facultativo	(a) Bovinos, ovelhas, porcos, veados (b) Hambúrgueres de carne malcozidos, leite cru, vegetais para salada e suco de maçã não pasteurizado

(*continua*)

Tabela 15.2 Características das infecções bacterianas de origem alimentar. (*continuação*)

Bactéria	Comentário	Doenças transmitidas por alimentos		(a) Tempo mínimo (b) Tempo ótimo (c) pH mínimo[1] (d)A$_w$ mínimo	Resistência ao calor	(a) Coloração de Gram (b) Aeróbio/ anaeróbio	(a) Fonte (b) Alimentos associados[2]
		(a) Início (b) Duração	(a) Sintomas (b) Dose infecciosa				
Listeria mono-cytogenes	*L. monocytogenes* causa doenças graves em pessoas com imunidade mediada por células prejudicada. Pessoas altamente suscetíveis incluem mulheres grávidas, recém-nascidos, idosos e pessoas imunocomprometidas. O organismo também causa gastrenterite febril (FG) em pessoas saudáveis. Alimentos associados à transmissão tendem a ser processados, prontos para o consumo, com longa vida útil (> 5 dias) armazenados em temperaturas de refrigeração	(a) Até 10 semanas para doença invasiva (FG: 20 a 27 h) (b) Dias a semanas (FG: autolimitado, geralmente 1 a 3 dias)	(a) Sintomas semelhantes aos da gripe, meningite e/ ou septicemia. Embora as mulheres grávidas possam ter uma doença leve, semelhante à gripe, a infecção pode resultar em aborto espontâneo, natimorto ou nascimento de um bebê gravemente doente. (FG: febre, diarreia aquosa, náuseas, dor de cabeça e dores nas articulações e nos músculos) (b) Desconhecida	(a) 0°C (b) 30 a 37°C (c) 4,3 (d) 0,92	Sensível ao calor em relação aos esporos, mas considerada uma das células vegetativas mais resistentes ao calor	(a) Gram-positiva (b) Anaeróbio facultativo	(a) Solo, silagem inadequada (b) Queijos moles frescos, leite cru, frios, patês, cachorros-quentes, vegetais crus, sorvetes e frutos do mar
Salmonella	Embora existam mais de 2.400 sorotipos diferentes de *Salmonella*, apenas um pequeno número é responsável pela maioria das infecções humanas, com	(a) Normal-mente 12 a 36 h, mas pode ser 6 a 72 h (b) 2 a 5 dias	(a) Febre, dor abdominal, diarreia, náuseas e, às vezes, vômitos. Pode ser fatal em pessoas idosas ou com	(a) 7°C (b) 35 a 37°C (c) 4 (d) 0,93	Sensível ao calor, embora alguns serotipos sejam relatados como muito resistentes	(a) Gram-negativo (b) Anaeróbio facultativo	(a) Água, solo, fezes de animais, aves, carnes e frutos do mar crus (b) Carnes cruas, aves, ovos, leite

(continua)

Tabela 15.2 Características das infecções bacterianas de origem alimentar. *(continuação)*

Bactéria	Comentário	Doenças transmitidas por alimentos		(a) Tempo mínimo (b) Tempo ótimo (c) pH mínimo[1] (d) A_w mínimo	Resistência ao calor	(a) Coloração de Gram (b) Aeróbio/anaeróbio	(a) Fonte (b) Alimentos associados[2]
		(a) Início (b) Duração	(a) Sintomas (b) Dose infecciosa				
Salmonella	predominância de *S. typhimurium* e *S. enteritidis*. Alimentos malcozidos de animais infectados são os mais comumente implicados. Salmonelose associada ao ovo é um importante problema de saúde pública		sistema imunológico comprometido (b) cerca de 10^6 células		em certos alimentos que fornecem um efeito protetor (p. ex., chocolate)		cru e outros produtos lácteos, frutas e vegetais crus (p. ex., brotos de alfafa e melões)
Vibrio cholerae sorogrupo não O1	O *Vibrio cholerae* não O1 está relacionado com o *V. cholerae* O1 (o organismo causador de cólera asiática ou epidêmica), mas ocasiona uma doença relatada como sendo menos grave do que a cólera. Em geral, acreditava-se que a água fosse o principal veículo de transmissão, mas um número crescente de casos tem sido associado a alimentos	(a) 1 a 3 dias (b) A diarreia dura 6 a 7 dias	(a) Diarreia, cólicas abdominais, febre, alguns episódios de vômito e náuseas (b) > 10^6 células	(a) 10°C (b) 37°C (c) 5 (d) 0,97	Sensível ao calor	(a) Gram-negativo (b) Anaeróbio facultativo	(a) Águas costeiras, ostras cruas (b) Marisco
Vibrio parahaemolyticus	*V. parahaemolyticus* pode ser considerado a principal causa de gastrenterite bacteriana transmitida por frutos do mar. É frequentemente isolado de peixes de ambientes marinhos e de água salobra	(a) 12 a 24 h (b) < 7 dias	(a) Diarreia, cólicas abdominais, náuseas, vômitos, dor de cabeça, febre, calafrios (b) > 10^6 células	(a) 5°C (b) 37°C (c) 4,8 (d) 0,94	Sensível ao calor	(a) Gram-negativo (b) Anaeróbio facultativo	(a) Águas costeiras e estuarinas, crustáceos crus (b) Peixe e marisco crus

(continua)

Tabela 15.2 Características das infecções bacterianas de origem alimentar. (*continuação*)

Bactéria	Comentário	Doenças transmitidas por alimentos		(a) Tempo mínimo (b) Tempo ótimo (c) pH mínimo[1] (d)A_w mínimo	Resistência ao calor	(a) Coloração de Gram (b) Aeróbio/ anaeróbio	(a) Fonte (b) Alimentos associados[2]
		(a) Início (b) Duração	(a) Sintomas (b) Dose infecciosa				
Vibrio vulnificus	*V. vulnificus* é considerado um dos patógenos humanos mais invasivos e rapidamente letais. A infecção começa com uma doença gastrintestinal e progride rapidamente para uma condição septicêmica. Está principalmente associado ao consumo de ostras cruas. As infecções humanas são raras, mas aqueles com maior risco apresentam doenças subjacentes (p. ex., doença hepática) ou são imunocomprometidos	(a) 16 h (b) Dias a semanas	(a) Infecções de feridas, gastrenterite, principalmente septicemia (b) Desconhecido em pessoas saudáveis, mas em < 100 células predispostas	(a) 8°C (b) 37°C (c) 5 (d) 0,96	Sensível ao calor	(a) Gram-negativo (b) Anaeróbio facultativo	(a) Águas costeiras, sedimentos, plâncton, crustáceos (b) Ostras, amêijoas, caranguejos
Yersinia enterocolitica	*Y. enterocolitica* é psicrotrófica e conhecida por ser bastante resistente ao congelamento, sobrevivendo em alimentos congelados por longos períodos. O organismo está presente em uma grande variedade de animais, principalmente porcos. Leite e carne de porco têm sido implicados em surtos, especialmente em países onde a carne desse animal é comida crua ou malcozida	(a) 3 a 7 dias (b) 1 a 3 semanas	(a) Diarreia, dor abdominal e febre. Dor intestinal, especialmente em adultos jovens, pode ser confundida com apendicite (b) Desconhecida	(a) −1,3°C (b) 25 a 37°C (c) 4,1 (d) 0,94	Sensível ao calor	(a) Gram-negativo (b) Anaeróbio facultativo	(a) Grande variedade de animais (p. ex., porcos, cães, gatos) e água (b) Porco malcozido, leite cru e água

[1]Sob outras condições ideais; os limites variam de acordo com cepa, temperatura, tipo de ácido (no caso do pH), soluto (no caso do A_w) e outros fatores. [2]Não é uma lista completa. A_w, atividade de água (com base em uma solução saturada de NaCl); sensível ao calor = células destruídas por temperaturas típicas de cozimento. (Com base em dados do ICMSF, 1996; Jay *et al*., 2005 e FSAI, 2019.)

Capítulo 15 ■ Segurança Alimentar: Questão de Saúde Pública de Importância Crescente   433

Tabela 15.3 Características das doenças causadas pela hepatite A e pelo norovírus.

	Hepatite A (picornavírus)	Norovírus (calicivírus)
Propriedades	As partículas são esferas sem características de 28 nm de diâmetro, RNA de fita simples revestido com proteína	As partículas são esferas de 25 a 35 nm de diâmetro, RNA de fita simples revestido com proteína que possui depressões de superfície em concha características
Infecção	Infecção via intestino para o fígado, período de incubação 15 a 20 dias (média de 18 dias)	Infecção do revestimento intestinal, período de incubação 24 a 48 h
Doença	Doença por destruição imunológica de células hepáticas infectadas: febre, mal-estar, anorexia, náuseas, desconforto abdominal, geralmente seguido de icterícia; a gravidade tende a aumentar com a idade: varia de infecção não aparente a semanas de debilidade, ocasionalmente com sequelas permanentes	Náuseas, vômito, diarreia, com duração de 24 a 48 h
Excreção	A eliminação de picos de vírus durante a segunda metade do período de incubação (10 a 14 dias) geralmente termina 7 dias após o início da icterícia	Durante a doença (em vômito e fezes), possivelmente 7 dias após o início
Diagnóstico	Com base na detecção de anticorpos da classe IgM. Vírus da hepatite A no soro sanguíneo do paciente (*kits* disponíveis)	Detecção de vírus nas fezes por ELISA ou PCR, ou por anticorpo contra o vírus no soro sanguíneo da pessoa
Imunidade	A imunidade é durável (possivelmente por toda a vida) após a infecção	Aparentemente transitório

ELISA, ensaio de imunoabsorção enzimática; IgM, imunoglobulina M; PCR, reação em cadeia da polimerase; RNA, ácido ribonucleico.

Originalmente associado à hepatite aguda e auto-limitada, agora é conhecido por persistir em pacientes imunocomprometidos, que podem não apresentar sintomas durante o desenvolvimento de cirrose hepática. Outras manifestações incluem anemia aplásica, tireoidite aguda, glomerulonefrite e distúrbios neurológicos (Kamar *et al.*, 2014, 2015). Aproximadamente 5 a 10% dos casos desenvolvem doenças neurológicas, incluindo a síndrome de Guillain-Barré e a amiotrofia nevrálgica.

Norovírus

O norovírus foi o primeiro vírus entérico relatado como sendo transmitido por alimentos e é uma das causas mais comuns de doenças transmitidas por alimentos. Era anteriormente conhecido como vírus semelhante ao Norwalk (NLV) ou pequeno vírus redondo estruturado (SRSV). Os norovírus são um grupo muito diverso de vírus pertencentes à família Caliciviridae. Embora existam cerca de 40 genótipos, apenas três genogrupos (GI, II e IV) foram associados a doenças humanas. A via mais comum de infecção é a disseminação de pessoa para pessoa, embora também possa ser adquirida por meio do consumo de alimentos contaminados (principalmente ostras cruas contaminadas durante a produção ou qualquer alimento contaminado por um manipulador de alimentos). A expectativa é de que a incidência de infecção por norovírus aumente impulsionada pelas mudanças demográficas da população, especificamente mais idosos e pessoas com comprometimento imunológico em estabelecimentos de saúde, e pelo desafio de produzir alimentos em um ambiente não contaminado.

Astrovírus

Descobertos pela primeira vez em 1975, os astrovírus têm 28 a 35 nm de diâmetro e aparecem como vírus pequenos e redondos com projeções de superfície semelhantes a uma estrela de cinco ou seis pontas (do grego *astron*, que significa estrela). Eles foram isolados de humanos, outros mamíferos e espécies aviárias. Com um período de incubação de 3 a 4 dias, esses vírus destroem o epitélio intestinal, e os principais sintomas são diarreia, náuseas, febre, mal-estar e dor abdominal. O vômito também pode ocorrer, mas é menos comum do que com outras infecções virais, como o norovírus. Esses sintomas podem persistir por 7 a 14 dias. Os muito jovens ($<$ 1 ano), os idosos e os imunocomprometidos estão em maior risco de infecção por astrovírus. Grandes surtos de astrovírus foram relatados, geralmente em creches, escolas, enfermarias de hospitais e lares de idosos, mas, em muitos casos, não há um modo de transmissão bem-definido.

Rotavírus

Os rotavírus são a causa mais importante de gastrenterite infantil em todo o mundo, causando aproximadamente um terço das mortes de crianças por diarreia em todo o mundo. Aos 5 anos, quase todas as crianças no mundo foram infectadas com o rotavírus, cujo genoma consiste em 11 segmentos de RNA de fita dupla cercado por um capsídio viral de dupla camada. Quando examinadas por microscopia eletrônica, as partículas de camada dupla se assemelham a uma estrutura morfologicamente parecida com a de uma roda (do latim *rota*, que significa roda). Existem nove espécies do vírus (A a I), sendo o rotavírus A o responsável por mais de 90% das infecções humanas. O período de incubação da doença é de 1 a 3 dias. A transmissão é geralmente pela via fecal-oral e, uma vez ingerido, o vírus danifica as células que revestem o intestino delgado. A gastrenterite resultante é caracterizada por febre, vômito e diarreia. Embora a maioria das infecções por rotavírus envolva bebês, foram relatados surtos de doenças transmitidas por alimentos e água em todas as faixas etárias, embora com pouca frequência.

Outros vírus

Os picornavírus, diferentes da hepatite A, também podem ser transmitidos por via alimentar. Os poliovírus são transmitidos por alimentos, mas cepas virulentas desse agente são extremamente raras nos dias atuais. O vírus Coxsackie e o Vírus ECHO têm sido associados a surtos de origem alimentar, mas os dados são limitados.

Parasitas de origem alimentar

As doenças parasitárias transmitidas por alimentos são importante problema de saúde pública que afeta milhões de pessoas, principalmente em países não industrializados. A incidência de doenças parasitárias associadas ao consumo de alimentos de origem animal diminuiu nos países industrializados nos últimos anos, onde as melhorias na pecuária e na inspeção da carne levaram a consideráveis ganhos de segurança e qualidade. A situação nos países não industrializados é muito diferente, visto que essas doenças estão associadas a baixos padrões de saneamento e higiene, baixos padrões educacionais e extrema pobreza.

Parasitas são organismos que vivem de outros organismos vivos, conhecidos como hospedeiros. Eles podem ser transmitidos de animais para seres humanos, de seres humanos para seres humanos ou de seres humanos para animais. As doenças parasitárias de origem alimentar ocorrem quando os estágios infecciosos dos parasitas são ingeridos em alimentos proteicos crus ou parcialmente cozidos, ou em vegetais crus e frutas inadequadamente lavados antes do consumo. Esses organismos então vivem e se reproduzem nos tecidos e órgãos de hospedeiros humanos e animais infectados e são quase sempre excretados nas fezes. Os parasitas envolvidos em doenças transmitidas por alimentos geralmente possuem ciclos de vida complexos que envolvem um ou dois hospedeiros intermediários (Figura 15.1). Os parasitas transmitidos por alimentos conhecidos por causar doenças em seres humanos são amplamente classificados como helmintos (vermes multicelulares) e protozoários (organismos microscópicos unicelulares). Estes incluem os principais grupos helmínticos de trematódeos, nematódeos e cestódeos, e alguns dos patógenos protozoários emergentes, como *Cryptosporidium* e ciclosporos. As enfermidades que eles podem causar variam de um leve desconforto a doenças debilitantes e possivelmente até a morte.

Essas infecções ocorrem endemicamente em cerca de 20 países, onde se estima que mais de 40 milhões de pessoas em todo o mundo, principalmente no Leste e Sul da Ásia, sejam acometidas.

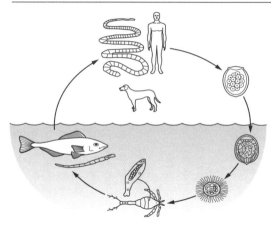

Figura 15.1 Ciclo de vida de *Diphyllobothrium latum*.

A grande preocupação são as infecções por trematódeos transmitidos por peixes. Todas as espécies de trematódeos em questão têm ciclos de vida semelhantes envolvendo dois hospedeiros intermediários. O hospedeiro definitivo é o homem e outros mamíferos. A infecção de origem alimentar ocorre com o consumo de peixes de água doce crus, malcozidos ou mal processados ou crustáceos com os estágios infecciosos (metacercárias) desses parasitas. A Tabela 15.4 resume a distribuição, os principais reservatórios e peixes de água doce ou crustáceos envolvidos na transmissão desses parasitas na cadeia alimentar. Os parasitas mais importantes em relação ao número de pessoas afetadas são espécies dos gêneros *Clonorchis*, *Opisthorchis* e *Paragonimus*. As doenças causadas por trematódeos de origem alimentar incluem colangiocarcinoma, cálculos biliares, doença hepática grave e problemas gastrintestinais.

Nematoides

Os vermes transmitidos por alimentos de importância primária em seres humanos pertencem ao filo Nematoda e são conhecidos como nematoides. Produtos à base de pescados crus ou malcozidos e carne de porco são os alimentos habituais envolvidos.

Nos locais em que os produtos à base de pescado são o vetor do alimento, os hospedeiros definitivos dos vermes que causam doenças em seres humanos são os mamíferos marinhos piscívoros, como as focas. Os invertebrados marinhos e os peixes são os dois hospedeiros intermediários, e os seres humanos são infectados quando consomem produtos crus ou minimamente processados. Os peixes são os hospedeiros secundários e são infectados quando consomem o hospedeiro primário invertebrado ou peixes que já estão infectados. Existem muitas espécies de nematoides e um grande número de espécies de peixes, em todo o mundo, conhecidos por agirem como hospedeiros intermediários. A espécie mais comum de nematoide causadora de doenças em seres humanos é o *Anisakis simplex*, às vezes chamado de verme do arenque. A outra espécie envolvida na anisaquíase na América do Norte, na Europa e no Japão é a *Pseudoterranova decipiens* (verme do bacalhau ou verme da foca).

Os nematoides estão comumente presentes em peixes capturados na natureza, mais frequentemente no fígado e na cavidade abdominal, mas também podem ocorrer nos músculos. A anisaquíase é uma doença incomum porque o parasita é morto pelo aquecimento (55°C por 1 min) e pelo congelamento (−20°C por 24 horas). Existe o risco de doenças devido aos produtos à base de pescado consumidos crus (p. ex., *sushi*) ou apenas após processamento moderado, como salga em baixas concentrações ou defumação. Muitos países atualmente exigem que o peixe utilizado para esses produtos levemente processados seja congelado antes do processamento ou antes da venda.

A *Trichinella spiralis* é a causa da triquinose em humanos, o que geralmente resulta do consumo de carne de porco crua ou malcozida ou de produtos de porco contaminados. Desde meados da década de 1980, os surtos têm sido associados à carne de cavalo crua e malcozida. Foram relatados casos isolados de consumo de carne de urso e carne moída nos EUA. A incidência de triquinose pode ser controlada evitando-se a alimentação de porcos com resíduos infectados ou cozinhando a carne desses animais por completo. O congelamento de produtos suínos (−15°C por 20 dias) ou o cozimento completo (78°C no centro termal) antes do consumo humano destruirá as larvas de *Trichinella spiralis*.

Cestódeos

Os cestódeos são tênias, e a espécie de maior preocupação associada ao consumo de peixes é a tênia *Diphyllobothrium latum*. Os seres humanos, juntamente com outros mamíferos comedores de peixes, são um dos hospedeiros definitivos. Copépodes de água doce e peixes são os hospedeiros intermediários

436 Introdução à Nutrição Humana

Tabela 15.4 Infecções por trematódeos transmitidos por alimentos.

Parasita	Distribuição	Reservatórios principais (exceto seres humanos)	Alimentos envolvidos na transmissão aos seres humanos	Doença
Vermes hepáticos *Clonorchis sinensis*	Muito difundido na China, em Taiwan, em Macau, no Japão, na Coreia e no Vietnã. Migrantes para outros países infectados; casos no Havaí atribuídos ao consumo de peixe importado da China	Cães, gatos e muitas outras espécies de mamíferos que se alimentam de peixes	Muitas espécies (c. 110) de peixes de água doce, principalmente Cyprinidae; por exemplo, carpa, pardelha-dos-alpes e dace, sendo a mais importante *Pseudorasbora parva.* Metacercárias nos músculos dos peixes	Os vermes hepáticos, *Opisthorchis viverrini*, *O. felineus* e *Clonorchis sinensis*, são biologicamente semelhantes, trematódeos de origem alimentar que infectam de modo crônico os ductos biliares e, mais raramente, o ducto pancreático e a vesícula biliar de seres humanos e outros mamíferos
Opisthorchis felineus	Comunidade dos Estados Independentes (CEI), Europa Oriental e Central	Gatos, cães e outros mamíferos que se alimentam de peixes ou resíduos destes	Peixes de água doce da família Cyprinidae. Metacercárias nos músculos e tecido subcutâneo	
Opisthorchis viverrini	Laos e Nordeste da Tailândia (bacia do rio Mekong)	Cães, gatos, gatos pescadores (*Felis viverrina*) e outros mamíferos que se alimentam de peixes e resíduos de peixes	Espécies de peixes de água doce, incluindo *Puntius orphoides* e *Hampala dispar.* Metacercárias nos músculos dos peixes	
Fasciola hepatica	Europa, Oriente Médio, Extremo Oriente, África, Austrália, EUA	Ovinos, bovinos		Inflamação dos ductos biliares que, eventualmente, leva à fibrose
Vermes intestinais *Heterophyes heterophyes*	Bacia do Mediterrâneo, especialmente Egito e Leste da Ásia	Cães, gatos, chacais, raposas, pelicanos, falcões e milhafres-pretos	Peixes de água salobra e de água doce, especialmente tainha (*Mugil* spp.), tilápia e outros. No Japão, espécies dos gêneros de peixes *Acanthogobius* e *Glossogobius* também estão envolvidas. Metacercárias no músculo e na pele	O parasita pode irritar a região mucosa do intestino delgado, resultando em diarreia e dor abdominal. Em alguns casos, a mucosa do intestino delgado se rompe e os ovos produzidos pelo parasita entram na corrente sanguínea, podendo, assim, ser transportados para outros órgãos, possibilitando doenças relevantes, especialmente no fígado, coração e cérebro

(continua)

Tabela 15.4 Infecções por trematódeos transmitidos por alimentos. (*continuação*)

Parasita	Distribuição	Reservatórios principais (exceto seres humanos)	Alimentos envolvidos na transmissão aos seres humanos	Doença
Metagonimus yokogawai e espécies relacionadas	Ásia Oriental e Meridional	Cães, gatos, porcos e aves que se alimentam de peixes	Peixes de água doce; por exemplo, peixe-doce (*Plecoglossus altivelis*), dace (*Tribolodon hakonensis*), truta e arenque. Metacercárias nas guelras, barbatana ou cauda	Semelhante ao *Heterophyes heterophyes*
Nanophyetus spp.	Sibéria Oriental (afluentes montanhosos do rio Amur) e partes da península de Sakhalin, Noroeste dos EUA	Cães, gatos, ratos e texugos	Salmonídeos e outros peixes. Metacercárias nos músculos, nadadeiras e rins	Nanofietíase. Diarreia, geralmente acompanhada por aumento do número de eosinófilos circulantes, desconforto abdominal e náuseas. Às vezes assintomático
Spelotrema brevicaeca	Filipinas	Aves marinhas	Crustáceos, anfípodes, isópodes e braquiúros	
Haplorchis spp.	Ásia Oriental e Meridional	Gatos, cães e aves que se alimentam de peixes	Peixes, sapos e rãs. Metacercárias nos músculos	
Fasciolopsis buski	Países orientais	Porcos	Plantas aquáticas contaminadas não cozidas, como agrião	A maioria das infecções é leve e assintomática. Infecções intensas mostram sintomas de diarreia, dor abdominal, febre, ascite, anasarca e obstrução intestinal
Vermes pulmonares *Paragonimus westermani* e espécies relacionadas na Ásia, na África e nas Américas	Sibéria, África Ocidental (Nigéria, Camarões), Américas (do Equador aos EUA), Japão, Coreia, Tailândia, Laos, China	Carnívoros domésticos e selvagens que se alimentam de crustáceos	Caranguejos de água doce e salobra (*Eriocheir, Potamon, Parathelphusa*), lagostins e camarões. Metacercárias nos músculos, guelras, fígado (hepatopâncreas) e região cárdica. Carne de javali suspeita como fonte de infecção	Paragonimíase

Com base em dados de Abdussalam *et al.*, 1995. Medidas de segurança alimentar para o controle de infecções por trematódeos transmitidos por alimentos. *Food Control*, 6, 71-79; *copyright* com permissão da Elsevier.

438 Introdução à Nutrição Humana

(ver Figura 15.1). O plerocercoide está presente na carne dos peixes e infecta seres humanos após o consumo de peixes crus ou minimamente processados. A epidemiologia registrada de *D. latum* mostra que ele é prevalente em muitos países em todo o mundo, com incidência relativamente alta na Escandinávia e na região báltica da Europa. Em seres humanos, a difilobotríase pode ser prevenida cozinhando ou congelando o peixe antes do consumo. As infecções por tênias também estão associadas ao consumo de carne de porco e boi malcozida ou crua.

Taenia saginata (a tênia da carne bovina) e *Taenia solium* (a tênia da carne de porco) são únicas entre os parasitas por não possuírem sistemas vascular, respiratório ou digestório. Os seres humanos são seus hospedeiros definitivos, e elas dependem exclusivamente do corpo humano para toda a sua alimentação. As infecções podem ser evitadas com o descarte sanitário e o tratamento de dejetos humanos, assim como com o cozimento e congelamento de carne suína e bovina contaminada.

Protozoários

Os protozoários parasitas humanos são organismos unicelulares que colonizam o epitélio intestinal e formam cistos. Estes são excretados e podem sobreviver por longos períodos no meio ambiente. Existem cinco gêneros preocupantes em alimentos: *Giardia*, *Entamoeba*, *Toxoplasma*, *Cyclospora* e *Cryptosporidium*. A Tabela 15.5 resume a distribuição, os principais reservatórios e a via de transmissão desses parasitas na cadeia alimentar.

Toxoplasma gondii

Existe apenas uma espécie no gênero *Toxoplasma*, *T. gondii*, um parasita apicomplexo não flagelado com três estágios infecciosos distintos; os taquizoítos, os bradizoítos e os esporozoítos. Esse parasita intracelular obrigatório tem ciclo de vida complexo, com grande variedade de hospedeiros. No entanto, a replicação sexual só pode ocorrer em gatos (Tenter *et al.*, 2000). *T. gondii* tem alta prevalência em uma variedade de animais de sangue quente, incluindo seres humanos, especialmente pessoas imunossuprimidas. Cook *et al.* (2000) identificaram uma série de fatores de risco associados à aquisição da infecção por *T. gondii*. Estes incluíram o consumo de carne, especialmente se malcozida ou crua, contato com o solo (p. ex., jardinagem) e viagens para fora da Europa, EUA ou Canadá. No entanto, muitos casos permanecem sem explicação.

Encefalopatias espongiformes transmissíveis e alimentos

As encefalopatias espongiformes transmissíveis (EETs) são doenças cerebrais degenerativas fatais que incluem EEB em bovinos, paraplexia enzoótica dos ovinos, doença debilitante crônica em veados e alces e encefalopatia transmissível dos visons (Greenlee e Greenlee, 2015). As formas humanas dessa doença incluem a clássica doença de Creutzfeldt-Jakob (DCJ), DCJ variante, kuru, insônia familiar fatal, doença de Gerstmann-Sträussler-Scheinker e insônia fatal esporádica.

As EETs são causadas por uma proteína príon transmissível naturalmente presente no tecido nervoso animal que pode se transformar em uma forma patológica (PrPsc). A doença associada é caracterizada pelo aparecimento de vacúolos no cérebro – buracos claros que lhe dão uma aparência de esponja –, dos quais as condições derivam seu nome. Os príons são relativamente resistentes a proteases, altas temperaturas, radiação ultravioleta e desinfetantes.

Encefalopatia espongiforme bovina

A EEB, às vezes chamada de "doença da vaca louca", foi identificada pela primeira vez no Reino Unido, em 1986. O período de incubação é de 2 a 10 anos e os animais acometidos podem apresentar alterações de temperamento, como nervosismo ou agressividade, postura anormal, falta de coordenação e dificuldade para ficar em pé, diminuição da produção de leite ou perda de massa corporal, apesar da persistência do apetite. A maioria dos bovinos com EEB mostra desenvolvimento gradual dos sintomas ao longo de um período de várias semanas ou mesmo meses, embora alguns possam se deteriorar muito rapidamente. Apesar de a fonte original do agente responsável pela EEB permanecer desconhecida, atualmente a explicação mais plausível é que uma nova EET apareceu na população de gado do Reino Unido na década de 1970 e subsequentemente se espalhou como consequência da agricultura intensiva devido a alimentos que continham carne animal e ossos contaminados com PrPsc.

Tabela 15.5 Protozoários de origem alimentar.

Ocorrência	Transmissão	Hospedeiro definitivo	Incubação	Dose infecciosa	Patogênese
Giardia intestinalis mundial	De origem alimentar e de água, pessoa-pessoa	Seres humanos, animais domésticos e selvagens	3 a 25 dias	Baixa (cerca de 10 cistos)	Diarreia crônica, má absorção, perda de massa corporal
Entamoeba histolytica mundial	De origem alimentar e de água, pessoa-pessoa (manipuladores de alimentos)	Seres humanos	2 a 4 semanas	Muito baixa (cerca de 1 cisto)	Amebíase, dor abdominal, febre, diarreia, ulceração do cólon (casos graves)
Toxoplasma gondii mundial	De origem alimentar (carne infectada crua ou cozida de forma inadequada, frutas e vegetais lavados de maneira inadequada), de origem aquosa, fecal-oral (gatos infectados)	Seres humanos, gatos, vários mamíferos	5 a 23 dias	cerca de 1 a 30 cistos	Quase sempre assintomático. Em casos graves: hepatite, pneumonia, cegueira, distúrbios neurológicos graves. Também pode ser transmitido por via transplacentária, resultando em aborto espontâneo, natimorto ou deficiência intelectual/física
Cyclospora cayetanensis mundial	De origem alimentar e de água	Seres humanos	Vários dias a semanas	Não conhecido, provavelmente muito baixa	Frequentemente assintomático. Cólicas abdominais, vômitos, perda de massa corporal, diarreia
Cryptosporidium parvum mundial	De origem alimentar e de água, animal, fecal-oral	Seres humanos, animais domésticos e selvagens	Difícil de definir, na maioria dos casos 3 a 7 dias, ocasionalmente mais	Muito baixa (cerca de 1 cisto)	Frequentemente assintomático. Cólicas abdominais, vômitos, perda de massa corporal, diarreia

440 Introdução à Nutrição Humana

Assim, em 2001, a União Europeia proibiu o uso de proteínas animais na alimentação do gado. Desde então, aproximadamente 114 milhões de bovinos e 8,4 milhões de pequenos ruminantes foram testados na União Europeia. Em 2015, 1,4 milhão de bovinos foram testados, com apenas 5 positivos. No mesmo ano, 319.638 ovelhas e 135.857 cabras foram testadas com 641 e 1.052 casos de tremor epizoótico detectados em cada espécie animal, respectivamente (EFSA, 2016).

Doença de Creutzfeldt-Jakob e nova variante da doença de Creutzfeldt-Jakob

DCJ é uma doença fatal em seres humanos, descrita pela primeira vez na década de 1920 e encontrada em todo o mundo. É uma doença predominantemente esporádica, mas aproximadamente 14% dos casos são familiares (hereditários) e associados a mutações genéticas. Menos de 1% é iatrogênico (*i. e.*, transmitido de maneira acidental de pessoa para pessoa como resultado de procedimentos médicos ou cirúrgicos). Classicamente, a DCJ esporádica ocorre em pessoas com mais de 65 anos e se apresenta como demência de rápida progressão com mioclonia (contrações semelhantes a choques de músculos isolados), geralmente fatal em 6 meses. A fiscalização da DCJ foi reinstituída no Reino Unido em 1990 para avaliar quaisquer mudanças no padrão da doença que possam ser atribuídas à EEB. A incidência geral de DCJ aumentou no Reino Unido na década de 1990, embora uma parte desse aumento se deva à melhoria da averiguação da DCJ em idosos como resultado da reinstituição da fiscalização.

A nova variante da DCJ, também conhecida como DCJ variante (DCJv), foi diagnosticada pela primeira vez no Reino Unido em meados da década de 1990. Em contraste com as formas tradicionais de DCJ, a DCJv afetou pessoas mais jovens (idade média de 29 anos), e possui duração mais longa da doença (aproximadamente 14 meses). No início da doença, as pessoas experimentam, em geral, mudanças comportamentais, que mais comumente assumem a forma de depressão ou, com menos frequência, um transtorno semelhante à esquizofrenia. Sinais neurológicos como instabilidade, dificuldade para andar e movimentos involuntários se desenvolvem à medida que a doença progride e, no momento da morte, as pessoas ficam completamente imóveis e mudas.

Ligação entre encefalopatia espongiforme bovina e variante da doença de Creutzfeldt-Jakob

Existe uma associação geográfica entre a ocorrência e os relatos da maioria dos casos de EEB e de DCJ no Reino Unido. O surgimento de EEB precedeu o de DCJv, indicando associação temporal. Estudos de tecido cerebral humano armazenado internacionalmente não identificaram as alterações histopatológicas características da DCJv antes da epidemia de EEB. O período de incubação e os estudos de lesões patológicas em ratos e aqueles de tipagem molecular demonstram que a DCJv é semelhante à EEB, mas diferente de outras EETs. Nos dias de hoje, é amplamente aceito que a DCJv foi transmitida aos seres humanos a partir do consumo de alimentos contaminados.

15.5 Produtos químicos que afetam a segurança alimentar

Os produtos químicos podem estar presentes nos alimentos devido à sua ocorrência natural no solo (p. ex., cádmio e chumbo) ou de contaminação fúngica (p. ex., aflatoxinas, ocratoxina), de toxinas vegetais presentes em ervas daninhas (p. ex., alcaloides tropânicos), de contaminação por algas (p. ex., intoxicação amnésica por moluscos [ASP], intoxicação diarreica por moluscos [DSP], intoxicação por moluscos azaspirácidos [AZP], intoxicação paralítica por moluscos [PSP]), de poluição industrial ou outra (p. ex., chumbo, mercúrio, bifenilos policlorados [PCBs], dioxinas), de práticas agrícolas e veterinárias (p. ex., pesticidas, fertilizantes, medicamentos veterinários, promotores de crescimento ilegais, produtos químicos de sanitização) ou de processamento de alimentos e técnicas de embalagem (p. ex., acrilamida, hidrocarbonetos aromáticos policíclicos [HAPs], 3-monocloropropano-1,-2-diol [3-MCPD], éter diglicidílico do bisfenol A [DGEBA]) (Boxe 15.1).

Na Europa, as avaliações toxicológicas para a maioria dessas substâncias são realizadas pela European Food Safety Authority (EFSA) e pelas autoridades competentes dos estados-membros. A EFSA foi criada em 2002, na sequência de vários incidentes alimentares na década de 1990, e fornece aconselhamento científico independente que sustenta as políticas e a legislação de segurança alimentar da União Europeia. Em uma base

Boxe 15.1 Principais grupos de produtos químicos que afetam a segurança alimentar.

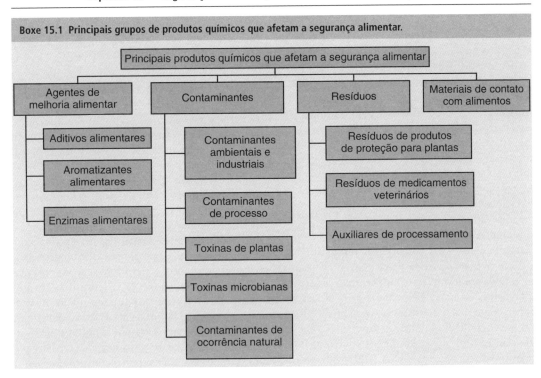

internacional, grupos de especialistas como o Joint Expert Committee on Food Additives and Contaminants (JECFA) ou Joint Meeting on Pesticide Residues (JMPR), ambos organizados em conjunto pela OMS e pela Organização das Nações Unidas para a Alimentação e a Agricultura (FAO), realizam avaliações de risco. Esses grupos de especialistas aconselham sobre os níveis aceitáveis ou toleráveis de ingestão de tais substâncias.

Valores de orientação com base em saúde

Os valores de orientação com base em saúde (HBGVs) fornecem informações quantitativas sobre o nível de exposição oral que não representaria risco significativo para o consumidor, com base nas evidências científicas disponíveis na época. Existem diferentes tipos de HBGVs que refletem o tipo de exposição (intencional, residual ou adventícia) e o período de exposição (aguda ou crônica). A ingestão diária aceitável (IDA) é utilizada para substâncias químicas adicionadas intencionalmente aos alimentos, como agentes melhoradores de alimentos e resíduos de defensivos agrícolas (DA) ou medicamentos veterinários presentes nos alimentos.

A ingestão diária tolerável (IDT) representa a exposição humana diária aceitável aos contaminantes inevitavelmente associados ao consumo de alimentos saudáveis e nutritivos. O termo "tolerável" significa permissibilidade, e não aceitabilidade para a ingestão de contaminantes que não têm função necessária nos alimentos, em contraste com os de pesticidas ou aditivos alimentares permitidos. Para tóxicos cumulativos, como cádmio e mercúrio, a ingestão tolerável é expressa em uma base semanal (TWI) que permite variações diárias nos níveis de ingestão, sendo a verdadeira preocupação a exposição a longo prazo ao contaminante.

Uma das questões mais difíceis em segurança alimentar é aconselhar sobre os riscos potenciais para a saúde humana de substâncias encontradas nos alimentos que são genotóxicas (danificam o DNA, o material genético das células) e carcinogênicas (levam ao câncer). Para essas substâncias, geralmente presume-se que, mesmo uma pequena dose, pode trazer consequências.

Como resultado, uma abordagem diferente, a abordagem de "margem de exposição" (MdE), que pode ser utilizada para avaliar os riscos para a saúde humana da exposição a uma substância na ausência de uma IDT ou valor de orientação semelhante, foi endossada pelo Comitê Científico da EFSA, em 2005, e pelo Joint Expert Committee on Food Additives da OMS/FAO, também no mesmo ano. A MdE é definida como o ponto de referência na curva de dose-resposta (geralmente com base em experimentos com animais na ausência de dados humanos), dividido pela ingestão estimada por humanos, que permite comparar os riscos apresentados por diferentes substâncias genotóxicas e cancerígenas. As diferenças na potência das substâncias em questão e nos padrões de consumo da população são consideradas na aplicação da abordagem MdE. Para substâncias genotóxicas e cancerígenas, o Comitê Científico da EFSA considerou uma MdE de 10.000 ou mais de baixa preocupação do ponto de vista da saúde pública e pode ser razoavelmente tida como de baixa prioridade para ações de gerenciamento de risco se for baseada no BMDL10 (limite de confiança inferior da dose de referência) de um estudo de carcinogenicidade animal (Comitê Científico da EFSA, 2005, 2012). No entanto, a magnitude de uma MdE fornece apenas uma indicação do nível de preocupação e não quantifica o risco. A MdE também pode ser calculada para substâncias com efeitos de limiar, para as quais um HBGV não pôde ser definido. Nesses casos, a margem aceitável dependerá da escolha dos fatores de incerteza apropriados.

Definição de valores de orientação com base em saúde

Tradicionalmente, os HBGVs têm sido baseados em um ponto de referência (muitas vezes referido como ponto de partida) derivado de estudos animais a longo prazo. No cálculo de um HBGV como o IDA, um "fator de segurança" (muitas vezes referido como fator de incerteza) é aplicado ao Nível sem Efeito Adverso Observado (NOAEL), para fornecer margem conservadora de segurança devido às incertezas inerentes na extrapolação de dados de toxicidade animal para efeitos potenciais em seres humanos e para variação dentro da espécie humana (Boxe 15.2). Tanto o JECFA quanto a EFSA tradicionalmente utilizam um fator de segurança de 100 (10×10) ao definir os valores de IDA com base em estudos animais a longo prazo. Pretende-se fornecer uma margem de segurança adequada para o consumidor, assumindo que o ser humano é 10 vezes mais sensível do que o animal de teste e que a diferença de sensibilidade dentro da população humana está em uma faixa de 10 vezes. No entanto, diferentes

---

Boxe 15.2 Níveis de ingestão de um produto químico.

NOAEL: • nível sem efeito adverso observado (NOAEL) – maior concentração ou quantidade de um agente, encontrada por estudo ou observação, que não causa alterações adversas detectáveis, alteração da morfologia, capacidade funcional, crescimento, desenvolvimento ou vida útil do alvo

Fator de segurança: • fator de incerteza para extrapolar dados de animais para seres humanos (normalmente um fator de 10)

Fator de segurança: • fator de incerteza responsável pela variação entre espécies humanas (normalmente um fator de 10)

IDA: • ingestão diária que, durante a vida, não representaria risco calculável para o consumidor, com base em todos os fatos conhecidos na época. É expresso em unidade/kg de peso corporal por dia.

fatores de segurança podem ser aplicados dependendo da substância e da espécie de teste em questão.

Nos últimos anos, surgiu uma nova abordagem para identificar o ponto de referência considerada superior à "abordagem NOAEL" descrita anteriormente. A "abordagem de Dose de Referência (DDR)" pode ser aplicada tanto para efeitos de limiar como de não limiar, e utiliza todos os dados de dose-resposta para estimar a forma da relação dose-resposta geral para um ponto final determinado. A DDR é derivada da resposta de referência (RDR), que reflete uma mudança mensurável na resposta derivada da curva de dose-resposta (EFSA Scientific Committee, 2017). RDRs diferentes são recomendados dependendo do tipo de dados utilizados, mas normalmente para os carcinógenos é usado um RDR de 10% de risco extra. O DDRL é o limite de confiança inferior do DDR e é normalmente utilizado como ponto de referência. O DDRL pode ser usado para derivar HBGVs por meio da aplicação de fatores de incerteza (como é feito na abordagem NOAEL); ou, quando a configuração de um HBGV não for possível, a abordagem MdE pode ser aplicada.

Definição de níveis máximos para produtos alimentícios

A derivação de níveis máximos para vários produtos químicos em alimentos é calculada levando-se em consideração os HBGVs mencionados anteriormente. Dependendo da substância, podem ser aplicados princípios diferentes. Resíduos, como pesticidas e de medicamentos veterinários nos alimentos, são limitados pelo estabelecimento de um limite máximo de resíduos (LMR). Os aditivos são regulados pela fixação de limites máximos ou pela aplicação do princípio *quantum satis* (a quantidade mínima necessária para exercer a função tecnológica desejada e de acordo com as boas práticas de fabricação).

Para contaminantes, os níveis/limites máximos são estabelecidos para os alimentos que fornecem contribuição significativa para a exposição alimentar total. No entanto, como princípio geral, os níveis em todos os alimentos devem ser sempre mantidos tão baixos quanto razoavelmente possível (*i. e.*, o princípio ALARA).

Na Europa, agentes melhoradores de alimentos, pesticidas, medicamentos veterinários e uma ampla gama de contaminantes são regulamentados pela legislação da União Europeia na forma de diretivas ou regulamentos transpostos para a legislação nacional por estado-membro.

Resíduos de pesticidas

Pesticidas são produtos químicos ou biológicos usados para controlar organismos e plantas prejudiciais ou indesejáveis ou para regular o crescimento de agentes de proteção de cultivos de plantas. Eles são classificados nos grupos mostrados no Boxe 15.3.

A maioria dos pesticidas consiste em substâncias tóxicas altamente seletivas, especialmente aquelas desenvolvidas desde o início dos anos 1980, e só tem efeito sobre as pragas ou plantas às quais é aplicada. A aplicação mais comum de pesticidas é na forma de DAs. Os produtos fitofarmacêuticos protegem as colheitas ou plantas desejáveis ou úteis e são principalmente utilizados no setor agrícola, mas também na silvicultura, na horticultura, nas áreas recreativas e em jardins residenciais. Ao contrário de outros contaminantes ambientais, os DAs são aplicados sob condições controladas, que devem estar em conformidade com as "boas práticas agrícolas" (BPAs). Isso define o uso efetivo dos DAs, até o nível máximo permissível (limite máximo de resíduos [LMR]), aplicados de forma a garantir a menor quantidade de resíduos no alimento.

Os pesticidas também podem ser tóxicos para os seres humanos, uma vez que certas vias bioquímicas são relativamente conservadas entre as espécies, assim como algumas enzimas e hormônios. No contexto da segurança alimentar, a exposição a agrotóxicos é classificada como aguda ou crônica. Uma intoxicação aguda geralmente tem efeito

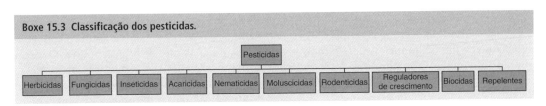

Boxe 15.3 Classificação dos pesticidas.

444 Introdução à Nutrição Humana

imediato no corpo, enquanto o efeito crônico pode revelar-se ao longo da vida. A gravidade depende da dose e da toxicidade do composto pesticida ou produto de degradação. Os efeitos tóxicos identificados incluem inibição enzimática, desregulação endócrina e ação carcinogênica, dependendo do composto em questão.

No caso de toxicidade aguda, em vez de toxicidade crônica, o nível de exposição é considerado em relação à dose de referência aguda (ARfD), cujos valores são medidos do nível máximo de ingestão em uma refeição ou consumo durante um dia. Esse é o nível máximo de ingestão, que não resulta em nenhum efeito toxicológico adverso após tal exposição. O valor do ARfD inclui um fator de segurança para garantir a proteção de idosos, bebês e crianças e pessoas sob estresse devido a doenças.

Na União Europeia, a comercialização e a utilização de DAs e seus resíduos são altamente regulamentadas, os quais não podem ser colocados no mercado ou utilizados sem autorização prévia.

Na Europa, o controle de pesticidas baseia-se na Diretiva nº 91/414/CEC, do Conselho. De acordo com essa legislação, os pesticidas devem ser avaliados quanto à segurança com base em dossiês preparados pelos fabricantes. Se um pesticida for aceito, ele é colocado em uma lista positiva, com a atribuição de um LMR a ele.

Resíduos de medicamentos veterinários

Os medicamentos veterinários incluem compostos antibacterianos, medicamentos antiparasitários, tranquilizantes/sedativos, hormônios e preparações anti-inflamatórias não esteroides. À medida que as práticas de criação de animais se intensificaram nas últimas décadas, as substâncias antibacterianas têm sido cada vez mais usadas como promotores de crescimento, para aumentar a eficiência da conversão alimentar, e para profilaxia e terapia, a fim de prevenir surtos e tratar doenças. Da mesma forma, alguns hormônios são administrados com o propósito de aumentar a taxa de crescimento e a produção de carne.

O uso de agentes promotores de crescimento é proibido na União Europeia. No entanto, alguns medicamentos veterinários que contêm hormônios foram aprovados na União Europeia para uso terapêutico e fins reprodutivos em animais não destinados à produção de alimentos. A Tabela 15.6 mostra os principais tipos de compostos antibacterianos e hormonais.

Tabela 15.6 Principais tipos de medicamentos veterinários.

Agentes promotores de crescimento
Estilbenos
Tirostato
Esteroides
Lactonas resorcíclicas
Beta-agonistas
Medicamentos veterinários
Substâncias proibidas: cloranfenicol, clorpromazina, colquicina, dapsona, dimetridazol, metronidazol, nitrofuranos (incluindo furazolidona), nitroimidazol
Compostos antibacterianos: aminoglicosídeos, betalactâmicos, macrolídeos, cefalosporinas, penicilinas, fenicóis, sulfonamidas, tetraciclinas, quinolonas
Medicamentos anti-helmínticos
Anticoccidianos
Agentes antiparasitários: por exemplo, carbamatos e piretroides
Sedativos e tranquilizantes
Anti-inflamatórios não esteroides (AINEs)
Corticosteroides

Os medicamentos veterinários são metabolizados no animal e excretados no leite, na urina e nas fezes ao longo do tempo, à medida que o processo de desintoxicação continua. Consequentemente, traços residuais de medicamentos ou seus metabólitos podem ser encontrados nos principais órgãos, músculos e fluidos corporais. Em geral, os medicamentos antibacterianos são normalmente encontrados em maior concentração nos rins, menores concentrações no fígado e no tecido muscular, enquanto os hormônios tendem a se concentrar no fígado.

A utilização excessiva de compostos antibacterianos na criação de animais tem levantado preocupações sobre o desenvolvimento de bactérias resistentes e o efeito que isso pode ter na utilidade dos antibióticos na medicina humana. Também houve preocupação quanto ao risco de reações alérgicas em seres humanos a resíduos antibacterianos em alimentos de origem animal. O uso de hormônios tem levantado questões em torno dos efeitos dos resíduos de hormônios em alimentos de origem animal no metabolismo humano.

Contaminantes ambientais e industriais

Esses contaminantes são de origem ambiental ou são subprodutos de processos industriais.

Hidrocarbonetos poli-halogenados (PHHs) são uma categoria de contaminantes ambientais que inclui toxafeno, dioxinas e bifenilas policloradas (PCBs). Certos PHHs são fabricados para uso em plásticos, tintas, transformadores e herbicidas, embora seu uso esteja atualmente proibido ou seriamente restringido. Na maioria das nações industrializadas, os compostos se tornaram onipresentes no meio ambiente. Consequentemente, a contaminação da cadeia alimentar é inevitável, e estima-se que nos países industrializados ocidentais 90% da exposição humana se dê pela ingestão de alimentos contaminados de origem animal.

Alimentos que são fontes ricas em gorduras e óleos tendem a acumular PHHs porque os compostos são lipofílicos e acumulam em tecidos e fluidos ricos em lipídios. Peixes oleosos de áreas como o Mar Báltico, onde os níveis de PHHs na água são altos, podem conter níveis elevados desses contaminantes. Da mesma forma, vacas que pastam em pastagens poluídas podem acumular concentrações inaceitáveis de PHHs no leite. Um recente incidente na Bélgica introduziu PCBs e dioxinas na cadeia alimentar por meio de ração animal contaminada resultante da incorporação acidental de óleo industrial na ração alimentar. A meia-vida biológica dos PHHs pode variar de alguns meses a 20 anos no tecido adiposo humano. Portanto, eles são persistentes e se acumulam no corpo. É possível a exposição a PHHs resultar em uma variedade de efeitos tóxicos que podem ser cancerígenos, incluindo toxicidade dérmica, imunotoxicidade, efeitos reprodutivos e desregulação endócrina.

Metais, metaloides e seus compostos há muito são associados a intoxicações alimentares, sendo o chumbo e o mercúrio provavelmente os perigos mais bem documentados. Os metais são liberados no meio ambiente como resultado da ação geológica natural e como resultado da poluição causada pelo homem nos processos industriais.

Os metais possuem afinidade por tecidos biológicos e compostos orgânicos e, portanto, costumam ser facilmente absorvidos pelo corpo e podem se acumular em órgãos e depósitos de gordura. A Tabela 15.7 demonstra alguns dos principais metais associados à toxicidade de origem alimentar.

Tabela 15.7 Metais na cadeia alimentar.

Metal	Principais fontes alimentares
Chumbo	Marisco, peixes, rim, fígado
Cádmio	Marisco, rim, cereais, vegetais
Mercúrio	Peixes
Arsênico	Arroz, algas marinhas, frutos do mar

A toxicidade do chumbo causa muitos sintomas, mas o principal problema está relacionado com os efeitos no sistema nervoso das crianças. Aqui, o chumbo interfere na transmissão de sinais nervosos pelo corpo, o que pode se manifestar em um quociente de inteligência (QI) reduzido e problemas de coordenação. Em adultos, a exposição ao chumbo pode resultar em hipertensão arterial e outros efeitos no sangue, como anemia. O cádmio é mais frequentemente acumulado por exposição ocupacional ou tabagismo e é conhecido por afetar o sistema respiratório. No entanto, a exposição aos alimentos tende a ser em um nível baixo por períodos mais longos. Nesse sentido, o cádmio se acumula nos rins e pode causar danos renais. O mercúrio e seus compostos também se acumulam no corpo, onde são mais frequentemente associados a efeitos neurais e danos renais. Em particular, o metilmercúrio é altamente tóxico para o sistema nervoso, e acredita-se que o cérebro em desenvolvimento seja o órgão-alvo mais sensível para a toxicidade desse composto.

O arsênio é mais frequentemente um risco ocupacional, mas também pode ser ingerido com alimentos e é responsável por intoxicação aguda e crônica. A toxicidade do arsênio depende de seu estado de oxidação e do tipo de complexo que ele forma com as moléculas orgânicas do corpo. Em particular, o arsênio inorgânico é altamente tóxico, e os efeitos crônicos incluem gastrenterite, nefrite e danos ao fígado, sendo também considerado cancerígeno. Outros metais também são contaminantes conhecidos e seus efeitos tóxicos são diversos. Embora esta não seja uma lista completa, eles incluem alumínio, cobre, estanho, zinco, níquel e cromo.

Contaminantes de processo

Esses tipos de contaminantes ocorrem durante o processamento e a produção de alimentos e incluem acrilamida, HAPs, cloropropanóis e seus ésteres, ésteres de ácido graxo glicidol (GE), furano e nitrosaminas.

446 Introdução à Nutrição Humana

A acrilamida é uma amida insaturada reativa com uma variedade de usos na indústria. Em 2002, foi descoberto que ela está presente em uma variedade de alimentos fritos e assados, em particular naqueles ricos em carboidratos submetidos a cozimento/processamento em altas temperaturas. A acrilamida demonstrou ser neurotóxica em seres humanos, indutora de tumores em ratos de laboratório e classificada como provável carcinógeno humano. Como tal, vários organismos internacionais concluíram que a exposição na alimentação deve ser tão baixa quanto razoavelmente possível. A via mais significativa de formação de acrilamida em alimentos mostrou surgir da reação de açúcares redutores com asparaginas por meio da reação de Maillard em temperaturas acima de 120°C. A acrilamida foi encontrada em uma ampla variedade de alimentos tratados termicamente, tanto nos processados por fabricantes quanto naqueles preparados em casa. Verificou-se que ela é mais prevalente em batatas fritas, cereais, produtos de padaria e café.

Os PAHs são um grupo de mais de 100 produtos químicos diferentes formados durante certos processos tecnológicos e são contaminantes ambientais comuns. Eles são formados durante a combustão incompleta de carvão e óleo, mas também o são durante o churrasco ou na carne grelhada. A exposição humana geralmente resulta da poluição do ar e da fumaça do cigarro. Os alimentos com maior probabilidade de serem contaminados por PAHs são carnes grelhadas ou carbonizadas, carnes defumadas e produtos pesqueiros. Os PAHs são toxinas documentadas pela EFSA e pela OMS como genotóxicas, imunotóxicas e cancerígenas. A exposição a longo prazo a alimentos que contenham PAHs pode levar a sérios riscos à saúde.

Os cloropropanóis 3-MCPD e 2-MCPD, e seus ésteres de ácidos graxos e GE, são formados durante o processo de refinamento de óleos vegetais. O 3-MCPD e o 2-MCPD também são subprodutos do molho de soja e da proteína vegetal hidrolisada produzida por hidrólise ácida. O 3-MCPD pode causar danos aos órgãos (particularmente aos rins) e é um carcinógeno suspeito, enquanto para os GEs foi confirmada a carcinogenicidade genotóxica.

Os furanos são outra classe de contaminantes de processamento térmico que podem ser formados a partir de uma variedade de componentes naturais presentes nos alimentos. Grãos e produtos à base de grãos, bem como café, são os principais elementos que contribuem para a exposição. Os furanos exercem toxicidade hepática e são cancerígenos; suspeita-se de um modo de ação genotóxico ainda não confirmado.

Toxinas microbianas

A intoxicação alimentar pode ocorrer como resultado da ingestão de alimentos que contenham toxinas pré-formadas oriundas do crescimento de bactérias, fungos ou algas. No caso das bactérias, a toxina é absorvida pela corrente sanguínea através do intestino, e a doença resulta de intoxicação, e não de infecção. No caso dos fungos, várias espécies estão envolvidas na produção de substâncias tóxicas durante o crescimento nos alimentos. Essas toxinas são conhecidas como micotoxinas. As toxinas das algas são geralmente associadas aos frutos do mar, principalmente aos moluscos.

Toxinas bacterianas

Três bactérias são mais comumente associadas à produção de toxina pré-formada: *Clostridium botulinum, Staphylococcus aureus* e *Bacillus cereus* (ver Tabela 15.1).

Toxinas fúngicas (micotoxinas)

As micotoxinas são metabólitos secundários de fungos que podem induzir sintomas agudos e crônicos, como efeitos carcinogênicos, mutagênicos e estrogênicos em seres humanos e animais. A toxicidade aguda devido às micotoxinas está associada a danos no fígado e nos rins. A toxicidade crônica resultante da exposição a baixos níveis de micotoxinas na alimentação humana é uma grande preocupação para a segurança alimentar. Em países não industrializados, as micotoxinas foram relatadas como responsáveis pelo aumento da morbidade e da mortalidade em crianças devido à supressão do sistema imunológico e da maior suscetibilidade a doenças.

O termo "micotoxina modificada" (incluindo "mascarada" e "oculta") refere-se a substâncias pelas quais a estrutura química da micotoxina foi alterada por meio de mecanismos biológicos ou químicos. Diz respeito a, por exemplo, metabólitos da micotoxina parental formada na planta ou micotoxinas modificadas por organismos vivos diferentes das plantas. O processamento posterior das plantas também pode levar a micotoxinas modificadas. Inclui também micotoxinas fortemente ligadas aos constituintes da matriz (vegetal), como é o caso das fumonisinas, o que dificulta a detecção delas analiticamente (dando origem ao termo "oculto").

A EFSA avaliou recentemente os riscos para a saúde humana e animal relacionados com as formas modificadas das toxinas de *Fusarium*, sendo elas: desoxinivalenol, zearalenona, nivalenol, toxinas T-2 e HT-2 e fumonisinas. Essas formas modificadas de micotoxinas mostraram ter uma toxicidade semelhante e, em alguns casos, maior do que seu composto original (EFSA Contam Panel, 2014, 2016, 2017, 2018).

Os principais fungos associados à produção de micotoxinas são os gêneros *Aspergillus*, *Penicillium* e *Fusarium*. *Aspergillus* e *Penicillium* são às vezes chamados de fungos de armazenamento, pois podem crescer em baixos níveis de atividade de água e estão associados à deterioração pós-colheita

de produtos alimentícios armazenados, como cereais, nozes e especiarias. As espécies de *Fusarium* são patógenos de plantas e podem infectar aqueles no campo e produzir micotoxinas antes da colheita. A Tabela 15.8 fornece uma visão geral das micotoxinas mais importantes.

Biotoxinas marinhas

Peixe e produtos à base de pescado são alimentos nutritivos e componentes desejáveis de uma alimentação saudável. Doenças de origem alimentar resultantes do consumo de frutos do mar estão associadas tanto aos peixes quanto aos moluscos. O principal risco de doença aguda está ligado ao consumo de crustáceos, principalmente moluscos bivalves. O consumo desses moluscos tóxicos por seres humanos pode causar doenças, com sintomas que vão desde diarreia leve e vômito até perda de memória, paralisia e morte. Essas toxinas têm sido responsáveis por incidentes de morte em larga escala de vida marinha e são cada vez mais responsáveis pela intoxicação humana.

Tabela 15.8 Micotoxinas no abastecimento alimentar.

Micotoxina	Fungos produtores	Principais alimentos afetados	Toxicidade
Aflatoxinas	*Aspergillus flavus* e *A. parasiticus*	Nozes, cereais, frutas secas, ervas e especiarias, leite (aflatoxina M1)	Carcinogênico, hepatotóxico
Ocratoxina A	*Aspergillus ochraceus*, *Penicillium verrucosum* e outros *Aspergillus* e *Penicillium* spp.	Café, frutas secas, cereais, feijão, leguminosas, vinho, cerveja, suco de uva; rim, fígado e sangue de animais alimentados com ração contaminada	Nefrotóxico, imunotóxico
Patulina	*Aspergillus clavatus*, também várias espécies de *Penicillium*, *Aspergillus* e *Byssochlamys*	Frutas e grãos, principalmente maçãs e produtos à base de maçã	Citotóxico
Tricotecenos (nivalenol, desoxinivalenol, toxina T2 etc.)	*Fusarium* spp.	Trigo, milho, cevada, aveia, centeio, malte, cerveja, pão	Dermotóxico, enterotóxico, hemotóxico, imunotóxico
Fumonisinas	*Fusarium* spp.	Cereais, principalmente milho	Carcinogênico, citotóxico, hepatotóxico
Esterigmatocistina	*Aspergillus versicolor*, *A. nidulans* e outros *Aspergillus* spp.	Cereais, café verde, ervas e especiarias, produtos de carne crua	Hepatotóxico e nefrotóxico, cancerígeno
Citrinina	*Penicillium* spp., *Aspergillus* spp.	Cereais	Nefrotóxico

(continua)

448 Introdução à Nutrição Humana

Tabela 15.8 Micotoxinas no abastecimento alimentar. (*continuação*)

Micotoxina	Fungos produtores	Principais alimentos afetados	Toxicidade
Zearalenona	*Fusarium graminearum*	Milho, cevada, aveia, trigo, arroz, sorgo, pão	Efeitos estrogênicos, recusa de alimento, vômito
Moniliformina	*Fusarium* spp.	Cereais, milho	Nefrotóxico, causa necrose do músculo cardíaco
Toxinas de *Alternaria*	*Alternaria* spp.	Trigo, sorgo, cevada, sementes oleaginosas, frutas e vegetais	Potenciais mutagênicos, cancerígenos, fetotóxicos e teratogênicos
Alcaloides de *Ergot*	*Claviceps* spp., particularmente *C. purpurea*	Cereais, principalmente centeio	Efeitos cardiovasculares e no sistema nervoso central

Várias síndromes de intoxicação por frutos do mar estão associadas a algas marinhas tóxicas e incluem PSP, ASP, DSP, intoxicação neurotóxica por moluscos e AZP. Existem também diferentes tipos de intoxicação alimentar associada a peixe, que incluem intoxicação por ciguatera, escombroide ou por histamina e por peixe-balão. O consumo de moluscos crus apresenta riscos bem conhecidos de intoxicação alimentar, mas não aquela por peixes. A maioria das toxinas de algas associadas a intoxicação por frutos do mar são estáveis ao calor e não são inativadas pelo cozimento. Também não é possível distinguir visualmente peixes tóxicos de não tóxicos. Muitos países contam com programas de monitoramento de biotoxina para proteger a saúde pública e fechar áreas de colheita quando da detecção da proliferação de algas ou mariscos tóxicos. Em países não industrializados, particularmente em áreas rurais, o monitoramento de proliferação de algas nocivas não é feito de modo rotineiro, sendo comum a ocorrência de mortes devido às toxinas da maré vermelha. A Tabela 15.9 fornece uma visão geral dos tipos mais importantes de intoxicação por peixes.

Toxinas vegetais de ocorrência natural

Certas plantas contêm compostos naturais que são tóxicos para os seres humanos ou que reduzem a biodisponibilidade dos nutrientes nos alimentos.

Sementes ou partes de certas plantas foram encontradas como impurezas em importantes safras agrícolas. Exemplos de toxinas de ocorrência natural estão listados na Tabela 15.10. Algumas espécies de cogumelos também contêm compostos tóxicos; por exemplo, agaritina. Alguns padrões alimentares à base de cereais têm biodisponibilidade restrita de nutrientes, como resultado da presença de fatores antinutricionais, a exemplo do fitato e taninos ou polifenóis.

Os métodos de processamento de alimentos evoluíram para reduzir a exposição humana a toxinas naturais e compostos antinutricionais. Por exemplo, a mandioca é um alimento básico para mais de 500 milhões de pessoas em todo o mundo. Certas variedades amargas de mandioca contêm altos níveis de linamarina, um glicosídeo cianogênico. O consumo dessas variedades tem sido associado a problemas de saúde, como bócio e paralisia das pernas. O processamento tradicional da mandioca na África, que envolve ralar, mergulhar as raízes em água e a fermentação do ácido láctico, remove completamente o cianeto.

O cozimento adequado de sementes de leguminosas, como feijão, e o descarte da água de cozimento removerão as toxinas naturais presentes nesses produtos alimentícios.

Fatores antinutricionais são aqueles componentes das plantas que interferem nos processos metabólicos e podem levar a deficiências de

Tabela 15.9 Tipos de intoxicação por peixes.

Intoxicação	Alimentos implicados	Toxina associada	Sintomas	Ocorrência
Intoxicação paralítica por moluscos	Mexilhões, ostras, améijoas ou vieiras que se alimentaram de dinoflagelados toxigênicos (*Gonyaulax* spp.)	Saxitoxinas	Neurotóxico; os sintomas incluem dormência, formigamento e queimação nos lábios, tontura, sonolência e, em casos graves, paralisia respiratória	Mundial
Intoxicação amnésica por moluscos	Mexilhões e améijoas que se alimentaram recentemente de uma diatomácea marinha *Nitzchia pungens*, vísceras de caranguejos e anchovas	Ácido domoico	Vômitos, cólicas, diarreia, desorientação e dificuldade em respirar	EUA, Canadá e Europa
Intoxicação diarreica por moluscos	Mexilhões, améijoas e vieiras tóxicos que se alimentaram de dinoflagelados marinhos (*Dinophysis* spp.)	Ácido ocadaico e toxinas associadas	Dor abdominal, náuseas, vômitos e diarreia intensa	Europa, Japão, Chile, Nova Zelândia e Canadá
Intoxicação neurotóxica por moluscos	Mariscos que se alimentaram do dinoflagelado *Gymnodinidum breve*	Brevitoxinas	Náuseas, diarreia, formigamento e queimação nos lábios, língua e garganta	Costa da Flórida e Golfo do México
Intoxicação por moluscos azaspirácidos	Mexilhões, ostras, améijoas, vieiras e peixe navalha	Azaspirácido	Náuseas, vômitos, diarreia intensa e cólicas estomacais	Europa, América do Sul, África, Canadá
Intoxicação por peixe ciguatera	Carne de peixes tóxicos de recife de áreas tropicais que se alimentam de dinoflagelados (*Gambierdiscus toxicus*) e suas toxinas. As espécies comuns são olho-de-boi, barracuda, moreia, garoupas, xaréu, cavala espanhola e pargo	Ciguatera	Gastrintestinal (diarreia, vômitos, dor abdominal, náuseas); neurológico (parestesia das extremidades, parestesia circumoral, temperatura reversa, ataxia, artralgia, dor de cabeça maligna, prurido intenso, vertigem e rigidez, convulsões, delírio, alucinações, fotofobia, cegueira transitória, salivação, transpiração, olhos lacrimejantes, gosto metálico na boca, visão turva, soluços, exacerbação de acne, disúria); cardiovascular (dispneia, bradicardia, hipotensão, taquicardia)	Águas tropicais de recifes, especialmente nos estados insulares do Pacífico Sul

(continua)

Tabela 15.9 Tipos de intoxicação por peixes. *(continuação)*

Intoxicação	Alimentos implicados	Toxina associada	Sintomas	Ocorrência
Envenenamento por escombroide ou histamina	Consumo de espécies de peixes marinhos escombroides e semelhantes a escombroides que não foram resfriados imediatamente após a captura. Comumente estão envolvidos os membros da família Scombridae (p. ex., atum e cavala) e alguns parentes (p. ex., anchova, peixe-golfinho e olho-de-boi)	Escombroides ou histamina	Os sintomas iniciais são os de uma resposta alérgica com rubor facial e sudorese, sensação de gosto ardente e apimentado ao redor da boca e garganta, tontura, náuseas e dor de cabeça. Pode haver o desenvolvimento de erupção facial, bem como diarreia leve e cólicas abdominais. Os casos graves podem turvar a visão e causar estresse respiratório e inchaço da língua. Os sintomas geralmente duram cerca de 4 a 6 h e raramente excedem 1 a 2 dias	Mundial
Envenenamento por peixe-balão (baiacu)	Consumo de espécies de peixes pertencentes à família Tetraodontidea, principalmente as espécies capturadas nas águas das regiões do Oceano Indo-Pacífico	Tetrodotoxina	Os sintomas de envenenamento por baiacu são semelhantes aos de intoxicação paralítica por moluscos, pois as ações de ambas as toxinas são semelhantes. O envenenamento leve resulta em formigamento e dormência dos lábios, língua e dedos das mãos e, em casos graves, morte por asfixia devido à paralisia respiratória	Mais frequente no Japão, onde o baiacu (chamado *fugu*) é ingerido como iguaria, região do Oceano Indo-Pacífico

Capítulo 15 ■ Segurança Alimentar: Questão de Saúde Pública de Importância Crescente

Tabela 15.10 Exemplos de toxinas vegetais de ocorrência natural.

Composto	Gênero/espécie/família de planta	Nome comum
Glicosídeos cianogênicos		
Amigdalina, Prunasina	*Prunus* spp.	Damasco e grãos de amêndoa amarga
Linamarina	*Manihot escaleatum*	Mandioca
Dhurrin	*Sorghum* spp.	Sorgo
Glicoalcaloides		
Solanina	*Solanium tuberosiem*	Batatas
Alcaloides de pirrolizidina		
Acetil-licopsamina	*Symphytum* spp.	Confrei
Senecionina	*Senccio jacobaea*	Senécio
Glucosinolatos		
Sinigrina	*Brassica* spp.	Couve, brócolis, couve-de-bruxelas
Alcaloides tropânicos		
Atropina	*Datura*	Maçã espinhosa/erva daninha Jimson
	Atropa belladonna	Beladona
	Hyoscamus	Meimendro
Alcaloides do ópio		
Morfina, Tebaína, Codeína, Noscapina, Papaverina	*Papaver somniferum L.*	Sementes de papoula
Outros		
Ácido erúcico	*Brassicaceae* spp.	Semente de colza, semente de mostarda, sementes de repolho, nabo
Tetra-hidrocanabinol	*Cannabis sativa*	Cânhamo

nutrientes essenciais na alimentação. Geralmente são classificados como inibidores de enzimas e agentes de ligação mineral. Os inibidores de enzimas são polipeptídeos e proteínas que inibem as atividades das enzimas digestivas, e a maioria é termolábil e reduzida pelo cozimento. Por exemplo, os inibidores de tripsina podem causar má digestão de proteínas e uma falta de aminoácidos que contenham enxofre na alimentação. Lectinas são proteínas presentes no feijão e que alteram a absorção de nutrientes na parede intestinal, mas o processo de cocção as inativa. Os taninos (polifenóis) estão presentes nos cereais, especificamente na cobertura da semente. Estes formam complexos com proteínas e inibição de enzimas digestivas. O fitato é um componente natural das plantas e, na digestão, forma complexos insolúveis com íons metálicos no corpo. O resultado é a biodisponibilidade reduzida de minerais essenciais como o ferro. Além disso, uma série de toxinas vegetais naturais pode causar reações alérgicas em seres humanos, mas há falta geral de conhecimento sobre suas propriedades e seus modos de ação.

Aditivos alimentares

Os aditivos alimentares são adicionados aos alimentos para um fim tecnológico específico durante a fabricação ou o armazenamento, tornando-se parte integrante desse gênero alimentício. Os aditivos podem ser naturais ou sintéticos e geralmente são categorizados por sua função (Tabela 15.11). Por exemplo, os conservantes evitam o crescimento de bactérias, os agentes gelificantes mantêm a estrutura de alguns alimentos durante o armazenamento e os emulsionantes preservam a estabilidade das estruturas lipídicas. Sem aditivos, não seria possível fabricar muitos dos alimentos disponíveis atualmente, especialmente os de conveniência e com baixo teor de gordura.

Tabela 15.11 Categorias de aditivos alimentares de acordo com a classe funcional.

Reguladores de acidez	Agentes espumantes
Ácidos	Agentes gelificantes
Agentes antiaglomerantes	Agentes vitrificantes
	Umectantes
Agentes antiespumantes	Amidos modificados
Antioxidantes	Gases de embalagem
Agentes de volume	Conservantes
Transportadores	Propelentes
Corantes	Agentes de aumento
Intensificadores de contraste	Sequestrantes
	Estabilizantes
Emulsificantes	Edulcorantes
Sais emulsificantes	Espessantes
Agentes de firmeza	
Intensificadores de sabor	
Agentes de tratamento de farinha	

Fonte: Regulamento (CE) nº 1.333/2008 do Parlamento Europeu e do Conselho de 16 de dezembro de 2008, relativo aos aditivos alimentares.

As considerações de segurança envolvendo aditivos têm se concentrado em reações alérgicas e intolerâncias alimentares. Estudos conduzidos em alergias frequentemente descobriram que a taxa de prevalência real é muito menor do que a taxa de prevalência percebida.

Em nível da União Europeia e internacional, os aditivos são controlados por meio de avaliação de segurança e o desenvolvimento de uma lista positiva. Para garantir transparência e escolha, todos os aditivos utilizados em alimentos pré-embalados devem ser rotulados com sua função e seu nome ou número de aprovação (número E). No entanto, existem algumas isenções que se aplicam especificamente a aditivos que se situam em um gênero alimentício como resultado do transporte de um ingrediente.

15.6 Alergias e intolerâncias alimentares

Muitos alimentos podem causar reação de hipersensibilidade em consumidores suscetíveis alérgicos ou intolerantes a determinado alimento ou ingrediente. A alergia e a intolerância alimentar podem estar associadas a uma ampla variedade de sintomas que ocorrem dentro de minutos a horas após a exposição. Uma reação alérgica típica aos alimentos ocorre quando o sistema imunológico de uma pessoa reage de maneira exagerada em resposta à ingestão de um constituinte específico, geralmente uma proteína ou um peptídeo, no alimento. Os sintomas de tais reações alérgicas podem variar de leves (p. ex., erupção cutânea, coceira, urticária) a graves (p. ex., anafilaxia) e ter consequências potencialmente fatais se não houver intervenção médica rápida. Na verdade, a alergia alimentar é a principal causa de anafilaxia não relacionada com medicamentos (Kurowski e Boxer, 2008). Os alimentos mais comumente associados a alergias na Europa, na América do Norte, na Ásia e na Austrália são amendoim, nozes, leite, ovo, sementes de gergelim, peixes e crustáceos (Cianferoni e Muraro, 2012, Huang *et al.*, 2012). As crianças são particularmente sensíveis a ovos e leite, mas geralmente superam essas alergias (Kurowski e Boxer, 2008). A intolerância alimentar é diferente de uma alergia alimentar, pois o sistema imunológico não está envolvido. Por exemplo, a intolerância à lactose é a capacidade reduzida do corpo de digerir a lactose (um tipo de açúcar encontrado naturalmente no leite) devido a uma deficiência da enzima lactase no intestino delgado. O dióxido de enxofre e os sulfitos, que podem ocorrer naturalmente em alguns alimentos ou ser adicionados como conservantes, podem causar reações adversas em certas pessoas, especialmente naquelas com asma. No entanto, sua patogênese não foi claramente documentada e, dada a natureza da molécula, é improvável uma reação imunomediada aos sulfitos (EFSA, 2014). Outra reação adversa comum aos alimentos não classificada como alergia ou intolerância alimentar é a doença celíaca, um distúrbio autoimune causado pelo consumo de glúten, uma proteína encontrada naturalmente em cereais como trigo, centeio e cevada e cruzamentos desses grãos. O Boxe 15.4 mostra ampla classificação das reações adversas aos alimentos.

Como ainda não há cura, a forma geralmente aceita de controlar uma alergia ou intolerância alimentar é a exclusão do(s) alimento(s) ou ingrediente(s) da alimentação (Lack, 2008; Burks *et al.*, 2011). Pessoas em risco de reação grave aos alimentos são treinadas para reconhecer o início

Boxe 15.4 Reações adversas aos alimentos.

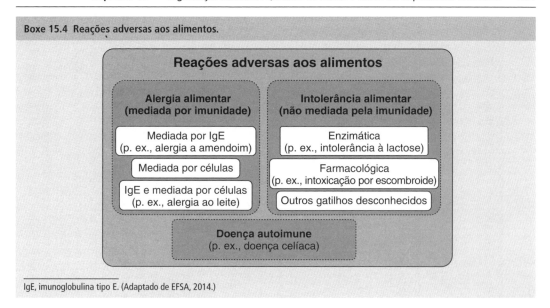

IgE, imunoglobulina tipo E. (Adaptado de EFSA, 2014.)

dos sintomas e implementar a resposta apropriada (p. ex., aplicação de epinefrina autoinjetável pré-preenchida) em caso de exposição acidental (Davis e Kelso, 2018). Para proteger a saúde, as pessoas com alergias ou intolerâncias alimentares demandam informações precisas sobre os alimentos. As regras de rotulagem de alergênios em vários países exigem que os fabricantes de alimentos os declarem quando utilizados deliberadamente em um produto. A declaração da utilização de 14 alergênios alimentares na manufatura ou preparação de alimentos na União Europeia é um requisito legal sob a legislação que trata de informação alimentar para consumidores (Regulamento [eu] nº 1.169/2011). Os 14 alergênios alimentares regulamentados incluem cereais que contêm glúten, crustáceos, ovos, peixe, amendoim, soja, leite, nozes (oito tipos), aipo, mostarda, sementes de gergelim, dióxido de enxofre e sulfitos, tremoço e moluscos (Tabela 15.12). Conforme explicado anteriormente, os cereais que contêm glúten e sulfitos não são considerados alergênios alimentares clássicos, mas são incluídos na lista para fins de clareza regulatória. Para alimentos pré-embalados, a declaração de alergênios é facilitada destacando-se os alergênios na lista de ingredientes. No entanto, pode ser mais complexo para alimentos não pré-embalados, que são aqueles vendidos sem embalagem, embalados nas instalações a pedido do consumidor ou pré-embalados para venda direta nas instalações onde foram embalados. Declarações voluntárias como "pode conter "(alergênio)…" ou "preparado em instalações que utilizam "(alergênio)…" podem fornecer um aviso útil para consumidores vulneráveis quando empregadas com cautela. No entanto, tais declarações de precaução estão relacionadas com o risco de contaminação cruzada com alergênios alimentares, em vez de seu uso deliberado na preparação ou produção de alimentos (FSAI, 2015).

A fim de estabelecer as doses mínimas de indução para os alergênios alimentares mais comuns e graves, pesquisa em nível internacional está em andamento (Taylor *et al.*, 2018), enquanto os dados de prevalência também estão sendo coletados por muitas jurisdições na tentativa de entender quais alimentos representam o maior risco alergênico. A detecção e a quantificação de alergênios alimentares é uma ferramenta crítica que permite à indústria alimentar e aos reguladores administrar o risco representado pela presença inadvertida e não declarada de alergênios em alimentos. ELISA é atualmente o método analítico preferido para a maioria das análises de alergênios alimentares de rotina, embora possua limitações em certas situações devido ao tipo de matriz alimentar, à sensibilidade reduzida em níveis baixos da proteína alergênica-alvo e ao potencial de reatividade cruzada com proteínas não alvo. Métodos alternativos de detecção e

Tabela 15.12 Catorze substâncias ou produtos causadores de alergias ou intolerâncias sujeitos a declaração de acordo com a legislação europeia (Regulamento [UE] nº 1169/2011).

Categoria	Exceções	Exemplos de produtos alimentares (adaptada de EFSA, 2014)
Aipo e produtos derivados		Tanto a raiz quanto os talos podem ser encontrados crus em saladas, secos como temperos e cozidos em molhos e sopas
Cereais que contêm glúten e produtos derivados	• Xaropes de glicose à base de trigo, incluindo dextrose • Maltodextrinas à base de trigo • Xaropes de glicose à base de cevada • Cereais usados para confecção de destilados alcoólicos, incluindo álcool etílico de origem agrícola	Trigo (como trigo de espelta e khorasan ou oriental), centeio, cevada, aveia[1] e suas cepas hibridizadas. Estes podem ser encontrados em pães, biscoitos, bolos, massas, *pizzas*, molhos, caldo em cubos, salsichas, hambúrgueres etc.
Crustáceos e produtos derivados		Camarões, lagostins, lagostas, caranguejos. Estes podem ser encontrados em mariscos, sopas, bolos de peixe, tortas, caldos em cubos etc.
Ovos[2] e produtos derivados		O ovo pode ser encontrado em massas, *pizzas*, produtos assados, sobremesas, maioneses, hambúrgueres etc.
Peixe e produtos derivados	• Gelatina de peixe usada como veículo para preparações de vitaminas ou carotenoides • Gelatina de peixe ou *Isinglass* usados como agente de clarificação em cerveja e vinho	Carpa, bacalhau, arenque, perca, salmão, espadarte, tilápia, atum etc. Podem ser encontrados em mariscos, sopas, bolos de peixe, tortas, misturas salteadas, surimi, caldo em cubos etc.
Tremoço e produtos derivados		Bebidas derivadas de tremoço (leites de tremoço) e farinha de semente de tremoço, que podem ser encontradas em pães, biscoitos, massas, molhos etc.
Leite[3] e produtos derivados (p. ex., lactose)	• Soro de leite usado para fazer destilados alcoólicos, incluindo álcool etílico de origem agrícola • Lactitol	O leite pode ser encontrado em produtos lácteos, incluindo leite em pó, leitelho, creme, queijo, iogurte e sorvete, bem como em sopas, pratos de carne e peixe, sobremesas, bebidas etc.
Moluscos e produtos derivados		Caracóis, amêijoas, ostras, berbigões, mexilhões, vieiras, lulas, polvos, chocos. Estes podem ser encontrados em mariscos, sopas, bolos de peixe, tortas, caldos em cubos etc.
Mostarda e produtos derivados		A mostarda pode ser encontrada em pratos de carne, como cachorros-quentes e hambúrgueres, misturas de especiarias, caldos em cubos, molhos, molhos para salada etc.

(continua)

Tabela 15.12 Catorze substâncias ou produtos causadores de alergias ou intolerâncias sujeitos a declaração de acordo com a legislação europeia (Regulamento [UE] nº 1169/2011). (*continuação*)

Categoria	Exceções	Exemplos de produtos alimentares (adaptada de EFSA, 2014)
Nozes[4] e produtos derivados	Nozes utilizadas para fazer destilados alcoólicos, incluindo álcool etílico de origem agrícola	Amêndoas, avelãs, nozes, castanha-de-caju, noz-pecã, castanha-do-brasil, pistache e macadâmia/noz–de-queensland. Estes podem ser encontrados em pães, cereais matinais, barras de cereais, biscoitos, bolos, massas, *pizzas*, molhos, molhos para salada, pastas, doces, sobremesas, chocolates, caldo em cubos, recheios, salsichas, hambúrgueres etc.
Amendoim e produtos derivados		Pode ser encontrado cru, triturado ou moído como 'manteiga', torrado ou salgado como lanche e incorporado em ampla variedade de alimentos, incluindo cereais matinais, barras de cereais, molhos, molhos para salada, pastas, doces, sobremesas, chocolates etc.
Sementes de gergelim e produtos derivados		As sementes de gergelim podem ser encontradas em produtos de panificação, *fast-food*, carnes processadas, pratos vegetarianos e étnicos etc.
Soja e produtos derivados	• Óleo e gordura de soja totalmente refinados • Tocoferóis mistos naturais (E306), D-alfa tocoferol natural, acetato de D-alfa tocoferol natural, succinato de D-alfa tocoferol natural com origem de soja • Fitoesteróis derivados de óleos vegetais e ésteres de fitoesteróis de fontes de soja • Éster de estanol vegetal produzido a partir de esteróis de óleo vegetal de fontes de soja	
Dióxido de enxofre e sulfitos (quando presentes em níveis superiores a 10 mg/kg ou 10 mg/ℓ no produto, expresso como dióxido de enxofre [SO_2] total)		Os sulfitos ocorrem naturalmente em alguns alimentos como consequência da fermentação (p. ex., vinho) ou podem ser adicionados às frutas, aos vegetais, às carnes e às bebidas alcoólicas como conservantes

[1]A aveia é tecnicamente sem glúten, pois não contém glúten naturalmente. No entanto, a aveia tem avenina, uma proteína semelhante ao glúten. [2]Entende-se que se refere a ovos de todas as espécies aviárias cultivadas. [3]Entende-se que se refere ao leite de todas as espécies de mamíferos cultivadas. [4]Nozes incluem uma grande variedade de frutas e sementes de várias espécies contidas em uma casca dura.

quantificação incluem a análise de DNA, que tem benefícios em relação ao ELISA, mas também possui algumas limitações. A espectrometria de massa também é uma técnica promissora atualmente em desenvolvimento (EFSA, 2014).

15.7 Programas de controle de segurança alimentar

Cada nação tem a responsabilidade de garantir que seus cidadãos desfrutem de alimentos seguros e saudáveis. O objetivo dos governos é identificar os principais problemas de segurança alimentar que podem então ser controlados por meio do desenvolvimento e da implementação de programas de controle de segurança alimentar e de monitoramento e vigilância. Isso pode ser alcançado por meio de legislação ou pelo uso de padrões ou códigos de prática. Em nível internacional, a OMS e a FAO têm trabalhado desde 1960 no desenvolvimento de normas alimentares que visam proteger a saúde dos consumidores e facilitar o comércio internacional de alimentos e rações para animais. Esse trabalho é realizado pela Codex Alimentarius Commission (CAC), órgão intergovernamental administrado pela FAO e pela OMS. Os padrões de segurança alimentar desenvolvidos pela CAC servem como base para a harmonização de padrões globais de alimentos, códigos de prática, diretrizes e recomendações. A harmonização das normas e o reconhecimento de que diferentes controles nacionais de segurança alimentar são equivalentes estão consagrados nos acordos internacionais da Organização Mundial do Comércio.

O objetivo da legislação de segurança alimentar é proteger a saúde e os interesses dos consumidores, fornecendo controles em toda a cadeia alimentar. A revisão da legislação da União Europeia em matéria de segurança alimentar atribui claramente ao operador da empresa alimentar a responsabilidade primária por ela. Ela também reconhece que a segurança alimentar deve começar na produção primária (i. e., o agricultor), e dá maior importância à segurança da alimentação animal. Esse conceito de controle de segurança alimentar da "fazenda à mesa" ou "portão ao prato" foi endossado internacionalmente, mas implementado de forma diferente em diversos países.

Os aspectos tradicionais de "inspeção e detecção" do controle de segurança alimentar estão sendo atualmente substituídos por estratégias de prevenção de perigos que ocorrem em primeiro lugar. Em muitos países, as empresas de alimentos são agora legalmente obrigadas a adotar os princípios da ARPCC (análise de risco e ponto crítico de controle), a fim de identificar quais perigos biológicos, químicos, físicos ou alergênicos podem ocorrer em seu processo, para que possam implementar medidas de controle a fim de evitar que ocorram.

15.8 Problemas emergentes de segurança alimentar

O surgimento de novos patógenos de origem alimentar é um fator que leva a uma preocupação crescente com a segurança alimentar. Durante o século 20, melhorias no tratamento de esgoto, pasteurização do leite, tratamento da água e melhores controles de doenças animais levaram ao controle de doenças transmitidas por alimentos e pela água, como febre tifoide, tuberculose e brucelose. No entanto, surgiram novos patógenos de origem alimentar. Organismos transmitidos por alimentos, como *E. coli* O157, *Campylobacter jejuni* e *Salmonella enteritidis* fago tipo 4 eram praticamente desconhecidos na década de 1970, mas ganharam destaque como patógenos virulentos associados a alimentos de origem animal. Recentemente, a *Salmonella typhimurium* monofásica emergiu como o clone dominante em muitos sistemas de produção de suínos. *Cyclospora cayetanensis* emergiu como um patógeno de origem alimentar em 1995, quando foi associado a surtos de doenças rastreados por framboesas importadas da Guatemala para os EUA. O *Cryptosporidium parvum* emergiu como um patógeno de importância mundial durante a década de 1990 e foi associado à contaminação da água potável e a uma variedade de alimentos, incluindo saladas, leite não pasteurizado e suco de maçã. O surto de *E. coli* O104 na Europa, em 2011, demonstrou claramente como os patógenos emergentes podem vir à tona sem avisar. Patógenos como *Listeria monocytogenes* são capazes de crescer em temperaturas de refrigeração e ganharam importância com a expansão da cadeia de frio para distribuição de alimentos. Um parecer da EFSA também identificou um fator provável para o aumento das taxas de incidência de *L. monocytogenes*: o aumento da proporção de pessoas suscetíveis nas faixas etárias acima de 45 anos (EFSA, 2018).

Capítulo 15 ■ Segurança Alimentar: Questão de Saúde Pública de Importância Crescente

Além disso, a mudança nas práticas do consumidor (como uma preferência crescente por alimentos crus) resultou em surtos recentes, como o de listeriose em vários estados da União Europeia, em 2018, relatado como relacionado ao milho e a outros vegetais congelados. Esse surto destacou que os consumidores nem sempre seguem as instruções dos fabricantes para cozinhar alimentos. O *Cronobacter sakazakii* foi implicado em surtos de infecção associados à fórmula infantil em pó. Muitos desses patógenos emergentes são de origem animal e geralmente não causam doenças graves no animal hospedeiro.

Outra preocupação é que uma proporção de doenças transmitidas por alimentos é causada por patógenos ainda não identificados e, portanto, não podem ser diagnosticadas. Nos EUA, estimou-se que agentes de origem alimentar desconhecidos causaram 65% das 5.200 mortes anuais estimadas por doenças transmitidas por alimentos (Mead, 1999; Frenzen, 2004). Isso é preocupante, uma vez que muitos dos patógenos de origem alimentar comumente reconhecidos hoje não o foram como causas de doenças transmitidas por alimentos há 40 anos. Nesse sentido, *Mycobacterium avium*, subespécie *paratuberculosis* (MAP), é um organismo potencialmente preocupante. MAP é o agente causador da doença de Johne em bovinos, mas foi proposto que MAP também é o agente causador da doença de Crohn em seres humanos, e que pode ser transmitido por alimentos contaminados (incluindo leite pasteurizado) e água (McNees *et al.*, 2015).

A emergência de patógenos de origem alimentar resistentes a antibióticos associados ao uso inadequado de antibióticos na medicina humana e na criação de animais é de particular preocupação. O Centro Europeu de Prevenção e Controle de Doenças (ECDC) e a EFSA publicaram um relatório de resumo conjunto da União Europeia sobre a resistência antimicrobiana em bactérias zoonóticas e indicadoras de seres humanos, animais e alimentos, e recentemente relataram resistência a antimicrobianos de importância crítica para uso clínico em isolados de aves, embora em níveis baixos, bem como a carbapenêmicos (EFSA e ECDC, 2018). A resistência à fluoroquinolona é comumente observada no *Campylobacter*. Um foco crescente é agora colocado no papel da cadeia alimentar na disseminação da resistência antimicrobiana e na importância de adotar uma abordagem *One Health*, incorporando a vigilância da resistência de bactérias isoladas de animais, alimentos e seres humanos, bem como do meio ambiente.

Além disso, os riscos químicos para os alimentos, como resíduos de pesticidas, acrilamida, desreguladores endócrinos e o uso de aditivos alimentares, continuam a preocupar os consumidores.

15.9 Perspectivas

À medida que nossa sociedade muda, o mesmo se dá com os perigos envolvidos nas doenças transmitidas por alimentos. As mudanças nos sistemas de produção de alimentos e a globalização do suprimento alimentar, bem como as mudanças nos alimentos que ingerimos e onde eles são preparados, nos expõem a um espectro de contaminação em constante mudança. A natureza global de nosso suprimento de alimentos apresenta maiores riscos para a saúde do consumidor devido à produção e à distribuição em massa de alimentos e maior risco de contaminação. Por exemplo, o desenvolvimento de novos alimentos levou à mudança de vetores para a propagação de doenças. O uso inadequado de antibióticos na medicina humana e na criação de animais levou ao surgimento de patógenos de origem alimentar resistentes aos antibióticos. Se não for abordado, estima-se que, até 2050, as mortes globais por microrganismos resistentes excederão as atuais por câncer (O'Neill, 2016).

A segurança alimentar e a nutrição estão intimamente ligadas, pois as infecções transmitidas por alimentos são um dos fatores subjacentes mais importantes da desnutrição, especialmente nos países mais pobres. Episódios repetidos de infecções de origem alimentar podem, ao longo do tempo, levar à desnutrição, com graves consequências para a saúde. Um suprimento seguro de alimentos é essencial para uma nutrição adequada, saúde básica e bem-estar.

Não é difícil manter um suprimento seguro de alimentos; no entanto, requer atenção aos detalhes em todas as fases da cadeia alimentar, desde os insumos agrícolas até as fazendas, o processamento, a rede de distribuição, os varejistas e os pontos de atendimento aos consumidores. Para que a proteção ao consumidor seja ótima, não pode haver lacunas na continuidade da fazenda à mesa. Para garantir a proteção do consumidor, os

458 Introdução à Nutrição Humana

padrões alimentares devem ser baseados em dados científicos sólidos e nos princípios da análise de risco. Em nível nacional, os controles de inocuidade dos alimentos devem ser bem coordenados e baseados em legislação alimentar proporcional. A indústria de alimentos também deve reconhecer sua responsabilidade primária pela produção de alimentos seguros e por garantir que os alimentos colocados no mercado atendam aos mais altos padrões de segurança e higiene alimentar. É necessário um esforço multissetorial por parte das autoridades reguladoras, das indústrias alimentícias e dos consumidores para prevenir as doenças transmitidas por alimentos.

Reconhecimento

Este capítulo foi revisado e atualizado por Catherine M. Burgess, Declan J. Bolton, Martin Danaher, Cristina Arroyo, Patrick J. O'Mahony, Lisa O'Connor e Christina Tlustos com base no capítulo da edição anterior de Alan Reilly, Christina Tlustos, Judith O'Connor e Lisa O'Connor.

Referências bibliográficas

Abdussalam, M., Käferstein, F.K., and Mott, K. (1995). Food safety measures for the control of food borne trematode infections. *Food Control.* **6**: 71–79.

Burks, A.W., Jones, S.M., Boyce, J.A. *et al.* (2011). NIAID-sponsored 2010 guidelines for managing food allergy: applications in the pediatric population. *Pediatrics*, **128**(5), 955–965.

Cianferoni, A. and Muraro, A. (2012). Food-induced anaphylaxis. *Immunol Allergy Clin North Am*, **32**(1), 165–195.

Cook, A.J., Gilbert, R.E., Buffolano, W. *et al.* (2000). Sources of toxoplasma infection in pregnant women: European multicentre case-control study. European Research Network on Congenital Toxoplasmosis. *BMJ*, **321**(7254), 142–147.

Davis, C.M., Kelso, J.M. (2018). Food Allergy Management. *Immunol Allergy Clin North Am*. **38**(1), 53–64.

EFSA. (2016). The European Union summary report on data of thesurveillance of ruminants for the presence of transmissiblespongiform encephalopathies (TSEs) in 2015. *EFSA Journal*. **14**(12):4643.

EFSA. (2014). Scientific Opinion on the evaluation of allergenic foods and food ingredients for labelling purposes. *EFSA Journal* **12**(11), 3894.

EFSA BIOHAZ Panel (EFSA Panel on Biological Hazards), Ricci A, Allende A, Bolton D, Chemaly M, Davies R, Fernández Escámez PS, Girones R, Herman L, Koutsoumanis K, Nørrung B, Robertson L, Ru G, Sanaa M, Simmons M, Skandamis P, Snary E, Speybroeck N, Ter Kuile B, Threlfall J, Wahlström H, Takkinen J, Wagner M, Arcella D, Da Silva Felicio MT, Georgiadis M, Messens W and Lindqvist R, 2018. Scientific Opinion on the Listeria monocytogenes contamination of ready-to-eat foods and the risk for human health in the EU. EFSA Journal 2018;16(1):5134, 173 pp.

EFSA CONTAM Panel (EFSA Panel on Contaminants in the Food Chain) (2014) Scientific Opinion on the risks for human and animal health related to the presence of modified forms of certain mycotoxins in food and feed. EFSA Journal 2014;12(12):3916, 107 pp. doi:10.2903/j. efsa.2014.3916

EFSA CONTAM Panel (EFSA Panel on Contaminants in the Food Chain) (2016) Scientific opinion on the appropriateness to set a group health-based guidance value for zearalenone and its modified forms. EFSA Journal 2016;14(4):4425

EFSA CONTAM Panel (EFSA Panel on Contaminants in the Food Chain), Knutsen HK, Alexander J, Barreg ard L, Bignami M, Brueschweiler B, Ceccatelli S, Cottrill B, Dinovi M, Grasl-Kraupp B, Hogstrand C, Hoogenboom LR, Nebbia CS, Oswald IP, Petersen A, Rose M, Roudot A-C, Schwerdtle T, Vleminckx C, Vollmer G, Wallace H, De Saeger S, Eriksen GS, Farmer P, Fremy J-M, Gong YY, Meyer K, Naegeli H, Parent-Massin D, Rietjens I, van Egmond H, Altieri A, Eskola M, Gergelova P, Ramos Bordajandi L, Benkova B, Doerr B, Gkrillas A, Gustavsson N, van Manen M and Edler L. (2017). Scientific Opinion on the risks to human and animal health related to the presence of deoxynivalenol and its acetylated and modified forms in food and feed. EFSA Journal 2017;15(9):4718, 345 pp.

EFSA CONTAM Panel (EFSA Panel on Contaminants in the Food Chain), Knutsen H-K, Alexander J, Barregard L, Bignami M, Brueschweiler B, Ceccatelli S, Cottrill B, Dinovi M, Edler L, Grasl - Kraupp B, Hogstrand C, Hoogenboom LR, Nebbia CS, Petersen A, Rose M, Roudot A-C, Schwerdtle T, Vleminckx C, Vollmer G, Wallace H, Dall'Asta C, Eriksen G-S, Taranu I, Altieri A, Roldan-Torres R and Oswald IP (2018) Scientific opinion on the risks for animal health related to the presence of fumonisins, their modified forms and hidden forms in feed. EFSA Journal 2018;16(5):5242

EFSA. Scientific Committee (2005) Opinion of the Scientific Committee on a request from EFSA related to a harmonised approach for risk assessment of substances which are both genotoxic and carcinogenic. *EFSA Journal* 282: 1–31.

EFSA Scientific Committee (2012). Statement on the applicability of the Margin of Exposure approach for the safety assessment of impurities which are both genotoxic and carcinogenic in substances added to food/feed. EFSA Journal 2012;10(3):2578.

EFSA Scientific Committee, Hardy A, Benford D, Halldorsson T, Jeger MJ, Knutsen KH, More S, Mortensen A, Naegeli H, Noteborn H, Ockleford C, Ricci A, Rychen G, Silano V, Solecki R, Turck D, Aerts M, Bodin L, Davis A, Edler L, Gundert-Remy U, Sand S, Slob W, Bottex B, Abrahantes JC, Marques DC, Kass G and Schlatter JR (2017). Update: Guidance on the use of the benchmark dose approach in risk assessment. EFSA Journal 2017;15(1):4658.

EFSA and ECDC (2018). The European Union summary report on antimicrobial resistance in zoonotic and indicator bacteria from humans, animals and food in 2016. *EFSA Journal* **16**(2):5182, 270 pp.

Capítulo 15 ■ Segurança Alimentar: Questão de Saúde Pública de Importância Crescente **459**

FAO/WHO. (1978). *Evaluation of certain food additives and contaminants. 22nd Report of the Joint FAO/WHO Expert Committee on Food Additives.* WHO Technical Report Series No. 631. WHO, Geneva. 14–15.

Frenzen, P.D. (2004). Deaths due to unknown foodborne agents. *Emerging Infectious Diseases.* **10**: 1536–1543.

FAO. (2018). The State of Agricultural Commodity Markets 2018. Agricultural trade, climate change and food security. Rome.

FSAI. (2015). *Allergen information for non-prepacked food.* Retrieved from https://www.fsai.ie/resources_publications.html

FSAI (2018). Reduce the Risk of Food Poisoning: Information for People who are Particularly Vulnerable. www.fsai.ie

FSAI (2019). Guidance Note No 18 Validation of Product Shelf-life. (Revision 4). ISBN: 1-904465-33-1

Greenlee, J.J. and Greenlee, M.H.W. (2015). The Transmissible Spongiform Encephalopathies of Livestock. *ILAR J.* **56**(1):7–25.

Hall, A.J., Wikswo, M.E., Pringle, K. *et al.* (2014). Vital signs: foodborne norovirus outbreaks - United States, 2009-2012. *MMWR Morb Mortal Wkly Rep.* **63**(22), 491–495.

Havelaar, A.H., Kirk, M.D., Torgerson, P.R. *et al.* (2015). World Health Organization Global Estimates and Regional Comparisons of the Burden of Foodborne Disease in 2010. *PLoS Medicine.* **12**(12), e1001923. doi:10.1371/journal.pmed.1001923

Huang, F., Chawla, K., Jarvinen, K.M. *et al.* (2012). Anaphylaxis in a New York City pediatric emergency department: triggers, treatments, and outcomes. *J Allergy Clin Immunol.* **129**(1), 162–168 e161-163.

ICMSF (1996). In: Roberts, T.A., Baird-Parker, A.C & Tompkin, A.C. (Eds), Microorganisms in Foods 5 - Characteristics of Microbial Pathogens. London: Blackie Academic & Professional.

Jay, J.M., Loessner, M.J. & Golden, D.A. (2005). Intrinsic and Extrinsic Parameters of Foods that Affect Microbial Growth. In: Jay, J.M., Loessner, M.J., Golden, D.A. (Eds), Modern Food Microbiology, 7th Edition, (pp. 39 - 60). New York: Springer Science & Business Med Inc

Kamar, N., Abravanel, F., Lhomme, S. *et al.* (2015). Hepatitis E virus: chronic infection, extra-hepatic manifestations, and treatment. *Clin Res Hepatol Gastroenterol.* **39**(1), 20–27.

Kamar, N., Dalton, H.R., Abravanel, F. *et al.* (2014). Hepatitis E virus infection. *Clin Microbiol Rev.* **27**(1), 116–138.

Kirk, M.D., Pires, S.M., Black, R.E. *et al.* (2015). World Health Organization Estimates of the Global and Regional Disease Burden of 22 Foodborne Bacterial, Protozoal, and Viral Diseases, 2010: A Data Synthesis. *PLoS Med.* **12**(12), e1001921.

Kurowski, K. and Boxer, R.W. (2008). Food allergies: detection and management. *Am Fam Physician.* **77**(12), 1678–1686.

Lack, G. (2008). Clinical practice. Food allergy. *N Engl J Med.* **359**(12), 1252–1260.

Lindsay, J.A. (1997). Chronic Sequelae of Foodborne Disease. *Emerg Infect Dis.* **3**(4), 443–452.

McNees, A.L., Markesich, D., Zayyani, N.R. *et al.* (2015). Mycobacterium paratuberculosis as a cause of Crohn's disease. *Expert Rev Gastroenterol Hepatol.* **9**(12):1523–34.

Mead, P.S., Slutsker, L., Dietz, V. *et al.* (1999). Food-related illness and death in the United Sates. *Emerg Infect Dis* **5**: 607– 625.

O'Neill, J. (2016). *Tackling drug-resistant Infections globally: final report and recommendations.* The review on antimicrobial resistance chaired by Jim O'Neill supported by the Wellcome Trust and UK Government.

Ruggeri, F.M., Di Bartolo, I., Ponterio, E. *et al.* (2013). Zoonotic transmission of hepatitis E virus in industrialized countries. *New Microbiol.* **36**(4), 331–344.

Scallan, E., Hoekstra, R.M., Angulo, F.J. *et al.* (2011). Foodborne illness acquired in the United States--major pathogens. *Emerg Infect Dis.* **17**(1), 7–15.

Scharff, R.L. (2015). State estimates for the annual cost of foodborne illness. *J Food Prot.* **78**(6), 1064–1071.

Smith, D.B., Simmonds, P., Jameel, S. *et al.* (2014). Consensus proposals for classification of the family Hepeviridae. *J Gen Virol.* **95**(Pt 10), 2223–2232.

Smith, J.L. (1999). Foodborne infections during pregnancy. *J Food Prot.* **62**: 818–829.

Tam, C.C., O'Brien, S.J. (2016). Economic Cost of *Campylobacter*, Norovirus and Rotavirus Disease in the United Kingdom. *PLoS One.* **11**(2), e0138526.

Taylor, S.B., Christensen, G., Grinter, K. *et al.* (2018). The Allergen Bureau VITAL Program. *J AOAC Int.* **101**(1), 77–82.

Tenter, A.M., Heckeroth, A.R., Weiss, and L.M. (2000). *Toxoplasma gondii*: from animals to humans. *Int J Parasitol.* **30**(12–13), 1217–1258.

Teunis, P.F., Sukhrie, F.H., Vennema H *et al.* (2015). Shedding of norovirus in symptomatic and asymptomatic infections. *Epidemiol Infect.* **143**(8), 1710–1717.

Van der Poel, W.H. (2014). Food and environmental routes of Hepatitis E virus transmission. *Curr Opin Virol.* **4**, 91–96.

WHO. *Global Health and Aging.* (2011). Retrieved from https://www.who.int/ageing/publications/global_health.pdf

WHO. (2018). *Whole genome sequencing for foodborne disease surveillance: landscape paper.* Geneva: World Health Organization. Licence: CC BY-NC-SA 3.0 IGO.

16

Alimentos e Nutrição: Questões Regulatórias e Políticas

Aideen McKevitt, James Gallagher e Cassandra H. Ellis

Pontos-chave

- O fornecimento de alimentos a humanos é altamente regulamentado e, embora no passado houvesse ênfase na segurança alimentar, agora existe base regulamentar em rápida expansão que cobre a nutrição
- Qualquer decisão política na estrutura regulatória de nutrição precisa ser baseada em evidências e informada por dados relevantes sobre os padrões de ingestão de alimentos e nutrientes predominantes. Essas métricas são comparadas com os padrões acordados para a ingestão ideal de alimentos e nutrientes e, com base em qualquer discrepância, são iniciados programas de nutrição de saúde pública abrangendo questões regulatórias
- Os programas de nutrição em saúde pública podem ser orientados pela oferta ou pela demanda. Na opção impulsionada pela oferta, o governo toma a decisão central de alterar algumas propriedades dos alimentos, sendo a abordagem mais comum a fortificação obrigatória dos alimentos. Nas abordagens orientadas pela demanda, esforços são feitos

para criar demanda por novo padrão de compra de alimentos por meio de um processo de comunicação nutricional
- A comunicação nutricional deve sempre ser baseada em evidências e construída em estudos envolvendo atitudes e crenças dos consumidores. Uma série de ferramentas é comumente usada para comunicar mensagens a respeito de nutrição e saúde, incluindo rotulagem nutricional e alegações nutricionais
- Com base nos dados de ingestão do consumidor, uma ampla gama de políticas e programas pode ser usada para melhorar o ambiente alimentar e encorajar padrões alimentares mais saudáveis
- A globalização do fornecimento de alimentos foi acompanhada por questões de governança em evolução que produziram ambiente regulatório em nível nacional e global liderado por grandes agências internacionais a fim de facilitar o comércio e estabelecer e manter a confiança dos consumidores na cadeia de fornecimento de alimentos.

16.1 Introdução

Poucas áreas de nossas vidas são mais regulamentadas do que a do suprimento de alimentos e, dentro dessa estrutura regulamentar, três divisões distintas são evidentes: produtos químicos alimentares, riscos microbianos em alimentos e nutrição. No passado, a segurança alimentar tendia a ser dominante; porém, recentemente, o ambiente regulatório para nutrição começou a receber atenção crescente, visto que o papel da alimentação nas doenças crônicas não transmissíveis foi amplamente aceito e incorporado às políticas e os produtores de alimentos têm se esforçado para desenvolver

produtos inovadores para ajudar a reduzir a carga de risco de doenças. Este capítulo fornecerá uma breve visão sobre a direção atual da regulamentação alimentar e nutricional no que se refere às escolhas alimentares e delineará as organizações globais e nacionais envolvidas nessas decisões.

16.2 Pontos de referência em nutrição humana

O Capítulo 2 deste livro, *Como Avaliar a Ingestão Dietética*, descreve as muitas opções disponíveis para avaliar a ingestão de alimentos e converter

Capítulo 16 ■ Alimentos e Nutrição: Questões Regulatórias e Políticas 461

esses dados em ingestão de nutrientes – são dados fundamentais para o desenvolvimento de políticas regulatórias relacionadas à nutrição. Os hábitos alimentares predominantes, avaliados por meio de pesquisas alimentares, representam o primeiro ponto de referência para a política nutricional. O segundo conjunto de pontos de referência são as metas estabelecidas por comitês de especialistas que visam levar as populações a padrões alimentares mais saudáveis. O Capítulo 4 deste livro, *Padrões de Referência Dietética*, descreve os princípios básicos envolvidos na definição de valores-alvo para a avaliação da ingestão de componentes presentes na alimentação, principalmente de micronutrientes. Estes são definidos usando termos variáveis em todo o mundo; contudo, geralmente, todas as definições empregam o termo "referência" e, portanto, podem ser classificadas como dados nutricionais de referência. Esses dados foram desenvolvidos historicamente para garantir a adequação da alimentação humana. No entanto, à medida que nosso conhecimento sobre alimentação e doenças crônicas evoluiu, um segundo conjunto de valores nutricionais de referência teve que ser desenvolvido, desta vez para minimizar o risco de doenças crônicas (discutido em detalhes no Capítulo 17, *Doenças Relacionadas com Alimentos e Nutrição: Desafio Global*).

O propósito de conceber esses dois conjuntos de métricas – ingestão de nutrientes e valores de referência de nutrientes – é primeiro verificar onde estamos em relação ao nosso bem-estar nutricional e, em seguida, definir metas para levar a população a uma alimentação mais saudável. No entanto, existe um antagonismo muito leve entre o estabelecimento de um padrão ideal de ingestão de nutrientes e o desenvolvimento de programas de nutrição em saúde pública para atingir esse objetivo. A razão é que o primeiro o faz em situação de isolamento em relação ao mundo real da alimentação diária, já que seu foco está em estudos experimentais que, por exemplo, ajudam a delinear o equilíbrio ideal de ácidos graxos da alimentação para minimizar o colesterol plasmático. Esse ideal pode ser significativamente diferente dos hábitos alimentares predominantes e tentar preencher a lacuna muito rápido pode produzir um programa de nutrição de saúde pública que não é realista. Assim, os nutricionistas podem comparar a ingestão predominante com a ingestão ideal e, em seguida, estabelecer metas provisórias alcançáveis

por meio de programas de nutrição de saúde pública realistas que podem ser implementados em um período definido e razoável. Em resumo, não é possível desenvolver uma estrutura regulatória de nutrição significativa sem acesso aos dados de ingestão de nutrientes e aos dados de referência dos compostos presentes na alimentação.

16.3 Exploração de padrões alimentares para informar a política

Com determinado conjunto de dados proveniente de ingestão de nutrientes pela população e um conjunto de valores nutricionais de referência, é possível distribuir a população entre aqueles mais próximos de algum ideal nutricional e os mais distantes de tal realização. Esses dois grupos contrastantes podem ser colocados um contra o outro para que uma ampla gama de dados, listada no Boxe 16.1, possa ser examinada.

Com base nessas comparações e usando técnicas estatísticas apropriadas, é possível começar a discernir as razões pelas quais um grupo está próximo da ingestão ideal, mas outro está longe. Tais razões contribuem para o aconselhamento político e começam a formar o núcleo de uma estrutura reguladora da nutrição capaz de ajudar a população a melhorar sua alimentação. Dado que o foco deste texto é a nutrição, vale a pena destacar os padrões alimentares para uma análise mais crítica. O que se segue é um achado hipotético em relação a três alimentos que parecem ser importantes para determinar a adequação nutricional dos que "alcançam" e dos que "não alcançam" algum objetivo nutricional.

Observe a Tabela 16.1. À primeira vista, C parece sem importância e A e B parecem ser importantes e contraditórias. São dados muito típicos que emergem de tais análises e escondem duas estatísticas fundamentais que devem sempre

---

Boxe 16.1

Nutrientes
Alimentos
Hábitos alimentares
Dados antropométricos
Dados socioeconômicos
Atividade física
Educação
Outras

462 Introdução à Nutrição Humana

Tabela 16.1 Dados das pessoas que alcançam e das que não alcançam as metas nutricionais.

	As que alcançam	As que não alcançam
	(média da população, em g/dia)	
Alimento A	100	40
Alimento B	20	60
Alimento C	50	50

ser buscadas em estudos dessa natureza. A primeira estatística que falta é "% de consumidores" e a segunda é a "ingestão apenas entre os consumidores". Agora, reconsidere os dados acima com essas estatísticas adicionais e veja a Tabela 16.2.

Agora tudo mudou com o emprego da avaliação somente naqueles caracterizados como consumidores. Para qualquer programa de nutrição em saúde pública, três estratégias importantes muitas vezes perdidas são (a) estratégias para aumentar ou diminuir as cinco pessoas que comem um alimento-alvo, (b) estratégias para alterar a frequência com que um alimento-alvo é consumido e (c) o tamanho da porção quando o alimento é consumido. Assim, se olharmos apenas para as médias populacionais, o alimento C não será de interesse. Agora é de interesse, para não dizer intrigante, a informação a seguir: "as pessoas que alcançam" universalmente comem esse alimento, enquanto apenas 30% das "pessoas que não alcançam" participam dela; além disso, entre o pequeno grupo de "pessoas que não alcançam" que comem o alimento, há uma ingestão em um nível muito mais alto (que pode ser a mesma quantia com mais frequência ou uma quantia mais alta com menos frequência).

16.4 Opções para alterar a ingestão de alimentos e nutrientes

Uma vez que a análise acima esteja completa e revisada por pares, direções definidas no consumo de nutrientes e alimentos tornam-se evidentes. Nesta seção nos concentramos em algumas das opções, mas o leitor deve sempre ter em mente que todas as opções são possíveis e nenhuma é exclusiva. Em termos gerais, podemos pensar em duas opções contrastantes: política de nutrição "orientada para a oferta" e política de nutrição "orientada para a procura".

A política de nutrição baseada na oferta considera o fornecimento alimentar e, de alguma forma, o modifica de maneira que as pessoas que consomem uma alimentação habitual tenham sua ingestão de nutrientes alterada sem ter que fazer grandes mudanças na escolha dos alimentos. A fortificação obrigatória de alimentos com micronutrientes é, de longe, o melhor exemplo de política de nutrição alimentar impulsionada pela oferta. Há certos pré-requisitos essenciais para o desenvolvimento de um programa bem-sucedido de fortificação voltado para a oferta, os quais estão mostrados no Boxe 16.2.

Vamos agora considerar esses fatores para um processo típico de fortificação, a adição obrigatória de ácido fólico à farinha nos EUA para reduzir a incidência do defeito congênito do tubo neural, a espinha bífida (Boxe 16.3).

Comparemos os dados do Boxe 16.3 com as evidências que relacionam os ácidos graxos saturados (AGSs) ao colesterol plasmático, mostrado no Boxe 16.4.

A partir dos dados nos Boxes 16.3 e 16.4, é fácil defender a opção do ácido fólico, mas não tão fácil defender a opção AGS para a política baseada no fornecimento. Deve-se ter em mente que uma

Tabela 16.2 Dados das pessoas que alcançam e das que não alcançam as metas de nutrientes com a ingestão exclusiva do consumidor.

	As que alcançam	As que não alcançam	As que alcançam	As que não alcançam	As que alcançam	As que não alcançam
	(média da população, em g/dia)		% dos consumidores		Ingestão apenas em consumidores	
Alimento A	100	40	20	80	500	50
Alimento B	20	60	50	50	40	120
Alimento C	50	50	100	30	50	150

Boxe 16.2

a. Há evidências inequívocas de que a falta de determinado nutriente predispõe fortemente alguma condição séria.
b. As evidências são baseadas em ensaios conduzidos por meio de intervenção nutricional adequada em humanos.
c. O efeito do nutriente em questão no problema a ser resolvido não depende do cumprimento de outras condições.
d. Não há efeitos adversos da estratégia de fortificação.
e. A escala do problema é uma verdadeira questão de saúde pública.

Boxe 16.3

a + b. Há evidências inequívocas de ensaios clínicos randomizados envolvendo mulheres de alto risco que tiveram um bebê com espinha bífida, demonstrando que o ácido fólico reduz significativamente o risco de um segundo evento.
c. O efeito é independente de qualquer outro fator de idade, tabagismo, massa corporal, etnia, e assim por diante.
d. Há alguma preocupação de que a fortificação com ácido fólico possa fazer com que alguma deficiência de B_{12} não seja diagnosticada, mas a escala desse problema não é suficiente para interromper o programa de fortificação.
e. Esse problema é uma questão de saúde pública verdadeiramente importante.

Boxe 16.4

a + b. Há fortes evidências de que níveis elevados de AGSs podem aumentar o colesterol LDL plasmático. No entanto, dentro da categoria AGSs, alguns ácidos graxos individuais são mais potentes do que outros e não são encontrados exclusivamente em uma única fonte alimentar de gordura.
c. O efeito dos AGSs também depende, em certa medida, da ingestão simultânea de ácidos graxos insaturados trans e de diferentes formas de ácidos graxos insaturados.
d + e. Não há efeitos adversos conhecidos e o problema não é realmente importante.

política baseada na oferta efetivamente tira da pessoa o direito de escolha a esse respeito e, portanto, sempre há dimensões sociais e, às vezes, éticas nessa abordagem.

A política de nutrição orientada pela demanda se baseia em educar o consumidor para exigir os tipos de alimentos mais novos e mais saudáveis do suprimento alimentar. Essa é uma situação do "ovo e da galinha". Os consumidores podem querer algo que não está dentro do escopo de produção da indústria, seja por motivos econômicos ou técnicos; da mesma forma, muitas empresas desenvolveram produtos alimentícios com benefícios para a saúde que foram considerados falhos do ponto de vista mercadológico porque o consumidor não viu nenhum benefício. O sucesso dessa área é, portanto, muito impulsionado pelo mercado. A indústria tornou as gorduras distribuíveis com baixo teor de AGS, o que agradou os consumidores. Eles desenvolveram probióticos que aumentam o sistema imunológico, fitoesteróis redutores do colesterol, cereais prontos para comer com alto teor de fibras e barras de cereais, sucos com vários antioxidantes, leites com baixo teor de gordura, ovos enriquecidos com ácidos graxos poli-insaturados n-3, e assim por diante. Para que o suprimento de alimentos impulsionado pela demanda funcione, precisamos invocar uma nova área importante na nutrição de saúde pública: a comunicação.

16.5 Comunicação nutricional

Um dos grandes atrativos da ciência nutricional é a variedade de tópicos a serem abordados, desde biologia molecular, passando por saúde pública e comunicação. O maior erro de uma iniciativa de política regulatória de nutrição é os cientistas pensarem que entendem as crenças do consumidor. A única maneira de entender isso é estudar o que os consumidores sentem e acreditam antes de podermos esperar que (a) ouçam nossa comunicação, (b) acreditem, (c) compreendam ou (d) se preocupem com ela. A presente seção assume que isso é dado. Em termos de comunicação nutricional, há três áreas muito importantes a serem consideradas: rotulagem nutricional, alegações nutricionais e perfil nutricional.

Rotulagem nutricional

Na maioria dos países, os alimentos embalados trazem um rótulo listando nutrientes específicos de maneiras específicas. O número de nutrientes listados pode variar devido à política alimentar vigente ou à preferência do fabricante, mas existem requisitos básicos que devem ser cumpridos. Em 1990, a União Europeia (UE) aprovou uma diretiva para orientar a rotulagem nutricional "claramente visível". A diretiva foi substituída em 2014 pelo regulamento (UE) nº 1.169/2011, que torna a rotulagem obrigatória em alimentos embalados a partir de dezembro de 2016. Essa legislação padronizou rótulos combinando duas diretivas anteriores sobre rotulagem e publicidade, incluindo melhor legibilidade, apresentação mais clara dos alergênios e informações nutricionais obrigatórias para a maioria dos alimentos processados pré-embalados.

Esse regulamento da UE considera apenas a rotulagem do verso da embalagem e, embora seja completa, pode não influenciar as escolhas do consumidor no momento da compra. A Rotulagem Nutricional na Frente da Embalagem (RNFE) foi inicialmente projetada para ajudar os consumidores a fazer as melhores escolhas rapidamente. A princípio, elas variaram muito entre os fabricantes, com estudos relatando que isso pode impedir a compreensão do consumidor. O uso da informação nutricional da RNFE permanece voluntário no Reino Unido, mas, quando presente, a informação deve ser padronizada e relatar informação por 100 g/mℓ e por porção (Departamento de Saúde, 2016).

Fora do Reino Unido, outros países criaram rótulos da RNFE para informar os consumidores de maneira rápida e simples sobre o perfil nutricional de um produto para encorajar escolhas mais saudáveis. A Figura 16.1 dá uma visão geral desses sistemas e fornece uma linha do tempo da atividade global nessa área.

Refeições fora de casa

As refeições fora de casa são outra área que tem sido considerada para a rotulagem nutricional. No Reino Unido, 1/5 das calorias consumidas pelos homens e 1/4 pelas mulheres é consumido fora de casa; portanto, pode ter impacto significativo nos padrões alimentares. Esse padrão é ainda maior nos principais pesquisadores, na indústria e nos formuladores de políticas dos EUA, para considerar como ajudar os consumidores a fazer escolhas informadas.

A cidade de Nova Iorque foi a primeira a implementar a rotulagem calórica de menus em restaurantes de rede, em 2010, tornando-se política nacional em 2016. Seguindo o exemplo, o Reino Unido tem agora rotulagem voluntária de menus para calorias, embora seja obrigatório que um restaurante, quando opta por exibir informações, atenda à exigência legal de que as informações

não sejam enganosas. Por meio do Plano de Obesidade Infantil, está sendo considerada a introdução de legislação que obrigue a rotulagem consistente de calorias em restaurantes, cafés e *delivery* na Inglaterra. A consulta foi realizada em 2018. As atualizações podem ser encontradas em: https://www.gov.uk/government/consultations/. Até o momento, não há nenhuma diretiva da UE sobre a rotulagem de calorias fora de casa. Países em toda a Europa e fora dela continuam a avaliar as evidências.

Nutrição e alegações de saúde

As alegações de saúde que se relacionam com o benefício nutricional dos alimentos são altamente regulamentadas. Nos EUA, elas devem atender ao padrão Acordo Científico Significativo (ACS). A legislação sobre reivindicações permitidas na UE difere da dos EUA. De acordo com o Regulamento da UE (CE) nº 1.924/2006, uma alegação consiste em qualquer mensagem ou representação, não obrigatória ao abrigo da legislação comunitária ou nacional, incluindo representação pictórica, gráfica ou simbólica, em qualquer forma, que declare, sugira ou implique que um alimento possua uma característica particular (Boxe 16.5) Uma alegação nutricional significa qualquer alegação que afirma, sugere ou implica que um alimento tenha propriedades nutricionais benéficas particulares. Os exemplos incluem: baixo teor de gordura, sem adição de açúcares, fonte de fibra, alto teor de [nome da(s) vitamina(s)] e/ou (nome dos minerais). Uma alegação de saúde é qualquer declaração que sugira ou implique a existência de uma relação entre uma categoria de alimentos, um alimento ou um de seus constituintes e a saúde. As alegações gerais de saúde referem-se ao efeito de uma substância nas funções do corpo. Os exemplos incluem: a vitamina D é necessária para o crescimento e o desenvolvimento normal dos ossos em crianças; o cálcio é necessário para a manutenção dos dentes saudáveis. Uma alegação de redução do risco de doença sugere ou implica que o consumo de uma categoria de alimentos, um alimento ou um de seus constituintes reduz significativamente um fator de risco no desenvolvimento de doenças em humanos. Exemplo: foi demonstrado que os esteróis vegetais reduzem o colesterol no sangue. O colesterol alto é um fator de risco para o desenvolvimento de doenças coronárias.

Capítulo 16 ■ Alimentos e Nutrição: Questões Regulatórias e Políticas

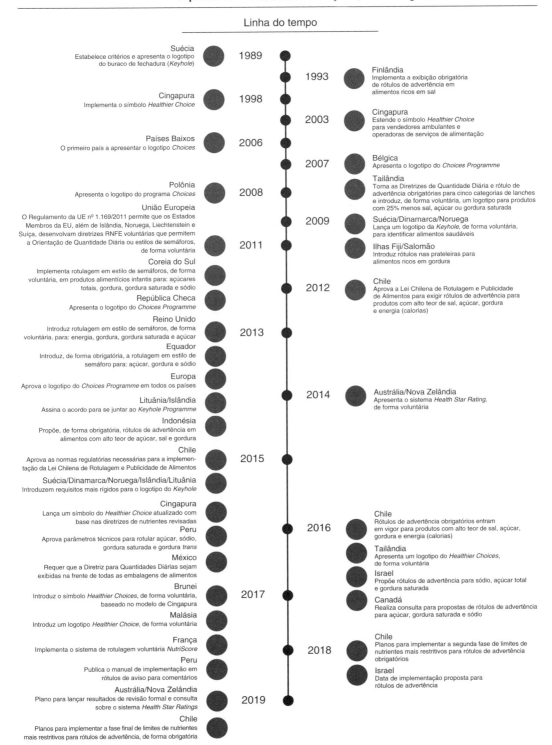

Figura 16.1 Cronograma global da rotulagem nutricional global na frente da embalagem (RNFE). (Fonte: Kanter, R., Vanderlee, L., & Vandevijvere, S. (2018). Política de rotulagem nutricional na frente da embalagem: progresso global e direções futuras. *Public Health Nutrition*, 21(8),1399-1408.)

466 Introdução à Nutrição Humana

> **Boxe 16.5 Condições que devem ser cumpridas para fazer uma alegação nutricional.**
>
> **Para fazer uma alegação, as seguintes condições devem ser atendidas:**
> - As substâncias para as quais é feita uma alegação devem demonstrar que têm efeitos nutricionais ou fisiológicos benéficos, estabelecidos por **princípios científicos aceitos**
> - O nutriente ou substância benéfica para a qual a alegação é feita está presente no produto final em uma **quantidade significativa**
>   - o nutriente ou substância para o qual a alegação é feita está em uma forma **"disponível para uso pelo corpo"** (biodisponível)
>   - o alegado efeito benéfico deve ser fornecido por **"quantidade razoável do produto consumido"**. Isso significa que uma quantidade adequada do nutriente ou substância ativa deve estar presente em uma quantidade razoável do produto alimentar
>   - se o efeito benéfico alegado for devido a ausência ou redução de um nutriente ou substância, o nutriente ou substância deve estar ausente ou reduzido na medida em que produza o efeito nutricional ou fisiológico alegado
> - O consumidor médio deve compreender os efeitos benéficos expressos na declaração
> - A alegação se refere ao alimento pronto para consumo de acordo com as instruções do fabricante
> - A alegação está em conformidade com as condições específicas para alegações nutricionais e de saúde
>
> ---
>
> Fonte: Informações sobre Nutrição e Alegações de Saúde, Food Standards Agency Ireland.

O rigor científico deve aumentar à medida que se passa de alegações nutricionais para alegações de saúde e precisa ser acompanhado por evidências de apoio significativas de estudos de intervenção alimentar em humanos. A CE mantém um registro de todas as alegações nutricionais e de saúde. Em 2018, das 2.327 alegações listadas, apenas 261 foram autorizadas, quantificando a complexidade das alegações nutricionais e as evidências robustas necessárias para que as empresas possam fazê-las. Diferentes partes do mundo estão adotando várias abordagens para essas questões. Um artigo de Hieke *et al.* (2016) oferece uma visão geral abrangente das alegações nutricionais e símbolos de saúde desde a introdução do Regulamento (CE) nº 1.924/2006.

Como acontece com muitos aspectos da comunicação por meio de rotulagem, se as empresas desejam inovar e desenvolver novos alimentos com propriedades ou funções nutricionais aprimoradas, elas precisam investir em pesquisa e desenvolvimento. Se sua pesquisa mostra evidências de um efeito na redução de um fator de risco no desenvolvimento de uma doença, elas precisam ser capazes de fazer essa afirmação e evitar que outros que não fizeram essa pesquisa simplesmente adotem-na. Tal abordagem é perfeitamente compreensível, mas causa problemas para empresas menores e para setores industriais em países menos desenvolvidos, para os quais participações tão altas são impensáveis. Os termos e condições para o uso de tais alegações levaram a uma terceira área na comunicação nutricional: criação de perfis nutricionais.

Perfil nutricional

Conforme discutido acima, certos padrões nutricionais são necessários antes que as alegações nutricionais e de saúde possam ser realizadas. Uma forma de determinar esses padrões é por meio do perfil nutricional, "a ciência de classificar ou ranquear os alimentos de acordo com sua composição nutricional por motivos relacionados à prevenção de doenças e promoção da saúde" (Organização Mundial de Saúde, 2010). Embora o perfil nutricional não cubra todos os aspectos da nutrição, alimentação e saúde, é uma ferramenta útil para ser usada junto às intervenções destinadas a melhorar os padrões alimentares em uma região ou país. Isso é comumente conhecido como regra da jujuba (do inglês *jelly bean rule*), isto é, se você adicionasse zinco às jujubas, apoiaria a promoção do consumo de jujubas com base no fato de que o aumento da ingestão de zinco pode ajudar a minimizar a função imunológica deficiente. A ideia é que se o suprimento de alimentos precisa de adição de zinco, um veículo mais adequado precisa ser encontrado. Em princípio, isso não é complexo. No mundo real, é um campo minado intelectual.

Dependendo do objetivo, há diferentes abordagens em operação. Uma busca pegar um único conjunto de critérios e aplicá-lo universalmente a todos os alimentos, e essa tem sido a abordagem chamada de Sistema de Semáforo do Reino Unido. Os nutrientes são classificados em três tipos, que podem ser descritos como bons (verde), ruins (vermelho) ou nenhum (laranja). Inevitavelmente, a aplicação de um sistema tão simples a algo tão complexo como os alimentos leva a exceções. As nozes podem ficar com cor vermelha por causa de seu alto teor de gordura, mas foi demonstrado que as nozes, junto com outras oleaginosas, protegem contra doenças cardíacas. Talvez elas estejam agora excepcionalmente impossibilitadas de receber um sinal vermelho, mas a objetividade da abordagem simples é substituída pela subjetividade das exceções.

Outra abordagem é considerar cada categoria de alimentos separadamente e elaborar padrões nutricionais para cada uma; em seguida, atribuir um esquema de rotulagem para ajudar os consumidores a identificar uma opção mais saudável. Exemplo disso é o Método Sueco *Keyhole* (buraco de fechadura). Para os pães, certos padrões são definidos e os pães que atendem a esses padrões carregam o símbolo do buraco da fechadura, que os consumidores reconhecem como marca de qualidade nutricional. A vantagem desse sistema é que os padrões não são universais, o que significa que os consumidores estão comparando sopas com sopas, e não com maionese. Globalmente, diferentes países usam sistemas diversos, sendo que nenhum deles é classificado como perfeito.

Propaganda

O perfil nutricional vai além da rotulagem e das alegações de saúde e pode ser utilizado para informar a política de marketing e publicidade. Com o sistema de perfis de nutrientes do Departamento de Saúde do Reino Unido para definir alimentos com alto teor de gordura, sal e açúcar (ATGSA), restrições à publicidade de alimentos e bebidas foram feitas para menores de 16 anos. Em 2007, as restrições foram limitadas à publicidade na televisão. Em 2017, as restrições foram estendidas para incluir mídia impressa, cinema, *on-line* e mídias sociais (ASA, 2017), refletindo mudanças na forma como as crianças interagem com a mídia.

Em uma escala global, em 2007, a Assembleia Mundial da Saúde endossou a Resolução WHA 60.23 sobre *Prevenção e Controle de Doenças Não Transmissíveis: Implementação da Estratégia Global*. Essa resolução apelou para o "desenvolvimento de um conjunto de recomendações sobre a comercialização de alimentos e bebidas não alcoólicas para crianças" a fim de reduzir o impacto dos alimentos com ATGSA. Apoiando as recomendações, a Organização Mundial da Saúde (OMS) publicou uma estrutura para estimular o desenvolvimento. Até o momento, a implementação das ferramentas da OMS para o desenvolvimento de políticas em níveis nacional e regional tem variado (Garde & Xuereb, 2017). Uma visão abrangente da implementação da política global sobre restrições às mídias de transmissão, às mídias que não são de transmissão, bem como a qualquer outra mídia pode ser encontrada no site da OMS.

16.6 Ambiente alimentar

A 2ª edição do *Public Health Nutrition* fornece um capítulo abrangente sobre ambientes alimentares de vizinhança obesogênica, incluindo o papel do planejamento urbano e da tecnologia Sistema de Informação Geográfica (SIG). Esta seção fornecerá uma breve visão de como as evidências se traduzem em políticas de saúde pública.

A relação entre as escolhas alimentares e o ambiente alimentar é complicada, conforme identificada pelo Foresight Report (2007). Os formuladores de políticas globais continuam a revisar as políticas para alterar o ambiente alimentar e permitir que as pessoas façam escolhas mais saudáveis, com diferentes países implementando uma variedade de estratégias (Tabela 16.3). Devido ao aumento da prevalência de ocasiões em que as refeições são realizadas fora de casa, muitos países têm tentado lidar com isso, como parte de um conjunto de políticas para reduzir a obesidade. Uma revisão recente concluiu que "o ambiente alimentar é um fator importante a considerar ao contemplar as razões para o consumo de alimentos fora de casa e é um alvo potencial para mudança" (Janesen *et al.*, 2018).

Política fiscal

Políticas fiscais continuam a ser discutidas, na forma de taxação de alimentos, para estimular padrões alimentares mais saudáveis. Alguns países optaram por implementar impostos sobre gorduras (p. ex., Dinamarca, embora isso tenha sido descartado posteriormente), mas a forma mais popular de tributação é sobre bebidas adoçadas com açúcar (BAA). Apesar de o formato desses impostos variar, permanece um objetivo

468 Introdução à Nutrição Humana

Tabela 16.3 Políticas nacional e internacional para melhorar o ambiente alimentar.

Locais	Ações
Austrália	• Proibição de anúncios de *fast-food* entre 6 e 21 h • Proibição da abertura de lojas para viagem a menos de 400 m de escolas ou centros de lazer • Impostos sobre *fast-food* com alto teor de gordura e bebidas adoçadas com açúcar
Europa	Plano de ação da UE para a obesidade infantil 2014-2020 • Promover ambientes mais saudáveis, especialmente em escolas e pré-escolas • Fazer da opção saudável a opção fácil • Restringir o *marketing* para crianças • Informar e capacitar famílias
França	• Restrições a máquinas de venda automática nas escolas • Restrições de *marketing* apenas em alimentos/bebidas com ATGSA • Educação alimentar e nutricional obrigatória como parte do currículo
Escócia	Objetivo de lidar com lojas de *fast-food* por meio de: • Alimentos de melhor qualidade nas escolas • Atividades para impedir as crianças de buscar comida para viagem durante o horário de almoço • Melhor educação sobre alimentação saudável • Trabalhar com varejistas para melhorar a oferta
Reino Unido	Obesidade infantil: um plano de ação • Taxa da indústria de refrigerantes (abril de 2018) • Meta de redução voluntária de açúcar de 20% até 2020 (5% no primeiro ano) • Redução voluntária de calorias de 20% até 2024 nos alimentos consumidos diariamente por crianças • Reduzir o *marketing* e a promoção de produtos com ATGSA

ATGSA, ato teor de gordura, sal e açúcar.

comum diminuir a ingestão de açúcares simples. A Figura 16.2 fornece um cronograma de implementação desde janeiro de 2017 e o escopo da tributação.

O México foi o primeiro país a implementar um imposto BAA em todo o seu território, em 2014, em resposta ao aumento dos níveis de obesidade e diabetes melito. Relatórios que analisam a eficácia mostram diminuição de 7,3% *per capita* nas vendas de bebidas adoçadas com açúcar e aumento de 5,2% nas vendas de água pura desde que o imposto foi implementado (Colchero *et al.*, 2016). No Reino Unido, a taxa da indústria de refrigerantes foi aplicada em abril de 2018 como incentivo à indústria de alimentos para reduzir a quantidade de açúcares em refrigerantes. No momento em que este capítulo é escrito, ainda é muito cedo para medir a eficácia, embora as primeiras indicações sugiram que aproximadamente metade de todas as bebidas que de outra forma estariam dentro do escopo do imposto reduziram o teor de açúcar em até 50% (Child Obesity Plan, 2018).

Bebidas energéticas

Além da preocupação com as bebidas adoçadas com açúcar, as bebidas energéticas também são motivo de preocupação devido ao alto teor de cafeína. Globalmente, os países tomaram uma variedade de medidas para minimizar os efeitos nocivos do consumo de bebidas energéticas. Isso inclui restrições ao *marketing*, rotulagem clara, tributação e limitação dos pontos de venda de varejo onde os itens possam ser vendidos (Breda *et al.*, 2014). No Reino Unido, as restrições de vendas lideradas pela indústria para menores de 16 anos entraram em vigor em supermercados em março de 2018. O Reino Unido realizou uma consulta sobre a restrição de vendas de bebidas energéticas para menores de 16 anos, encerrada em novembro de 2018. As atualizações podem ser encontradas em: *https://www.gov.uk/government/consultations/*.

Capítulo 16 ■ Alimentos e Nutrição: Questões Regulatórias e Políticas

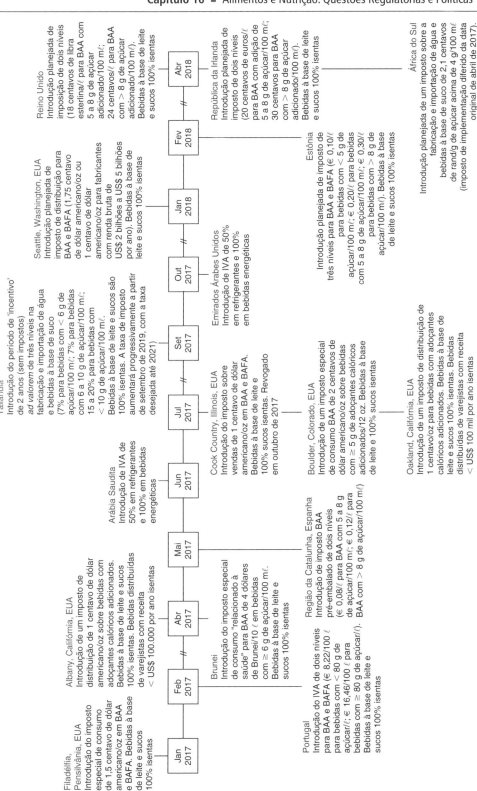

Figura 16.2 Cronograma do notável progresso internacional da tributação de bebidas adoçadas com açúcar (BAA), 2017-2018. IVA, imposto sobre valor agregado; BAFA, bebida adoçada de forma artificial. (Fonte: Backholer, K., Blake, M., & Vandevijvere, S. (2016). Have we reached a tipping point for sugar-sweetened beverage taxes? Public Health Nutrition, 19(17), 3057-3061.)

16.7 Regulamentação alimentar e nutricional global

A globalização é uma das forças motrizes que moldam a economia mundial. O alimento, como mercadoria e produto, não está isolado ou isento dos efeitos desse fenômeno. Os avanços tecnológicos contínuos na área de produção e processamento de alimentos levaram a níveis de produtividade sem precedentes. O ritmo da globalização do comércio de produtos alimentícios acelerou da mesma maneira. Embora não sem seus críticos, a globalização do comércio de produtos alimentícios provavelmente beneficia os consumidores em termos de qualidade, acessibilidade e fornecimento mais confiável de alimentos cada vez mais seguros. Cadeias de suprimentos cada vez mais sofisticadas e bem administradas também oferecem diversidade de produtos, que podem contribuir para a melhoria da nutrição e da saúde. No entanto, a globalização do comércio de produtos alimentícios traz consigo uma série de novos desafios e questões políticas que estão em constante evolução e que exigem regulamentação e coordenação em níveis nacional, regional e global. Esse ambiente regulatório em várias camadas deve funcionar de maneira eficaz não apenas para facilitar o comércio de alimentos como *commodity*, mas também para manter a confiança do consumidor na segurança e integridade das cadeias de abastecimento de alimentos cada vez mais globalizadas.

A regulamentação alimentar e nutricional abrange toda a cadeia alimentar, conforme demonstrado, por exemplo, pelo princípio "da Fazenda ao Garfo", estabelecido na legislação de segurança alimentar da UE.

Em termos de produção primária, a regulação opera para controlar os diversos processos que constituem o cultivo e a colheita das plantas, bem como a criação e o abate de animais. Esses produtos primários podem então ser submetidos a diferentes formas de processamento, nas quais outra gama de regulamentos se aplica. Por exemplo, o que pode ser adicionado ao alimento, o que deve estar em um alimento (nutrição), o que não deve estar em um alimento (defensores agrícolas) e o ambiente físico e biológico em que o alimento é processado. Uma vez processado em um produto a ser oferecido aos consumidores, outras regulamentações se aplicam a embalagem, rotulagem, alegações nutricionais e de saúde, vendas e publicidade. A distância a que alimentos e rações são transportados atualmente também cria condições mais propícias à contaminação da cadeia de abastecimento, portanto, os métodos de armazenamento e transporte também estão sujeitos à regulamentação. A regulamentação moderna de alimentos e nutrição deve abordar essas atividades em uma escala global, cujas questões como fontes de alimentos de novas áreas com climas diferentes, técnicas de cultivo e colheita e infraestrutura de saúde pública estão em constante mudança. Além disso, existem muitas abordagens nacionais para a regulamentação de alimentos, refletindo diferentes percepções sobre o valor das novas tecnologias, diferentes graus de proteção dados pelos governos aos produtores de alimentos e até mesmo diferentes interpretações da ciência envolvida no processo de regulamentação. A implicação da globalização para a regulamentação de alimentos, portanto, requer tanto a cooperação internacional entre os reguladores nacionais de alimentos quanto o equilíbrio efetivo dos ganhos do comércio entre estados com diferenças regulatórias.

Agências das Nações Unidas

Em 1945, após a Segunda Guerra Mundial, a Organização das Nações Unidas (ONU) foi criada com o objetivo de prevenir outro conflito semelhante. Um órgão que faz parte da ONU, a Organização para a Alimentação e Agricultura (FAO), também foi estabelecido nessa época e originalmente criado para lidar com a escassez de alimentos que assolou a Europa do pós-guerra. A promoção da segurança alimentar global, definida como existente "quando todas as pessoas, em todos os momentos, têm acesso a alimentos nutritivos, seguros e suficientes para manter uma vida saudável e ativa" continua a ser o foco principal do trabalho da FAO. No entanto, suas atividades se expandiram ao longo do tempo para incluir o manejo sustentável e a utilização dos recursos naturais.

A FAO é impulsionada por cinco objetivos estratégicos declarados:

- Ajudar a eliminar a fome, a insegurança alimentar e a desnutrição
- Tornar a agricultura, a silvicultura e a pesca mais sustentáveis
- Reduzir a pobreza rural
- Permitir sistemas agrícolas e alimentares inclusivos e eficientes
- Aumentar a resiliência dos meios de subsistência a ameaças e crises.

Esses objetivos são realizados por meio da implementação de planos de ação, elaboração de acordos, códigos e padrões em coordenação com os Estados-membros da ONU; a coleta, a análise e o compartilhamento de dados sobre agricultura; e a facilitação do diálogo político em nível global, regional e estadual. A FAO publica regularmente os resultados de suas conclusões sobre uma série de questões relacionadas às suas várias atividades.

Uma organização irmã da FAO, a OMS é a agência encarregada de coordenar e dirigir a política de saúde dentro da ONU. Estabelecida em 1948, seu objetivo é o alcance de todos os povos dos mais altos níveis de saúde possíveis, sendo um de seus sucessos mais notáveis a erradicação da varíola, que foi declarada erradicada globalmente em 1980, a partir de uma campanha mundial de imunização liderada pela OMS.

Em termos de saúde pública no que se refere aos alimentos, a OMS está envolvida na formulação de orientações sobre boas práticas alimentares, com muitos de seus relatórios tendo influência na formulação de políticas e diretrizes nacionais. Embora a OMS tradicionalmente se concentre na deficiência nutricional e na morbidade e mortalidade associadas, a questão da má nutrição caracterizada pela obesidade e as implicações a longo prazo de práticas alimentares e de estilo de vida desequilibradas que resultam em doenças crônicas, como doenças cardiovasculares, câncer e diabetes melito, assumiu importância crescente nos últimos anos. Usando a prevenção da obesidade como exemplo, a OMS publicou uma série de diretrizes, incluindo aquelas sobre a ingestão de açúcares simples para adultos e crianças, que foi publicada em 2015.

Desde 2007, todos os membros da OMS (um total de 194 países em 2016) estão sujeitos ao Regulamento Sanitário Internacional (RSI) revisado, um conjunto de regras destinado a ajudar a comunidade internacional a prevenir e responder aos riscos de saúde pública, como as doenças de origem alimentar, que têm potencial para se espalhar por grandes partes do globo. Embora o RSI se aplique a emergências de saúde pública em geral (exemplos recentes notáveis incluem a pandemia de influenza H1N1 em 2009, o surto do ebolavírus na África Ocidental em 2014 e 2015 e o surgimento do vírus Zika, na América Latina e no Caribe, em 2015 e 2016), há referências específicas a questões relacionadas a alimentos contidas em seus termos. O RSI também designa a FAO como a organização intergovernamental competente com a qual a OMS deve cooperar e coordenar suas atividades.

Como organizações irmãs, a OMS e a FAO também compartilham a responsabilidade pela operação da Comissão do *Codex Alimentarius* (descrita em mais detalhes abaixo). Eles também operam em conjunto a Rede Internacional de Autoridades de Segurança Alimentar (RIASA), que visa facilitar a comunicação e a coordenação entre as autoridades de segurança alimentar nos Estados-membros da ONU, a fim de melhorar as respostas às emergências de segurança alimentar. Por exemplo, em 2011, a RIASA foi envolvida, após o grande terremoto e tsunami do Leste do Japão, e forneceu uma avaliação dos riscos potenciais de contaminação do abastecimento de alimentos pela precipitação nuclear da usina de energia Fukushima Daiichi danificada. Essa rede, que se originou dos Princípios e Diretrizes do Codex Alimentarius, para o Intercâmbio de Informações em Situações de Emergência de Controle de Alimentos, e que existe desde 2004, tem mais de 180 Estados-membros, cada um com um ponto de contato designado com a secretaria da RIASA, dependendo da natureza da emergência. A RIASA pode ser alertada para uma emergência potencial por meio de uma referência de um desses pontos de contato nacionais, seus próprios programas de monitoramento (em conjunto com o Programa de Operações de Alerta e Resposta, da OMS) ou trabalhando com a Rede Global de Alerta e Resposta a Surtos, bem como a Sistema global de alerta precoce para doenças animais graves (incluindo doenças zoonóticas).

Acordo Geral de Tarifas e Comércio

O Acordo Geral de Tarifas e Comércio (AGTC) foi assinado por 23 nações, em Genebra, no dia 30 de outubro de 1947, e entrou em vigor em 1º de janeiro de 1948. De acordo com seu preâmbulo, seu objetivo era a "redução substancial de tarifas e outras barreiras comerciais e a eliminação de preferências, de forma recíproca e base vantajosa mútua". Os países participantes concordaram, subsequentemente a longas "rodadas" de negociações, em desenvolver regras para "barreiras não tarifárias" ao comércio. A atual Rodada de Doha está em andamento desde 2001, com a participação de 159 países.

472 Introdução à Nutrição Humana

O AGTC, juntamente com os acordos da Organização Mundial do Comércio (OMC), descritos a seguir, contém os princípios gerais do direito comercial internacional que obrigam os membros a agir com base em:

- "Nação mais favorecida": os membros devem, sempre que possível, tratar suas relações e condições comerciais com todos os outros membros, da mesma forma que tratam os mais favoráveis deles
- "Tratamento nacional": os membros deveriam oferecer aos comerciantes de outros Estados as mesmas vantagens que proporcionam aos seus próprios.

Em ambos os casos, há isenção geral no caso de blocos comerciais como a UE. Isso faz com que o tratamento e as vantagens que os Estados-membros da UE proporcionam uns aos outros não precisem se estender a todos os membros da OMC.

Acordos da Organização Mundial do Comércio

A conclusão da Rodada Uruguai ocorreu de 1986 a 1994 e levou à formação da OMC, em 1º de janeiro de 1995, com os 75 membros existentes do AGTC e as comunidades europeias como membros fundadores. Os outros 52 membros do AGTC retornaram à OMC nos 2 anos seguintes (o último foi o Congo, em 1997). Desde a fundação da OMC, 21 novos membros não pertencentes ao AGTC ingressaram e 29 estão atualmente em negociação para adesão. Há um total de 164 países-membros na OMC, com a Libéria e o Afeganistão sendo os mais novos, desde 2016.

Os acordos da Rodada Uruguai da OMC (que começaram em Punta del Este, Uruguai) pela primeira vez incorporaram a agricultura e a alimentação em suas regras. Existem vários acordos da OMC que são relevantes para a regulamentação de alimentos:

Agricultura

O acordo sobre agricultura da OMC foi elaborado para facilitar o acesso ao mercado de produtos agrícolas entre os Estados-membros, solicitando aos membros que limitem o uso de subsídios diretos e indiretos à exportação de certos produtos agrícolas e reduzam as tarifas sobre o comércio internacional de alimentos a fim de diminuir o protecionismo e aumentar a competição.

Até a conclusão da Rodada Uruguai, as Partes Contratantes do AGTC tiveram dificuldade em chegar a um acordo sobre o uso de tarifas, cotas e subsídios no setor de alimentos. Como forma de chegar a um compromisso, o Acordo sobre Agricultura da OMC contém uma "Cláusula de Paz" no Artigo 13, que estabelece que os Estados devem se abster de levantar disputas sobre subsídios e questões semelhantes por um período de 9 anos, bem como exercer "a devida moderação" sobre ações relativas a tais medidas de apoio por tempo indeterminado.

Observou-se que uma das principais críticas ao Acordo sobre Agricultura da OMC é que ele é incompreensível em alguns lugares e, consequentemente, difícil de ser implementado de maneira adequada.

Barreiras técnicas ao comércio

O Acordo da OMC sobre barreiras técnicas ao comércio (BTC) abrange todos os produtos, incluindo produtos agrícolas. O acordo BTC visa garantir que os regulamentos técnicos e padrões de produtos, incluindo requisitos de embalagem, marcação e rotulagem, e procedimentos analíticos para avaliar a conformidade com regulamentos e padrões técnicos, não criem obstáculos desnecessários ao comércio. A importância dos padrões desenvolvidos pela Comissão do Codex Alimentarius (CCA) também é reconhecida como parte dos regulamentos técnicos e disposições dos padrões contidos no Artigo 2 do Acordo BTC. Portanto, embora os padrões do Codex Alimentarius não estejam consagrados na lei internacional, o endosso desses padrões pela OMC por meio de acordos como o BTC (e medidas sanitárias e fitossanitárias [MSF]) os tornou efetivamente obrigatórios, e os padrões do Codex são os padrões de referência pelos quais as medidas e regulamentações nacionais são avaliadas.

Mais significativamente para a liberalização do comércio internacional de alimentos, o BTC deixa claro que os padrões estabelecidos internacionalmente devem ser considerados a norma onde já existem ou onde sua conclusão é iminente. Isso significa que, se um padrão nacional é equivalente a um padrão internacional estabelecido, ele se beneficia da presunção de conformidade com os requisitos BTC. Os padrões do Codex, que existem na forma de um conjunto de códigos e diretrizes, são reconhecidos como os padrões internacionais relevantes para esse fim.

Medidas sanitárias e fitossanitárias

O Acordo MSF permite que os governos tomem medidas sanitárias e fitossanitárias cientificamente justificadas para proteger a saúde humana. Obriga os membros a basear essas medidas em diretrizes e procedimentos de avaliação de risco estabelecidos internacionalmente. O Acordo MSF escolheu as diretrizes e recomendações de padrões estabelecidas pela Comissão do Codex Alimentarius (ver adiante) para aditivos alimentares, resíduos de medicamentos veterinários e defensivos agrícolas, contaminantes, métodos de análise e amostragem e códigos e diretrizes de prática higiênica. Devido à regra geral de que as normas internacionais existentes sobre segurança ou minimização de riscos devem ser consideradas, o cumprimento das normas de outros organismos internacionais, como a Organização Mundial de Saúde Animal (anteriormente Escritório Internacional de Epizootias) ou a Convenção Internacional de Proteção de Plantas administrada pela FAO, geralmente é considerada em conformidade com os requisitos MSF também.

Um padrão nacional que fornece um nível de proteção maior do que as regras do Codex Alimentarius, por exemplo, é considerado uma barreira comercial, a menos que a OMC decida que o padrão nacional mais rígido seja baseado em uma avaliação de risco que demonstra que o padrão, diretriz ou recomendação forneça proteção insuficiente ou que o país que mantém o padrão mais rígido tenha outra justificativa científica.

MSF tornou-se um acordo cada vez mais importante para os Estados-membros da UE devido ao uso crescente de uma abordagem preventiva para a regulamentação da segurança alimentar desde 2000, e ao fato de que as medidas MSF, a menos que cientificamente justificadas, são consideradas um impedimento ao comércio internacional. Isso se torna particularmente importante porque as medidas da UE estão sujeitas ao Órgão de Solução de Controvérsias da OMC, em que outro membro faz uma alegação. Exemplos bem conhecidos disso incluem a *Disputa de Hormônios*, em que os EUA e o Canadá alegaram que a UE não cumpriu suas obrigações ao introduzir uma diretiva que proibia o uso de hormônios na produção de carne, e a *Disputa de Organismos Geneticamente Modificados*, que tratava de uma queixa dos EUA, Austrália, Argentina, Brasil, Canadá, Índia, México

e Nova Zelândia contra a UE decorrente de uma moratória *de facto* sobre produtos geneticamente modificados.

Aspectos da propriedade intelectual relacionada ao comércio

Os artigos 22 a 24 da propriedade intelectual relacionada ao comércio (PIRC) são de particular relevância na área de regulamentação de alimentos, aplicando-se como o fazem as "indicações geográficas", definidas na PIRC como sendo aqueles indicadores que "identificam uma mercadoria como originária do território de um Membro (...) em que dada qualidade, reputação ou outra característica do bem é essencialmente atribuível à sua origem geográfica". O Artigo 23 da PIRC fornece proteções adicionais para tais indicações usadas para vinhos e destilados.

O sistema da UE para o registro de indicações geográficas protegidas e denominações de origem protegidas em 1992 também foi objeto de queixas apresentadas pelos EUA e pela Austrália ao abrigo dos artigos 22 e 24 da PIRC, a *Disputa de Indicações Geográficas*. O painel do órgão de solução de disputas concluiu que, embora o sistema da UE tenha sido projetado para cumprir um objetivo legítimo, ele falhou em prever o tratamento nacional ao fornecer um estado privilegiado para os requerentes dentro de seus próprios Estados-membros, devido aos problemas enfrentados pelos requerentes de países terceiros reconhecidos no sistema da UE. Como um exemplo do efeito que os acordos da OMC podem ter na legislação alimentar nacional e da UE, a UE alterou o sistema adotando dois novos regulamentos em 2006 que reconheceram a importância da PIRC para o conteúdo e a aplicação da legislação alimentar da UE.

Codex Alimentarius

Na década de 1950, reguladores, comerciantes, consumidores e especialistas de alimentos procuravam cada vez mais a FAO e a OMS em busca de liderança sobre a infinidade de regulamentações de alimentos que impediam o comércio e que, em sua maioria, não forneciam proteção adequada aos consumidores.

Em 1961, a 11ª Conferência da FAO, com base em uma resolução do Conselho do Codex Alimentarius Europaeus, propondo que seu trabalho sobre normas alimentares fosse assumido

474 Introdução à Nutrição Humana

pela FAO e pela OMS, estabeleceu a CCA e solicitou o endosso da OMS para um programa de padrões alimentares conjunto FAO/OMS. Em 1962, a Conferência de Padrões Alimentares conjunta FAO/OMS solicitou que a CCA implementasse um programa de padrões alimentares conjunto FAO/OMS e criasse o Codex Alimentarius. A reunião inaugural da CCA ocorreu em Roma, em 1963, em que a 16ª Assembleia Mundial da Saúde (o órgão dirigente da OMS, composto por representantes de cada Estado-membro) aprovou o estabelecimento do Programa Conjunto FAO/OMS para padrões alimentares e adotou os estatutos da CCA.

A CCA é a organização de padronização alimentar global preeminente e tem impacto importante nos produtores, processadores e consumidores de alimentos. Os principais objetivos do Codex são proteger a saúde dos consumidores; garantir práticas justas no comércio de alimentos por meio do desenvolvimento de padrões, diretrizes e recomendações de qualidade e segurança alimentar com base científica; e promover a coordenação de todos os trabalhos de padronização de alimentos realizados por organizações governamentais e internacionais. Esses objetivos são perseguidos com base no fato de a harmonização das normas alimentares facilitar o comércio entre os países, beneficiando o referido comércio internacional de forma a garantir que os alimentos comercializados sejam seguros e estejam na mesma qualidade do mesmo produto fabricado em outros locais. A adesão à CCA está aberta a todos os países-membros e membros associados da FAO e/ou OMS. A CCA tem atualmente 188 países-membros e uma organização-membro (a UE). Nos últimos anos, houve um aumento significativo no número de membros. Os países em desenvolvimento agora constituem uma proporção significativa do total de membros. No entanto, muitos países ainda enfrentam restrições de recursos para a participação efetiva nas atividades da CCA. Os programas de assistência da FAO e da OMS apoiam o empenho dos países em desenvolvimento em fortalecer seus sistemas nacionais de inocuidade dos alimentos para proteger os consumidores locais e aproveitar as oportunidades do comércio internacional de alimentos. Além disso, o Fundo Fiduciário do Codex da FAO/OMS incentiva a participação dos países nas reuniões do comitê técnico, e os países foram financiados para participar das sessões da CCA.

As reuniões da CCA são realizadas anualmente e alternam entre a sede da FAO, em Roma, e a sede da OMS, em Genebra. Nessas reuniões, são adotadas minutas e normas, diretrizes e códigos de prática finais. Cada membro da Comissão tem direito a um voto e as decisões são tomadas por maioria dos votos expressos. A representação é por país. As delegações nacionais são chefiadas por altos funcionários nomeados por seus governos. As delegações podem incluir representantes da indústria, organizações de consumidores e instituições acadêmicas. Países não membros da Comissão participam às vezes como observadores. Várias organizações internacionais governamentais e não governamentais também participam na qualidade de observadores. Essas organizações podem apresentar seus pontos de vista em todas as fases, exceto na decisão final, que é tomada pelos governos-membros. A Comissão e os governos-membros estabeleceram pontos de contato do Codex nos países e muitos países-membros têm comitês nacionais do Codex para coordenar as atividades em nível nacional.

O principal trabalho de definição de padrões da CCA é realizado em mais de 20 Comitês e Forças-Tarefa do Codex. Isso inclui comitês que lidam com padrões "verticais" e "horizontais"; forças-tarefa dedicadas a uma missão particular de duração limitada; e comitês de coordenação regional. Esse trabalho também é realizado em combinação e com o apoio do trabalho de vários grupos científicos de especialistas conjuntos da FAO/OMS:

- O Comitê Conjunto FAO/OMS de Especialistas em Aditivos Alimentares (CCEAA) foi estabelecido em 1956, e seu mandato atualmente cobre a avaliação de contaminantes, tóxicos de ocorrência natural e resíduos de medicamentos veterinários em alimentos

- A reunião conjunta da FAO/OMS sobre resíduos de pesticidas (RCRP) se reúne regularmente desde 1963 e foi criada para fornecer aconselhamento científico independente da FAO e da OMS, com recomendações de painéis de especialistas independentes sobre o uso de defensivos agrícolas na agricultura e níveis seguros de resíduos em alimentos

- A reunião conjunta FAO/OMS sobre avaliação de risco microbiológico (RCARM) começou em 2000. O objetivo da RCARM é otimizar o uso da avaliação de risco microbiológico como base científica para decisões de gestão de risco que abordam os perigos microbiológicos em alimentos.

No início, a CCA se concentrou em padrões de *commodities* chamados "padrões verticais", padrões que se aplicam a categorias específicas de alimentos, como cereais; gorduras e óleos; peixes e produtos pesqueiros; frutas e vegetais frescos; frutas e vegetais processados e ultracongelados; sucos de fruta; carnes e produtos cárneos; leite e produtos lácteos; açúcares, produtos de cacau e chocolate. No entanto, na década de 1980, era aceito que a diversificação de produtos alimentícios estava se acelerando tão rapidamente que o estabelecimento desses tipos de padrões específicos estava prejudicando o comércio. Assim, um movimento em direção a padrões "horizontais" começou. "Padrões horizontais" são padrões e princípios gerais que se aplicam a uma ampla gama de alimentos; por exemplo, regras relacionadas a aditivos e contaminantes alimentares; rotulagem de alimentos; higiene alimentar, métodos de análise e amostragem; resíduos de defensivos agrícolas, resíduos de medicamentos veterinários em alimentos; sistemas de inspeção e certificação de importação e exportação de alimentos; nutrição e alimentos para usos dietéticos especiais etc. Esses padrões são publicados em um dos 13 volumes do Codex. Os padrões do Codex passam por vários estágios de ratificação pelos membros – o processo de oito etapas – sendo a última a de aceitação. Quando os membros aceitam um padrão do Codex, eles se comprometem a permitir que produtos em conformidade com esse padrão cheguem ao mercado.

Codex Alimentarius e processo de solução de disputa da Organização Mundial do Comércio

Para proteger seus cidadãos, os governos nacionais dos países importadores introduzem leis e regulamentos a fim de garantir que os alimentos importados de outros países sejam seguros e não prejudiquem a saúde dos consumidores ou representem uma ameaça à saúde e segurança de suas populações indígenas, de animais e plantas. No entanto, em termos de comércio internacional, essas medidas também podem ser utilizadas como barreiras ao comércio disfarçadas que discriminam os produtos importados em favor dos nacionais. Os padrões do Codex, portanto, tornaram-se críticos,

pois são usados como diretrizes para a resolução de controvérsias no procedimento aprimorado de solução de controvérsias da OMC. O Anexo 2 da OMC cobre todas as controvérsias decorrentes dos acordos do AGTC e da OMC. Uma disputa é desencadeada quando um membro reclama que outro não cumpriu as obrigações do AGTC ou dos acordos da OMC, ou seja, um benefício garantido por um ou outro desses acordos foi "anulado ou prejudicado" por outro(s) membro(s). O procedimento de solução de controvérsias incentiva os governos envolvidos a discutir seus problemas e resolver a controvérsia por conta própria. A primeira fase consiste, portanto, em consultas entre os governos envolvidos. Se os governos não puderem resolver sua disputa, eles podem pedir ao diretor-geral da OMC para mediar ou tentar ajudar. Se as consultas falharem, o país reclamante pode solicitar a nomeação de um painel. Se o painel decidir que a medida comercial disputada viola um acordo da OMC ou uma obrigação, ele recomenda que a medida seja feita para estar em conformidade com as regras da OMC. O painel pode sugerir como isso pode ser feito. Qualquer um dos lados pode apelar da decisão do painel. Os recursos são limitados a questões de direito e interpretação jurídica – eles não podem reexaminar as evidências existentes ou examinar novas questões. A apelação pode sustentar, modificar ou reverter os achados e conclusões legais do painel. Se um membro não cumprir as recomendações da OMC sobre como alinhar sua prática com as regras da OMC, poderá haver compensação ou sanções comerciais, por exemplo, na forma de aumento de tarifas ou suspensão das obrigações da OMC.

Europa

Ao considerar as agências e instituições globais com impacto na regulamentação alimentar e nutricional, a UE pode ser vista como um exemplo de evolução para um sistema moderno de regulamentação alimentar e nutricional.

A UE é atualmente uma associação de 28 Estados-membros que concordaram em integrar e coordenar grande parte da sua política econômica e algumas outras áreas políticas. A Comunidade Econômica Europeia (CEE) original foi formada após a assinatura do Tratado de Roma, em 1957, e consistia em seis Estados-membros, aumentando ao longo do tempo para nove, 12, 15, 25, 27 e depois para 28, em 2013, após a adesão da

Croácia. No início, os Estados-membros concentraram-se na livre circulação dos gêneros alimentícios no mercado comum.

Três instituições, a Comissão Europeia, o Conselho da União Europeia e o Parlamento Europeu, tomam decisões no domínio legislativo. O impulso para a ação política em qualquer área de política pode vir de determinados Estados-membros, do Conselho de Ministros, do parlamento europeu, do *lobby* de associações comerciais, da investigação sobre os riscos e perigos e/ou desenvolvimentos técnicos etc.

Durante os primeiros 40 anos do que veio a se tornar a UE, a regulamentação alimentar europeia desenvolveu-se de forma descoordenada. Isso resultou em uma estrutura fragmentada de regras e regulamentos com diferentes políticas nacionais relacionadas à sobreposição de alimentos em uma variedade de áreas de política, mas distintas, como comércio e agricultura, às quais a produção, o comércio e o consumo de alimentos estavam vinculados.

Em 1974, um Comitê Científico da Alimentação foi estabelecido pela Comissão Europeia "para aconselhar a Comissão sobre qualquer problema relacionado à proteção da saúde e segurança das pessoas decorrente ou suscetível de resultar do consumo de alimentos, em particular em questões nutricionais, higiênicas e toxicológicas". No entanto, vários comitês científicos criados pela Comissão Europeia (incluindo o Comitê Científico da Alimentação) foram continuamente criticados por diversos motivos pelo parlamento europeu e por organizações não governamentais da indústria e de consumidores. Na sequência da crise da encefalopatia espongiforme bovina (BSE), no Reino Unido, verificou-se nova diminuição da confiança nesses comitês científicos e, com os novos poderes em saúde pública conferidos pelo Tratado de Maastricht, o parlamento obrigou a Comissão a rever totalmente a sua estrutura. Seguiu-se uma grande reorganização dos serviços da Comissão.

A responsabilidade pelo acompanhamento da aplicação da legislação em matéria de segurança alimentar e pelo aconselhamento científico, até então partilhada pelos Comissários da Agricultura e da Indústria, foi transferida para o Comissário dos Assuntos do Consumidor. Na época, a lógica era que seria necessário separar o monitoramento, o cumprimento e a aplicação da lei da própria função legislativa. Esta última função permaneceu por um tempo com os Comissários da Agricultura e Indústria, porém a função legislativa sobre segurança alimentar foi posteriormente transferida para o Comissário de Saúde e Proteção ao Consumidor (atualmente Diretoria Geral SANTE Saúde e Segurança Alimentar). A Comissão anunciou também que a forma como os pareceres científicos sobre segurança alimentar prestada em nível europeu seria reorganizada e reforçada. Foi criado um comitê científico diretor para supervisionar o trabalho dos oito comitês científicos reagrupados. Em 1997, foi publicado o documento preliminar sobre os princípios gerais da legislação alimentar, a fim de lançar um debate sobre o desenvolvimento futuro da legislação alimentar da UE. Seu objetivo era fornecer à Comissão uma base sólida para um importante programa de legislação nova ou de alteração que viria a propor no documento oficial, de 2000, sobre a segurança alimentar.

Em janeiro de 2002, foi adotado o Regulamento (CE) nº 178/2002, também conhecido como Lei Geral de Alimentos. O regulamento estabeleceu os princípios gerais da legislação alimentar da UE e criou uma autoridade europeia para a segurança dos alimentos. Também reforçou o Sistema de Alerta Rápido para Alimentos e Alimentação e Nutrição (SARAAN), criado em 1979, para a notificação de riscos diretos ou indiretos à saúde humana derivados de rações ou alimentos, e estabeleceu procedimentos claros para o manuseio pela Comissão e pelos Estados-membros de emergências e crises de segurança alimentar.

Esse regulamento, pela primeira vez, estabeleceu os seguintes princípios fundamentais da legislação alimentar da UE, que se destinavam a abranger todos os alimentos para consumo humano e animal em todas as fases de produção, processamento e distribuição:

- Um requisito de que a legislação alimentar deve ser constituída por um sistema de análise de risco baseado na avaliação, gestão e comunicação de risco
- A exigência de que o princípio da precaução seja aplicado no caso de um risco potencial para a saúde humana quando houver incerteza científica quanto às medidas a serem tomadas
- A exigência de que as autoridades públicas em todos os níveis apliquem o princípio da transparência ao consultar e informar o público sobre os riscos reais ou potenciais e as ações tomadas ou propostas para lidar com eles.

Capítulo 16 ■ Alimentos e Nutrição: Questões Regulatórias e Políticas   **477**

O regulamento também previu um sistema para garantir a **rastreabilidade "da fazenda ao garfo"** de todos os alimentos para consumo humano e animal em todas as fases da cadeia alimentar humana e animal.

Autoridade Europeia para a Segurança dos Alimentos

A principal responsabilidade da Autoridade Europeia para a Segurança dos Alimentos (AESA) é fornecer aconselhamento científico independente sobre todas as questões com impacto direto ou indireto na segurança dos alimentos. A autoridade recebeu um mandato amplo, de modo que possa abranger todas as fases da produção e fornecimento de alimentos, desde a produção primária, a segurança da alimentação animal, até o fornecimento de alimentos aos consumidores. Reúne informações de todas as partes do mundo, com constante vigilância de novos desenvolvimentos da ciência. Embora seu principal "cliente" seja a Comissão, está aberta para responder a questões científicas do parlamento europeu, dos Estados-membros e também pode iniciar avaliações de risco em seu próprio nome. A autoridade realiza avaliações de riscos para a cadeia alimentar e, de fato, pode realizar avaliações científicas sobre qualquer assunto que possa ter efeito direto ou indireto na segurança do abastecimento alimentar, incluindo questões relacionadas à saúde animal, bem-estar animal e fitossanidade. Ela também fornece pareceres científicos sobre produtos não alimentares e alimentos para animais, organismos geneticamente modificados e sobre nutrição em relação à legislação comunitária.

Nutrição e saúde pública na União Europeia

Cabe aos governos nacionais desenvolver e implementar sua própria política e garantir que a saúde seja fornecida aos cidadãos. O papel da UE é complementar essas políticas nacionais, ajudando os governos dos Estados-membros a alcançar objetivos comuns, gerando economias de escala ao reunir recursos para enfrentar desafios comunitários, como pandemias e a prevenção e tratamento de doenças crônicas.

As disposições dos Tratados da UE em matéria de política de saúde previram sistematicamente que as medidas destinadas a promover a saúde fossem complementares às políticas nacionais, sendo a manifestação mais recente disso encontrada no artigo 168 do Tratado sobre o Funcionamento da União Europeia (TFUE).

Nos termos do artigo 4º do TFUE, a UE partilha competências com os Estados-membros em vários domínios. Competência partilhada significa que tanto a UE como os seus Estados-membros podem adotar regras e regulamentos juridicamente vinculativos na área em causa. No entanto, os Estados-membros só o podem fazer se a UE não tiver exercido sua competência ou tiver expressamente deixado de exercê-la. Mais importante ainda, em termos de tomada de medidas para minimizar os efeitos de uma alimentação pobre para a saúde, a ação legislativa que aborda essa questão seria provavelmente considerada contrária ao artigo 34 do TFUE e às regras do Tratado da UE sobre a livre circulação de alimentos – quaisquer medidas adotadas seriam consideradas como equivalentes a uma restrição quantitativa ao comércio, com poucas hipóteses de justificação nos termos do artigo 36. Portanto, embora os documentos de política da UE apoiem a tomada de decisões políticas dos Estados-membros, a legislação da UE impede que a política nacional se transforme em lei nacional quando isso possa inibir, direta ou indiretamente, efetiva ou potencialmente, o comércio interestadual.

A política do consumidor da UE garante elevado nível de segurança do consumidor no que diz respeito aos alimentos; a UE também partilha competência com os Estados-membros em questões comuns de segurança e de saúde pública, que se limitam aos aspectos definidos no TFUE. Nos termos do artigo 6º do TFUE, a UE tem competência para apoiar, coordenar ou complementar as ações dos Estados-membros na proteção e melhoria da saúde humana. Nessas áreas, a UE não pode adotar atos juridicamente vinculativos que exijam que os Estados-membros harmonizem suas leis e regulamentos. A política de saúde da UE, implementada por meio da Estratégia de Saúde, centra-se em: prevenção – especialmente pela promoção de estilos de vida mais saudáveis; chances iguais de boa saúde e cuidados de saúde de qualidade para todos; combate às ameaças graves para a saúde que envolvam mais do que um país da UE; manutenção da saúde das pessoas até a velhice; apoio aos sistemas de saúde dinâmicos; e novas tecnologias. A UE fornece aos países-membros ferramentas para cooperação e identificação de melhores práticas,

478 Introdução à Nutrição Humana

como atividades de promoção da saúde, combate aos fatores de risco, gestão de doenças e sistemas de saúde. Ao financiar projetos de saúde por meio de seu programa, o bloco apoia ações preventivas contra doenças, por exemplo, por meio da rotulagem responsável dos alimentos – para que os consumidores saibam o que estão comendo. A UE também financia medidas para promover uma dieta saudável e exercícios – incentivando governos, organizações não governamentais e a indústria a trabalharem juntos, tornando mais fácil para os consumidores mudarem seus estilos de vida. O Centro Europeu de Prevenção e Controle de Doenças, em Estocolmo, avalia as ameaças emergentes para que a UE possa responder rapidamente; reúne conhecimentos sobre ameaças atuais e emergentes e trabalha com contrapartes nacionais para desenvolver o monitoramento de doenças em toda a Europa.

Em 2000, a Comissão Europeia adotou uma comunicação sobre a estratégia de saúde da comunidade europeia. Ele descreve de que modo a comissão está trabalhando para alcançar uma abordagem coerente e eficaz nas questões de saúde em todas as diferentes áreas políticas e realça que os serviços de saúde devem responder às necessidades e preocupações da população, em um contexto caracterizado pelo desafio do envelhecimento e do crescimento de novas técnicas médicas, bem como a dimensão mais internacional dos cuidados de saúde (doenças contagiosas, saúde ambiental, aumento da mobilidade de pessoas, serviços e bens). Uma nova Estratégia de Saúde para a UE 2008-2013 foi adotada em 2007.

Em 2005, a comissão também lançou um novo fórum, denominado *Dieta, Atividade Física e Saúde – uma Plataforma Europeia de Ação*. A plataforma reuniu todos os atores relevantes em atividade no continente que estavam dispostos a assumir compromissos vinculativos e verificáveis que poderiam ajudar a travar e inverter as tendências atuais de obesidade. Isso incluiu varejistas, processadores de alimentos, a indústria de *catering*, o setor de publicidade, organizações não governamentais de defesa do consumidor e de saúde, as profissões médicas e a presidência da UE. Em 2005, a Comissão publicou também um documento preliminar intitulado *Promoting healthy diets and physical activity: a European dimension for the prevention of overweight, obesity and chronic diseases* (*Promover uma alimentação saudável e a atividade física: uma*

dimensão europeia para a prevenção do excesso de massa corporal, da obesidade e das doenças crônicas). Seguiu-se, em maio de 2007, o documento oficial da Comissão que delineava estratégias/iniciativas na área da alimentação, atividade física e saúde destinadas a promover a boa saúde e a qualidade de vida e reduzir os riscos de doenças.

Ele identificou quatro formas de abordar a obesidade no âmbito da UE:

- As ações devem ter como objetivo abordar as causas básicas dos riscos relacionados à saúde, estendendo-se àqueles associados tanto à alimentação inadequada quanto à atividade física limitada
- As ações identificadas no documento oficial devem ser aplicadas horizontalmente em todas as áreas de política do governo e em diferentes níveis, usando uma variedade de instrumentos, como legislação, redes e iniciativas público-privadas
- Medidas por parte dos atores privados, da indústria de alimentos, da sociedade civil e de atores locais, como escolas e organizações comunitárias, devem ser tomadas
- É necessário monitorar de perto o impacto das medidas adotadas para verificar o efeito real dessas medidas sobre a alimentação e os níveis de atividade física.

O documento oficial também identificou três maneiras pelas quais a legislação da UE em vigor pode ser usada para ajudar a combater doenças relacionadas à nutrição:

- Desenvolvimento de requisitos de rotulagem nutricional para permitir que os consumidores tomem melhores decisões sobre o que comem. O regulamento da UE *Regulation on the Provision of Food Information to Consumers* (FIC) previa isso
- Exercer controles adequados sobre o uso de alegações nutricionais e de saúde, que se tornou o assunto de regulamentação específica da UE em 2006
- Regulamentação sob medida em relação a propaganda e *marketing* de alimentos, especialmente para crianças, também é imprescindível.

Mais recentemente, por meio de seu programa de pesquisa, *Horizon 2020*, a UE gastará quase 7,5 bilhões de euros em pesquisas para melhorar os cuidados de saúde europeus entre 2014 e 2020. A UE trabalha em estreita colaboração com parceiros estratégicos, como a OMS, para melhorar

Capítulo 16 ■ Alimentos e Nutrição: Questões Regulatórias e Políticas

os cuidados de saúde em todo o mundo por meio da pesquisa, ajuda ao desenvolvimento, maior acesso a medicamentos e assim por diante.

Reino Unido e os Órgãos de saúde pública

Vários departamentos governamentais no Reino Unido desempenham papel na concepção, implementação e aplicação da legislação e política alimentar. O primeiro deles é o Department for the Environment, Food and Rural Affairs (DEFRA). Outras agências estaduais, como a Food Standards Authority (FSA), também desempenham papel importante na proteção do público contra riscos à saúde que podem surgir pelo consumo de alimentos não seguros. A FSA também desempenha papel cada vez mais importante no desenvolvimento da política nacional.

A atividade de aplicação da lei alimentar ocorre principalmente em nível local, por meio das operações de várias autoridades competentes. As unidades individuais e oficiais constituem essas autoridades competentes que interagem diretamente com os operadores das empresas do setor alimentar, garantindo o cumprimento dos requisitos regulamentares e tomando as medidas adequadas sempre que necessário. A determinação de qual autoridade alimentar e sua respectiva responsabilidade relacionada à aplicação e supervisão de qualquer aspecto particular da legislação alimentar inglesa depende de qual ato legislativo se aplica nas circunstâncias. Em geral, entretanto, a autoridade alimentar designada é frequentemente o município, distrito ou conselho municipal.

A utilização de agências como a FSA, a Health Protection Agency, a Environmental Agency e o Intellectual Property Office, para supervisionar a implementação da legislação alimentar, ao contrário de departamentos governamentais, também se tornou muito mais comum desde a crise da BSE, na década de 1990.

Department for the Environment, Food and Rural Affairs

De todos os departamentos do governo do Reino Unido, o DEFRA detém a maior parte da responsabilidade pela supervisão da lei e da política de alimentos e questões ambientais e rurais relacionadas. Embora tenha responsabilidade direta apenas por áreas políticas como agricultura, pesca, saúde e bem-estar animal e proteção ambiental na

Inglaterra, ele também trabalha com as administrações delegadas em outras partes do Reino Unido. O DEFRA está sediado em Londres, mas também tem escritórios em toda a Inglaterra. Também é apoiado e assistido em seu trabalho por uma infinidade de outras agências e órgãos públicos, como a Animal Health and Veterinary Laboratories Agency, a Food and Environment Research Agency, o Agriculture and Horticulture Development Board e a Sea Fishery Industry Authority, para citar alguns.

Deve-se notar que outros departamentos governamentais, como o Departamento de Saúde e o Departamento de Energia e Mudanças Climáticas, também têm papel significativo, mas talvez menos óbvio, na formulação e aplicação de políticas e leis alimentares.

Food Standards Agency

A FSA, por exemplo, é responsável por supervisionar uma ampla gama de questões relacionadas à segurança alimentar em todo o Reino Unido. A ideia é ser um organismo independente que pode dirigir a indústria, aconselhar os consumidores e conectar os setores de produção, científicos e reguladores de forma mais eficaz.

Embora não tenha o poder de formular políticas, a APA tem um grau significativo de influência decorrente de suas negociações tanto com o governo quanto com o público. Em termos de aplicação das normas alimentares, a FSA tem o poder de ordenar às autoridades alimentares que tomem medidas para garantir o cumprimento das normas alimentares, incluindo o dever de nomear um analista público. Tem também a tarefa de monitorar o desempenho das várias autoridades locais que aplicam a legislação alimentar "no chão". Essa função inclui o estabelecimento de padrões em relação à aplicação.

Embora a FSA tenha flexibilidade para operar de forma independente, ela continua sendo uma agência estadual, e o governo mantém um grau significativo de controle por meio de sua legislação, o *Food Standards Act*, de 1999. Por exemplo, o secretário de Estado reserva as funções de fiscalização de questões de poder estabelecidas em outros atos legislativos, como o *Food Safety Act*, de 1990.

A FSA também coordena em estreita colaboração com agências de segurança alimentar em outras partes do Reino Unido, como Food Standards Scotland e Food Standards Agency Northern Ireland.

Introdução à Nutrição Humana

Health Protection Agency

A Health Protection Agency tem uma série de funções diretamente relacionadas à prevenção de doenças decorrentes da produção e consumo de alimentos, como o estabelecimento de diretrizes para certos tipos de amostragem e teste de alimentos. Também implementa um programa nacional de estudos sobre alimentos em associação com a Regulamentação do Governo Local, que elabora questões identificadas por funcionários de saúde ambiental e microbiologistas de saúde pública da Health Protection Agency como uma fonte de risco do ponto de vista da segurança alimentar. Essa agência também fornece suporte a vários comitês consultivos científicos nacionais (Departamento de Saúde), alguns dos quais têm contribuições conjuntas da FSA.

Association for Nutrition

A Association for Nutrition (ApN) regula a nutrição no Reino Unido por meio do UK Voluntary Register of Nutritionists (UKVRN). Distingue nutricionistas que "atendem a critérios de treinamento, competência e prática profissional rigorosamente aplicados" e inclui nutricionistas trabalhando em uma ampla gama de profissões e setores. Existem dois tipos de inscritos: nutricionistas associados registrados (ANutr), geralmente graduados em um BSc (Hons) ou MSc em Ciências da Nutrição; e nutricionistas registrados (RNutr), profissionais qualificados com experiência comprovada de prática baseada em evidências. Além disso, a ApN credencia programas de graduação e pós-graduação no Reino Unido e na Irlanda (e internacionalmente, em lugares nos quais os critérios são atendidos) e endossa cursos de treinamento baseados em evidências.

Public Health England

A Public Health England (PHE) é uma agência do Departamento de Saúde e Assistência Social e é responsável por promover melhor a saúde pública, incentivando estilos de vida mais saudáveis, aconselhando o governo, o Serviço de Saúde Nacional e o público.

16.8 Um olhar para o futuro

A comida que ingerimos é uma área da vida cotidiana fortemente regulamentada do ponto de vista da segurança alimentar, incluindo riscos químicos e microbianos, mas, cada vez mais do ponto de vista nutricional. A base do planejamento sensato da regulação da nutrição é a disponibilidade de bons dados e o uso inteligente desses dados para informar e desafiar os formuladores de políticas. Ao mesmo tempo, a globalização do fornecimento de alimentos tem sido acompanhada por questões de governança em evolução que produziram ambiente regulatório em nível nacional e global liderado por grandes agências nacionais e internacionais que devem regular de forma eficaz, facilitando o comércio e, ao mesmo tempo, preservando a confiança de consumidores na cadeia de abastecimento alimentar.

Embora novas tecnologias, ampliação de cadeias de abastecimento, crescimento populacional, mudança climática e desenvolvimento internacional sejam questões que as estruturas regulatórias modernas de alimentos devem enfrentar, a decisão do Reino Unido de deixar a EU, em junho de 2016, é talvez o desenvolvimento recente mais importante que terá consequências possivelmente significativas, mas ainda desconhecidas, em termos de regulamentação alimentar e saúde pública e nutrição no Reino Unido e na UE. Em conformidade com o Artigo 50 do Tratado de Lisboa/Tratado da União Europeia ("TUE"), "Qualquer Estado-membro pode decidir retirar-se da união de acordo com os seus próprios requisitos constitucionais". Em 29 de março de 2017, o Reino Unido notificou o Conselho Europeu da sua intenção de saída. Em 29 de abril de 2017, o Conselho Europeu, composto pelos chefes de Estado ou de governo dos países da UE, adotou orientações que definiram o quadro das negociações e expuseram as posições gerais da UE. No momento em que este capítulo está sendo escrito, um acordo sobre a retirada e os fundamentos legais para um relacionamento futuro com a UE está sendo negociado. A natureza desse relacionamento futuro permanece incerta no momento. No entanto, a divergência regulamentar e a possibilidade de uma mudança das normas e práticas regulamentares alimentares baseadas na UE continuam a ser possíveis. Isso terá um impacto na formulação, implementação e fiscalização das políticas públicas de saúde e nutrição no futuro.

Reconhecimento

Este capítulo foi revisado e atualizado por Aideen McKevitt, James Gallagher e Cassandra Ellis, com base no capítulo original de Michael Gibney e Aideen McKevitt.

Capítulo 16 ■ Alimentos e Nutrição: Questões Regulatórias e Políticas 481

Referências bibliográficas

Advertising Standards Agency (2017) https://www.asa.org.uk/advice-online/food-hfss-overview.html (Accessed August 2018).

Backholer, K., Blake, M., and Vandevijvere, S. (2017). Sugar-sweetened beverage taxation: An update on the year that was 2017. *Public Health Nutrition* **20**(18), 3219–3224.

Breda, J.J., Whiting, S.H., Encarnação, R. *et al.* (2014). Energy Drink Consumption in Europe: A Review of the Risks, Adverse Health Effects, and Policy Options to Respond. *Frontiers in Public Health.* **2**, 134, 1–5.

Colchero, M.A., Guerrero-López, C.M., Molina, M. *et al.* (2016). Beverages Sales in Mexico before and after Implementation of a Sugar Sweetened Beverage Tax. *PLoS ONE.* **11**(9): e0163463).

Crockett, R.A., King, S.E., Marteau, T.M. *et al.* (2018). Nutritional labelling for healthier food or non-alcoholic drink purchasing and consumption. *Cochrane Database of Systematic Reviews.* Issue 2.

Draper, A., Adamson, A.J., Clegg, S. *et al.* (2013). Front-of-pack nutrition labelling: are multiple formats a problem for consumers? *European Journal of Public Health.* **23**, 3, 517–521.

Food information to consumers. (2016). *Legislation December 2016.* https://ec.europa.eu/food/safety/labelling_nutrition/labelling_legislation_en (Accessed August 2018).

Food Safety Authority Ireland. (2016). Information on Nutrition and Health Claims. https://www.fsai.ie/science_and_health/nutrition_and_health_claims.html (Accessed August 2018)

Garde, A. and Xuereb, G. (2017). WHO Recommendations on the Marketing of Food and Non-Alcoholic Beverages to Children. *European Journal of Risk Regulation.* **8**(2), 211–223.

Guide to creating a front of pack (FoP) nutrition label for pre-packed products sold through retail outlets https://assets.publishing.service.gov.uk/government/uploads/system/uploads/attachment_data/file/566251/FoP_Nutrition_labelling_UK_guidance.pdf (Accessed August 2018).

Hieke, S., Kuljanic, N., Fernandez, L. *et al.* (2016). Country Differences in the History of Use of Health Claims and Symbols. *European Journal of Nutrition & Food Safety.* **6**(3): 148–168.

Janssen, H., Davies, I., Richardson, L. *et al.* (2018). Determinants of takeaway and fast food consumption: A narrative review. *Nutrition Research Reviews.* **31**(1), 16–34.

Kanter, R., Vanderlee, L., and Vandevijvere, S. (2018). Front-of-package nutrition labelling policy: global progress and future directions; *Public Health Nutrition.* **21**(8), 1399–1408.

Obesity Australia: understanding and action. (2013). Action Agenda. https://static1.squarespace.com/static/57e9ebb16a4963ef7adfadfb/t/580ec0ba9de4bb7cf16fff29/1477361853047/Obesity%2BAustralia%2BAction%2BAgenda%2BApril%2B2013.pdf (Accessed August 2018).

Pieroni, L. and Salmasi, L. (2014). Fast-food consumption and body weight. Evidence from the UK. *Food Policy.* **46**, 94–105.

Regulation (ec) no 1924/2006 of the European Parliament and of the Council 2006R1924 — EN — 13.12.2014 — 00 4.001 — 1 of 20 December 2006 on nutrition and health claims made on foods (OJ L 404, 30.12.2006, p. 9) https://eur-lex.europa.eu/legal-content/EN/TXT/PDF/?uri=CELEX:02006R1924-20141213 (accessed August 2018).

Scottish Government. (2014). Beyond the School Gate - Improving Food Choices in the School Community. https://www.gov.scot/Publications/2014/05/4143/4 (accessed August 2014).

WHO Marketing of foods and non-alcoholic beverages to children: recommendations and framework http://www.who.int/dietphysicalactivity/marketing-food-to-children/en/ (accessed August 2018b).

World Health Organization. (2010). Nutrient profiling: report of a technical meeting. http://www.who.int/nutrition/publications/profiling/WHO_IASO_report2010/en/ (accessed August 2018).

Leitura complementar

Websites

BEUC European Consumers Organisation: http://www.beuc.org/Content

CIAA: http://www.ciaa.be/asp/index.asp/

DG-SANCO: www.europa.eu.int/comm/dg24

EUROPA: http://europa.eu

European Commission: http://ec.europa.eu/index_en.htm

European Court of Justice: http://curia.europa.eu/en/index.htm

European Food Safety Authority: http://www.efsa.europa.eu

EUROPA Food and Feed Safety: http://ec.europa.eu/food/index_en.htm

European Food Information Council: http://www.eufic.org

Eur-Lex The portal to European Union Law: http://eur-lex.europa.eu/index.htm

European Parliament: http://www.europarl.europa.eu

International Life Sciences Institute: http://www.ilsi.org

Institute of Food Science and Technology (IFST): http://www.ifst.org

Food Standards Agency (FSA): http://www.foodstandards.gov.uk

European Food Information Council: http://www.eufic.org

European Union: http://.europa.eu

Reino Unido

Association for Nutrition http://www.associationfornutrition.org

Food Standards Agency: http://www.foodstandards.gov.uk

NHS Health Scotland http://www.healthscotland.scot

Public Health England https://www.food.gov.uk

Scientific Advisory Committee on Nutrition https://www.gov.uk/government/groups/scientific-advisory-committee-on-nutrition

HM Government (2016) Childhood Obesity: A Plan for Action. https://assets.publishing.service.gov.uk/government/uploads/system/uploads/attachment_data/file/546588/Childhood_obesity_2016__2__acc.pdf (accessed August 2018)

HM Government (2018) Childhood Obesity: A Plan for Action: Chapter 2. https://assets.publishing.service.gov.uk/government/uploads/system/uploads/attachment_data/file/718903/childhood-obesity-a-plan-for-action-chapter-2.pdf (accessed August 2018)

PHE (2015) Sugar Reduction: The evidence for action, Public Health England, London, https://assets.publishing.service.

482 Introdução à Nutrição Humana

gov.uk/government/uploads/system/uploads/attachment_data/file/470179/Sugar_reduction_The_evidence_for_action.pdf (accessed August 2018).

The Food Foundation (2017) UK's restrictions on junk food advertising to children, international learning series / 3 https://foodfoundation.org.uk/wp-content/uploads/2017/07/3-Briefing-UK-Junk-Food_vF.pdf (accessed August 2018)

Agências europeias de alimentos

France – L'Agence Française de Sécurité Sanitaire des Aliments: http://www.afssa.fr

Ireland – Food Safety Authority of Ireland: http://www.fsai.ie

Sweden – National Food Administration: http://www.slv.se

Sites norte-americanos

Arbor Nutrition Guide: http://www.arborcom.com/

Centre for Disease Control and Prevention, Atlanta (CDC): http://www.cdc.gov

Centre for Food Safety and Applied Nutrition: http://www.cfsan. fda.gov/list.html

Centre for Nutrition Policy and Promotion: http://www.usda.gov/cnpp

Environmental Protection Agency (EPA): http://www.epa.gov

Food and Drug Administration (FDA): http://www.fda.gov/default.htm

Food and Nutrition Information Center, USDA: http://www.nal.usda.gov/fnic

Food and Safety Inspection Service (FSIS): http://www.fsis.usda.gov

Iowa State University Extension, including a Food Safety Project: http://www.extension.iastate.edu/foodsafety

Institute of Food Technologists – a non-profit scientific society: http://www.ift.org

United States Department of Health and Human Services: http://www.os.dhhs.gov

United States Department of Agriculture (USDA): http://www.usda.gov

Sites globais

Codex Alimentarius: http://www.codexalimentarius.net.

Consumers International: http://www.consumersinternational.org

Dept. of Plant Agriculture, University of Guelph, Ontario, Canada: http://www.plant.uoguelph.ca/safefood

Food and Agriculture Organization of the United Nations (FAO): http://www.fao.org

Food Standards Australia New Zealand: http://www.foodstandards.gov.au

International Food Information Council (IFIC): http://www.ific.org

International Standards Organization (ISO): http://www.iso.ch

World Health Organization (WHO): http://www.who.int

World Trade Organization: http://www.wto.org

Periódicos

Advertising Standards Authority. Food: Nutrition Claims https://www.asa.org.uk/advice-online/food-nutrition-claims.html

Brent Bernell, The History and Impact of the New York City Menu Labelling Law, 65 Food & Drug L.J. 839 (2010)

EU Nutrition and Health Claims https://ec.europa.eu/food/safety/labelling_nutrition/claims_en (Accessed August 2018)

Food Standards Agency. (2017). Guidance on voluntary energy (kj/kcal) labelling for out of home businesses. https://www.food.gov.uk/sites/default/files/media/document/caloriewisetechnicalguidance_1.pdf (accessed August 2018)

Keyhole – Sweden https://www.livsmedelsverket.se/en/food-and-content/labelling/nyckelhalet

Obesogenic Neighbourhood Food Environments, p 327-338. In: (Ed. J.L. Buttriss, A.A. Welch, J. M. Kearney, Dr. S.A. Lanham-New) *Public Health Nutrition* 2e. ISBN: 978-1-118-66097-3; Jun 2017, Wiley Blackwell.

Swan G, Powell N, Knowles B, et al. (2018). A definition of free sugars for the UK. *Public Health Nutrition.* **21**(9), 1636–1638.

The Health Star Rating – Australia http://www.healthstarrating.gov.au/internet/healthstarrating/publishing.nsf/Content/home.

17

Doenças Relacionadas com Alimentos e Nutrição: Desafio Global

Thomas R. Hill e Georg Lietz

Pontos-chave

- Este capítulo fornece uma atualização sobre tendências e tipos de doenças relacionadas à nutrição em países desenvolvidos e em desenvolvimento
- Em países desenvolvidos, a ingestão excessiva de macronutrientes (supernutrição) e a ingestão subótima de micronutrientes (fome oculta), principalmente por causa do baixo consumo de frutas e vegetais, leva à obesidade e a doenças crônicas não transmissíveis (DCNT) relacionadas
- Os países em desenvolvimento estão sofrendo por uma dupla carga causada pela má nutrição devido a: 1) persistência da

desnutrição, deficiências e doenças infecciosas relacionadas com a má nutrição; e 2) surgimento de DCNTs como resultado da transição nutricional. O capítulo explica o ciclo vicioso de pobreza e desnutrição, e como isso está relacionado ao subdesenvolvimento e ao aumento do risco de DCNTs no mundo em desenvolvimento
- Os atuais desafios globais para intervenções em alimentos e nutrição em diferentes níveis são destacados.

17.1 Introdução

A nutrição tem efeitos profundos na saúde ao longo da vida humana e está intimamente ligada ao desenvolvimento cognitivo e social, especialmente na primeira infância. A relação entre nutrição e saúde foi resumida na Figura 1.2 (Capítulo 1, *Introdução à Nutrição Humana: Perspectiva Global de Alimentação e Nutrição*) ilustrando que a qualidade nutricional e a quantidade dos alimentos consumidos e, portanto, o estado nutricional, são os principais fatores modificáveis na promoção da saúde e do bem-estar e na prevenção e tratamento de algumas doenças. Hoje é aceito que nosso estado nutricional influencia nossa saúde e o risco de doenças infecciosas e não transmissíveis.

De fato, bilhões de pessoas em países desenvolvidos e em desenvolvimento sofrem de uma ou mais formas de desnutrição, contribuindo para o impacto negativo global gerado por doenças. A desnutrição continua sendo um problema imenso

e universal, com pelo menos uma em cada três pessoas no mundo sofrendo de desnutrição de alguma forma, com quase todos os países enfrentando um sério desafio relacionado à nutrição (Global Nutrition Report, 2017). Em 1990, o estudo *Global Burden of Disease* forneceu pela primeira vez uma avaliação comparativa da mortalidade global e identificou que a desnutrição materna e infantil contribuiu em 11% na carga global, em decorrência das doenças (Murray e Lopez, 1996). As conclusões desse relatório criaram o movimento antipobreza de maior sucesso da história, o estabelecimento dos Objetivos do Milênio pela Assembleia Geral das Nações Unidas, em 2000, que resultou em uma redução das taxas de mortalidade por deficiências nutricionais em 33,6% (Global Burden of Disease, 2017). No entanto, ao mesmo tempo, as doenças crônicas não transmissíveis (DCNT) representam a maior fração das mortes em todo o mundo, contribuindo

484 Introdução à Nutrição Humana

com 73,4%, em 2017, com o número total de mortes por DCNT aumentando de 33,5 milhões, em 2007, para 41,1 milhões, em 2017 (Global Burden of Disease, 2017).

A obesidade, um dos principais fatores de risco para as DCNTs, está aumentando em quase todos os países, devido a complexas mudanças nos sistemas alimentares, qualidade dos alimentos, nutrição, tecnologia e níveis de atividade física. O consumo de alimentos com alta densidade energética a preços cada vez mais acessíveis levou a mudanças nos padrões de consumo de alimentos, que infelizmente coincidiram com estilos de vida mais sedentários e menos ativos. A supernutrição, especialmente às custas do consumo dos macronutrientes, resultou em transição nutricional no mundo desenvolvido, redundando no surgimento acelerado de DCNTs. No entanto, a globalização caracterizada pela urbanização, aculturação, comércio global e troca de informações levou à transição nutricional muito rápida nos países em desenvolvimento, tendo como consequência o surgimento da obesidade e DCNTs, antes que os problemas de desnutrição e deficiências nutricionais específicas fossem resolvidos. Assim, os países em desenvolvimento agora sofrem com dupla carga de doenças relacionadas à nutrição, devido à coexistência de desnutrição e supernutrição.

Em países de alta renda, a incidência de fatores de risco de DCNTs relacionados à alimentação, como obesidade, é maior entre os grupos mais pobres e com menor escolaridade. Padrões de desigualdade mais complexos para obesidade e condições de saúde associadas são observados em países de baixa e média renda, uma vez que grupos de menor nível socioeconômico ingerem menos frutas, vegetais, peixes e fibras do que aqueles de maior nível socioeconômico (Global Nutrition Report, 2017). É importante ressaltar que, ao contrário da desnutrição, o crescimento econômico está positivamente associado ao aumento da obesidade, uma vez que aumento de 10% na renda *per capita* se traduz em aumento de 4,4% na obesidade. Assim, os países em desenvolvimento precisam empregar medidas de saúde pública para neutralizar esse risco, à medida que suas economias se desenvolvem.

O objetivo deste capítulo é descrever as principais doenças relacionadas à nutrição no mundo desenvolvido e em desenvolvimento, destacando a obesidade e o diabetes melito tipo 2, para mostrar as inter-relações entre as causas e consequências da desnutrição e supernutrição e para identificar os desafios globais em lidar com o pesado fardo gerado pela desnutrição, esta que contribui para o subdesenvolvimento físico e psíquico, incapacitação e morte prematura.

17.2 Doenças relacionadas com a nutrição em países desenvolvidos

Situação atual

Desenvolvimento econômico, educação, segurança alimentar e acesso a programas de saúde e imunização em países desenvolvidos resultaram em reduções dramáticas nas doenças relacionadas à desnutrição. Infelizmente, muitos desses fatores também levaram a comportamentos prejudiciais à saúde, padrões alimentares inadequados e falta de atividade física, o que exacerbou o desenvolvimento de DCNTs. Em 2017, as DCNTs foram responsáveis por 73% de todas as mortes globais, com mais da metade de todas as mortes (28,8 milhões) atribuídas a apenas quatro fatores de risco: hipertensão arterial sistêmica, tabagismo, glicemia alta e alto índice de massa corporal. A prevalência da obesidade aumentou em quase todos os países, levando a mais de um milhão de mortes por diabetes melito tipo 2, meio milhão de mortes por doença renal crônica relacionada ao diabetes e 180 mil mortes relacionadas a esteato-hepatite não alcoólica. Assim, o aumento da prevalência de obesidade pode explicar por que as taxas de mortalidade por doenças cardiovasculares não estão mais diminuindo na Austrália, na Áustria, no Brasil, na Alemanha, na Holanda, no Reino Unido e nos EUA. De fato, em âmbito global, o total de mortes por doenças cardiovasculares aumentou 21,1% entre 2007 e 2017, com doença isquêmica do coração e acidente vascular encefálico (AVE) respondendo por 84,9% das mortes por doença cardiovascular, em 2017 (Global Burden of Disease, 2017).

Definição, aspectos terminológicos e características

As DCNTs relacionadas com alimentação e ingestão de nutrientes são: obesidade, hipertensão arterial sistêmica, aterosclerose, doença cardíaca isquêmica, infarto do miocárdio, doença cerebrovascular, AVE, diabetes melito (tipo 2), osteoporose, cirrose hepática, cárie dentária e cânceres de mama, cólon e estômago induzidos por aspectos nutricionais. Eles se desenvolvem com o tempo devido à exposição a fatores de risco sociais, comportamentais e biológicos inter-relacionados. Junto com o uso de tabaco, abuso de álcool e sedentarismo, a alimentação considerada não saudável ou inadequada é um importante fator de risco modificável para DCNTs. A alimentação, portanto, desempenha papel importante na prevenção e no tratamento das DCNTs. As DCNTs são, às vezes, chamadas de "doenças crônicas", mas algumas doenças infecciosas, como vírus da imunodeficiência humana/síndrome da imuno-deficiência adquirida (HIV/AIDS) e tuberculose também são crônicas. Os fatores de risco para DCNTs se acumulam ao longo do curso da vida – da infância à idade adulta – e se manifestam após décadas de exposição. O aumento da obesidade infantil é especialmente preocupante porque tem implicações a longo prazo para as DCNTs. As DCNTs são responsáveis por 18 das 20 principais causas de "anos vividos com incapacidade (AVI), padronizados pela idade", em uma escala global (Global Burden of Disease, 2015). A anemia por deficiência de ferro diminuiu, passando de segunda causa principal de AVI, em 1990, para a quarta causa de AVI, em 2015, enquanto o diabetes melito aumentou da nona para a sexta causa principal de AVI, de 1990 a 2015 (Global Burden of Disease, 2015).

Fatores de risco para doenças crônicas não transmissíveis

A Tabela 17.1 lista os fatores de risco para DCNTs, os quais estão inter-relacionados e formam uma cadeia de eventos a partir de fatores sociais, como nível socioeconômico e ambientes que influenciam o comportamento, levando ao desenvolvimento de fatores de risco biológicos que causam as DCNTs (os fatores de risco biológicos geralmente se agrupam). Por exemplo, a obesidade (composição corporal fora do ideal) está associada à resistência a insulina, hiperlipidemia e hipertensão arterial sistêmica, que contribuem para o desenvolvimento de doenças cardiovasculares e diabetes melito tipo 2. Além disso, a doença cardiovascular é uma das complicações do diabetes melito não tratado.

Estudo de caso: aumento do diabetes tipo 2

O objetivo desta seção é destacar a carga crescente do diabetes melito em todo o mundo e delinear algumas das iniciativas que podem reduzir essa carga global. A Organização Mundial da Saúde (OMS) estimou, em 2014, que 8,5% dos adultos tinham diabetes melito. Em 2016, 1,6 milhão de mortes em todo o mundo foram diretamente atribuídas à doença, enquanto a alta glicemia, por si só, foi a causa de outros 2,2 milhões de mortes (OMS, 2016). Um em cada três adultos com mais de 18 anos apresenta

Tabela 17.1 Fatores de risco para doenças crônicas não transmissíveis (DCNTs) relacionadas com a nutrição.

Social	Comportamental	Biológico	DCNTs
Estado socioeconômico	Tabagismo	Dependência por tabaco	Doença pulmonar
Hábitos culturais	Abuso de álcool	Dependência por álcool	Doença cardiovascular
Fatores ambientais	Falta de atividade física Padrões alimentares inapropriados: inadequação de fibras e micronutrientes, excesso de gordura total, gordura saturada, gordura trans, colesterol, sal (NaCl), caloria	Dislipidemia Hiperlipidemia Resistência à insulina Hipertensão arterial sistêmica Obesidade (composição corporal)	Aterosclerose Doença cerebrovascular AVE Doença isquêmica do coração Infarto do miocárdio Diabetes Osteoporose Cáries dentárias Cirrose Cânceres induzidos pela alimentação

AVE, acidente vascular encefálico.

excesso de massa corporal, e um em cada oito tem obesidade. O número de pessoas com diabetes melito aumentou de 108 milhões, em 1980, para 422 milhões, em 2014. A prevalência global entre adultos maiores de 18 anos aumentou de 4,7% em 1980 para 8,5% em 2014. Diabetes melito de todos os tipos podem causar várias complicações e aumentar o risco geral de morte prematura. As possíveis complicações incluem ataque cardíaco, AVE, insuficiência renal, amputação de perna, perda de visão e danos aos nervos. Na gravidez, o diabetes melito mal controlado aumenta o risco de morte fetal e outras complicações.

Prevenção

Com base no conhecimento atual, o diabetes melito tipo 1 não pode ser evitado. Abordagens eficazes para prevenir o diabetes melito tipo 2 e suas complicações associadas incluem políticas e práticas para populações inteiras e em ambientes específicos (como nas escolas, em casa e no local de trabalho) que contribuem para uma boa saúde para todos, independentemente de terem diabetes, como praticar exercícios físicos regularmente, seguir uma alimentação balanceada, evitar o tabagismo e controlar a pressão arterial sistêmica e os lipídios no sangue. A adoção de uma abordagem ao longo da vida é essencial para prevenir o diabetes melito tipo 2 e deve ser uma característica marcante das estratégias preventivas. No início da vida, quando os hábitos alimentares e de atividade física são formados, e quando a regulação a longo prazo do balanço energético pode ser programada, há uma janela crítica para intervenção a fim de mitigar o risco de obesidade e diabetes melito tipo 2 mais tarde na vida. Uma estratégia de sucesso requer abordagem multifacetada, incluindo a de todo o governo e de toda a sociedade, em que todos os setores considerem sistematicamente o impacto das políticas de comércio, agricultura, finanças, transporte, educação e planejamento urbano na saúde – reconhecendo que a saúde é reforçada ou obstruída como resultado de políticas nestas e em outras áreas.

Manejo

O ponto de partida para viver bem com diabetes melito é o diagnóstico precoce – quanto mais tempo uma pessoa vive com a doença não diagnosticada

e tratada (adequadamente), provavelmente serão piores seus parâmetros de saúde. O acesso fácil a diagnósticos básicos, como teste de glicose no sangue, deve, portanto, estar disponível em ambientes de cuidados de saúde primários. São necessários sistemas adequados para encaminhamento e retorno, uma vez que os pacientes precisarão de avaliação periódica de um especialista ou tratamento de certas complicações. Para aqueles que são diagnosticados com diabetes melito, uma série de intervenções com boa relação custo-benefício pode melhorar seus resultados, independentemente do tipo de diabetes que possam ter. Essas intervenções incluem: o monitoramento regular e controle da glicemia, por meio de uma combinação de alimentação, atividade física (incluindo exercícios físicos) e, se necessário, medicamentos; controle da pressão arterial sistêmica e dos lipídios sanguíneos para reduzir o risco de doenças cardiovasculares e de outras complicações; e exames regulares para danos aos olhos, rins e pés, a fim de facilitar o tratamento precoce. O controle do diabetes pode ser fortalecido com o uso de padronizações e protocolos, com empenho em melhorar a capacidade de diagnóstico e tratamento do diabetes melito devendo ocorrer no contexto do gerenciamento integrado das DCNTs para, assim, produzir melhores resultados. No mínimo, os controles do diabetes melito e das doenças cardiovasculares podem ser combinados. O manejo integrado de diabetes melito e tuberculose e/ou HIV/AIDS [discutido posteriormente neste capítulo] pode ser considerado onde houver alta prevalência dessas doenças. Embora os fatores alimentares sejam de suma importância no manejo e na prevenção do diabetes melito tipo 2, a nutrição também é um dos aspectos mais controversos e difíceis do manejo dessa condição. Por exemplo, há grande variação no emprego isolado de modificação alimentar para controlar o diabetes melito tipo 2, visto que menos de 5 a 10% das pessoas com diabetes melito tipo 2 na Índia e 31% no Reino Unido são relatados. Além disso, tais pessoas costumam ser tratadas de forma menos rigorosa do que aquelas sob uso de medicamentos, e as informações alimentares geralmente são negligenciadas, embora haja necessidade de atenção à alimentação para atingir o controle glicêmico adequado (Forouhi et al., 2018). No entanto, as complicações decorrentes do diabetes melito tipo 2 são evitáveis, pois a glicose plasmática em jejum pode ser normalizada após determinado período de alimentação restrita em calorias, mesmo diante da retirada simultânea da terapia à base de metformina (Forouhi et al., 2018). É importante ressaltar que 46% de uma coorte de cuidados primários do Reino Unido permaneceu sem diabetes melito em 1 ano, durante um programa estruturado para perda de massa corporal por meio da restrição calórica (o ensaio clínico DiRECT), e o retorno ao comportamento glicêmico regularizado (sem diabetes) confere redução no risco de doenças cardiovasculares, resolução da dor decorrente da neuropatia e interrupção na progressão de complicações retinais (Forouhi et al., 2018).

Capacidade nacional de prevenção e controle do diabetes melito

A capacidade em nível nacional para prevenir e controlar o diabetes melito, conforme avaliado na Pesquisa de Capacidade do País para DCNTs, de 2015, varia amplamente por região e nível de renda do país. A maioria dos países relata ter políticas nacionais contra o diabetes, bem como políticas nacionais para reduzir os principais fatores de risco, e diretrizes ou protocolos nacionais para melhorar seu controle. Em algumas regiões específicas, assim como entre os países de baixa renda, no entanto, essas políticas e diretrizes carecem de financiamento e implementação. Em geral, os profissionais que atuam na saúde primária dos países de baixa renda não têm acesso às tecnologias básicas necessárias para ajudar as pessoas com diabetes melito a controlar tal condição. Apenas um em cada três países de rendas baixa e média relata que as tecnologias mais básicas para o diagnóstico e tratamento do diabetes melito estão geralmente disponíveis nas unidades de atenção primária à saúde. Muitos países realizaram pesquisas nacionais de base populacional sobre a prevalência de inatividade física, sobrepeso e obesidade nos últimos 5 anos, mas menos da metade incluiu medição da glicemia. A falta de acesso à insulina continua sendo um obstáculo fundamental para o sucesso do tratamento e resulta em complicações desnecessárias e mortes prematuras. Insulina e hipoglicemiantes orais estão geralmente disponíveis apenas em uma minoria de países de baixa renda. Além disso, medicamentos essenciais para obter o controle do diabetes melito, como agentes para reduzir a pressão arterial sistêmica e os níveis de lipídios sanguíneos, não estão disponíveis em países de baixa e média renda com frequência. Intervenções e programas políticos são necessários para melhorar o acesso equitativo ao tratamento.

Os pontos-chave são:

- A prevalência de diabetes melito tem aumentado mais rapidamente em países de rendas média e baixa
- O diabetes melito é uma das principais causas de cegueira, insuficiência renal, ataques cardíacos, AVE e amputação de membros inferiores
- Em 2016, estimou-se que 1,6 milhão de mortes em todo o mundo foram causadas diretamente pelo diabetes melito; em 2012, outros 2,2 milhões de mortes em todo o mundo foram atribuídas à alta glicemia
- Quase metade de todas as mortes atribuíveis a níveis elevados de glicemia ocorrem antes dos 70 anos de idade. Em 2016, a OMS estimou que o diabetes melito foi a sétima causa de morte
- A atividade física regular, a adoção de uma alimentação compatível com as demandas nutricionais, a manutenção da massa corporal adequada e a prevenção do tabagismo são formas de prevenir ou retardar o aparecimento do diabetes melito tipo 2
- O diabetes melito pode ser tratado e suas consequências podem ser evitadas ou adiadas por meio de alimentação, atividade física (incluindo exercícios físicos), medicamentos e exames regulares e tratamento de complicações.

O papel da nutrição na redução da carga de doenças crônicas não transmissíveis

As evidências de que alimentação, deficiências de nutrientes específicos e excessos influenciam no desenvolvimento de DCNT são fortes. Vêm de uma extensa pesquisa, que coletivamente forneceu indícios convincentes das relações entre nutrição e DCNTs: primeiro, de estudos ecológicos que compararam diferentes populações, os efeitos da migração de populações, a disponibilidade de alimentos durante o desenvolvimento econômico e as diferenças na ingestão alimentar e de nutrientes. Em segundo lugar, vários estudos epidemiológicos estabeleceram as associações entre a alimentação e os fatores de risco biológicos das DCNTs. Terceiro,

488 Introdução à Nutrição Humana

as intervenções com nutrientes e alimentos específicos em estudos controlados por placebo, avaliando pessoas saudáveis e doentes, confirmaram as relações observadas em estudos epidemiológicos. Por último, a pesquisa sobre aspectos moleculares e genéticos elucidou muitos mecanismos por meio dos quais a alimentação e os nutrientes afetam a mutação genética e a expressão proteica, aumentando nosso conhecimento de como a nutrição influencia o desenvolvimento das DCNTs. Esse conhecimento levou a vários conjuntos de recomendações e diretrizes alimentares internacionais para reduzir a carga das DCNTs relacionadas à nutrição. Um exemplo de um desses conjuntos de diretrizes da OMS está demonstrado no Boxe 17.1. Tais recomendações genéricas podem ser utilizadas como base para o desenvolvimento de estratégias

específicas para o país e diretrizes baseadas em alimentos para a prevenção de DCNTs por meio da alimentação. No entanto, de acordo com o relatório do Financiamento Global da Saúde de 2016, do Instituto de Métricas e Avaliação de Saúde, apenas 1,7% do total de US$ 37,6 bilhões em assistência ao desenvolvimento para a saúde foi para DCNTs e saúde mental, em comparação com quase 30% para saúde materno-infantil e 25 % para HIV e AIDS. Além disso, embora o financiamento para DCNTs tenha aumentado anualmente 5,2% de 2010 a 2016, ela permaneceu como a área de saúde com o menor financiamento (Global Nutrition Report, 2017).

Prevenção de doenças crônicas não transmissíveis em países desenvolvidos

A complexa cadeia de eventos em que fatores comportamentais e de estilo de vida influenciam o desenvolvimento dos fatores de risco biológicos para DCNTs enfatiza a necessidade de uma abordagem em múltiplos setores, em que todos os fatores da cadeia sejam direcionados ao longo do curso de vida. Além do tratamento médico de alguns fatores de risco biológicos (como o tratamento farmacológico da hipercolesterolemia) e da própria DCNT (como o controle da glicemia no diabetes melito), há evidências convincentes de que a prevenção primária é possível, econômica, acessível e sustentável. No mundo desenvolvido, a triagem e o diagnóstico precoces e o acesso aos cuidados de saúde tornam a prevenção primária mais viável do que em muitos países em desenvolvimento. No entanto, pode ser mais difícil superar as barreiras para aumentar a atividade física e mudar o comportamento alimentar em direção a padrões alimentares mais prudentes, com baixo teor de gordura e ricos em fibras. Estratégias e programas para prevenir as DCNTs seriam semelhantes em países desenvolvidos e em desenvolvimento, embora o contexto e o foco específico das diferentes intervenções possam variar. Como a carga futura das DCNTs será determinada pelo acúmulo de riscos ao longo da vida, a abordagem sobre o curso de vida é recomendada. Isso incluirá a otimização do estado nutricional de mulheres grávidas (ver Boxe 17.3, mais adiante), amamentação de lactentes, garantia de um estado nutricional ideal e crescimento das crianças, prevenção da obesidade infantil e promoção da alimentação "prudente" para adolescentes, adultos

---

Boxe 17.1 Metas de ingestão de nutrientes da Organização Mundial da Saúde (OMS) para a população com o objetivo de prevenir morte e invalidez por doenças crônicas não transmissíveis (DCNTs).[1]

Fator alimentar (alimento ou nutriente)	Meta recomendada (intervalo)
Gordura total	15 a 30% da energia total
Ácidos graxos saturados	< 10% da energia total
Ácidos graxos poli-insaturados (AGPIs)	6 a 10% da energia total
n - 6 AGPIs	5 a 8% da energia total
n - 3 AGPIs	1 a 2% da energia total
Ácidos graxos trans	< 1% da energia total
Ácidos graxos monoinsaturados (AGMI)	Por diferença[2]
Carboidrato total	55 a 75% da energia total[3]
Açúcares simples[4]	< 10% da energia total
Proteína	10 a 15% da energia total
Colesterol	< 300 mg/dia
Cloreto de sódio (sódio)	< 5 g por dia (< 2 g por dia)
Frutas e vegetais	≥ 400 g por dia
Fibra alimentar total	> 25 g por dia
Polissacarídeos não amiláceos	> 20 g por dia

[1]Série de suporte técnico da OMS, nº 916. [2]Os ácidos graxos monoinsaturados (AGMIs) são calculados como gordura total, menos ácidos graxos saturados, mais poli-insaturados, mais trans. [3]Energia proveniente do carboidrato é a porcentagem de energia disponível depois de levar em consideração aquela consumida como gordura e proteína. [4]Açúcares simples referem-se a todos os monossacarídeos e dissacarídeos adicionados aos alimentos pelo fabricante, cozinheiro ou consumidor, mais os açúcares naturalmente presentes no mel, em xaropes e sucos de frutas. Não inclui açúcares presentes no leite, frutas e vegetais.

Capítulo 17 ■ Doenças Relacionadas com Alimentos e Nutrição: Desafio Global   **489**

e idosos. Lidar com a obesidade infantil em países desenvolvidos é um dos maiores desafios nutricionais que esses países enfrentam hoje. Aumentos na prevalência da obesidade infantil foram documentados na maioria dos países desenvolvidos. Por exemplo, nos EUA, o *National Health and Nutrition Examination Surveys* (NHANES) mostrou que entre 2007 e 2008 e 2015 e 2016 os aumentos na obesidade e na prevalência de obesidade grave persistiram entre os adultos, ao passo que não houve tendências gerais significativas entre os jovens. Por exemplo, a prevalência de obesidade padronizada pela idade entre adultos aumentou de 33,7% entre 2007 e 2008 para 39,6% entre 2015 e 2016. Entre 7 e 17 anos de idade, a prevalência de obesidade foi de 16,8 e 18,5% nos anos de 2015 e 2016, enquanto, em crianças de 2 a 5 anos, a prevalência aumentou de 10,1% entre 2007 e 2008 para 13,9% entre 2015 e 2016. A OMS estimou, em 2016, que no mínimo 41 milhões de crianças com menos de 5 anos de idade estão com sobrepeso ou obesidade.

O sobrepeso e a obesidade têm consequências bastante ruins para as crianças, principalmente se outros fatores de risco biológico de DCNTs também estiverem presentes. Há também consequências imediatas para a saúde, como riscos de desenvolver cálculos biliares, hepatite, apneia do sono e outros. Além disso, crianças com obesidade apresentam baixa autoestima, muitas vezes são estigmatizadas e apresentam dificuldades com a imagem corporal e mobilidade. Crianças com sobrepeso e obesidade frequentemente se tornam adultos com sobrepeso ou obesidade e carregam o risco de morbidade e mortalidade prematura por DCNTs. As crianças no mundo desenvolvido estão expostas a um ambiente alimentar no qual alimentos, bebidas e lanches com alta densidade energética, mas pobres em micronutrientes, estão disponíveis a preços acessíveis e são comercializados de forma agressiva. Isso mostra que, para abordar o problema da obesidade infantil, parcerias ativas e responsáveis e agendas comuns devem ser formadas entre todas as partes interessadas (p. ex., entre governos, organizações não governamentais e a indústria de alimentos). Há indícios de que o diálogo com a indústria de alimentos não é suficiente e que muitos países estão considerando, ou já implementando, legislação para criar um ambiente alimentar mais saudável para as crianças. Os problemas de sobrepeso e obesidade na infância, e o consequente aumento das DCNTs, não são vistos apenas nos países desenvolvidos; eles estão surgindo em países em desenvolvimento e, em alguns, o número total de crianças afetadas excede o de países desenvolvidos. Intervenções oportunas são necessárias para evitar a escalada experimentada nos países desenvolvidos.

17.3 Doenças relacionadas com a nutrição em países em desenvolvimento

Ciclo da pobreza-desnutrição

A desnutrição nos países em desenvolvimento afeta as pessoas ao longo da vida: do nascimento à primeira infância, passando pela adolescência e fases adulta e idosa. A desnutrição afeta, portanto, períodos críticos de crescimento e desenvolvimento mental, maturação, reprodução ativa e, também, fases de produtividade econômica. Para registrar o impacto dessa exposição ao longo da vida, o Estudo *Global Burden of Disease* usa os anos de vida ajustados pela incapacidade (AVAI), que combina anos de vida perdidos (AVPs) devido à mortalidade e AVIs em uma única métrica. Um AVAI pode ser considerado 1 ano perdido de vida saudável. Em uma população, as somas de AVAIs representa a lacuna entre o estado de saúde atual da população e a situação ideal em que toda a população vive até uma idade avançada, livre de doenças. Em todo o mundo, os AVAIs diminuíram para doenças transmissíveis, maternas, neonatais e nutricionais, entre 1990 e 2013, enquanto, para DCNTs, os AVAIs globais têm aumentado (Murray et al., 2015). As principais causas de AVAIs variam substancialmente entre as regiões, com a doença pulmonar obstrutiva crônica sendo a principal causa no leste da Ásia, malária na África Ocidental e HIV/AIDS no leste e sul da África subsaariana.

A saúde das populações nos países em desenvolvimento é amplamente determinada pelo meio ambiente. Fatores "ambientais" incluem condições sociais e econômicas, dependendo e influenciando a disponibilidade e distribuição de recursos, sistemas agrícolas e alimentares, disponibilidade e acesso a alimentos nutritivos e água potável segura, implementação de programas de imunização, exposição a ambientes anti-higiênicos e toxinas, condição das mulheres e educação, bem como o meio "político", incluindo ditaduras, conflitos e guerras, que muitas vezes determinam a disponibilidade de serviços de saúde. Existe associação estreita e inter-relacionada entre desnutrição e pobreza nos países em desenvolvimento. Um quinto da população global (767 milhões de pessoas em 2017) vive em extrema pobreza. É importante ressaltar que a má nutrição aumenta o risco de pobreza, com 43% das crianças com menos de 5 anos em países de renda baixa e média correndo risco elevado de pobreza devido à baixa estatura. Crianças bem nutridas têm 33% mais probabilidade de escapar da pobreza quando adultas, ao passo que crianças com baixa estatura ganham 20% menos em comparação a crianças sem baixa estatura. Tanto a baixa estatura quanto o ganho de massa corporal inadequado estão associados ao crescimento do PIB: a prevalência de baixa estatura e baixa massa corporal diminui em cerca de 3,2 e 7,4% para cada aumento de 10% na renda *per capita*, respectivamente (Global Nutrition Report, 2017). Embora o número de crianças com baixa estatura e baixa massa corporal tenha diminuído em muitos países, o progresso global para reduzir essas formas de desnutrição não é rápido o suficiente para cumprir as metas de nutrição acordadas internacionalmente, incluindo a meta 2.2 do Objetivo de Desenvolvimento Sustentável (ODS) para acabar com todas as formas de desnutrição até 2030 (Global Nutrition Report, 2017).

A Figura 17.1 ilustra essa associação, demonstrando também alguns dos mecanismos responsáveis por perpetuá-la ao longo das gerações.

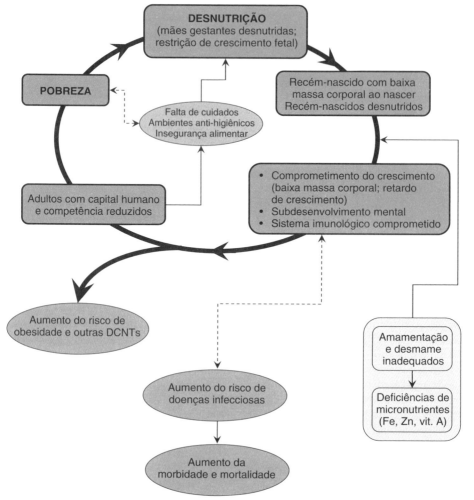

Figura 17.1 Círculo vicioso intergeracional entre desnutrição e pobreza. DCNTs, doenças crônicas não transmissíveis; Fe, ferro; vit., vitamina; Zn, zinco.

A Figura 17.1 também demonstra que essas crianças subdesenvolvidas física e mentalmente acabam se transformando em adultos com "capital humano reduzido" e competência diminuída. Esses adultos, muitas vezes, não são capazes de criar ambientes propícios para eles ou seus filhos escaparem da pobreza e desnutrição na próxima geração. Além disso, eles correm maior risco de obesidade e outras DCNTs devido à programação precoce (possivelmente por meio de alterações epigenéticas ou de metilação do DNA) no feto desnutrido. É especialmente quando esses adultos são expostos a alimentações com baixa qualidade de micronutrientes, em associação à alta densidade energética, que rapidamente apresentam excesso de massa corporal e podem desenvolver obesidade. Esse fenômeno explica, em certa medida, a coexistência de desnutrição e supernutrição no mesmo domicílio, com crianças apresentando desnutrição, baixa estatura e baixa massa corporal sendo cuidadas por mãe ou cuidador com sobrepeso ou obesidade.

Obesidade e doenças crônicas não transmissíveis em países em desenvolvimento

A obesidade e outras DCNTs estão se tornando cada vez mais os principais problemas de saúde pública no mundo em desenvolvimento. Em 2014, aproximadamente 1,9 bilhão de adultos em todo o mundo estavam com sobrepeso ou obesidade, enquanto cerca de 41 milhões de crianças com idade inferior a 5 anos estavam com sobrepeso ou obesidade em 2016 (WHO, 2017). O sobrepeso e a obesidade materna, no momento da gravidez, aumentam o risco de obesidade infantil, que continua na adolescência e no início da idade adulta, aumentando, assim, o risco de transmissão geracional da obesidade (Black et al., 2013). Embora a Oceania, a Europa e as Américas tenham a maior proporção de mulheres com sobrepeso e obesidade, altas prevalências também são observadas no norte e no sul da África e na Ásia central e ocidental. A obesidade materna leva a várias complicações maternas e fetais durante a gravidez, o parto e o pós-parto. Gestantes com obesidade têm quatro vezes mais chances de desenvolver diabetes melito gestacional e duas vezes mais chances de desenvolver pré-eclâmpsia, em comparação a mulheres com IMC entre 18 e 24,9 kg/m^2 (Black et al., 2013). Além disso, o subdesenvolvimento e a falta de recursos nos países em desenvolvimento limitam a disponibilidade de cuidados diagnósticos e terapêuticos para pessoas que sofrem de DCNTs, levando ao aumento da morbimortalidade.

Principais doenças por deficiência de nutrientes nos países em desenvolvimento

Globalmente, 165 milhões de crianças tiveram retardo de crescimento em 2013. A desnutrição, levando à restrição do crescimento fetal, retardo de crescimento, baixa massa corporal, deficiências de vitamina A e zinco, juntamente com amamentação abaixo do ideal, causou, em 2011, 3,1 milhões de mortes de crianças (45% de todas as mortes infantis; Preto et al., 2013). A desnutrição materna contribuiu para 800 mil mortes de recém-nascidos pequenos para a idade gestacional (Bhutta et al., 2013). Embora a baixa estatura infantil ainda seja muito alta, sua prevalência infantil global diminuiu de 32,7 para 22,9% entre 2000 e 2016, e o número total de crianças com baixa estatura com menos de 5 anos de idade diminuiu de 198,4 para 154,8 milhões (WHO, 2017). No entanto, a prevalência de baixa estatura é maior no sul da Ásia e na África subsariana do que em outros lugares. A quantidade de pessoas que passam fome aumentou desde 2015, e cerca de 38 milhões de pessoas enfrentam grave insegurança alimentar na Nigéria, na Somália, no Sudão do Sul e no Iêmen, enquanto a Etiópia e o Quênia estão enfrentando secas significativas (Global Nutrition Report, 2017). Além da desnutrição relacionada com pobreza, fome e insegurança alimentar, levando ao atraso do desenvolvimento físico e mental, as deficiências de nutrientes específicos são causas de doenças específicas (conforme discutido nos Capítulos 7, 8, 10 e 11 deste livro).

As principais doenças por deficiência de nutrientes prevalentes nos países em desenvolvimento estão resumidas no Boxe 17.2, para ilustrar o escopo do problema e identificar os desafios da nutrição no mundo em desenvolvimento para o século XXI.

Doenças infecciosas relacionadas à nutrição em países em desenvolvimento

A nutrição é o principal determinante da defesa do corpo humano contra doenças infecciosas. A nutrição ideal é necessária para a integridade das

492 Introdução à Nutrição Humana

Boxe 17.2 Doenças por deficiência de nutrientes em países em desenvolvimento: prevalência

Nutriente	Consequência: doença	Estimativa: 1995 a 2013
Ferro	Anemia; desenvolvimento cerebral deficiente na infância	19,2% de mulheres grávidas, 18,1% de crianças com menos de 5 anos de idade
Vitamina A	Cegueira; aumento da mortalidade por doenças infecciosas (crianças com menos de 5 anos são especialmente vulneráveis)	15,3% de mulheres grávidas, 33,3% de crianças com menos de 5 anos de idade
Iodo	Bócio; cretinismo (crianças) com danos cerebrais graves e retardo mental	28,5% globalmente, 40% na África, 44,2% na Europa
Zinco	Seu papel no atraso do crescimento e em doenças infantis com risco à vida só está ficando claro atualmente	17,3% globalmente, 23,9% na África, 7,6% na Europa

Black et al., 2013.

---

barreiras físicas (pele, epitélio) contra patógenos. Além disso, nutrientes específicos desempenham papéis importantes na definição da função imunológica adquirida (respostas humorais e mediadas por células) e para influenciar, modular ou mediar processos inflamatórios, a virulência do agente infeccioso e a resposta de células e tecidos a danos hipóxicos e tóxicos.

Dada a alta prevalência de má nutrição (desnutrição) nos países em desenvolvimento, não é surpreendente que as doenças infecciosas ainda dominem as estatísticas de mortalidade nesses países. Em crianças com menos de 5 anos de idade, são diarreia e doenças comuns da infância, nas quais a desnutrição pode causar mortes prematuras na infância. De todas as mortes infecciosas e parasitárias em crianças, 34% podem ser atribuídas à baixa massa corporal; 26% para água sem segurança para consumo, higiene e saneamento; e 15% para a fumaça produzida pelo uso interno de combustíveis sólidos (WHO, 2009).

17.4 HIV/AIDS

Introdução

A infecção pelo HIV, e o consequente desenvolvimento da AIDS, é uma pandemia global responsável por grande parte do total de mortes em alguns países em desenvolvimento. Apesar da expansão do acesso à terapia antirretroviral e da diminuição da incidência de infecção pelo HIV, aproximadamente 940 mil pessoas morreram de HIV em todo o mundo em 2017 [52% menos do que em 2004 (pico) e 34% menos do que em 2010, apesar de um período de crescimento populacional substancial em muitos países com alta carga]. Essa pandemia tem um impacto social, econômico e demográfico devastador e trágico no desenvolvimento e nos ganhos de saúde dos países em desenvolvimento, afetando principalmente adultos jovens e sexualmente ativos em seus anos reprodutivos, bem como recém-nascidos de mães infectadas. Para entender os desafios nutricionais do HIV/AIDS, é necessário entender como o vírus é transmitido e acompanhar o curso clínico da infecção. As características do vírus, sua ligação a receptores de superfície celular, sua entrada nas células do sistema imunológico, sua replicação e transcrição, bem como sua variabilidade genética e diferentes classes do vírus, têm sido intensamente pesquisadas e descritas, formando a base para a desenvolvimento de medicamentos antirretrovirais para o tratamento do HIV/AIDS. Mais sobre isso pode ser encontrado em *http://en.wikipedia. org/wiki/HIV*.

Transmissão do HIV

Como ainda não existe vacina contra o HIV nem cura, a ênfase está na prevenção da transmissão do vírus, a qual ocorre de pessoa para pessoa por meio de certos fluidos corporais, como sangue (e produtos sanguíneos), sêmen, fluido pré-seminal, secreções vaginais e leite materno.

A maioria das infecções pelo HIV é adquirida por meio do contato sexual desprotegido, quando as secreções sexuais de um parceiro entram em contato com as mucosas genitais, orais ou retais de outro. O risco de infecção estimado por 10 mil exposições (sem preservativo) a uma fonte infectada varia de 0,5 a 50, dependendo do tipo de exposição.

Capítulo 17 ■ Doenças Relacionadas com Alimentos e Nutrição: Desafio Global **493**

A via de transmissão sanguínea é responsável por infecções em usuários de drogas intravenosas quando compartilham agulhas com pessoas contaminadas. Embora o sangue e seus hemoderivados sejam, hoje em dia, testados principalmente para HIV, práticas anti-higiênicas em alguns países em desenvolvimento, ferimentos por picadas de agulha de enfermeiros e médicos, bem como procedimentos como tatuagens, *piercings* e rituais de escarificação, apresentam algum risco de infecção.

A transmissão do vírus de uma mãe infectada para o filho pode ocorrer no útero durante a gestação, o parto ou a amamentação. A taxa de transmissão entre mães infectadas não tratadas e crianças é de aproximadamente 25%, com esse risco podendo reduzir para 1% com o tratamento antirretroviral da mãe, combinado com a cesariana. O risco geral para o filho de uma mãe que amamenta está entre 20 e 45% e estudos recentes mostraram que esse risco pode reduzir três a quatro vezes quando a amamentação exclusiva é realizada por até 6 meses. A amamentação exclusiva por 6 meses é, portanto, a recomendação atual da OMS para mães infectadas em países em desenvolvimento, "a menos que a alimentação substituta seja aceitável, viável, acessível, sustentável e segura para elas e seus bebês antes dessa data".

Curso clínico da infecção pelo HIV: progressão para a AIDS

Os diferentes estágios da infecção pelo HIV ditam diferentes tipos de intervenção nutricional. Mesmo antes da infecção, o ciclo vicioso de desnutrição e pobreza nos países em desenvolvimento pode aumentar a vulnerabilidade à infecção: a desesperança e o desespero da pobreza podem levar ao abuso de álcool, violência, estupro e comportamentos sexuais irresponsáveis, aumentando a exposição ao vírus. Além disso, a desnutrição pode comprometer a integridade do sistema imunológico, aumentando a vulnerabilidade à infecção. Romper esse ciclo por meio de intervenções nutricionais apropriadas e direcionadas à saúde pública em programas de redução da pobreza pode, indiretamente, também impactar na transmissão do HIV

- Etapa 1 – Período de incubação: não há sintomas durante este estágio e sua duração é geralmente de 2 a 4 semanas

- Estágio 2 – Infecção aguda (soroconversão): há rápida replicação viral durante este estágio. Pode durar de 1 semana a vários meses, com período médio de 28 dias. Os sintomas incluem febre, linfadenopatia, faringite, erupção cutânea, mialgia, mal-estar, dor de cabeça e feridas na boca e no esôfago
- Estágio 3 – Assintomático ou de latência: essa fase pode durar de algumas semanas a 10 ou 20 anos, dependendo do estado nutricional e do tratamento medicamentoso da pessoa; é caracterizado por nenhum ou apenas alguns sintomas, que podem incluir perda de massa corporal subclínica, deficiência de vitamina B_{12}, alterações nos lipídios do sangue e nas enzimas hepáticas e aumento da suscetibilidade a patógenos presentes em alimentos e água
- Estágio 4 – Infecção sintomática pelo HIV: as contagens de células CD4 + (as células imunes que contêm o receptor CD4, que se ligam ao vírus e que são destruídas durante a replicação viral) diminuíram dos valores normais de 1.200 para entre 200 e 500 células/$\mu\ell$. Emagrecimento é um sintoma característico e é definido como perda involuntária de mais de 10% da massa corporal basal. Outros sintomas incluem perda de apetite, placas brancas na boca, lesões na pele, febre, suores noturnos, tuberculose, herpes-zóster e outras infecções. As intervenções nutricionais podem ajudar a preservar a massa corporal magra, "fortalecer" o sistema imunológico e retardar a progressão para o estágio 5
- Estágio 5 – AIDS: as contagens de CD4 + estão agora abaixo de 200 células/$\mu\ell$. A imunossupressão é grave e leva a muitas infecções oportunistas ou secundárias causadas por fungos, protozoários, bactérias e/ou outros vírus.

Podem ocorrer doenças malignas e demência. Trata-se da fase final e, se não for tratada com antirretrovirais e medicamentos específicos para as infecções secundárias, invariavelmente leva à morte.

Nutrição e HIV/AIDS

O papel da nutrição no HIV/AIDS é complexo. Conforme mencionado acima, a desnutrição pode contribuir para o aumento da vulnerabilidade à infecção nos países em desenvolvimento. O vírus provavelmente aumenta as necessidades nutricionais, enquanto seus efeitos no sistema nervoso e

494 Introdução à Nutrição Humana

digestivo levam à diminuição do apetite e da ingestão, digestão prejudicada e má absorção. A consequente perda de massa corporal magra deu à infecção o seu nome africano original de "doença da magreza". Há indicações de que uma nutrição melhorada pode retardar a progressão da infecção pelo HIV para AIDS. Há evidências de que o suporte nutricional pode ajudar na tolerância aos medicamentos antirretrovirais e seus efeitos colaterais e auxiliar no manejo de algumas das infecções secundárias da AIDS.

A alimentação ideal para pessoas que vivem com HIV/AIDS não é conhecida. Pelo menos um estudo (*THUSA*, na África do Sul) indicou que pessoas infectadas, mas assintomáticas, que regularmente incluíam alimentos derivados de animais em suas alimentações tiveram melhores resultados de saúde do que aqueles em alimentações baseadas em plantas e com alta ingestão de gordura poli-insaturada ômega-6. Nesse momento, as recomendações nutricionais para pessoas que vivem com HIV/AIDS são, portanto, norteadas pela prática informada por evidências, e não totalmente baseada em evidências. As recomendações globais foram avaliadas recentemente pela Academia de Ciências da África do Sul, e algumas de suas conclusões estão resumidas no Boxe 17.3.

A transmissão do vírus e os diferentes estágios na progressão da infecção para AIDS indicam que são necessários diferentes níveis de intervenção e apoio nutricional, conforme ilustrado no Boxe 17.3.

17.5 O desafio global para abordar a desnutrição

Panorama

Os problemas nutricionais e as doenças que a humanidade enfrentou no início do século XXI foram identificados e brevemente discutidos neste capítulo. Nos países desenvolvidos, são principalmente obesidade infantil e adulta e as DCNTs relacionadas à combinação entre supernutrição, falta de atividade física, tabagismo, abuso de álcool e estilos de vida estressantes. Nos países em desenvolvimento, a magnitude da desnutrição é impressionante. Além disso, a obesidade e as DCNTs surgiram nesses países e estão se tornando cada vez mais as principais causas de mortalidade. Essa dupla carga é ainda mais agravada pela pandemia de HIV/AIDS.

> **Boxe 17.3 Recomendações nutricionais para HIV/AIDS**
>
> 1. As recomendações nutricionais não devem causar danos.
> 2. Uma nutrição ideal ao nível da população é necessária como parte de um conjunto de medidas gerais para reduzir a propagação do HIV e tuberculose.
> 3. O foco deve ser em alimentações diversificadas, incluindo alimentos tradicionais disponíveis e acessíveis. No entanto, alimentos fortificados, bem como suplementos de macro e micronutrientes, em níveis seguros (não mais do que 2 vezes/dia no nível recomendado), podem ser úteis.
> 4. Suplementos alimentares terapêuticos prontos para uso são eficazes para reverter o mau estado nutricional encontrado em pessoas gravemente afetadas.
> 5. Como as deficiências de micronutrientes podem acelerar a progressão da doença e facilitar a transmissão do HIV de mãe para filho, suplementos multivitamínicos, de zinco e selênio são indicados, mas a suplementação de vitamina A pode aumentar a transmissão de mãe para filho e a suplementação de zinco pode ser prejudicial para mulheres grávidas.
> 6. Mulheres grávidas infectadas com HIV, mães em lactação e seus bebês precisam de conselhos e cuidados especiais para garantir os melhores resultados possíveis.
> 7. Etapas e protocolos estabelecidos e bem descritos devem ser seguidos em intervenções de nutrição em saúde pública e no suporte nutricional terapêutico de pacientes durante o acompanhamento médico.
>
> Princípios Gerais da ASSAf (2007).

Atualmente, o progresso nas metas globais de nutrição não está no caminho certo: no caso de retardo de crescimento, a taxa atual de redução não é rápida o suficiente para atingir 100 milhões até 2025; para a baixa massa corporal, a taxa atual de redução não é rápida o suficiente para chegar a menos de 5% em 2025; para excesso de massa corporal, a taxa atual indica aumento do excesso de massa corporal na África e na Ásia; para a anemia, a média global da prevalência em mulheres em idade reprodutiva aumentou de 30,3% (linha de base de 2012) para 32,8%, em 2016 (Boxe 17.4). Assim, está se tornando claro que as ações realizadas por meio do "setor de nutrição" por si só não podem atingir as metas globais de nutrição, mas essa ação, a partir dos chamados Objetivos de Desenvolvimento Sustentável (SDGs, do inglês *Sustainable Development Goals*), é necessária para abordar as causas da desnutrição. O compromisso

Capítulo 17 ▪ Doenças Relacionadas com Alimentos e Nutrição: Desafio Global **495**

> **Boxe 17.4 Situação nutricional global**
>
> 12 bilhões de pessoas carecem de micronutrientes essenciais, como ferro e vitamina A
> 155 milhões de crianças apresentam baixa estatura
> 52 milhões de crianças apresentam baixa massa corporal
> 2 bilhões de adultos apresentam sobrepeso ou obesidade
> 41 milhões de crianças estão acima da massa corporal ideal
> 88% dos países enfrentam grave carga, de duas ou três formas de desnutrição
> O mundo está longe de cumprir todas as metas globais para melhorar a nutrição

político profundo e integrado com a nutrição será a chave para o progresso. Se mais de uma forma de desnutrição for combatida, isso aumentará a eficácia e a eficiência do investimento de tempo, energia e recursos para melhorar a nutrição.

Sugestões para enfrentar o desafio

Claramente, o tempo para programas individuais e separados abordarem a desnutrição de uma forma e a supernutrição e as DCNTs de outra já passou. O que é necessário é uma abordagem holística e integrada que promova e torne possível uma nutrição ideal. Várias agências das Nações Unidas, separadamente ou em combinação, desenvolveram "direcionamentos estratégicos" e descreveram princípios de política, estratégias para introduzi-las em diferentes níveis em diferentes ambientes, bem como ações para promover alimentações saudáveis. O desafio é enorme, pois há muitas barreiras a serem superadas: da guerra às agendas políticas descompromissadas e às preferências alimentares "não saudáveis" das pessoas. As lições aprendidas com o fracasso de muitos países em desenvolvimento em estar no caminho certo para alcançar os Objetivos de Desenvolvimento do Milênio até 2015 pedem nova abordagem e liderança global. Isso pode ser possível em parcerias em que haja reconhecimento e respeito por diferentes agendas, mas se os parceiros estiverem dispostos a desenvolver uma agenda de nutrição comum e concordar com as etapas para alcançar objetivos comuns.

O *Global Nutrition Report* (2017) indicou que as causas da desnutrição só podem ser abordadas enfrentando problemas em relação a: produção sustentável de alimentos; água potável; redução do desperdício de alimentos; sistema de saúde forte

e robusto; equidade na distribuição de riqueza e educação; paz e estabilidade; e coleta rigorosa de dados.

- A produção sustentável de alimentos é a chave para os resultados nutricionais. Prevê-se que os rendimentos agrícolas diminuam à medida que as temperaturas aumentam, resultando na diminuição de proteínas, ferro, zinco e outros micronutrientes nas principais culturas. Além disso, a pesca insustentável ameaça 17% das proteínas do mundo e é uma fonte de micronutrientes essenciais. Políticas e investimentos para manter e aumentar a diversidade de paisagens agrícolas são necessárias para garantir que as pequenas e médias propriedades possam continuar a produzir os principais micronutrientes que são produzidos agora
- Sistemas fortes de infraestrutura desempenham papéis essenciais no fornecimento de alimentações seguras, nutritivas e saudáveis, água potável e saneamento. Será essencial reduzir o desperdício (atualmente em 30% da produção) e a contaminação dos alimentos, o que leva a diarreia, baixa massa corporal e morte de crianças pequenas. A infraestrutura atual facilitou a entrega de alimentos que aumentam o risco de obesidade e doenças não transmissíveis relacionadas à alimentação (DCNTs)
- Os sistemas de saúde têm papel importante na promoção da alimentação de bebês e crianças pequenas, suplementação, alimentação terapêutica, aconselhamento nutricional para controlar o excesso e a baixa massa corporal e rastreamento de DCNTs relacionadas à alimentação em pacientes. Ações essenciais de nutrição, com evidências substanciais, precisam garantir que estão alcançando aqueles que mais precisam.
- Equidade e inclusão são importantes para os resultados da nutrição: ignorar a equidade na distribuição da riqueza e da educação tornará impossível acabar com a desnutrição em todas as suas formas. Um quinto da população global vive em extrema pobreza e 46% de todos os atrasos de crescimento estão neste grupo. Ao mesmo tempo, devem ser implementadas medidas para neutralizar o risco de aumento da obesidade à medida que as economias se desenvolvem, especialmente porque a carga da obesidade está aumentando em níveis mais baixos de desenvolvimento econômico. A grave insegurança alimentar continua a ser um problema em

496 Introdução à Nutrição Humana

todo o mundo – de 30% na África a 7% na Europa. Ações para garantir que as mulheres sejam incluídas e tratadas com igualdade são necessárias para garantir que possam amamentar e cuidar de sua própria nutrição.

- Paz e estabilidade são vitais para acabar com a desnutrição. A instabilidade a longo prazo pode exacerbar a insegurança alimentar e levar à fome. Quando ocorrem conflitos ou emergências, a nutrição deve ser incluída na redução do risco de desastres e na reconstrução pós-conflito
- Para melhorar a nutrição, são necessários dados mais regulares, detalhados e desagregados. Atualmente, há falta particular de dados que são desagregados por riqueza, sexo biológico, geografia, idade e incapacidade. As médias nacionais não são suficientes, pois os níveis nutricionais podem variar mesmo dentro das famílias. Duas lacunas de dados notáveis são sobre adolescentes e ingestão alimentar.

Embora a abordagem da desnutrição tenha um alto retorno de custo econômico e de saúde (US$ 16 ganhos para cada US$ 1 investido), o gasto global dos doadores com desnutrição ou DCNTs e obesidade é de 0,5 ou 0,01% da Assistência Oficial ao Desenvolvimento global, respectivamente. Portanto, o comprometimento e as lacunas de dados estão impedindo a prestação de contas e o progresso. Para melhorar a nutrição universalmente, precisamos de dados melhores, mais regulares e desagregados e do compromisso claro de todas as agências internacionais. Há total acordo na literatura sobre os desafios da nutrição do século XXI de que o foco deve ser na prevenção de doenças relacionadas à nutrição, para minimizar suas graves consequências econômicas e sociais.

Leitura complementar

ASSAf. (2007). *HIV/AIDS, TB and Nutrition*. Scientific enquiry into nutritional influences on human immunity with special reference to HIV infection and active TB IN South Africa. Pretoria, Academy of Science of South Africa. 1–282 (www.assaf.org.za).

Bhutta, Z.A., Das, J.K., Rizvi, A. *et al.* (2013). Lancet Nutrition Interventions Review Group, the Maternal and Child Nutrition Study Group. Evidence-based interventions for improvement of maternal and child nutrition: what can be done and at what cost? *Lancet.* Aug 3;**382**(9890):452–477.

Black, R.E., Victora, C.G., Walker, S.P. *et al.* (2013). Maternal and Child Nutrition Study Group. Maternal and child undernutrition and overweight in low-income and middle-income countries. *Lancet.* Aug 3;**382**(9890):427–451.

Development Initiatives. (2017). *Global Nutrition Report 2017: Nourishing the SDGs.* Bristol, UK: Development Initiatives.

Forouhi, N.G., Misra, A., Mohan, V. *et al.* (2018). Dietary and nutritional approaches for prevention and management of type 2 diabetes. *BMJ.* Jun 13;**361**:k2234. doi: 10.1136/bmj.k2234.

Global Burden of Disease (GBD) 2015. (2016). Disease and Injury Incidence and Prevalence Collaborators, Global, regional, and national incidence, prevalence, and years lived with disability for 310 diseases and injuries, 1990-2015: a systematic analysis for the Global Burden of Disease Study, national incidence, prevalence, and years lived with disability for 310 diseases and injuries, 1990–2015: a systematic analysis for the Global Burden of Disease Study 2015, *Lancet* **388**: 1545–1602

Global Burden of Disease (GBD) 2017. (2018). Causes of Death Collaborators, Global, regional, and national age-sex-specific mortality for 282 causes of death in 195 countries and territories, 1980–2017: a systematic analysis for the Global Burden of Disease Study 2017; *Lancet* **392**: 1736–1788.

Murray, C.J.L. and Lopez, A.D. (2017). Global Burden of Disease: A comprehensive Assessment of Mortality and Disability from Diseases, Injuries and Risk Factors in 1990 and projected to 2020. The Global Burden of Disease and Injury 1. 1996. Harvard School of Public Health, Boston, MA. The double burden of malnutrition. Policy brief. Geneva: World Health Organization.

Murray, C.J.L., Barber, R.M., Foreman, K.J. *et al.* (2015). Global, regional, and national disability-adjusted life years (DALYs) for 306 diseases and injuries and healthy life expectancy (HALE) for 188 countries, 1990–2013: quantifying the epidemiological transition. *Lancet.* **386**: 2145–2191.

World Health Organization. (2017). *Global Nutrition Monitoring Framework: operational guidance for tracking progress in meeting targets for 2025.* Geneva: World Health Organization.

World Health Organization. (2016). *Global Burden of Diabetes Report.* Geneva: World Health Organization. ISBN 978 92 4 156525 7 (NLM classification: WK 810). (https://www.who.int/diabetes/global-report/en/).

World Health Organization. (2009). *Global health risks: mortality and burden of disease attributable to selected major risks.* Geneva: World Health Organization. ISBN 978 92 4 156387 1 (NLM classification: WA 105) (https://www.who.int/healthinfo/global_burden_disease/GlobalHealthRisks_report_full.pdf).

Índice Alfabético

A

Abordagem(ns)
- estatísticas para análise de dados, 400
- integrada, 2
- orientada ao problema para a avaliação do estado nutricional, 121

Absorção, 202
- da biotina, 288
- da niacina, 269
- da tiamina, 262
- da vitamina
- - B_2, 265
- - B_6, 273
- - B_{12}, 278
- - C, 293
- - D, 248
- - E, 255
- de cálcio, 302
- de ferro, 297, 321
- de fitoquímicos, 372
- de gordura
- - alimentar, 202
- - solubilizada, 205
- de manganês, 352
- de molibdênio, 354
- do ácido pantotênico, 290
- do cobre, 332
- do fluoreto, 355
- do folato, 282
- do fósforo, 312
- do iodo, 346
- do magnésio, 309
- do potássio, 319
- do selênio, 338
- do sódio, 316
- do zinco, 328
- e má absorção no intestino delgado, 179

Absorciometria por dupla emissão de raios X, 100

Ácido(s)
- ascórbico, 238, 292
- fólico, 238, 281
- graxos
- - de cadeia curta, 190
- - - e média, 197, 224
- - monoinsaturados, 224
- - poli-insaturados, 198, 223, 225
- - - N-3 de cadeia longa, 232
- - saturados, 224, 228
- - - e insaturados, 196
- - - e monoinsaturados, 222
- - - - de cadeia longa, 198
- nicotínico, 238
- pantotênico, 238, 290
- - utilizações não nutricionais do, 292

- retinoico, 240
- - e regulação da expressão gênica, 243

Acidúria metilmalônica, 281

Ações não antioxidantes da vitamina E, 256

Acordo(s)
- da Organização Mundial do Comércio, 472
- Geral de Tarifas e Comércio, 471

Açúcares, 233

Acurácia, 24

Aditivos alimentares, 451

Adultos e atividade física, 393

Aflatoxinas, 447

Agências das Nações Unidas, 470

Agricultura, 472

Ajuste das funções metabólicas e endócrinas, 119

Alcaloides de ergot, 448

Alcoóis de açúcar, 186

Alergias, 452

Alimentação
- colesterol sérico e doença cardíaca coronária, 226
- e doença cardiovascular, 226
- experimental, 405
- - em estudos de intervenção em nutrição humana, 408

Alimentos, 64
- funcionais, 11
- tradicionais e étnicos específicos, 80

Alongamento da cadeia dos ácidos graxos, 219

Alumínio, 358, 360

Ambiente alimentar, 467

Amido resistente, 186, 187, 233

Aminoácidos, 144, 146
- potencialmente tóxicos, 163

Amostragem de alimentos para inclusão nas tabelas, 68

Análise
- conjunta, 418
- de bioimpedância elétrica, 106
- de composição corporal, 95
- - no contexto de precisão, 118
- de dados, 400
- estatística, 396

Anemia
- megaloblástica, 286
- no escorbuto, 295
- perniciosa, 279

Antropometria, 109, 113

Aplicações de métodos de composição corporal, 115

Aptidão física, 381

Arginina, 160

Arsênio, 358, 360

Ascorbato, 294

Aspectos da propriedade intelectual relacionada ao comércio, 473

Association for Nutrition, 480

Astrovírus, 434

Aterosclerose, 207

Atividade física, 380, 381
- e saúde, 384
- tendências em, 386

Aumento do diabetes tipo 2, 485

Autoridade Europeia para a Segurança dos Alimentos, 477

Avaliação
- alimentar, 15
- da adequação alimentar, 49
- da desnutrição, 116
- da ingestão dietética, 14, 50
- da qualidade da proteína, 168, 169
- das mudanças no balanço energético e ingestão energética, 118
- de estado nutricional do cálcio, 306
- de segurança alimentar, 53
- do crescimento, desenvolvimento e envelhecimento saudáveis, 115
- do estado nutricional, 14
- - da niacina, 272
- - da riboflavina, 267
- - da tiamina, 264
- - da vitamina
- - - A, 246
- - - B_6, 275
- - - B_{12}, 280
- - - C, 296
- - do folato, 287
- - relacionado com o
- - - cobre, 336
- - - ferro, 325
- - - fluoreto, 356
- - - fósforo, 314
- - - iodo, 350
- - - magnésio, 311
- - - manganês, 353
- - - molibdênio, 354
- - - potássio, 320
- - - selênio, 342
- - - sódio, 317
- - - zinco, 330
- do risco cardiometabólico associado à obesidade, 116
- dos dados de ingestão dietética, 49

Avanços recentes na composição alimentar, 79

B

Bacillus cereus, 424, 427

Balanço energético, 125
- em várias condições, 136

498 Índice Alfabético

Barreiras técnicas ao comércio, 472
Bebidas energéticas, 468
Beribéri
- pernicioso (fulminante) agudo, 263
- seco, 263
- úmido, 263
Betacaroteno, 238
Biodisponibilidade, 75
- de fitoquímicos, 372, 374
Bioflavonoides, 298
Biotina, 238, 288
Biotoxinas marinhas, 447
Boro, 358, 360
Botulismo de origem alimentar, 425
Bromo, 360
Butirato, 190

C

Cádmio, 358, 360
Calciferol, 238
Cálcio, 302
Calcitriol, 250
Cálculo(s)
- de poder, 400
- do gasto energético, 132
Calorimetria, 390
Campylobacter, 429
Câncer, 385
- folato e, 286
Captação tecidual de folato, 283
Características da população alvo, 43
Carboidratos, 177
- alimentares, 233
- digestão e metabolismo de, 177
- e cáries dentárias, 191
- glicêmicos, 180
- nos alimentos, 177
Cáries dentárias, 191
Carnitina, 298
Caroteno dioxigenase, 241
Carotenoides, 369, 374
- provitamina A, 241
Carotenos, 243
Caso-controle, 414
Catabolismo
- de NAD(PH), 270
- oxidativo dos aminoácidos
    essenciais, 164
Cegueira noturna, 245
Cestódeos, 435
Cetogênese, 218
Cetose, 218
Chumbo, 358, 360
Ciclo
- da pobreza-desnutrição, 489
- da ureia, 155
Circulação êntero-hepática, 205
- de vitamina B_{12}, 279
Cisteína, 159
Citrinina, 447
Classificação
- dos alimentos, 67
- fisiológica de carboidratos, 185

- nutricional atual
    de aminoácidos, 158
- química de carboidratos, 186
Clínica, 14
Clonorchis sinensis, 436
Cloreto, 315
Clostridium
- *botulinum*, 425
- *difficile*, 428
- *perfringens*, 427
Cobalamina, 238
Cobertura de *commodities*, 19
Cobre, 332
Codex Alimentarius, 473
- e processo de solução de disputa da
    Organização Mundial do
    Comércio, 475
Código genético, 146
Coeficiente de variação, 24
Coenzima
- A, 291
- Q, 299
Cofatores, 223
Colesterol, 201
- e o cérebro, 225
- LDL, 228
- proveniente dos ovos, 230
- sanguíneo, 231
- sérico, 214
Colina, 299
Competição, 223
Componentes do balanço
    energético, 126
Comportamento sedentário, 383
Composição
- alimentar, 62
- corporal, 95, 98
- - diferentes níveis de, 96
- - funcional, 120
Compostos bioativos
    em alimentos, 81
Comunicação nutricional, 463
Concentração de glicose
    no sangue, 182
Confiabilidade, 397
Contaminantes
- ambientais e industriais, 445
- de processo, 445
Conteúdo corporal total, 216
Controle
- da glicemia por meio da
    alimentação, 183
- do apetite e da ingestão
    energética, 128
- endócrino do metabolismo das
    lipoproteínas, 213
Conversão
- de alimentos em nutrientes, 78
- de dados de ingestão alimentar em
    ingestão de nutrientes, 79
Coorte, 413
Crenças
- antigas, 8
- culturais, 9

Crianças e adolescentes em atividades
    físicas, 393
Critérios para inclusão em tabelas, 71
Cryptosporidium parvum, 439
Curso clínico da infecção
    pelo HIV, 493
Cyclospora cayetanensis, 439

D

Dados
- de abastecimento alimentar em nível
- - *commodities*, 18
- - de produto, 19
- de aquisição e despesas familiares, 20
Deficiência
- de ácido(s)
- - graxos essenciais, 224
- - pantotênico, 291
- de biotina, 289
- de folato, 286
- de riboflavina, 266
- de tiamina, 262
- de triptofano e niacina, 271
- de vitamina
- - A, 245
- - B_6, 274
- - B_{12}, 279
- - - induzida por drogas, 280
- - C, 294
- - D, 252
- - E, 256
- - K, 260
Degradação de proteínas, 149
Delineamento(s)
- de estudos em nutrição humana, 409
- ecológico, 414
- epidemiológicos, 410
- experimentais
    em epidemiologia, 411
- transversal, 414
Demanda metabólica, 168
- adaptativa, 163
- obrigatória, 163
Department for the Environment,
    Food and Rural Affairs, 479
Desafio(s)
- futuros para a pesquisa e a prática
    da nutrição, 10
- global para abordar
    a desnutrição, 494
Descrição
- de dados, 397
- dos alimentos, 65
Desenho experimental, 396
Desintoxicação de amônia pela síntese
    de glutamina, 155
Desnutrição global, 5
Dessaturação da cadeia dos ácidos
    graxos, 219
Determinantes metabólicos do
    metabolismo das lipoproteínas, 210
Di-hidrofolato redutase, 284
Diabetes melito, 182, 385, 487

Índice Alfabético **499**

Diário(s)
- alimentar, 26
- de atividades, 392
Dieta de Portfólio, 230
Digestão
- de carboidratos, 177
- de gordura alimentar, 202
Digestibilidade, 169
Dissacarídeos, 186
Distribuição
- de fitoquímicos em alimentos e
  bebidas, 369
- tecidual de
- - cálcio, 302
- - cobre, 332
- - ferro, 321
- - fluoreto, 355
- - fósforo, 312
- - iodo, 346
- - magnésio, 309
- - manganês, 352
- - molibdênio, 354
- - potássio, 319
- - selênio, 338
- - sódio, 316
- - zinco, 328
Doença(s)
- cardíaca coronária, 226
- cardiovascular, 214, 231
- crônicas não transmissíveis,
  prevenção em países
  desenvolvidos, 488
- de Creutzfeldt-Jakob, 440
- de Keshan, 339, 346
- de Wilson, 336
- infecciosas relacionadas
  à nutrição em países em
  desenvolvimento, 491
- por deficiência de nutrientes nos
  países em desenvolvimento, 491
- relacionadas com a nutrição em
  países
- - desenvolvidos, 484
- - em desenvolvimento, 489
- relacionadas com alimentos e
  nutrição, 483
- transmitidas por alimentos,
  consequências econômicas de, 422

E

Efeito(s)
- agudos e crônicos de doenças
  transmitidas por alimentos, 421
- biológicos de fitoquímicos, 375
- dos carotenoides, 377
- dos glicosinolatos, 377
- dos hormônios sexuais nas
  lipoproteínas séricas, 214
- dos polifenóis, 376
- nutricionais e metabólicos dos
  ácidos graxos alimentares, 223
- sobre a alimentação habitual, 41
- térmico da alimentação, 134

Eicosanoides, 221
Emulsificação, 202
Encefalopatia espongiforme
  bovina, 438
Encurtamento da cadeia
  dos ácidos graxos, 219
Energia, 70
Ensaio
- clínico, 413
- comunitário, 413
- de campo, 413
Entamoeba histolytica, 439
Envelhecimento, balanço
  energético, 137
Envenenamento
- por escombroide ou histamina, 450
- por peixe-balão (baiacu), 450
Epidemiologia, 410
Equilíbrio
- de riboflavina, 266
- energético, 127
Erros
- aleatórios, 24
- de codificação, 39
- de recordatório, 40
- sistemáticos, 24
Escherichia coli verotoxigênica, 429
Escorbuto, 294
Escore
- de aminoácidos, 170
- padrão de proteína
  de referência, 170
Especificidade, 223, 397
Essencialidade dos aminoácidos, 157
Estanho, 359, 361
Esterigmatocistina, 447
Esteróis, 200
- vegetais, 231
Estimativa
- do tamanho da porção, 34, 40
- - precisa, 78
Estresse oxidativo, 266
Estrutura da lipoproteína, 208
Estudos
- com isótopos, 91
- de balanço, 91
- de caso-controle, 416
- de coorte, 416
- de depleção-repleção, 91
- ecológicos, 417
- em humanos, 407
- epidemiológicos, 418
- - não experimentais, 415
- experimentais em epidemiologia
  nutricional, 411
- *in vitro*, 403
- transversais, 415
Europa, 475
Exatidão, 397
Excreção
- de folato, 283
- urinária de
- - fitoquímicos, 374
- - niacina e metabólitos, 270

Experimentação de
  nutrição humana, 408
Experimentos com animais, 93
Exploração de padrões alimentares
  para informar a política, 461
Exportações, 19

F

Fasciola hepatica, 436
Fasciolopsis buski, 437
Fator(es)
- de risco
- - cardiometabólico, 214
- - para doenças crônicas não
    transmissíveis, 485
- que influenciam o gasto
  energético, 133
Ferramenta de avaliação
  alimentar, 45
Ferro, 321
Fibra alimentar, 184, 187, 233
Filoquinona, 238
Fiscalização aprimorada, 422
Fitocêuticos, 300
Fitoquímicos, 366, 367, 371
Flavinas e estresse oxidativo, 266
Flúor, 355
Fluoreto, 355
Foco na biodiversidade
  intraespécie, 79
Folato, 281
- e câncer, 286
- na gravidez, 286
Fontes
- alimentares
- - da vitamina K, 258
- - de cobre, 337
- - de ferro, 325
- - de fluoreto, 356
- - de fósforo, 314
- - de magnésio, 311
- - de manganês, 353
- - de selênio, 343
- - do zinco, 330
- - e necessidades nutricionais
    de cálcio, 306
- de amônia, 154
- de erro em estudos dietéticos, 37
- e propriedades nutricionais gerais
  de proteínas vegetais, 171
Food Standards Agency, 479
Fornecimento *per capita*, 19
Fosfato, 251
Fosfolipídios, 200, 201
Fósforo, 312
Frutose, 184
Fumonisinas, 447
Função(ões)
- antioxidante dos carotenos, 245
- metabólica
- - da biotina, 289
- - da niacina, 270
- - da tiamina, 262

500   Índice Alfabético

- - da vitamina
- - - A, 243
- - - B_6, 274
- - - B_{12}, 279
- - - C, 293
- - - D, 251
- - - E, 255
- - - K, 259
- - das coenzimas
    de flavina, 266
- - do ácido pantotênico, 290
- - do folato, 283
- - e essencialidade do
- - - cálcio, 304
- - - cobre, 334
- - - ferro, 323
- - - flúor, 355
- - - fósforo, 314
- - - iodo, 347
- - - magnésio, 310, 352
- - - molibdênio, 354
- - - potássio, 319
- - - selênio, 339
- - - sódio, 316
- - - zinco, 329
- pró-oxidantes e antioxidantes
    do ascorbato, 294

G

Gasto energético, 126, 130
- da atividade física, 134
Genética
- e cobre, 334
- e iodo, 350
- e mangânes, 352
- e molibdênio, 354
- e potássio, 320
- e selênio, 342
- e sódio, 317
- e zinco, 330
Germânio, 358, 360
Giardia intestinalis, 439
Glicina, 161
Glicosinolatos, 369, 374
Glutamina, 161
Gordura(s), 199
- alimentares, 195
- saturada, 227
Gravidez
- folato na, 286
Grupos vulneráveis, 421

H

Haplorchis spp, 437
Harmonização de tabelas regionais
  de composição alimentar, 79
Health Protection Agency, 480
Hepatite A, 433
Heterophyes heterophyes, 436
Hidrogenação, 221
Hidrólise na boca e
  intestino delgado, 178

Hidroxilases que contêm
- cobre, 293
- ferro ligadas ao oxoglutarato, 293
Hiperhomocisteinemia, 284
Hiperpotassemia, 320
História alimentar, 33
HIV/AIDS, 492
Hormônio da paratireoide, 250

I

Idosos e atividade física, 393
Importações, 19
Importância funcional do *turnover* de
  proteínas, 150
Incidência, 417
Indicadores de qualidade
  alimentar, 51
Índice(s)
- de adiposidade corporal, 110
- de estado nutricional da
    vitamina E, 257
- de massa corporal, 109
- glicêmico, 75, 183
Informações necessárias para fontes
  de dados em tabelas, 73
Ingestão
- de energia, 48
- de nutrientes, 15
- diária tolerável, 441
- dietética, 14, 15
- e necessidades nutricionais
    de iodo, 351
- energética, 126
- habitual, 23, 24
Inibição, 223
- da formação de nitrosamina, 297
Inositol, 299
Inquéritos de consumo e despesas
  familiares, 20
Intensidade do exercício físico, 382
Interações
- com drogas e outros nutrientes
    da vitamina D, 254
- com outros nutrientes
    da vitamina E, 257
- da vitamina A com drogas e outros
    nutrientes, 247
- fármaco-nutriente do folato, 287
- medicamentosas da
    vitamina K, 261
Intolerâncias alimentares, 452
Intoxicação
- amnésica por moluscos, 449
- bacterianas de origem alimentar, 424
- diarreica por moluscos, 449
- neurotóxica por moluscos, 449
- paralítica por moluscos, 449
- por moluscos azaspirácidos, 449
- por peixe ciguatera, 449
Introdução aos nutrientes, 4
Iodo, 346
Isômeros de ácidos graxos
  hidrogenados e conjugados, 199

L

Lacunas na vigilância da atividade
  física, 388
Lei de Boyle, 101
Lipemia pós-prandial, 206, 207
Lipídios, 194, 195
- circulantes, 208
- como componentes
    da alimentação, 201
- complexos, 195
- derivados, 195
- diversos, 195
- do plasma e do leite, 216
- simples, 195
Lipólise, 202
Lipoproteínas, 201
- de baixa e alta densidades, 212
Listeria monocytogenes, 430
Lítio, 359, 361

M

Má absorção de carboidratos na
  síndrome do intestino irritável, 180
Magnésio, 309
Manganês, 351
Marcadores
- biológicos, 92
- bioquímicos, 92
Marcos da nutrição, 8
Medição de níveis de nutrientes em
  tecidos biológicos, 92
Medida(s)
- biológicas para validar a ingestão de
    energia e nutrientes, 47
- de espessura de dobras cutâneas,
    perímetro no ponto médio do
    braço, 113
- diretas de ingestão dietética, 22
- indireta da ingestão de alimentos, 18
- sanitárias e fitossanitárias, 473
Memória
- a curto prazo, 40
- a longo prazo, 41
Menaquinonas, 238
Mensagem "Passos por dia", 384
Mensuração
- da atividade física, 388
- do gasto energético, 130
Metabolismo
- da biotina, 288
- da glicose na deficiência
    de biotina, 289
- da niacina, 269
- da tiamina, 262
- da vitamina
- - B_2, 265
- - B_6, 273
- - B_{12}, 278
- - C, 293
- - D, 248, 250
- - E, 255
- das lipoproteínas, 208

Índice Alfabético 501

- de aminoácidos, 150
- de carboidratos, 177
- de fitoquímicos, 372
- de histidina, 287
- de lipídios, 194, 235
- de proteínas e aminoácidos, 144, 148
- do ácido pantotênico, 290
- do colecalciferol, 249
- do folato, 282
- dos ácidos graxos
  de cadeia longa, 217, 222
- dos esqueletos de carbono de
  aminoácidos, 156
- e armazenamento de vitamina A, 241
- energético, 125
- lipídico na deficiência de biotina, 290
Metagonimus yokogawai, 437
Metanálise, 418
Metileno-tetra-hidrofolato
  redutase, 284
Metionina sintase, 284
Método(s)
- analíticos, 70
- da água duplamente marcada, 48
- de avaliação alimentar, 42
- de cálculo alimentar doméstico, 21
- de critério, 389
- de inventário alimentar
  doméstico, 22
- epidemiológicos, 418
- fatoriais, 91
- objetivos, 390
- para medir a ingestão
  em dias específicos, 26
- para mensurar a ingestão a longo
  prazo, 30
- raramente disponíveis, 114
- subjetivos, 391
Metodologia de pesquisa
  em nutrição, 396
Micotoxinas, 446
Microbioma intestinal, 187
Minerais, 301
Modelo(s)
- animais na pesquisa nutricional, 404
- de demanda metabólica adaptativa
  da necessidade de proteína, 166
- multicompartimentalizados, 103
Modos de expressão, 72
Molibdênio, 353
Moniliformina, 448
Monitoramento de frequência
  cardíaca, 390
Monitores de atividade física, 390
Monossacarídeos, 186
Mudança do sistema de
  abastecimento de alimentos, 421

N

Nanophyetus spp, 437
Não nutrientes, 70
Natureza
- do erro, 24

- dos carboidratos que entram
  no cólon, 185
Necessidades
- de biotina, 289
- de folato, 286
- de niacina, 272
- de proteínas e aminoácidos, 156, 161
- de riboflavina, 267
- de tiamina, 264
- de vitamina
- - A e ingestão de referência, 246
- - B_6, 274
- - - em bebês, 275
- - B_{12}, 280
- - C, 295
- - D e ingestão de referência, 252
- - E, 257
- - K, 260
- e fontes alimentares
- - de potássio, 320
- - de sódio, 317
- energéticas, 136
- - em doenças e traumas, 138
- - em grupos fisicamente ativos, 137
- - na gravidez e na lactação, 138
- nutricionais
- - de cobre, 337
- - de ferro, 325
- - de fluoreto, 356
- - de fósforo, 314
- - de magnésio, 311
- - de manganês, 353
- - de selênio, 343
- - do zinco, 330
Nematoides, 435
Niacina, 238, 268
- indisponível em cereais, 269
Nicotinamida, 238
Níquel, 359, 361
Nitrogênio urinário, 47
Níveis
- de atividade física, 386
- de detalhamento, 43
- de ingestão de um produto
  químico, 442
- de necessidades de aminoácidos, 170
- mais altos de ingestão
  de vitamina E, 257
- máximos para produtos
  alimentícios, 443
Norovírus, 433
Nova variante da doença de
  Creutzfeldt-Jakob, 440
Nutrição
- básica molecular, 10
- clínica e comunitária, 10
- de lipídios, 194, 235
- de proteínas e aminoácidos, 144
- e alegações de saúde, 81, 464
- e HIV/AIDS, 493
- em saúde pública, 11
- - e saúde pública na
    União Europeia, 477
- humana, 1

- na redução da carga de doenças
  crônicas não transmissíveis, 487
Nutrientes, 70

O

Obesidade, 139, 386
- definição de, 139
- e doenças crônicas não
  transmissíveis em países em
  desenvolvimento, 491
- etiologia da, 140
Observação direta, 390
Ocratoxina A, 447
Oferta conveniente, 405
Óleos, 199
Oligoelementos, 301
Oligossacarídeos, 186
Opções para alterar a ingestão de
  alimentos e nutrientes, 462
Opisthorchis
- *felineus*, 436
- *viverrini*, 436
Orientação para a nutrição humana, 1
Osteomalacia, 252
Osteoporose, 386
Oxidação
- de ácidos graxos, 218
- de aminoácidos, 152
- de gordura, 230

P

Padrões de referência dietética, 83
Paragonimus westermani, 437
Parasitas de origem alimentar, 434
Patógenos bacterianos transmitidos
  por alimentos, 423
Patulina, 447
Pelagra, 271
Perdas e ganhos de nutrientes durante
  processamento e preparo de
  alimentos, 74
Perfil
- de ácidos graxos nos órgãos, 216
- nutricional, 466
Perímetro
- da cintura, 110
- do quadril, 110
Peroxidação de ácido graxo, 219
Pesquisa, 14
Picornavírus, 434
Piridoxamina, 238
Piridoxina piridoxal, 238
Polifenóis, 367, 372
Polissacarídeos não amiláceos, 186
- solúveis, 231
Política fiscal, 467
Pontos de referência em nutrição
  humana, 460
Pontos-finais, 417
Pool(s)
- de aminoácidos livres, 150

502 Índice Alfabético

- de lipídios
- - corporais, 215
- - de armazenamento, 215
- - estruturais, 215
- de proteínas do corpo, 149
Potássio, 319
Precisão, 397
Prevalência, 417
- de atividade física/inatividade, 387
Primeira infância e infância, balanço energético, 136
Primeiro renascimento, 9
Problemas emergentes de segurança alimentar, 456
Produção, 19
Produtos químicos que afetam a segurança alimentar, 440
Programas de controle de segurança alimentar, 456
Prolina, 160
Promoção de atividade física, 392
- em subgrupos da população, 393
Propaganda, 467
Propionato, 190
Propósito do estudo, 42
Proteína, 144, 145
- carreadora de acila, 291
- ligadora de retinol plasmático, 242
Protozoários, 438
Public Health England, 480

Q

Qualidade
- da proteína em animais, 168
- dos dados, 73
Quantidade
- de alimentos, 19
- de carboidratos que chega ao cólon, 187
Quase experimento, 413
Questionário, 391
- de frequência alimentar, 30, 31
- - baseado em lista, 31
- - baseado em refeições, 31
- - semiquantitativo, 31
- - sensível à cultura, 31
- quantitativo de frequência alimentar, 31
- sobre aquisição alimentar, 21
Questões regulatórias e políticas, 460

R

Ração, 19
Raquitismo, 252
Reações
- adversas aos alimentos, 453
- de transaminação, 152
Recepção, 202
Recomendações
- de atividade física, 383, 384
- dietéticas, 87

Recordatório alimentar, 28
Recursos, 45
Redução
- da massa corporal e balanço energético, 142
- do colesterol LDL sérico, 230
Reesterificação de triacilglicerídeos no enterócito, 205
Refeições fora de casa, 464
Registro(s)
- alimentares
- - estimados, 27
- - pesados, 26
- de alimentação doméstica, 22
- de cardápio, 26
Regulação
- da concentração de glicose no sangue, 182
- do ciclo da ureia, 155
- do controle do apetite e da ingestão energética, 128
- do metabolismo da vitamina D, 250
- nutricional dos perfis e metabolismo dos ácidos graxos de cadeia longa, 222
Regulamentação alimentar e nutricional global, 470
Reino Unido e os órgãos de saúde pública, 479
Relação
- entre ciência e prática da nutrição, 7
- entre nutrição e saúde, 4
Remoção do grupo nitrogênio amino, 153
Repetibilidade, 24
Reprodutibilidade, 24, 25, 45
Resíduo(s), 19
- de medicamentos veterinários, 444
- de pesticidas, 443
Resistência à malária na deficiência de riboflavina, 267
Resultados, 417
Retinol, 238
Riboflavina, 238, 264
Risco(s)
- biológicos, 423
- cardiometabólico, 231
- físicos, 423
Rotavírus, 434
Rotulagem nutricional, 463
Rubídio, 359, 361

S

Salmonella, 430
Saturação de coenzima de transaminases, 275
Saúde
- bucal, 191
- cardiovascular, 385
- mental, 386
- pública, 14
Segundo renascimento, 10
Segurança alimentar, 11, 420

Selênio, 338
Selenocisteína, 339
Selenoproteínas, 340
Semente, 19
Sensibilidade, 397
Sequestro de metilfolato, 284
Shoshin beribéri, 263
Silício, 359, 361
Síndrome(s)
- de Pendred, 350
- de Wernicke-Korsakoff, 263
- do intestino irritável, 180
Síntese
- de ácidos graxos, 217
- de novo de aminoácidos, 152
- de ureia, 154
- de vitamina D na pele, 248
- e regulação do colesterol, 225
- e secreção das lipoproteínas, 206
- proteica, 146
Sintomas de deficiência
- de cálcio, 305
- de cobre, 334
- de ferro, 324
- de fluoreto, 356
- de fósforo, 314
- de iodo, 347
- de manganês, 352
- de potássio, 320
- de selênio, 339
- de sódio, 316
- de zinco, 329
- do magnésio, 310
- do molibdênio, 354
Situação nutricional global, 495
Sódio, 315
Solubilização, 202
- da gordura emulsificada, 203
Spelotrema brevicaeca, 437
Staphylococcus aureus, 426
Suplementos e fortificação de alimentos, 12

T

Tabelas
- /bancos de dados de composição de alimentos, 39
- de composição alimentar, 64
- - inadequações em, 74
Taurina, 299
Taxa metabólica
- basal, 48
- de repouso, 133
Técnica(s)
- da água duplamente marcada, 389
- de composição corporal, 98
- de diluição, 101
- experimentais disponíveis, 407
Tecnologia(s)
- de imagem, 104
- em avaliação dietética, 36
Teratogenicidade da vitamina A, 247
Testando hipóteses, 398

Índice Alfabético 503

Teste
- de carga
- - de metionina, 276
- - de triptofano, 275
- de formiminoglutamato, 287
- de hipótese, 399
- de Schilling para absorção de
vitamina B_{12}, 281
- de supressão com desoxiuridina
monofosfato, 287
Tiamina, 238, 261
Timidilato sintase, 284
Tipo de informação e prazo, 43
Tocoferóis, 238
Tocotrienóis, 238
Toxicidade
- da niacina, 272
- da vitamina
- - A, 246
- - B_6, 277
- - C, 297
- - D, 253
- - K, 261
- de cálcio, 306
- de ferro, 324
- de iodo, 350
- de molibdênio, 354
- de potássio, 320
- de selênio, 341
- de sódio, 316
- do cobre, 334
- do flúor, 356
- do folato, 288
- do fosfato, 314
- do magnésio, 310
- do manganês, 352
- do zinco, 329
Toxinas
- bacterianas, 446
- de Alternaria, 448
- fúngicas, 446
- microbianas, 446
- vegetais de ocorrência natural, 448
Toxoplasma gondii, 438, 439
Transmissão do HIV, 492
Transporte
- de gordura alimentar, 202
- de molibdênio, 354
- do cobre, 332
- do fluoreto, 355
- do fósforo, 312

- do iodo, 346
- do magnésio, 309
- do potássio, 319
- do selênio, 338
- do sódio, 316
- do zinco, 328
- reverso de colesterol, 212
Triacilglicerol, 214
- sérico, 212
Triagem nutricional, 34
Tricotecenos, 447
Turnover de proteínas, 149

U

Ubiquinona, 299
Usos industriais, 19
Utilização(ões)
- farmacológicas da
vitamina C, 297
- metabólica de glicose, 180
- não nutricionais
- - da vitamina B_6, 277
- - do ácido pantotênico, 292

V

Validade, 24, 25, 45, 396
- absoluta, 24
- comparativa (relativa), 24, 46
- de conteúdo, 24
- de face, 24
Valores
- ausentes em tabelas de composição
alimentar, 75
- de orientação com base
em saúde, 441, 442
Vanádio, 359, 361
Variabilidade em alimentos, 68
Variação
- de estoque, 19
- diária na ingestão, 41
Variância, 24
- dentro da pessoa
(intraindividual), 24
- entre pessoas (interindividual), 24
Vermes
- hepáticos, 436
- intestinais, 436
- pulmonares, 437

Via(s)
- de lipoproteína de
alta densidade, 212
- de transporte de lipoproteína, 209
- do receptor da lipoproteína de baixa
densidade, 211
Vibrio
- *cholerae* sorogrupo não O1, 431
- *parahaemolyticus*, 431
- *vulnificus*, 432
Viés, 24
- de amostragem e não resposta, 37
- do investigador/entrevistador, 38
- do respondente, 38
Vírus
- da hepatite
- - A, 423
- - E, 423
- de origem alimentar, 423
Vitamina(s), 237, 238
- A, 238, 239
- - na visão, 243
- B_1, 238, 261
- B_2, 238, 264
- B_6, 238, 272
- - utilizações não nutricionais da, 277
- B_{12}, 238, 277
- C, 238, 292
- - possíveis benefícios da alta
ingestão de, 297
- - utilizações farmacológicas da, 297
- D, 238, 248
- E, 238, 254
- H, 238
- K, 238, 258
- Q, 299

X

Xeroftalmia, 245

Y

Yersinia enterocolitica, 432

Z

Zearalenona, 448
Zinco, 327